漆德芳 张能维 主编

大小网膜、肠系膜疾病

清华大学出版社
北京

内 容 简 介

本书共有六篇五十一章，从网膜、肠系膜组织胚胎学、解剖学、生理学、病理学等基础医学知识，到疾病的病因、发病机理、病理生理、临床表现、影像学检查、诊断、鉴别诊断、治疗等都作了全面、详细、系统的叙述。对一些罕见病也进行了收集、描述。本书内容科学、新颖，对该领域国内外最新研究成果，以及一些新观点、新概念、新技术和新进展等也都作了介绍。本书注重基础理论与临床实践的结合。本书具有较强的实用性、指导性、参考性。本书可供涉及网膜及肠系膜疾病的相关科室的临床医师、研究生及医学生参考。

图书在版编目（CIP）数据

大小网膜、肠系膜疾病 / 漆德芳，张能维主编. --北京：清华大学出版社，2025.9.
ISBN 978-7-302-69033-7

Ⅰ. R65

中国国家版本馆 CIP 数据核字第 2025DH0076 号

责任编辑：罗　健
封面设计：常雪影
责任校对：李建庄
责任印制：刘　菲

出版发行：清华大学出版社
　　　　　网　　　址：https://www.tup.com.cn, https://www.wqxuetang.com
　　　　　地　　　址：北京清华大学学研大厦 A 座　　　邮　　编：100084
　　　　　社 总 机：010-83470000　　　　　　　　　邮　　购：010-62786544
　　　　　投稿与读者服务：010-62776969, c-service@tup.tsinghua.edu.cn
　　　　　质量反馈：010-62772015, zhiliang@tup.tsinghua.edu.cn
印 装 者：涿州汇美亿浓印刷有限公司
经　　销：全国新华书店
开　　本：185mm×260mm　　　印　张：60.5　　　彩色插页：6　　　字　　数：1324 千字
版　　次：2025 年 9 月第 1 版　　　　　　　　印　　次：2025 年 9 月第 1 次印刷
定　　价：398.00 元

产品编号：068262-01

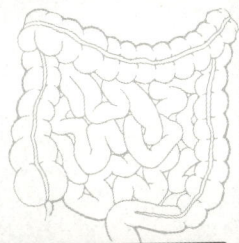

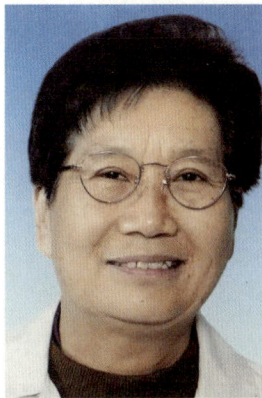

漆德芳，原中华医学会消化学会北京分会委员、中国中西医结合肝病学会北京分会委员。原首都医科大学附属北京世纪坛医院消化内科主任、主任医师，享受国务院政府特殊津贴专家。

自空军军医大学（原第四军医大学）医疗系毕业后，数十年如一日，在临床、科研、教学一线奋斗、拼搏。擅长诊治肝硬化、重症胰腺炎、炎性肠病、消化系统血管病以及消化系统疑难杂症。曾发表相关论文多篇，主编《消化系统疾病自防治》、《肝硬化》、《消化系统血管疾病》、《腹膜及腹膜后疾病》、《大小网膜及肠系膜疾病》等书籍，并曾参与杨晖主编的《当代内科学》及陈寿坡主编的《胃肠病临床药理学》编写工作。

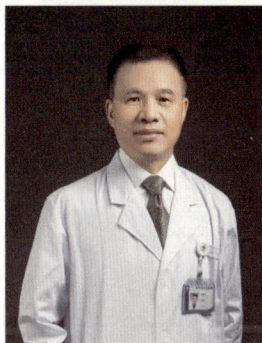

张能维，教授、主任医师、博士生导师。北京大学国际医院体重健康管理中心主任、首席专家，原首都医科大学附属北京世纪坛医院副院长。担任国家远程医疗与互联网医学中心超重与肥胖诊治专委会联席、北京医院协会健康促进与科普专业委员会主任委员，中国研究型医院学会肥胖与糖尿病外科专业委员会、中国研究型医院学会糖尿病外科专业委员会、中国康复医学会减重与代谢康复专业委员会、中国医药教育协会消化疾病专业委员会、中国医药教育协会代谢病学专业委员会、中华医学会内分泌代谢专业委员会副主任委员，中国医师协会外科分会肥胖与代谢外科专业委员会、中国抗癌协会微创专业委员会、大肠癌专业委员会、减重代谢外科规范化建设项目与质量提升项目专家委员会常务委员，中华志愿者协会中西医结合专家工作委员会肥胖与代谢外科全国专业组组长，中国医师协会外科医师分会肥胖与糖尿病外科工作组副组长，IFSO（国际肥胖病、糖尿病外科联盟）会员，国家卫生健康委员会体重管理中心项目专家组专家，《中国内镜杂志》《中国微创外科杂志》《中华胃肠外科杂志》《中华普外科手术学杂志》《中华消化外科杂志》编委。

1991年开始从事腹腔镜的临床、科研和教学工作；1993年开创了全国首例腹腔镜下直肠癌根治术。2004年开展了北京首例内镜甲状腺手术；2005年开展了北京首例腹腔镜治疗肥胖病手术、糖尿病手术。已开展各项高难度的、全国领先的手术，如腔镜甲状腺手术、腹腔镜下胃减容减肥手术、肠减容减肥手术、胃肠肿瘤手术、腔镜下治疗各种复杂疝等，腔镜手术总例数达10000余例，未发生一例损伤，各种并发症达到全国最低水平，在北京地区名列前茅。多次在北京、全国乃至亚洲内镜协会、国际腔镜协会会议上进行学术交流，受到有关同行和专家的好评。

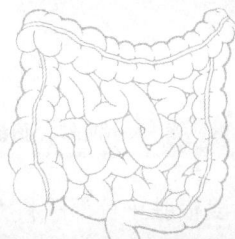

编委会名单

姜福胜（首都医科大学附属北京世纪坛医院胸外科　主任医师）

金晓航（空军军医大学人体解剖与组织胚胎学教研室　讲师、医学博士）

金延方（首都医科大学附属北京世纪坛医院磁共振成像科　主任医师）

蒋延文（首都医科大学附属北京世纪坛医院呼吸内科　主任医师、副教授、医学博士、硕士生导师）

姬忠贺（首都医科大学附属北京世纪坛医院腹膜肿瘤外科　主治医师、医学博士）

李　雁（首都医科大学附属北京世纪坛医院腹膜肿瘤外科　主任医师、教授、博士生导师）

李　臻（空军军医大学组胚教研室　主任、教授、医学博士）

李宝重（首都医科大学附属北京世纪坛医院胸外科　主任医师）

李静丽（首都医科大学附属北京世纪坛医院呼吸内科　副主任医师）

李利生（首都医科大学基础医学院医学机能实验中心　教授、医学博士、教师）

李素云（首都医科大学附属北京世纪坛医院营养科　副主任营养医师、医学博士）

李天雄（首都医科大学附属北京世纪坛医院普外一科　主治医师、医学博士）

李文坤（首都医科大学附属友谊医院消化内科　住院医师、医学博士）

李稳霞（首都医科大学附属北京世纪坛医院普外一科　主治医师、医学博士）

李子煌（暨南大学第二临床医学院　深圳市人民医院放射肿瘤科　副主任医师、医学博士）

厉祥涛（首都医科大学附属北京世纪坛医院血管外科　主治医师、医学博士）

廉东坡（首都医科大学附属北京世纪坛医院普外一科　主任医师、医学博士）

梁刚柱（首都医科大学附属北京世纪坛医院血管外科　主治医师、医学博士）

刘　晨（首都医科大学附属北京世纪坛医院普外一科　副主任医师、医学硕士）

刘　刚（首都医科大学附属北京世纪坛医院腹膜肿瘤外科　主治医师、医学博士）

刘揆亮（首都医科大学附属北京友谊医院消化内科　副教授、主任医师、医学博士、硕士生导师）

刘立国（北京中日友好医院肝胆胰外科　主治医师、医学博士）

刘晓倩（首都医科大学附属北京世纪坛医院营养科　主管营养师、医学硕士）

刘旭东（首都医科大学附属北京世纪坛医院B型超声室　住院医师）

罗俊丽（首都医科大学附属北京世纪坛医院风湿免疫科　主治医师、医学硕士）

罗小云（首都医科大学附属北京世纪坛医院血管外科　副主任医师、医学博士）

孟明明（首都医科大学附属北京世纪坛医院消化内科　副主任医师）

牛鹿原（首都医科大学附属北京世纪坛医院血管外科　副主任医师、医学博士）

彭吉润（首都医科大学附属北京世纪坛医院普外一科　主任医师、教授、博士生导师）

齐　颖（首都医科大学附属北京世纪坛医院干部综合科　主治医师）

漆德芳（首都医科大学附属北京世纪坛医院消化内科　主任医师）

史　娟（空军军医大学基础医学院人体解剖与组织胚胎学教研室　人体解剖教研室，副教授、医学博士）

宿　慧（首都医科大学附属北京世纪坛医院消化内科　副主任医师，医学博士）

石汉平（首都医科大学附属北京世纪坛医院普外四科　主任，临床营养科主任、教授、
　　　主任医师）

孙　达（首都医科大学附属北京世纪坛医院干部综合科　主治医师）

孙小丽（首都医科大学附属北京世纪坛医院放射科　主任医师）

台卫平（首都医科大学附属北京世纪坛医院消化内科　副主任医师、医学博士）

谭海东（北京中日友好医院肝胆胰外科　主任医师　医学硕士）

童冠圣（首都医科大学附属北京世纪坛医院核医学科　主任医师）

田沛荣（首都医科大学附属北京世纪坛医院普外一科　副主任医师、医学博士）

王沧海（首都医科大学附属北京世纪坛医院消化内科　副主任医师、医学博士）

王大亮（清华大学医学院　教授、医学博士）

王刚石（中国人民解放军301医院干部消化科　主任医师）

王慧宇（首都医科大学附属北京世纪坛医院Ｂ型超声室　主治医师）

王桐生（首都医科大学附属北京世纪坛医院普外二科　副主任医师、医学博士）

王亚丹（首都医科大学附属北京世纪坛医院　消化内科　住院医师）

王玉华（首都医科大学附属北京世纪坛医院风湿免疫科　副主任医师、医学博士）

王志强（中国人民解放军301医院干部消化科　主任医师）

魏雯鹏（首都医科大学附属北京世纪坛医院腹膜肿瘤外科　护师、本科）

温廷国（首都医科大学附属北京世纪坛医院放射科　主任医师）

温小军（首都医科大学附属北京世纪坛医院干部综合科　主治医师）

吴学宾（首都医科大学附属北京世纪坛医院血液科　主任医师、医学硕士）

文　哲（首都医科大学附属北京世纪坛医院核医学科　副主任医师）

乌云其其格（首都医科大学附属北京世纪坛医院普外五科　主治医师、医学博士）

许光中（首都医科大学附属北京世纪坛医院普外五科　副主任医师、医学博士）

徐敬东（首都医科大学基础医学院生理学与病理生理学系　副教授、医学博士）

薛新颖（首都医科大学附属北京世纪坛医院呼吸与危重症医学科　副教授、副主任医师）

杨　磊（首都医科大学附属北京世纪坛医院放射科　主治医师、医学硕士）

杨绍敏（北京大学医学部病理学系/北京大学第三医院病理科　副教授、医学博士）

闫　巍（清华大学玉泉医院普外二科　主任医师）

尹　刚（首都医科大学附属北京世纪坛医院普外一科　副主任医师、医学博士）

袁大晋（首都医科大学附属北京世纪坛医院普外二科　医学硕士）

于中麟（北京友谊医院消化科　教授、主任医师、博士生导师）

岳嘉宁（复旦大学附属中山医院血管外科　主治医师、医学博士）

岳云龙（首都医科大学附属北京世纪坛医院磁共振成像科　主任医师、医学博士）

张昌明（首都医科大学附属北京世纪坛医院血管外科　副主任医师、医学硕士）

张东东（首都医科大学附属北京世纪坛医院普外一科　主治医师）

张　欢（首都医科大学附属北京世纪坛医院血管外科　副主任医师、医学博士）

张能维（首都医科大学附属北京世纪坛医院普外五科　主任医师、教授、博士生导师）
张秋月（首都医科大学附属北京世纪坛医院淋巴外科　住院医师、医学硕士）
张展志（首都医科大学附属北京世纪坛医院普通外科　副主任医师、医学博士）
赵　辉（首都医科大学附属北京潞河医院外科　博士研究生）
朱昱冰（首都医科大学附属北京世纪坛医院普外二科　主治医师、医学博士）
朱　斌（首都医科大学附属北京世纪坛医院普外五科　主任医师、教授、医学博士）

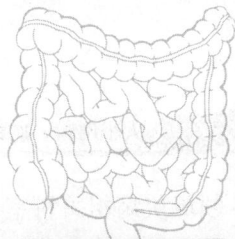

大网膜是连接胃大弯至横结肠的人体最大的腹膜皱襞，呈围裙状下垂，遮被在横结肠和空肠、回肠等腹腔下部器官的前面。除了具有储存脂肪、分泌和吸收功能外，大网膜还具有重要的防御功能。同时，大网膜还有极大的移动性，当腹腔器官发生炎症时，大网膜的游离部可向病灶处移动，包裹病灶以限制其蔓延，发挥其抗感染作用。此外，大网膜还具有丰富的血管网，其血管的收缩、扩张对调节胃肠道的血流量及门静脉压力具有一定的作用。故大网膜不仅是"腹腔卫士"，而且也称为"血管库"。近十余年来，医学界对大网膜强大的修复功能的研究取得了飞速进展，使得大网膜移植技术广泛应用于临床。大网膜不仅是限制某些疾病蔓延的分界线，同时也是疾病扩散的通道。因此，网膜本身也常被感染、炎症、肿瘤、血管疾病、梗死、外伤等疾病困扰。

肠系膜是由腹膜衍生出的两层结缔组织，它将胃、小肠、胰腺、脾脏和其他器官连接到腹腔后壁，起着悬吊、固定作用，是供应器官的血管、神经、淋巴进出的重要途径。小肠系膜内含有丰富的血管、淋巴管网、神经丛、脂肪、纤维组织及间皮巨噬细胞，能覆盖75%的消化道，所以也易于发生炎性、肿瘤性及血管性病变；尤其是急性肠系膜血性疾病（AMI）是一种非常凶险的腹部急症。随着社会老龄化及心血管疾病的增加，AMI的发病率也有日益增高的趋势。

近年来，爱尔兰利默里克大学医院的加尔文·科菲（J. Calvin Coffey）教授主持的研究团队，已经证实肠系膜是一个连续性的、近似扇形的器官，而且该器官的解剖学构造和组成已经被确定。期待着这一新发现或者肠系膜学的出现，将给肠系膜疾病临床工作带来新的革命。由于网膜及肠系膜疾病临床表现无明显特异性，其慢性疾病早期可无症状，后期又容易与腹腔其他脏器炎性疾病及肿瘤相混淆；而急剧发病的网膜、肠系膜急性扭转、梗死、嵌顿疝、血管性病变等急腹症，病情凶险、进展迅速，尤以急性肠系膜缺血性疾病为甚，与腹腔其他急腹症鉴别困难，易于漏诊、误诊。虽然近年来网膜、肠系膜基础研究及DSA、CTA、MRA等影像学检查新技术突飞猛进的发展，提高了网膜、肠系膜血管疾病诊断水平，面目一新的血管腔内技术也取得令人振奋进展，但目前在临床工作中，大小网膜、肠系膜疾病术前正确诊断率仍不理想，患者死亡率亦居高不下。究其原因，可能与此类疾病少见，医师缺乏足够的临床经验，警惕性不高有关。故网膜、肠系膜急性缺血疾病的早期诊断，以及在出现不可逆性缺血之前即开始干预治疗，对相关临床工作者具有极大挑战性。

为了紧随该领域日新月异的发展，满足相关科室临床工作者的需求，我们组织了该领域疾病相关科室专家、教授及临床一线医师，共同撰写《大小网膜、肠系膜疾病》这部专著。本书共包括六篇五十一章，从网膜、肠系膜组织胚胎学、解剖学、生理学、病理学等基础医学知识，到疾病的病因、发病机理、病理生理、临床表现、影像学检查、诊断、鉴别诊断，治疗等，都做了全面、详细、系统的叙述，对一些罕见病也进行了收集、描述。本书内容力求新颖，对该领域国内外最新研究成果，以及一些新观点、新概念、新技术和新进展等也一一做了介绍。同时，还注重基础理论与临床实践相结合，力争本书更具有实用性、指导性、参考性。谨以此书献给网膜及肠系膜疾病相关科室的临床医师、研究生及医学生，希望更多的医务人员能深入地认识网膜、肠系膜疾病，在工作中多一份警惕，少一份误诊，进一步提高此类疾病诊治水平。

　　由于编者水平有限，书中难免有不足甚至错误之处，衷心希望广大读者批评指正，不吝赐教。

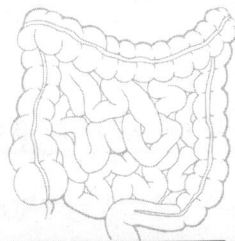

目 录
CONTENTS

第一篇　基础篇

第一章　大小网膜及肠系膜解剖学 ………………………………………………………… 3
第一节　腹膜和腹膜腔 …………………………………………………………………… 3
第二节　网膜 ……………………………………………………………………………… 5
第三节　系膜 ……………………………………………………………………………… 10

第二章　网膜及肠系膜组织胚胎学 ………………………………………………………… 18
第一节　体腔的发生 ……………………………………………………………………… 18
第二节　系膜的发生 ……………………………………………………………………… 21
第三节　网膜、肠系膜组织学 …………………………………………………………… 27

第三章　网膜及肠系膜生理学 ……………………………………………………………… 31
第一节　大网膜的生理特性 ……………………………………………………………… 31
第二节　大网膜的生理功能 ……………………………………………………………… 33
第三节　小网膜的生理功能 ……………………………………………………………… 38
第四节　肠系膜的生理功能 ……………………………………………………………… 39

第四章　网膜、肠系膜疾病病理学 ………………………………………………………… 42
第一节　网膜、肠系膜非肿瘤性疾病 …………………………………………………… 42
第二节　网膜、肠系膜肿瘤性病变 ……………………………………………………… 44

第二篇　诊断篇

第五章　网膜及肠系膜疾病超声成像诊断 ………………………………………………… 53
第一节　网膜及肠系膜正常解剖 ………………………………………………………… 53
第二节　大网膜疾病超声诊断 …………………………………………………………… 54
第三节　小网膜疾病超声诊断 …………………………………………………………… 60
第四节　肠系膜疾病超声诊断 …………………………………………………………… 61

第六章　大网膜疾病计算机体层成像诊断 ………………………………………………… 70
第一节　大网膜解剖及CT表现 …………………………………………………………… 70

第二节　CT重建技术的应用 ……………………………………………………………71

第三节　大网膜病变的CT表现 …………………………………………………………72

第七章　网膜及肠系膜疾病磁共振成像（MRI）诊断 ………………………………77

第一节　概念 ………………………………………………………………………………77

第二节　磁共振成像临床应用 ……………………………………………………………79

第三节　磁共振血管造影概述 ……………………………………………………………81

第四节　大网膜疾病的磁共振成像 ………………………………………………………82

第五节　小网膜疾病 ………………………………………………………………………85

第六节　肠系膜疾病 ………………………………………………………………………87

第八章　肠系膜疾病数字减影血管造影诊断（DSA）…………………………………96

第一节　概述 ………………………………………………………………………………96

第二节　腹部选择性血管造影相关的解剖学 …………………………………………101

第三节　肠系膜上、下动脉选择性造影应用 …………………………………………104

第四节　急性肠系膜缺血性疾病的数字减影血管造影 ………………………………107

第五节　慢性肠系膜缺血性疾病的数字减影血管造影 ………………………………110

第六节　其他肠系膜血管疾病的数字减影血管造影诊断 ……………………………111

第七节　肠系膜肿瘤诊断 ………………………………………………………………113

第九章　网膜及肠系膜疾病核医学诊断 ………………………………………………115

第一节　概述 ……………………………………………………………………………115

第二节　核医学显像设备 ………………………………………………………………116

第三节　放射性药物 ……………………………………………………………………117

第四节　放射性核素网膜和肠系膜肿瘤显像 …………………………………………119

第五节　网膜和肠系膜炎性疾病显像 …………………………………………………122

第十章　腹腔镜在网膜及肠系膜疾病中的应用 ………………………………………129

第一节　腹腔镜发展及现状 ……………………………………………………………129

第二节　腹腔镜手术对人体病理生理的影响 …………………………………………130

第三节　腹腔镜手术适应证、禁忌证、并发症 ………………………………………132

第四节　腹腔镜在大网膜疾病中的应用 ………………………………………………134

第五节　腹腔镜在肠系膜疾病中的应用 ………………………………………………137

第三篇　大小网膜疾病篇

第十一章　大网膜先天发育异常 ………………………………………………………147

第一节　大网膜缺如 ……………………………………………………………………147

第二节　原发性大网膜异位及其他先天异常 …………………………………………150

第三节　腹茧症 ……………………………………………………………………………… 152

第十二章　大网膜炎性疾病 ……………………………………………………………………… 165

　　第一节　急性大网膜炎 ……………………………………………………………………… 165

　　第二节　大网膜脓肿 ………………………………………………………………………… 172

　　第三节　原发性急性大网膜炎 ……………………………………………………………… 175

　　第四节　大网膜放线菌病 …………………………………………………………………… 180

第十三章　大网膜肿瘤 …………………………………………………………………………… 189

　　第一节　大网膜原发性恶性肿瘤 …………………………………………………………… 189

　　第二节　大网膜继发性恶性肿瘤 …………………………………………………………… 204

　　第三节　大网膜良性肿瘤 …………………………………………………………………… 208

　　第四节　大网膜囊肿 ………………………………………………………………………… 214

　　第五节　大网膜炎性肌纤维母细胞瘤 ……………………………………………………… 219

　　第六节　大网膜血管瘤 ……………………………………………………………………… 225

第十四章　大网膜梗死 …………………………………………………………………………… 231

　　第一节　特发性节段性大网膜梗死 ………………………………………………………… 231

　　第二节　继发性大网膜梗死 ………………………………………………………………… 237

第十五章　大网膜扭转 …………………………………………………………………………… 240

　　第一节　概述 ………………………………………………………………………………… 240

　　第二节　病因、发病机制及病理生理 ……………………………………………………… 240

　　第三节　临床表现 …………………………………………………………………………… 242

　　第四节　辅助检查 …………………………………………………………………………… 243

　　第五节　诊断与鉴别诊断 …………………………………………………………………… 244

　　第六节　治疗 ………………………………………………………………………………… 246

第十六章　大网膜疝 ……………………………………………………………………………… 250

　　第一节　食管裂孔网膜疝 …………………………………………………………………… 250

　　第二节　胆囊网膜孔疝 ……………………………………………………………………… 253

　　第三节　胸骨旁裂孔网膜疝 ………………………………………………………………… 254

第十七章　大网膜粘连综合征 …………………………………………………………………… 259

　　第一节　概述 ………………………………………………………………………………… 259

　　第二节　病因及发病机制 …………………………………………………………………… 259

　　第三节　临床表现 …………………………………………………………………………… 261

　　第四节　辅助检查 …………………………………………………………………………… 262

　　第五节　诊断及鉴别诊断 …………………………………………………………………… 263

　　第六节　治疗 ………………………………………………………………………………… 264

第七节　预后及预防 ……………………………………………………………… 266

第十八章　大网膜损伤 ………………………………………………………………… 269
　　第一节　概述 …………………………………………………………………… 269
　　第二节　病因 …………………………………………………………………… 270
　　第三节　临床表现 ……………………………………………………………… 270
　　第四节　辅助检查 ……………………………………………………………… 273
　　第五节　诊断及鉴别诊断 ……………………………………………………… 274
　　第六节　治疗 …………………………………………………………………… 275

第十九章　大网膜其他罕见少见疾病 ……………………………………………… 279
　　第一节　大网膜自发性出血 …………………………………………………… 279
　　第二节　大网膜肉芽肿 ………………………………………………………… 284
　　第三节　大网膜妊娠 …………………………………………………………… 301
　　第四节　大网膜子宫内膜异位症 ……………………………………………… 310
　　第五节　大网膜异位脾种植 …………………………………………………… 318
　　第六节　大网膜结节病 ………………………………………………………… 324

第二十章　小网膜炎性疾病 ………………………………………………………… 337
　　第一节　小网膜囊炎及小网膜蜂窝织炎 ……………………………………… 337
　　第二节　小网膜脓肿 …………………………………………………………… 344
　　第三节　小网膜结核 …………………………………………………………… 348

第二十一章　小网膜肿瘤 …………………………………………………………… 354
　　第一节　小网膜原发性恶性肿瘤 ……………………………………………… 354
　　第二节　小网膜继发性恶性肿瘤 ……………………………………………… 361
　　第三节　小网膜良性肿瘤 ……………………………………………………… 366
　　第四节　小网膜囊肿 …………………………………………………………… 370

第二十二章　小网膜囊疝 …………………………………………………………… 374
　　第一节　病因及发病机制 ……………………………………………………… 374
　　第二节　病理分型 ……………………………………………………………… 376
　　第三节　临床表现 ……………………………………………………………… 376
　　第四节　辅助检查及诊断 ……………………………………………………… 377
　　第五节　治疗 …………………………………………………………………… 378

第二十三章　小网膜囊内积液 ……………………………………………………… 381
　　第一节　小网膜囊解剖 ………………………………………………………… 381
　　第二节　小网膜囊内积液的病因 ……………………………………………… 382
　　第三节　临床表现及辅助检查 ………………………………………………… 384

　　第四节　诊断及鉴别诊断 ··· 385
　　第五节　小网膜内积液的治疗 ··· 386

第四篇　肠系膜疾病篇

第二十四章　肠系膜发育异常 ··· 389
　　第一节　小肠及结肠系膜缺如 ··· 389
　　第二节　小肠及结肠系膜裂孔 ··· 393
　　第三节　系膜胆囊 ··· 397
　　第四节　脐肠系膜管发育异常 ··· 402

第二十五章　肠系膜炎性疾病 ··· 410
　　第一节　急慢性非特异性肠系膜淋巴结炎（包含 Brennemann 综合征） ···· 410
　　第二节　肠系膜化脓性淋巴结炎及脓肿 ··· 414
　　第三节　肠系膜淋巴结结核 ·· 420
　　第四节　组织细胞坏死性肠系膜淋巴结炎 ·· 424

第二十六章　肠系膜肿瘤 ·· 433
　　第一节　肠系膜原发性恶性肿瘤 ··· 433
　　第二节　肠系膜继发性恶性肿瘤 ··· 449
　　第三节　肠系膜良性肿瘤 ·· 453
　　第四节　肠系膜囊肿 ··· 461
　　第五节　肠系膜炎性肌纤维母细胞瘤 ··· 469
　　第六节　肠系膜纤维瘤病 ·· 475

第二十七章　局灶性卡斯尔曼病 ·· 485
　　第一节　卡斯尔曼病概述 ·· 485
　　第二节　卡斯尔曼病病理学 ·· 486
　　第三节　腹部卡斯尔曼病 ·· 487
　　第四节　治疗 ·· 489
　　第五节　疗效标准 ··· 492
　　第六节　预后 ·· 492

第二十八章　急性肠系膜缺血 ··· 495
　　第一节　急性肠系膜缺血概论 ··· 495
　　第二节　急性肠系膜上动脉栓塞 ··· 496
　　第三节　急性肠系膜上动脉血栓形成 ··· 510
　　第四节　肠系膜上静脉血栓形成 ··· 519
　　第五节　非闭塞性肠系膜缺血 ··· 531

第二十九章　慢性肠系膜缺血 ·· 541

　　第一节　病因及发病机制 ·· 541

　　第二节　病理生理 ·· 544

　　第三节　临床表现及辅助检查 ······································ 546

　　第四节　诊断及鉴别诊断 ·· 550

　　第五节　治疗 ·· 552

第三十章　缺血性结肠炎 ·· 559

　　第一节　概述 ·· 559

　　第二节　病因及发病机制 ·· 560

　　第三节　病理变化 ·· 563

　　第四节　临床表现 ·· 563

　　第五节　辅助检查 ·· 565

　　第六节　诊断和鉴别诊断 ·· 568

　　第七节　治疗 ·· 570

　　第八节　预后 ·· 571

第三十一章　老年缺血性肠病 ·· 576

　　第一节　概述 ·· 576

　　第二节　病因及发病机制 ·· 577

　　第三节　病理 ·· 582

　　第四节　临床表现 ·· 583

　　第五节　辅助检查 ·· 586

　　第六节　诊断与鉴别诊断 ·· 591

　　第七节　治疗 ·· 593

　　第八节　预后 ·· 595

第三十二章　肠系膜血管炎 ·· 600

　　第一节　概述 ·· 600

　　第二节　肠系膜血管炎病因及发病机制 ······························ 601

　　第三节　病理生理及病理 ·· 601

　　第四节　临床表现 ·· 602

　　第五节　辅助检查 ·· 604

　　第六节　诊断及鉴别诊断 ·· 607

　　第七节　治疗 ·· 609

　　第八节　预后 ·· 611

第三十三章　肠系膜上动脉综合征·····································614

　第一节　概述·····································614

　第二节　病因及发病机制·····································615

　第三节　临床表现·····································618

　第四节　辅助检查·····································621

　第五节　诊断及鉴别诊断·····································624

　第六节　治疗·····································626

　第七节　预后·····································630

第三十四章　肠系膜血管瘤及其他·····································634

　第一节　肠系膜上动脉瘤·····································634

　第二节　肠系膜下动脉瘤·····································645

　第三节　肠系膜上动脉静脉瘘·····································651

第三十五章　肠系膜疝·····································659

　第一节　概述·····································659

　第二节　病理解剖·····································659

　第三节　病因及发病机制·····································660

　第四节　病理生理·····································661

　第五节　临床表现·····································662

　第六节　辅助检查·····································664

　第七节　诊断及鉴别诊断·····································665

　第八节　治疗·····································666

第三十六章　小肠系膜扭转·····································669

　第一节　概述·····································669

　第二节　病因及发病机制·····································669

　第三节　病理及病理生理改变·····································670

　第四节　临床表现及辅助检查·····································671

　第五节　诊断、鉴别诊断·····································673

　第六节　治疗·····································674

第三十七章　肠系膜损伤及肠系膜血管损伤·····································678

　第一节　概述·····································678

　第二节　肠系膜及肠系膜血管的解剖、损伤原因及机制·····································678

　第三节　临床表现·····································680

　第四节　辅助检查·····································682

　第五节　诊断及鉴别诊断·····································684

第六节 治疗 ……………………………………………………………………… 686

第七节 预后 ……………………………………………………………………… 688

第三十八章 肠系膜脂膜炎 ……………………………………………………………… 691

第一节 概述 ……………………………………………………………………… 691

第二节 病因及发病机制 ………………………………………………………… 692

第三节 病理学 …………………………………………………………………… 693

第四节 临床表现 ………………………………………………………………… 694

第五节 辅助检查 ………………………………………………………………… 696

第六节 诊断及鉴别诊断 ………………………………………………………… 699

第七节 治疗 ……………………………………………………………………… 701

第八节 预后 ……………………………………………………………………… 705

第三十九章 肠系膜其他罕见少见疾病 ………………………………………………… 709

第一节 肠系膜肉芽肿 …………………………………………………………… 709

第二节 异位肠系膜骨化 ………………………………………………………… 713

第三节 肠系膜异位脾种植 ……………………………………………………… 717

第四节 肠系膜原发性淀粉样变性 ……………………………………………… 717

第五节 原发性肠系膜淋巴管瘤 ………………………………………………… 722

第五篇 治疗篇

第四十章 细胞免疫治疗腹腔肿瘤 ……………………………………………………… 733

第一节 概念 ……………………………………………………………………… 733

第二节 主动免疫疗法 …………………………………………………………… 733

第三节 被动免疫治疗 …………………………………………………………… 737

第四十一章 恶性肿瘤营养疗法 ………………………………………………………… 744

第一节 基本概念 ………………………………………………………………… 744

第二节 肿瘤的代谢特点 ………………………………………………………… 748

第三节 营养状况诊断 …………………………………………………………… 753

第四节 营养治疗 ………………………………………………………………… 755

第五节 关于肿瘤生酮治疗 ……………………………………………………… 760

第六节 疗效评价与随访 ………………………………………………………… 766

第七节 饮食指导 ………………………………………………………………… 767

第八节 家居康复指导 …………………………………………………………… 767

第九节 小结 ……………………………………………………………………… 768

第四十二章　肠系膜缺血性疾病的外科治疗 ……………………………………………………… 774

　　第一节　概述 …………………………………………………………………………………… 774

　　第二节　解剖学 ………………………………………………………………………………… 774

　　第三节　急性肠系膜缺血手术治疗时机 ……………………………………………………… 775

　　第四节　外科手术方式 ………………………………………………………………………… 777

　　第五节　手术前后治疗及并发症 ……………………………………………………………… 780

　　第六节　预后及随访 …………………………………………………………………………… 783

第四十三章　肠系膜缺血性疾病血管腔内介入治疗 …………………………………………… 785

　　第一节　急性肠系膜动脉缺血介入治疗 ……………………………………………………… 785

　　第二节　急性肠系膜动脉缺血介入治疗方法 ………………………………………………… 786

　　第三节　慢性肠系膜动脉缺血的介入治疗 …………………………………………………… 787

第四十四章　腹腔肿瘤放射治疗 ………………………………………………………………… 790

　　第一节　概念 …………………………………………………………………………………… 790

　　第二节　放射治疗的基本理念 ………………………………………………………………… 791

　　第三节　精准放疗技术的进展 ………………………………………………………………… 795

　　第四节　综合治疗进展 ………………………………………………………………………… 800

　　第五节　放射治疗腹腔肿瘤副作用及其他 …………………………………………………… 802

　　第六节　放射治疗腹腔肿瘤临床应用 ………………………………………………………… 805

第四十五章　网膜、肠系膜及腹膜表面恶性肿瘤热灌注化疗 ………………………………… 816

　　第一节　概述 …………………………………………………………………………………… 816

　　第二节　肿瘤细胞减灭术加术中腹腔热灌注化疗 …………………………………………… 818

　　第三节　辅助治疗 ……………………………………………………………………………… 828

　　第四节　肿瘤细胞减灭术加腹腔热灌注化疗临床观察 ……………………………………… 830

第四十六章　肠系膜缺血性疾病的药物治疗 …………………………………………………… 837

　　第一节　肠系膜缺血性疾病的病理生理 ……………………………………………………… 837

　　第二节　急性肠系膜缺血的药物治疗 ………………………………………………………… 838

　　第三节　慢性肠系膜缺血的药物治疗 ………………………………………………………… 844

　　第四节　肠系膜上静脉血栓 …………………………………………………………………… 845

　　第五节　结肠缺血 ……………………………………………………………………………… 845

　　第六节　其他导致肠系膜缺血的相关疾病 …………………………………………………… 846

　　第七节　结语 …………………………………………………………………………………… 847

第四十七章　肠系膜缺血性疾病的营养支持 …………………………………………………… 849

　　第一节　营养状况评定与监测 ………………………………………………………………… 849

　　第二节　肠内和肠外营养支持与治疗 ………………………………………………………… 856

　　第三节　危重病人的营养治疗 ……………………………………………………………862

　　第四节　腹腔疾病营养治疗 ………………………………………………………………867

第四十八章　肠缺血再灌注损伤 ………………………………………………………………873

　　第一节　概述 ………………………………………………………………………………873

第四十九章　大网膜移植术外科应用 …………………………………………………………879

　　第一节　大网膜移植的概述和生理学基础 ………………………………………………879

　　第二节　大网膜外科应用解剖 ……………………………………………………………880

　　第三节　大网膜移植术在普外科的临床应用 ……………………………………………882

　　第四节　大网膜移植术在其他外科领域的应用 …………………………………………885

第六篇　相关疾病篇

第五十章　膈肌疾病 ……………………………………………………………………………893

　　第一节　膈肌炎性疾病 ……………………………………………………………………893

　　第二节　原发性横膈恶性肿瘤 ……………………………………………………………901

　　第三节　膈肌寄生虫病 ……………………………………………………………………906

　　第四节　膈疝 ………………………………………………………………………………910

　　第五节　膈肌其他罕见少见疾病 …………………………………………………………918

第五十一章　小肠淋巴管扩张症 ………………………………………………………………930

　　第一节　概述 ………………………………………………………………………………930

　　第二节　病因及发病机制 …………………………………………………………………930

　　第三节　病理 ………………………………………………………………………………933

　　第四节　PIL 及 SIL 临床表现 ……………………………………………………………934

　　第五节　辅助检查 …………………………………………………………………………937

　　第六节　诊断及鉴别诊断 …………………………………………………………………942

　　第七节　治疗 ………………………………………………………………………………944

　　第八节　预后 ………………………………………………………………………………945

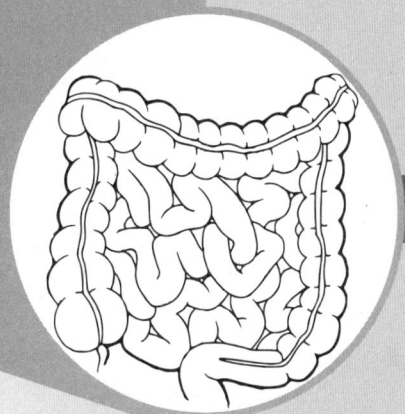

01

第一篇

基 础 篇

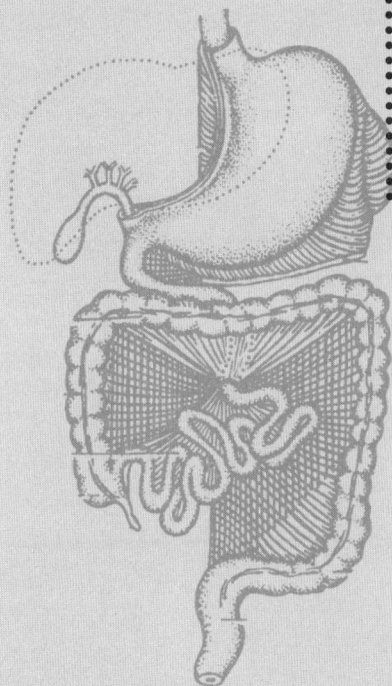

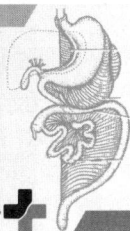

第一节　腹膜和腹膜腔

一、腹膜的概念和结构

腹膜（peritoneum）是被覆在腹腔、盆腔内壁及脏器表面的浆膜结构，半透明且光滑，由单层扁平上皮和结缔组织构成（图1-1-1）。依其覆盖部位的不同，可分为壁腹膜（parietal peritoneum）和脏腹膜（visceral peritoneum）。壁腹膜较厚，被覆于腹壁、盆壁内面和膈下面，由腹膜外疏松结缔组织（也称浆膜下组织）连接于腹盆壁上。人体的腹膜外组织因部位的不同而性质有所不同。在膈下和腹白线处，腹膜外组织为致密结缔组织，腹膜与之愈合较为紧密，不易剥离。但在其他部位，特别是腹前、后壁及盆腔处，腹膜外组织的脂肪含量较多，故和腹膜易于剥离。腹膜的位置亦可随着脏器的体积变化而变化，如膀胱上腹膜会因膀胱的充盈和空虚而上升或下降，为外科通过腹膜外隙进行手术提供了可能。脏腹膜较薄，常与内脏器官壁的纤维肌层相连续，构成脏器表面的浆膜，因而不易剥离。脏腹膜可视为内脏器官的一部分。脏、壁两层腹膜通过系膜或韧带等互相延续和移行。

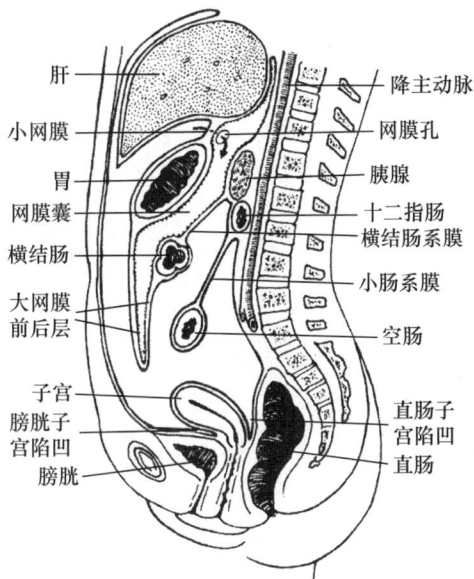

标注：肝、小网膜、胃、网膜囊、横结肠、大网膜前后层、子宫、膀胱子宫陷凹、膀胱、降主动脉、网膜孔、胰腺、十二指肠、横结肠系膜、小肠系膜、空肠、直肠子宫陷凹、直肠

图1-1-1　腹膜及腹膜腔示意图（矢状切）

二、腹膜腔

壁腹膜和脏腹膜之间、脏腹膜和脏腹膜之间的浆膜囊称为腹膜腔（peritoneal cavity），为一不规则的巨大潜在性间隙（图1-1-1）。由于胚胎期器官转位，腹膜腔被分隔成大、小相通的两个腔隙，即小腹膜腔和大腹膜腔。小腹膜腔是小网膜、胃后壁和腹后壁腹膜之间的扁窄间隙，也称网膜囊或Winslow囊，通过网膜孔和大腹膜腔相通。大腹膜腔是

除了网膜囊以外的其余腔隙，可延伸至盆腔脏器上部及脏器间。男性的腹膜腔完全封闭，女性由于输卵管腹腔口的存在，使腹膜腔可经输卵管、子宫和阴道而与外界相通。但事实上，女性的子宫颈管为黏液栓所封闭，可一定程度上防止腹膜腔感染，但在病理情况下，黏液栓被溶解，可造成腹膜腔的感染。

腹膜腔以横结肠及其系膜为界，分为结肠上区和结肠下区。

（一）结肠上区

结肠上区位于横结肠及其系膜与膈肌之间，又称膈下间隙。因肝脏的存在，又可被分为肝上和肝下两个间隙。肝上间隙以肝镰状韧带为界，分为左肝上间隙和右肝上间隙。右肝上间隙又被肝冠状韧带分为较大的右肝上前间隙和较小的右肝上后间隙。此外，冠状韧带前后层间的肝裸区与膈下筋膜间充满疏松结缔组织，称为膈下腹膜外间隙，肝脏脓肿可经此间隙破溃入胸腔。肝下间隙以肝圆韧带为标志，分为右肝下间隙和左肝下间隙。左肝下间隙又可因胃及小网膜的存在，分为左肝下前间隙和左肝下后间隙（网膜囊）。上述几个间隙发生的脓肿统称为膈下脓肿。

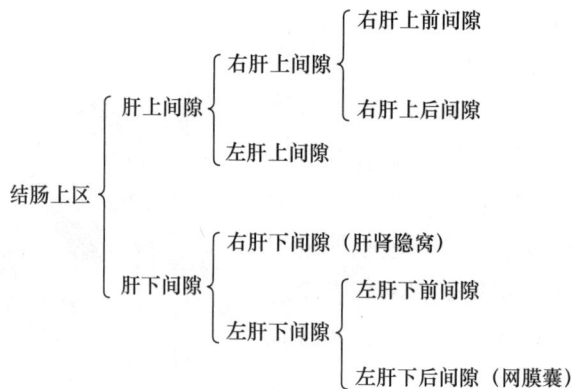

```
                                  ┌─ 右肝上前间隙
                    ┌─ 右肝上间隙 ┤
         ┌─ 肝上间隙 ┤            └─ 右肝上后间隙
         │          └─ 左肝上间隙
结肠上区 ┤
         │          ┌─ 右肝下间隙（肝肾隐窝）
         └─ 肝下间隙 ┤            ┌─ 左肝下前间隙
                    └─ 左肝下间隙 ┤
                                  └─ 左肝下后间隙（网膜囊）
```

（二）结肠下区

此区包括左、右结肠旁沟和左、右肠系膜窦四个间隙。右结肠旁沟与膈下间隙相通，左结肠旁沟由于膈结肠韧带的存在而与膈下间隙不相沟通。左、右结肠旁沟分别经左、右髂窝通入盆腔陷凹。升、降结肠和横结肠之间的区域因小肠系膜根的存在可分为左、右两个间隙，右侧者称为右肠系膜窦，呈倒三角形，周边几乎封闭；左侧者称为左肠系膜窦，向下与盆腔陷凹相通。

三、腹膜的功能

腹膜属于浆膜，具有分泌功能。因此，正常情况下，腹膜腔内含有腹膜分泌的少量浆液，起润滑和减少脏器运动时摩擦的作用，有利于胃肠等器官的蠕动。另外，由于腹膜具有广阔的表面积，所以有较强的吸收能力，使腹膜腔内的浆液不断更新。腹膜还具有防御机能，一方面其本身具有一些防御或吞噬机能的细胞；另一方面，当腹腔脏器发生感染时，器官周围的腹膜形成物以及大网膜可以迅速趋向感染病灶，包裹并局限病灶，使之不至于迅速蔓延。

四、腹膜和器官的关系

腹、盆部脏器根据腹膜被覆面积的多少可以分为三种类型（图1-1-2）：腹膜内位器官，器官全部或几乎全部被腹膜包被，如胃、十二指肠上部、空肠、回肠、盲肠、阑尾、横结肠、乙状结肠、脾、卵巢、输卵管等；腹膜间位器官，器官的大部分或三面均为腹膜所覆盖，如肝脏、胆囊、升结肠、降结肠、直肠上段、膀胱和子宫等；腹膜外（后）位器官，器官表面仅有一面或少部分被腹膜覆盖，如胰腺、十二指肠降部和水平部、直肠中部和下部、肾、肾上腺和输尿管等。

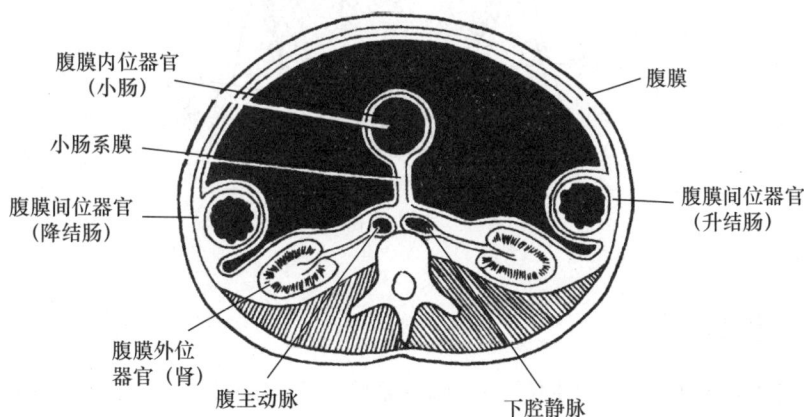

图1-1-2　腹膜与脏器关系的示意图（水平切面）

腹膜的脏壁两层或一个器官和另一个器官的脏、脏腹膜移行的过程中，常形成双层腹膜结构。此双层结构中常有血管、神经、淋巴管、淋巴结和脂肪组织走行，起着营养支配脏器和腹膜自身的作用。这些形成物依其形态学特征、位置及功能的不同而被命名为韧带、网膜和系膜。它们不但形成脏器和脏器之间的界线，也形成疾病的扩散通道。

第二节　网　膜

网膜（omentum）是与胃相连的特定腹膜结构。根据其面积及位置的不同，有大网膜和小网膜之分。

一、大网膜（greater omentum）

大网膜是自胃大弯垂下至盆腔上口高度，又向后上反折至横结肠的四层腹膜结构。大网膜是人体最大的腹膜皱襞，呈围裙状遮被在横结肠、空肠、回肠等腹腔下部器官的前面（图1-2-1）。

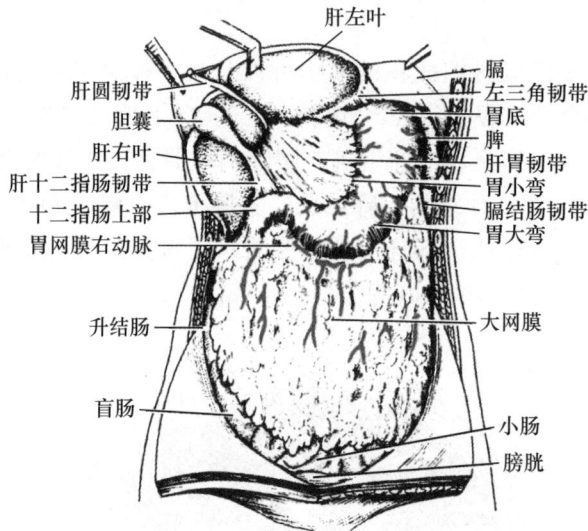

图1-2-1　大网膜和小网膜

（一）形态结构

大网膜在胚胎4月时起源于原始的背侧胃系膜。大网膜前后共有四层结构。其中，前两层由胃前、后壁的腹膜在胃大弯处愈合而成（图1-1-1）。此双层腹膜结构在经过横结肠前面时与之愈合，形成胃和横结肠之间的胃结肠韧带（gastrocolic ligament），内有胃网膜血管走行。韧带下方的腹膜继续向下延伸至脐平面稍下方，然后向后上折返，包被横结肠，形成大网膜的后两层。出生后，大网膜的中间两层腹膜消失，成为具有前后两层腹膜的组织。大网膜一般较薄且呈筛状，但常含有一些脂肪组织，肥胖者脂肪组织尤为发达。此外，在胚胎发育过程中腹膜可发生变异，引起先天性大网膜缺如，并可进一步演变成腹腔部分或全部脏器被一层致密纤维膜包裹，形似"蚕茧"，临床称之为"腹茧症"。包裹内容物以小肠较为常见，有时还有结肠、子宫和附件等。患者可出现急腹症表现。

关于大网膜的长度测量，文献报道较多。1976年，Das报道了200例尸检和100例手术中活体测量的结果，指出大网膜的长度男性为14～36cm（平均25cm），女性为14～34cm（平均24cm）；宽度男性为23～46cm（平均35cm），女性20～46cm（平均33cm）。

此报道成为大网膜形态测量中的经典之作。我国研究者对临床研究中的84例活体无病变患者的大网膜研究结果显示，我国男性大网膜长度为15～37.5cm（平均28.9cm），女性为24～40cm（平均28.8cm）；宽度男性为28～49cm（平均35.6cm），女性为30～50cm（平均37.9cm）。从东西方统计结果来看，中国人的大网膜无论是长度还是宽度都要大于西方人，这可能与Das研究的200例为尸体材料，尸体经甲醛固定后，组织有不同程度的脱水回缩有关。

（二）功能

大网膜组织内含有淋巴细胞和巨噬细胞，具有丰富的血管和淋巴管网，其抗感染力很强。另外，大网膜具有充分的移动性。当腹腔器官发生炎症时，大网膜的游离部向病灶处移动，包裹病灶以限制其蔓延，大网膜因此也被称为"有理性的器官（intelligent organ）"。小儿大网膜较短，故当下腹部器官病变时（如阑尾炎穿孔），由于大网膜不能将其包围局限，常导致弥漫性腹膜炎。老年人的大网膜会发生退化、萎缩，故对腹腔感染的抵抗力也减弱。大网膜的吸收功能不及其他腹膜发达。

大网膜具有修复功能，它能通过细胞增殖、纤维粘连，对缺损组织或病变部位产生强大的修复功能；大网膜还具有再血管化功能，当其移植物与其他组织接触6小时后，即开始有毛细血管生长，很快形成新生血管，建立新的供血联系，从而对缺血性疾病具有保护治疗作用。自1894年Benett首次使用大网膜堵塞巨大胃溃疡穿孔以来，大网膜在临床外科的应用日益受到重视。大网膜移植术现已广泛应用于腹部、普通、胸部、泌尿生殖、神经、血管、整形外科手术中。

（三）血液供应

大网膜的血供主要来源于胃网膜右动脉和胃网膜左动脉在胃大弯下方构成的胃网膜动脉弓，由弓发出7～13支长短不等的分支，营养大网膜。其中的长动脉由右至左为大网膜右动脉、大网膜中动脉和大网膜左动脉，大网膜中动脉末端常形成左右向分叉。此外，胃网膜动脉弓右侧常发出大网膜副动脉，向下分布于右侧裙缘。大网膜的其他较短分支为大网膜短动脉，行于长动脉之间，多分布于大网膜的上半部（图1-2-1）。胃网膜左动脉有时缺如，此时大网膜左侧血供来自于脾动脉分支。

大网膜的以上动脉常互相吻合形成三个动脉弓：第一个动脉弓位于胃大弯下方，即胃网膜血管弓，由胃网膜左、右动脉吻合而成，为大网膜的主要供血动脉。少数人胃网膜动脉弓不完整，或胃网膜左、右动脉未形成直接吻合。第二个动脉弓位于大网膜前层，由大网膜中动脉左、右分叉与大网膜左、右动脉吻合而成，也叫Barkow's动脉弓。由弓发出细支到大网膜游离缘，向上发出细支与位于后层的大网膜后弓相吻合。第三个动脉弓位于大网膜后层，主要由大网膜左动脉与右动脉，或中动脉与副动脉形成。

1972年，Alday等在136具尸体上研究大网膜的血管解剖，提出了血管变异的五种类型：大网膜中动脉的分叉在下三分之一处的为Ⅰ型，在中三分之一处的为Ⅱ型，在上三分之一处的为Ⅲ型，大网膜中动脉缺如者为Ⅳ型，而大网膜左动脉单独由脾动脉而来者属于Ⅴ型。宁夏医学院对国人80例尸体进行血管分型，结果与Alday的五种分型相似，但国人第Ⅴ型较多些。

大网膜的静脉分布较动脉更为丰富，通常1条动脉伴随2条静脉。大网膜静脉内有静脉瓣，可以防止血液逆流。静脉网发达，在门-腔静脉血分流手术中，用大网膜可发挥充分的转流作用。

大网膜的淋巴管也很丰富，其淋巴液一般回流至胃大弯淋巴结和脾、胰周围的淋巴结内。

二、小网膜（lesser omentum）

（一）形态结构

小网膜是联系于肝门与胃小弯、十二指肠上部之间的双层腹膜结构，呈冠状位（图1-2-1）。小网膜的左侧部为肝胃韧带（hepatogastric ligament），较薄，系于肝门与胃小弯之间，内含胃左、右动静脉，胃上淋巴结、淋巴管和胃的神经等。右侧部较厚，为肝十二指肠韧带（hepatoduodenal ligament），系于肝门与十二指肠上部之间。肝十二指肠韧带向左上方续于肝胃韧带，其右缘游离肥厚，有胆总管、肝固有动脉、肝门静脉、少数淋巴结、淋巴管及肝神经丛走行其中（图1-2-2）。这些结构共同为一纤维鞘（perivascular fibrous capsule）所包裹，构成网膜孔的前缘。肝门静脉、肝固有动脉和胆总管是肝十二指肠韧带内的重要结构，排列位置相对固定：肝门静脉在后，肝固有动脉位于左前方，胆总管位于右前方。

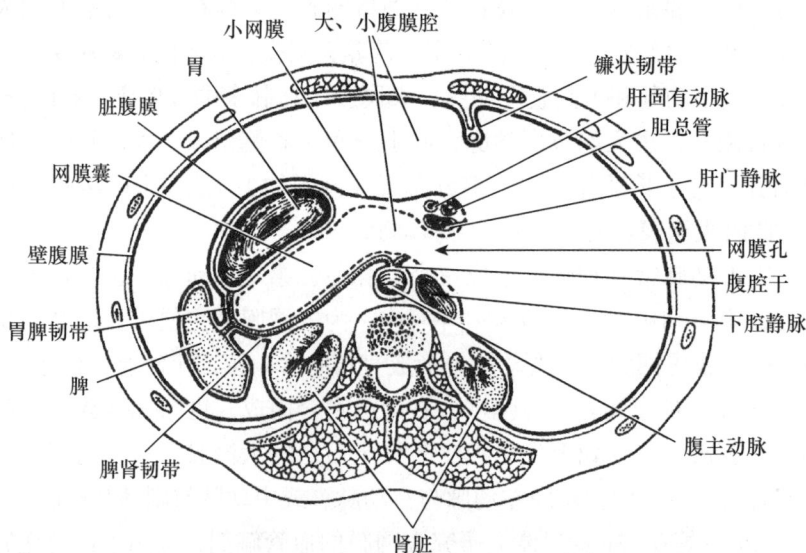

图1-2-2　腹腔横断面（通过网膜孔）

　　最近，国内研究者对尸体进行肝叶切除和肝、胃、十二指肠整套取出，并对小网膜的附着进行了更为仔细的研究。结果表明，小网膜除了以上解剖学教科书中常描述的附着点外，向上还附着于食管腹段，因此其自上而下可分为：肝食管韧带、肝胃韧带、肝十二指肠韧带；在肝脏，肝十二指肠韧带附着于肝门，肝胃韧带附着于肝左纵沟的后半部，即静脉韧带裂的底部，而肝食管韧带与静脉韧带后部的腹膜及膈腹膜、肝冠状韧带相延续。这些描述进一步丰富了小网膜的解剖学资料，使临床上腹部肝、胆、胃、食管腹段等手术获得更好的基础研究支撑。

（二）肝门静脉

　　肝门静脉（hepatic portal vein）常称为门静脉，是一短而粗的静脉干，长约6cm，直径约1.5cm，由肠系膜上静脉和脾静脉在胰颈后面汇合而成。它在胰颈和下腔静脉之间进入肝十二指肠韧带，于肝固有动脉和胆总管的后方至肝门，分为两支，进入肝左叶和肝右叶。门静脉在肝内反复分支，与肝动脉的分支共同汇入肝血窦。门静脉起源于腹腔消化器官的毛细血管，后又入肝并终于肝血窦，因此，是介于两端毛细血管之间的静脉。门静脉无静脉瓣，故当门静脉高压时，血液可经属支逆流。

　　门静脉的属支包括肠系膜上静脉、脾静脉、肠系膜下静脉、胃左静脉、胃右静脉、胆囊静脉和附脐静脉等，多与同名动脉伴行。

　　门静脉与上下腔静脉之间有吻合和侧副循环。其主要途径有：①通过胃左静脉及食管静脉丛与上腔静脉系的奇静脉、半奇静脉之间相交通；②通过肠系膜下静脉属支直肠上静脉与下腔静脉系的直肠下静脉和肛静脉之间相交通；③通过附脐静脉和脐周静脉网与上腔静脉的胸腹壁静脉、腹壁上静脉或下腔静脉系的腹壁浅静脉和腹壁下静脉相交通。当门静脉高压时，上述静脉丛或静脉由于压力变大，可形成食管静脉曲张、痔和腹壁静脉曲张等症状。

（三）小网膜的临床

　　肝胃韧带内的胃左淋巴结在临床上具有重要的诊断、治疗和预后价值。胃左淋巴结沿胃小弯排列，亦称胃上淋巴结，可直接或间接收纳胃贲门部和胃小弯附近的部分淋巴液。胃左淋巴结的输出管注入胃胰淋巴结，后者至腹腔淋巴结。因此，胃左淋巴结是远端食管癌和胃癌淋巴结早期转移的位置。另外，胰腺癌淋巴结转移到腹腔淋巴结后也可逆行扩散至胃左淋巴结。除了胃左淋巴结的临床诊断意义，门静脉高压导致的胃左静脉曲张和胃左动脉瘤也可导致影像中出现肝胃韧带阴影，需要临床医师进一步仔细区分和诊断。

　　肝十二指肠韧带内的淋巴结称为肝固有淋巴结，沿肝固有动脉排列，有2～3个。其中一个位于肝总管和胆囊管汇合处，胆囊颈的左前方，又称为胆囊淋巴结，此淋巴结肿大，可直接压迫胆囊颈，引起胆汁排出障碍和黄疸。肝固有淋巴结接受肝下面和胆囊的淋巴液，其输出管注入肝总淋巴结或腹腔淋巴结。因此，对此韧带内淋巴结的检测一定程度上可反映胆囊和肝下面的病变情况。此外，因为肝硬化、肝癌、胆管癌、胆囊癌、胰腺癌、胃癌、先天性胆总管囊肿等病变引起的肝十二指肠韧带内门静脉高压、直径改变、癌栓等，都可导致该韧带发生病理变化，因此，该韧带的行径追踪、影像资料等，对上腹部脏器疾病诊断有一定意义。

三、网膜囊（omental bursa）

网膜囊是位于小网膜、胃后壁和腹后壁腹膜之间的扁窄间隙，又称小网膜囊、小腹膜腔、Winslow囊（图1-2-3）。囊的前壁由上向下依次为小网膜、胃后壁腹膜和胃结肠韧带；后壁是覆盖于胰、左肾和左肾上腺前方的腹后壁腹膜，后壁的下方还有横结肠及其系膜；上壁为膈下面的腹膜和肝尾叶；下壁为大网膜前两层与后两层的愈合部；左壁为脾、胃脾韧带、脾肾韧带和脾膈韧带；右侧借网膜孔与大腹膜腔相通。网膜孔（omental foramen），又称Winslow孔，上界为肝尾叶，下界为十二指肠的上部起始段（球部），前界为肝十二指肠韧带的游离缘，后界为覆盖下腔静脉的腹后壁腹膜。网膜孔前后缘靠近，上下径约3cm，可容一指通过，外科手术时可经此孔指诊检查胆管疾病。如Winslow孔过大或其他因素导致腹腔脏器经Winslow孔进入小网膜囊，即为Winslow孔疝，亦称小网膜孔疝。疝内容物大多数为小肠，其次为结肠，极少数为胆囊和大网膜。

网膜囊位于上腹腔深部，其解剖关系复杂。它与肝、胃、胰等脏器关系密切，而这些脏器的病变又容易感染或侵入网膜囊，如胰腺炎、胰腺外伤、胃后壁穿孔、左肾周脓肿等可引起网膜囊积液、网膜囊脓肿；胃癌、十二指肠癌、胰腺癌等可转移到网膜囊。因此，在临床影像及外科手术中网膜囊的境界及辨识意义重大。

目前，一些学者运用大样本尸体解剖标本或临床影像方法对网膜囊的境界和分区进行了进一步的研究。结果表明，网膜囊根据部位的不同可分为四个区域：肝食管韧带下间隙、肝尾状叶周围隐窝、胃胰间隙和大网膜间隙。除了以上分法，在临床上，网膜囊上隐窝的概念也被广泛使用，它是指胃胰襞以上的网膜囊部分，肝胃韧带后层为其前界，肝尾叶为其上界。网膜囊上隐窝在横断面上呈现"＞"形，在矢状面上呈"U"形（图1-1-1）。网膜囊上隐窝检测在临床上具有重要价值。网膜囊肿块、假性胰腺囊肿等可能会伸至尾状叶的上方、前方和后方，酷似肝内肿块。如果腹水出现在尾状叶附近，会出现所谓的"尾状叶漂浮征"，提示网膜囊内存在大量积液，网膜囊周边器官有病变。

第三节　系　　膜

系膜（mesentery），也叫肠系膜，是双层悬吊状腹膜皱襞，将器官连至壁腹膜或其他腹膜形成物上，其内含有进出脏器的血管、神经、淋巴管和淋巴结。活动度较大的肠管具有系膜，如小肠系膜、阑尾系膜、横结肠系膜及乙状结肠系膜等（图1-3-1）。传统的观点认为系膜是支持、固定肠管的双层腹膜结构，但近期研究表明，系膜可能更是一个具有完整结构与功能的器官，在人的生命周期的不同阶段发挥不同的功能。在发育阶段，系膜为腹部消化器官提供孵化支持；在成年期，完整的系膜将所有的腹部器官连接在一起。这一观点的提出与发展将为腹部疾病诊断和治疗带来新变革。

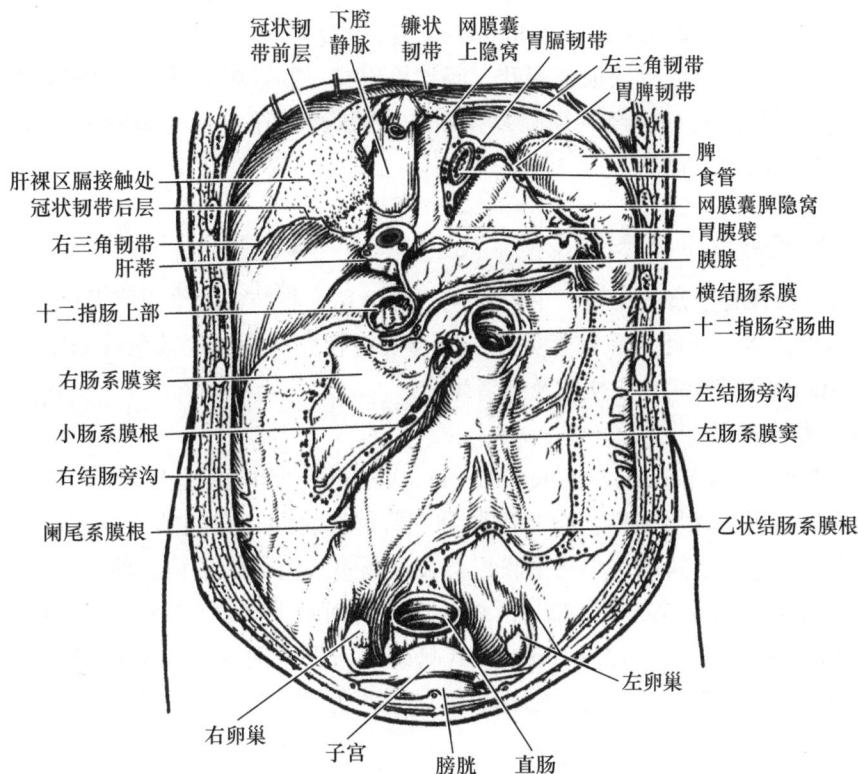

图 1-3-1　腹膜形成物（去除大部分脏器后）

一、小肠系膜（mesentery of the small intestine）

（一）形态结构

一般将空肠、回肠连于腹后壁的双层腹膜结构称为小肠系膜，也常称为肠系膜，呈扇形。附着于肠壁的一端叫肠缘，与小肠长度一致，可达6～7m，而附于腹后壁的一段，长度为15cm左右，叫肠系膜根（radix of mesentery）。由于肠系膜两缘的长度差异较大，故肠系膜形成许多皱褶，系膜的两层间有小肠血管及其分支、淋巴管和神经走行，并含有脂肪和淋巴结。肠系膜的脂肪含量，以近肠系膜根处较多，向肠缘减少。从吻尾方向来看，空肠起始段脂肪较少，向回肠终末段肠系膜脂肪含量逐渐增多，因此，空肠系膜较回肠系膜更薄。空肠起始段的肠系膜甚至呈现缺乏脂肪的透亮区，形成卵圆形或环形的系膜窗。这种特点可作为外科手术鉴别空回肠的标志。由于回肠的系膜较长，所以肠系膜扭转多发生于该部。肠系膜根起自第二腰椎左侧斜向右下方，跨过十二指肠下部（肠系膜血管于此处进入肠系膜）、腹主动脉、下腔静脉、右输尿管及右腰大肌的前面，终止于右骶髂关节上部。肠系膜根近端的体表投影，位于脐上方6～7cm、正中线左侧2.5cm处；远端的体表投影位于右侧髂前上棘和耻骨联合连线中点上方的8～10cm处，这两端点之间的连接线即为肠系膜根的体表位置。

如肠系膜在发育过程有缺损或裂孔，肠袢可以穿过肠系膜裂孔，而发生梗阻或嵌顿，临床上称为肠系膜裂孔疝。经肠系膜裂孔疝进入的肠管部位、多寡均变化较大，临床表现出严重程度不同的急腹症。

（二）小肠系膜内的血管

小肠系膜内含有丰富的血管、淋巴管网、神经丛、脂肪、纤维组织及间皮巨噬细胞，覆盖75%的消化道。因此，易发生炎性、瘤性及血管性病变，尤其急性肠系膜缺血性疾病是一种凶险的腹部急症，往往危及患者生命。

1. 肠系膜上动脉

肠系膜上动脉（superior mesenteric artery）是小肠系膜内的最大动脉。该动脉约在第一腰椎水平发自腹主动脉前壁，自脾静脉和左肾静脉之间，在胰的后方下行，经胰体下缘与十二指肠水平部之间进入小肠系膜根。在小肠系膜内，肠系膜上动脉斜向右下走行，主干呈稍凸向左侧的弓形，其末端与回结肠动脉的回肠支吻合。肠系膜上动脉的外径为2.2～12.9mm，平均值为7.85±0.10mm。其起始段与腹主动脉之间呈锐角，并且口径较大，血栓容易流入、嵌塞。因此，临床急性肠系膜上动脉栓塞发病率显著高于肠系膜下动脉。

肠系膜上动脉主要分支有（图1-3-2）：

（1）胰十二指肠下动脉：胰十二指肠下动脉（inferior pancreaticoduodenal artery）一般较细小，从肠系膜上动脉、第一空肠动脉或中结肠动脉发出，经肠系膜上静脉的后方分为前、后两支，分别称为胰十二指肠下前和下后动脉。这两个动脉分支与自胃十二指肠动脉发出的胰十二指肠上前和上后动脉分别吻合，组成胰十二指肠前、后弓，供应胰头和十二指肠。

（2）空、回肠动脉：起自肠系膜上动脉的凸侧，行向左下方，营养空肠和回肠，数目不定，一般以13～16支较为常见。分布于空肠的叫空肠动脉（jejunal arteries），分布于回肠的叫回肠动脉（ileal arteries）。空、回肠动脉在行进的过程中，会发出升、降支与邻近动脉的升、降支吻合，形成一级动脉弓。动脉弓的分支再吻合，形成二级弓，以此类推可形成更多的吻合弓。空肠动脉的动脉弓级数较少，动脉内血流速度快；回肠动脉的动脉弓级数较多，血流速度较慢。由最后一级动脉弓发出许多细小的直管动脉，自小肠系膜缘进入肠壁，营养小肠。但这些直管动脉之间吻合较少，系膜相对缘的小肠壁血运较差。

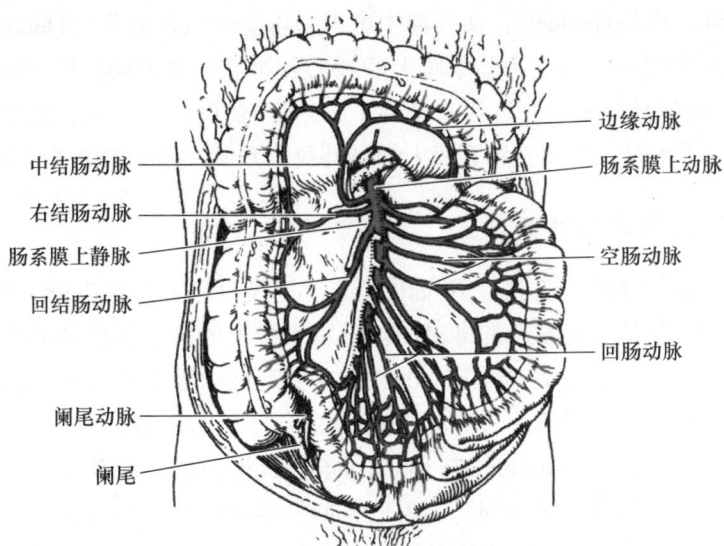

图 1-3-2 肠系膜上动脉及其分支

（3）中结肠动脉：中结肠动脉（middle colic artery）自胰头下缘起于肠系膜上动脉的凹侧，随即进入横结肠系膜，分为左、右两支。除供应横结肠外，中结肠动脉末端还分别与左结肠动脉和右结肠动脉的升支吻合，分布于降结肠和升结肠的上部。由于中结肠动脉的主干，多居于中线的右侧，故手术中需切开横结肠系膜时，宜在中线的左侧进行。

（4）右结肠动脉：右结肠动脉（right colic artery）在中结肠动脉稍下方起自肠系膜上动脉，于腹膜壁层的后方右行，至升结肠附近分为升、降支供应升结肠。升支与中结肠动脉的右支吻合，降支与回结肠动脉的结肠支吻合。

（5）回结肠动脉：回结肠动脉（ileocolic artery）为肠系膜上动脉凹侧最下方的分支，一般分为上、下两干，上干与右结肠动脉的降支吻合，下干与肠系膜上动脉的末端吻合成弓，沿途发出结肠支（也叫升支）、盲肠前、后动脉、回肠支、阑尾动脉，供应升结肠下三分之一、盲肠、回肠末端和阑尾。阑尾动脉（appendicular artery）多为1～2支，可起自回肠支、回结肠动脉主干、盲肠干或盲肠后动脉。阑尾动脉分出后，通常经回肠末端的后方，行于阑尾系膜的游离缘内，下行至阑尾尖端。

2. 肠系膜上静脉

肠系膜上静脉（superior mesenteric vein）位于同名动脉的右侧，收纳空肠、回肠、盲肠、阑尾、升结肠、横结肠的血液，以及胃、大网膜、十二指肠和胰等器官的部分血液。它在右髂窝内，由回肠末端、盲肠和阑尾的小静脉汇合而成，向上经肠系膜两层之间，与同名动脉伴行至胰颈的背侧，与脾静脉汇合成肝门静脉。

肠系膜上静脉接受同名动脉分支的并行静脉，其属支包括回结肠静脉、右结肠静脉、中结肠静脉，空、回肠静脉，胃网膜右静脉、胰十二指肠下静脉等。另外，有些胰腺的静脉支，如胰背静脉、胰下静脉等也常汇入肠系膜上静脉。

胃网膜右静脉与右结肠静脉、胰十二指肠上前静脉等常汇合为一干，在胰头前方注入肠系膜上静脉，称为Henle干，在人群中出现率可逾半数。通常将Henle干注入点至回结肠静脉注入点之间的一段称为肠系膜上静脉的外科干，其平均长度为3cm左右。门静脉高压除了门-腔静脉分流术，近年来发展了肠-腔分流的各种术式，另外，对病人行右侧半胃结肠肿瘤手术时，均须对肠系膜上静脉外科干及其周围的毗邻关系有深入的了解。

（三）小肠系膜内的淋巴结

腹腔成对脏器的淋巴管直接注入腰淋巴结，不成对器官的淋巴管分别注入腹腔干、肠系膜上、下动脉及其分支附近的淋巴结。沿肠系膜上动脉根部排列的淋巴结为肠系膜上淋巴结（superior mesenteric lymph nodes），它引流该动脉分支附近的局部淋巴结的淋巴，将空肠至结肠左曲之间消化管的淋巴液导入肠干。沿肠系膜上动脉分支排列的局部淋巴结有：肠系膜淋巴结（mesenteric lymph node），沿空肠、回肠血管排列，数目约为130～150个，引流空肠和大部分回肠的淋巴；回结肠淋巴结（ileocolic lymph node），沿回结肠动脉及其分支排列，包括盲肠前淋巴结、盲肠后淋巴结和阑尾淋巴结，引流回肠下段、盲肠和阑尾的淋巴；右结肠淋巴结和中结肠淋巴结，沿同名动脉排列，引流升结肠和横结肠的淋巴。上述淋巴结的输出管均注入肠系膜上淋巴结。

二、阑尾系膜（mesoappendix）

阑尾系膜为包绕阑尾的三角形腹膜皱襞（图1-3-3）。它一边附着于回肠末端的后侧，一边延伸至阑尾全长或其近侧2/3段，远侧1/3常无系膜，以包含脂肪的腹膜嵴终止。阑尾系膜内含有供应阑尾的血管、淋巴管和神经等，因此，阑尾手术首先应注意此系膜血管的结扎。

三、横结肠系膜（transverse mesocolon）

横结肠系膜是将横结肠系于腹后壁的腹膜结构，为横位。胚胎初期为四层，后两层为固有横结肠系膜，前两层由大网膜后两层构成。随着发育进程，中间两层逐渐消失，最后只保留最前和最后两层成为永久的横结肠系膜。系膜中含有结肠血管及其左右分支、淋巴管、淋巴结和神经等。中结肠动脉自肠系膜上动脉发出后，分为两支，即左支和右支。一般情况下，右支较短，并向右上方发出较多的分支，终支与右结肠动脉升支吻合。中结肠动脉的左支较长，几乎向左横贯横结肠系膜，其末端与左结肠动脉升支吻合，但分支较少。因此，在中结肠动脉左侧的横结肠系膜内会出现较大的无血管区，即横结肠系膜Riolan氏无血管区。在临床上，当施行胃和空肠吻合术时，常将此无血管区剪开一个小口施行操作。横结肠系膜附着于腹后壁形成横结肠系膜根（radix of transverse mesocolon），呈横位，其右端起自结肠右曲，向左依次横过右肾、十二指肠降部、胰头、胰体、左肾至结肠左曲（图1-3-3）。因此，急性胰腺炎向前方侵犯累及横结肠系膜时，

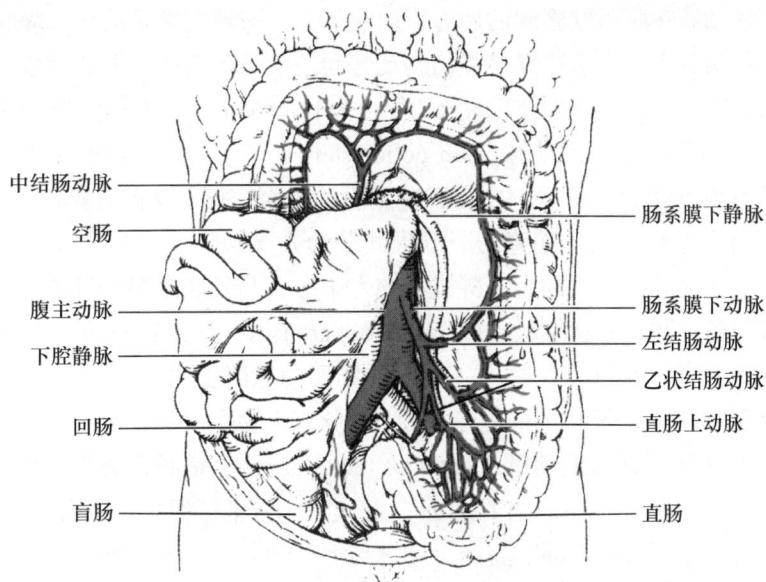

中结肠动脉

空肠

腹主动脉

下腔静脉

回肠

盲肠

肠系膜下静脉

肠系膜下动脉

左结肠动脉

乙状结肠动脉

直肠上动脉

直肠

图1-3-3　肠系膜下动脉及其分支

表现为横结肠系膜的水肿、液体积聚、蜂窝组织炎等改变，横结肠自身亦会发生局部痉挛。

四、乙状结肠系膜（sigmoid mesocolon）

（一）形态结构

位于左髂窝，将乙状结肠系于盆壁，长约6cm。系膜根附着于左髂窝和骨盆的左后壁，内含发自肠系膜下动脉的乙状结肠动脉、直肠上动脉及其静脉、淋巴管、淋巴结和神经（图1-3-3）。乙状结肠系膜附着部呈倒"V"字形，其尖部接近左髂总动脉分叉处，左层沿左腰大肌内侧下行，右层降入骨盆，于中线处止于第3骶椎平面。乙状结肠系膜内脂肪含量丰富，常与直肠周围的脂肪融合并与左肾旁间隙的脂肪相连续。换言之，乙状结肠系膜内的腹膜下间隙与盆壁的盆筋膜间隙相通。因此，直肠周围病变可沿着肠系膜下血管和/或此间隙向腹盆腔蔓延。胎儿和儿童时期的乙状结肠活动度较大，加之系膜较长，故易发生系膜扭转而致肠梗阻。

（二）乙状结肠系膜内的血管

在乙状结肠系膜内走行的动脉为肠系膜下动脉的分支动脉，包括左结肠动脉、直肠上动脉，走行静脉与动脉同名。

1. 肠系膜下动脉

肠系膜下动脉（inferior mesenteric artery）比肠系膜上动脉细，在第3腰椎水平发自腹主动脉前壁。该动脉在腹后壁腹膜的后方行向左下方，跨越左髂总动脉和静脉，经左输尿管内侧进入乙状结肠系膜，沿途发出左结肠动脉和乙状结肠动脉，末端延续为直肠上动脉终于直肠上部（图1-3-3）。肠系膜下动脉的外径为1.8～6.9mm，平均值为3.55mm。

（1）左结肠动脉：左结肠动脉（left colic artery）多为1支，是肠系膜下动脉最上方的分支。自肠系膜下动脉发出后，在腹后壁腹膜的后面左行，从前方跨越左睾丸（卵巢）血管、左输尿管和左腰大肌，在降结肠的内侧分为升支和降支。升支行向左上方，在结肠左曲处与中结肠动脉的左支吻合；降支行向左下方，与乙状结肠动脉的升支吻合。

（2）乙状结肠动脉：乙状结肠动脉（sigmoid arteries）常为2～3支，发出后入乙状结肠系膜，继而分出升支和降支。最上一支与左结肠动脉降支吻合成弓，乙状结肠动脉彼此间也吻合成动脉弓，最下一支降支与直肠上动脉有无吻合尚有争论。

（3）直肠上动脉：直肠上动脉（superior rectal artery）是肠系膜下动脉主干的延续，在乙状结肠系膜内下行，经髂总血管的前方入盆腔，在第三骶椎平面分为两支，循直肠两侧下降，分支分布于直肠上部。直肠上动脉与髂内动脉的分支直肠下动脉相吻合。

2. 肠系膜下静脉

肠系膜下静脉（inferior mesenteric vein）位于同名动脉的左侧，收集直肠上部、乙状结肠和降结肠的静脉血。该静脉起于直肠静脉丛上方的直肠上静脉，并通过此静脉丛与直肠下静脉和肛静脉吻合。肠系膜下静脉向上注入脾静脉（52.02%）、肠系膜上静脉（34.68%）或肝门静脉角（13.29%）。其属支包括：左结肠静脉（left colic veins），多为2支，上支收集结肠左曲和降结肠上部的静脉血，下支收集降结肠下部和乙状结肠上部的静脉血；乙状结肠静脉（sigmoid veins），多为1～2支，收集乙状结肠的静脉血；直肠上静脉（superior rectal vein），收纳直肠上部的静脉血。施行门-腔静脉吻合术或脾肾静脉分流术时，须注意肠系膜下静脉止端，以免损伤该静脉。

（三）乙状结肠系膜内的淋巴结

肠系膜下淋巴结（inferior mesenteric lymph node）位于肠系膜下动脉起始部的周围，其输出淋巴管参与组成肠干，或注入肠系膜上淋巴结和腰淋巴结。其引流范围包括：左结肠淋巴结，收纳横结肠左侧部、结肠左曲及降结肠的淋巴；乙状结肠淋巴结，收纳乙状结肠的淋巴；直肠上淋巴结，沿直肠上动脉排列，收纳直肠上部的淋巴。以上三群淋巴结，输出淋巴管均注入肠系膜下淋巴结。由腹腔淋巴结（位于腹腔干周围）、肠系膜上淋巴结和肠系膜下淋巴结输出管汇合而成的肠干多为一条，向上注入乳糜池。

（史　娟）

参 考 文 献

[1]　李金莲, 腹部 [M]// 李云庆. 人体解剖学. 西安: 第四军医大学出版社, 2010: 270-329.

［2］　范冷艳, 吴晋宝. 大网膜的形态及血液供应 [J]. 解剖学通报, 1983, 6 (4): 300-304.

［3］　王怀经, 张义读. 消化系统 [M]// 杨琳, 高英茂. 格氏解剖学: 第 38 版. 沈阳: 辽宁教育出版社, 1999: 1734-1745.

［4］　候广棋, 袁德霞. 体腔 [M]// 张朝佑. 人体解剖学. 北京: 人民卫生出版社, 2009: 589-601.

［5］　张红旗. 腹膜的解剖学 [M]// 漆德芳. 腹膜及腹膜后间隙疾病. 北京: 清华大学出版社, 2015: 1-16.

［6］　WASNIK A P, MATUREN K E, KAZA R K, et al. Primary and secondary disease of the peritoneum and mesentery: review of anatomy and imaging features [J]. Abdom Imaging, 2015, 40 (3): 626-642.

［7］　施介人. 成人大网膜活体解剖学观察——附 84 例报告 [J]. 石河子医学院学报, 1990, 12 (4): 222-224.

［8］　DAS S K. The size of the human omentum and methods of lengthening it for transplantation [J]. Brit J Plast Surg, 1976, 29 (2): 170-244.

［9］　ALDAY E S, GOLDSMITH H S. Surgical technique for omental lengthening based on arterial anatomy [J]. Surg Gynecol Obstet, 1972, 135 (1): 103-107.

［10］　宁夏医学院解剖教研组. 大网膜动脉分布类型及临床意义 [J]. 中华医学杂志, 1977, 57 (8): 486-487.

［11］　裴元民, 曾庆旺, 马秀霞. 大网膜的临床应用进展 [J]. 中原医刊, 2000, 27 (5): 33-34.

［12］　刘学敏, 李建伟, 秦志祥. 网膜囊的应用解剖学研究 [J]. 长治医学院学报, 1998, 12 (3): 168-169.

［13］　陈钰, 杨开清, 闵鹏秋, 等. 肝胃韧带的断层和 CT 解剖 [J]. 中国临床解剖学杂志, 2002, 20 (1): 21-23.

［14］　刘树伟, 王永贵. 网膜囊上隐窝的 CT 应用解剖 [J]. 中国临床解剖学杂志, 1992, 10 (4): 274-276.

［15］　汶雅娟, 马静, 王锋, 等. 肝十二指肠韧带的正常解剖及 CT 研究 [J]. 实用放射学杂志, 2003, 19 (2): 128-130.

［16］　高德明, 何显力. 肠系膜炎性疾病的诊治. 中国实用外科杂志 [J], 2006, 26 (6): 460-461.

［17］　COFFEY J C, O'LEARY D P. The mesentery: structure, function, and role in disease[J]. Lancet Gastroenterol Hepatol, 2016, 1 (3): 238-247.

［18］　COFFEY J C, BYRNES K G, WALSH D J, et al. Update on the mesentery: structure, function, and role in disease [J]. Lancet Gastroenterol Hepatol, 2022, 7 (1): 96-106.

［19］　马恩森, 杨志刚. 肠系膜病变的 CT 表现及其解剖、病理学基础 [J]. 中国医学影像技术, 2006, 22 (1): 155-158.

［20］　徐敏, 李进, 辛顺宝, 等. 横结肠系膜右侧附着点的解剖学研究 [J]. 山东医药, 2009, 49 (11): 46-47.

［21］　杨镇洙. 横结肠系膜 Riolan 氏无血管区的观测 [J]. 延边医学院学报, 1982, 5 (2): 52-55.

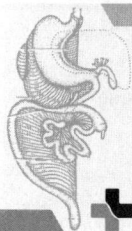

第二章
网膜及肠系膜组织胚胎学

第一节 体腔的发生

网膜和肠系膜都是胚胎发生过程中来源于腹膜并由它形成的结构。腹膜通过不同的折叠演化形成大网膜、小网膜和肠系膜，而腹膜的发生最早来源于原始消化管外侧的中胚层。因此，网膜和肠系膜与体腔的形成及演化有密切关系。

一、原始体腔

人胚胎发育至第3周时形成三胚层胚盘。在侧中胚层内，沿中轴两侧发生许多裂隙并逐步融合延伸扩大，在中轴两侧各形成对称的一对管腔，此腔在头端生心板的背侧互相融合沟通形成一对围心腔。到第4周初，整个管腔形成一个马蹄形的原始胚内体腔，其头端较大，相当于原始心包腔，其左、右两侧向后延伸的管腔称为原始胸膜管。胚内体腔两侧的尾端，继续向胚盘尾端外侧扩展，与胚外中胚层形成的胚外体腔相连通。原始体腔的形成将中胚层分为两层：与外胚层相贴的部分为体壁中胚层，将主要分化为胸腹部和四肢的皮肤真皮、骨骼肌、骨骼和血管等；与内胚层相贴的部分为脏壁中胚层，将分化为消化、呼吸系统的肌组织（如平滑肌）、血管、结缔组织和间皮等。

在三胚层的分化过程中，由于头尾、背腹生长速度不同，扁平形胚盘将逐渐演变为圆柱状胚体。胚盘头、尾端及两侧分别屈向腹侧形成头褶、尾褶和侧褶。由于头褶的形成，在头端的生心板会转位于头下方，原始心包腔也相应地从生心板背方转位于其腹方，并移位于前肠的腹侧。在尾端由于胚体形成侧褶和腹壁向脐区会合收拢，胚内体腔逐渐被封闭，从而与胚外体腔不再相通。左、右原始胸膜管也随侧褶的形成而靠拢，其脏壁中胚层互相融合。在原始胸膜管与原始消化管的背侧及腹侧，分别形成背系膜和腹系膜，腹系膜在十二指肠以下区段将退化消失，左、右胸膜管融合后形成一个共通的腔，称之为原始腹膜腔。此时，原始体腔由三个相互连通的部分组成，头端为心包腔，中间为左、右对称的一对胸膜管，尾端则为一个较大的共通的原始腹腔。

二、体腔的分隔

人胚胎发育到第4周以后,由相互连通的心包腔、胸膜管和原始腹腔组成的原始体腔经过分隔过程逐渐变为永久体腔。分隔的主要结构由胚胎时期的间充质形成,包括原始横膈、原始纵隔、胸心包膜和胸腹隔膜。它们的扩展及各体腔的定形与肺的生长发育密切相关。

(一) 原始横膈

原始横膈(septum transversum),简称横膈,是分隔心包腔、胸膜腔和腹膜腔的主要组成部分。横膈由胚盘生心区尾端和原始腹膜腔之间的间充质发育而成。横膈起初位于原始心管和卵黄囊柄之间,呈半月形,从腹侧体壁向中线和背外侧方向扩展,其背侧中间部分与食管系膜融合。但是,横膈的分隔并不完全,在系膜两侧各留一孔,此孔被称作胸腹孔(pleuroperitoneal opening),又称Bochdalek孔。胸腹孔的形成使心包腔经此孔借胸膜管与腹膜腔相通。胸膜管以后不断扩展即形成胸膜腔。

原始横膈发生的初始位置较高,在胚胎早期近头端,约与枕部体节相对。后来随着心、肺的发育和躯体的伸长,横膈逐渐下降向胚体尾端迁移。至胚胎第2个月,横膈即降至第1腰节附近,也就是横膈的永久性位置。

(二) 原始纵隔

原始纵隔(primitive mediastinum)是分隔原始胸膜腔的背侧结构,来源于食管及其系膜间的间充质。原始纵隔的腹侧与原始心管的背系膜相连,背侧与体壁的胸膜相连。纵隔区内包容有心脏、食管及大血管等结构,在组成上与一般系膜不同,比较疏松,宽且厚。在成体时可区分为上、下纵隔等。

(三) 胸心包膜

胸心包膜(pleuro-pericardial membrane),也称心胸隔膜,是分隔心包腔和胸膜腔的结构。在胚胎发育的第4周初,围心腔背外侧各有一个可与胸膜管相通的孔,这两个孔称为心胸孔(pericardio-pleuro opening)。胸心包膜和心胸孔的发生与肺芽发育及左、右总主静脉的发育密切相关。胚胎早期,左、右总主静脉进入心脏之前环绕走行于胸膜管背外侧体壁内,然后穿过横膈进入心脏的静脉端。随着肺芽在左、右胸膜管之间的前肠腹系膜内发育生长,肺逐渐突入胸膜管并向外侧和尾侧扩展,使胸膜管扩大为胸膜腔。随着胸膜腔的扩大和横膈位置的下移,总主静脉向正中线靠近并从横膈头侧部上拉,使胸膜腔外侧体壁及原始横膈头侧部分呈领状突向心胸孔,称心胸褶。心胸褶呈半月状,形成心胸孔的下外侧缘,即心胸隔膜的原基。

随着胚胎的不断发育,胸腔不断扩大,心脏位置相应下移。由于左、右总主静脉继续向正中线靠近，心胸褶也呈膜状伸展，使心胸孔逐渐缩小。胚胎发育的第7周，心胸褶和食管腹侧系膜相遇融合，形成完整的心胸隔膜，将围心腔和胸膜腔完全分开。左、右心胸隔膜形成的时间和体积大小稍有不同，在正常情况下，右侧的心胸褶出现稍早，其体积也比左侧的大，这可能与右总主静脉较左总主静脉粗大有关。

　　胚胎发育至第4周，喉气管芽末端分支膨突形成肺芽并向两侧胸膜管伸展扩大。第5周时总主静脉通向静脉窦之前，原始横隔背外侧的体壁组织由头端向尾端和由背侧向腹侧斜行增生，形成左、右各一的皱襞称为肺嵴。此嵴进一步向正中纵轴延展与原始纵隔会合，尾端与原始横隔会合，头端在心管与肺芽之间形成了膜状的胸心包膜，这样便将心包腔与胸膜腔完全分隔，仅留胸膜管仍与腹膜腔相连续。

（四）胸腹隔膜

　　胸腹隔膜（pleuro-peritoneal membrane）是分隔胸膜腔与腹膜腔的膜状结构。其形成较胸心包膜形成稍晚。胚胎发育到第4周后，肺芽在食管腹侧快速发育，逐渐膨大的肺使胸膜管向外周体壁的方向扩张，使胸膜管扩大为胸膜腔。胸膜腔的尾端与腹膜腔交界处形成新月状体壁皱襞，此皱襞即为胸腹隔膜的原基，它突向胸腹孔。随着胚胎的不断发育，肺持续扩张，肝脏的位置下移，总主静脉上升，胸膜腔和腹膜腔相继扩大，胸腹隔膜原基向腹内侧方向生长，横隔内间充质细胞持续增殖，结果使胸腹孔缩小。胚胎发育到第8周时，胸腹隔膜与原始横隔的背外侧缘和食管的腹系膜融合。这时胸腹孔完全封闭，胸膜腔与腹膜腔也就彻底分开，各自成为独立的两个体腔。

三、膈的发生

　　膈（diaphragm）即指横膈，位于胸腹腔与心包腔及胸膜腔之间，是分隔胸腔和腹腔的穹隆形肌腱性隔膜，主要由下列四种结构共同发育而成。

　　原始横隔：最早见于第3周末，由心包腔颅侧的中胚层间充质发育而来，头褶形成后移至胚体的腹侧，形成膈的腹侧中央部，即腹侧部中央的腱性部，也就是成人膈的中心腱，是膈的主要组成部分。

　　原始纵隔：即食管背侧系膜，构成膈的背侧中央部，肌纤维长入其内后则形成膈脚。

　　胸腹隔膜：形成膈的背外侧部。

　　体壁组织：两侧体壁和背外侧体壁，包括从颈部第3~5肌节平面和胸肋区第7~12肌节平面的体壁间充质组织，形成膈的周缘部。以上体壁组织，向内增殖生长并分裂开来，形成膈周缘的肌层，支配膈的神经和血管也从此区进入。

　　膈的位置随胚体和内脏的生长变化而变化。在胚胎发育早期，原始横隔的位置与颈部体节相对，随着肺的发育和心脏的下移，原始横隔向胚体尾端迁移，最终到达第1腰节水平。因此，支配横膈的膈神经是第4颈神经的分支，由颈部通过胸腔到达膈，支配膈的中心腱。而膈的周缘部分由体壁间充质形成，因此由肋间神经支配。

最终人体的膈由中心的腱性部分和周边的肌性部分组成。中心腱可分为一个前叶和两个侧叶。其前叶呈等边三角形，朝向剑突，而侧叶呈舌状。每叶都由三层纤维相互交织构成，从而使膈有较强的弹性和韧性。另外，由于有肌性部的发达的肌纤维，在人体进行呼吸运动时，膈可以进行幅度较大且有力的升降，为肺的扩张与收缩提供充足的空间。

第二节　系膜的发生

系膜的发生与演变与胚内体腔的发生和原肠的发生有密切关系。胚胎发育的第3周至第4周，扁平的胚盘出现侧褶、头褶和尾褶，逐渐发育形成圆柱状胚体。内胚层卷褶演化形成原始消化管，即原肠，原来包于内胚层外面的脏壁中胚层也随着侧褶的形成从体腔中轴的背侧伸至腹侧，并在背、腹侧中线分别形成双层隔膜，从而将体腔分为左右两半，此时原始消化管则被包于双层隔膜之间。受精后28～32天，由脏壁中胚层形成腹膜，称为原始系膜（primitive mesentery）。在原始消化管背侧中线者，又称为背侧系膜（dorsal mesentery），与背侧体壁相连。在原始消化管腹侧中线者，又称为腹侧系膜（ventral mesentery），与腹侧体壁相连。所有腹部消化器官都在肠系膜内和肠系膜上发育。

一、腹侧系膜的变化

原始消化管中间部分发育迅速且转位复杂，致使腹侧系膜融合消失或者变成韧带，所以腹侧系膜仅仅存有食管、肝脏、胃与十二指肠之间的小部分。

食管的上段由于无体腔发生，也就无系膜形成；在食管的中、下段因有体腔发生，故有较宽厚的腹系膜。食管的腹系膜由于心脏的存在而被分为心背系膜和心腹系膜两部分，人胚的心腹系膜很早就退化消失，心背系膜存在一段时间后也退化消失。因此，心脏较早地失去系膜的支持而游离于心包腔内，这有利于心脏外形的改变和有节律地跳动。

肺最初发生于心脏背侧的系膜内，以后由于肺向背侧、腹侧和两外侧生长扩展，使此段系膜夹于左、右肺之间，成为一较宽厚的隔膜，最终形成成体的纵隔。

在胚胎发育的第2月初，胃和十二指肠尚位于原始横隔的背侧部内，故此时胃和十二指肠的腹系膜尚不明显。以后从十二指肠腹侧壁发生的肝芽向原始横隔内伸展。由于胚体的头端生长发育较快，胃和十二指肠进一步增长并相应地向胚体尾端迁移，迅速生长的肝脏也从原始横隔的尾侧部游离出来。在胃和十二指肠的腹侧出现了较明显的系膜，其内包含有肝。从肝的尾端和十二指肠以下无腹系膜。胃及十二指肠腹系膜由于肝的存在，此段系膜演化并被分为以下几部分：位于胃、十二指肠和肝之间的部分称为肝胃韧带；肝与腹侧体壁之间的系膜由横隔延伸到脐处，形似镰刀，故称肝镰状韧带；肝从原始横隔游离出之后，但与横隔仍然相贴，且在二者之间无浆膜覆盖，故称肝裸区，在肝裸区的边缘，腹系膜折返似冠状，称肝冠状韧带；在成体肝冠状韧带变为半月形，其两侧翼称左、右三角韧带。

当肝脏发生时，其原基肝憩室从原始消化管向腹侧突出，并进入原始横隔的间充质中。由于肝的迅速生长，逐渐将原始横隔尾侧面向腹腔中牵引而成腹侧系膜，于是肝的全部被包于腹侧系膜的两层之间，将其分隔为肝背侧的肝胃韧带和肝腹侧的镰状韧带，肝脏尾端以下的腹系膜退化消失。这就导致实际上腹侧系膜仅存于肝的周围。肝与胃、十二指肠间的系膜则成为小网膜。因此，最后结果是肝脏表面大部分而非全部被腹膜覆盖，成为腹膜间位器官。

腹侧系膜近尾侧的部分很早就破裂消失，因此左、右体腔即在腹侧相汇通并连成单个体腔。除消化管以外，心脏和泌尿生殖器官，也有与此类似的系膜发生。系膜不仅有悬系脏器的作用，而且是分布于脏器的神经、血管、淋巴管走行的途径。

二、背侧系膜的变化

背侧系膜位于体腔背侧壁的中线上，区分为食管系膜、胃系膜和肠系膜，其演变过程较为复杂，最后一般终生保留，但各部分也有不同的演变。

（一）食管背系膜

食管背系膜（dorsal mesoesophagus）：咽及食管的上段无体腔的发生，故此该段没有背系膜；在食管的中、下段由于体腔的发生而具有背系膜。此段背系膜内包含有心、肺以外的胸部脏器和大血管，如食管、主动脉等结构，在胸部正中处组成一片宽厚的纵行隔而形成纵隔的背侧部，从而失去其系膜的性质。其尾侧参与膈的形成，也不具备系膜的形态。

（二）胃背系膜

胃背系膜（dorsal mesogastrium）：是指支持胃的背侧系膜部分。随着胃的位置变动，系膜也同时发生了复杂的变化，形成网膜囊及大网膜。在胚胎第4周时，胃是一个管径很小的直行上皮性管道，胃背侧系膜仍然保持原有结构。此后，由于胃背侧发育迅速，并沿中轴向左转位，胃的背侧部转向左侧，于是胃背系膜也向左方转移，并伸展形成囊状结构，即网膜囊的始基。此囊向体腔的开口，即网膜孔。构成囊壁的胃背系膜则形成大网膜的始基。系膜的背侧缘仍附着于体腔背侧壁的中线上，腹侧缘仍与胃的背侧缘相连。当胃逐渐发育到成人的形状和位置时，网膜囊由原来向左方伸展，而转变为向尾侧扩展，呈围裙状悬垂于肠管的腹侧。成体的网膜囊呈一扁窄的间隙，位于小网膜和胃的后方，又称为小腹膜腔；网膜囊以外的腹膜腔称为大腹膜腔。大、小腹膜腔以网膜孔相通。

由于大网膜不断发育，遂发生几处融合：一处在原来附着于中线上的大网膜背侧层向左转移，并于体腔的背侧壁融合，覆盖在左侧肾上腺和肾脏的表面，其伸向尾端的背侧层在横结肠处与该系膜融合，因而使胃与横结肠相联系，此融合处即为胃结肠韧带；另一处在胃结肠韧带尾端的大网膜处，其背侧两层完全融合，使原来的囊腔闭塞。因此，网膜囊的囊腔仅存于胃结肠韧带的头端。

胰脏原来发生于大网膜的背侧层中，后来由于背侧层与体腔背侧壁的腹膜壁层融合，因而胰脏和左肾上腺及左肾一同附贴于体腔的背侧壁上，其表面覆盖的腹膜壁层，则是胃背系膜的右层。

脾原发生于大网膜头端的胃背系膜内，由于生长迅速而向背外侧迁移而附靠体壁，位于胃的左后侧。因此，胃与脾间的胃背系膜形成胃脾韧带。脾与体腔背侧壁之间的胃背系膜，因其深层有左肾，所以称此为脾肾韧带，见图2-2-1。

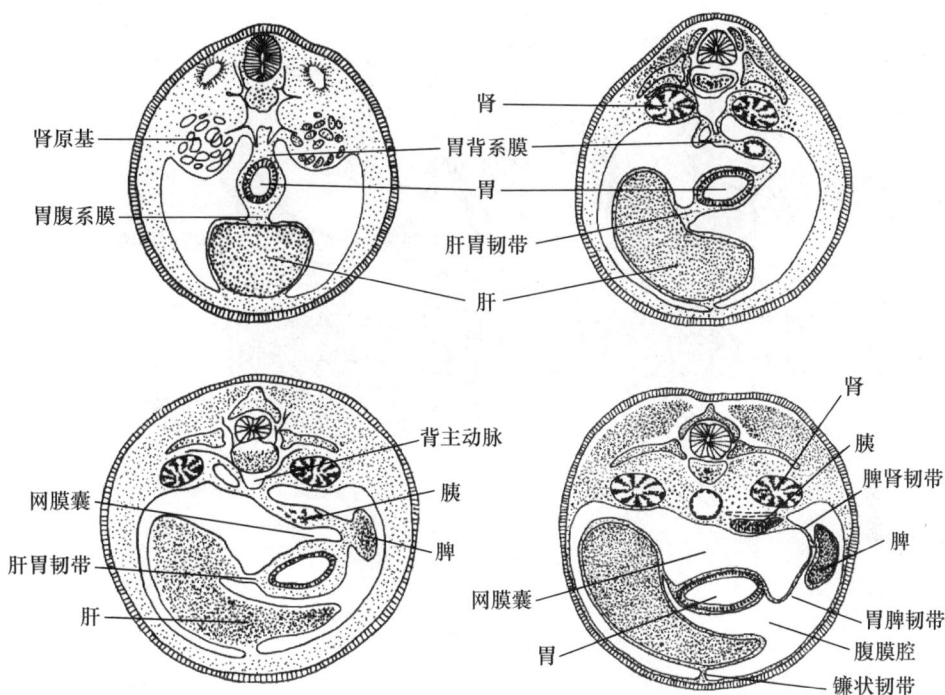

图2-2-1　胃肠转位及网膜囊的发生（胚胎横切面）

（三）肠系膜

肠系膜（mesentery）的发生和演变过程如下：

胚胎发生到第4周时，随着胃原基的出现，肠管上端得以确定，原肠此时为一条与胚体长轴平行的直管，上端十二指肠部由于背系膜与腹后壁融合而被固定，其他部分的背系膜随肠管的生长而增长，而肠的腹系膜早期即全部退化消失。肠的生长速度远快于胚体增长速度，因此，肠管形成突向腹侧的"U"形弯曲，称为中肠袢（midgut loop），肠袢顶部与卵黄蒂相连，肠系膜上动脉在肠袢系膜的中轴部位。以卵黄蒂为界限，肠袢分为头支和尾支，见图2-2-2。

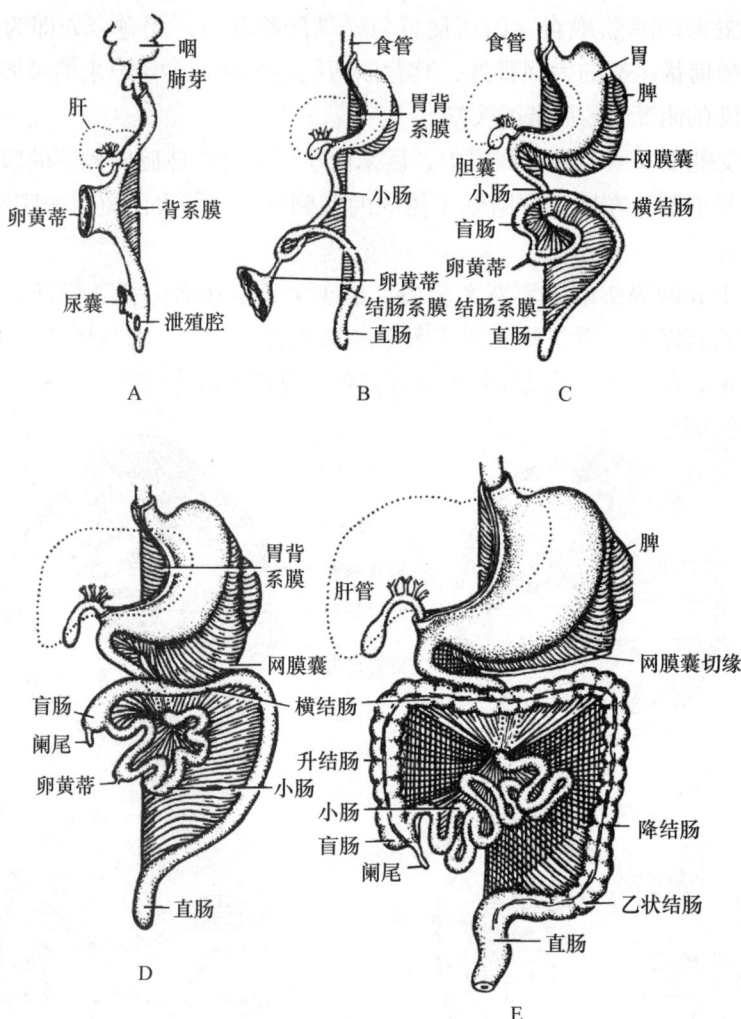

图 2-2-2　胃、肠及腹膜的发生

胚胎发生到第6周时，由于肠袢生长迅速而腹腔容积相对较小，肠袢进入脐腔，即脐带内的胚外体腔，形成生理性脐疝。在此过程中，肠袢以肠系膜上动脉为轴心逆时针旋转90度，使肠袢由矢状方向转为水平方向，从而使头支从头侧转到右侧，尾支从尾侧转到左侧。同时，尾支出现囊状的盲肠始基。

胚胎发生到第10周时，由于中肾萎缩、肝生长减缓和腹腔的增大，肠袢从脐腔退回到腹腔，脐腔随之闭锁退化。在肠袢退回腹腔时，头支在先，尾支在后，并且逆时针方向再旋转180度，从而使头支转至左侧，尾支转至右侧。在肠袢退回腹腔的初期，空肠和回肠位居腹腔中部；盲肠位置较高，在肝的下方；结肠前段横过十二指肠腹侧，后段被推向左侧，成为降结肠。之后，盲肠从肝下方下降至右髂窝，形成升结肠，盲肠始基的远侧份萎缩退化，形成阑尾。降结肠尾段移向中线，形成乙状结肠。

小肠肠系膜起自肠系膜根部。在肠发生过程中，曾一度生长很快，与小肠相连的背系膜缘也随之生长，但附着于体腔背侧壁的系膜缘却生长缓慢，形成小肠系膜根。因此，小肠系膜扩大呈扇状。随着肠管发生转位，小肠系膜也随之迂曲折叠而成漏斗状。

肠系膜根部的附着点从中线向左侧移位，自十二指肠空肠曲达回盲部，因此在成人均为斜位。十二指肠受胃转位的牵引而贴向腹后壁，十二指肠系膜显著缩短，并自中线右移，除与胃相连的小部分外，其余的系膜与腹腔背侧壁融合，于是十二指肠遂固定于腹后壁。空肠与回肠的系膜，随着肠管的延长和弯曲，发生多处褶皱，形成固有肠系膜。

结肠系膜（mesocolon）随结肠的生长、转位，可演变为升结肠系膜、横结肠系膜、降结肠系膜、乙状结肠系膜、阑尾系膜和直肠系膜。升结肠系膜和降结肠系膜，由矢状位转位为冠状位，与腹腔背侧壁接触，并进一步与之融合，形成融合筋膜（Toldt筋膜），升、降结肠遂被固定，在这一过程中，升结肠和降结肠也由胚胎早期的腹膜内位器官转变为腹膜间位器官。横结肠系膜，向逆时针方向扭转，系膜根由垂直位转为横位，大部分保持游离状态，仅一小部分与背侧的十二指肠粘连。乙状结肠系膜，大部分得以保留存在，故仍可保持游离状态，这种系膜到直肠处即消失，并与体腔背侧壁紧密连接。

解剖学的最新进展论证了肠系膜作为一个器官存在的科学性。成年期肠系膜的形状呈现连续性。肠系膜连续从食管-胃交界处延伸到直肠系膜水平，并具有特定的功能，因此形成将肠道连接到后腹壁的器官——肠系膜。所有腹部消化器官都在肠系膜内或肠系膜上发育，并与成年后肠系膜直接相连。基于这一肠系膜器官新概念产生的肠系膜的腹部分隔模型，具有广泛的临床相关性和潜在应用价值。

三、体腔和系膜的先天性畸形

（一）先天性膈疝

膈发育中较常见畸形是先天性膈疝，多由胸腹隔膜发育不全所致。先天性膈疝常发生于人体左侧，经此通路腹腔器官可入胸腔。如果膈发育不良，腹腔器官向上压迫膈可形成一囊突入胸腔。根据膈缺损的部位不同，先天性膈疝可分为以下几种，即膈疝的好发部位有3处：

（1）胸腹裂孔疝（pleuro-peritoneal hiatus hernia）：又称为先天性后外侧膈疝。疝孔位于膈的背外侧，由于胸膜隔膜发育不良，胸膜孔未完全闭锁所致。双侧肋骨后缘与腰部肋弓外缘之间各有一个三角形小间隙，称胸腹裂孔（Bochdalek孔），此处可形成后外侧疝，即胸腹裂孔疝或Bochdalek疝。先天性膈疝中85%～90%是胸腹裂孔疝，其中左侧占80%，其内容物多为小肠、胃、脾和结肠。较大的胸膜裂孔疝常伴有肺发育不全、肾及肾上腺高位等，主要症状是呼吸窘迫，新生儿期出现症状者多为此型。

（2）食管裂孔疝（hiatal hernias）：指胃贲门部、食管腹段或腹腔内脏经食管裂孔及其旁突入胸腔。主要由于膈脚和膈食管韧带发育障碍，形成宽大的梭形食管裂孔疝。疝的内容物有时含有食管下端、胃贲门和胃底部，可随着腹腔压力的升降而滑动。食管裂孔疝可分为三种类型：①滑动型，为贲门前区胃底部随膈下食管、贲门疝入胸腔，可反复疝入和退回腹腔；②食管旁型，只部分胃底疝入胸腔而膈下食管及贲门仍在膈下；③混合型，除食管贲门疝入外，部分胃底与食管并行疝入胸腔。食管裂孔疝是膈疝中最常见者，达90%以上，其中滑动型最为多见。

（3）先天性膈膨升：膈肌肌纤维先天性发育不良而比较薄弱，当腹压增高时，致使膈顶抬高可达第4至第2肋间平面，部分消化道可升入胸腔，从而使膈的位置上移。因为肺的空间受到挤压，可出现呼吸窘迫。

（4）胸骨后疝或Morgagni疝：胸骨外侧缘与双侧肋骨内侧缘之间各形成三角形小间隙，称Morgagni孔，正常有结缔组织充填，此孔发生膈疝称胸骨后疝或Morgagni疝。此疝临床上比较少见。

（5）肠系膜裂孔疝：由于胚胎期肠背系膜发育不良，局部退化消失，形成疝孔，裂孔发生的部位以回肠系膜多见。它于1826年由Rokitansky发现，是由肠袢穿过肠系膜裂孔而发病。该病临床多以肠梗阻为其主要表现，术前诊断和治疗比较困难。小肠系膜有时可有先天性的缺损或裂孔，横结肠系膜偶尔也可有缺损，小肠袢可以穿过此孔而发生梗阻或嵌顿。胎儿期的肠管缺血可能与先天性的肠系膜缺损有关，多见于肠管闭锁的婴儿。

（6）先天性心包缺损：是由于心胸隔膜发育障碍所致。其心包与胸膜腔相通，多见于右侧，可能由于右总主静脉较左侧者大，患者心跳时，部分心房突入胸膜腔。

（二）肠系膜的异常

肠系膜的异常比较少见，但具有重要的临床意义。如果肠系膜出现异常，会导致成人产生一些异常的腹膜皱襞，主要有：

（1）胆囊十二指肠韧带（cholecystoduodenal ligament）：为小网膜向右侧的延续，在胆囊至十二指肠上部，或至大网膜和结肠右曲之间形成的腹膜皱襞。此时，网膜孔向右移位。

（2）升结肠系膜（ascending mesocolon）及降结肠系膜（descending mesocolon）：是由于胚胎期的这种系膜未完全退化消失所致。相比较而言，其中降结肠系膜较多见。

（3）脾前襞（prespleenic fold）：是呈一扇形的腹膜皱襞，是胃脾韧带前面的延续。它起自胃大弯附近，经脾下端的下方，与左膈结肠韧带相融合，可附着于脾或膈，其内含有脾动脉或胃网膜左动脉的分支，网膜囊可延伸入其中。通常胎儿的脾前襞较成人显著。成人的这种皱襞往往被认为是左膈结肠韧带的一部分。它可作为阻止左膈下间隙腹膜渗出物的屏障。

（4）大网膜附着于升结肠前面或越过升结肠至腹外侧壁：有时可有腹膜构成的薄鞘膜，内含细小的血管，经升结肠或盲肠的前方至腹外侧壁；有时还可发现一条腹膜带叫作载肝带，经升结肠右侧至髂嵴附近的腹外侧壁。载肝带仅见于胎儿及初生儿，与肝的关系密切，其发生可能与胎儿及初生儿肝与身体占比的比例较成人大有关。另外，还有一些皱襞从升结肠至腹后外侧襞，把右结肠旁外侧沟分成数个小隐窝。

（5）十二指肠空肠结合处：有时借腹膜带连接于横结肠系膜。

（6）乙状结肠近侧端和远侧端异常：可借纤维束紧密连接。

（7）乙状结肠系膜长短异常：可过长或过短，甚至完全消失者亦有之。由于上述异常系膜和韧带的出现，致使不应该固定的器官被固定，应该固定的器官反而呈游离状。这样，就可能使肠管发生折曲或扭转，阻断肠管的血液供应，引起绞窄性肠坏死，在临床上有一定的意义。

此外，对解剖的异常皱襞或韧带，还须与病理的腹膜粘连相鉴别。

（三）内脏位置的异常

各种内脏器官位置的异常，均称为内脏反位。内脏反位分为部分器官反位和内脏完全反位两种。前者，若为某一器官位置异常时，它与体中线和邻近器官的位置关系都发生改变。后者，即全部内脏器官的位置与正常者完全相反，其内脏的位置则恰恰是正常位置的镜影。

第三节　网膜、肠系膜组织学

腹膜一般由两层结构组成：表层分布单层扁平上皮，深层分布结缔组织。小网膜及肠系膜由双层腹膜构成。腹膜从胃大弯双层下垂至盆腔上口高度后向后上反折至横结肠形成大网膜，故大网膜由四层腹膜构成，且四层腹膜互相愈合。大网膜呈门帘状，位于腹腔下部器官前方。

一、上皮组织

网膜和肠系膜表层的单层扁平上皮为间皮，间皮细胞很薄，含核的部分略厚，见图2-3-1。间皮细胞呈不规则形或多边形，核位于中央，细胞边缘呈锯齿状，相互嵌合，通过紧密连接和桥粒形成细胞间连接。网膜和肠系膜的间皮呈单层排列，紧密嵌合，形成一道机械防御屏障，可避免间皮下组织的暴露。间皮的游离面光滑且较厚，表面通常有滑液，利于减少摩擦，便于内脏器官活动，见图2-3-2。

间皮细胞基底面有基膜，也称基底膜，为一薄层均质膜，位于间皮细胞基底面和深部的结缔组织之间。基膜分两层，靠近上皮的部分为基板，靠近结缔组织的部分为网板。基板的主要成分包括IV型胶原蛋白、层粘连蛋白及蛋白聚糖等，网板由网状纤维和基质构成。

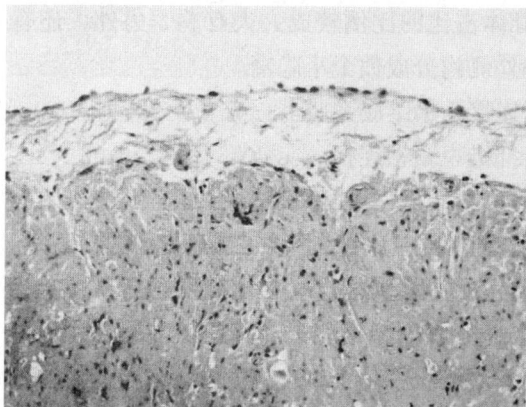

图2-3-1　肠系膜，示间皮。20×
（西京医院郭双平教授供图）

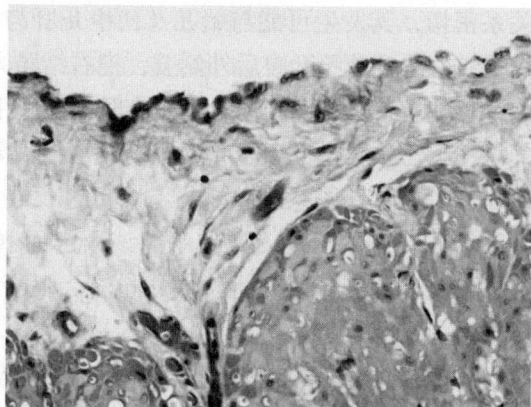

图2-3-2　肠系膜，示间皮。40×
（西京医院郭双平教授供图）

二、结缔组织

网膜和肠系膜的结缔组织位于间皮下，由多种细胞、纤维和基质组成复杂的网状结构，其主要细胞成分有成纤维细胞、巨噬细胞、脂肪细胞、白细胞及肥大细胞等。基质主要成分有纤维连接蛋白、弹力蛋白、胶原以及葡萄糖胺聚糖等。在结缔组织中分布有许多血管、淋巴管及神经。网膜和肠系膜的结缔组织组成成分多样，赋予其功能的多样化，参与液体运输、炎症、免疫防御、组织修复等，调节腹腔内的稳态。

小网膜为冠状位，主要包括肝胃韧带和肝十二指肠韧带两部分，脂肪组织较多、较厚，其他部分薄而稀疏，呈网眼状。左侧的肝胃韧带内含有胃左、右动静脉血管，胃上淋巴结及胃的神经等，主要动脉血管有胃左动脉、胃右动脉、胃十二指肠动脉、胃网膜左动脉、胃网膜右动脉。右侧的肝十二指肠韧带中有重要的胆总管、肝固有动脉、肝门静脉及相关淋巴管、淋巴结和神经。

大网膜疏薄，呈筛网状，下缘形状有U、W、V、锯齿和不规则5型，其中以U型居多。大网膜含有大量脂肪细胞、血管和巨噬细胞，有重要的固定、支持、吸收、分泌、修复和防御功能。根据大网膜血管周围和血管间区脂肪的多少及大网膜的透明程度可将其分为薄、中、厚3型。薄型大网膜，薄而透明，血管周围有脂肪，血管间区几无脂肪，约占47%；厚型大网膜，不透明，血管周围及血管间区均多脂肪，约占15%；中型大网膜，脂肪及透明度介于薄型和厚型之间，约占38%。

大网膜自身具有丰富的血管，包括胃网膜动脉弓及其发出的胃支，其静脉回流到脾静脉，属于肝门静脉系。大网膜的主要动脉来自胃网膜左、右动脉吻合形成的胃网膜动脉弓，其主要动脉有四条：一是大网膜右动脉，由胃网膜动脉弓右侧向下发出，最粗，直径约2.2mm；二是大网膜中动脉，由胃网膜动脉弓中段向下发出；三是大网膜左动脉，由胃网膜动脉弓左侧向下发出，也有从脾动脉分支而成，较细，直径约为1.5mm；四是大网膜副动脉，由胃网膜动脉弓于大网膜右动脉右侧向下发出。前三条动脉末支经常吻合形成大网膜动脉弓。

根据Alday的标准，以大网膜中动脉分叉平面的高低和大网膜中动脉是否缺如，大网膜动脉可分为5型：Ⅰ型指大网膜中动脉分叉在大网膜下三分之一；Ⅱ型指大网膜中动脉分叉在大网膜中三分之一；Ⅲ型大网膜中动脉分叉在大网膜上三分之一；Ⅳ型指大网膜中动脉缺如；Ⅴ型指大网膜中动脉由脾动脉分支而来。大网膜动脉分型意义是供临床被裁剪做修复用时参考。

网膜的静脉主要参与形成肝门静脉系，主要有肠系膜上静脉、肠系膜下静脉、胃左静脉、胃右静脉、脾静脉、胆囊静脉和附脐静脉。肝门静脉系的血管起始端与末端均为毛细血管，其血管壁缺乏一般静脉所具有的静脉瓣。因此，当肝门静脉回流受阻，压力升高时就会出现门脉高压现象，由此也会引起血液倒流。

网膜和系膜中的脂肪属于黄色脂肪组织，由单泡脂肪细胞组成，见图2-3-3。直肠系膜部位在直肠壁和直肠盆脏筋膜之间有大量脂肪细胞分布，脂肪细胞之间走行有血管、神经、淋巴管和淋巴结等，而盆脏筋膜的主要纤维成分是胶原纤维，形成比较致密的结缔组织。大网膜中存在脂肪干细胞，是存在于脂肪中的全能干细胞，具备自我更新能力与多向分化潜能。

大网膜脂肪在胃、横结肠及小肠前方形成不同宽度的条索状脂肪组织，是人体内脏脂肪的主要组成之一。内脏脂肪增加可诱发糖脂代谢紊乱、胰岛素抵抗、脂肪因子及炎性因子过度分泌和全身慢性炎性

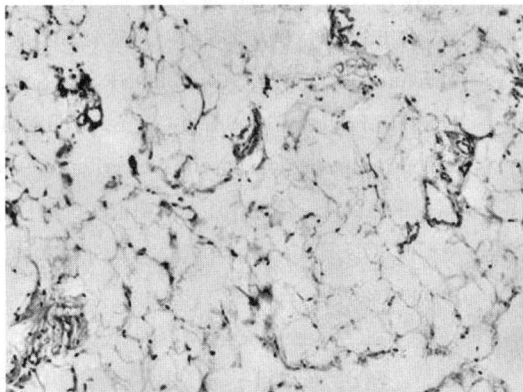

图2-3-3 大网膜脂肪细胞。10×
（西京医院郭双平教授供图）

反应状态，是糖尿病、心血管病、高血脂及代谢综合征等代谢相关并发症形成的关键因素。更危险的是，内脏脂肪增加和肥胖也可诱导多种恶性肿瘤的发生，如肾癌、甲状腺癌、子宫内膜癌、肝癌、胃肠道癌、皮肤癌等，并且影响患者预后和生存期，或增加其复发风险。为了预防和治疗这些疾病，手术直接切除内脏脂肪的有益作用已经在动物实验中得到证明。在大鼠相关实验中，网膜和性腺如附睾、肾脂肪组织都是切除可选项。而在人体，受到解剖结构和伦理学限制，对肥胖患者只可行网膜切除术并有直接减重作用，而单纯性切除大网膜脂肪对改善糖尿病等代谢病患者的代谢功能仍有不确定性。

大网膜内的巨噬细胞有重要的防御功能。当腹腔器官发生感染出现炎症时，大网膜的游离部可向病灶移动，包裹病灶并限制其蔓延；反之，临床上可根据大网膜移动位置探查可能的病变部位。

肠系膜的两层腹膜间含有肠系膜上血管及其属支，也有淋巴管、淋巴结、神经丛和脂肪等。主要的血管有肠系膜上动脉和肠系膜下动脉。肠系膜上动脉的主要分支有空肠

动脉、回肠动脉、回结肠动脉、右结肠动脉和中结肠动脉，其中回结肠动脉分支到阑尾形成阑尾动脉。肠系膜下动脉的主要分支有左结肠动脉、乙状结肠动脉、直肠上动脉。肠系膜上动脉及其分支动脉为腹腔脏器供血，受血管周围神经调节，主要有以去甲肾上腺素（NA）为递质的肾上腺素能神经。NA是主要神经递质，神经肽Y（NPY）、ATP是其共递质。NA与α_1受体结合引起血管收缩，NA与β受体结合参与血管扩张。也有非肾上腺素-非胆碱能神经，如降钙素基因相关肽（CGRP）能神经，有较强的血管扩张作用。

（金晓航）

参 考 文 献

［1］ 张红旗. 腹膜的组织胚胎学 [M]. // 漆德芳. 腹膜及腹膜后间隙疾病. 北京: 清华大学出版社, 2015: 17-22.

［2］ BYRNES K G, CULLIVAN O, WALSH D, et al. The development of the mesenteric model of abdominal anatomy [J]. Clin Colon Rectal Surg, 2022, 35 (4): 269-276.

［3］ KASTELEIN A W, VOS L M C, DE JONG K H, et al. Embryology, anatomy, physiology and pathophysiology of the peritoneum and the peritoneal vasculature [J]. Semin Cell Dev Biol, 2019, 92: 27-36.

［4］ 候广棋, 袁德霞. 体腔 [M]. // 张朝佑. 人体解剖学. 北京: 人民卫生出版社, 2009: 602-606.

［5］ CARLSON B M. Digestive and respiratory systems and body cavities [M]. New York: Elsevier Saunders, 2014: 335-349.

［6］ 孟文, 体腔与系膜的发生 [M]// 刘斌, 高英茂. 人体胚胎学. 北京: 人民卫生出版社, 1996: 280-290.

［7］ 刘慧雯, 刘东华. 上皮组织 [M]// 邵淑娟. 组织学与胚胎学. 北京: 人民卫生出版社, 2015: 11-21.

［8］ 郝立宏, 迟鑫明. 体腔与系膜的发生 [M]// 邵淑娟. 组织学与胚胎学. 北京: 人民卫生出版社, 2015: 255-260.

［9］ 胡春雷, 余红兰, 袁凯涛, 等. 内脏脂肪切除术 [J]. 肿瘤代谢与营养电子杂志, 2015, 2 (3): 58-63.

［10］ COFFEY J C, O'LEARY D P. The mesentery: structure, function, and role in disease[J]. Lancet Gastroenterol Hepatol, 2016, 1 (3): 238-247.

［11］ 孟文. 体腔与系膜的发生 [M]// 刘斌, 高英茂. 人体胚胎学. 北京: 人民卫生出版社, 1996: 280-290.

［12］ 张显利, 王玉碧, 黄家鼎, 等. 大网膜形态位置和血管的观察 [J]. 第三军医大学学报, 1982, 4 (2): 45-49.

［13］ 吴尉, 梁芳, 宋小琴, 等. 人脂肪干细胞的提取和鉴定 [J]. 中国组织工程研究, 2015, 19 (28): 4498-4502.

［14］ VAN BAAL J O, VAN DE VIJVER K K, NIEUWLAND R, et al. The histophysiology and pathophysiology of the peritoneum [J]. Tissue Cell, 2017, 49(1): 95-105.

［15］ 侯宝华, 徐达传, 简志祥, 等. 直肠系膜的形态结构特点及临床意义 [J]. 中国临床解剖学杂志, 2005, 23 (4): 389-392.

［16］ 姚学清, 林锋, 卿三华, 等. 直肠系膜的形态学特点及其临床意义 [J]. 中国临床解剖学杂志, 2006, 24 (4): 398-401.

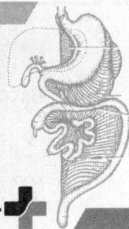

第一节　大网膜的生理特性

腹膜从壁层向脏层移行，或从一器官移行于另一器官，构成双层的腹膜结构。两层腹膜间常有血管、神经和淋巴管走行。这些形成物依其本身结构特点和特定脏器联系而分别被命名为韧带、网膜和系膜。

大网膜（greater omentum）是连接胃大弯至横结肠的腹膜。从发生学来看，是各由两层腹膜相合的前叶与后叶形成。两叶在下端相连，由此而生成的囊状部称为网膜囊，并以称为网膜孔的部分与腹腔相通。哺乳类动物的大网膜由胃背部肠系膜（胃系膜）从胃与肠之间向前膨出而来，在肠的前方下垂形成皱襞，呈围裙状遮被空、回肠。大网膜由四层组成：包括胃前、后壁的腹膜在胃大弯处愈合，形成大网膜的前两层，向下延伸至脐平面稍下方，然后向后上折返，包被横结肠，形成大网膜的后两层。在胃大弯与横结肠之间的大网膜只有两层，称为胃结肠韧带，内有胃网膜血管走行。大网膜血液供应由大网膜动脉弓提供，包括胃网膜动脉弓、胃左右动脉弓和大网膜动脉周围弓。

大网膜组织内含有吞噬细胞，有重要的防御功能。当腹腔器官发生炎症时，大网膜的游离部向病灶处移动，并包裹病灶以限制其蔓延。小儿大网膜较短，故当下腹部器官病变时（如阑尾炎穿孔），由于大网膜不能将其包围局限，常导致形成弥漫性腹膜炎。

一、大网膜胚胎发育及形态结构与生理特性

很早人们就对大网膜有所认识，但都只是一些推测之说。Airstotle（公元前384-前322年）认为温暖的大网膜在产热生理方面具有重要作用。欧洲文艺复兴时期，则将它称之为"第二胃"。有人将它称为脂肪储存库，产生腹水的器官。后来，有人认为大网膜是横结肠的支持器官，也有人认为大网膜与胆汁形成有关。直到十九世纪末，人们才开始逐渐认清大网膜的一些真正功能。Guinard等称它为"腹腔内的宪兵"。有些学者观察到大网膜的移动性后，则认为大网膜是一个"有理性的器官"。近几十年来人们对大网膜生理特性的了解逐步深入起来。

大网膜在胚胎第4周发生自胃背侧系膜，呈向左方向膨大，此后与结肠和结肠系膜发生融合。出生时大网膜已成为双层膜状，每层均由两层腹膜融合而成，形成折叠结构的

围裙状器官，其间含有丰富的血管和淋巴管，头尾长14～36cm，横径宽23～46cm。如果将不同时期的胚胎横行切断进行观察，会发现在胚胎第4周时胃位于中央，处于两侧体腔之间，并悬吊于胃前、后系膜之上，呈矢状位。至胚胎第12周时，胃发育长大，并发生旋转。两侧的原始边缘形成胃的大、小弯，胃大弯自后向前旋转，胃小弯则从前向后旋转，由原来的矢状位变成横位。胃大弯发育较胃小弯快，故明显增长。随着胃的旋转，后胃系膜增长，形成大网膜和网膜囊。胰腺及脾脏起源于前胃系膜，肝脏和胆道起源于后胃系膜。

大网膜表面被单层扁平上皮所覆盖。细胞为多边形，边缘呈锯齿状波纹。相邻的细胞借黏合质彼此互相紧靠，构成延续的扁平上皮层（又称间皮层），细胞核为扁圆形，位于细胞中央。间皮下层的结缔组织为许多纤维束，与上皮表面排列并交织成网，网眼大小形状不等，内有弹力纤维、成纤维细胞和大量脂肪细胞。在网膜的两层浆膜之间有血管、淋巴管、淋巴结、脂肪组织和神经纤维。

大网膜表面有许多乳白色点状区，称之为乳斑（milky spots）或乳头小点。乳斑由成丛的各种类型、大小的淋巴细胞、未分化的间质细胞和粒细胞等组成。这些细胞具有强大的潜在分化能力，在有刺激的情况下，其细胞结构和形状、大小可有很大变化。乳斑区表面无间皮细胞覆盖，其细胞能直接与腹腔液及邻近组织接触。

二、大网膜血液供应的生理特性

大网膜具有丰富的血管网，血供丰富。除大网膜副动脉下端外，大网膜的各条动脉多相互吻合，血管主干互相沟通，血管网近似四边形，毛细血管网纵横交错，整个网膜血运头尾相连浑然一体，这是网膜得以延伸的基础。胃网膜右动脉和胃网膜左动脉形成大网膜上动脉弓。网膜左和右动脉下行至大网膜游离缘，吻合成下动脉弓，又称Barkow弓或Haller弓。上动脉弓向大网膜内发出5～10条网膜动脉。这些动脉相互吻合，形成丰富的血管网。胃网膜右动脉在起始处的管径约1.5～3.0mm，胃网膜左动脉则为1.5～2.0mm。前者由胃十二指肠动脉发出，后者由脾动脉发出。胃十二指肠和脾动脉均起始于腹腔动脉，故大网膜动脉管腔内压力高，血流量大。在一般情况下，大网膜血管仅有部分开放。但在受到刺激时，大网膜血管则大量开放，扩张显著，血流量明显增加。

大网膜的静脉较动脉更为丰富。通常1条动脉有2条静脉伴随，其口径是相应动脉的2～3倍。大网膜静脉内有静脉瓣，可防止血液反流。静脉网极其丰富，并直接位于间皮层之下。用大网膜作门-腔静脉血液分流时，可发挥充分转流作用。

实验证明，人体大网膜动脉血管平滑肌上存在肾上腺素受体，主要为α_1型，也有少数为α_2型，静脉上的肾上腺素受体则以α_2型为主。对猫进行实验发现，交感神经受到刺激后，大网膜内75%的血管血流量减少。

三、大网膜的淋巴管

大网膜的淋巴管也很丰富。较大的淋巴干内有瓣膜。前、后两层大网膜的淋巴液分别回流到胃大弯淋巴结和脾、胰周围的淋巴结内，其多层结构增加了吸收的表面积，在腹腔中是淋巴吸收的主要途径，也是唯一能迅速地转运完整的红细胞进入血液循环的组织。据此可用于治疗淋巴引流障碍和吸收炎症渗出液体。由于大弯侧胃壁的淋巴也汇入胃网膜左、右淋巴结，因此，大弯侧胃癌可经淋巴管途径出现大网膜的癌细胞扩散，施行胃癌根治性切除术时，应将大网膜一并切除。

第二节　大网膜的生理功能

随着研究的深入，发现大网膜除了发挥防御、免疫等重要生理功能外，还具有其他多种生理功能。

一、防御与免疫功能

大网膜是腹腔内重要的免疫器官，担当腹腔内第一道防御任务，有"腹腔卫士"之称。临床上由于消化道的炎症、穿孔、腹腔内出血、手术操作等原因，使腹腔内出现异物、细菌、红细胞和抗原性物质时，大网膜首先进行包裹和吞噬。因此有人认为大网膜是一个"有理性的器官"。另外，在恶性肿瘤腹腔转移或实验性地将肿瘤细胞植入腹腔时，肿瘤细胞也首先在大网膜着床、增殖，显示出大网膜特殊的防御机制。大网膜明确的防御与免疫功能与以下几个因素有关：大网膜具有大量的吞噬细胞（phagocytic cell）、丰富的血管网，以及充分的移动性。

乳斑是小于1mm的白色块状组织，含有巨噬细胞、淋巴细胞、肥大细胞、浆细胞及粒细胞。这些细胞有很强的潜在分化能力，遇有刺激时，其细胞结构及形状、大小可有很大变化。乳斑在新生儿最多（$30\sim40$个$/cm^2$），随年龄的增加而逐渐减少，成人为2个$/cm^2$。

大网膜的乳斑被认为是腹腔免疫过程中重要的组成部分。乳斑的再次免疫应答反应，比脾、导管淋巴系统更强烈更完善。根据远离和靠近血管的特性将乳斑分为两种类型，即Ⅰ型和Ⅱ型乳斑。Ⅰ型乳斑分布于薄的大网膜浆膜，周围没有毛细血管和脂肪组织；Ⅱ型乳斑分布于血管网络和脂肪组织周围，在乳斑内可见到曲迂的血管。生理状态下大鼠大网膜Ⅰ型与Ⅱ型乳斑内均存在CD68、CD163等标志物阳性的巨噬细胞，均存在巨噬细胞的极化分型，主要以M_2型巨噬细胞的形式存在，推断乳斑具有降低炎症反应、促进组织修复的功能。在炎症状态下，两型乳斑数量增多、面积增大。两型乳斑巨噬细胞内的溶酶体丰富，线粒体及粗面内质网肿胀扩张，伪足粗大密集并包裹活性炭颗粒，Ⅰ型乳斑变化更为显著，表明两型乳斑在腹腔内均有重要的免疫功能。乳斑在各种动物中表现有所不同，但均主要由巨噬细胞和淋巴细胞构成。采用单克隆抗体和免疫组织化学方法研究人的大网膜，结果显示，巨噬细胞占47.5%，B淋巴细胞占29.1%，T淋巴细胞占11.7%，肥大细胞占6.1%。用粒细胞-巨噬细胞集落刺激因子（GM-CSF）处理体外乳斑巨噬细胞和腹腔内注射GM-CSF激活乳斑巨噬细胞，结果发现巨噬细胞的肿瘤杀伤活性提高至原来的4.5～6.8倍。乳斑含有白细胞并引导白细胞由血液向腹腔转移，尤其在腹膜炎时，乳斑也引导B细胞和T细胞从腹腔向网膜逆流。在感染条件下，巨噬细胞侵占乳斑并向腹腔迁移。

乳斑表面无间皮细胞覆盖，其内的各种免疫细胞能直接与腹腔内的渗液、感染、坏死组织和微生物接触，发挥吞噬杀菌作用。这些细胞还具有强大的潜在分化能力。有人证实，大网膜内的纤维细胞较皮下疏松结缔组织内的纤维细胞分化程度低、特异性小。在有刺激的条件下，大网膜的纤维细胞能聚集起来，形成游离的组织细胞。也有学者证实，当有刺激时，年幼动物的大网膜内的纤维细胞能与组织细胞一起形成新的乳斑。如将烟油浓缩成小丸，置于鼠的大网膜上。术后第8天和第15周将鼠处死，发现烟油周围有许多巨噬细胞、间质细胞、纤维细胞、淋巴细胞及白细胞围绕。这些细胞表现出有很强的吞噬能力，其胞浆内含有烟油颖粒。

迄今关于大网膜的防御机制，几乎都是用大网膜乳斑的免疫细胞来解释的。近年来随着免疫学、生物化学以及形态学研究的不断深入，核苷代谢产物腺苷（adenosine）的多种生理功能也逐步明了，特别是已证明腺苷参与免疫的调节。采用大鼠大网膜标本，经酶组织化学和免疫组织化学染色，观察乳斑的5′-核苷酸酶活性及淋巴管的定位，发现乳斑部位可产生大量腺苷，腺苷可通过自分泌和旁分泌等方式作用于淋巴细胞本身或其周围的吞噬细胞，抑制这些免疫细胞的活动，其意义可能是使免疫反应不至过于激烈，以免造成机体损伤。另外，大网膜乳斑也是肿瘤腹腔转移的首发部位。有人将WBP1肿瘤细胞植入大鼠腹腔，8h后就可见到肿瘤细胞在乳斑着床。乳斑产生大量的腺苷，也可能是瘤细胞首先着床乳斑的原因之一，有必要进一步研究。

由于各种动物的大网膜发育程度不同，因此对腹腔炎症的抵抗力也差异甚大。马的大网膜发育差、体积短小，而犬的大网膜发育好，面积长而宽，故犬对腹腔感染的抵抗力强大。在人类，小儿的大网膜短，尚未发育成熟，对腹腔感染的抵抗力较成人低下，当下腹部器官如阑尾发生炎症，尤其穿孔时，大网膜往往难以进行包围使其局限，容易形成弥漫性腹膜炎，故对小儿阑尾炎应尽早手术治疗。而在老年人，由于大网膜发生退化、萎缩，故对腹腔感染的抵抗力也减退。

大网膜的胚胎发育与脾脏同出一源，均起于胃系膜，有着相似的组织结构，均含有大量的网状内皮细胞（reticuloendothelial cells）。用不同的抗原来刺激大网膜的乳斑，发现乳斑迅速增生、变大，随后发生退化。将抗原物质伤寒沙门氏菌注入动物的腹腔内，然后测定大网膜、脾脏和肝脏的抗体滴度，发现大网膜的抗体滴度较脾脏、肝脏为高。

但若将抗原经静脉注入，则脾脏和肝脏的抗体滴度要较大网膜为高。将大网膜的淋巴结切除后进行研究，证明T淋巴细胞在大网膜的免疫功能中具有重要作用。既然大网膜具有强大的抗微生物免疫能力，那么它是否也同样具有抗肿瘤的免疫能力？有人将大网膜移植到乳腺癌切除后的局部处，期望通过大网膜的免疫作用来杀灭残留的癌细胞，所报道的2例患者效果良好。但也有完全相反的观点，认为大网膜不仅不能发挥抗肿瘤免疫作用，反而会加速癌细胞的转移。其报道了1例宫颈癌、2例乳腺癌的患者，在切除癌肿后，将大网膜移植到原肿瘤部位，导致了癌肿的迅速、广泛转移，且均伴有严重的肝脏转移。因此，不主张将大网膜移植到可能有癌细胞残留的区域。如果必须应用大网膜修复癌肿切除后的组织缺损部位时，则应将肿瘤彻底切除，使局部完全无癌细胞残留，再移植大网膜。等到术后第40～50天，大网膜与移植区组织已经建立血运时，将带蒂移植的大网膜蒂切断。

当腹腔脏器发生炎症时，大网膜则向病灶处移动，并将病灶包围产生粘连，以限制炎症蔓延。大网膜为什么能迅速地移向病灶处呢？有些学者认为，大网膜的移动与大网膜动脉血管肌肉的收缩有关（血管舒缩现象），有人则认为与胃肠道蠕动、腹肌收缩和肠肌运动有关。用铋涂标大网膜，发现铋迅速被大网膜所吸收，并可见大网膜能明显地移动。但若将动物麻醉或给予箭毒化后，则大网膜移动能力消失。将金属夹夹在大网膜上，然后用X线检查，也证实了大网膜有移动现象。也有人证实在大网膜和炎症区（或受伤区）之间存在着电势差，大网膜移动并固定到炎症区，是由生物电触觉现象所引起。在实验中发现：①将兔的小肠切断后，大网膜立即发生充血、水肿，20min后大网膜游离缘即移到小肠切口处；6h后大网膜紧紧地粘连到小肠切口上，并将其封闭。②大网膜能产生抗体。③正常小肠和正常大网膜之间的电势差很小，为8mV；当小肠被切断后，电势差显著增大，可高达60mV。由于这种生物电作用使大网膜移向小肠切口处。④如将不同的电负荷或细菌毒素放到大网膜上，使其电势差消失，则大网膜不再移向小肠切口处，也不与其发生粘连。在大网膜的移动过程中，由于腹腔内炎症的刺激，巨噬细胞向炎症区域聚集。

二、强大的血管再生功能

生理状态下，大网膜能保持很好的柔软性。炎症侵袭后柔软性变差，但在局部炎症消退后又能恢复原有的柔软性，因而带蒂网膜移植在保护泌尿生殖道、胃肠道及大血管的同时，不会损害这些器官的生理性运动。大网膜能营养其表面的游离皮片，皮片可容易地在带蒂移植网膜上生长，为治疗体表大面积组织缺损创造了条件。大网膜对暴露于外环境的适应能力强，裸露部分可由邻近的上皮生长而覆盖。带蒂移植网膜能暴露于阴道腔、体表、支气管腔及食道、胃肠道，也能代替部分膀胱壁。带蒂大网膜移植对炎症反应迅速，血供的潜力大，可为缺血器官或组织提供血液供应。以上大网膜特征性的机能，被认为与其强大的血管再生功能密切相关。

大网膜是胃肠道中一个非常原始的部分，具有丰富的动脉、静脉和淋巴网。如果这个非常原始的组织失去了血供，就会改变其原有的特征，迅速发生转化，同时寻找自己的血供，侵入邻近的动脉，从而存活下来。当大网膜与缺血组织接触后，6h即开始有毛细血管生长现象，并与缺血的组织发生纤维素性粘连。24h内二者之间粘连逐渐致密，至48～72h时已可见肉芽组织生长。将5小块游离的大网膜置于犬的心包腔内，4～6周后检查时，发现这些游离大网膜已自发地集中包绕于冠状动脉前降支处。显微镜下检查见约7%的大网膜已出现有健康和粗大的血管。游离的大网膜并非简单地依靠邻近的动脉血供存活，而是能刺激冠状动脉发出分支与其连接。如进行异位反应试验，即取一小块胸壁或腹腔肌肉、一小块脂肪及一小块大网膜放入腹腔。实验发现，在这些置入的组织中，唯有大网膜能够存活。在另一组猫的实验中，将猫的大网膜取下一小块，置入自身腹腔内，5天后发现这些移植的游离大网膜仍保持其白细胞的活动能力。将游离的大网膜片松松地放置于胸膜腔内，几周后开胸复查，发现大网膜依靠胸壁血管供血存活，并吸收了胸膜和胸内筋膜。大网膜包裹人工神经移植体可促进移植体早期再血管化，增强移植体血供，促进神经再生。

大网膜在建立动脉血管联系的同时，也建立起广泛的静脉和淋巴管的联系。在用带蒂大网膜治疗下肢慢性淋巴水肿的动物实验中，为了证实所移植大网膜的淋巴管确已与肢体淋巴管相沟通，将犬的后肢横断，仅保留股部血管、股骨及股神经，并剥除股骨骨膜和股血管的外膜，以除去一切可能残存的淋巴管通道。然后对实验组行皮下带蒂大网膜移植术，而对照组则否。9～14天后，在犬的爪部以0.5ml/min的速度注入乙碘油10ml。结果发现，实验组犬的腹股沟部及腹腔内淋巴结中均可见到乙碘油，而对照组则仅在腘窝淋巴结中发现有乙碘油。实验证明，大网膜的淋巴管与肢体淋巴管相沟通，这为临床应用大网膜移植治疗淋巴水肿建立了理论基础。

大网膜血管再生的机制与多种生物因子产生有关。研究表明大网膜脂细胞能合成血管内皮生长因子（vascular endothelial growth factor，VEGF），大网膜微血管内皮细胞能合成碱性成纤维细胞生长因子（basic fibro blast growth factor，bFGF）。目前实验已证实VEGF和bFGF是强有力的促血管生长因子。VEGF/bFGF以其对血管内皮细胞特异性或强大的促有丝分裂作用促血管新生。VEGF还可增加血管通透性，有利于血循环中其他细胞分裂相关因子游出血管外，通过趋化作用将非特异性增殖信号放大。另外，血管内皮细胞在受到VEGF刺激后，除自身增殖外，还可通过自分泌促进血管平滑肌细胞（如血小板源性生长因子）以及成纤维细胞（如bFGF）的增殖。bFGF受体分布广泛，bFGF可作用于血管内皮细胞、平滑肌细胞和成纤维细胞等。bFGF的主要靶细胞是与肉芽组织生长密切相关的血管内皮细胞与成纤维细胞。刺激内皮细胞由静止期进入增殖期，加速细胞周期进程。bFGF有显著促进内皮细胞增生的作用，是内皮细胞增生的激活剂。bFGF的靶细胞膜上存在高亲和性受体bFGF-R和低亲和性受体HSPG（heparin sulfate proleoglycan），后者较前者含量更丰富。bFGF-R是膜结合糖蛋白，具有酪氨酸激酶活性；HSPG功能与肝素相似，是一种细胞表面硫酸肝素多糖，可将多个bFGF分子递呈给bFGF-R，是bFGF结合bFGF-R所需的分子。细胞外的bFGF、细胞表面的HSPG和bFGF-R可形成复合物，通过一系列信号级联传导途径将信号传至细胞核而发挥调控作用。VEGF的高亲和力受体主要位于血管内皮细胞。事实上，二者的作用不能截然分开。给予外源性bFGF或内源性bFGF表达上调均可诱使VEGF及其受体表达提高。而VEGF也可诱使内皮细胞产生bFGF，通过自分泌过程控制血管新生。

1984年美国脑外科医生Gold Smith在大网膜中提取到一种能促进家兔角膜和结膜交界处血管向角膜生长的物质，他将其命名为大网膜脂质血管生长因子（lipid angiogenic factor，LAF），并认为它可能就是大网膜能构建血管网的基础物质之一，其组分为脂质成分。随后的研究表明，LAF可促进创伤的修复、骨折的愈合，特别是在组织及器官缺血的治疗中具有十分重要的作用。但其理化性质不明，详尽功能仍需进一步研究。

大网膜再血管化也可能部分由于缺血诱使大网膜内细胞内血小板源性生长因子增殖、上调或抑制一氧化氮产生，影响成纤维细胞和血管平滑肌细胞的增殖，而促进血管新生。

三、分泌和吸收功能

有些学者认为大网膜具有灯芯样的虹吸作用。在500多次剖腹手术的动物实验中发现，餐后动物腹腔内的浆液性液体增多，即餐后生理性腹水增多。而在此时，大网膜充血、肿胀、淋巴管扩张，且呈白色。其后将犬的大网膜浸泡在士的宁（strychnine）即马钱子碱溶液中，结果犬就产生了中毒症状，故认为大网膜可发挥吸收功能。进入腹腔的异物或腹腔炎症、出血所生成的炎性产物及红细胞，主要经横膈膜淋巴系被迅速吸收。其实大网膜表层的淋巴管也能充分吸收进入腹腔内的异物、红细胞、炎性产物和肿瘤细胞等，包括不能通过基底膜的各种分子，提示大网膜淋巴管在大网膜的防御机制中也发挥着重要的作用。临床上神经外科利用带蒂大网膜颅内移植治疗脑积水就是基于大网膜具有吸收功能（absorptive function）。

大网膜也具有一定的分泌功能（secretion function）。它经常会渗出少量淡黄色的澄清液体润滑腹腔，以减轻脏器在移动时或肠管蠕动时所引起的摩擦。

四、大网膜的储脂功能

腹腔的大网膜是最早开始储存脂肪和储存脂肪最多的组织。脂肪组织除了发挥体内最大的能量储存和供应的作用外，分布于内脏器官周围和网膜上的脂肪组织还起着一种"填充"体内器官空隙的作用，可以避免或减少由于机体从事剧烈运动，如跑、跳、腾跃时对内脏器官所造成的冲击，使器官维持在正常位置，保护人体功能的顺利发挥。

近年来脂肪组织被认为是具有分泌多种可调控机体功能的细胞因子的内分泌器官。脂联素（adiponectin）就是其中的一个脂肪细胞因子。脂联素是基因apM1的产物，基因位于染色体3q27，脂联素共有244个氨基酸，是脂肪细胞特异性蛋白。脂联素能调节内皮细胞的炎症反应，并可黏附在受损的血管壁上，抑制巨噬细胞向泡沫细胞的转化，表明脂联素是具有抗动脉粥样硬化的细胞因子。在肥胖者和2型糖尿病患者中，大网膜脂肪组织脂联素水平明显下降，同时有研究表明低脂联素血症与胰岛素抵抗的程度、高胰岛素血症呈负相关。还有研究表明脂联素通过抑制肝脏的生糖作用而发挥降血糖作用，或通过增加肌肉脂肪酸的燃烧和能量的释放，降低大鼠的肌肉和肝脏糖原的含量而产生改善胰岛素抵抗的作用。大网膜储脂功能失衡后，脂肪正常分布和代谢则可能发生紊乱。一部分肥胖病人的致病机制被认为是大网膜脂肪细胞储存脂肪过多，大网膜张力增高，对脂肪储存信号产生过度反馈，从而引起一系列脂肪细胞因子内分泌紊乱，并激活炎症反应和脂肪异位转移。在内脏型肥胖患者中，大量脂肪储存在大网膜和腹腔内，脂肪储存空间不足，脂肪组织进一步增加后，机体由于自身稳态调节的作用，使增多的脂肪趋于重新分布和分解代谢，大量的游离脂肪酸溢出，并在非脂肪细胞中沉积，这种游离脂肪酸的异位沉积对非脂肪细胞产生脂毒性作用。

五、对胃肠道血液循环的调节作用

胃肠道的大部分血液均回流入门静脉系统。大网膜具有丰富的血管网，有人称其为"血管库"。其血管的收缩、扩张对调节胃肠道的血流量及门静脉压力具有一定的作用。大网膜广泛切除后引起胃肠道出血，其原因可能是切除了作为门静脉系统缓冲器官的大网膜所致。如有人发现某些战斗机驾驶员在俯冲时大脑缺血、突然晕厥，认为这是大网膜及胃肠道血管扩张所引起。因此，设计了一个腹腔气压装置，充气后可压迫过多聚积在胃肠道和大网膜内的血液，使血液回流到循环内，从而防止晕厥。

有的学者认为，大网膜对调节躯体的生长也有一定的作用。用猪做实验后发现，将猪的大网膜完全切除后，可造成猪的生长延缓。

第三节　小网膜的生理功能

小网膜（lesser omentum）是连于肝门与胃小弯、十二指肠上部之间的双层腹膜结构，呈冠状位，含脂肪组织较厚，其余部分薄而稀疏，呈网眼状。左侧连于肝门与胃小弯之间的部分称肝胃韧带（hepatogastric ligament），内有胃左、右血管，胃左、右淋巴结、神经和淋巴管等；右侧连于肝门与十二指肠上部之间的部分称肝十二指肠韧带（hepatoduodenal ligament），肝固有动脉、胆总管、肝门静脉、神经和淋巴管走行其中。

在肝十二指肠韧带的后方，用食指可探测到一孔洞，即网膜孔（epiploic foramen）。网膜孔是网膜囊与大腹膜腔的唯一通道，成人网膜孔可容1～2指。手术时常经网膜孔指诊，探查胆道等。

小网膜分隔了左肝下间隙为左肝下前间隙和左肝下后间隙，左肝下后间隙又叫网膜囊（omental bursa）。网膜囊位置较深，胃后壁穿孔时，胃内容物常积聚在囊内，给早期诊断增加了难度。网膜囊在解剖学及临床上有重要的意义。

小网膜连接了肝、胃、十二指肠，对这些器官有连接和固定的作用，同时也是血管、神经等进入器官的途径。

第四节　肠系膜的生理功能

肠系膜（mesenterium）是腹膜的一部分，包在小肠和大肠的外面，将肠管悬吊、固定在腹腔的后壁上。生在躯体左右两侧的腹膜在肠的背侧和腹侧相合，分别形成背侧肠系膜和腹侧肠系膜。肠系膜可分为小肠系膜（mesostenium）、阑尾系膜（mesoappendix）、横结肠系膜（transverse mesocolon）和乙状结肠系膜（sigmoid mesocolon）。肠系膜是由两层腹膜愈合而成的，所以薄而韧，通往肠的血管、神经多数分布于其上。伴随肠管的分化、延长、迂曲，肠系膜的形态也趋于复杂化。在哺乳类，只有小肠有狭义的肠系膜，在大肠和直肠部分，各自称为大肠系膜（mesocolon）、直肠系膜（mesorectum）。

肠系膜血管由肠系膜上动脉、肠系膜上静脉、肠系膜下动脉和肠系膜下静脉及其分支组成。肠系膜微血管中毛细血管前终末微动脉、毛细血管和微静脉上缺少交感神经纤维支配，所以交感神经对肠微循环不起主导作用。但在循环性休克时，交感神经兴奋，释放肾上腺素，可引起处于收缩状态的肠道及肠系膜血管痉挛。已知在生理情况下，刺激支配胃肠的迷走神经，能引起局部血流量增加。

可通过观察肠系膜微循环变化，揭示多种疾病的发病机理、筛选有效药物、判断病情变化及预后等。结构和功能正常的毛细血管只允许少量血浆蛋白从管壁滤过，以维持毛细血管内的胶体渗透压，并维持血管内外液体的交换和平衡。多种伤害因素可使肠系膜微循环功能发生紊乱。例如热力可使血液中产生大量有害体液因子，影响内皮细胞正常结构和功能，使微血管通透性增加。内皮细胞对缺氧非常敏感，低氧环境可直接损伤内皮细胞。体液因素如肿瘤坏死因子、白细胞介素、白三烯、组胺、内毒素、纤维蛋白降解产物、内皮素等物质均可造成内皮细胞损伤。免疫细胞激活后释放大量炎性因子，它与内皮细胞黏附后释放的溶酶体、氧自由基等直接损伤内皮细胞，而白细胞附壁又对血管产生机械性的阻塞作用，使上游血流状态发生变化，促进血栓形成。此外，血黏度升高、红细胞的变形能力下降，也可引起严重的微循环紊乱。

肠淋巴管起源于肠绒毛中心的中央乳糜管，在黏膜下层形成淋巴管丛后注入肠系膜淋巴结。肠系膜淋巴结的输出管组成肠干，肠道淋巴主干收集来自于胃肠、胰腺、脾脏和肝脏的淋巴液，与左、右腰淋巴干及腹膜后淋巴结构形成胸导管的乳糜池，再经胸导管（thoracic duct）注入左静脉角参与全身循环。安静时，健康成人每天从淋巴管引流入血液循环的淋巴液为24～48ml/kg，平均每人生成2～4L/d，大致相当于人体血浆总量。肠系膜淋巴液组成成分主要有电解质、脂质、蛋白质、激素以及细胞等，这些组成成分决定了肠系膜淋巴的回收间质体液，维持体液渗透压、血压和参与免疫等多种功能。在重症休克或休克终末期，随着有效血容量锐减，肠系膜淋巴循环发生改变。重症休克时肠系膜淋巴管自主舒缩频率和幅度明显减小，淋巴流量减少，淋巴黏液度降低，且对内皮素和前列环素反应降低。淋巴液流动力学障碍，促进循环的衰竭。

淋巴管内皮细胞是淋巴管壁的主要结构，在维持体液平衡、调节淋巴细胞循环、机体的免疫反应以及组织液和蛋白质的运输中发挥着重要作用。重症休克大鼠的淋巴管内皮细胞均有损伤，表现为内皮细胞高度空化，质膜断裂，核染色质固缩、边集，细胞间隙增大，内皮细胞间有纵横交错的纤维蛋白，细胞连接破坏，这一切均有利于大分子物质进入淋巴管腔，电镜发现管腔内有细胞碎片。微淋巴管内皮细胞损伤以及大分子毒性物质进入淋巴循环，是淋巴循环障碍和休克恶化的关键环节。最近研究发现，肠缺血再灌注损伤肠黏膜、黏膜下及肠系膜淋巴结中淋巴细胞及数量显著减少，分子表型也发生变化，其中以肠系膜淋巴结中淋巴细胞减少最多，在受伤后两天数量最少，单核细胞的抗原呈递功能受损。

主要由单层扁平上皮细胞组成的肠系膜间皮，是体内最大的整体连续间皮组织。肠系膜间皮参与手术后、疝及粘连形成后的组织修复，也被认为是干细胞存在的部位。由肠系膜产生的C反应蛋白，作为一种重要的非特异的炎症标志物，在调节血糖和血脂代谢，调节全身性纤维蛋白溶解、炎症和凝血级联反应中有重要作用。目前人们对肠系膜中周围神经系统的组成和特征了解较少，自三大腹腔神经节发出的节后神经纤维到达肠道，但是其具体分布路径并不清楚。鉴于肠系膜与肠道的紧密联系，以及它们在人体稳态恒定调节中的作用，今后应该加强肠神经系统在肠系膜中的组成、分布和功能的研究。

在腹部与非腹部疾病如结直肠癌、炎性肠病、憩室病、心血管病、糖尿病、肥胖和代谢综合征等的发生发展中，肠系膜都有不同程度的参与，但其深层机制仍不明晰。有作者认为，从已发现的肠系膜独特的解剖和功能特点，以及其与健康和疾病发生的密切关系，可以把肠系膜也称为一个相对独立的器官。

（李利生　徐敬东）

参 考 文 献

[1] ALIZADEH A H, BAHREINI A, ESMAEILZADEH M. Dual-phase MDCT angiography for evaluation of the blood supply to the greater omentum [J]. Radiol Oncol, 2017, 51 (1): 29-34.

[2] ZHAO C, WANG C F, TANG Y B. Protective effect of the greater omentum on intestinal barrier function following hemorrhagic shock and resuscitation in rats [J]. Mol Med Rep, 2017, 16 (4): 4575-4582.

[3] LIU Y, WANG, Q, LIU J. The greater omentum: a flexible organ with surprising and debatable functions [J]. Oncol Lett, 2018, 15 (5): 6621-6627.

［4］ 何帅, 胡正, 李波, 等. 网膜乳白斑对胃癌腹膜转移的贡献[J]. 外科肿瘤学杂志, 2019, 120 (6): 1019-1027.

［5］ LIN X Y, SUN L, NING X H, et al. The lesser omentum in gastric carcinoma: a surgical anatomical rare viewpoint [J]. BMC Cancer, 2020, 20 (1): 146.

［6］ YANG Y L, LI Z H, WANG Q, et al. The lesser omentum and hepatoduodenal ligament lymph node metastasis in advanced gastric cancer: a retrospective clinical analysis [J]. Scand J Gastroenterol, 2019, 54 (9): 1155-1161.

［7］ OTHMAN S, PAREKH J R, TSENG J F. Laparoscopic management of the omental bursa in gastric surgery [J]. Surg Laparosc Endosc Percutan Tech, 2019, 29 (3): e22-e25.

［8］ LIU W T, HAMEED S M, TALEGHANI B A, et al. Omental bursitis: a rare cause of abdominal pain mimicking inflammatory bowel disease [J]. J Pediatr Gastroenterol Nutr, 2019, 68 (2): e35-e36.

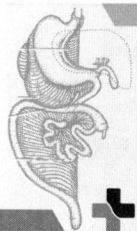

第四章
网膜、肠系膜疾病病理学

第一节　网膜、肠系膜非肿瘤性疾病

一、感染性炎症

胃肠道脏器疾病穿孔或炎症直接蔓延至网膜或肠系膜形成脓肿，常由大肠埃希菌引起。胆道系统穿孔可以发生在腹膜后间隙内，并形成含有胆汁的囊性包块。急性期，腹膜表面血管扩张充血，有纤维素和中性粒细胞渗出，部分间皮细胞脱落，使腹膜失去光泽；后期因肉芽组织增生及对渗出物的吸收机化反应，可导致相邻腹膜、肠襻、网膜之间发生粘连，引起机械性肠梗阻。

结核性腹膜炎通常由肠结核、肠系膜淋巴结核、输卵管结核直接蔓延而来。也可由全身粟粒性结核血行播散所致。根据病理特征可分渗出性、粘连型和干酪坏死型。在疾病发展过程中，几种病变经常并存。

（1）渗出型：以腹水渗出液形成为主，渗出物为浆液出血性或浆液纤维素性。腹水多呈草绿色、淡血色或呈乳糜性。浆膜充血、水肿，失去光泽。腹膜、大网膜、肠系膜可有黄白色、灰白色的细小结核结节，但结核结节的数量一般较少。结核结节又称结核肉芽肿，显微镜下观察中心为干酪性坏死，周围为上皮样细胞和朗罕巨细胞，再向外为大量淋巴细胞，肉芽肿周边还可见纤维母细胞及其产生的胶原纤维。

（2）粘连型：以大量纤维素渗出为主，使腹膜弥漫增厚，并使肠管与大网膜、肠系膜和附近脏器形成广泛粘连；大网膜也因纤维化而变硬变厚，并卷缩成团。临床上常因肠粘连导致慢性肠梗阻症状，并因腹膜增厚在触诊时有揉面感，偶可触及粘连成团的包块。本型可继发于渗出型病变腹水吸收后，也有初始即为粘连型。

（3）干酪坏死型：以干酪坏死病变为主，多由以上两型发展而来。腹腔内脏器相互粘连，并分隔成许多小房，小房内含有浑浊脓性渗出物和干酪坏死组织，形成结核性脓肿。久之，脓肿可向肠壁、腹壁、阴道穿破，形成窦道。

二、硬化性肠系膜炎

硬化性肠系膜炎（sclerosing mesenteritis）也称为挛缩性肠系膜炎、肠系膜脂膜炎、肠系膜孤立性脂肪营养不良。本病罕见。硬化性肠系膜炎与特发性腹膜后纤维化（idiopathic retroperitoneal fibrosis）都是原因不清的炎症性疾病，可能与自身免疫疾病有关。特发性腹膜后纤维化又称纤维化或硬化性后腹膜炎，以中老年男性多见，形成腹膜后浸润性肿块，常因压迫尿路、肾盂积水以及肾功能不全就诊，病变常波及肠系膜。硬化性肠系膜炎主要累及小肠系膜，可波及结肠系膜和腹膜后，表现为肠系膜弥漫性、局灶性或结节状增厚，常因肠梗阻和包块形成就诊。

两者组织学表现相似：大量淋巴细胞和浆细胞为主的慢性炎症，可有淋巴滤泡形成、脂肪坏死及钙化。增生闭塞性血管炎是诊断本病的重要线索。病变后期炎症细胞数量减少，纤维化更为明显。近年研究认为，部分病例属于IgG4相关性硬化性疾病，此时浸润的浆细胞中含有大量IgG4阳性的浆细胞，部分患者外周血也可见IgG4水平升高。没有明显IgG4阳性细胞病例的病因尚不清楚。病变早期激素治疗有效，晚期以纤维化硬化为主时往往对激素治疗反应不敏感。有报道少数患者可能进展为恶性淋巴瘤，此种病变本身可能即为伴有明显间质硬化的恶性淋巴瘤。免疫组化染色和淋巴细胞的克隆性分析有助于鉴别两者。

三、腹茧症

腹茧症（abdominal cocoon）是从Treitz韧带到末端回肠的全部或部分小肠被包裹在一层异常纤维膜内，形成肿瘤样团块。部分病例可累及结肠、胃、子宫、附件等。其原因不明，术前诊断困难，治疗以手术为主。肉眼观察病变表面光滑，与相邻壁层腹膜无粘连。有一层1～10mm厚的蚕茧样结缔组织包膜，病变内为扩张肠管。镜下包膜可为正常腹膜样组织，或为增厚的纤维结缔组织，可伴有胶原化、玻璃样变及慢性炎症反应。

四、肠系膜囊肿

肠系膜囊肿（mesenteric cyst）通常在查体时偶然发现，部分病变过大引起临床症状。某些病例是基底细胞痣综合征的表现。肠系膜囊肿表面光滑，囊壁薄。空肠附近的病变内常含有浆液性或乳白色液体，称为乳糜囊肿，大部分起源于淋巴管。当囊肿体积较大，呈多房性，囊壁有平滑肌组织时，称为囊性淋巴管瘤（cystic lymphangioma）（见后述）。

其他类型的肠系膜囊肿有：①肠重复囊肿，囊壁被覆肠黏膜和肠壁平滑肌。②良性囊性间皮瘤，囊壁被覆间皮组织。③部分女性患者，囊壁被覆苗勒上皮，可能与第二苗勒系统有关，可形成子宫内膜异位，甚至子宫样肿块。

五、血液循环障碍性疾病

（1）网膜出血性梗死（hemorrhagic infart）：多因网膜嵌顿于疝囊内或疝囊扭转所致，

受累网膜动脉和静脉同时受压，组织缺血并且有明显瘀血和出血。肉眼观察病变网膜组织呈暗红色。部分病例为病因不明的原发性特发性阶段性梗死。

（2）网膜脂肪坏死：表现为网膜灰白色结节。镜下显示网膜组织中脂肪坏死，常伴油囊形成。陈旧性病变可有钙化或骨化而致质硬，周围一般有纤维结缔组织包裹。网膜脂肪坏死的原因可能与慢性胰腺炎对网膜组织的消化作用或者缺血有关。

第二节　网膜、肠系膜肿瘤性病变

一、淋巴管瘤

淋巴管瘤（lymphangioma）的本质是淋巴管畸形，并非真正肿瘤。腹腔内淋巴管瘤比颈部淋巴管瘤相对少见，可发生于肠系膜、网膜和腹膜后。这是儿童网膜最常见的病变，约一半病例为新生儿。可表现为微囊或大囊。镜下组织学表现为淋巴管样多房囊腔样结构，腔内为淋巴液，囊壁可见不规则平滑肌和淋巴细胞，可有淋巴滤泡形成。免疫组化染色，囊壁衬覆的淋巴管内皮细胞表达 D240，通常 CD34 阴性。本病需要与淋巴管肌瘤病鉴别，后者免疫组化染色 HMB45 和 MelanA 阳性。

二、纤维瘤病

纤维瘤病（fribromatosis）又称为韧带样瘤、侵袭性纤维瘤、瘤样纤维组织增生。最常见的发病部位是腹壁肌肉，也可发生肠系膜纤维瘤病和盆腔纤维瘤病，或者发生在腹部以外部位。实际上，纤维瘤病是肠系膜最常见的梭形细胞肿瘤，最常发生在小肠系膜。不同部位的纤维瘤病在大体和组织学表现上相似。大体呈灰白色、质韧纤维样组织增生，侵袭性生长，无包膜，极易局部复发。镜下显示梭形细胞增生，细胞无异型性，核分裂象不明显，细胞外胶原丰富。肠系膜和网膜的纤维瘤病极易被误诊为胃肠间质瘤（gastrointestinal stromal tumors，GIST）。免疫组化，β-catenin 细胞核阳性，CD117 阴性或仅为弱的胞浆阳性，可与 GIST 鉴别。部分肠系膜纤维瘤病伴发结肠多发性腺瘤性息肉病，称为 Garder 综合征，是 APC 基因突变所致。

三、胃肠间质瘤

肠系膜和网膜内的胃肠间质瘤多由胃肠壁上的 GIST 浸润或种植而来，也可原发于肠系膜、网膜和腹膜后软组织内。GIST 的组织学表现多种多样，可为梭形细胞、上皮样、透明细胞型等。需要与纤维瘤病、外周神经肿瘤、去分化脂肪肉瘤、平滑肌肉瘤等多种肿瘤鉴别。原发于网膜和肠系膜的梭形细胞肿瘤以纤维瘤病最多见，应注意避免误诊为

GIST。GIST的免疫组化特点：C-kit（CD117）和/或DOG1阳性。与GIST生物学行为相关的主要病理指标是肿瘤大小和核分裂象计数。

四、炎症性肌纤维母细胞肿瘤

炎症性肌纤维母细胞肿瘤（inflammatory myofibroblastic tumor）常发生在儿童或青少年，表现为肠系膜内多结节性包块。常伴有发热、贫血和体重减轻等全身症状，肿块切除后这些症状可消退。病变中含有大量混合性炎症细胞，包括淋巴细胞、浆细胞、中性粒细胞和嗜酸性粒细胞，与炎症细胞混杂分布的是增生的梭形肌纤维母细胞。组织学上容易与炎性假瘤混淆。免疫组化染色显示ALK阳性。其生物学行为一般属于惰性，大约25%病例局部复发，偶尔转移。

五、淋巴造血组织肿瘤和增生

肠系膜根部淋巴组织丰富，可以发生多种淋巴组织良性增生和各种类型的淋巴瘤。如：血管淋巴组织增生伴巨大淋巴结病（Castleman病）、滤泡树状突细胞肿瘤等。最常见的淋巴瘤类型是弥漫性大B细胞性淋巴瘤。影像学检查病变通常呈融合的多结节状，境界不清，有向周围组织浸润生长的显著特点，与淋巴细胞黏附性差、浸润能力强有关。淋巴瘤明确的分型诊断对预后分析和治疗具有重要意义，应进行详细的免疫组织化学染色甚至基因检测，以明确分型。部分网膜淋巴瘤有明显间质硬化，称为硬化性淋巴瘤，大多属于弥漫性大B细胞淋巴瘤，可能被误诊为硬化性肠系膜炎。

六、间皮瘤

间皮瘤（mesothelioma）中存在两种特殊类型的良性病变，分别为腺瘤样瘤和囊性间皮瘤。目前认为大多数病例的本质是间皮反应性增生。囊性间皮瘤表现为多房囊肿结构，囊壁内衬扁平或立方间皮细胞。有局部复发倾向。患者几乎全部为女性，肿瘤多位于盆腔，多伴有子宫内膜异位症和蜕膜反应。多数学者认为囊肿是腹膜反应性增生形成的多发性腹膜包涵囊肿，病变本质是反应性增生而非真正肿瘤。局部复发的原因是刺激因子持续存在。可以伴发腺瘤样瘤和其他间皮瘤。腺瘤样瘤是来源于间皮而且形成腺样结构的腹膜良性肿瘤，又叫良性间皮瘤。通常发生于盆腔器官，多为孤立性病变，直径<2cm，呈灰白色。镜下可见多发性小的裂隙样或卵圆形腔隙，内衬单层矮立方或扁平上皮样细胞。腺瘤样瘤可能与癌混淆，前者缺乏核的非典型性或者仅有轻度非典型性，而且核分裂象不常见。值得注意的是，腺瘤样瘤没有明显的细胞内黏液。

恶性间皮瘤通常简称为间皮瘤，大多发生在胸腔，只有少数发生在腹腔。腹膜弥漫性恶性间皮瘤一贯地播散至网膜。本病多发生在40岁以上人群，也可见于青少年，偶见于婴儿。患者主要为男性，约半数病例有石棉接触史。临床表现一般为腹水、腹痛，偶尔表现为孤立性肿块。通常预后很差，大多数患者在诊断2年内死亡。大体观察，通常表现为腹膜弥漫性、多发性斑块和结节，可伴有腹腔内严重粘连及肠系膜挛缩。恶性间皮瘤最常见的两种组织学类型是上皮型和双相型，肉瘤样间皮瘤很少见。上皮型表现为被覆非典型性间皮细胞的乳头状或腺管状结构，乳头中可能含有砂粒体，主要应与原发性或转移性乳头状腺癌鉴别。肿瘤分化很好时称为高分化乳头状间皮瘤，患者多为女性，病程进展缓慢，主要应与反应性间皮增生鉴别。双相型呈间皮样细胞与肉瘤样成分混合存在，类似上皮与间叶混合分化的癌肉瘤或者滑膜肉瘤。另外还有蜕膜样间皮瘤、淋巴瘤样间皮瘤、横纹肌样间皮瘤、透明细胞间皮瘤等少见类型。免疫组织化学：恶性间皮瘤细胞一般CK、EMA、calretinin、WT1、HBME-1、vimentin阳性，CEA、B72.3阴性。

七、促纤维增生性小圆细胞肿瘤

促纤维增生性小圆细胞肿瘤（desmoplastic small round cell tumor）是高度恶性肿瘤，腹腔是其最常见的发病部位，患者多为青春期或年轻人，男性为主。以腹腔内单个肿块或多发结节为特征，有时可以扩展到整个腹腔、阴囊和（或）腹膜后。有时肿瘤局限于在睾丸周围区域。

镜下观察，肿瘤中纤维性间质高度丰富，将小圆形细胞分隔成界限清楚的细胞巢。肿瘤细胞呈小圆形，大小较为一致，胞浆稀少，核深染，核分裂活跃，其中一些细胞呈横纹肌样。肿瘤间质主要由纤维母细胞和肌纤维母细胞组成，但也可以含有增生的血管，有时有分叶状结构。本病主要应与各种小圆细胞肿瘤、腹膜转移癌、滑膜肉瘤鉴别。免疫组织化学染色显示上皮（CK、EMA）、间叶（vimentin）、肌肉（desmin）及神经（NSE）等多方向分化特点。遗传学研究发现肿瘤特异性EWS-WT1染色体异位，可利用染色体荧光原位杂交（FISH）或WT1羧基端抗体检测以辅助诊断。

八、脂肪肉瘤

网膜和肠系膜发生的脂肪组织肿瘤绝大多数为恶性的脂肪肉瘤（liposarcoma），良性脂肪瘤较少见。脂肪肉瘤是腹膜后最常见的原发软组织肿瘤，分为高分化、去分化、黏液样/圆形细胞和多形性四种类型，各有不同的形态特点、遗传特征和自然病程。腹腔和腹膜后脂肪肉瘤的预后比肢体脂肪肉瘤差。

高分化脂肪肉瘤占全部脂肪肉瘤的40%～45%，发生在腹膜后的病变在小于20cm之前常无症状。形态学上分4种主要类型：脂肪瘤样、硬化性、炎症性和梭形细胞型。大体观察，病变通常体积巨大，有不完整的包膜包裹呈多结节状结构。镜下，脂肪细胞的核有异型性和核深染，可见数量不等的脂肪母细胞。炎症性亚型可见大量混合性炎症细胞浸润，尤其多见中性粒细胞，脂肪母细胞经常被埋没在重度炎症背景之中，因此极易被误诊为炎症性疾病或者淋巴瘤，但是在炎症背景中仔细观察发现散在的核有异型性的大细胞有助于诊断。梭形细胞亚型常见神经样漩涡结构，类似神经纤维瘤或恶性外周神经鞘瘤。关注肉瘤样结构周边的脂肪样组织有助于正确诊断。外科手术应避免仅切除结节内质地较为实性的区域，而忽略分化较好的脂肪成分造成漏诊。此种脂肪肉瘤有特异性的巨大环状染色体，涉及 12q14-15 重复扩增。该基因区域包括 MDM2、CDK4 等癌基因，可用 FISH 检测或 MDM2 和 CDK4 免疫组化对高分化脂肪肉瘤进行辅助诊断。腹腔和腹膜后高分化脂肪肉瘤因外科手术不易广泛切除，容易多次局部复发，或因肿瘤局部侵袭性生长和发生去分化导致死亡（死亡率＞80%），平均生存期 6～11 年。

去分化脂肪肉瘤是高分化脂肪肉瘤去分化的结果，也是绝大多数腹腔和腹膜后高分化脂肪肉瘤的结局。镜下，高分化脂肪肉瘤和非脂肪性肉瘤并存，两种成分互相移行或者界限相对清楚。去分化脂肪肉瘤可有多种组织学表现，包括梭形细胞肉瘤、恶性纤维组织细胞瘤、黏液纤维肉瘤、横纹肌肉瘤、骨/软骨肉瘤、血管肉瘤分化等。因此，腹膜后去分化脂肪肉瘤极易被误诊为其他肉瘤，特别是发现时即表现为去分化的病例。去分化脂肪肉瘤的临床侵袭性较弱，主要为局部复发。因其由高分化脂肪肉瘤演进而来，同样有特征性的环状染色体和 12q14-15 扩增。腹膜后去分化脂肪肉瘤几乎全部局部复发。15%～20% 发生远处转移，多转移至淋巴结和肝脏。

黏液样/圆形细胞脂肪肉瘤好发于四肢深部软组织，很少发生于腹腔和腹膜后。镜下由一致性圆形或椭圆形幼稚间叶细胞、数量不等的小型印戒样脂肪母细胞、明显黏液样间质和特征性芽枝状血管构成。圆形细胞脂肪肉瘤是黏液样脂肪肉瘤的一种低分化形式，预后差。幼稚间叶细胞紧密排列，几乎不见黏液间质。腹膜和腹膜后原发性黏液样/圆形细胞脂肪肉瘤罕见，多数病例是高分化/去分化脂肪肉瘤因体积较大继发间质黏液变性，而被误诊为黏液样脂肪肉瘤。黏液样脂肪肉瘤的远处转移率高于高分化/去分化脂肪肉瘤，而且多转移至不常见的腹膜后、骨等部位。因此，腹膜后明确的黏液样/圆形细胞脂肪肉瘤必须排除转移所致。

多形性脂肪肉瘤是脂肪肉瘤的最少见类型，是脂肪肉瘤中恶性程度最高的一种。很少发生于腹腔和腹膜后。镜下为多形性的高度恶性肉瘤，含有数量不等的多形性脂肪母细胞，无高分化脂肪肉瘤和其他恶性间叶瘤区域。

九、外周神经肿瘤

良性和恶性周围神经肿瘤是腹腔和腹膜后间隙相对常见的肿瘤。主要包括神经鞘瘤、神经纤维瘤、节细胞神经瘤和恶性外周神经鞘瘤。

神经鞘瘤大体检查一般为椭圆形肿物，包膜光滑完整，包膜上常可见起源神经贴于肿瘤一侧生长，仔细剥离有可能保留神经功能。较大肿瘤常有中心缺血囊性变。组织学检查可见细胞丰富的栅栏状结构与细胞疏松区相间分布。肿瘤切除后一般不复发。神经纤维瘤病变界限不清，通常沿神经蜿蜒曲折生长，使神经粗大变形。肿瘤不易切净，易复发。间质较为疏松或黏液样，没有细胞致密区。部分患者为1型神经纤维瘤病（NF1），一般为全身多发病变，并且可见皮肤牛奶咖啡斑。NF1患者发生的神经纤维瘤恶变率较高。

恶性周围神经鞘瘤（malignant peripheral nerve sheath tumor，MPNST）通常形成脊柱旁肿块，可直接侵犯骨和远处转移。组织学表现多样，可以类似纤维肉瘤、单相分化的滑膜肉瘤、多形性脂肪肉瘤或恶性纤维组织细胞瘤。普通型恶性外周神经鞘瘤中细胞高度丰富，常见地图样坏死。部分病例可见软骨、骨、肌肉和血管方向的异源性分化，有些呈上皮样改变。免疫组化S100蛋白局灶散在阳性。尽管MPNST生长速度相对较慢，但临床发展过程属于高度恶性。

十、恶性纤维组织细胞瘤/未分化多形性肉瘤

以往的恶性纤维组织细胞瘤现在称为未分化多形性肉瘤。显微镜下可见高度异型性的肿瘤细胞，核深染，异型性明显，分裂象多见，其中混杂组织样细胞。含有大量炎症细胞的病变称为炎症性未分化多形性肉瘤。病理诊断需要首先除外多种具有去分化结构或炎症成分的肿瘤，如癌、淋巴瘤、平滑肌肉瘤、炎症性肌纤维母细胞性肿瘤等。未分化肉瘤可能是这些肿瘤分化较差的形态表现，腹膜和腹膜后病变尤其要与去分化脂肪肉瘤鉴别。随着免疫组化标志物的增多及分子检测的进展，大多数病例可明确诊断，此型肿瘤已非常少见。本瘤预后差。

十一、网膜转移性肿瘤

转移癌是成人最常见的大网膜恶性肿瘤。卵巢、子宫、胃肠道、胰腺等实质脏器肿瘤都可在网膜发生种植性转移，表现为腹膜局部结节或弥漫增厚。

腹膜假黏液瘤（pseudomyxoma peritonei）是一种特殊类型的肿瘤种植转移。由于分泌黏液的腺癌在腹腔、网膜和系膜种植生长，导致缓慢但持续性的大量黏液产生。严重病例可以引起死亡。可以广泛累及腹壁、肠道、腹股沟和疝囊，形成含有黏液的息肉样病变和胶样腹水。镜下可见大量黏液池，必须在黏液中找到明确的腺上皮才能诊断腹膜假黏液瘤。卵巢和阑尾的黏液囊腺瘤可以破裂，囊内黏液被释放入腹腔，显微镜下检查只见黏液，不见肿瘤细胞，病变具有自限性，不应诊断为腹膜假黏液瘤。腹膜假黏液瘤可根据细胞异型性分为低级别和高级别。前者黏液池内肿瘤细胞数量少甚至没有，柱状黏液细胞分化良好，核小而规则，浸润不明显；后者黏液池内肿瘤细胞数量多，并广泛浸润深部组织，细胞异型性明显，核分裂象易见并可有病理性核分裂。多数腹膜假黏液瘤为阑尾原发，也可来源于卵巢、胰腺的黏液癌或交界性肿瘤。

（杨绍敏）

参 考 文 献

［1］ COINDRE J M, MARIANI O, CHIBON F, et al. Most malignant fibrous histiocytomas developed in the retroeritoneum are dedifferentiated liposarcomas: a review of 25 cases initially diagnosed as malignant fibrous bistiocytoma [J]. Mod Pathol, 2003, 16: 256-262.

［2］ KINNE D W, CHU F C H, HUVOS A G, et al. Treatment of primary and recurrent retroperitoneal liposarcoma. twenty-five-year experience at Memorial Hospital [J]. Cancer, 1973, 31: 53-64.

［3］ GAFFFIEY E F, DERVAN P A, FLECTHER C D M. Pleomorphic rhabdomyosarcoma in adulthood: analysis of 11 cases with definition of diagnostic criteria [J]. Am J Surg Pathol, 1993, 17: 601-609.

［4］ SCHINDLER O S, DIXON J H, CASE P. Retroperitoneal giant schwannomas: report on two cases and review of the literature [J]. Orthop Surg (Hong Kong), 2002, 10: 77-84.

［5］ KISHI Y, KAJIWARA S, SETA S, et al.Retroperitoneal schwannoma misdiagnosed as a psoas abscess: report of case [J]. Surg Today, 2002, 32: 849-852.

［6］ CHEUK W, CHAN J K, SHEK T W, et al. Inflammatory pseudotumor-like follicular dentritic cell tumor: a distinctive low-grade malignant intra-abdominal neoplasm with consistent Epstein-Barr virus association [J]. Am J Surg Pathol, 2001, 25: 721-731.

［7］ CODY H S Ⅲ, TURNBULL A D, FORTNER J G, et al. The continuing challenge of retroperitoneal sarcomas [J]. Cancer, 1981, 47: 2147-2152.

［8］ COINDRE J M, MARIANI O, CHIBON F, et al. Most malignant fibrous histiocytomas developed in the retroperitoneum are dedifferentiated liposarcomas: a review of 25 cases initially diagnosed as malignant fibrous histiocytoma [J]. Mod Pathol, 2003, 16: 256-262.

［9］ GHALI V S, GOLD J E, VINCENT R A, et al. Malignent peripheral nerve sheath tumor arising spontaneously from retroperitoneal ganglioneuroma. a case report, review of the literature, and immunohistochemical study [J]. Hum Pathol, 1992, 23: 72-75.

［10］ HASEGAWA T, SEKI K, HASEGAWA F, et al. Dedifferentiated liposarcoma of retropreitoneum and mesentery: varied growth patterns and histological grades-a clinicopathologic study of 32 cases [J]. Hum Pathol, 2000, 31: 717-727.

［11］ HASHIMOTO H, TSUNEYOSHI M, ENJOJI M.Malignant smooth muscle tumors of the retroperi- toneum and mesentery. a clinicopathologic analysis of 44 cases [J]. J Surg Oncol, 1985, 28: 177-186.

［12］ HISAOKA M, MORIMITSU Y, HASHIMOTO H, et al. Retroperitoneal liposarcoma with combined well-differentiated and myxoid malignant fibrous histiocytoma-like myxoid area [J]. Am J Surg Pathol, 1999, 23: 1480-1492.

［13］ HOLLOWOOD K, STAMP G Z, OUVANI J, et al. Extranodal follicular dentritic cell sarcoma of the gastrointestinal tract. morphologic, immunohistochemical and ultrastructural analysis of two cases [J]. Am J Clin Pathol, 1995, 103: 90-97.

［14］ PAAL E, MIETTNEN M. Retroperitoneal leiomyomas: a clinicopathologic and immunohistochemical study of 56 cases with a comparison to retroperitoneal leiomyosarcomas [J]. Am J Surg Pathol, 2001, 25: 1355-1363.

[15]   PATEL R, GOLDBLUM J R, ANTONESCU C R. Mutational analysis of c-kit in extragastrointestinal stromal (EGIST): a molecular study of six cases [J]. Mod Pathol, 2003, 16: 18-19.

[16]   NGUYEN D T, DIAMOND L W, HANSMANN M L, et al. Follicular dentritic cell sarcoma. identification by monoclonal antibodies in paraffin section [J]. The American Journal of Dermatopathology, 1994, 2: 60-64.

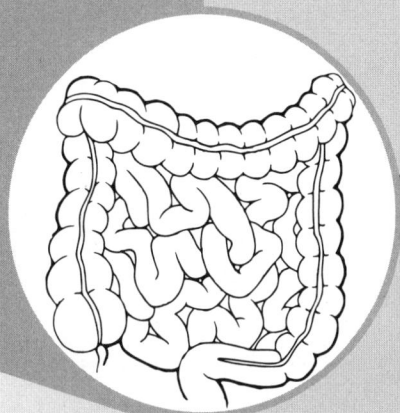

第二篇

诊 断 篇

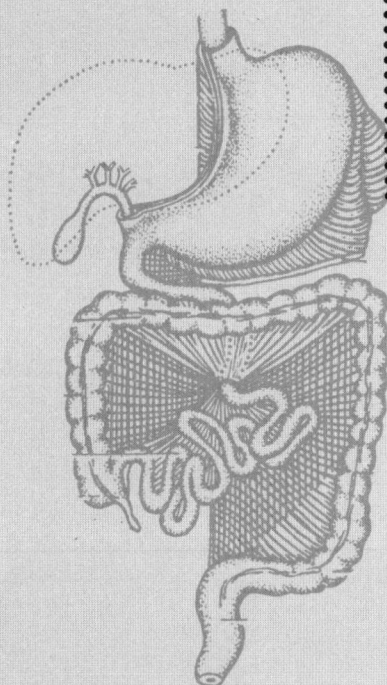

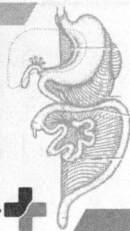

第一节　网膜及肠系膜正常解剖

一、大网膜

大网膜（greater omentum）由脏器之间的腹膜移行所形成，是连接胃大弯至横结肠的腹膜。人体大网膜由4层浆膜构成，自胃大弯下垂覆盖胃覆盖胃前、后壁的腹膜自胃大弯和十二指肠起始部下延，形成大网膜的前二层，约至脐以下平面即向上折返成为后二层，上达横结肠，包绕横结肠后与横结肠系膜相续连。成人大网膜的这四层腹膜常愈合在一起。由胃大弯下延的两层腹膜，特别是右半侧常与横结肠愈着，这时称之为胃结肠韧带（gastrocolic ligament）。网膜形如围裙，覆盖于空肠、回肠的前面。成人大网膜长14～36cm，宽23～46cm。大网膜表面为单层扁平上皮，其下方衬以间皮组织，间皮组织下面为纤维束。纤维束平行排列，并彼此交织成大小、形状不等的网眼。大网膜内还有弹力纤维、血管、淋巴管、淋巴结、脂肪组织和神经纤维。大网膜组织内有吞噬细胞，有重要的防御功能。当腹腔器官发生炎症时，大网膜的游离部向病灶处移动，并包裹病灶以限制其蔓延。网膜的血供主要来自胃网膜左、右动脉。这2条动脉在胃大弯形成胃网膜动脉弓，并由此动脉弓向下方发出大网膜左、中、右动脉和许多细小的大网膜短动脉。在大网膜右动脉的外侧，胃网膜右动脉发出大网膜副动脉。大网膜中动脉的末端分为2支，分别与大网膜左、右动脉吻合，形成大网膜动脉弓。

二、小网膜

小网膜（lesser omentum）是联系肝门与胃小弯、十二指肠上部之间的双层腹膜结构，呈冠状位，含脂肪组织处较厚，其余部分薄而稀疏，呈网眼状。小网膜的左侧部为肝胃韧带（hepatogastric ligament），系于肝门与胃小弯之间，内含胃左、右动静脉，胃上淋巴结和胃的神经等。右侧部为肝十二指肠韧带（hepatoduodenal ligament）于肝门与十二指肠上部之间，两部分之间无明显分界。小网膜右侧缘为游离缘，该缘后方有网膜孔（Winslow孔）。网膜孔的边界：前界为小网膜游离缘，上界为肝，后界为下腔静脉（隔着腹膜），下界为十二指肠上部。借网膜孔通向网膜囊，向右借网膜孔与腹膜大囊相通。网膜孔的前界，即肝十二指肠韧带内含有进出肝门的门静脉、肝固有动脉、胆总管等。其游离右缘肥厚，有胆总管（近右侧游离缘）、肝固有动脉（位于胆总管的左侧）和门静脉（位于上述二管的后方）走行于其中。

三、肠系膜

由壁、脏腹膜相互延续移行，形成许多将腹腔其他器官系连固定于腹、盆壁，且有特定功能的结构称为系膜，其为双层腹膜结构，内含有出入周围器官的血管、神经及淋巴管和淋巴结等。主要的系膜有小肠系膜、阑尾系膜、横结肠系膜和乙状结肠系膜等。肠系膜不是一个碎片化的复杂结构，而是一个连续完整的器官。

（1）小肠系膜：肠系膜（mesentery）将空、回肠连于腹后壁的双层腹膜，呈扇形，内有肠系膜上血管等。其根部长约15cm，从第二腰椎左侧斜行延续至右侧骶髂关节。

（2）阑尾系膜（mesoappendix）：位于阑尾和肠系膜下端之间，呈三角形，阑尾的血管走行于其游离缘。

（3）横结肠系膜：是将横结肠悬于腹后壁的双层腹膜，根部自结肠右曲到左曲，跨右肾、十二指肠降部、胰和左肾。系膜两端较固定，中部较长而活动。内有中结肠血管和左、右结肠血管的分支等。

（4）乙状结肠系膜：为将乙状结肠连于腹后壁的双层腹膜，根部位于左髂窝和骨盆左后壁。内有乙状结肠血管和直肠上血管等。

偶可见直肠、盲肠和升、降结肠系膜。

第二节　大网膜疾病超声诊断

一、大网膜先天发育异常

腹茧症（abdominal cocoon）是指全部或部分小肠被一层异常致密的、灰白色、质韧的纤维膜，呈蚕茧状包裹。本病是一种较为罕见的腹部疾病。病因尚不明确，可能与先天发育障碍、腹腔慢性感染、服用β-受体阻滞剂、热带及亚热带地区、月经期妇女等有关。病因不同，临床表现各异。多数患者无症状，可在其他病因手术时偶尔发现。本病常以腹部包块或肠梗阻为首发症状，主要表现为反复发作的腹痛、腹胀，伴腹部包块，呕吐，不规律排气、排便或无排气、排便等症状。由于本病缺乏特异性诊断手段，术前诊断困难。手术探查或腹腔镜检查可确诊。

B型超声检查所见：腹茧症超声声像图特征包括：①直接征象为腹腔内有较完整包膜，内部呈混杂回声的包块。其外层的膜状结构表现为厚度不等的线状或条索状中等偏低回声，少数为蜂窝状结构。包块内部多可见团状聚集的肠管，相互交错，蠕动缓慢，肠腔呈节段性缩窄和扩张；肠壁外层可见中等偏低回声的"茧"，与肠壁浆膜层强回声分界清晰。②间接征象，包括三膜异常：患者可伴腹膜、肠系膜、大网膜弥漫性或结节样增厚及团状聚集，亦可有大网膜的短缩或缺如；高频超声可清晰显示肿大的肠系膜淋巴结，彩色多普勒显示较丰富血流信号；部分患者腹盆腔或肠间隙可见实性中等偏低回声团，形态不规则，与周边脏器分界不清，包块内部血流信号不丰富。

二、大网膜炎性疾病

（一）大网膜炎、脓肿

急性大网膜炎常继发于腹腔感染、大网膜缺血性疾病。当腹腔器官、局部组织炎性感染，或者受到损伤时，大网膜首先向病变部位移动，并保护、包绕、消灭感染，与此同时自身亦可受到感染。如在胃肠道穿孔、急性阑尾炎、急性胆囊炎、急性重症胰腺炎病程中，大网膜也可出现充血、水肿，甚至坏死。当大网膜梗死、扭转导致缺血性改变时，大网膜也可发生急性感染、化脓，以及形成脓肿。严重感染或缺血性病变患者，临床可出现剧烈性或阵发性中、上腹疼痛，伴恶心、呕吐、发热等症状。体检：腹肌紧张，病灶局部压痛、反跳痛阳性，少数可触及大小不等有压痛的包块。易误诊为其他急腹症。

B型超声检查所见：大网膜炎超声声像图特征包括可见增厚的大网膜集聚包围，呈团块状，边界不清，回声中等增强均匀，内可见条状低回声，CDIF显示团块内可见点状或棒状的血流信号。病变可与腹壁粘连，若与肠壁粘连可致局部肠蠕动减弱。

（二）大网膜结核

大网膜结核（great omental tuberculosis）是结核分枝杆菌感染大网膜导致其发生慢性弥漫性结核感染病变。本病的感染途径多由腹腔内结核直接蔓延所致，如结核性腹膜炎（tuberculosis peritonitis）、肠结核（intestinal tuberculosis）、肠系膜淋巴结核（tuberculosis of mesenteric lymph nodes）、输卵管结核等，少数可由血行播散而来。方伟军等分析60例结核性腹膜炎CT表现与病理研究，其中21例为粘连型，网膜出现病变19例（网膜呈污迹样、饼状增厚），表明结核性腹膜炎常累及网膜。

原发性大网膜结核罕见，常伴有腹腔结核。如来源于结核性腹膜炎者，临床表现发热、盗汗、腹痛、腹胀、腹水；来源于肠结核者可出现不同程度肠梗阻症状，或者便秘、腹泻交替症状，而大网膜结核往往被掩盖。影像学检查有助于诊断。诊断依靠B型超声引导下大网膜活检、腹腔镜下活检或者因肠梗阻剖腹探查术。

B型超声检查所见：大网膜结核声像图特征包括壁层腹膜回声不光滑，声像图表现为片状均匀的低回声，腹后壁及肠系膜淋巴结肿大，常伴腹腔积液；大网膜增厚呈饼状，边缘不规则，内部回声可归纳为3种类型：①高回声型：声像图表现为高回声，内部回声不均；②高低回声间杂型：声像图表现为高回声，内部间杂条状、片状不规则分布的低回声，高频超声扫查呈"大脑沟回"状；③结节型：声像图表现为高回声或高低间杂回声，内见低回声结节，结节呈类圆形，轮廓清晰，边缘规则，结节内回声不均匀。

（三）大网膜放线菌病

大网膜放线菌病（actinomycosis of the greater omentum）主要是由放线菌属（actinomycetes）中的衣氏放线菌（actinomyces israeli）感染大网膜引起的慢性肉芽肿性和局部化脓性病变。这是一组由革兰阴性菌构成密集的硫磺色菌群。本菌是人口腔正常菌群中的寄生菌，常存在于龋齿及扁桃体部位，当消化道黏膜的完整性受到破坏，放射菌逸出，在周围结缔组织内迅速生长繁殖，形成病变；腹腔需氧菌感染性疾病，为放线菌感染提供了厌氧菌存活、繁殖的条件；此外，腹部手术、外伤可导致各类细菌侵入的机会，再加上患者免疫力低下，容易诱发放线菌感染。

原发性大网膜放线菌病（primary actinomycosis of the greater omentum）罕见，常继发于腹腔放线菌病。起病缓慢。临床症状多种多样，当病变增大到一定程度，可推挤、压迫邻近器官、组织引起相应的临床症状。当病变侵及肠道并与其粘连，则可形成窦道甚至排出脓液。脓液中找到"硫磺颗粒"，镜检可见革兰阳性分支菌丝。具有此微生物学证据，亦可证实此菌感染。B超引导下腹部包块穿刺活检或在剖腹探查术中取活检，病理检查可确诊。

B型超声检查所见：大网膜放线菌病的主要超声表现为大网膜炎症病变在腹腔内广泛粘连形成肿块，可于B超检查时发现腹腔内实性占位病变，可在B超指引下行穿刺活检。

三、大网膜肿瘤

（一）大网膜恶性肿瘤

大网膜恶性肿瘤分为原发性大网膜恶性肿瘤（primary malignant tumor of greater omentum）和继发性大网膜恶性肿瘤（secondary malignant tumor of greater omentum）两类。原发于网膜的恶性肿瘤较罕见，多数为肉瘤，如平滑肌肉瘤、恶性间皮瘤、横纹肌肉瘤、脂肪肉瘤、血管外皮细胞瘤、纤维肉瘤和黏液腺癌、恶性淋巴瘤等。而更多见的是转移至网膜的恶性肿瘤，如由胃癌、肝癌、卵巢癌、结肠癌、胰腺癌，腹膜、腹膜后组织恶性肿瘤等腹腔内恶性肿瘤，或子宫、卵巢等部位的恶性肿瘤转移而来。转移的方式可经血液、淋巴循环或癌细胞脱落后在网膜种植，或者是癌肿直接浸润、蔓延的结果。

原发性恶性肿瘤临床表现有腹痛、腹部包块、腹水，常伴有消瘦、贫血或恶病质。亦可侵及邻近器官、组织，累及肠道可发生肠梗阻、肠出血、肠穿孔，瘤体扭转，甚至瘤体因供血不足发生坏死、出血，出现血性腹水。偶可发生瘤体自发性破裂大出血，导致失血性休克。继发性恶性肿瘤无明显症状，常被原发恶性肿瘤临床表现遮掩。

B型超声检查所见：原发大网膜恶性肿瘤常伴腹腔积液，网膜呈局限性或弥漫性增厚：①网膜呈局限性增厚：肿瘤可呈实性不均质回声、网膜增厚伴散在多发低回声小结节或以实性或囊性为主的囊实混合性回声包块；②网膜呈弥漫性增厚：肿瘤可呈实性不均质回声或囊实混性回声包块，边界不清。大网膜可与壁层腹膜部分或全部粘连，呼吸时大网膜运动受限或消失。彩色多普勒血流：大部分原发性大网膜恶性肿瘤可见彩色血流信号。

继发性大网膜恶性肿瘤的主要超声表现：为腹膜转移癌的好发部位。肿瘤广泛侵犯大网膜表现为网膜明显增厚呈"饼块"样，回声增强，通过肠管蠕动可将两者鉴别。合并腹水时，网膜"饼块"可游离于水中，也可与壁腹膜或肠管粘连，或完全覆盖在肠管表面。

（二）大网膜良性肿瘤

大网膜良性肿瘤（benign tumor of the greater omentum）多来源于大网膜疏松结缔组织、血管、淋巴管、脂肪、神经、浆膜以及残留胚胎组织，肿瘤组织类型繁多。良性肿瘤以平滑肌瘤、淋巴管瘤较多见，少见的良性肿瘤有畸胎瘤、纤维瘤、脂肪瘤、血管瘤、间皮瘤、黏液瘤及炎性假瘤等。网膜囊肿多属良性病变。大网膜良性肿瘤男性发病多于女性，发病年龄40～50岁左右。良性肿瘤小者常无临床症状；肿瘤增大可出现腹部胀痛、坠痛；肿瘤并发扭转、破溃或合并感染时可引起急腹症。腹部体检可触及无痛性囊性、实性肿块。

B型超声检查所见：大网膜良性肿瘤主要表现为盆腹腔内单发或多发大小不等的孤立性囊性或实性肿块，形态规则，与周边组织分界清晰，局限于网膜内，CDFI示其内可见血流信号。

（三）大网膜囊肿

大网膜囊肿（greater omental cysts）多属良性病变，较肠系膜囊肿发病率低。网膜囊肿病因未明，但大多数囊肿是由于淋巴管先天性发育异常、异位生长或淋巴管阻塞后局部扩张所致；偶见原因有外伤、寄生虫感染。腔内含浆液或乳糜液。真性囊肿主要为淋巴管梗阻所致的潴留性囊肿，少数由先天性异位淋巴管发展而来，另一种真性囊肿为先天性皮样囊肿。假性囊肿为炎症反应后包裹形成。囊肿大小不等，囊腔内含浆液或乳糜液，小者如米粒，无症状；增大至一定程度，可出现腹胀、腹痛；巨大者似小儿头，甚至占满整个腹腔，颇似腹水。囊肿并发肠梗阻时，可发生剧烈腹痛。并发囊肿出血、囊肿感染、囊肿扭转，甚至囊肿破裂，可出现相应急腹症表现。

囊肿生长在大网膜、肠系膜，浆液性、黏液性囊肿的形态可随胃肠道蠕动而改变，贴附并顺着网膜、肠系膜生长，呈蔓藤飘浮状。大网膜通常较肠系膜囊肿为大。腹部检查：上腹部可扪及柔软有囊性感肿块，活动度较大，无压痛或有深压痛。影像学检查有助于确定肿物部位、性质及其与周围组织器官的关系，对大网膜扭转及血管梗死亦有较好诊断价值。

B型超声检查所见：大网膜囊肿主要表现为腹腔内可见液性暗区，透声好。液性暗区内可见或无线状分隔，分隔上无血流信号。腹腔内肠管未见漂浮于液性暗区内，而是推挤至腹腔后方及左右侧腹。高频探头检查偶可见液性暗区，表面似有菲薄膜性结构与壁腹膜分隔，并可随呼吸运动与壁腹膜有分离现象。

四、特发性大网膜节段性梗死

特发性大网膜节段性梗死（idiopathic segmental infarction of the greater omentum，ISIGO）是不存在引起大网膜梗死的继发性病因情况下（由于腹腔病变所导致），而出现的大网膜急性循环障碍，多由网膜静脉内皮损伤血栓形成引起，是一种少见的急腹症。本病以成年男性、肥胖者居多。本病常以急性或亚急性起病，腹痛为首要症状。疼痛位于右下腹部，或者初发时在脐部、中上腹部，渐转移至右下腹部，疼痛为阵发性或持续性，不向他处放射。患者通常无明显胃肠道症状，可伴中度发热。体检：在右下腹位于麦氏点的内上方有较为弥漫的压痛，伴反跳痛及局部腹肌紧张。影像学检查有助于诊断，CT检查敏感性较高。但临床上仍然常误诊为急性阑尾炎、急性胆囊炎、胃肠道穿孔等急腹症。确诊有赖于剖腹探查术。

B型超声检查所见：大网膜节段性梗死主要表现为局部大网膜呈不规则片状高回声区，呈扁圆或圆饼形，占位效应不明显，与周围组织界限欠清，多与腹膜粘连，探头加压患者有剧痛感。还可见血管样无回声走行，其内未探及明显血流信号，局部深方肠管无明显异常。

五、大网膜粘连综合征

大网膜粘连综合征（greater omental adhesion syndrome）是指腹腔感染、外伤及阑尾等腹部脏器手术后愈合过程中，大网膜组织与下腹部、盆腔的腹壁或脏器发生粘连，纤维化挛缩，牵拉横结肠，而导致横结肠功能紊乱，产生轻重不等的慢性腹痛、腹胀、便秘等症候的一组综合征。

由于大网膜粘连部位高低不同、粘连轻重各异，临床表现复杂多样，一般情况下症状反复发作，多有如下特征：①胃肠功能紊乱：餐后中、上腹部阵发性胀痛，伴恶心、呕吐，屈曲侧卧位症状缓解；②横结肠不同程度梗阻：便秘及阵发性腹痛；③体征：腹部切口瘢痕区轻度压痛，腹壁牵拉征及躯干过伸试验阳性；④X钡剂灌肠有重要诊断价值。

B型超声检查所见：大网膜粘连综合征主要表现为在病变伴有大量腹水情况下，可见网膜条索状改变，腹水内可见飘带样回声，并累及周围肠管及周围组织，如腹壁等。

六、大网膜血肿

大网膜血肿（greater omentum hematoma）常见于：①大网膜血管畸形、小动脉瘤，或者胃网膜血管自发性破裂致大网膜血肿。由于大网膜以中、小血管分支为主，出血速度较缓慢，容易被大网膜粘连、包裹形成血肿。②大网膜开放性、闭合性外伤。文峰等报告51例大网膜钝性创伤的MSCT显示，大网膜血肿影35例，大网膜部裂隙积血影9例。③腹腔内脏器、组织小量出血，血液被大网膜围绕包裹，形成血肿。

大网膜血肿症状依其病因、大小、部位而异。血肿小者，无症状；大者可压迫附近器官，出现相应症状；大网膜创伤性血肿，往往伴腹腔内其他脏器、组织损伤表现，病情危重，需急诊抢救及外科手术；大血肿突然破裂可发生腹腔大出血，甚至导致失血性休克。

B型超声检查所见：大网膜血肿，常伴有外伤史，主要超声表现为腹腔内扁平状致密低回声区，内部回声分布不均匀，边界清晰，CDF示内部未见血流信号，另外腹腔内常可见游离液性无回声区。

七、大网膜异物肉芽肿

大网膜异物性肉芽肿（omental foreign body granuloma）由腹腔内各种异物，如外科缝线、滑石粉、手术遗留纱布、钛夹、牙签、鱼刺、鸡骨头等引起的肉芽肿。病变以异物为中心，周围有多量巨噬细胞、异物巨细胞（foreign body giant cell）、成纤维细胞和淋巴细胞等包绕，形成结节状病灶。

纱布肉芽肿又称为纱布瘤（gossypiboma），是一种医源性少见病，为手术过程中误留在人体中纱布团所形成的假性肿瘤样病变。可分为囊性、实性两类。囊性纱布肉芽肿是纱布在体内引起渗出、液化坏死，并被纤维包裹形成异物脓肿；后者为肉芽组织增生和纤维化。

大网膜异物肉芽肿通常无症状，当病灶增大到一定程度，可出现腹痛、腹胀；少数可并发麻痹性或压迫性肠梗阻；并发感染形成脓肿则腹痛加重，伴发热；偶有患者自行触及腹部包块。腹部B型超声、腹部CT、MRI检查有重要意义。

B型超声检查所见：大网膜异物性肉芽肿分为囊性和实性两种类型。实性者声像图较具特征性，主要表现为条状或弧形强回声带后方伴扇形衰减明显的声影，呈"瀑布征"；囊性主要因为假包膜形成后，较多的炎性液体渗出被包裹其内，液体形成良好的声窗，使肿块在声像图上表现为囊性或囊实性。

第三节　小网膜疾病超声诊断

一、小网膜囊积液

小网膜囊（lesser omental bursa）是腹膜腔位于小网膜和胃后方与腹后壁之间一个前后扁窄的潜在间隙，它通过网膜孔与腹膜腔相通，其毗邻关系复杂而重要。如周围脏器感染（如急性重症胰腺炎、左肾周脓肿）炎性渗出，液体积聚；或十二指肠穿孔、胃后壁穿孔液体外溢时，可注入此间隙形成小网膜囊积液（effusion of lesser omental bursa）。一般情况下积液可通过网膜孔或破坏腹膜进入腹腔，当网膜孔闭塞，导致液体积聚，出现网膜囊大量积液。小网膜囊积液包括腹水、炎性渗出、胆汁、血液或乳糜液等液体。小网膜囊大量积液可出现腹痛、腹胀、腹部不适等症状，挤压周围器官表现相应症状。腹部可触及质软、有囊性感包块。影像学检查可发现小网膜囊液体积聚。

B型超声检查所见：小网膜囊积液的主要超声表现与渗出部位不同声像图特点有所不同：①胰腺炎：声像图特点为胰腺实质回声强弱不均，胰胃间出现扁窄的不规则液暗区，内透声好或差。可合并腹腔积液。②胃穿孔：小网膜囊内局限性积液并内有少许气体样强回声。③肝挫伤：左肝下间隙及胰体前方均可见条状无回声区。④胰腺外伤：胰体回声不均，前方可见无回声区。

二、小网膜囊疝

小网膜囊疝（hernia of lesser omental bursa）是由小网膜囊与腹腔之间存在正常或异常裂孔，或小肠系膜过长，肠运动异常增强以及先天性肠扭转等病因，导致游离的小肠袢通过网膜孔（Winslow孔）进入小网膜囊内所致。少见于回肠或盲肠，罕见肠系膜过长的横结肠。临床可出现不同程度腹痛、腹胀、频繁呕吐、停止排便、排气等肠梗阻症状。腹部检查，见腹部饱满，压痛明显，或可触及囊性肿块，或移动性浊音阳性，听诊肠鸣音亢进或可闻气过水声，病情严重则肠鸣音消失或有腹膜刺激征。一旦怀疑本病，应立即外科急症治疗。

B型超声检查所见：小网膜囊疝的主要超声表现：①小网膜囊处小肠梗阻，表现为肠管扩张，蠕动增强；②扩张和非扩张肠管间有过渡区；③小肠堆积成团并受压，常出现在过渡区的远端。

第四节　肠系膜疾病超声诊断

一、肠系膜炎性疾病

（一）急性肠系膜淋巴结炎

急性肠系膜淋巴结炎（acute mesenteric lymphadenitis）又称急性非特异性肠系膜淋巴结炎（acute nonspecific mesenteric lymphadenitis）是指由于上呼吸道感染引起的回肠及回盲部的急性肠系膜淋巴结炎。导致非特异性肠系膜淋巴结炎的病原微生物可能有葡萄球菌属（金黄色葡萄球菌）、溶血性链球菌、红球菌、假结核杆菌、青霉菌属、病毒等。发病以儿童和青少年为主。以发烧、咽痛、急性腹痛为其临床特点；肿大淋巴结偶尔可压迫肠系膜血管引起血运障碍或导致肠梗阻。本病以抗生素治疗为主，药物治疗通常有效；少数肠系膜淋巴结炎化脓后形成脓肿，则需外科治疗。B型超声检查有诊断及鉴别诊断价值。

B型超声检查所见：急性肠系膜淋巴结炎主要表现为腹腔内可探查到肿大肠系淋巴结，多见于右下腹，其次位于脐周、右中上腹、左中上腹，数目≥6个，散在、串珠状、堆状分布，偶有重叠、无融合，呈椭圆形、肾形，表面光滑，包膜完整，且呈均匀低回声或周边为低回声，中心为髓质高回声，未见液化及钙化，皮髓质界限模糊。彩色多普勒血流显像可探及血流信号，其中以条带状血流信号居多。

（二）肠系膜淋巴结结核

肠系膜淋巴结结核（tuberculosis of the mesentric lymph node）又称结核性肠系膜淋巴结炎（tuberculous mesenteric lymphadenitis），是由结核分支杆菌感染所致。本病多见于儿童和青少年。分原发性和继发性，原发性常因饮用受结核杆菌污染的牛奶或乳制品而发病；后者多见，常继发于开放性肺结核或肠结核。

急性的肠系膜淋巴结结核临床症状与急性阑尾炎、急性胃肠炎等相似，容易误诊。慢性肠系膜淋巴结结核时，可出现慢性中毒症状和营养不良，表现为长期不规则低热、食欲减退、腹泻、消瘦、贫血、乏力等症状。查体脐周或左上腹、右下腹有压痛，有时可触及团块状肿大的淋巴结，比较固定，不易推动。并发症有肠梗阻及淋巴结干酪坏死液化，破溃至腹腔、肠腔，或通过腹壁向外排出。腹部X线平片发现钙化灶，胃肠钡餐检查示肠管有激惹征象、肿块产生的肠管压迫或粘连征象，OT试验阳性，均有助于诊断。电子计算机断层扫描可发现腹内大小不一或融合成团的淋巴结，中央可有坏死液化区。

B型超声检查所见：肠系膜淋巴结结核超声可见肠系膜周边的肿大淋巴结，表现为低回声或低回声伴有无回声区，淋巴结内常可见钙化或微钙化。形态以类圆形及椭圆形为主，边界清晰或不清晰，淋巴门消失或不清，后方可见回声增强，有时可见单个或多个融合成团并有包膜的弱回声团。彩色血流以周边血流为主，部分可见内部少许或无血流。

二、肠系膜肿瘤

（一）肠系膜恶性肿瘤

原发性肠系膜恶性肿瘤（primary mesenteric malignant tumor）少见。组织来源有淋巴组织、纤维组织、脂肪组织、神经组织、平滑肌、血管组织和胚胎残余等。肠系膜最常见的恶性肿瘤是淋巴瘤（lymphoma），其次为纤维肉瘤、平滑肌肉瘤、脂肪肉瘤，其他有恶性纤维组织肉瘤、黏液脂肪肉瘤、间皮肉瘤，罕见的是淋巴管肉瘤及恶性畸胎瘤。其组织来源复杂，组织学类型具有多样化特点。由于肿瘤来源各异，病理学特性、生物学行为不同，治疗亦不一。如高分化脂肪肉瘤属于中间型（well differetiated liposarcoma），局部有侵袭性；而去分化脂肪肉瘤（dedifferentiated liposarcoma）、黏液样脂肪肉瘤（myxoid liposarcoma）、多形性脂肪肉瘤（pleomorphic liposarcoma）、脂肪肉瘤、非特殊类型，属于恶性肿瘤。故只有对恶性肿瘤进行病理学精确诊断，制定合理的、个体化的治疗方案，才能获得较好的疗效。

肠系膜淋巴瘤中以非霍金淋巴瘤为主，发生部位多见于回肠系膜，其次为空肠系膜及小肠系膜根部。常见结节融合形成肿块，或腹膜种植性生长，后期可出现扩散。

无论是原发性、继发性恶性肿瘤，其临床表现与大网膜恶性肿瘤雷同。钡餐或钡剂灌肠造影、B型超声检查、CT检查均有助于诊断，确诊依靠B超指引下腹部包块穿刺活检、腹腔镜下活检，或剖腹探查术。

B型超声检查所见：原发性肠系膜恶性肿瘤的超声表现多种多样，与组织来源密切相关，以等、低回声多见，部分内可见囊性区及钙化样强回声，大部分肿块边界不清，形状不规则，偶可见肿块周边呈蟹足样改变，肿块内常无明显血流信号探及。

（二）肠系膜良性肿瘤

肠系膜良性肿瘤（mesenteric benign tumor）有淋巴管囊肿、良性脂肪瘤、畸胎瘤、平滑肌瘤、血管瘤、神经鞘瘤、纤维瘤、囊性淋巴管瘤、良性囊性间皮瘤等，较原发性肠系膜恶性肿瘤多见。值得关注的是部分良性肿瘤具有恶性分化的潜质，如囊性淋巴管瘤（cystic lymphangioma），本病多为良性，但3%可转化为恶性；如良性囊性间皮瘤（benign cystic mesothelioma），其手术切除后复发率高；又如肠系膜韧带样瘤（desmoid tumor of the mesentery）来源于筋膜、腱膜的纤维母细胞增生，有局部浸润及复发潜能。

肠系膜良性肿瘤临床表现亦相似于大网膜良性肿瘤，但其特征是肠系膜良性肿瘤活动度大，其活动方向对诊断有重要意义。小肠系膜来源者，左右活动度大、上下活动度小，即包块的横向活动性；横结肠系膜来源者上下活动度大、左右活动度小；乙状结肠系膜来源者多位于下腹部；肠系膜远端游离，位于系膜缘的肿瘤，因其重力作用坠入盆腔，易误诊为妇科肿瘤。

B型超声检查所见：超声表现与大网膜良性肿瘤相似，主要表现为肠系膜周单发或多发、大小不等的孤立性囊性或实性肿块，边界清晰，形态规则，局限于肠系膜内，活动性较大，CDFI示内可见血流信号。

（三）肠系膜囊肿

肠系膜囊肿（mesenteric cyst）是指位于肠系膜、具有上皮衬里的囊肿，以浆液性、乳糜性囊肿多见。绝大多数为良性病变，少数具有持续性生长和局部侵袭性，甚至发生恶变。鉴于肠系膜囊肿的发病原因、生长情况、病理性质及形态学改变复杂多样，因而有不同的分类方法。肠系膜囊肿较大网膜囊肿小，多为单个，少数为多发。大多位于空肠或回肠系膜之间，靠近肠袢的系膜缘，其中约一半的肠系膜囊肿位于回肠系膜，亦可发生在小肠系膜根部、盲肠、乙状结肠、横结肠系膜。其临床表现与大网膜囊肿近似。B型超声检查、CT检查具有一定特征。

B型超声检查所见：肠系膜囊肿的主要超声表现：①形态：呈圆形或椭圆形，大小差别很大，可从5mm至15mm以上，囊壁较薄，轮廓光滑整齐。部分囊壁呈类似肠壁结构，见于肠原性囊肿。②内部回声：单房者内部呈无回声；多房者呈网隔状暗区，多见于囊性淋巴管瘤。当伴感染时，内可见可移动的细弱光点。③后方回声：略增强。④内部血流情况：内部无血流，囊壁偶见星点状血流信号。⑤位置及移动性：位于腹腔或盆腔内，前方与腹壁及网膜不相连，多较游离，可被推移或随体位改变而移动。体积较大者其游离性不易被观察，但其前壁呼吸时，与前腹壁呈相对运动。

三、肠系膜血管缺血性疾病

（一）急性肠系膜上动脉栓塞

急性肠系膜上动脉栓塞（acute superior mesenteric artery embolism，ASMAE）是由于栓子堵塞肠系膜上动脉及其分支，导致肠坏死及引发相应的一系列临床病理改变的疾病。栓子多来自心脏的附壁血栓，故多见于风湿性心脏病、冠心病、感染性心内膜炎及近期心梗、心律失常患者以及有血管介入检查和治疗史；也可来自动脉粥样硬化斑块脱落、动脉瘤附壁血栓脱落；偶见肺脓肿或者脓毒血症的细菌栓子。本病临床少见，男性较女性发病率高。发病年龄在40～60岁之间。急性肠系膜上动脉栓塞具有起病急且凶险，发展快，误诊率、死亡率高的特点。临床上患者常突然出现剧烈腹痛，持续性、逐渐加重，腹痛不能用药物缓解。早期腹软不胀，肠鸣音活跃，症状与体征分离，伴胃肠排空障碍，如腹泻、血便、恶心、呕吐。进展至中、后期，则以剧烈腹痛、肠鸣音消失、腹膜炎体征为主。一旦发生肠坏死，迅速出现脓毒血症或休克症状。

腹部血管多普勒超声有助于诊断。选择性腹腔动脉造影（DSA）是诊断金标准同时也可酌情进行介入治疗。CTA三维重建检查，在腹膜刺激征阳性、肠道缺血更严重的患者，可替代动脉造影。肠系膜上动脉栓塞诊治关键在于"早诊断、早治疗"。尽快外科手术治疗是核心，完善的术后处理有助于减少死亡率。

腹部血管多普勒超声：急性肠系膜上动脉栓塞超声表现为缺血坏死段肠壁增厚，6.0～10.0mm，长度范围10～80cm，蠕动明显减弱或消失，彩超显示肠壁内未见任何血流信号。肠系膜上动脉栓塞发生在距根部或肠系膜上动脉（SMA）自腹主动脉（AO）发出后5～10cm以内显示率较高，管腔内出现局限性有回声型栓塞物，局部管腔狭窄或堵塞。

（二）肠系膜上动脉血栓

肠系膜上动脉血栓形成（superior mesenteric arterial thrombosis）多发生于老年人。患者既往有冠状动脉粥样硬化、腹主动脉粥样硬化、严重外周动脉粥样硬化性疾病、肠系膜上动脉夹层、主动脉夹层动脉瘤或有肠系膜血管移植手术史、血管创伤史，或有血液高凝状态等。其形成是在严重动脉硬化性闭塞的基础上逐渐发生的，故起病隐匿。因长期慢性肠系膜动脉缺血导致侧支循环的建立，所以临床上症状较轻。一般表现进食后腹部绞痛，排便习惯改变、慢性腹泻，消瘦伴营养不良等症状反复出现。随症状进行性加重，发作日益频繁，疼痛持续时间也逐渐延长。少数患者当血栓形成，供应肠管的血液中断，即可出现剧烈的腹痛，伴频繁的呕吐，呕吐物为血性物，肠蠕动增强；血性便较肠系膜动脉栓塞少见，进一步发展就会出现肠坏死及腹膜炎等急性缺血急腹症表现，甚至导致休克。腹腔动脉造影显示肠系膜上动脉起始部粥样硬化、血栓形成，是诊断的重要依据。CTA检查也可有效显示动脉的情况。治疗应依据不同病因、病情轻重缓急等具体情况制定处理方案，选择抗凝、导管介入溶栓、支架植入、外科手术等治疗。

腹部血管多普勒超声：肠系膜上动脉血栓形成超声表现为肠系膜上动脉管腔内弥漫雾状回声信号。彩色多普勒超声显示局部彩色血流充盈缺损或缺失，频谱多普勒显示收缩期峰值流速明显递减至25～45cm/s，或呈现高速低阻甚至反向钝形频谱。其他间接征象包括：麻痹性梗阻，表现为缺血坏死段肠袢的近端过度积气，腹腔肠间游离液体或聚集，少数同时合并脾梗死，表现为脾大甚至变形，局部楔形或弥漫低回声型病灶。

（三）肠系膜上静脉血栓

肠系膜静脉血栓形成（mesenteric venous thrombosis，MVT）发病率低，又缺乏特异的临床症状与体征，误诊率、病死率居高。本病分原发性和继发性两种，但后者多见。病因有①肠系膜上静脉损伤（外伤、手术、放疗、门-腔静脉分流术后）。②门静脉高压：各种病因引起的门静脉压力升高，造成门静脉属支的向肝性血流的减少和血流速度的减慢、血流淤滞，血小板堆积易于形成血栓。③腹腔内化脓性感染：感染性病灶的细菌进入门静脉系统所引起血栓。④高凝状态：如真性红细胞增多症、长期口服避孕药造成的高凝状态；⑤有周围静脉血栓性炎症病史。⑥腹腔肿瘤等压迫门静脉，导致门静脉系统血流受阻，致门静脉血栓形成。⑦部分患者无明显诱因称为原发性肠系膜静脉血栓形成。

临床上有急性、亚急性及慢性不同表现。慢性轻症者仅表现为食欲不振及腹部不适、隐痛，症状可持续数天到数周。病情进展腹痛逐渐加重，其腹部体征与腹痛程度常不相称。急性者出现急性肠缺血、肠坏死等急腹症症状，甚至感染性休克。

影像学检查有CT门静脉系统重建、CT肠系膜静脉显像、磁共振肠系膜静脉显像、彩色多普勒超声、血管造影术等手段，可酌情选用。

早期可予肝素以及尿激酶溶栓，口服华法林维持治疗。病情需要可行介入治疗导管溶栓、取栓治疗，后期发生肠坏死必须尽快手术治疗。

腹部血管多普勒超声：肠系膜上静脉血栓形成超声表现为肠系膜上静脉内径增宽，腔内可见低-无回声团块，形态不规则，管腔内透声差，部分可见云雾状"自显影"现象；彩色多普勒超声显示部分梗阻时可见充盈缺损、变细、血流紊乱、血栓内未探及血流信号（据此可与癌栓鉴别），完全梗阻时，阻塞段静脉管腔内无血流信号。脉冲多普勒显示血栓较小或仅有附壁血栓时，频谱形态可正常；不完全梗阻时，在狭窄处取样可测及连续性血流频谱，速度较快；若完全梗阻时，管腔内及血栓内无频谱信号。

（四）慢性肠系膜缺血

慢性肠系膜缺血（chronic mesenteric ischemia，CMI），亦称缺血性肠绞痛（ischemic intestinal colic）是指间断或持续性肠道供血不足所引起的相应临床表现的疾病。多见老年人，男性多于女性。常在腹主动脉、腹腔动脉、肠系膜上动脉粥样硬化基础上，粥样斑块形成或附壁血栓形成，致管腔狭窄甚至使之闭塞是主要病因。其他病因有血管炎、结缔组织病、主动脉缩窄、正中弓韧带综合征、放疗后动脉炎等。典型的症状是反复发作的餐后阵发性上腹部绞痛或脐周钝痛，往往出现在饱餐后15~30min，1~2h达高峰，随后腹痛逐渐减轻，改变体位如蹲位或俯卧位疼痛可减轻，体力活动可促发腹部疼痛。半数患者有畏惧进食，营养不良、体重下降，部分伴腹泻症状。选择性血管造影是诊断本病的最可靠方法，CTA、MRA及超声检查均有诊断价值。治疗方法可根据病情、适应证，酌情选用药物治疗（血管扩张剂、抗血小板聚集药）、介入治疗（支架植入、血管成形术）或者手术治疗，以缓解临床症状，改善或重建肠道血供。同时还应重视基础病治疗，如降血压、降血脂、降血糖，以减少诱因。

腹部血管多普勒超声：慢性肠系膜缺血超声表现为，当肠系膜上动脉存在狭窄时，舒张期反向血流消失，而正向血流明显增加。在腹腔动脉狭窄时，无舒张期反向血流，正向血流也无明显改变。腹腔动脉与肠系膜上动脉狭窄时都有收缩期血流峰值流速增高。肠系膜上动脉血流频谱异常（舒张期反向血流减少而正向血流增加）显示血管近端高度狭窄。

四、肠系膜脂膜炎

肠系膜脂膜炎（mesenteric panniculitis）是罕见的非特异性炎症。在病理组织学上主要表现为肠系膜脂肪组织变性、坏死、炎症及纤维化。大体表现为肠系膜内弥漫性或局限性的单发或多结节性肥厚、硬化及挛缩。并在该疾病自然病程的某一阶段分别称为肠系膜脂膜炎、肠系膜脂肪营养不良（lipodystrophy of the mesentery）、硬化性肠系膜炎（sclerosing mesenteritis）、退缩性肠系膜炎（retractile mesenteritis）及肠系膜Weber-Christian病。本病的病因不明，目前认为与细菌感染、腹部外伤、手术、血管损伤、肿瘤、过敏反应、自身免疫反应等多种因素有关。男性发病多于女性。平均发病年龄男性55～72岁，女性63～65岁。发病率随着年龄增加而升高。临床表现以腹部疼痛为主，症状表现复杂，无特异性。以右下腹部较多见，呈慢性反复发作的隐痛。相伴随的症状有腹胀、恶心、呕吐及食欲减退，或有发热、消瘦。体检可触及腹部包块。影像学检查，CT及MRI表现有一定特征性，结合临床资料，对该病的诊断具有重要价值。

腹部超声所见：肠系膜脂膜炎的超声表现：（1）早期：病变部位肠系膜稍增厚，回声偏低，肠系膜伴有不同程度的肿大淋巴结，周围肠壁不增厚，肠蠕动正常，彩色多普勒血流显示血流稍丰富。（2）中期：病变部位肠系膜增厚、回声增强，边界清楚，包块边缘见包膜样低回声晕，周围局部肠壁回声偏低、稍增厚（<6mm），肠蠕动减弱，肠系膜伴有不同程度的肿大淋巴结，CDFI显示少量血流信号。（3）晚期：病变部位肠系膜明显增厚呈"瘤样"，可合并肠腔狭窄，包裹肠腔，局部肠壁增厚达>10mm，肠蠕动明显减弱或消失，近端肠腔扩张，腹腔可见游离液体，CDFI显示内部及周围血流信号增多，最大流速15～35cm/s，血流阻力指数（RI）：0.56～0.63。

五、肠系膜动脉瘤

肠系膜动脉瘤（mesenteric aneurysm）是指肠系膜上、下动脉及其分支扩张形成的动脉瘤。根据发生部位可分为肠系膜上动脉主干瘤（superior mesenteric artery aneurysm，SMAA）、肠系膜上动脉分支动脉瘤（branching aneurysm of superior mesenteric artery）及肠系膜下动脉瘤（inferior mesenteric artery aneurysm，IMAA）。其中肠系膜上动脉瘤多见，常位于肠系膜上动脉起始部5cm内，呈囊状或梭状扩张。男女发生率相似。病因复杂，有动脉粥样硬化、高血压、中膜弹力纤维发育异常、大动脉炎、白塞（Behcet）病、先天性动脉肌纤维发育异常；真菌感染、链球菌感染细菌性心内膜炎、急性胰腺炎；门静脉高压引起动脉壁肌层变薄断裂；腹部外伤、腹部手术损伤引起肠系膜动脉部分受损等。

临床表现有腹部不适、腹痛、恶心、呕吐，少数伴发热；较大的动脉瘤可产生压迫症状或瘤腔血栓脱落栓塞远端动脉及其分支，导致肠系膜动脉供血不足，引起腹痛、腹泻等症状。有时可扪及可移动的搏动性肿物或闻及血管杂音；供血不足加重，并发肠坏死则出现腹膜炎、脓毒血症、感染性休克等急腹症症状；当瘤体破裂或先兆破裂时，可表现为急性后腹膜包块、腹腔出血、上腹部剧烈疼痛，严重时可出现失血性休克表现，半数患者可合并有上消化道出血。对于以腹痛为首发症状的较大的动脉瘤患者，多普勒超声检查方便、易行，是诊断方法的首选。但是，超声检查不能明确显示动脉瘤与周边血管的关系。而CT在这方面比B型超声具有明显的优势，CTA更能立体显示动脉瘤与载瘤动脉间的关系，以及其周边各分支的情况。以出血为临床表现而怀疑动脉瘤患者，则以血管造影（DSA）为检查的首选手段。

腹部B型超声所见：肠系膜动脉瘤的肠系膜上动脉主干或其分支内可见管腔局限性梭形或囊状扩张，病变内可见絮状低回声或强回声附着；彩色多普勒血流示肠系膜上动脉扩张处血流呈漩涡状红蓝交替改变，脉冲多普勒可探及动脉样频谱。

六、肠系膜裂孔疝

肠系膜裂孔疝（mesenteric hiatal hernia），又称肠系膜疝（mesenteric hernia），是指一段肠管或其他脏器突入肠系膜裂孔形成的疝。病因有先天性肠系膜发育异常、外伤性、医源性肠系膜损伤，或由于腹腔感染、肠系膜炎性病变，导致肠系膜结构改变；如同时有肠道活动度加大、肠道蠕动增强、腹腔压力升高等诱因存在，则容易形成肠系膜裂孔疝。临床症状因疝囊大小，疝入肠管部位、多寡，时间长短，有无完全性肠梗阻及肠绞窄并发症等情况，临床表现不同，轻重缓急亦各异。影像学检查：发生急性完全性肠梗阻者，腹部X线透视或平片可显示肠腔内积气积液、"肠闭袢"影、团块致密影等。选择性肠系膜上动脉造影和CT扫描有助于诊断。治疗：临床出现急腹症表现疑为肠系膜裂孔疝，或诊断不明确者，均应行急诊剖腹探查术，针对性进行外科手术治疗。

腹部B型超声所见：典型腹内疝超声表现为局限性肠管扩张，以小肠居多，可归为两类：一是疝入肠管较短，主要为肠梗阻声像图改变，肠管扩张，张力高，内径常近3cm或更宽，管腔积液、积气；远端肠管萎瘪；肠蠕动异常，蠕动增强或不蠕动；肠壁增厚，厚度较均匀；腹腔可见渗液，返折盲端明显，常表现为"C字征"；二是疝入的肠道较长，表现为肠管的堆积，可见扩张的肠管横断呈多个厚壁环排列于声像图近场，纵断面可见扩张肠管黏膜增厚，而连接近场肠管的肠系膜可见增厚，其间可探及条状低回声，系膜逐渐变细，呈"香蕉串征"；若有输入端肠管受压，则呈多层线样表现，返折盲端要多方位转动探头方可寻得。腹内疝可在短期内导致疝入肠管绞窄和坏死，若发现扩张肠管蠕动消失，无血供，提示肠管坏死，应尽早手术。

七、肠系膜异物肉芽肿

异物性肉芽肿（foreign body granuloma）是机体对异物长期刺激引发的迟发超敏反应，特殊类型的慢性炎症反应。肠系膜异物肉芽肿（mesenteric foreign body granuloma）是由于异物进入肠系膜后，不易被消化吸收，长期存在、反复刺激肠系膜而形成慢性炎症肉芽肿病变。病变以异物为中心，周围有巨噬细胞（macrophage）及其衍生细胞增生聚集，形成境界清楚的结节状病灶。异物进入腹腔途径：①从自然腔道如胃肠道、子宫或由胆囊管进入的异物，再穿透器官壁进入腹膜腔，如节育环、鱼刺、牙签等；②异物直接进入腹膜腔，多为医源性，如手术遗留手术器具、缝线、纱布、滑石粉等。纱布肉芽肿，又称为纱布瘤（gossypiboma），为纱布遗留在身体内，机体自身慢性炎症反应，引起增生性肉芽肿性病变。其病理过程是以遗留纱布为中心形成慢性炎症反应、肉芽组织增生，逐渐与周围大网膜、脏器粘连、包裹而形成肿块，肿块内可发生坏死，出现脓肿。本病进展缓慢。肉芽肿病灶增大到一定程度，可出现腹胀、腹痛、食欲不振等症状；包块压迫附近器官如肠道、输尿管、膀胱则有相应表现；包块形成脓肿可伴发热、腹痛加重。B型超声检查、CT扫描检查有诊断价值。MSCT增强扫描可为腹腔、肠系膜纱布肉芽肿的诊断提供重要依据，"蜂窝征"是其典型CT表现，另外还可见"类漩涡征""漂浮征""血管卷入征""钙化网状外壳征"等不典型征象。值得注意的是，依纱布在病变部位滞留时间长短不同，其各期影像学特征也有所变化。

　　腹部B型超声所见：肠系膜异物肉芽肿亦分为囊性和实性两类。实性主要表现为条状或弧形强回声带后方伴扇形衰减明显的声影，呈"瀑布征"；囊性有较多的炎性液体渗出被包裹其内，形成良好的声窗，肿块在声像图上表现为囊性或囊实性。

（王慧宇　刘旭东）

参 考 文 献

［1］ 陈胜江, 陈梅, 张周龙, 等. 高频超声结合穿刺活检诊断腹茧症8例[J]. 疑难病杂志, 2008 (3): 182-183.

［2］ 金惠红, 朱文军, 全丽娟. 以急性左下腹痛为特征的大网膜炎的超声诊断[J]. 实用医学杂志, 2009, 25 (18): 3071-3072.

［3］ 王强. 高频彩色多普勒超声诊断下腹部大网膜炎性病变的临床价值[C]//浙江省医学会超声医学分会. 2011年浙江省超声医学学术年会论文汇编, 2011: 2.

［4］ 方伟军, 刘庆余, 张颖, 等. 结核性腹膜炎CT表现及病理对照研究[J]. 影像诊断与介入放射学, 2012, 21 (2): 103-106.

［5］ 王学梅, 欧国成, 刘延君, 等. 双频超声对大网膜结核的诊断价值[J]. 中国超声医学杂志, 2003 (12): 55-58.

［6］ 廖瑞真, 刘倚河, 张蓉, 等. 大网膜恶性肿瘤的超声诊断价值[J]. 生物医学工程与临床, 2011, 15 (3): 234-236.

［7］ 张波, 姜玉新, 张青. 大网膜恶性肿瘤的超声诊断研究[J]. 中国医学影像技术, 2006 (3): 439-441.

［8］ 张武. 现代超声诊断学[M]. 北京: 科学技术文献出版社, 2008.

［9］ 彭晓芳, 刘菊先. 超声大网膜囊肿误诊大量腹水1例[J]. 中国临床医学影像杂志, 2007 (11): 767.

［10］ 张爱华, 周锦真, 倪志翔, 等. 急性大网膜梗死超声表现1例[J]. 临床超声医学杂志, 2021, 23 (5): 336.

［11］ 郑如华. 自发性网膜囊巨大血肿超声表现1例[J]. 中国超声医学杂志, 2012, 28 (7): 669.

[12] 刘丽娟. 腹腔异物的声像图特点1例[J]. 中国超声诊断杂志, 2002 (6): 440.

[13] 韩瑛瑛, 何立国, 张玉军. 小网膜囊积液的超声诊断及临床意义[J]. 中国超声诊断杂志, 2003 (1): 38-39.

[14] 张慧. 高频超声对小儿急性阑尾炎和急性肠系膜淋巴结炎的鉴别诊断价值分析[J]. 中国现代药物应用, 2023, 17 (2): 94-96.

[15] 赵宝新. 彩色多普勒超声检查对小儿急性肠系膜淋巴结炎的临床诊断价值[J]. 实用医技杂志, 2022, 29 (4): 401-403.

[16] 杨高怡, 张文智, 李军等. 超声造影在肠系膜淋巴结结核诊断中的应用价值[J]. 中华医学超声杂志(电子版), 2015, 12 (7): 531-535.

[17] 童晓明, 周荣青. 腹部结核的超声影像学特点及诊断[J]. 临床超声医学杂志, 2002 (6): 360-362.

[18] 陈晓东, 韩安家, 赖日权. 解读WHO(2013)软组织肿瘤分类的变化[J]. 诊断病理学杂志, 2013, 20 (11): 730-733.

[19] 王从玉, 邓跃华, 刘弋. 46例原发性肠系膜肿瘤临床分析[J]. 山东医药, 2008, 48 (43): 49-50.

[20] 王洁. 超声诊断肠系膜囊肿[J]. 实用医技杂志, 2012, 19 (11): 1160-1161.

[21] 郭旭霞. 超声诊断肠系膜含液性疾病的价值[J]. 中国实验诊断学, 2011, 15 (6): 1102-1103.

[22] 章小华, 许年凤. 超声诊断肠系膜血管病的价值[J]. 山西医药杂志, 2018, 47 (2): 145-147.

[23] 王彬. 超声检查在肠系膜上动脉栓塞性疾病诊断中的应用价值[J]. 中国实用外科杂志, 2006 (6): 409-411.

[24] 陈海淼, 马晓丹, 马履翔. 彩色多普勒超声诊断急性肠系膜上静脉血栓形成临床意义[J]. 中国实用医药, 2014, 9 (26): 129-130.

[25] 董光. 可疑慢性肠系膜缺血之复式超声评价[J]. 国外医学(临床放射学分册), 1991 (4): 232.

[26] 施建伟, 徐信洪. 肠系膜脂膜炎超声诊断特点[J]. 现代实用医学, 2016, 28 (7): 956-957.

[27] 孙志英, 贾化平, 周环宇, 等. 肠系膜脂膜炎患者超声表现[J]. 中华医学超声杂志(电子版), 2012, 9 (2): 148-150.

[28] 蔡锦杏, 王贤明, 郑国良. 三维彩色多普勒超声联合CTA诊断肠系膜上动脉多发动脉瘤1例[J]. 中国医学影像技术, 2020, 36 (4): 630-631.

[29] 王贤明, 张文君, 刘建新. 彩色多普勒超声诊断肠系膜上动脉瘤并狭窄1例[J]. 中国临床医学影像杂志, 2011, 22 (11): 831-832.

[30] 吴晓萍, 谢玉环, 娜荣, 等. 肠系膜上动脉瘤的彩色多普勒超声诊断1例[J]. 中国超声医学杂志, 1997 (5): 53.

[31] 朱洪煊, 岳瑾琢. 超声诊断小儿肠系膜裂孔疝2例[C]//中国超声医学工程学会, 中国超声医学工程学会腹部超声专业委员会, 陕西省超声医学工程学会, 第四军医大学第一附属医院. 中国超声医学工程学会第九届全国腹部超声医学学术会议论文汇编. 2012: 2.

[32] 姚延峰, 张梦菲. 先天性乙状结肠系膜裂孔疝超声表现1例[J]. 中国临床医学影像杂志, 2012, 23 (2): 149-150.

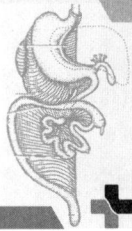

第六章
大网膜疾病计算机体层成像诊断

　　腹膜、腹膜附属结构及腹膜间隙的解剖学特征一直是影像解剖学的难点。随着计算机体层成像（computed tomography，CT）技术的应用，特别是多层螺旋CT具有空间分辨率高、扫描速度快、扫描范围大的优点，通过多平面重建及三维重建技术可以获得清晰的各种解剖断面及三维图像。

第一节　大网膜解剖及CT表现

　　大网膜系人体最大的腹膜皱襞，覆盖在小肠、横结肠前方。由4层腹膜构成，前两层自胃大弯和十二指肠第一段向下伸展约14～36cm，然后返折向头侧，移行成为后两层至横结肠，正对网膜带。通常前后二层呈融合状态。位于胃大弯和横结肠之间的大网膜前两层，又称胃结肠韧带；大网膜后两层与横结肠及横结肠系膜相融合。大网膜前二层与后二层之间若未融合，则出现一个与网膜囊相延续的间隙，此间隙内若有积液，CT易误诊为腹腔囊性肿块或局限性腹腔积液。大网膜左缘向上与胃脾韧带相延续，右缘延伸至十二指肠起始部及结肠肝曲。大网膜的血供主要来自胃网膜左、右动脉。胃网膜左动脉为脾动脉靠近脾门处的分支，胃网膜右动脉为胃十二指肠动脉的分支。两条动脉沿胃大弯走行，分出胃支与网膜支，于胃大弯中份的左侧相互吻合形成胃网膜动脉弓。大网膜的静脉与动脉伴行，引流入门静脉系统。大网膜淋巴管丰富，右侧淋巴液主要引流入幽门下淋巴结，左侧主要引流入脾门淋巴结。大网膜除可储存脂肪外，还可阻止腹腔感染扩散，具有重要的防御功能。当腹腔内发生炎症时，大网膜即向病灶处移动，并将病灶包围粘连，以限制炎症蔓延。CT横断位上正常大网膜位于腹膜腔最前方，一般难以显示其确切的边界，但有大量腹水时可以比衬显示，表现为腹膜腔最前方宽窄不等的低密度脂肪组织影，其范围大小与个体体重、体型相关。大网膜起始于胃大弯层面，往下走行于横结肠及小肠袢的前方，两侧可达侧腹壁，最低者可达耻骨联合上缘平面。在大网膜的脂肪结构比衬下，可见纡曲纤细血管影，且常见于横结肠前方。对于脂肪含量过少者，CT平扫不易显示。

第二节　CT重建技术的应用

一、CT平扫多平面重建技术

利用容积扫描技术获得的数据，通过多平面重建可以获得清晰的横轴位、冠状位、矢状位图像及三维图像，有助于多角度观察大网膜的结构及病变情况。

通过横轴位图像可较好地观察大网膜脂肪的密度情况及其游离部的分布状况。正常情况皮下脂肪组织密度与大网膜无明显差别，因此可作为影像诊断观察大网膜脂肪密度有无异常的参照。大网膜脂肪密度有无改变为重要的观察指标，结合邻近脏器的情况，可提示大网膜自身或邻近脏器的病变。例如，大网膜节段性梗塞（一种自限性疾病）与阑尾炎或胆囊炎的诊断和鉴别诊断。横结肠下方的大网膜游离部易活动，可不断变换位置，呈现为多种形态。这可能与消化管蠕动和大网膜柔软易受推移有关。大网膜游离部可居中或偏右侧分布，还可移位至腹腔上部，但未见到偏左下腹腔分布的情况。推测其原因可能与空肠偏左侧腹腔分布，其蠕动较回肠活跃有关。乙状结肠瘘的病例，剖腹探查常可见大网膜游离部聚集于左下腹。

大网膜大致呈冠状位分布。冠状位对于观察大网膜内部血管的形态、走行颇具优势，冠状位可较好地观察胃网膜右静脉汇入肠系膜上静脉的情况，对于胃网膜右静脉与其他静脉汇合形成胃结肠静脉的个体，尚可观察外科干（胃结肠静脉与横结肠静脉注入点之间的肠系膜上静脉，胃结肠静脉为其上界的标志）的情况。

矢状位可直观显示胃结肠韧带的毗邻关系，且易与横结肠系膜区分，这对于观察该区域病变及其蔓延情况具有重要意义。CT矢状位扫描对于观察急性胰腺炎可沿横结肠系膜蔓延，越过横结肠累及大网膜的情况具有优势。大网膜前、后二层若未融合，此时可能会出现一个与网膜囊相延续的间隙，此间隙内若有积液，CT上易误认为腹腔囊性肿块或局限性积液。此时，可通过矢状位观察液体与网膜囊的通连关系得以鉴别。

二、CT增强扫描对及三维重建技术的应用

由于脾门血管的干扰，3种断面不易观察胃网膜左静脉的回流情况，而三维重建图像则可较好地显示其汇入脾静脉的情况，同时也能显示出胃网膜右静脉汇入肠系膜上静脉的情况，在3种断面基础上，三维图像可补充显示胃网膜静脉回流情况，为门静脉高压外科治疗提供有价值的信息。

第三节　大网膜病变的CT表现

一、大网膜炎性病变的CT表现

（一）急性大网膜炎症

大网膜炎症常继发于腹腔脏器感染灶，如坏疽性胆囊炎、阑尾炎穿孔、胃十二指肠溃疡穿孔等。CT扫描能显示大网膜水肿增厚，将感染灶包裹局限，如将胆囊炎局限于右上腹，将阑尾炎局限于右下腹。但急性胰腺炎较少累及大网膜，主要经横结肠系膜蔓延累及，CT表现为局限性囊样密度影。有文献报道缺乏脏器感染灶的原发性大网膜炎症，CT则无特异性表现。

（二）慢性硬化性大网膜炎

硬化性大网膜炎是一种以慢性炎症、脂肪坏死和纤维化为特征的少见疾病，病因不明。单独累及大网膜者少见，多同时累及肠系膜、腹膜后间隙。临床上表现为腹痛、腹部包块，可出现肠梗阻症状。Warshauer等报道硬化性大网膜炎CT表现为大网膜广泛增厚，密度增高，呈"饼状"，可见少量腹水，位于双侧腹股沟区的软组织亦有受累。

（三）特殊感染性病变

结核性感染：大网膜结核性炎症常由腹内结核病灶（如肠系膜淋巴结结核）通过淋巴途径或直接播散受累。CT片上可见多种表现，如点状、小结节状浸润，病灶边界较清晰；"污垢状"浸润，呈境界欠清、交错排列的结节状影和细条状影；"网膜饼"征，大网膜明显增厚，完全呈软组织密度影。其中以"污垢状"大网膜浸润改变最为常见。CT显示大网膜结核性炎症时，与转移性病变难以区分。有学者认为结核性腹膜炎的腹水密度往往较高，CT值20～45HU，与结核性渗出液中蛋白质含量较高，细胞成分较多有关。

放线菌感染：放线菌在自然界分布很广，致病者主要是衣氏放线菌。颈面部、胸部和腹部为最常见感染部位。放线菌能分泌蛋白水解酶，故具有一定的侵袭性，类似急性坏死性胰腺炎作用。据Ha H. K.等报道，大网膜放线菌感染的CT表现，为大网膜内边界不清的软组织块影，略有强化，前腹壁、邻近回肠和横结肠壁亦有受累增厚。

寄生虫感染：人体寄生虫偶可累及大网膜。Jeong等报道肺吸虫可异位寄生于大网膜中，患者无自觉症状。CT表现为大网膜内椭圆形团块影，其内充满钙化灶。结合患者有生食淡水河虾、河蟹史，有助于诊断。Clements等报道大网膜包虫病CT表现为位于盆腔内的囊性占位，同时肝脏内亦有多个包虫囊性病变。Mello等报道蛔虫累及大网膜，可形成蛔虫性肉芽肿。

二、大网膜囊肿和肿瘤性病变的CT表现

（一）大网膜囊肿

可分为真性囊肿和假性囊肿。真性囊肿囊壁衬有内皮细胞层；假性囊肿囊壁为纤维组织，无内皮细胞层，多继发于外伤性血肿等。真性大网膜囊肿好发于小儿，可有淋巴管源性囊肿、肠源性囊肿、间皮囊肿等组织学类型。其中以淋巴管源性囊肿最多见，多由于大网膜淋巴管阻塞，引起淋巴管网扩大，或由未与血管系统相通的异位淋巴组织发育而来。临床上表现为腹部包块或腹部进行性膨大。CT扫描能较好显示病变，表现为腹腔前份囊性肿块，一般囊壁较薄，囊内呈液性密度，可呈多房分格状，肠管受压后移。当囊肿巨大时，这点有助于同大量腹水鉴别。

（二）大网膜肿瘤

大网膜原发性肿瘤少见，通常起源于大网膜血管神经内的中胚层成分。主要有平滑肌肉瘤、纤维肉瘤、脂肪肉瘤、脂肪瘤、平滑肌瘤、血管外皮细胞瘤、间皮瘤等。大网膜转移性肿瘤远多于原发性肿瘤，最常见者为卵巢癌、结肠癌和胰腺癌等。原发灶可经多种途径累及大网膜：直接沿各种与大网膜相连续的结构如胃结肠韧带、横结肠系膜浸润；通过腹水流动播散种植；通过淋巴管途径或血源性转移。

大网膜转移性病变的CT表现，包括呈边界较清晰的小结节、囊性肿块或呈分散的病灶融合成块状影，增强后转移灶可出现强化。全腹CT扫描还可发现原发灶。Cooper等将大网膜转移性病变CT表现分为四型：污垢状型、结节型、饼状型及囊状型。其中以饼状型最多，其次为污垢状型。

三、大网膜创伤性病变的CT表现

腹部钝性损伤累及大网膜不多见，多为穿刺伤所致。大网膜创伤CT扫描，可发现局灶性大网膜内血肿、腹腔内积血、大网膜肿胀。大网膜血管受损时，CT可显示大网膜血管梗死或活动性出血征象。

四、大网膜血管性病变的CT表现

（一）大网膜节段性梗死

大网膜节段性梗死是一种相对少见的自限性疾病，病因不明。近年来由于CT应用的普及，发现此病变亦有增加。本病可见于任何年龄，男多于女。临床症状表现为腹痛，常位于右腹部，活动时加重，可伴发热，易误诊为阑尾炎、胆囊炎、肠道憩室炎等。CT

表现为病变处（多在右侧腹）结肠与腹壁间有局限性脂肪团块，与壁腹膜粘连，其内密度不均，含条状较高密度影，可能为栓塞的血管或出血灶。

（二）大网膜扭转

大网膜扭转分为原发性和继发性两种。原发性大网膜扭转极少见，脂肪沉积过多或血管发育异常使大网膜各部位重量分布不一致，快速旋转运动，突然改变体位等为可能的诱因。继发性扭转常见，与腹内病变如肿瘤、炎症粘连病灶有关。临床表现为腹痛，多局限于右下腹，伴恶心、发热。CT表现为一脂肪性肿块，内见沿同心圆排列的较高密度条状影，可伴有出血，难以与节段性梗死区分。Steinauer-Gebauer等认为，CT显示从团块内向外延伸的血管蒂，沿前腹壁走行到胃体下缘，垂直于横结肠处，分散为许多小血管影表现，有助于诊断扭转。

（三）门静脉高压性大网膜静脉曲张

正常时，大网膜静脉通过胃网膜左、右静脉回流到门静脉系统。在晚期门脉高压病例中大网膜静脉曲张并不少见。增强CT可以鉴别静脉曲张与大网膜转移性病灶的小结节。门脉高压患者大网膜水肿的CT表现为密度增高，往往可以观察到小肠系膜亦有水肿。Chopra等认为，如果仅出现大网膜水肿表现，尚应考虑是否合并大网膜炎症、出血或肿瘤浸润等情况。

五、其他病变的CT表现

（一）大网膜疝

大网膜可以通过未闭的Morgagni孔进入胸腔内。CT常于右心膈角区显示一脂肪组织，仔细观察可以看到其内的血管影连于腹内，有助于与心包脂肪垫的鉴别。此外，大网膜亦可通过膈食管裂孔疝入胸腔，CT表现为左后下纵隔分叶状脂肪团块，内含多条带状稍高密度软组织影，通过膈食管裂孔进入腹部。

（二）大网膜积气

大网膜积气少见，被认为是胃穿孔的并发症。理论上任何空腔脏器穿孔时的气体，均能沿着腹膜下间隙弥散到大网膜，均可引起大网膜积气。CT可以直接显示大网膜内的气体影。

（三）大网膜淀粉样变

淀粉样变性是指一种不溶性的纤维蛋白（淀粉样物质）在器官和组织的沉积。此病变累及大网膜并不多见。Coumbaras等报道了1例广泛肠系膜、大网膜淀粉样变的病例。

CT显示大网膜明显增厚，密度增高，内见弥漫分布的许多小斑点状钙化影，同时小肠系膜亦受累，肠系膜根部淋巴结增大、钙化。

（温廷国 杨 磊）

参 考 文 献

［1］ 金航, 闵鹏秋, 曾蒙苏. 成年国人大网膜多层螺旋CT应用解剖学研究[J]. 解剖学报, 2006, 37 (6): 694-697.

［2］ MIN P Q, YANG Z G, LEI Q F, et al. Peritoneal reflections of left perihepatic region: radiologic anatomic study [J]. Radiology, 1992, 182 (2): 553-557.

［3］ MEYERS M A. Dynamic radiology of the abdomen normal and pathological anatomy [M]. 5th ed. New York: Springer, 2000: 15-289.

［4］ FARIA S C, TAMM E P, DUBROW R, et al. Use of thin-section, multidetector row helical CT images for coronal oblique reformations for optimal visualization of structures in the hepatoduodenal ligament [J]. Abdom Imaging, 2004, 29 (2): 231-238.

［5］ SOMPAYRAC S W, MINDELZUN R E, SILVERMAN P M, et al. The greater omentum [J]. AJR, 1997, 168 (3): 683-687.

［6］ JIN H, MIN P Q, DENG K H. CT study on the normal anatomy and disorders of greater omentum [J]. Radiol Pract, 2004, 19 (2): 147-149.

［7］ 金航, 闵鹏秋, 邓开鸿. 正常大网膜解剖及其病变的CT研究[J]. 放射学实践, 2004, 19 (2): 147-149.

［8］ PEREIRA J M, SIRLIN C B, PINTO P S, et al. Disproportionate fat stranding: a helpful CT sign in patients with acute abdominal pain [J]. Radiographics, 2004, 24 (3): 703-715.

［9］ ZHANG C H Y. Human anatomy [M]. 2nd ed. Beijing: Peoples Medical Publishing House, 1998: 606-607.

［10］ 张朝佑. 人体解剖学[M]. 2版. 北京: 人民卫生出版社, 1998: 606-607.

［11］ 金航, 闵鹏秋, 邓开鸿. 大网膜正常解剖及其病变的CT研究[J]. 放射学实践, 2003, 19 (2): 147-148.

［12］ SOMPAYRAC S W, MINDELZUN R E, SILVERMAN P M, et al. The greater omentum [J]. AJR, 1997, 168 (3): 683-687.

［13］ FATIH A, MUZAFFER C, HALIL D, et al. Primary omentitis as a cause of acute abdomen [J]. J Pediatr Surg, 2000, 35 (9): 1365-1366.

［14］ WARSHAUER D M, SHAHEEN N J, FERLISI P J. Sclerosing omentitis: CT demonstration[J]. J Comput Assist Tomogr, 1997, 21 (1): 108-109.

［15］ HA H K, JUNG J I, LEE M S, et al. CT differentiation of tuberculous peritonitis and peritoneal carcinomatosis [J]. AJR, 1996, 167 (3): 743-748.

［16］ COOPER C, JEFFREY R B, SILVERMAN P M, et al. Computed tomography of omental pathology[J]. J Comput Assist Tomogr, 1986, 10 (1): 62-66.

［17］ DONALD H, ALEC J, DAVID P, et al. Abdominal tuberculosis: CT evaluation [J]. Radiology, 1985,

157 (1): 199-204.

[18] HA H K, LEE H J, KIM H, et al. Abdominal actinomycosis: CT findings in 10 patients[J]. AJR, 1993, 161 (4): 791-794.

[19] JEONG W K, KIM Y, KIM Y S, et al. Heterotopic paragonimiasis in theomentum [J]. J Comput Assist Tomogr, 2002, 26 (6): 1019-1021.

[20] CLEMENTS R, BOWYER F M. Hydatid disease of the pelvis [J]. Clin Radiol, 1986, 37 (4): 375-377.

[21] MELLO C M, BRIGGS M D, VENANCIO E S, et al. Granulomatous peritonitisby ascaris [J]. J Pediatr Surg, 1992, 27 (9): 1229.

[22] ROS P R, OLMSTED W W, MOSER R P, et al. Mesenteric and omental cysts: histologic classification with imaging correlation [J]. Radiology, 1987, 164 (2): 327-332.

[23] NARCHI H. Special feature: radiological case of the month. denouncement and discussion: omental cyst presenting as pseudoascites [J]. Arch Pediatr Adolesc Med, 2000, 154 (9): 957-958.

[24] SCHWARTZ R W, REAMES M, MCGRATH P C, et al. Primary solid neoplasms of the greater omentum [J]. Surgery, 1991, 109 (4): 543-549.

[25] RHODES A I, JOARDER R, Al-KUTOUBI A. Omental cake-cause? [J]. J Postgrad Med, 1998, 74 (871): 267-268.

[26] VAN BREDA VRIESMAN A C, PUYLAERT J B. Epiploic appendagitis and omental infarction: pitfalls and look-alikes [J]. Abdom Imaging, 2002, 27 (1): 20-28.

[27] MCCLURE M J, KHALILI K, SARRAZIN J, et al. Radiological features of epiploic appendagitis and segmental omental infarction [J]. Clin Radiol, 2001, 56 (10): 819-827.

[28] STEINAUER-GEBAUER A M, YEE J, LUTOLF M E, et al. Torsion of the greater omentum with infarction: the vascular pedicle sign [J]. Clin Radiol, 2001, 56 (12): 999-1002.

[29] CHOPRA S, DODD G D, CHINTAPALLI K N, et al. Mesenteric, omental, and retroperitoneal edema in cirrhosis: frequency and spectrum of CT findings [J]. Radiology, 1999, 211 (3): 737-742.

[30] GOSSIOS K J, TATSIS C K, LYKOURI A, et al. Omental herniation through the foramen of Morgagni. diagnosis with chest computed tomography [J]. Chest, 1991, 100 (5): 1469-1470.

[31] LEE M J, BREATHNACH E. CT and MRI findings in paraoesophageal omental herniation [J]. Clin Radiol, 1990, 42 (3): 207-209.

[32] COUMBARAS M, CHOPIER J, MASSIANI M A, et al. Diffuse mesenteric and omental infiltration by amyloidosis with omental calcification mimicking abdominal carcinomatosis [J]. Clin Radiol, 2001, 56 (8): 674-676.

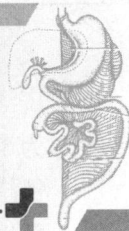

第一节　概　　念

一、磁共振的发展史

1946年，美国哈佛大学的Purcell和斯坦福大学的Bloch发现，将具有奇数个核子的原子核置于磁场中，再施加以特定频率的射频场，就会发生原子核吸收射频场能量的现象，这就是人们最初对核磁共振现象的认识。为此他们两人获得了1952年度诺贝尔物理学奖。1971年Damadian R.发现正常组织与肿瘤组织间核磁弛豫有差别，因此激励了科学家研究用磁共振诊断疾病的热情。1973美国科学家Lauterbur Paul发明在静磁场中使用梯度场，能够获得磁共振信号的位置，从而可以得到物体的二维图像；英国科学家Mansfield P.进一步发展了使用梯度场的方法，指出磁共振信号可以用数学方法精确描述，从而使磁共振成像技术成为可能，他发展的快速成像方法——磁共振成像（magnetic resonance imaging，MRI）为医学临床诊断打下了基础。他俩因在磁共振成像技术方面的突破性成就，获得了2003年诺贝尔医学奖。1975年瑞士科学家Ernst R.将相位、频率编码和傅立叶转换这些现代技术应用于磁共振，因此获得了1991年度诺贝尔奖。1977年达马迪安等人建成了人类历史上第一台全身磁共振成像设备，并于同年的7月3日取了历史上的第一幅横断面质子密度图像（用时长达4小时45分）。

1980年，第一台可用于临床的全身MRI在Fonar公司诞生。从此以后，磁共振成像走过了从理论到实践、从形态到功能、从二维到四维、从宏观到微观的发展历史。50年来磁共振的发展可谓是日新月异，特别是近20年来的高速发展，使磁共振无论从硬件和软件上都得到了极大的飞跃，从而使成像技术、方法以及在临床疾病诊断方面都带来了革命性的改变。

二、磁共振基本原理

某些质子数与中子数之和为奇数的原子核，如^{1}H（氢）、^{31}P（磷）、^{23}Na（钠）、^{13}C（碳）、^{19}F（氟）等，不仅具有一定的质量，带有一定量的正电荷，还具有自己固定的旋磁比（γ）。在上述原子核中，氢核（^{1}H）即质子的结构最简单，但其磁性较强，是构成水、脂肪和碳水化合物等有机物质的基本成分，人体内含量高，在各器官、组织中分布广泛，磁共振成像的效果明显优于其他原子核，所以临床主要利用质子进行磁共振成像。为了理解方便，并将之形化，可以把质子看作是一个具有固定质量、带单位正电荷、不停绕自身轴旋转的小磁针（图7-1-1A）。在自然状态下，其磁矩指向各不相同，呈杂乱无章地分布，其磁矩互相抵消，故宏观上人体不显磁性（图7-1-1B）。当将人体置于外加强磁场中时，质子除绕自身轴旋转外，同时还围绕外磁场的磁矩转动（呈陀螺样运动），这种运动方式称进动（precession，图7-1-1C），又称拉莫（Lamor）旋进，质子绕外磁场磁矩进动的快慢与外磁场强度成正比。

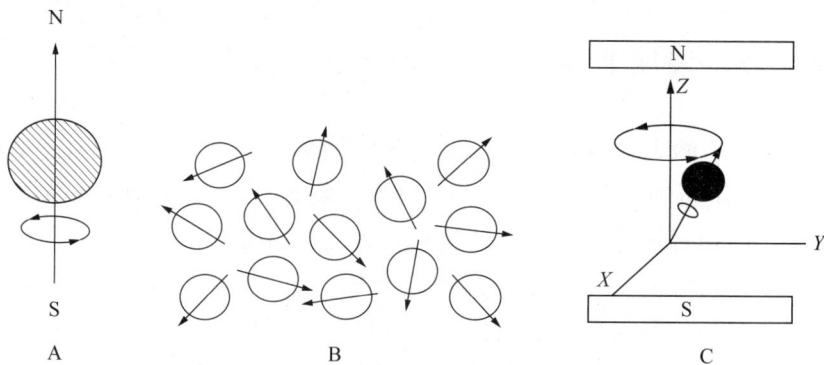

图7-1-1　磁共振成像技术原理示意图1

原来杂乱无章排列的质子磁矩受外磁场的影响，不停自旋的磁矩指向发生偏转，部分质子的磁矩与外磁场磁矩的夹角小于90°，质子磁矩指向外磁场磁矩（B_0）的方向，处于低位能状态；另一部分质子磁矩的夹角大于90°，其质子磁矩与B_0方向相反，处于高位能状态。由于顺外磁场方向的质子比逆外磁场方向的质子大约多百万分之一，而质子的数量极多，将全部质子的磁矩叠加起来，就产生了一个沿外磁场磁矩方向的宏观磁矩。换言之，由于人体置于外磁场内，质子磁矩受外磁场磁矩的影响，呈有序化排列，使人体产生了磁性（图7-1-2A）。此时，在外磁场垂直方向上加入射频脉冲即高频无线电波，当其

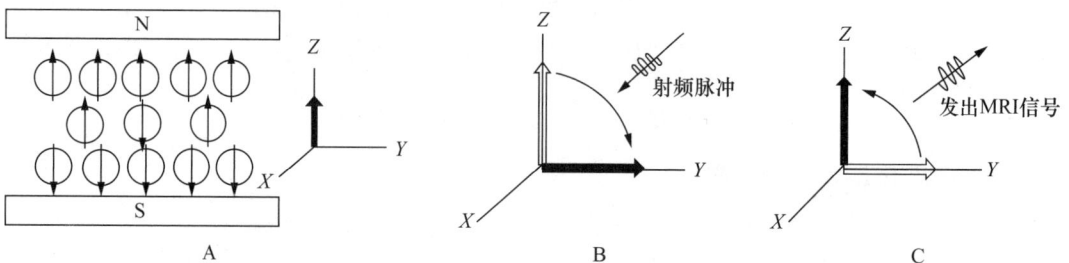

图7-1-2　磁共振成像技术原理示意图2

A. 质子在外加磁场中磁矩叠加产生宏观磁矩；B. 射频脉冲与质子发生核磁共振宏观磁矩偏转由Z轴倒入X-Y平面；
C. 自旋系统恢复到稳态的过程中，发射所吸收的能量。

频率与质子进动频率相同时，便发生核磁共振（NMR）现象：质子吸收射频脉冲的能量，磁矩发生偏转，整个自旋系统偏离平衡状态（图7-1-2B）。当射频脉冲去除后，自旋系统自发地恢复到平衡状态，并将所吸收的能量仍以射频脉冲的方式释放，此射频脉冲即为NMR信号。用线圈接收NMR信号，经计算机处理后，就得到了MRI图像（图7-1-2C），所以说磁共振成像技术是结合应用核磁共振原理和计算机成像技术的一种医学影像学新技术。

第二节　磁共振成像临床应用

一、MRI的优势及不足

1. MRI检查的优势

（1）安全、无辐射

（2）可以任意方向成像

（3）图像具有优异的组织对比

（4）增强扫描造影剂较安全，副反应较少

（5）可进行非对比增强血管造影

（6）功能成像，如弥散成像、波谱分析、流体分析等

2. MRI检查的不足

（1）噪音较大

（2）检查时间相对较长，检查准备及要求较高，需要病人很好地配合

（3）检查费用较高

（4）骨皮质及钙化显示不佳

二、MRI检查的适应证

1. 颅脑、脊柱

MRI对颅脑及脊柱的绝大部分疾病具有绝对优势，是首选检查方法。

2. 头颈部

MRI对眼眶内肿瘤、内耳先天发育异常、鼻窦和鼻腔的炎症和肿瘤、咽喉部肿瘤、甲状腺肿瘤、涎腺肿瘤以及颈部肿块等较CT有更高的诊断价值。

3. 心脏、大血管

MRI可以评价心脏的形态、功能，对各种先天性和获得性心脏病有较高的诊断价值。MRI心肌灌注成像和冠状动脉造影是最有发展前途的检查方法，对心肌梗死后心肌活性的评估和冠状动脉的狭窄及其程度的评价有很大的价值。MRI血管成像可以清晰显示血管病变，如动脉硬化、狭窄、动脉瘤、动静脉畸形、动静脉瘘等，可以和DSA血管造影相媲美。

4. 腹部

MRI对腹部实质脏器，如肝、胆、胰、脾、肾及肾上腺等疾病的诊断有很高的价值。对于小肝癌的检出率高于CT，对于其他恶性肿瘤的早期显示、血管侵犯程度的估计及肿瘤的分期优于CT。磁共振胰胆管成像和尿路成像，不需要造影剂、不需要插管，即可显示胰胆管系统和尿路系统，对发现胰胆管及尿道的梗阻性和非梗阻性扩张，了解梗阻部位和原因，发现先天畸形等有很大帮助；对CT所不能显示的等密度结石，MRI可较明确地做出诊断。对腹部空腔脏器如胃、结肠肿瘤，可清楚地显示病变与周围组织的关系，明确病变的侵犯范围，对肿瘤分期有很大帮助。

5. 盆腔

MRI用于膀胱癌、妇科肿瘤和男性前列腺癌的分期诊断，对子宫病变和前列腺病变的诊断明显优于CT。

6. 肌肉骨关节系统

MRI可清晰显示关节软骨、韧带、肌肉和肌腱，在关节病变的诊断中明显优于CT，在一定程度上可代替有创性的关节镜检查。MRI还可用于骨无菌性坏死的早期诊断。MRI对骨的原发和转移性肿瘤的检出也很敏感。对肌肉病变以及肌肉软组织内的肿瘤病变有很高诊断价值。对于累及骨髓的病变，如肿瘤、白血病、感染及代谢性疾病的诊断具有较高价值，对骨转移瘤的发现早于核素等其他检查方法。

7. 乳腺

MRI对于乳腺疾病特别是乳腺癌的诊断很有帮助，并且安全无辐射，是钼靶X线摄影外的首选检查方法。

8. 全身成像

全身弥散类PET检查，为恶性肿瘤全身转移病灶的检出提供了先进的最新检查方法。

三、MRI检查的禁忌证

（一）绝对禁忌证

（1）带有普通心脏起搏器、植入式心脏除颤器、主动脉球囊反搏、心室辅助装置、胰岛素泵、电子耳蜗、神经刺激器、人工金属心脏瓣膜等的患者。

（2）带有动脉瘤夹者（非铁磁性如钛合金除外）。

（3）眼球内金属异物、体内铁磁性异物者。

（4）妊娠三个月内的早期妊娠者。

（5）重度高热患者。

（二）相对禁忌证

（1）体内有金属异物（金属植入物、假牙、避孕环）的患者，如必须进行MRI检查，应慎重或取出后行检查。

（2）危重病人需要使用生命支持系统者。

（3）癫痫患者，应在充分控制症状的前提下进行磁共振检查。

（4）幽闭恐怖症患者，如必须进行MRI检查，应在给于适量镇静剂后进行。

（5）不合作患者，如小儿，应在给予适量镇静剂后进行。

（6）孕妇和婴儿应征得医生、患者及家属同意后再行检查。

第三节　磁共振血管造影概述

一、概念

磁共振血管造影（magnetic resonance angiography，MRA）是利用MRI各种特殊成像技术来描绘解剖组织中血管路径的方法，是对血流显示的一种技术。MRA与CTA及DSA相比具有安全无辐射的优势，但其空间分辨率不及CTA及DSA。

二、磁共振血管造影的主要方法

（一）时间飞越法

时间飞越法（time of flight MRA，TOF-MRA）优势是不需要注射对比剂，缺点是只能垂直于血流方向采集信号，大范围检查时间较长，因此检查范围有限。TOF-MRA信号采集方式有三维及二维两种。三维采集方式重建图像质量高，但假象干扰较多；二维采集方式不仅可用于动脉成像，还可用于静脉成像，但重建图像质量欠佳。TOF-MRA目前主要应用于颅脑动脉成像。

（二）相位对比法

相位对比法（phase contrast MRA，PC-MRA）优势是背景抑制好，可大范围采集，可用于流速较慢的血管，如静脉的成像。缺点是需选择合适的流速编码，动静脉同时显影，有一定的干扰。PC-MRA可用于颈部血管及颅内静脉窦成像。

（三）PC-MRA对比增强法

对比增强法（contrast enchanced MRA，CE-MRA）需注射对比剂，其优点是采集时间短，图像质量好，无假象干扰，能真实地反映血管病变情况，可用于全身各部位血管成像。CE-alRA主要应用于颈部、腹部及上下肢血管成像。

第四节　大网膜疾病的磁共振成像

一、大网膜炎性疾病

（一）急性大网膜炎

大网膜炎症常继发于腹腔脏器感染灶，如坏疽性胆囊炎、急性阑尾炎穿孔、胃十二指肠溃疡穿孔等。

MRI扫描能显示大网膜水肿增厚，将感染灶包裹局限，如将胆囊炎局限于右上腹，将阑尾炎局限于右下腹。但急性胰腺炎较少累及大网膜，主要经横结肠系膜蔓延累及，MRI表现为局限性囊样长T1长T2信号。

（二）大网膜结核

大网膜结核常由腹内结核病灶（如肠系膜淋巴结结核）通过淋巴途径或直接播散受累，亦可由血行播散所致。

MRI上可见多种表现，如点状、小结节状浸润，病灶边界较清晰；"污垢状"浸润，呈境界欠清、交错排列的结节状影和细条状影；"网膜饼"征，大网膜明显增厚，完全呈软组织信号。其中以"污垢状"大网膜浸润改变最为常见。

二、大网膜肿瘤和肿瘤性病变

（一）大网膜转移性恶性肿瘤

大网膜转移性肿瘤远多于原发性肿瘤，最常见原发灶为卵巢癌、结肠癌和胰腺癌等。原发部位肿瘤可经多种途径累及大网膜。直接沿各种与大网膜相连续的结构如胃结肠韧带、横结肠系膜浸润；通过腹水流动播散种植；通过淋巴管途径或血源性转移。

MRI表现为网膜脂肪的软组织浸润改变，均匀脂肪信号的大网膜内出现局灶性细小点状、短条状及结节状异常信号和网膜饼形增厚改变，增强后转移灶可出现强化（见图7-4-1）。

（二）大网膜囊肿

可分为真性囊肿和假性囊肿。真性囊肿囊壁衬有内皮细胞层；假性囊肿囊壁为纤维组织，无内皮细胞层，多继发于外伤性血肿等。真性大网膜囊肿好发于小儿，可有淋巴管源性囊肿、肠源性囊肿、间皮囊肿等组织学类型。其中以淋巴管源性囊肿最多见，多由于大网膜淋巴管阻塞，引起淋巴管网扩大，或由未与血管系统相通的异位淋巴组织发

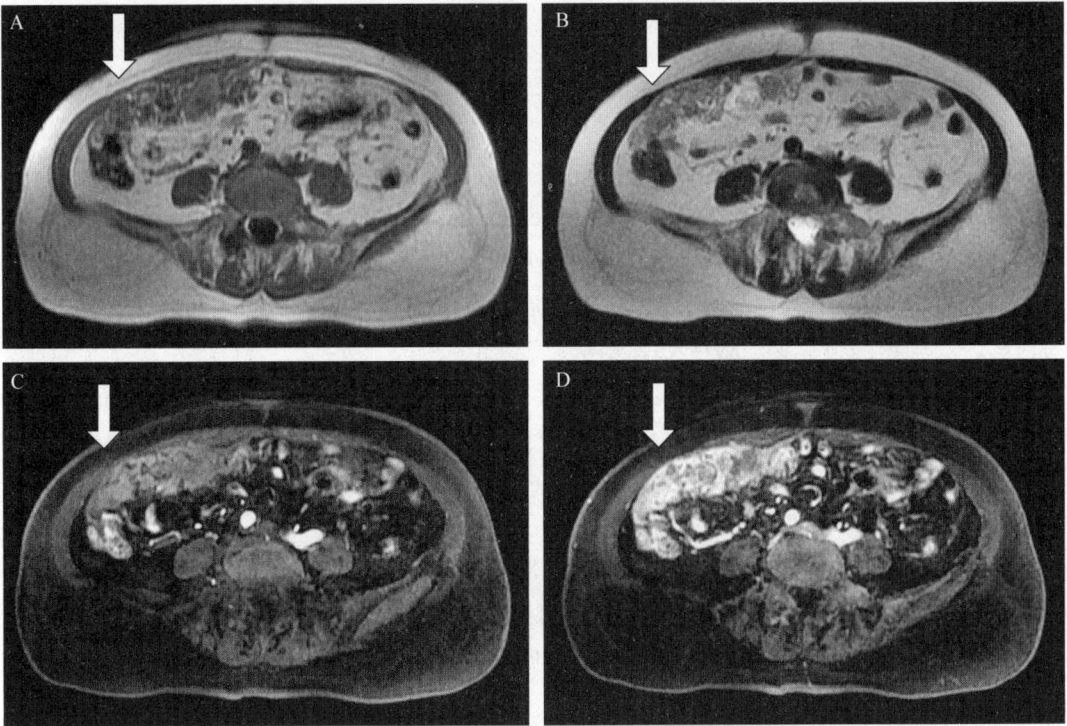

图7-4-1　大网膜转移瘤的MRI表现

示大网膜饼状增厚成等T1稍长T2信号（箭头）；增厚的网膜饼动脉期轻度不均匀强化，延迟期明显不均匀强化（箭头）

A. T1WI；B. T2WI；C. 增强动脉期；D. 增强静脉期。

育而来。临床上表现为腹部包块或腹部进行性膨大。

MRI扫描能较好显示病变，表现为腹腔内囊性肿块。一般囊壁较薄，囊内呈液性信号，可呈多房分格状，肠管受压后移。当囊肿巨大时，这点有助于与大量腹水鉴别。

（三）大网膜炎性肌纤维母细胞瘤

大网膜炎性肌纤维母细胞瘤（inflammatory myofibroblastic tumor，IMT）是一种以梭形肌纤维母细胞为主要组成成分，常伴大量浆细胞和/或淋巴细胞的一种间叶性肿瘤。为一种独立的低度恶性的间叶性肿瘤。最多见于肺，其次为肠系膜、大网膜和腹膜后，沿脏器间脂肪间隙生长。

IMT影像学上无特征性表现，通常表现为大块状、边界清晰的均匀或不均匀椭圆形或多灶性肿块，部分病变内可有钙化。因对比增强依据病变的组织特点而存在差异，可强化、不强化或延迟期强化，当肿瘤较大时，其内可含有坏死成分。由于该病变的恶性倾向，其周围边界常常不清，表现为浸润性生长。MRI典型表现为T1WI上的低信号和T2WI上的高信号（相比于骨骼肌），有时由于肿瘤含有纤维成分而在T1和T2WI均表现为低信号。增强后，肿瘤表现为不均匀强化或延时强化。IMT的确诊需依靠病理组织学和免疫组织化学检查。

三、大网膜其他疾病

（一）特发性大网膜节段性梗死

特发性大网膜节段性梗死（idiopathic segmental infarction of greater omentum）主要表现为大网膜的急性血液循环障碍，病因不明，临床上少见，诊断困难。本病可见于任何年龄，男多于女。临床症状表现为急性腹痛，常位于右腹部，活动时加重，可伴发热，易误诊为阑尾炎、胆囊炎、肠道憩室炎等。

MRI扫描显示腹腔内紧贴前腹壁有密度不均的不规则团块影，团块多位于右侧前腹壁与肠管之间，与壁腹膜粘连，其内信号不均，可伴有出血。

（二）大网膜扭转

大网膜扭转（omental torsion）分为原发性及继发性两种。原发性大网膜扭转极少见，脂肪沉积过多或血管发育异常使大网膜各部位重量分布不一致，快速旋转运动，突然改变体位等为可能的诱因。继发性扭转相对多见，与腹内病变如肿瘤、炎症粘连病灶有关。临床表现为腹痛，多局限于右下腹，伴恶心、发热。

MRI表现为一脂肪性肿块，信号不均匀，内见漩涡样条状影，内有水肿、渗出信号，也可伴有出血。肿块边缘可见假包膜包绕，可能为相邻脏层腹膜或网膜包裹形成。扭转点假包膜常不完整、不规则。在扭转的大网膜根部的长轴切面上，可见增粗的网膜结构向扭转点聚集，呈束状。为了便于显示上述影像细节，要对MRI图像进行多平面重组。

（三）胸骨旁裂孔网膜疝

胸骨旁裂孔网膜疝（parasternal hiatus omental hernia）是大网膜通过未闭的Morgagni孔进入胸腔内，故发生于胸骨旁裂孔的膈疝又称为Morgagni疝。

MRI扫描胸骨旁裂孔网膜疝常于右心膈角区显示一脂肪组织，仔细观察可以看到其内的血管影连于腹内，有助于与心包脂肪垫的鉴别。但当大网膜通过膈食管裂孔疝入胸腔时，MRI则表现为左后下纵隔分叶状脂肪团块，内含多条带状稍高密度软组织影，通过膈食管裂孔进入腹部。

（四）大网膜损伤

腹部钝性损伤累及大网膜不多见，多为穿刺伤所致。MRI扫描可发现局灶性大网膜内血肿、腹腔内积血、大网膜肿胀。

（五）腹茧症

腹茧症（abdominal cocoon）由Foo等于1978年首次报道并命名。其特点是全部或部分小肠为一层致密、灰白色的纤维膜所包裹，形似"蚕茧"，故称为腹茧症，又称为特发性硬化腹膜炎（idiopathic sclerosing peritonitis）、小肠禁锢症、小肠纤维膜包裹症等。

　　MRI检查有助于腹茧症的术前诊断。MRI不仅能够更好地显示梗阻的程度及包块内肠管的情况，还能够直接显示类似茧样包裹在肠管周围的纤维包膜，此特征有助于腹茧症诊断。典型的MRI表现为扩张的小肠肠袢固定在腹部的某一部位，被增厚的包膜所包裹或分割，肠袢明显肥大、迂曲，肠腔内未见气体信号，肠液稀少，可见片状长T2信号。增强扫描包膜强化明显，部分病例可见到腹腔积液及肠管间积液。冠状位及矢状位成像还有助于观察聚集肠袢的整体形态、空间结构，以及与腹腔其他脏器的关系。MRI因多方位、多参数成像，能直接显示肥厚、迂曲的肠管，肠管内气体、液体以及大网膜的粘连情况，为手术前提供更明确的依据（见图7-4-2）。

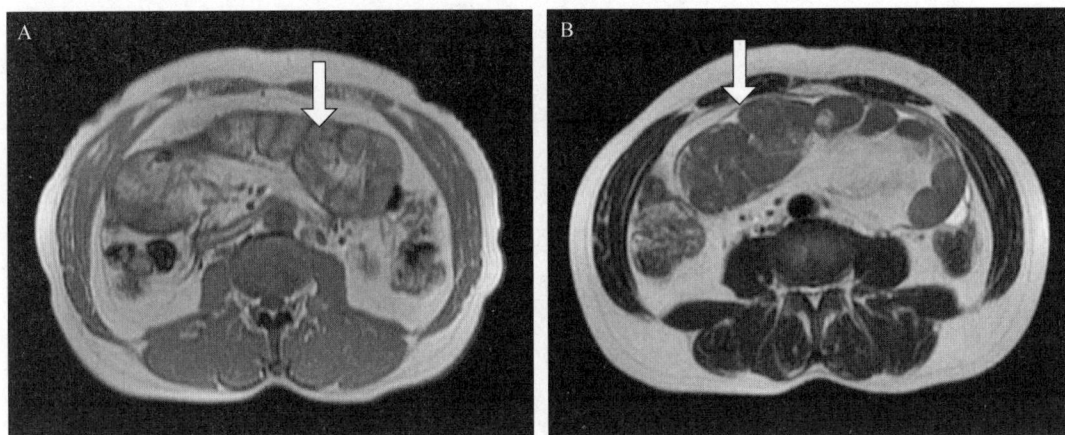

图7-4-2　腹茧症MRI表现
图中可见迂曲肥大的小肠肠袢被增厚的包膜所包裹（箭头）
A. T1WI；B. T2WI

　　腹茧症需与腹膜包裹症（peritoneal encapsulation，PE）鉴别。PE首次报道于1868年。患者小肠被包绕在一层相对正常的腹膜当中，其来源是胚胎发育中脐囊的残留，属发育异常。该囊随小肠的发生、发育而被包绕入腹腔，颈部附于十二指肠，又名"十二指肠旁疝"。与腹茧症不同之处在于，PE的小肠外被膜与正常腹膜相似，其内壁与小肠肠管并无粘连，小肠近似位于一个较小的腹膜腔中，肠管蠕动不受限制，发生肠梗阻的概率低。

第五节　小网膜疾病

一、小网膜炎性疾病

（一）小网膜蜂窝织炎

由各种病因所致腹腔重度感染所引发，尤其多见继发于急性重症胰腺炎。AP炎性渗出液以及并发的感染，可以波及小网膜，形成继发性的炎性感染，甚至蜂窝织炎。

MRI表现为胰腺结构及邻近腹膜显示不清，腹腔间隙内可有少量积液，T1WI以低信号为主，T2WI呈等、高混杂信号，增强扫描病变的边缘及分隔常明显增强。

（二）小网膜囊脓肿

小网膜囊脓肿（lesser omental bursa abscess）临床表现病情重、进展快。腹疼剧烈、恶心、呕吐、高热，甚至出现感染性休克。

MRI表现为小网膜囊内长T1长T2液体信号，DWI呈明显高信号，增强后有明显不规则的环壁强化，并有粗细不等的分隔。

二、小网膜肿瘤和肿瘤性病变

（一）小网膜间质瘤

小网膜间质瘤MRI表现为境界清晰的孤立性圆形、椭圆形或分叶状肿块，肿块体积较小者多信号均匀，体积较大者可出现坏死、囊变、出血；增强扫描多呈明显强化，为慢升缓降型或快升缓降型。小网膜间质瘤应与平滑肌瘤、淋巴瘤、淋巴结转移及该部位的肉瘤相鉴别。

（二）小网膜囊性淋巴管瘤

MRI表现为单房或多房囊性病灶，囊壁菲薄光滑，呈长T1长T2信号。单房者表现为单发较大囊肿样病灶，圆形或卵圆形，多房者其内可见不规则纤维分隔，分隔成多个囊性病灶，大小不一，增强扫描囊壁及纤维分隔可有轻度强化，无壁结节。当存在乳糜时，T1WI反相位信号降低。合并出血者T1WI可见囊内高信号，可见"液-液"平面。合并感染时囊壁增厚，囊内信号可不均匀，较为混杂。

（三）小网膜神经鞘瘤

MRI表现为膨胀性生长的椭圆形软组织肿块，信号不均匀，病灶中心伴有明显的囊变、坏死。囊变是神经鞘瘤的常见表现，肿块内出现长T1长T2信号囊变区为其特征性表现；增强扫描实质部分不均匀强化，并呈渐进向心型，即动脉期病灶边缘强化，静脉期和延迟期强化逐渐明显，并向中心扩展。

（四）小网膜其他肿瘤

1. 小网膜平滑肌瘤

患者一般无临床症状，多在体检时发现。在MRI上表现为有完整包膜的长T1长T2信号肿块，与周围组织器官边界清晰，增强后均匀强化。

2．小网膜血管瘤

MRI表现为边界清晰的长T1长T2信号肿物，其内可见分隔，增强后明显强化。

3．脂肪肉瘤、淋巴瘤

MRI表现较具特异性，两者分别表现为脂肪和软组织信号，淋巴瘤可同时伴其他部位淋巴结肿大。

三、小网膜其他疾病

（一）小网膜囊疝

MRI检查表现为胆囊、肠管经网膜孔疝入小网膜囊内形成内疝。胆囊疝比肠管疝更常见，并且多为在腹部MRI检查时偶然发现。肠管疝时疝入的肠管多为小肠，偶尔也可为右侧结肠。肠管小网膜囊疝时往往造成肠梗阻，表现为肠管积气、积液、扩张。

（二）小网膜囊积液

小网膜囊积液包括腹水、炎性渗出液、脓液、血液、胆汁、淋巴液等。小网膜囊内最常见的积液为腹水，其次为炎性渗出液。炎症性渗出性积液常常继发于急慢性胰腺炎、胃溃疡穿孔、横结肠远端穿孔、左肾周脓肿等，偶尔也可见于盆腔炎症向上蔓延，引起小网膜囊的腹膜炎，并可并发渗出性积液或脓肿、假性囊肿。

MRI发现腹水时，若出现"尾状叶漂浮征"，提示小网膜囊积液或构成网膜囊边界的器官有病变；如果仅见肝尾叶前积液，则提示胃肝隐窝积液。小网膜囊积液、假性囊肿和脓肿在MRI上不难鉴别，呈明显长T1长T2信号，边界清晰者可能为假性囊肿；增强后有明显不规则的环壁强化，并有粗细不等的分隔者为脓肿。

第六节　肠系膜疾病

一、肠系膜肿瘤和肿瘤样病变

（一）淋巴瘤

肠系膜淋巴瘤是肠系膜最常见的恶性肿瘤，多为非霍奇金淋巴瘤。

MRI常表现为大的实性肿块，呈分叶状，T1WI表现为均匀的低信号，T2WI表现为中-高信号，DWI在检测多发病变时敏感，增强后可见明显强化。肠系膜血管包绕是一个重要征象，呈"夹心饼"样改变。腹膜种植表现为弥漫多发腹膜的结节样增厚，网膜饼罕见。25%的患者出现腹水。

（二）间叶组织肿瘤

间叶组织肿瘤包括平滑肌肉瘤、脂肪肉瘤、纤维肉瘤、恶性间质瘤等。肿瘤一般体积较大，形态不规则，MRI信号不均匀，常见囊变坏死。脂肪肉瘤内可含有脂肪信号，间质瘤可合并出血。肿瘤增强后呈不同程度的不均匀强化，易侵犯邻近器官和组织。

（三）肠系膜转移瘤

肠系膜转移瘤根据其不同来源可有不同的影像学特点。文献报道，黏液性结肠癌、类癌及治疗后的淋巴瘤钙化发生率较高。一般情况下，肠系膜转移瘤表现为单个或多个实质性肿块，多为污垢形和球形，其次为饼形和不规则形；肠系膜增厚，常常伴有后腹膜肿块和腹水（图7-6-1）。

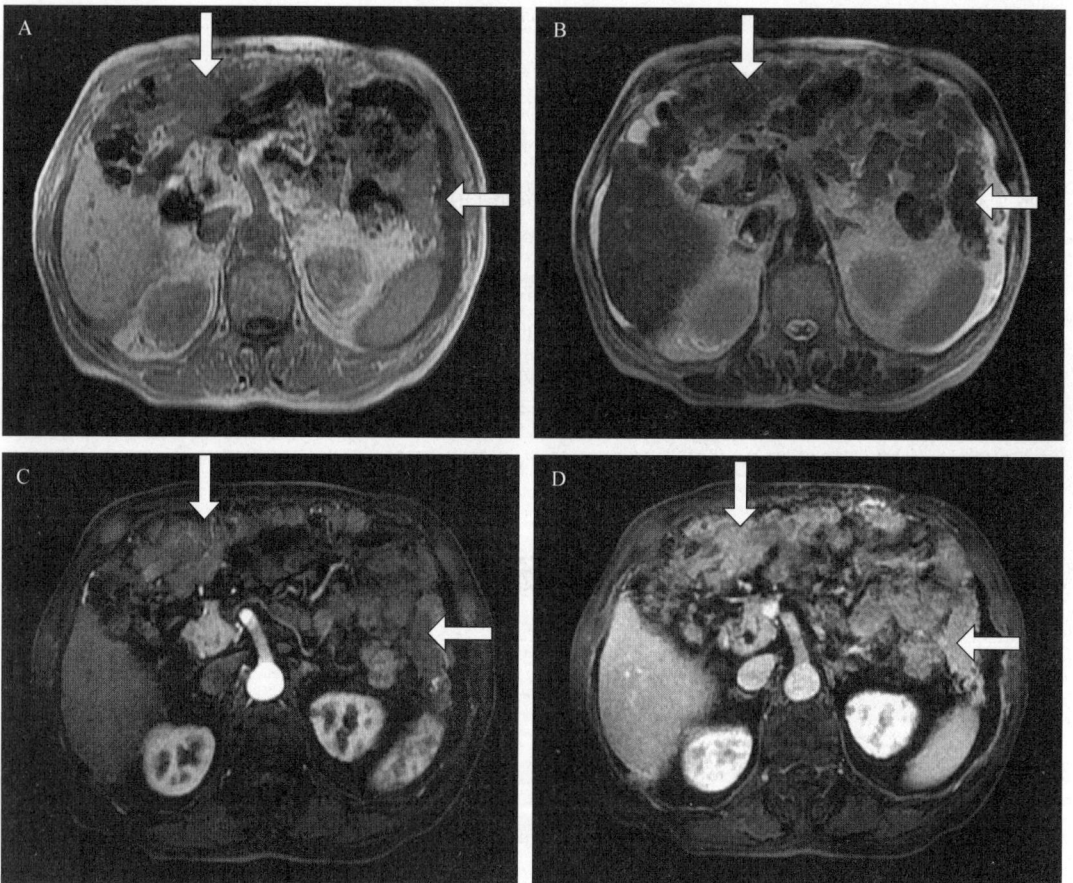

图7-6-1　肠系膜转移瘤MRI表现

肠系膜多发不规则结节及饼状团块，动脉期轻度强化，延迟期明显强化（箭头）

A. T1WI；B. T2WI；C. 增强动脉期；D. 增强静脉期。

（四）肠系膜炎性肌纤维母细胞瘤

肠系膜炎性肌纤维母细胞瘤（inflammatory myofibroblastic tumor，IMT）是一种罕见的间质源性实性肿瘤。该病变可起源于任何部位，包括肺、肠系膜和网膜。既往曾被认为是一种炎性病程，近年来诸多报道证明其具有侵袭生长、局部复发和转移的特点（转移率＜5%），2002年WHO已将IMT定义为"由分化的肌纤维母细胞性梭形细胞组成，常伴大量浆细胞和/或淋巴细胞的一种间叶性肿瘤"，为一种独立的低度恶性的间叶性肿瘤。

由于其多变的成分、炎性浸润和纤维化过程，影像表现多种多样且缺乏特异性。通常表现为大块状、边界清晰的均匀或不均匀椭圆形或多灶性肿块，部分病变内可有钙化。对比增强依据病变的组织特点而存在差异，可强化、不强化或延迟期强化。当肿瘤较大时，其内可含有坏死成分。由于该病变的恶性倾向，其周围边界常常不清，表现为浸润性生长。MRI典型表现为T1WI上的低信号和T2WI上的高信号（相比于骨骼肌），有时由于肿瘤含有纤维成分而在T1WI和T2WI均表现为低信号。增强后，肿瘤表现为不均匀强化或延时强化。

（五）肠系膜纤维瘤病

肠系膜纤维瘤病又称为腹腔内硬纤维瘤。本病是发生于深部软组织的克隆性纤维母细胞增生，以向邻近的肌肉组织或脂肪组织内浸润性生长，易于局部复发为特征，但不出现转移。

MRI表现为T1WI上的低或等信号，T2WI信号则根据肿瘤的细胞、胶原以及黏液性基质的不同比例而表现多样。如病变含有的胶原成分较多，则表现为T2WI低信号，如黏液成分较多，则T2WI为高信号。同样，其强化表现也依据其实性成分的多少而表现为不同程度的强化。

（六）肠系膜淋巴管瘤

肠系膜淋巴管瘤是先天性的良性脉管病变，主要由淋巴管发育异常所致。先天性肠系膜淋巴管瘤（primary mesenteric lymphangioma，PML）好发于少儿，成人较少见。70%的淋巴管瘤发生在头颈部，20%发生在腋窝，其他发生在网膜、腹膜后、腹腔内、肺和纵隔。腹部淋巴管瘤常发生在肠系膜，其次发生于网膜、结肠系膜和腹膜后。

在MRI上，肠系膜淋巴管瘤典型影像学表现为单房或多房囊性肿块，囊壁菲薄，T1WI低信号，T2WI高信号，类似于水的信号。单房者表现为单发较大囊肿样病灶，圆形或卵圆形；病灶为多房者其内可见不规则纤维分隔，增强扫描可见囊壁及纤维分隔轻度强化。当存在乳糜时，T1WI反相位信号降低；合并出血者T1WI可见囊内高信号，可见"液-液"平面；合并感染时囊壁增厚，囊内信号可不均匀，较为混杂。巨大病灶周围组织多受压变形移位或被包绕，但无明显浸润。肿瘤可沿组织间隙"爬行性生长"，同时累及多个组织间隙，病灶形态与局部间隙相吻合，呈塑形性改变，此为囊性淋巴管瘤较为特征性的影像学表现。

（七）肠系膜囊性畸胎瘤

成熟的囊性畸胎瘤常见于盆腔，偶发于肠系膜或腹膜，主要见于儿童患者。MRI上常表现为含脂肪的囊性病变。

（八）肠系膜囊肿

肠系膜囊肿病因不明。病理定义为发生于肠系膜，囊壁由纤维组织组成，内覆上皮细胞的囊肿，以浆液性与乳糜性囊肿多见。肠系膜囊肿主要发生在空、回肠系膜间和肠祥的系膜缘，少数可发生在盲肠、乙状结肠和横结肠的肠系膜，主要发生在小肠系膜。

MRI表现为腹腔内肠外长囊性结构，单发多见，呈圆形、类圆形改变，囊内呈水样T1长T2信号，囊壁菲薄、光整、锐利、均匀，无壁结节，增强后囊壁及囊腔无强化。病变体积较大可推移、压迫周围肠管，也可引起肠梗阻。肠系膜囊肿伴感染时，囊腔内含蛋白及细胞成分而使T1WI囊内信号升高，囊壁也因炎性渗出，间质充血、水肿而增厚。病灶周围可见片状、云絮状渗出，并与周围组织粘连，增强后囊壁强化。肠系膜囊肿伴出血时，囊内因含未凝血及蛋白成分而使信号进一步升高。

（九）肠系膜Castleman病

Castleman病（Castleman's disease，CD），又称为巨大淋巴增生症，或血管滤泡性淋巴组织结增生（vascular follicular lymphnode hyperplasia），是一种以原因未明的淋巴结肿大为特征的慢性淋巴组织增生性疾病。好发于青年。常见于胸部，有时累及肠系膜。肠系膜Castleman病分为局灶型、多中心型，后者少见，具有侵袭性生长特征，极少数可以转化为淋巴瘤。

该病变常表现为两种形式：单发性和多发性。单发性影像表现为边界清晰、高度血管化的孤立肿块，伴有或不伴有卫星结节；多发性则表现为肝脾肿大、腹水和弥漫的腺体病变。MRI上，T1WI为低信号，T2WI为高信号，外周的血管留空表示病变具有丰富的血供，增强后可见病变具有早期和明显的强化，伴有延时期的对比剂流出，部分病变中心可出现纤维板层样的结构而导致早期无强化。

二、肠系膜血管性疾病

（一）肠系膜上动脉栓塞

肠系膜上动脉平第一腰椎水平与腹主动脉呈锐角发出，且管腔较粗，故血液中的栓子容易进入肠系膜上动脉，导致肠管缺血、坏死，形成肠系膜上动脉栓塞。多数栓子位于中结肠动脉起始部，也可位于肠系膜上动脉主干，往往累及分支动脉。

肠系膜上动脉栓塞（superior mesenteric artery embolism）CE-MRA时腹主动脉、肠系膜上动脉正常强化，而栓子及肠系膜上动脉栓塞以远血管不强化，或变细，呈点状、椭圆形或弧形，甚至闭塞。栓塞导致的肠管继发改变包括：①肠壁增厚或变薄：两者机制不同，当肠壁缺血、缺氧时，可发生水肿增厚；而肠壁进一步发生坏死，肠壁内的固有肌层和神经均破坏失去功能，使肠壁丧失张力而扩张，肠壁变薄如纸样；②肠壁不强化或强化减弱：增强扫描时，病变处不强化或较正常肠管强化明显减弱；③肠管扩张伴有气液平面：在患者中较常见，为肠壁坏死、渗出、出血的表现，部分患者可见无气体存在的肠管扩张；④腹腔积液：当肠壁出血及大量渗出时可出现腹腔积液，表现为腹腔内液性信号影，且腹腔积液量随病情加重逐渐增多。

（二）肠系膜上/下静脉血栓

直接或间接的门静脉血管造影术虽然被认为是诊断肠系膜静脉血栓（mesenteric vein thrombosis）的金标准，但属于有创性检查。而快速、无创性成像方法如多层螺旋CT血管成像和MRI血管成像技术的迅速发展，成为检测肠系膜静脉血栓的主要方法，其中MRI所用对比剂无肾毒性以及无电离辐射的特点，使其在临床上的应用较CT更具优势。

CE-MRA能够在单次屏气中进行容积采集，消除运动和呼吸伪影，获得满意的诊断图像。肠系膜静脉血栓的主要MRA表现有：①闭塞性血栓：血管内出现充盈缺损，血管壁与血栓之间可见少量对比剂勾勒出血管轮廓（图7-6-2），或不能显示血管轮廓，血管走行区可见低信号；②非闭塞性血栓：血管中央或周边出现充盈缺损；③侧支循环。

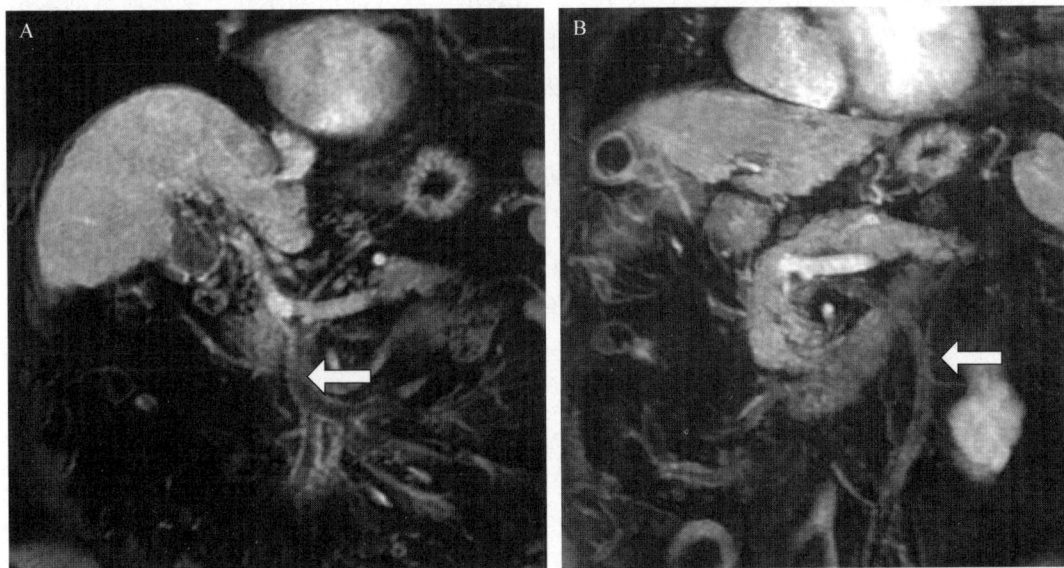

图7-6-2　肠系膜上/下静脉血栓的CE-MRI表现

肠系膜上、下静脉管腔内充盈缺损，血管壁与血栓之间少量对比剂勾勒出血管轮廓（箭头）

A. 肠系膜上静脉血栓；B. 肠系膜下静脉血栓。

（三）肠系膜血管炎

有研究报道，肠系膜血管炎的受累肠管范围以肠系膜上动脉分布区的空、回肠为主，而十二指肠是较特异的发病部位。肠系膜下动脉分布区的横结肠左半及降结肠、直肠则较少受累。病变肠管易呈多灶性分布，与肠系膜动脉某一分支的供血分布区域不对应。

MRI增强扫描是目前诊断肠系膜血管炎最有效的检查手段。其MRI征象主要包括肠管异常及肠系膜异常两方面。前者表现为肠壁均匀增厚及"靶征"样强化、肠壁气肿及肠腔扩张等；后者表现为肠系膜肿胀以及肠系膜小血管增粗、增多，特别是肠系膜边缘的小血管平行排列，呈"梳"状表现。这两类表现为肠系膜血管炎的直接征象，也是其病理表现在影像学上的反映。

虽然肠系膜血管炎患者腹部MRI通常有较明显的异常征象，但并不是其特异性表现。急性胰腺炎、机械性肠梗阻、腹膜炎、炎性肠病等均可出现肠管及肠系膜异常表现。根据影像学表现，肠系膜血管炎与机械性肠梗阻、炎性肠病鉴别可能较难，但与动脉粥样硬化或肠系膜动脉血栓所导致的缺血性肠病不同，肠系膜血管炎患者的肠系膜上动脉、肠系膜下动脉主干及主要分支均显影良好，无管壁增厚或腔内充盈缺损等表现。这也符合肠系膜血管炎为小血管炎的病理基础。

（四）肠系膜上动脉综合征

肠系膜上动脉综合征（superior mesenteric artery syndrome，SMAS）是指肠系膜上动脉及其伴行的静脉压迫十二指肠水平部，引起胃及十二指肠扩张及一系列临床表现的综合征。SMAS的发病因素较多，其中十二指肠水平或升部与肠系膜上动脉的解剖关系是基础因素。肠系膜上动脉从腹主动脉分出位置过低，与腹主动脉间夹角小于正常水平（40°~60°）或消瘦，腹膜后脂肪过少而失去对动脉压迫十二指肠的缓冲、铺垫作用，使十二指肠水平段受到压迫。

CE-MRA可直接清晰地显示肠系膜上动脉与腹主动脉间所形成的夹角和从该夹角中通过的十二指肠水平段的解剖关系，且较其他影像学检查方法更加安全可靠。SMAS的MRI征象包括：胃、十二指肠有不同程度扩张；在十二指肠通过肠系膜上动脉后，十二指肠肠腔显著缩小或消失，呈截然分界现象；十二指肠腔内及周围无软组织肿块；肠系膜上动脉与腹主动脉距离≤8mm，其夹角≤22°。

三、肠系膜其他疾病

（一）小肠系膜扭转

肠系膜扭转、肠扭转是临床常见严重的急腹症，可短时间内发生肠绞窄，易发生休克，病死率较高。死亡的主要原因常为诊断不明确而延误治疗，及时正确诊断和治疗对患者的生存和预后有着重要的临床意义。

患者急诊就医时常规首选腹部立卧位平片，而多层螺旋 CT 及 MRI 可以提供常规平片不能显示的重要信息，及时给临床提供可靠的诊断依据。MRI 安全无辐射，相对于 CT 更加安全。

肠系膜扭转、肠扭转 MRI 表现的主要征象是"漩涡征"，为肠管、肠系膜以肠系膜上动脉为轴心盘绕聚集形成的漩涡状影像，包括肠管的漩涡征和肠系膜血管的漩涡征，可作为 MRI 诊断肠系膜扭转的特异性征象。肠壁增厚、肠系膜水肿、肠腔扩张积液、肠壁积气及腹腔积液为肠系膜扭转的间接征象。肠系膜水肿、肠壁增厚、肠腔扩张积液、腹腔积液及肠壁积气的出现依次显示肠壁血运障碍严重程度。"靶环征"及肠壁强化减弱、肠壁积气及腹腔积液是提示绞窄性梗阻的可靠征象。

（二）肠系膜脂膜炎

肠系膜脂膜炎（mesenteric panniculitis，MP）是累及脂肪组织的慢性非特异性炎症，是以脂肪组织变性、坏死，慢性炎性细胞浸润和纤维组织形成的"假肿瘤结节"为特征的少见病。对肠系膜脂膜炎目前最有用的影像诊断方法是腹部 CT 和 MRI。MRI 检查对显示脂肪、软组织成分和血管是否受累优于 CT。

MRI 主要表现为两方面：①显示不同组织的信号特点，如以纤维组织为主的肿物，T2WI 呈低信号；②显示主要血管及其分支是否受累，正常血管表现为"流空效应"。因此 MRI 对显示病变纤维组织和评价血管是否受累方面是非常有帮助的。

（三）小肠淋巴管扩张

小肠淋巴管扩张症（intestinal lymphangiectasia，IL）是一种罕见病，1961 年由 Waldmann 首次报道。主要由于肠道淋巴管回流受阻，致使胃肠道黏膜、黏膜下、浆膜及肠系膜肠淋巴管扩张。当淋巴管内压力升高到一定程度时，导致淋巴管破裂，淋巴液漏出进入肠道或（和）腹腔。临床表现为低蛋白血症、淋巴细胞减少症、低丙种球蛋白血症及水肿等表现。可分为原发性和继发性小肠淋巴管扩张症。

MRI 表现为肠管扩张和节段性或弥漫性小肠壁增厚及水肿，增强扫描显示部分可见小肠壁呈"晕轮征"，增强扫描可见节段性小肠壁"晕环征"，即内环黏膜层呈明显强化高密度影，外环呈轻度强化的稍高密度影，中间层为相对低密度影，外层较薄，中间层较厚。腹腔积液的成分在压脂 T2WI 可有效提示是否存在乳糜腹的情况，为判断是否存在乳糜漏提供有效信息。

（郭劲松　董　健　岳云龙　金延方）

参 考 文 献

［1］　肖海, 王蓉, 赖剑. 大网膜炎性肌纤维母细胞瘤 1 例 [J]. 广东医学, 2014, 35 (12): 1977.

［2］ 陈建伯, 王云玲, 王志永. 特发性大网膜节段性梗死诊断与治疗 [J]. 河南医学高等专科学校学报, 2016, 28 (3): 176-178.

［3］ FOO K T, NG K C, RAUFF A, et al. Unusual small intestinal obstruction in adolescent girls: the abdominal cocoon[J]. Br J Surg, 1978, 65 (6): 427-430.

［4］ 王鲁仲, 齐滋华, 刘亚群, 等. 腹茧症的影像及临床诊断 [J]. 中国医学影像技术, 2005, 21 (3): 411-413.

［5］ 刘兰祥, 吴爽, 李京龙, 等. 小网膜囊继发病变的MRI诊断 [J]. 中国医学影像学杂志, 2009, 17 (2): 149-150.

［6］ 刘于宝, 胡道予, 夏黎明, 等. 小网膜囊病变的MRI诊断 [J]. 医学影像学杂志, 2004, 14 (2): 117-119.

［7］ YENARKARN P, THOENI R F, HANKS D, et al. Case 107: lymphoma of the mesentery [J]. Radiology, 2007, 242 (2): 628-631.

［8］ HASEGAWA S, SEMELKA R C, NOONE T C, et al. Gastric stromal sarcomas: correlation of MR imaging and histopathologic findings in nine patients [J]. Radiology, 1998, 208 (3): 591-595.

［9］ 郭学军, 刘鹏程, 王成林, 等. 淋巴管瘤的影像学诊断与病理相关性分析 [J]. 临床放射学杂志, 2006, 25 (11): 1059-1062.

［10］ 陈世勇, 郭天德, 赖清泉, 等. 侵蚀性纤维瘤的CT与MRI表现 [J]. 中华放射学杂志, 2002, 36 (5): 55-57.

［11］ 李永华, 李彦, 刘国红, 等. 降结肠巨大肠系膜囊肿1例 [J]. 中国医学影像技术, 2010, 26 (12): 2277.

［12］ 李富青, 马玉贤. 少见肠系膜囊肿影像表现1例 [J]. 医学影像学杂志, 2009, 7 (7): 863-869.

［13］ 田伟, 杨桂芬, 赵尚开, 等. 常规MRI和三维对比增强MR血管成像对门肠系膜静脉血栓的诊断 [J]. 临床放射学杂志, 2009, 28 (10): 1398-1401.

［14］ KHURANA B. The whirl sign [J]. Radiology, 2003, 226 (1): 69-70.

［15］ BLAKE M P, MENDELSON R M. The whirl sign: a non-specific finding of mesenteric rotation [J]. Australas Radiol, 1996, 40 (2): 136-139.

［16］ 杨维良, 张好刚. 肠系膜上动脉综合征 [J]. 中国现代普通外科进展. 2010, 13 (7): 505-508.

［17］ ROSA-JIMÉNEZ F, RODRÍGUEZ GONZÁLEZ F J, PUENTE GUTIÉRREZ J J, et al. Duodenal compression caused by superior mesenteric artery: study of 10 patients [J]. Rev Esp Enferm Dig, 2003, 95 (7): 480-489.

［18］ 齐滋华, 徐惠. 肠系膜脂膜炎的影像学表现 [J]. 医学影像学杂志, 2003, 13 (5): 355-357.

［19］ KRONTHAL A L, KANG Y S, FISHMAN E K, et al. MR imaging in sclerosing mesenteritis [J]. FJR, 1991, 156 (3): 517-519.

［20］ COOPER C I, SILVERMAN P M, FOVER L, et al. Abdominal case of the day. mesenteric panniculitis [J]. AJR, 1990, 154 (6): 1328-1329.

［21］ DAUMAS A, AGOSTINI S, VILLERET J, et al. Spontaneous resolution of severe, symptomatic mesocolic panniculitis: a case report [J]. BMC Gastroenterology, 2012, 12: 59.

［22］ AKRAM S, PARDI D S, SCHAFFNER J A, et al. Sclerosing mesenteritis: clinical features, treatment, and outcome in ninety-two patients [J]. Clin Gastroenterol Hepatol, 2007, 5 (5): 589-596.

［23］ISSA I, BAYDOUN H. MESENTERIC panniculitis: various presentations and treatment regimens [J]. World J Gastroenterol, 2009, 15 (30): 3827-3830.

［24］JOHNSON P T, HORTON K M, FISHMAN E K. Nonvascular mesenteric disease: utility of multidetector CT with 3D volume rendering [J]. Radio Graphics, 2009, 29 (3): 721-740.

［25］卢艳玉, 詹阿来. 血管淋巴瘤的CT及MRI诊断[J]. 中国CT和MRI杂志, 2010, 8 (6): 51-53.

［26］冯娟娟, 袁德全, 沈雪峰, 等. 腹部囊性淋巴瘤CT及MRI诊断[J]. 中国临床医学影像杂志, 2013, 24 (10): 745-747.

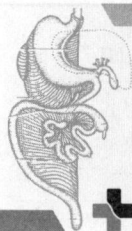

第八章
肠系膜疾病数字减影血管造影诊断（DSA）

第一节　概　　述

一、数字减影血管造影的兴起及发展

（一）血管造影的兴起与 Seldinger 穿刺法

HaSchek 和 LindentHal（1896年）最早提出了X线血管造影（X-ray angiography）的概念，即为通过注射可吸收X线的成像对比剂显示血管的方法。碘化钾和碘化钠由于具有较好的吸收X线的特性，又有着较好的生物相容性，早期被用作X线成像对比剂。1924年，Brooks把碘化钠注入股动脉，成功应用X线显像清晰地显示了腓动脉和胫后动脉（图8-1-1）。由于当时对于下肢血管闭塞的唯一有效办法是截肢，成功显示下肢动脉就显得尤为重要了。

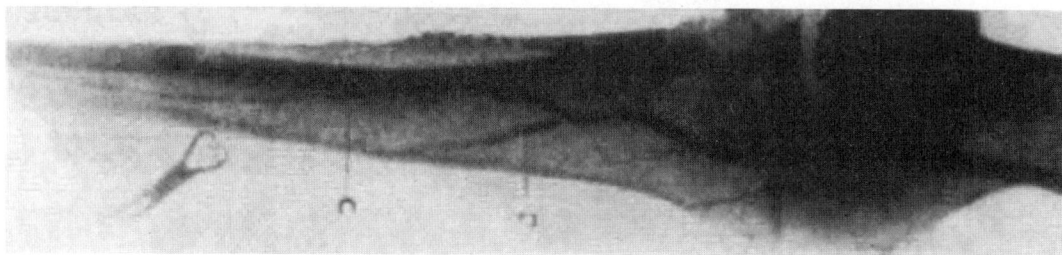

图8-1-1　1924年，Brooks应用碘化钠完成世界第一例下肢动脉造影。显示腓动脉和胫后动脉

20世纪40～50年代，泛影酸、碘他拉酸、甲泛影酸等离子型对比剂被开发出来，由于有着更低的毒性、更高的碘浓度，逐步取代了碘化钾和碘化钠复合物等无机碘对比剂。60年代末至70年代初，第一代非离子型对比剂甲泛葡胺的问世，开启了低渗透压、耐受性好的非离子型对比剂造影的时代。第二代与第三代非离子对比剂如碘帕醇、碘海醇、优维显、伊索显等在70年代中期至80年代相继被发明出来，由于它具有毒性低、性能稳定、相对低渗透压、耐受性好等优点，直至目前仍是最广为应用的对比剂。

血管造影（angiography）的早期阶段是需要外科医生切开肌肉、暴露血管才能穿刺进入动静脉，这不但费时费力，也增加了患者痛苦和手术相关风险，这大大限制了血管造影的推广和应用价值。1953年，Seldinger提出了经皮动脉穿刺、导丝引导插管的动脉造影法，即Seldinger穿刺法。这一方法使血管造影不需要暴露血管，直接经皮穿刺动脉，引入导丝导管，具有里程碑式的历史意义。

Seldinger在其1953年发表的论文中将这一方法的步骤归纳如下：①穿刺针以较小角度经皮穿刺血管，穿刺后将针头旋转180°，观察血液流出确保针头在血管内；②经穿刺针引入导丝；③导丝固定后，撤出针管，因为导丝管径小，需近端加压减少出血；④沿着导丝送入导管；⑤导管和导丝在穿刺部皮肤固定；⑥在通过导管观察到良好的动脉血流出后，撤离导丝（图8-1-2）。近年来，随着自然科学和材料学迅速发展，套管穿刺针和导管鞘的出现与广泛应用，进一步降低了操作难度以及穿刺出血量。

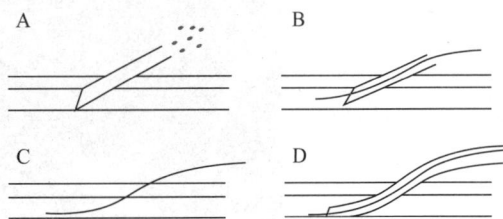

图8-1-2　Seldinger穿刺法的操作过程
A. 使用穿刺针穿刺血管，可见鲜红色动脉血从针尾部喷出；B. 由穿刺针管腔内引入导丝；C. 留置导丝，撤出穿刺针，可压迫穿刺点近端，减少出血；D. 循导丝引入导管鞘。

尽管Seldinger穿刺法的器械和操作过程得到不断的改良与优化，其核心始终是"经皮穿刺动脉，导丝引导导管"的过程。Seldinger穿刺法的发明，极大地推动了血管造影以及后续介入治疗的发展，不仅使介入放射学医师成为介入治疗的主角，更是介入放射学广泛应用于诊断和治疗多种临床疾病的基础。

（二）数字减影血管造影装置的进展

X线血管造影虽然通过在血管内注射对比剂的方法使血管显示出来，但是因为血管与骨骼及软组织重叠，血管造影的效果常常受到限制。数字减影血管造影（digital subtraction angiography，DSA）则是利用计算机处理数字化的影像信息消除骨骼和软组织影的减影技术，大大提高了血管显示的清晰程度。

20世纪80年代，将模拟视频信号转化为数字信号的数字X线成像发展起来。在此基础上，通过计算机计算与处理对比对比剂注射前后的数字信号变化，即可得到减除背景只存留血管影像的图像，此即为数字减影造影的基本过程。自从80年底第一代DSA问世以来，经过20多年的发展，DSA得到了进一步开发，在机器性能，成像方式、方法和速度，图像的存取、处理与显示，组织器官的形态和功能的定性分析，自动化和智能化程度等方面，都取得了明显的进展。

当今，DSA设备也有着新的发展变化：①旋转DSA与类CT三维成像：旋转DSA突破了传统DSA单平面成像的限制，旋转采集实现三维重建，医生可以任意角度观察所采集的病人的信息，对于观察病灶的三维形态及与周围的脏器的关系有着重要意义。例如应用三维数字减影血管造影（3D-DSA）技术行脑动脉瘤血管造影后容积重建，可清楚地显示动脉瘤的瘤颈、起源、位置与形态，以及与载瘤动脉关系等（图8-1-3）。②杂交手术室：杂交手术室融合了介入腔内治疗与外科全面处理操作的优势，弥补了各自的局限，

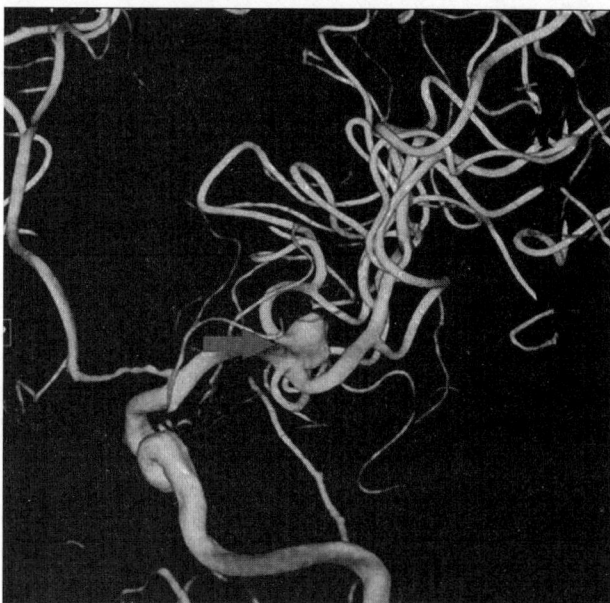

图8-1-3　3D-DSA显示颅内动脉瘤。大脑中动脉M1段动脉瘤（红箭头），三维血管
造影重建技术可充分显示动脉瘤位置、形态、与载瘤动脉位置关系等。

对于应用血管腔内介入治疗与外科治疗单一方法困难的病例有着很好的效果。为满足这一需求，新型DSA朝向着更大的C型臂活动度、更大的手术操作空间的方向不断改进。③人工智能与5G技术等领域的飞速发展，也为DSA诊断与治疗带来了新的变化，如隔离室外操作、术者手势控制投影等已经逐步应用到临床中，以后必将带来更深刻的变革。

二、数字减影血管造影基本原理与实践操作

（一）数字减影血管造影的基本原理

前已述及，数字减影血管造影的基本原理即为在血管内注入对比剂显示血管及靶区的形态与性质。具体操作为：通过穿刺动脉或静脉引入导管到达靶血管或者靶区域，注射对比剂，通过数字计算减除注射对比剂前的图像，即可单独清晰地显示靶血管，进而评估靶血管形态、血流的情况以及靶区血流灌注状态。

（二）适应证与禁忌证

各个部位血管造影的适应证各不相同，一般适应证包括以下几个方面：①出血性病变，造影部位出血，明确出血原因；②血管性病变，明确造影部位的血管狭窄、动脉瘤及血管畸形等；③占位性病变，需了解病变的供血来源、血供丰富程度及病变与重要血管之间的关系等；④其他需明确血供变化病变或者血管介入干预前的评估等。

不同部位的血管造影，禁忌证也不尽相同，而且在不同的临床情景下，血管造影的

禁忌证也是相对的。一般禁忌证包括：碘过敏者；有严重出血倾向者；有明显动脉硬化及严重高血压者；有严重肝、肾、心、肺疾病患者；穿刺处皮肤或软组织感染者。

（三）数字减影血管造影的一般操作流程

数字减影血管造影的应用非常广泛，因此不同部位的动静脉造影操作各不相同，以最常用的股动脉穿刺动脉造影为例，一般流程如下：

1. 术前准备

①完善血、尿常规，出、凝血时间，肝肾功能，心电图及胸片检查；②根据病情进行CT或MRI检查；③签署知情同意书；④穿刺部位备皮；⑤皮肤碘过敏试验；⑥必要时术前给予镇静药物。

2. 穿刺前准备

①消毒、铺巾，对穿刺部位按Ⅰ类手术切口消毒、铺巾；②建立静脉通道与麻醉、镇静药品准备；③连接高压注射器与动脉鞘、导丝、导管准备，并用肝素生理盐水冲洗。

3. 动脉穿刺

①确定穿刺点，一般穿刺点选取腹股沟韧带下方1cm处；②局部麻醉，在穿刺点附近皮下注射1%利多卡因，形成约1cm皮丘，然后再向深部穿刺注射麻醉股动脉周围，注意避免穿刺股动脉或股静脉；③应用改良的Seldinger穿刺法穿刺动脉，引入导丝导管。

4. 靶动脉导管超选与造影

①经导丝引导，到达目标血管，如目标血管管径较细，可交换为微导管微导丝超选择至目标血管，注意操作轻柔，避免损伤血管壁或刺激管壁导致血管痉挛；②选至目标血管，可连接导管到高压注射器，注射对比剂，造影观察血管的形态与功能。根据造影血管的不同，注射对比剂的压力与流量各不相同，一般主动脉弓可以选取流速20ml/s、流量25ml，而对于微导管细小动脉分支造影一般在流速2ml/s、流量5ml左右的水平。一般将造影导管放置在造影目标动脉的前方一段距离，并注意尽量避免导管口垂直于动脉壁。

5. 术后处理

①造影结束后，撤出导管。左手压迫穿刺点的上方，压迫止血10min，待确认无出血后，用无菌敷料覆盖穿刺点，弹力绷带加压包扎；②卧床，穿刺侧下肢，制动6h；③注意观察血压、脉搏和尿量，检查足背动脉搏动情况和穿刺局部情况；④必要时，静脉应用抗生素预防感染。

三、数字减影血管造影临床应用

如前所述，数字减影血管造影的一般适应证包括血管本身病变（狭窄、动脉瘤等）、出血性病变及占位性病变等，它不仅可以作为明确诊断的重要手段，更是进一步行血管内治疗的基础。因此，数字减影血管造影的临床应用非常广泛。因篇幅所限，本部分只列举数个临床应用较广、影响较大的数字减影血管造影以做简要说明。

（一）冠状动脉造影

冠心病是指冠状动脉发生粥样斑块增生或合并血栓形成导致的管腔狭窄、阻塞，引起冠状动脉供血不足、心肌缺血或坏死的疾病。我国冠心病患者约为1100万左右。伴随而来的就是心血管疾病的死亡率也逐年上升，2015年农村和城市心血管病的死亡率居于首位，高于肿瘤及其他疾病，并且发病率和死亡率呈逐年上升趋势。冠状动脉造影可清楚地将整个左或右冠状动脉的主干及其分支的血管腔显示出来，可以了解血管有无狭窄病灶存在，对病变部位、范围、严重程度、血管壁的情况等做出明确诊断，决定治疗方案（介入、手术或内科治疗），还可用来判断疗效。这是一种较为安全可靠的有创诊断技术，现已广泛应用于临床，被认为是诊断冠心病的"金标准"。

（二）脑血管造影

脑血管病是指各种原因引起脑动脉系统与静脉系统发生病理改变，导致脑内任一部位出现缺血或出血，从而引起的神经系统功能紊乱。脑血管病是临床常见的疾病，是造成人类死亡的三大疾病之一，致残原因之首，尤其对于50岁以上的人群危害更大。数字减影脑血管造影可清晰地显示脑血管大的走行、形态与灌注，是诊断动脉瘤、蛛网膜下腔出血、脑动脉狭窄或闭塞、颅内血管畸形、颈动脉海绵窦瘘等主要脑血管病的影像学诊断的"金标准"。由于脑血管成像时无呼吸运动伪影干扰，近年来开展起来的3D-DSA技术可以更加精确、清晰地显示血管的解剖结构，进而为血管性病变的诊断和治疗提供最佳投照角度，配合同时进行的2D-DSA造影图像，可满足介入医师术前、术中及术后判断病变血管部位、性质、大小等参数以及全脑血流动力学情况的需要，更好地指导临床治疗。

（三）肝恶性肿瘤肝动脉造影与化疗栓塞

原发性肝癌是最常见的恶性肿瘤之一，全球每年新发病例约74.83万，发病率为恶性肿瘤的第三位，致死率为第六位，其中一半发生在中国；其中70%～85%为肝细胞肝癌（hepatocellular carcinoma，HCC）。HCC的血供约70%～80%来源于肝动脉，利用这一基本原理，肝动脉化疗栓塞术（transcatheter arterial chemoembolization，TACE）应运而生。肝动脉造影可显示肿瘤的形态与供养肝动脉分支，即在DSA下，肿瘤显示为一根或数根肝动脉分支供应的团状染色。超选择至供养肝动脉分支后，给予化疗药物和栓塞剂，达到阻断肿瘤血供，同时在肿瘤局部聚集高浓度的化疗药物，以最大限度地杀伤肿瘤细胞，这一治疗方法即为TACE。TACE有着适应证广、创伤小、可重复性强、疗效较好的优势，已经被巴萨罗那临床肝癌分期与治疗指南中列为Stage B期的推荐治疗方法。

（四）出血性疾病的血管造影与血管内治疗

出血性疾病是一类常见的直接危及患者生命的凶险疾病，包括产后大出血、创伤性出血、咯血、非静脉曲张性消化道出血、门脉高压消化道出血、主动脉夹层动脉瘤、脑出血、外科术后出血等多病种。血管造影能够在较短的时间找到出血部位，进而对相应血管进行栓塞止血，使血压回升，纠正休克，为进一步治疗创造条件，因此对于出血的抢救具有极其重要的意义。

　　出血性疾病纷繁复杂，因篇幅所限，笔者仅以产后大出血为例做一简单介绍。产后大出血是指胎儿娩出后24h内，阴道分娩者出血量≥500ml或剖宫产者≥1000ml。产后大出血是分娩最严重并发症之一，是我国孕产妇死亡的首要原因。盆腔动脉造影可明确出血部位和出血动脉，再超选择插管至出血动脉，同时栓塞出血动脉的远侧和近侧分支，以阻断近侧直接供血与侧支供血，达到即时或永久栓塞的效果。DSA子宫动脉导管栓塞疗效确切，创伤较小，适应证范围广，可保留患者子宫。因此，DSA子宫动脉导管栓塞已经成为治疗妇产科大出血最有效的治疗手段。

第二节　腹部选择性血管造影相关的解剖学

一、肠系膜上动脉（superior mesenteric artery，SMA）

　　肠系膜上动脉约在平第一腰椎水平起自腹主动脉前壁，在脾静脉和胰头的后方下行，跨过胰腺钩突的前方，在胰腺下缘和十二指肠水平部之间进入小肠系膜，斜行向右下，至右髂窝处其末端与回结肠动脉的回肠支吻合（图8-2-1）。SMA绝大多数独立起自腹主动脉前壁，约占83.5%～97%。起始段常见的变异包括：①与肝右动脉共干，约占

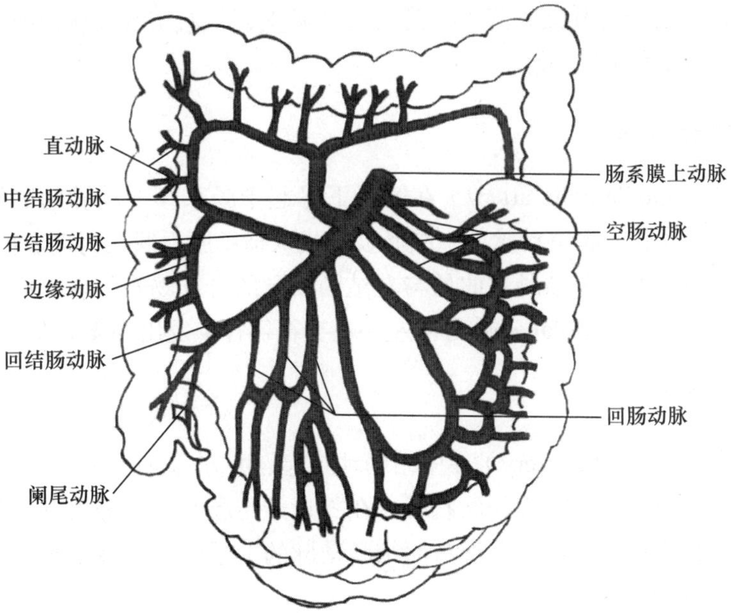

图8-2-1　肠系膜上动脉示意图

2.3%～11%；②与肝总动脉共干，占1.6%；③与腹腔动脉共干，占0.7%～3%；④与脾动脉共干。肠系膜上动脉的主干呈向左侧稍凸的弓状，从弓的凸侧依次发出胰十二指肠动脉和十余支空回肠动脉，从弓的凹侧依次发出中结肠动脉、右结肠动脉和回结肠动脉。

（一）胰十二指肠下动脉

胰十二指肠下动脉（inferior pancreaticoduodenal artery）较细小，经肠系膜上静脉的后方行向右上，分为前、后两支，分别与胰十二指肠上前和上后动脉吻合。此动脉有时起自第一空肠动脉。

（二）空回肠动脉

空回肠动脉（jejuno-ileal artery）发自肠系膜上动脉的凸侧，约12～17支，行于肠系膜内。上位的分布于空肠叫作空肠动脉，下位的分布于回肠叫作回肠动脉。一般空肠动脉比回肠动脉稍粗。每条肠动脉都分为升、降二支，并与相邻的肠动脉的升、降支吻合，形成第一级动脉弓。动脉弓的分支再吻合成二级动脉弓，依次可形成三、四、五级动脉弓。由最末一级动脉弓发出许多细小的直（管）动脉，自小肠系膜缘进入小肠壁，但这些动脉间的吻合甚少，尤其小肠系膜缘血运较差。一般在空肠近侧段与回肠末端仅有1～2级动脉弓，中间部位动脉弓级数较多，至空肠末段和回肠近侧段可多达4～5级。

（三）回结肠动脉

回结肠动脉（ileo-colic artery）为肠系膜上动脉凹侧最下方的分支，在腹后壁腹膜深面斜向右下行，一般分为升支和降支。升支为结肠支，与右结肠动脉降支吻合；降支又分为回肠支与盲肠支和阑尾动脉。

（四）中结肠动脉

中结肠动脉（middle colic artery）在胰头下缘起于肠系膜上动脉的凹侧，也可起自腹腔干、肠系膜下动脉或腹主动脉。中结肠动脉进入横结肠系膜，行向右前方，分为左、右二支。右支行向右上，至结肠右曲处与右结肠动脉的升支吻合；左支向左行，与左结肠动脉的升支吻合，称为Riolan动脉弓。左、右支在行程中发出小支分布于横结肠。

（五）右结肠动脉

右结肠动脉（right colic artery）在中结肠动脉起点下方起自肠系膜上动脉，或与中结肠动脉共干起始，经腹后壁腹膜深面右行，在靠近升结肠左缘处分为升、降支。升支上行与中结肠动脉右支吻合，降支下行与回结肠动脉的上干吻合。该动脉发出小支分布于升结肠上2/3部和结肠右曲。

二、肠系膜下动脉（inferior mesenteric artery，IMA）

肠系膜下动脉起自腹主动脉前壁，是腹主动脉的最后一条不成对脏支，位置最低，平第三腰椎及第三椎间盘高度（图8-2-2）。IMA发出后在左侧腹后壁腹膜的深面走行，沿途分支做结肠动脉、乙状结肠动脉和直肠上动脉，营养横结肠左部、降结肠、乙状结肠及直肠的上2/3，并与肠系膜上动脉及髂内动脉的分支吻合。

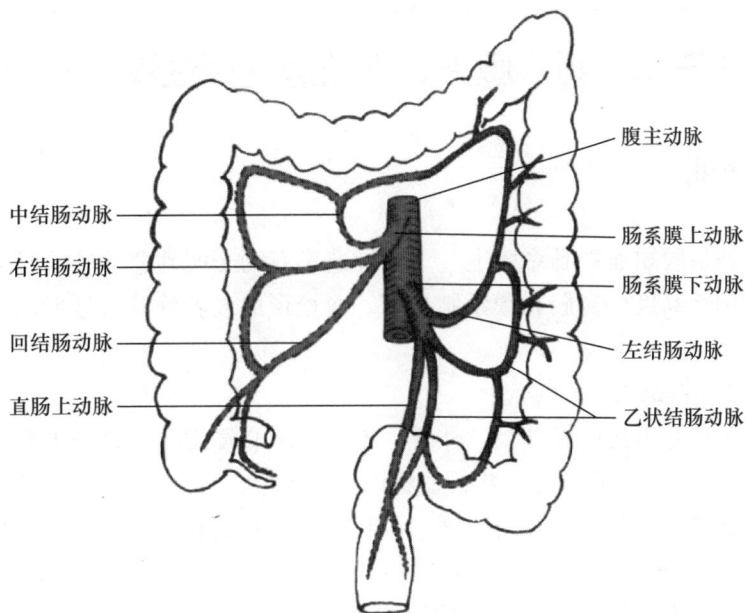

图8-2-2 肠系膜下动脉示意图

（一）左结肠动脉

左结肠动脉（left colic artery）在大约距IMA根部1～3cm向左侧及头侧发出，至降结肠附近分升支、降支，分别与中结肠动脉和乙状结肠动脉吻合，分支分布于降结肠。左结肠动脉的主要变异为与乙状结肠动脉共干。

（二）乙状结肠动脉

乙状结肠动脉（sigmoid colic artery）总共有1～6支，斜向左下方进入乙状结肠动脉内，各支间相互吻合呈动脉弓，分支营养乙状结肠。

（三）直肠上动脉

直肠上动脉（superior rectal artery）为IMA的直接延续，在乙状结肠系膜内下行，至第三骶椎分为2支，沿直肠两侧分布于直肠上部，在直肠表面和壁内与直肠下动脉吻合。

（四）腹腔脏器供血动脉的吻合

腹腔动脉、肠系膜上动脉和肠系膜下动脉之间存在着广泛的吻合支，对于维持腹腔脏器的血供有着重要的意义。

Riolan动脉弓（Riolan's arch），是中结肠动脉或副中结肠动脉发出的分支沿十二指肠空肠曲左侧附近向左下方行走与左结肠动脉的1支分支吻合而成，是SMA与IMA之间的重要交通支，在SMA或IMA缺血时可发挥重要的代偿作用。

第三节　肠系膜上、下动脉选择性造影应用

一、适应证

（1）急性肠系膜缺血：肠系膜上、下动脉造影有助于明确急性肠系膜缺血的病因及部位，尤其适用于高度怀疑肠系膜动脉栓塞、血栓形成或者静脉血栓形成等疾病拟进一步行血管内治疗者。

（2）慢性肠系膜缺血。

（3）肠系膜动脉出血。因外伤、外科手术后、肿瘤侵袭等所致的出血，保守治疗无效，拟明确出血程度和部位并进一步行血管内栓塞治疗者。

（4）肠系膜肿瘤及其他腹腔内肿瘤，拟明确肿瘤的供养血管并进一步行灌注栓塞治疗者。

（5）肠系膜扭转，欲明确肠系膜动脉受累程度者。

二、禁忌证

（1）进展期肠系膜缺血，尤其是怀疑肠坏死者。

（2）出现休克及不能耐受血管造影的危重患者。

（3）肝、肾功能严重衰竭，凝血功能严重障碍者。

（4）穿刺处皮肤感染者，为相对禁忌证，对于股动脉入路存在感染者，可考虑桡动脉入路。

三、手术操作

（一）术前准备

在行血管造影前首先应了解患者的病史，仔细评估患者术前CT、MR及超声影像资料，初步确认病变血管的位置范围及周围情况，确定造影的部位和范围及后续可能的治

疗方案。

1. 实验室检查：完成全血计数、综合代谢指标、血清乳酸、凝血功能等实验室检查评估。

2. 药物准备：肝素化生理盐水；1%利多卡因用于穿刺前局部麻醉；镇静药物，常用芬太尼或咪达唑仑等，对于躁动不安者，可以考虑全身麻醉；胰高血糖素，对于胃肠道活动亢进者可考虑静脉给予1mg胰高血糖素，糖尿病患者禁用。

3. 患者准备：如实地向患者或家属交代检查治疗的目的、方法、价值及可能发生的不良反应和并发症，并签署知情同意书。

4. 一般造影准备：腹股沟备皮，碘过敏试验，术前禁食、禁水6h等。

5. 器械准备：①导管和导管鞘：股动脉穿刺套装；冲洗导管，如猪尾导管或者OmniFlush，主要用于腹主动脉造影；选择性导管，如弯头朝向前方的Kumpe导管和Cobra导管，弯头向后的Simmons导管和Mickaelsson导管；0.018英寸微导管与微导丝；②导丝：0.035英寸亲水泥鳅导丝；加硬导丝，如Amplatz导丝等。

6. 仪器准备：数字化减影血管造影机、高压注射器等。

（二）手术操作

1. Seldinger穿刺法建立动脉通路。一般选择股动脉，如股动脉或腹主动脉钙化严重通过困难，可考虑桡动脉入路。

2. 送入猪尾导管，一般将导管在肾动脉成袢后，置于T12椎体水平。

3. 连接高压注射器，以15～20ml/s注射对比剂造影，显示腹主动脉。前后位适用于评价腹主动脉疾病、肠系膜动脉分布及总体灌注情况；侧位适用于评估腹腔干及肠系膜上、下动脉的起源，对于起始部狭窄或梗阻的观察尤其适用。

4. 选择进入SMA或IMA。根据SMA或IMA起始部走向选择适用的导管，一般较平直时应用弯头向前的kumpe导管或Cobra导管，如果角度锐利或者起始部狭窄，可考虑使用弯头向后的Simmons导管或Mickaelsson导管。

5. 注射对比剂，获取DSA图像。一般按3～6ml/s注射30～45ml。延时30～40s，观察肠系膜动脉。

6. 分析DSA图像，确认或排除相关病变。

（三）术后处理

完成造影操作后，在移除导管鞘前，检查穿刺点脉搏情况，检查凝血状况，如果为不凝血或凝血非常缓慢，可考虑给予鱼精蛋白。

股动脉穿刺点撤出导管鞘后，立即按压穿刺点及穿刺点上方，有力按压，保持股动脉血流近乎中断2～3min，然后降低压力继续按压15min。如果还继续出血，则继续按压。

按压结束后，沙袋加压止血，沙袋要位于穿刺点的上方。卧床，下肢制动6h。

术后注意间断监测手术侧下肢脉搏及生命体征，观察穿刺点，注意有无穿刺点血肿形成。

四、肠系膜上、下动脉造影的并发症及其预防与处理

（一）穿刺相关并发症

穿刺相关并发症包括穿刺部位出血、血肿、假性动脉瘤和动静脉瘘形成。在腹股沟周围皮肤红紫、皮下瘀血、局部肿胀。主要原因有：腹股沟韧带以上水平穿刺，反复多次穿刺，穿刺动脉硬化，压迫点位置不准或者压迫时间不足，术后过早活动，抗凝药物应用过量，高血压等。预防措施主要为：避免穿刺点过高，压迫止血点位置准确，对于高危患者术前CT评估可考虑使用血管封堵器，术后注意密切观察穿刺部位变化等。小面积的血肿不需要处理，大面积血肿需手术切开清除。少量腹膜后出血，可观察保守处理；大量的腹膜后出血，需要外科处理或行覆膜支架封闭处理。对于较小的假性动脉瘤，可观察保守处理；对于较大的假性动脉瘤，可采用瘤内注射凝血酶治疗或选择外科修补术治疗。

（二）术中动脉损伤

肠系膜上、下动脉造影时，病变严重或者操作不当，可能引起动脉损伤。常见的损伤主要包括血管痉挛、动脉夹层、动脉破裂或穿孔等。操作过程中动作粗暴可刺激动脉壁导致动脉痉挛，如果不及时处理可引起急性动脉血栓形成及肠系膜急性缺血。从造影导管中缓慢注入罂粟碱30mg，5min后再次造影观察，一般可缓解。当肠系膜上、下动脉高度狭窄或者闭塞病变时，导丝或者导管通过时容易引起动脉内膜掀起形成夹层，操作粗暴可能进一步导致动脉穿孔。出现夹层时，可将导丝、导管退出夹层处，重新操作，或者行内膜下血管成形术封闭夹层。导丝、导管引起的动脉穿孔一般不需要处理，停止操作后观察即可。细心操作，在透视指导下观察导丝、导管方向，在动脉路径不明确的情况下，造影明确路径后再进一步推进导丝，有助于避免术中损伤动脉。

（三）急性血栓形成或动脉栓塞

术中操作损伤血管壁或术后抗凝不够，可能导致急性动脉血栓形成。动脉血栓形成后，应立即予以动脉导管溶栓治疗。预防措施主要是术前3天开始抗血小板治疗，术中全身肝素化，如果造影时间过长，应追加肝素。

术中动脉附壁血栓或者斑块脱落可引起远端动脉栓塞。小的栓子可应用抗凝、溶栓、扩管等处理，大的栓子需手术取栓。

（四）对比剂肾病

对比剂的应用可引起肾损害。对比剂注射后3天内血肌酐上升25%或增加44 μmol/L

以上，可诊断为对比剂肾病。预防措施为：充分水化，术前12h至术后24h持续性水化；适当应用利尿剂；尽量减少对比剂用量和选用等渗的非离子型对比剂等。

第四节　急性肠系膜缺血性疾病的数字减影血管造影

肠系膜缺血性疾病是一类具有多种临床和病理变化的复杂病变，主要分为急性肠系膜血管缺血、慢性肠系膜缺血及缺血性肠炎三大类。急性肠系膜缺血（acute mesenteric ischemia，AMI）是各种原因所致的肠系膜血管闭塞或血流量锐减引起的肠壁缺血坏死和肠管运动功能障碍的一种综合征。急性肠系膜动脉缺血是一种威胁生命的常见急腹症，死亡率可达69%，早期诊断与治疗对预后有着重要影响。本节主要论述肠系膜动脉造影在各类常见肠系膜急性缺血中的诊疗意义。

一、肠系膜上动脉栓塞（superior mesenteric artery embolus，SMAE）

肠系膜上动脉栓塞即各种原因所致的栓子脱落至肠系膜上动脉引起的肠系膜上动脉栓塞。SAME是引起急性肠系膜缺血最常见的病因，约占50%。SMAE大多有着基础疾病，常见的有冠心病、房颤、动脉硬化、动脉瘤、血栓闭塞性脉管炎等。其中，来自心脏病的患者最多见，且多伴有房颤，约占SMAE的80%～90%。SMAE起病急骤，可出现Bergan三联征，即症状与体征不符的剧烈上腹或脐周疼痛，胃肠道异常排空亢进现象和伴发房颤的器质性心脏病三联征。

肠系膜上动脉DSA造影是明确SMAE诊断的金标准，尤其适用于CTA或MRA无法明确诊断或拟进一步行血管内治疗的患者。肠系膜上动脉造影为最直观准确的诊断方法，可以明确肠系膜上动脉栓塞的位置、程度、远端血流状况等。SMAE的直接征象是SMA内的中心性充盈缺损，完全栓塞可见动脉血流完全中断，即为截断征；部分栓塞可见管腔部分充盈缺损，管腔局部狭窄（图8-4-1）。相应地，分支血管栓塞表现为相应分支的截断或充盈缺损。约15%的栓子位于SMA的起始部，大多位于动脉管径由粗变细的移行区域，超过50%栓子距起始部位6～8cm远，以中结肠动脉开口

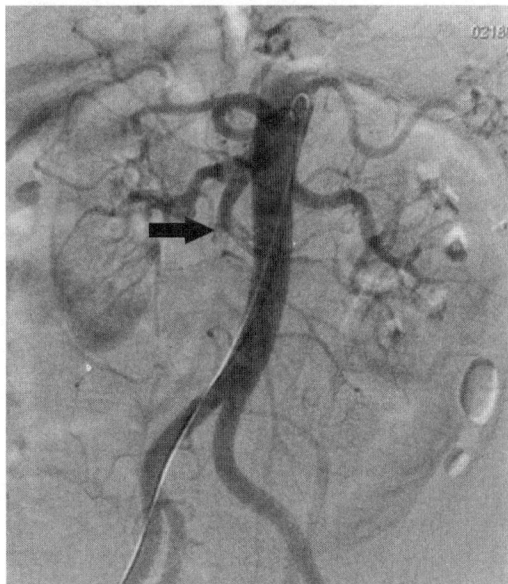

图8-4-1　肠系膜上动脉栓塞。
腹主动脉造影显示肠系膜上动脉中段截断（黑箭头），远端显影较淡。（此图由栾景源提供）

处最为多见。间接征象为肠管蠕动减慢，活动度减低，严重者可合并麻痹性肠梗阻，可见肠管扩张、肠腔积气积液等，但一般不敏感。

肠系膜上动脉造影时宜分别投照前后位及侧位。侧位造影可避开重叠的主动脉，更清楚地显示肠系膜上动脉栓塞的部位和狭窄程度。肠系膜上动脉造影完毕后，也应根据需要进一步选择插管至其他动脉（如肠系膜下动脉等），明确其他侧支的代偿情况。

二、肠系膜上动脉血栓形成

肠系膜上动脉血栓形成（superior mesenteric arterial thrombosis，SMAT）一般发生在肠系膜上动脉本身存在病变（粥样斑块）的基础上，在一定诱因下形成。常见的医源因素有动脉瘤手术、冠状动脉搭桥、肠手术等。相比于SMAE，SMAT起病隐匿，病程相对较长。临床表现多有餐后腹痛、惧食性体重减轻、排便习惯改变三联征。此三联征可以不同时出现，从而被误诊。

目前，肠系膜上动脉DSA造影仍被认为是诊断SMAT的金标准。SMA的管腔逐渐部分性狭窄或完全性中断为最重要的直接征象（图8-4-2）。部分性狭窄时边缘可略毛糙，这主要是由于血栓表面并不光滑。SMAT的另一征象为狭窄近端SMA管径增粗，少数可见大于SMV的管径，因此，造影时延迟显像，对比观察SMA与SMV的管径也具有一定的提示意义。肠系膜动脉血栓形成常发生于动脉粥样硬化的基础上，因此病变多位于腹腔动脉、肠系膜上动脉和肠系膜下动脉起始部。造影时宜增加侧位造影，可避免主动脉干扰，更清晰充分显示狭窄的部位、程度等。SMAT一般病史较长，造影时可有侧支循环形成，这为本病特征性的表现之一。与SMAE类似，SMAT导致的肠缺血可使肠管蠕动减慢、活动度减低，严重者可致肠管扩张、肠腔积气、积液等，可作为SMAT造影的间接征象。

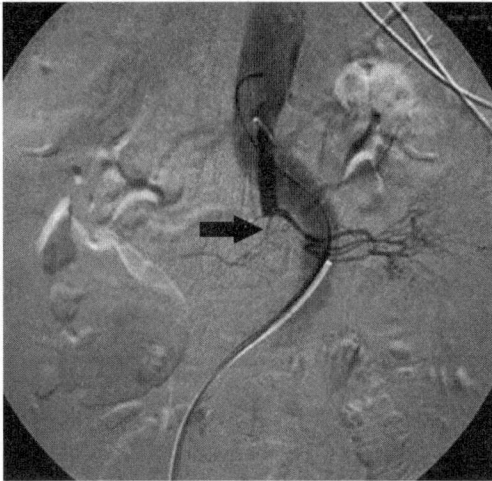

图8-4-2　肠系膜上动脉急性血栓形成。肠系膜上动脉造影显示肠系膜上动脉中段中断（黑箭头），远端未见显影。置管抽吸后见大量新鲜血栓，证实肠系膜上动脉急性血栓形成的诊断。

三、肠系膜上静脉血栓形成

肠系膜上静脉血栓形成（superior mesenteric vein thrombosis，SMVT）约占急性肠系膜缺血的15%。SMVT根据发病原因分为继发性和特发性，继发性约占90%，多继发于肿瘤、创伤、局部炎症等；特发性约占10%，无明显诱发因素。病变早期，肠系膜静脉未完全闭塞，静脉压升高，主要表现为肠黏膜出血、溃疡。随着病变进展，管腔完全闭塞，瘀血加重，可出现肠壁水肿、小肠绒毛破坏，严重者可致肠道坏死。SMVT一般病程较长，主要临床表现为腹部不适、腹胀、大便习惯改变等，呈进展性加重，可突发腹部剧烈疼痛，恶心、呕吐、腹泻及便血等。

肠系膜上动脉DSA造影是否为SMVT首选检查尚存争议，但仍然是诊断SMVT的重要方法。SMVT在造影中的主要表现有：肠系膜上动脉及其分支广泛性痉挛；对比剂向主动脉反流，严重者可反流至主动脉弓；动脉显影时间延迟，大于40s；肠系膜静脉显影延迟或不显影；肠系膜上静脉主干或较大分支内可见血栓存在或充盈缺损，此为SMVT最典型征象；网膜静脉迂曲扩张；对比剂渗入肠管内。

对于高度怀疑SMVT或拟进一步行腔内溶栓治疗的患者，也可以考虑行经皮经肝门静脉途径SMV造影或经颈静脉肝内门体分流术（transjugular intrahepatic porto-systemic shunt，TIPS）途径SMV造影。这两种SMV逆行造影方式可直达SMV的主干分支，显示主干分支管腔狭窄情况。SMV引入导管后，到达血栓部位，可直接行机械取栓或置管溶栓等。经皮经肝穿刺途径操作较简单、对设备要求不高、手术时间短，是目前较为常用的腔内治疗途径。缺点是导管鞘和抽吸血栓的导管较粗，合并抗凝治疗时容易出现严重腹腔内出血，细针穿刺或用钢丝圈、明胶海绵条封闭穿刺道，可减少或降低腹腔内出血。经TIPS途径一般用于治疗重症复杂病例，优点是穿刺道不经过腹腔，适用于存在腹水和凝血功能障碍者。另外，对于SMV广泛血栓需长期置管持续治疗的患者，更为便利。

四、非闭塞性肠系膜缺血

非闭塞性肠系膜缺血（non-occlusive mesenteric ischemia，NOMI）约占急性肠系膜缺血的20%～30%，它包括了所有无肠系膜血管阻塞的缺血。NOMI一般由心输出量减低、肠系膜动脉灌注不足所致，常常合并有心肌梗死、充血性心力衰竭、主动脉瓣闭合不全及肝、肾疾病等。临床表现特异性较差，可表现为单纯腹痛，也可出现腹胀、腹部压痛、肌紧张、肠鸣音减弱、恶心、腹泻等。患者的预后常较差。早期诊断对患者的预后有着重要意义。

肠系膜上动脉造影目前仍为诊断NOMI的金标准。造影的主要表现为肠系膜动脉主干与分支广泛性痉挛，呈"腊肠症"（图8-4-3），

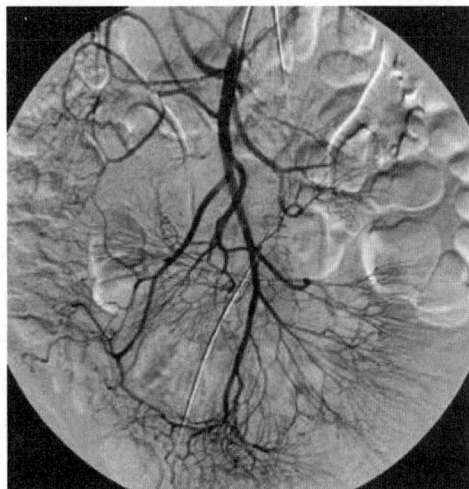

图8-4-3 非闭塞性肠系膜缺血。
肠系膜上动脉造影显示肠系膜上动脉多发的分支痉挛样改变、交替性不规则狭窄与扩张。（此图由栾景源提供）

Siegelmann 等提出肠系膜血管痉挛 DSA 下的诊断标准：①肠系膜上动脉多发的分支开口处的狭窄。②交替的小肠血管分支的扩张和狭窄。③肠系膜血管弓痉挛。④小肠壁间血管充盈受损。以上征象对于 NOMI 并不具有绝对特异性。一般具有以上至少一个征象，又排除了其他急性肠系膜缺血性疾病者，可考虑为 NOMI。NOMI 以上造影表现和 SMVT 有许多相似之处，一定注意观察延迟期静脉显影，排除因 SMVT 所致的肠系膜动脉痉挛。

第五节　慢性肠系膜缺血性疾病的数字减影血管造影

慢性肠系膜缺血（chronic mesenteric ischemia，CMI）是指肠系膜血管慢性间断性或持续性灌注不足，肠系膜血液流动不能满足内脏器官代谢需求，而引发的肠道缺血性损伤病变。临床上表现为反复的餐后腹部绞痛，并伴有体重明显减轻、腹泻和营养不良等。CMI 的发病率较低，约占肠系膜缺血性疾病的 5%。CMI 主要由动脉粥样硬化性血管狭窄引起，约占 95% 以上，其他原因较不常见，包括闭塞性血栓血管炎（Buerger 病）、结节性多动脉炎、Takayasu 病、Cogan 综合征（角膜间质炎）、白塞病、纤维肌发育不良、主动脉瘤以及先天性肠系膜动脉缺陷、膈肌中脚压迫综合征等。由于发病率低，症状不典型，常使诊治延误，导致严重的并发症和较高的病死率。因此，CMI 的及时发现与早期诊断，有着非常重要的意义。

随着影像诊断不断发展，尤其是 CT 血管造影重建技术的进步，目前 CT 血管造影对 CMI 的诊断有着较高的灵敏度和特异度。虽然肠系膜血管 DSA 检查仍然是诊断 CMI 的金标准，但由于其属于有创性操作，目前一般适用于计划进一步行血管内治疗的患者。肠系膜血管 DSA 可显示血管狭窄或阻塞的部位、程度、范围、性质以及侧支循环建立情况。腹腔干、SMA 及 IMA 之间有着丰富的交通支，一般单一肠系膜动脉狭窄不会引起临床症状，至少有 2 支血管狭窄程度＞50% 时，侧支循环不能代偿，才会出现肠道缺血症状。大约 90% 的慢性肠系膜缺血患者同时具有腹腔动脉和 SMA 的明显阻塞，而这些患者的一半具有 IMA 的明显阻塞。因此，至少 2 支肠系膜动脉狭窄 50% 以上或者血流少于正常的 1/3，具有诊断意义。同时，需要警惕无症状的肠系膜动脉狭窄（＞50%）患者。据研究显示，近 86% 的无症状肠系膜动脉狭窄患者发展成症状性狭窄。侧支循环的存在提示缺血的时间较长，对 CMI 的诊断具有提示作用。少数患者单一动脉狭窄也可出现症状，这可能与侧支循环未能充分建立有关。因此，造影时一定要分别选择腹腔干、SMA、IMA 及其他可能腹部血管，充分评估狭窄血管供血区的侧支循环情况。如血管造影禁忌或不能下结论，病人症状严重，应手术探查。

第六节　其他肠系膜血管疾病的数字减影血管造影诊断

一、孤立性肠系膜上动脉夹层

孤立性肠系膜上动脉夹层（isolated superior mesenteric artery dissection，ISMAD）即指夹层仅发生于肠系膜上动脉而无主动脉及其他分支动脉受累。ISMAD是一种相对罕见的肠系膜动脉疾病，截止到2014年12月，我国报道的病例共有数百例。ISMAD的病因尚不完全确定，高血压、动脉粥样硬化、血管炎、结缔组织病、动脉囊性中层坏死、肌纤维发育不良，都可能与发病有关。临床上主要表现为突发性剧烈腹痛，脐周多见，疼痛程度与夹层撕裂的长度正相关。如果SMA真腔受压严重而周围侧支代偿不足，可能出现肠系膜动脉缺血症状，如恶心、呕吐、腹泻、黑便等，也可能伴有肠梗阻症状。

目前，腹部增强CT，尤其是CT血管造影，是诊断ISMAD的首选影像诊断手段。腹部增强CT可显示ISMAD的真假腔、有无瘤样扩张、累及的范围，还可观察肠缺血的表现如肠壁是否水肿、有无增强等。动脉造影仍然是诊断ISMAD的金标准，在动态显示真腔血流和假腔堵塞SMA分支血运方面有着独特的优势。Sakamoto等提出将ISMAD分为4型：Ⅰ型，假腔有入口和出口；Ⅱ型，假腔只有入口而无出口；Ⅲ型，假腔内可见血栓伴溃疡样龛影（从真腔突入假腔的有血流充盈的囊袋状影）；Ⅳ型，假腔内完全为血栓，无溃疡样龛影。此后有学者在Sakamoto分型基础上进行改进。Yun等提出将ISMAD分为3型：Ⅰ型，假腔有入口和出口；Ⅱ型，假腔有入口而无出口，其中Ⅱa型假腔可见血流，Ⅱb型假腔完全被血栓占据，可伴真腔狭窄；Ⅲ型为SMA闭塞（图8-6-1）。此种分型较为简便，是临床上应用最为广泛的一种。

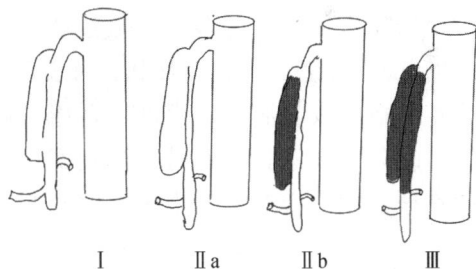

I　　Ⅱa　　Ⅱb　　Ⅲ

图8-6-1　ISMAD Yun分型

二、肠系膜上动脉瘤

肠系膜动脉的动脉瘤主要包括肠系膜上动脉瘤（superior mesenteric artery aneurysm，SMAA）和肠系膜下动脉瘤（inferior mesenteric artery aneurysm，IMAA）。SMAA与IMAA分别约占内脏动脉瘤的5.5%与不足1%，属于临床罕见疾病。目前研究以个案报道为主，尚缺乏全面深入的研究。本部分以SMAA为例，做一简要介绍。与周围动脉瘤一样，SMAA也分为真性动脉瘤和假性动脉瘤。假性动脉瘤多继发于胰腺炎，真性动脉瘤的原因包括动脉粥样硬化、发育异常、中膜坏死及动脉胶原异常等。SMAA一般为无明显的临床症状，一旦破裂可出现非特异性腹痛，表现为消化道出血、腹腔出血或腹膜后出血

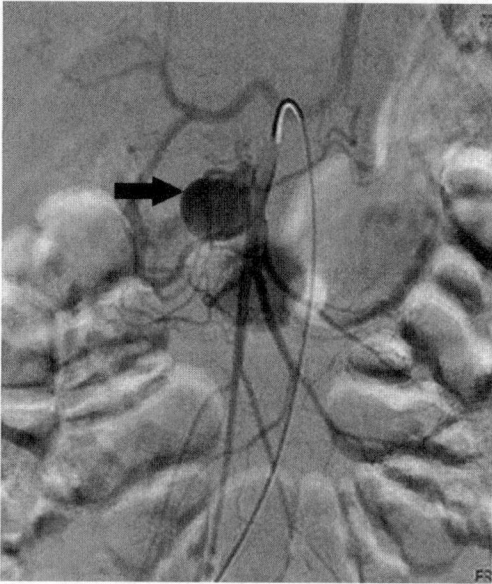

图 8-6-2　肠系膜上动脉瘤。肠系膜上动脉造影
显示肠系膜上动脉近段巨大动脉瘤（黑箭头）。

的症状。由于动脉瘤破裂所导致的死亡率高，属于介入急症，需积极治疗。

随着介入放射学的发展，介入治疗已经成为SMAA的首选治疗方法。因此，SMAA的DSA诊断主要用于以出血为临床表现而怀疑动脉瘤的病人。SMA血管造影可单独显示血管结构，显示动脉瘤灶的位置与载瘤的动脉关系，清晰地显示瘤蒂（图8-6-2）。对于复杂不易诊断的病例，可使患者屏气，行3D-DSA造影重建，一般可全面清楚地显示动脉瘤的瘤颈起源与形态。DSA也可动态显示对比剂在血管和瘤体内的流动，可实时观察动脉瘤对比剂外溢等征象。

三、肠系膜上动脉静脉瘘

肠系膜上动脉静脉瘘（superior mesenteric arteriovenous fistula，SMAVF）即肠系膜上动脉与静脉的直接交通形成的血流短路。其病因包括先天性与后天性，先天性病因为胚胎期动静脉异常交通残留，后天性病因主要为创伤与手术。SMAVF属罕见疾病，据报道其发病约为0.09%，死亡率约为39%～77%。SMAVF轻症者多无明显症状，重症者可出现区域性门脉高压症状，可表现为消化道出血、大量腹水、腹部不适感、腹痛等。临床表现不典型，易误诊及漏诊，因此充分认识本病对指导临床实践具有积极意义。

DSA是诊断本病的金标准。但是由于具有创伤性及放射性，目前不作为诊断SMAVF的常规手段，只有当高度怀疑SMAVF而CTA及MRA无法明确时，或拟明确诊断后进一步介入治疗时，可选择DSA肠系膜上动脉造影予以诊断。DSA可显示异常增粗的SMA分支供血动脉、扩张的引流静脉及静脉窦，可显示瘘口的位置与形态，能够动态显示血流方向及血流量，可明确病变血管的数量及管径大小（图8-6-3）。

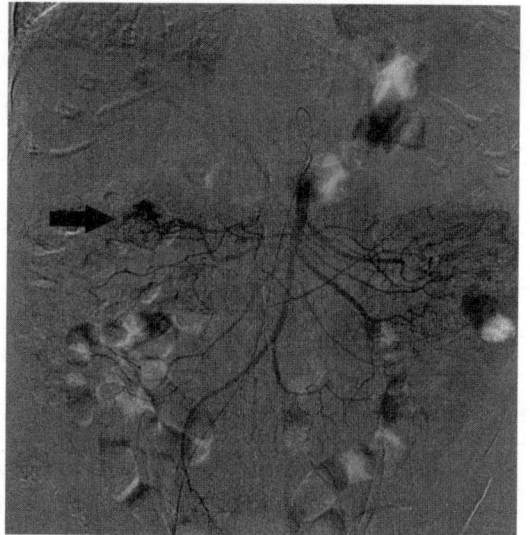

图 8-6-3　肠系膜上动脉分支动静脉瘘。肠系膜
上动脉造影显示异常增粗的SMA分支供血动
脉、扩张的引流静脉及静脉窦，能动态显示血
流方向及血流量。（此图由栾景源提供）

四、肠系膜上动脉综合征

肠系膜上动脉综合征（superior mesenteric artery syndrome，SMAS）是指由于肠系膜上动脉与腹主动脉之间的夹角过小，导致通过其间的十二指肠受压，引起的十二指肠近端肠管急性或慢性梗阻的综合征。本病诊断的主要影像学方法为消化道钡餐造影及腹部平扫CT，主要表现为十二指肠近端梗阻。结合上腹胀痛、呕吐含胆汁肠内容物等典型症状，一般可确定诊断。DSA造影可显示肠系膜上动脉走行，测量与腹主动脉夹角，但相较于CTA并无明显诊断优势，因此并非常规诊断手段。

第七节　肠系膜肿瘤诊断

肠系膜肿瘤原发性的很少，大多为继发性，以转移瘤最为常见，其次淋巴瘤、黏液癌病、胃肠道间质瘤等。腹膜转移瘤是最常见的腹膜实性肿块。胃肠道和卵巢是最常见的原发病灶。转移通常表现为饼状大网膜和腹水。非霍奇金淋巴瘤是淋巴结肿大的最常见的原因。

一般而言，DSA并不是诊断肠系膜肿瘤的常规手段，如果准备行局部灌注化疗或肿瘤侵袭腹腔血管致出血时，可考虑肠系膜动脉造影。

（高　堃　杨翔宇）

参 考 文 献

［1］　杨建勇, 陈伟. 介入放射学理论与实践 [M]. 3版. 北京: 科学出版社, 2014.

［2］　王琳. 大型数字化平板DSA设备技术新进展[J]. 社会医学杂志, 2012, 10 (10): 53-54.

［3］　艾民, 阮兴云, 王玉坤, 等. 数字减影的历史、现状和未来发展趋势[J]. 医疗装备, 2000, 13 (6): 1-6.

［4］　WIBLE B C. Diagnostic imaging: interventional procedures [M]. 2nd ed. London: Elsevier, 2018.

［5］　陈伟伟, 高润霖, 刘力生, 等. 中国心血管病报告2017概要[J]. 中国循环杂志, 2018, 33 (1): 1-8.

［6］　WHO. The global burden of disease 2004 [R]. Geneva: World Health Organization, 2008.

［7］　谢名洋. 数字减影血管造影在脑血管病临床诊断中的应用研究进展[J]. 医学综述, 2015, (5): 868-870.

［8］　JEMAL A, BRAY F, CENTER M M, et al. Global cancer statistics [J]. CA Cancer J Clin, 2011, 61 (2): 69-90.

［9］　BRUIX J, LLOVET, J M. Major achievements in hepatocellular carcinoma [J]. Lancet, 2009, 373 (9664), 614-616.

［10］　LINDQUIST J D, VOGELZANG R L. Pelvic artery embolization for treatment of postpartum hemorrhage [J]. Semin Intervent Radiol, 2018, 35 (1): 41-47.

［11］ 单鸿, 姜在波, 马壮. 临床血管解剖学——介入放射学动脉图谱 [M]. 广州: 广东世界图书出版公司, 2001.

［12］ 邱怀明, 曾晓华, 闫小纺, 等. 急性肠系膜缺血的 DSA 诊断和经皮血管内治疗的临床价值探讨 [J]. 医学影像学杂志, 2010, 20 (11): 1678-1681.

［13］ SIEGELMANN S S, SPRAYREGEN S, BOLEY S J. Angiographic diagnosis of mesenteric arterial vasoconstriction [J]. Radiology, 1974, 112 (3): 533-542.

［14］ MOAWAD J, GWERTZ B L. Chronic mesenteric ischemia: clinical presentation and diagnosis [J]. Surg Clin North Am, 1997, 77 (2): 357-360.

［15］ HORTON K M, FISHMAN E K. Multidetector CT angiography in the diagnosis of mesenteric ischemia [J]. Radiol Clin North America, 2007, 45 (2): 275-288.

［16］ LUAN J Y, GUAN X, LI X, et al. Isolated superior mesenteric artery dissection in China [J]. J Vasc Surg, 2016, 63 (2): 530-536.

［17］ SAKAMOTO I, OGAWA Y, SUEYOSHI E, et al. Imaging appearances and management of isolated spontaneous dissection of superior mesenteric artery [J]. Eur J Radiol, 2007, 64 (1): 103-110.

［18］ YUN W S, KIM Y W, PARK K B, et al. Clinical and angiographic follow-up of spontaneous isolated superior mesenteric artery dissection [J]. Eur J Vasc Endovasc Surg, 2009, 37 (5): 572-577.

［19］ SHINTANI T, MITSUOKA H, MASUDA M. Transcatheter coil embolization of an iatrogenic superior mesenteric arteriovenous fistula: report of a case [J]. Surg Today, 2011, 41 (4): 556-569.

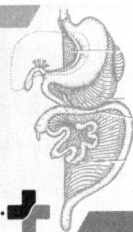

第九章
网膜及肠系膜疾病核医学诊断

第一节 概　　述

　　放射性核素显像（radionuclide imaging）是利用放射性药物示踪技术，以影像方式显示人体的生理功能和代谢变化，用于临床诊断的一种显像技术。核医学显像以影像的方式显示放射性药物在人体的分布，反映特定放射性药物在人体的转运、摄取、代谢、排泄等过程，不仅提供病变位置、形态、大小等解剖信息，而且能够提供脏器或病灶的血流、代谢、特定物质含量等功能信息。这些信息有助于疾病的早期诊断和定性诊断，由此引出的大量有用的定量参数也有助于客观评价疾病状态的变化（如放疗、化疗前后）。

　　19世纪末，居里夫妇发现了镭、钋和钍等许多天然放射性元素，奠定了现代核医学发展的基础。1946年7月14日，美国宣布放射性同位素可以进行临床应用，开创了核医学的新纪元。1951年，美国加州大学的Cassen研制出第一台扫描机，通过逐点打印获得器官的放射性分布图像，促进了显像的发展。1957年，Hal O. Anger研制出第一台γ照相机，使得核医学的显像由单纯的静态步入动态阶段，并于20世纪60年代初应用于临床。20世纪50年代，钼-锝发生器的出现，使得锝这种性能优良的短半衰期核素能广泛应用于医学领域，直至今天。1972年，美国宾夕法尼亚大学的David Kuhl应用三维显示法和^{18}F-脱氧葡萄糖（^{18}F-FDG）测定了脑局部葡萄糖的利用率，打开了^{18}F-FDG检查的大门。他的发明成为正电子发射计算机断层显像（PET）和单光子发射计算机断层显像（SPECT）的基础，人们称他为"放射断层之父"。

　　随着分子生物学、遗传学等基础学科的发展和对疾病的认识越来越深入，核医学作为分子影像技术的代表，在临床诊断和治疗疾病中发挥着越来越重要的作用。核医学诊断具有灵敏、简便、安全、无损伤等优点，用途非常广泛，几乎所有组织器官或系统的功能检查都可应用。核医学的不足之处在于空间分辨率低于其他影像学方法，但随着SPECT/CT和PET/CT的广泛应用，图像融合技术已完美地弥补了分辨率低的缺点，呈现功能-解剖融合的图像，为临床提供更全面的诊断信息。

　　网膜和肠系膜疾病是消化系统的罕见病，感染、无菌性炎症和肿瘤是网膜和肠系膜疾病的常见病因。由于这些组织的活动度大，与邻近组织的解剖关系复杂，加之在疾病的早期解剖结构改变不明显，或者因治疗改变了局部的解剖结构（如手术后）等，应用常规检查手段诊断网膜和肠系膜疾病具有局限性。核医学显像对这些疾病的诊断具有其独特的临床价值。本章将重点介绍核医学肿瘤显像在肿瘤诊断、分期、疗效评价、预后评估，以及感染和炎症显像在病灶定位、诊断和鉴别诊断方面的临床应用。

第二节　核医学显像设备

总体来说，核医学显像是一种发射型（emission）成像方式。闪烁体型探测器（晶体和光电倍增管）是核医学显像设备最基础的采集单元，它能将X线和γ射线转换成可见光信号，最终转换为电信号。核医学显像使用放射性药物，进入人体的放射性药物，其中的放射性核素衰变后发射的γ射线经显像设备采集、记录、重建和分析，最终获得反映放射性药物分布状况的影像图和定量评估参数。

核医学显像设备可分为两大类型：单光子显像设备和正电子显像设备，前者包括γ扫描仪、γ相机、SPECT和SPECT/CT，后者包括PET和PET/CT。

一、单光子发射计算机断层显像仪

单光子发射计算机断层显像仪（single photon emission computed tomography，SPECT）是使用发射单光子核素的药物进行显像的设备，它是由高性能γ相机（探头）、准直器、旋转支架、断层床和计算机图像重建系统组成。SPECT的探头围绕病人旋转180°或360°，采集一系列多角度的平面投影像，通过图像重建和处理，获得横断面、冠状面和矢状面的断层影像。

根据探头的数量，SPECT可以分为单探头、双探头和三探头三种，其中双探头SPECT目前临床应用最多。

按照仪器功能还可分为普通SPECT，兼具正电子采集功能的SPECT（符合线路）以及SPECT/CT。正电子核素的SPECT又分为双探头符合线路SPECT和超高能准直器的SPECT。SPECT/CT是SPECT和CT两台设备的整合，一次显像即得到SPECT、CT和两者融合的图像，可以弥补SPECT图像解剖定位信息不足的缺陷，提高图像质量和诊断信息量，且能够利用X射线对SPECT图像进行精确的衰减校正。

二、正电子发射型计算机断层显像仪

正电子发射型计算机断层显像仪（positron emission computed tomography，PET）是专门用于正电子成像的仪器，其结构由探头、断层床、计算机和其他辅助部分组成。探头是PET最重要的组成部分，它由成百上千个γ闪烁探测器排列成多层的环形装置组成，一次采集可以获得几个甚至几十个断层面图像，有较高的灵敏度，能用于精确的定量分

析，是目前最有前途的显像技术之一。

不同于单光子显像，正电子显像是利用一种称为"符合探测"的采集模式，记录正电子衰变产生的一对γ光子：在一定时间窗（如20ns）内到达180°相对两个探头的γ光子被作为"真信号"采集和记录，否则将予以自动剔除。

PET/CT是PET与多排螺旋CT整合形成的多功能分子影像诊断仪，是核医学影像在肿瘤疾病诊断上最具有革命意义的创新。它将PET对恶性病灶探测灵敏度高、特异性强的特点，与CT精确解剖定位的优势联合在一起，实现了高质量的同机图像融合，对肿瘤进行早期、正确的生物学行为分析和高精度的定位，进一步提高了肿物定性、肿瘤分期和疗效评价的准确性。

SUV（标准摄取值）是PET常用的半定量指标，是指局部组织摄取的显像剂的放射性活度与全身平均注射活度的比值，反映肿瘤摄取放射性的程度，在鉴别诊断肿瘤良、恶性方面有一定的参考价值。临床上把2.5作为SUV判断肿瘤良恶性的临界值，但通常这只是作为结果判断的一个参考。

第三节　放射性药物

放射性药物按其用途可分为治疗用和显像用放射性药物两大类。放射性药物是由放射性核素和其载体（carrier）构成，前者发射射线指示药物分布（显像）或者发挥内照射作用（治疗），后者是决定放射性药物在体内分布的决定因素。事实上，许多显像用和治疗用放射性药物，它们的载体是相同的，标记适合显像的放射性核素可用于核医学显像，标记适合治疗的放射性核素即可用于核素内照射治疗。这里主要介绍显像用放射性药物。

显像用放射性药物中的放射性核素衰变产生的γ射线，被显像设备获取并转换为含有位置信息的电信号，最终由计算机重建显示为核医学影像。可以作为放射性药物载体的物质多种多样，可以是无机化合物、有机分子、多肽、核苷酸、蛋白质、纳米颗粒等，甚至细胞本身也可以成为载体。载体的生物学性质决定了这种放射性药物的潜在作用和临床价值，也正因为载体的丰富来源，使得放射性药物成为核医学最具活力的研究领域，也为核医学发展提供了持久的动力。

根据放射性药物中放射性核素衰变的类型，可将放射性药物分为单光子放射性药物和正电子放射性药物两大类。

一、单光子放射性药物

理论上，除了正电子衰变核素外的任何放射性核素，均可作为单光子放射性药物（single photon radiopharmaceuticals）的标记核素。但是实践中，我们常常选择发射γ射线的放射性核素作为显像药物的标记核素，这是因为γ射线穿透力强，容易穿过人体到达探头部位，同时也是为了尽可能地减少α射线、β射线这些高传能线密度射线对人体造成不必要的辐射损伤。其中临床用于显像的常用放射性核素有：^{99m}Tc、^{67}Ga、^{123}I、^{131}I、^{111}In 等，其中 ^{99m}Tc 因其发射γ射线能量适中、半衰期短、标记简单、来源方便，成为临床最常用的显像用放射性核素。^{111}In 的半衰期长，发射γ射线能量适中，是标记生物半衰期较长载体的常用核素。例如，^{111}In 标记白细胞，显像时间可以延长到24～36h。

单光子放射性药物的载体丰富多样，来源和使用方便，被广泛用于核医学各个系统的显像检查。其中能够用于感染、炎症和肿瘤显像的放射性药物如表9-3-1所示。

表9-3-1　用于感染、炎症和肿瘤显像的单光子放射性药物

放射性药物	标记核素	载体性质	显像原理	用途
^{67}Ga-枸橼酸镓	^{67}Ga	Fe^{3+}的类似物	血流、血管通透	肿瘤、感染、炎症
标记-白细胞	^{99m}Tc, ^{111}In	自体白细胞	趋化性	感染、炎症
标记-粒细胞	^{99m}Tc, ^{111}In	抗粒细胞抗体	趋化性	感染、炎症
^{201}Tl	^{201}Tl	K^+的类似物	血流、血管通透	肿瘤：乳腺癌、甲状腺癌、肺癌等
^{99m}Tc-MIBI	^{99m}Tc	不详	线粒体摄取	肿瘤：乳腺癌、甲状腺癌、肺癌等
标记-奥曲肽	^{99m}Tc, ^{111}In, ^{123}I	神经内分泌配体	受体-配体结合	肿瘤
标记-McAb	^{99m}Tc, ^{111}In, ^{123}I	肿瘤细胞特异性抗原抗体	抗体-抗原结合	肿瘤
^{18}F-FDG	18F	葡萄糖类似物	细胞糖代谢	肿瘤、感染、炎症
^{18}F-FLT	^{18}F	核酸类似物	DNA合成	肿瘤
^{18}F-Methionine	^{18}F	氨基酸类似物	氨基酸代谢	肿瘤

二、正电子放射性药物

由发射正电子的放射性核素标记的放射性药物称为正电子放射性药物（positron-emitting radiopharmaceutical），这些核素包括：^{11}C、^{13}N、^{15}O、^{18}F、^{124}I、^{64}Cu、^{68}Ga 等。正电子衰变核素一般为乏中子核素，衰变时原子核中的一个质子转变为中子，同时向核外释放出一个正电子。当这个正电子遇到电子后，二者同时消失，释放出一对能量相同方向相反的γ光子，这就是所谓"湮灭辐射（annulations）"过程。如前所述，由于正电子显像需要利用符合探测的原理，因此，正电子放射性药物的核医学检查，需要使用PET或者PET/CT作为显像设备。

正电子核素多数半衰期短，可以用加速器生产。常用的正电子药物包括 ^{18}F-FDG、^{18}F-FLT、^{18}F-Methionine 等均可用于肿瘤显像，其中 ^{18}F-FDG 还可用于炎症和感染显像。

第四节　放射性核素网膜和肠系膜肿瘤显像

一、放射性核素显像与肿瘤

按照显像设备不同，放射性核素肿瘤显像可分为PET肿瘤显像和非PET肿瘤显像，后者也称为单光子显像，或者传统放射性核素显像。按照使用的放射性药物性质不同，可分为非特异性肿瘤显像和特异性肿瘤显像。非特异性肿瘤显像使用的放射性药物，不限于被一种肿瘤摄取，而且能够被多种肿瘤或其他良性病变摄取。例如^{67}Ga，可以用于淋巴瘤、肝细胞癌显像，也可以用于肺癌、乳腺癌等多种肿瘤的诊断，炎症和感染病灶也可能摄取^{67}Ga，在炎症病灶定位方面可发挥重要作用。另一个例子是^{18}F-FDG，它不仅能被很多种恶性肿瘤和感染、炎症病灶摄取，而且在脑、心肌有生理性摄取。非特异性肿瘤显像主要通过以下方式实现：恶性肿瘤的血流、血管通透性增高，（^{67}Ga）显像剂的摄取增高，进入细胞后与细胞内成分结合（^{67}Ga、^{99m}Tc-MIBI），或者参与肿瘤细胞的代谢过程（^{18}F-FDG），最终肿瘤细胞因摄取放射性药物增高从而达到显像目的。非特异性肿瘤显像剂一般都可以显示多种肿瘤，而且多数也可以作为炎症和感染的显像剂。

特异性肿瘤显像（例如受体显像和放射免疫显像）则针对肿瘤细胞的特异性受体或特异性抗原的表达，通过配体-受体或者抗体-抗原结合反应，或者通过肿瘤对特定物质的摄取，实现显像目的。例如分化型甲状腺癌对于^{131}I是特异性摄取，因此可用于此类病人术后复发或者转移灶的探测。受体-配体和抗体-抗原结合反应是近年来肿瘤核医学领域的研究热点，不仅被用于放射性核素显像，而且还被用于放射性核素靶向治疗。典型的例子是生长抑素的类似物——奥曲肽，使用^{99m}Tc标记的奥曲肽，可用于神经内分泌肿瘤显像，使用^{131}I标记的奥曲肽也可用于神经内分泌肿瘤的靶向治疗。此外，这种特异性肿瘤显像的效果也受到局部血流和血管通透性的影响，肿瘤细胞周围的微环境也是影响因素之一。

如前所述，用于肿瘤显像的放射性药物和显像方法多种多样，这里主要介绍可用于网膜和肠系膜疾病的核素显像方法。

（一）^{67}Ga肿瘤显像

1. 作用原理

^{67}Ga作为肿瘤显像剂已有30余年历史，但肿瘤组织积聚^{67}Ga的机制至今尚未完全阐明。一般认为无载体^{67}Ga类似3价铁离子，在血液中能与转铁蛋白等迅速结合，然后与肿瘤细胞表面的转铁蛋白受体结合，部分进入肿瘤细胞而沉积在溶酶体中。正常或丰富的血液是实现此过程的必要前提；此外，瘤体血管通透性的增加也是一个重要因素。

2．物理性质

^{67}Ga的物理半衰期为78h，通过电子俘获衰变发射93、185、300和393keV四种射线。^{67}Ga-枸橼酸为静脉注射液，一般成人用量为148～222MBq（4～6mCi），如果需要做断层显像，296～370MBq（8～10mCi）是建议用量。

3．显像时间

肿瘤检查时，一般于注射后24h进行显像，大剂量给药后可推迟到48～72h显像。^{67}Ga通过肾脏排泄，肝、脾有中等摄取，肠道有一定的生理性摄取，通常表现为结肠弥漫性或局限性放射性浓聚。为了减少生理性摄取对判读腹腔内（包括网膜和肠系膜）病灶的影响，可采用重复延迟采集的显像方式，断层采集方式有助于鉴别肠道或网膜、肠系膜病变。

4．临床应用

即便是在PET/CT使用越来越广泛的今天，^{67}Ga显像在淋巴瘤的诊断、分期、再分期和疗效评价方面的价值仍然得到临床的认可，这是因为^{67}Ga显像是在FDG-PET出现以前最可靠的临床诊断和评价方法。^{67}Ga显像诊断未经治疗的Hodgkin病的灵敏度为85%～90%，诊断非Hodgkin病的灵敏度为60%～90%不等，主要与肿瘤的细胞亚型有关。目前，^{67}Ga显像对于肠系膜和网膜淋巴瘤侵犯病例尚缺乏临床经验及相关报道。^{67}Ga显像对于恶性间皮瘤也具有很好的诊断价值，特别是发生在胸膜的恶性间皮瘤，但是腹膜和肠系膜发生者则无相关报道。^{67}Ga显像可能有助于发现早期的腹膜和肠系膜转移癌（图9-4-1）。

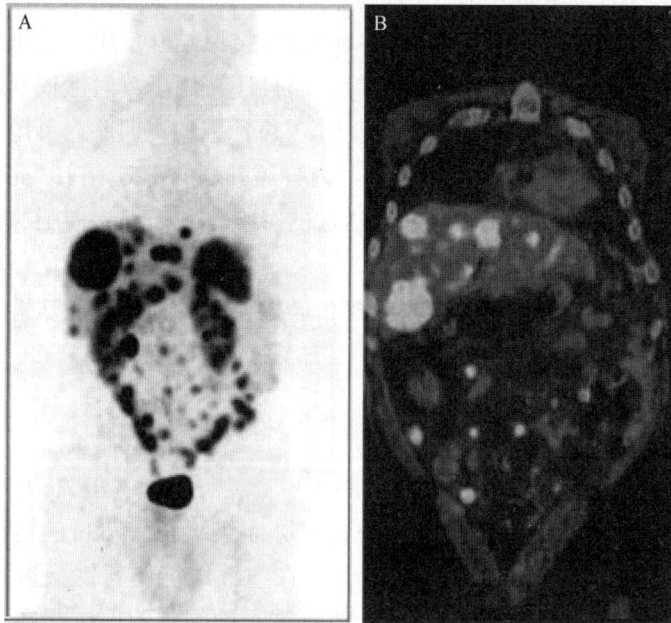

图9-4-1　胃肠道恶性肿瘤腹膜转移

A．PET冠状位MIP影像显示肝脏和腹部多发放射性浓聚影，提示为转移；B．PET/CT冠状融合图像显示肝内多发转移灶，腹腔内多发高代谢结节灶，符合腹膜多发转移。

（二）^{18}F-FDG-PET 显像

1. 作用原理

^{18}F 脱氧葡萄糖正电子发射断层显像（^{18}F-FDG-PET）中的 ^{18}F-FDG 是葡萄糖的类似物，其主要结构改变是在葡萄糖的 5 碳环的 2 位羟基被 ^{18}F 取代。^{18}F-FDG 通过葡萄糖转运体（GLUT1）主动转运进入细胞，随后被己糖激酶（HK）磷酸化成为 6-磷酸-FDG（^{18}F-FDG-6-P）。由于结构上的差异，^{18}F-FDG-6-P 不能像 G-6-P 一样被进一步代谢（氧化、酵解或合成糖原），还原为 ^{18}F-FDG，渗出细胞的路径也因酶的活性低，显著低于进入细胞的 ^{18}F-FDG 数量。这样，^{18}F-FDG 就被陷落（trap）在细胞中。

肿瘤，特别是恶性肿瘤细胞，因 Warburg 效应，对葡萄糖的需求显著增高，主要表现在 GLUT1 的数量增多，HK 活性增加，糖酵解相关的酶活性增加。这是肿瘤细胞为了满足快速增殖所需要的能量和合成细胞成分所发生的适应性变化。一般而言，肿瘤的恶性程度越高，对葡萄糖的需求越多，摄取 ^{18}F-FDG 的数量也越高。换而言之，肿瘤病灶对 ^{18}F-FDG 的摄取高低反映了肿瘤的分化程度，也即恶性程度。

2. 显像方法

^{18}F-FDG-PET 肿瘤显像的重要的控制因素是血糖水平，病人需要空腹至少 4h，血糖水平大于 11mmol/L 则需要处理，或者等待血糖下降到合适的水平，或者取消当日检查，再次进行检查前 2h 注射半量胰岛素。

PET/CT 是将正电子发射计算机断层显像 PET 与 CT 一体化融合后的设备，已经成为 PET 显像的标准配置。病人在完成一次 PET 扫描后，立即进行同范围的低剂量 CT 扫描，后者的结果不仅可以作为 PET 衰减矫正的数据来源，而且能够提供解剖定位信息，弥补了 PET 影像分辨率低、解剖定位不准确的缺陷。

病人在注射 ^{18}F-FDG 后应平卧休息，40～50min 后开始显像。

3. 临床应用

^{18}F-FDG-PET 是现代肿瘤医学最重要的影像检查手段。对于多种肿瘤疾病，^{18}F-FDG-PET 在疾病诊断、鉴别诊断、分期和再分期、疗效评价等方面的价值得到了广泛的认知和共识。

二、网膜和肠系膜转移癌显像

多种肿瘤，特别是腹腔和盆腔器官肿瘤可能出现腹膜、网膜和肠系膜转移。转移的途径包括直接浸润、淋巴结转移、腹腔内种植和血循转移。转移灶的出现标志着肿瘤晚期阶段，也是判断预后和选择治疗方案的依据。PET 可提供肿瘤组织代谢的定性和定量信息，以评估病变早期变化和病变范围，而这些变化在 CT 可能显示为正常表现。PET/CT 对于发现腹腔内转移比单独的 PET 或者 CT 更灵敏；在诊断的特异性方面，PET/CT 优于单独的 PET，与单独的 CT 类似。

网膜和肠系膜转移在PET/CT的表现可以归纳为：①单发或多发的代谢增高的网膜或肠系膜结节；②网膜或肠系膜结节性增厚；③CT呈对比剂增强，PET显示代谢增高，腹水呈FDG摄取阳性或阴性。

三、淋巴瘤显像

几乎所有Hodgkin病和非Hodgkin病都对^{18}F-FDG摄取增高，尤其以Hodgkin病、弥漫大B细胞淋巴瘤和滤泡性淋巴瘤，敏感性均大于90%；仅少数低分化的淋巴瘤摄取^{18}F-FDG低，如黏膜相关淋巴组织淋巴瘤（结外黏膜相关淋巴组织边缘区B细胞淋巴瘤，可能产生假阴性结果，尤其当淋巴结直径小于1cm的情况下。

^{18}F-FDG-PET诊断淋巴瘤的灵敏度为85%～95%，特异性为95%，灵敏度和特异性都优于CT，也优于^{67}Ga断层显像。

由于淋巴瘤的累及范围和病灶分布是确定治疗方案的依据，因此，^{18}F-FDG-PET在淋巴瘤的分期和再分期方面扮演了越来越重要的角色。

^{18}F-FDG-PET还可以用于治疗反应的监测。病人在实施化疗前行^{18}F-FDG-PET显像，将其作为对照，在1～2周期化疗结束后1～2周再行PET检查，治疗有效的病例可观察到病灶的FDG摄取或SUV值降低，否则，需要调整化疗方案。化疗后^{18}F-FDG-PET评价病灶无摄取的病人预示可以获得长久的无病生存期。病人治疗后在随访期间，^{18}F-FDG-PET能够确定CT发现的残余灶是否为疾病复发抑或是静止病灶。PET阳性的病例几乎全部为淋巴瘤复发，而CT发现残余病灶中只有25%是肿瘤复发。

四、原发性腹膜间皮瘤

原发性腹膜间皮瘤（primary peritoneal mesothelioma）多发生在中年男性，有石棉暴露史。腹腔恶性间皮瘤可能单独发生，也可能与胸膜恶性间皮瘤合并发生。腹腔恶性间皮瘤可表现为腹膜、网膜、肠系膜的弥漫性或结节性增厚，局部形成包块，可伴有中等量到少量的腹水。

^{18}F-FDG-PET在腹膜间皮瘤外科手术前评估、治疗以及远期疗效评价方面均有重要价值。

第五节 网膜和肠系膜炎性疾病显像

一、放射性核素显像与炎症或感染性疾病

对于某些罹患感染和炎症的病人来说，确定感染或炎症病灶的部位对治疗尤为关键。

明确病灶位置有利于医生选择有效的治疗方法，及时控制病情。临床上，有些感染或炎症病人由于缺乏明确的病史与特征性临床表现，确定原发病灶可能遇到困难，此时需借助影像检查手段确定病灶的位置、范围和严重程度。MRI 和 CT 通常能够发现多数感染或炎症病灶。然而，MRI 和 CT 对病灶的诊断一般要根据组织的形态学变化。在疾病的早期，由于形态结构的改变不明显，或者因为手术后导致的解剖结构变化，使得这些方法的诊断准确性下降。

与此相反，核医学炎症显像诊断不依赖于形态学的改变，而是基于组织的生理生化的变化，能够在疾病的早期阶段形态变化不明显时发现病灶。这是因为在疾病发生的早期，炎症或感染病灶就出现血流增加、血管通透性增加、淋巴细胞渗出增多等生理性变化，这些改变能够被放射性药物示踪和显示，达到病灶定位的目的。放射性核素显像是一种无创检查，既可进行全身扫描，也可以进行断层显像，一次显像即可检测全身可能累及的部位、范围和程度，这对于位置深在、周围组织结构复杂的腹膜和肠系膜病变更加具有临床意义。

放射性药物示踪感染和炎症病灶的机制可能通过以下几个方面实现。首先，由于炎症组织本身代谢或炎症细胞的代谢增高而导致摄取放射性药物增高，例如，炎症细胞的激活使得能量需求上升，^{18}F-FDG 可反映这一变化；或因组织特异性细胞因炎症反应而细胞活动增加，例如，^{99m}Tc-MDP、^{99m}Tc-HMDP 可反映成骨细胞因骨的炎症反应而活动增强的变化。其次，由于炎症反应导致病灶部位血流增多、血管通透性增加，使得放射性药物（如白蛋白、IgG）在病灶内非特异性聚集。而标记白细胞除了局部血管因素，白细胞向炎症部位特化的迁移（趋化性）也是重要的显像机制。最后，放射性药物在病灶组织成分结合锚定在局部，也是显像原理的重要方面，例如 ^{67}Ga。另一个例子是二磷酸盐，其进入炎症部位结合的过程有三个阶段：早期（动脉相，反映局部血流增加）和几分钟后（血池相，反映除血流增加外的血管通透性增加）影像都显示炎症区域显像剂摄取增多，数小时后延迟显像（静态相，反映炎症部位因成骨活动增加而骨代谢增加）。

二、用于炎症或感染性疾病显像的放射性药物

（一）^{67}Ga- 枸橼酸镓

^{67}Ga 不仅用于肿瘤显像，还被用于炎症和感染显像，两者的显像机制有所不同。^{67}Ga 经静脉注射后进入血液，由于炎症病灶局部血管通透性增加，进入炎症病灶的 ^{67}Ga 比周围正常组织更多。由于白细胞内含有丰富的乳铁蛋白，^{67}Ga 与之结合后随白细胞迁移到炎症部位或者进入炎症病灶后与白细胞的乳铁蛋白结合，聚集在病灶处，显示病灶的位置、范围。致病微生物也能够通过本身产生的铁运载体（siderophores）与 ^{67}Ga 结合，显示感染部位。

^{67}Ga 大部分经肾脏排泄，延迟阶段部分可从消化道排泄，增加了判读腹部影像的难

度。炎症显像时，可在注射后6~8h和24h各显像1次，必要时可延迟到48h甚至72h重复显像。检查一般全身行前后位显像，局部行多体位显像。断层显像，特别是CT融合的断层显像，对于腹膜和肠系膜炎性和感染病灶的检出和定位，具有良好的应用价值。

（二）放射学核素标记白细胞及抗粒细胞抗体显像

1. 标记白细胞

白细胞具有从循环系统主动进入炎症组织的能力。20世纪70年代使用^{111}In标记白细胞进行的体内试验发现，循环中和进入肺组织的标记白细胞将很快被清除，但炎症或感染部位会有大量聚集，同时，脾脏也会出现标记白细胞（认为是损伤的白细胞）。标记白细胞从循环进入炎症部位可分为三个阶段：①黏附作用，与血管内皮细胞黏附（局部黏附分子的过度表达）；②细胞渗出，主动通过血管内皮和基底膜；③趋化因素，标记白细胞主动沿化学浓度梯度移动。

标记白细胞显像的方法较为复杂，首先需要抽取病人静脉血50ml，离心法提取其中的白细胞，然后加入^{111}In（通常为^{111}In-Oxine，羟基喹啉作为中间体）孵育，标记好的白细胞再回输给病人，24~48h后在SPECT下进行全身或断层显像。20世纪80年代，由于发明了六甲基丙二基胺肟（HMPAO）这一亲脂性螯合剂，使得^{99m}Tc标记白细胞成为可能。由于^{99m}Tc的性能优良，在大多数情况下已经取代了^{111}In标记白细胞的方法。

2. 标记抗粒细胞抗体

由于体外直接标记白细胞的过程烦琐复杂，也存在着血制品污染和错配风险，因此，人们不断寻找替代的方法。核素标记的粒细胞表面抗原抗体是第一个用于体内标记白细胞的方法。有两种粒细胞抗体可用于炎症或感染显像：抗CD67 IgG和抗CD66 Fab'，这两种抗体标记的白细胞可以显示炎症或感染病灶。这种方法只需要将^{99m}Tc与抗体在体外标记，病人注射后30min至1h后即可进行全身显像。体外标记方法的原理曾经引起争论，开始人们认为标记抗体先与循环中的白细胞结合，然后进入到病灶部位，但后来有证据显示，有一部分标记抗体是进入到病灶部位后才与渗出到病灶的白细胞结合。使用抗CD67抗体时，血液中只有5%~10%活度的^{99m}Tc与循环粒细胞结合。

（三）标记非特异性炎症抗体

除了利用能够直接与粒细胞抗原结合的抗体作为显像剂的载体，人们还希望利用能够与细菌直接结合的抗体进行显像。理论上而言，这样做可以更加特异地检测出病原微生物引起的感染。人们在研究中发现，IgG分子在任何炎症病灶的渗出均增强。核素标记的人免疫球蛋白（HIG）正是基于这一发现被用于非特异的炎症和感染显像。^{99m}Tc和^{111}In标记的HIG在循环中有很长的半衰期，可以被用于肝脏和脾脏生理性吸收。一个主要问题是注射后采集时间需要等待至少24h。通过中间体螯合物标记的^{99m}Tc-HIG与^{111}In-HIG性能类似，多数情况下都可以相互替代。^{99m}Tc-HIG显像对于胸部疾病和慢性炎性过程灵敏度不如^{111}In-HIG显像。但是对于各种亚急性感染，^{99m}Tc-HIG和^{111}In-白细胞的总的准确

率要稍高于 ^{111}In-HIG。放射性标记 HIG 的适应证是骨骼肌系统的急性感染和炎症的定位，此外，^{111}In-HIG 对于肺部感染，特别是免疫缺陷病人，有很好的临床价值。总的来说，^{99m}Tc-HIG 与 ^{111}In-HIG 可用于各种感染和炎症疾病，诊断准确率与标记的白细胞相当。在没有标记白细胞的设施或严重的粒细胞减少的病人需要显像时，HIG 显像是替代标记白细胞的一个方法。

（四）^{18}F-脱氧葡萄糖

如前所述，^{18}F-FDG 被广泛地用于一系列恶性肿瘤疾病。实际上，^{18}F-FDG 不限于肿瘤组织摄取，功能活动增高的细胞，如激活的白细胞（粒细胞、单核细胞和淋巴细胞）或其他组织细胞对 ^{18}F-FDG 吸收也会不同程度地增强，因此，^{18}F-FDG-PET 能够用来显示急性和慢性的炎症的部位和程度。迄今为止，已经积累了大量 ^{18}F-FDG-PET 在各种不同类型炎症和感染疾病诊断的经验。可以预见的是，在不久的将来，随着 PET/CT 的普及应用，^{18}F-FDG 在感染和炎症疾病方面的应用也将获得其应有的地位。

^{18}F-FDG-PET 可用于炎症和感染疾病，如关节假体感染、骨髓炎、肺部感染、血管移植物感染、脉管炎等方面，这里主要介绍其在腹部感染和不明原因发热病人的应用。

三、放射性核素在炎症或感染性疾病显像中的临床应用

（一）腹腔感染

对于感染性疾病，感染灶准确定位是及时控制病情发展的先决因素。但是，腹腔感染，特别是位置深在的网膜、肠系膜及其结构区域的感染，某些病例依据临床症状、体征难以定位。此时需要借助于辅助检查手段确定感染灶的位置和范围，常用的检查方法有超声、CT 和 MRI。这些检查方法基本是以病灶的解剖结构改变为诊断依据，称为解剖影像。然而，感染的早期阶段，病灶可能还没有明显的解剖结构改变，或者手术导致的正常解剖改变使得病灶难以辨识。这种情形下，解剖影像检查的价值受限而放射性核素显像体现了独特的优势。

虽然 ^{67}Ga-枸橼酸镓诊断腹部感染具有相当的准确率，但是胃肠道对 ^{67}Ga 的生理性摄取限制了它的临床应用。因此，^{67}Ga-枸橼酸镓不是腹部感染的诊断首选。放射性核素标记的白细胞是这种情况下的最优选择，因为 ^{111}In 标记的白细胞通常不出现在消化道中。^{111}In 的半衰期长，允许注射后更长的时间延迟显像，因此也比 ^{99m}Tc 标记淋巴细胞更方便观察白细胞的迁移动态。一项包括 170 名可疑腹腔感染病例的研究发现，^{111}In 标记白细胞显像诊断腹腔脓肿的敏感度为 86%，明显高于超声或 CT 的结果。作者建议，对于非危重的病人，或者没有局部体征的感染病人，^{111}In 标记白细胞应当作为首选的检查方法。

（二）不明原因的发热

不明原因的发热（fever of unknown origin，FUO）定义为"反复多次 38.5℃以上发

热持续3周以上，经检查1周以上仍未明原因者"。FUO大致可分为四类：感染、恶性肿瘤、非感染性炎症和混合性。其中感染大概占到FUO的四分之一，其次是恶性肿瘤和炎症。FUO相关的感染疾病包括：结核（尤其是肺外结核）、盆腔及腹腔脓肿最常见。其他普通的感染包括：感染性心内膜炎、骨髓炎、鼻窦炎和牙周脓肿。长期持续FUO病人需要注意鉴别恶性肿瘤和医源性因素。肿瘤疾病，如白血病、淋巴瘤、肾细胞癌和转移癌所引起的FUO诊断较为困难。风湿性关节炎和风湿热是自身免疫性炎症疾病，常会引起FUO，但是这样的病人可通过血清学检查获得早期诊断。成人斯蒂尔病和巨细胞性动脉炎已经成为非感染性炎症引起FUO的常见原因。药物热也是FUO易漏诊的原因之一。统计表明，即便是得到实验室检查的广泛支持，最终仍有约50%的FUO病人不能得到正确诊断。

对于不明原因发热的病人，使用放射性标记白细胞显像不是非常有效，因为这些病人实际上只有25%～35%是由于感染引起。由于炎症病灶和多种肿瘤都有摄取^{18}F-FDG增高的特点，因此，^{18}F-FDG-PET更适合作为FUO筛查的方法。与传统的核素显像相比，^{18}F-FDG-PET对于慢性和轻度感染病灶的分辨率高，更加灵敏，病人给药后需要等待的时间也较短。作为一个非特异性的显像检查，虽然依据^{18}F-FDG摄取不能明确区分感染、无菌性炎症或恶性肿瘤，但是这对于FUO病人来说反而是其优势所在。因为^{18}F-FDG-PET的结果可以指导进一步检查选择的方向，有助于最终获得明确诊断。卫生经济学分析显示，虽然PET/CT的检查费用相对昂贵，但是如果早期就使用PET/CT检查，对FUO病人却是相对经济的，病人可能因PET/CT得到及时诊断，减少了因为大量的常规检查和一些不必要和无用的反复检查所耗费的住院时间。

综合文献报道，^{18}F-FDG能够帮助37%～69%的FUO病人建立明确诊断。Lorenzen等所做的一项前瞻性研究结果显示，20例FUO病人中55%依靠^{18}F-FDG的阳性发现而最终确定诊断，^{18}F-FDG的阳性预测值为90%，阴性预测值70%。

（文　哲　童冠圣）

参 考 文 献

[1]　金民山, 张俊, 姜一逸. ^{18}F-FDG PET/CT在不明原发灶肿瘤中的临床应用价值[J]. 国际放射医学核医学杂志, 2017, 41 (2): 94-97.

[2]　林志春, 尹亮, 何滔, 等. ^{18}F-FDG PET/CT对原发性腹膜乳头状浆液性癌的诊断价值[J]. 中华核医学与分子影像杂志, 2013, 33 (5): 324-327.

[3]　高海峰, 张燕齐, 乔瑛. 原发性腹膜癌^{18}F-FDG PET/CT显像特征分析[J]. 中华核医学与分子影像杂志, 2013, 33 (5): 382-383.

[4]　尹亮, 林志春, 岳建兰. 结核性与肿瘤性腹膜弥漫性病变的^{18}F-FDG PET/CT鉴别诊断价值[J]. 中华肿瘤防治杂志, 2016, 23 (16): 1104-1108.

[5] 张文延, 蔡莉, 王颖. ^{18}F-FDG PET/CT对结核性与恶性腹膜弥漫性病变的鉴别诊断价值[J]. 天津医药, 2017, 45 (2): 220-224.

[6] 陆东燕, 侯莎莎, 丁恩慈. 结核性与恶性腹膜弥漫性病变的^{18}F-FDG PET/CT影像特征分析[J]. 国际放射医学核医学杂志, 2014, 38 (6): 398-402.

[7] 马莉, 杨国仁, 付政, 等. ^{18}F-FDG PET/CT显像监测胃癌术后复发转移的价值[J]. 中华核医学杂志, 2009, 29 (3): 167-170.

[8] 吕文平, 贾伟, 陈永亮. 腹腔非肝脏肿瘤^{18}F-FDG PET/CT误诊为肝细胞癌的原因分析[J]. 中华普外科手术学杂志(电子版), 2014, 8 (1): 36-39.

[9] BURCU E, AKKAS, BUSRA B. Clinical impact of ^{18}F-FDG PET/CT in the pretreatment evaluation of patients with locally advanced cervical carcinoma [J]. Nucl Med Commun, 2012, 33 (10): 1081-1088.

[10] HO L, WASSEF H, NAKLA A, et al. Bilateral ovarian metastases from gastric carcinoma on FDG PET/CT [J]. Clin Nucl Med, 2012, 37 (5): 524-527.

[11] LEE J K, MIN K J, SO K A, et al. The effectiveness of dual-phase ^{18}F-FDG PET/CT in the detection of epithelial ovarian carcinoma: a pilot study [J]. J Ovarian Res, 2014, 5: 7-15.

[12] WIN A Z, APARICI C M. Omental nodular deposits of recurrent chromophobe renal cell carcinoma seen on FDG-PET/CT [J]. J Clin Imaging Sci, 2014, 4: 51.

[13] M J, TSENG K C, HO G. Peritoneal metastasis in primary cervical cancer: a case report [J]. Eur J Gynaecol Oncol, 2007, 28 (3): 225-228.

[14] PIURA B, RABINOVICH A, APEL-SARID L, et al. Splenic metastasis from endometrial carcinoma: report of a case and review of literature [J]. Arch Gynecol Obstetr, 2009, 280 (6): 1001-1006.

[15] FONOCHO E, AYDIN N, REDDY S, et al. Recurrent gastric cancer metastasizing to the bone Fonocho marrow: a case report of a rare presentation [J]. Int J Surg Case Rep, 2017, 37: 165-168.

[16] DONG A, WANG Y, ZUO C. FDG PET/CT in serous psammocarcinoma of the ovary [J]. Clin Nucl Med, 2014, 39 (5): 453-455.

[17] SWERDLOW S H, CAMPO E, PILERI S A, et al. The 2016 revision of the World Health Organization (WHO) classification of lymphoidneoplasms [J]. Blood, 2016, 127 (20): 2375-2390.

[18] LORENZEN J, BUCHERT R, BOHUSLAVIZKI K H. Value of FDG PET in patients with fever of unknown origin [J]. Nucl Med Commun, 2001, 22 (7): 779-783.

[19] BENAMEUR Y, TOUIL S, SAHEL O A, et al. Peritoneal super scan on ^{18}F-FDG PET/CT in two patients with lymphoma [J]. Asia Ocean J Nucl Med Biol, 2020, 8 (2): 149-152.

[20] BONDE A, SINGH R, PRASAD S R, et al. Mesotheliomas and benign mesothelial tumors: update on pathologic and imaging findings [J]. Radiographics, 2023, 43 (3): e220128.

[21] CASALI M, LAURI C, ALTINI C, et al. State of the art of ^{18}F-FDG PET/CT application in inflammation and infection: a guide for image acquisition and interpretation [J]. Clin Transl Imaging, 2021, 9 (4): 299-339.

[22] CHEN J, XING M, XU D, et al. Diagnostic models for fever of unknown origin based on 18F-FDG PET/CT: a prospective study in China [J]. EJNMMI Res, 2022, 12 (1): 69.

［23］CHEN J C, WANG Q, LI Y, et al. Current situation and cost-effectiveness of ^{18}F-FDG PET/CT for the diagnosis of fever of unknown origin and inflammation of unknown origin: a single-center, large-sample study from China [J]. Eur J Radiol, 2022, 148: 110184.

［24］DELVALLÉE J, ROSSARD L, BENDIFALLAH S, et al. Accuracy of peritoneal carcinomatosis extent diagnosis by initial FDG PET CT in epithelial ovarian cancer: a multicentre study of the FRANCOGYN research group [J]. J Gynecol Obstet Hum Reprod, 2020, 49 (9): 101867.

［25］DUAN H, XU D, LU R, et al. Characterizing omental PET/CT findings for differentiating tuberculous peritonitis from peritoneal carcinomatosis [J]. Abdom Radiol (NY) 2021, 46 (12): 5574-5585.

［26］MINAMIMOTO R. Optimal use of the FDG-PET/CT in the diagnostic process of fever of unknown origin (FUO): a comprehensive review [J]. Jpn J Radiol, 2022, 40 (11): 1121-1137.

［27］PALESTRO C J, BRANDON D, DIBBLE E H, et al. FDG PET in evaluation of patients with fever of unknown origin: AJR expert panel narrative review [J]. AJR Am J Roentgenol, 2023, 30 (8): 698.

［28］SINGH A K, KUMAR R, GUPTA P, et al. FDG-PET-CT enterography helps determine clinical significance of suspected ileocecal thickening: a prospective study [J]. Dig Dis Sci, 2021, 66 (5): 1620-1630.

［29］STOKKEL L E, STOKKEL M P M, DONSWIJK M L, et al. The diagnostic value of FDG-PET/CT for urachal cancer [J]. Clin Genitourin Cancer, 2021, 19 (5): 373-380.

［30］STRANGE C D, MAROM E M, AHUJA J, et al. Imaging of malignant pleural, pericardial, and peritoneal mesothelioma [J]. Adv Anat Pathol, 2023, 30 (4): 280-291.

［31］WANG S B, HE H, XV D D, et al. Visual PET/CT scoring of mesenteric FDG uptake to differentiate between tuberculous peritonitis and peritoneal carcinomatosis [J]. Diagn Interv Radiol, 2020, 26 (6): 523-530.

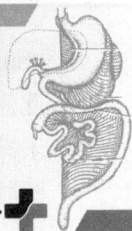

第一节　腹腔镜发展及现状

一、腹腔镜发展历程

回顾腹腔镜技术的发展，已历经一个世纪有余，腔镜技术本身就是思维创新与技术更迭的结晶，也是一场场永不止步的科技革命。

从1901年德国Georg Kelling首次用窥阴器成功通过腹壁观察腹腔，到1987年法国Mouret为一位女性实施了世界首例腹腔镜胆囊切除术，逐渐迎来了现代腹腔镜时代。这一期间的弹簧穿刺针、柱状石英导光、热传递系统、"冷光源"玻璃纤维照明装置等，也正是现代先进腔镜微创外科的雏形。自此，腹腔镜有了跨时代的发展，逐渐进入到了技术的快速拓展期。医学者们逐渐对腹腔镜手术针对的病种、术式展开了进一步的探索，如食管切除术、胃部分切除术、胃空肠吻合、脾切除术、肾上腺切除术、胆管造影术、胆总管切开取石及置T管术、肝活检及肝段切除术、肠粘连松解术、结肠切除术、疝修补术等。此外腹腔镜相关器械也越来越多样化，小高清、全高清（1080P）腹腔镜摄像系统、切口保护器、自动缝合器、腹腔镜吻合器、特殊拉钩、胃肠抓持钳、超声刀等设备已得到广泛的普及和应用。2008年，美国Remzi等首次报道经脐单孔腹腔镜行结直肠肿瘤手术，开创了单孔腹腔镜手术治疗胃肠道肿瘤相关疾病的先河，也彰显着人们在腹腔镜治疗外科疾病的基础上，同时对微创、美容效果有了更高的追求。

二、腹腔镜在普外科应用现状

如今，腹腔镜检查已经比以往的任何时候都安全，很大程度上有着可与开腹手术相媲美的诊断治疗结果，还有着出血少、恢复快、创伤小、美观等优势，且在胃肠手术为代表的外科学多个领域趋于成熟。目前，腹腔镜手术技术已涉及各个脏器，如肝、胆、胰腺、脾、胃、肠、阑尾、淋巴结、疝等，甚至是甲状腺、乳腺以及人体其他部位，并囊括了普外科各个专科的恶性肿瘤的治疗。解决的问题也不仅仅局限于传统的疾病，甚至包含了减重手术、某些整形术等。手术术式也推陈出新：免气腹、手辅助腹腔镜手术、双镜联合技术、经脐单孔、单孔加一、经人体自然腔道腔镜手术（natural orifice transluminal endoscopic surgery，NOTES）、腹壁悬吊法腹腔镜手术（Gasless）等。但在此需强调，在做腔镜手术时，不能以增大手术风险性或错误率为代价，而盲目一味地追求减少穿刺孔数量。目前，对于一些技术要求较高的腹腔镜手术，如腔镜下的复杂胃、肠肿瘤切除术、腹腔镜减重手术等，只能是在一些有经验的中心开展。

更高级别的腹腔镜技术与更精细化的器械逐渐应运而生，智能双极、超声刀，从最高分辨率为1920×1080的DVI、HD-SDI、HDMI等全高清（full HD）数字视频输出端口，到最新投入市场的最高分辨率为1920×1080的4K显像技术，逐步应用于3D腹腔镜摄像显示系统，使腹腔镜兼有较高纵深感，以及对神经、血管、系膜、淋巴与脂肪组织等高辨识度和对比度。另外，近年来机器人腹腔镜手术、达芬奇机器人、荧光腹腔镜等技术，甚至是机器人腹腔镜与荧光技术联合应用等，也逐渐得到广泛的推广和应用。

在此着重介绍荧光腹腔镜技术。荧光腹腔镜也称内窥式荧光造影成像系统，兼具腹腔镜成像系统和荧光血管造影成像系统的功能，荧光显像实时导航在肿瘤的诊疗中的应用价值正逐步凸显。它的原理是利用荧光标记物质，如5-氨基酮戊酸、量子点荧光以及备受关注的吲哚菁绿（indocyanine green，ICG），与病灶、血流、淋巴、肿瘤等结合标记，以特殊成像设备发射特定波长的光，激发荧光标记物产生荧光信号，并将该信号处理后，以数字化图像的方式显示在屏幕上，为病变精准切除提供导航辅助，从而使术者可以更好地检出隐匿的小病灶、肿瘤转移灶、淋巴等的边界，检出更多的微小病灶，监测组织血供、淋巴引流，以此提高腹腔镜诊断敏感性及手术质量，以便于医生在腔镜微创手术过程更好地实现肿瘤根本治疗，减少并发症的风险。ICG是美国食品药品监督管理局批准的荧光染料，无毒、无放射性，并且具有比可见光更深的组织穿透力。该荧光腹腔镜甚至被称为用于术中标记、定位病变最有前途的工具，并期待成为标准方法的一种有效的替代方法。关于各种不同荧光标记物质等就不再一一赘述，荧光腹腔镜技术的诊疗应用于后文详述。

腹腔镜手术技术是先进的科学发展与现代医学的完美结合，是微创外科的象征。从传统开腹到腹腔镜手术，再到机器人操作系统的应用，实现了在保障安全有效的根本原则下腹腔镜设备与器械越来越科技化、精准化，入路多样化，更灵活舒适，适用范围也越来越广。在当今科学技术飞速发展的大时代背景下，期待腹腔镜技术以5G和人工智能技术为依托取得更多的突破。

第二节　腹腔镜手术对人体病理生理的影响

腹腔镜手术创伤小、恢复快，对比传统的开腹手术已经把手术创伤和影响降到很低，但它对人机体病理生理，如循环、呼吸、免疫、凝血纤溶系统等也存在一些影响，我们需全面、正确地认识，为预防和减少腹腔镜手术并发症及拓宽腹腔镜手术适应证提供依据，进一步推动腹腔镜的发展。

一、对循环功能的影响

腹腔镜手术对于循环系统造成的主要影响因素包括人工气腹压、CO_2的吸收以及手术体位的选择。

气腹引起腹内压（IAP）升高，对血管与器官有直接压迫作用。此外，气腹对心脏前负荷与后负荷均有影响。IAP增高时中心静脉压增加，肺毛细血管楔压也增高，静脉返流量减少。中等气腹时，平均动脉压增加，主动脉受压，阻力增加，同时血管加压素与儿茶酚胺释放，周围血管阻力增加，加重心脏后负荷，心率增快，心输出量受影响。结合人体的自身调整功能，当IAP维持在$10 \sim 15$mmHg时，心功能正常者心输出量保持正常，但对于心功能不全患者，则心功能指数也可能会下降明显。当IAP<5mmHg时生理学变化较小，但当IAP>15mmHg时则产生严重的反应。

腹腔镜手术人工气腹沿用至今，CO_2是人工气腹操作中应用最广泛的气体。CO_2弥散性与溶解度较高，腔镜手术中被人机体吸收后，血液CO_2分压升高。虽然可以通过血液缓冲系统将CO_2经肺排出，在一定范围内调整pH值平衡，但若溶解的CO_2超过了人体代偿范围，则出现高碳酸血症，刺激化学感受器使交感神经兴奋，促进儿茶酚胺等物质的释放，加快心率，收缩压也随之升高，扩张动脉以及抑制心肌的活动。另外CO_2溶于血液过多，也有气体栓塞的可能，但较罕见。这要求我们在手术过程中，需要对患者的气道压力以及呼气末二氧化碳进行监测，以及使用某些能减少气腹对心血管影响的药物，及时检测分析动脉血气结果，作出准确判断并及时处理。

腹部膨隆可以引起迷走神经兴奋，导致心动过缓及房室传导阻滞，腹压增加，可降低75%的肾血流量，降低肾小球滤过率，尿量减少50%，这与慢性心力衰竭的神经内分泌变化、肾血管收缩及钠潴留的原理相似。腹腔镜手术时，患者头高足低体位，此时受到重力影响，可减低回心血量，平均动脉压、心脏指数以及左室舒张末容积不变或轻度下降，从而刺激机体分泌儿茶酚胺等物质，加快心率，增大心输出量。反之，患者采用头低足高位时，能够显著提升回心血量，增加心脏的前负荷，并增强其对循环系统的影响。

二、对呼吸功能的影响

腹腔镜手术对于机体呼吸系统的影响主要与人工气腹有关系。手术中建立的CO_2人工气腹可提高患者的腹内压，上抬膈肌，增大肺泡无效腔量，降低肺残气量，一定程度上降低肺的容量，减低肺顺应性，显著地增大气道的阻力，并可能导致高碳酸血症以及低氧血症的发生。当患者取足高头低位时，又可能导致肺通气血流比值失衡，容易引起肺限制性通气功能障碍，尤其对于那些老年、肥胖、虚弱等机体状况差的患者，这些改变较为显著。气腹压越大，维持时间越长，对患者呼吸系统的影响就越大。因此，在进行腹腔镜手术时，尽量选择进行低气腹压进行手术，甚至有些情况可权衡应用非气腹腹腔镜。

在实际工作中，应用腹腔镜做腹部手术，对肺功能影响较小，术后恢复快，一般认为采用IAP在11mmHg～13mmHg范围内，肺功能正常且同时行机械通气及时调整通气量，一般不会带来严重肺部并发症。

三、对免疫功能的影响

腹腔镜手术相对于以往传统开腹手术很大程度上减小了患者的创伤。腹腔镜手术对患者免疫系统的影响要明显低于行开腹手术的患者，此外C反应蛋白（C-reactive protein，CRP）作为一种可以促进单核细胞清除病原体、识别外来物质并激活补体系统的急性相蛋白，腹腔镜手术比开腹手术对患者的CRP、白介素-6（IL-6）等的影响也更低，免疫功能恢复得更早。总而言之，腹腔镜手术对机体免疫功能的抑制虽然存在但较轻微，并且也可以联合应用一些减少应激的药物，如瑞芬太尼等进一步减少相关负面影响。腹腔镜手术避免对机体免疫功能的进一步损害，可减少术后感染概率。在术后短时间内，没有免疫抑制现象，有利于机体抵御术中脱落入血的癌细胞，一定程度上抑制术后肿瘤复发、转移等。

四、对机体凝血纤溶系统功能的影响

静脉血液淤滞、黏稠度增高及凝固性增加是静脉血栓形成的危险因素。腹腔镜手术中由于气腹压力作用，使静脉血流动力学发生改变，下肢静脉扩张，血流减慢，血管内压力增高。术后由于静脉淤滞、血液高凝等因素，易增加发生血栓栓塞性并发症的风险，应用在后文详述的肠系膜血管缺血性疾病的治疗时尤其需要注意。腹腔镜手术后静脉淤滞是客观存在的，有必要采取措施预防术后深静脉血栓形成（deep vein thrombosis，DVT）的发生。针对静脉淤滞，采用下肢间断加压装置、弹性袜等物理方法和针对血液高凝状态采用肝素等抗凝药物方法；肝素与麦角胺合用可以在一定程度上预防术后静脉血栓；甚至近年有学者提出，在腔镜术中应用特定温度以及湿度的CO_2，可以有效减少凝血功能障碍。

若行免气腹腹腔镜，则在一定程度上可以进一步减低或避免上述一些不良影响。免气腹腹腔镜具备很多优点：消除气腹并发症、扩大腹腔镜适应证、冲洗吸引方便、费用减低等，适宜不能耐受气腹患者接受腹腔镜手术，但它手术难度大、缝合打结多、需在腹壁造口或取标本扩大切口等，可在一些有经验的中心开展。

第三节　腹腔镜手术适应证、禁忌证、并发症

一、腹腔镜胃相关手术

腹腔镜手术可应用于：腹腔镜迷走神经切断术、腹腔镜胃十二指肠穿孔修补术、腹

腔镜治疗反流性食管炎、腹腔镜减重手术、腹腔镜胃底贲门癌根治、胃癌根治、腹腔镜胃空肠吻合术、腹腔镜胃大部切除术、胃巨大息肉、胃良性肿瘤（息肉、平滑肌瘤、胃泌素瘤等）、胃间质瘤、早期胃癌（原位癌）切除及腹腔镜Nissen胃底折叠术等。

适应证：病情较重，不能耐受胃大部分切除者，穿孔时间超过12h，腹腔感染严重，患者年轻，溃疡有治愈可能，顽固消化性溃疡，患者BMI＞32.5或虽然27.5＜BMI＜32.5但伴有代谢性综合征（高脂血症、高血压症）或相关合并肥胖者，幽门及十二指肠梗阻时，若因恶性肿瘤引起的梗阻已无法切除者，则行腹腔镜胃空肠吻合姑息治疗，中晚期胃癌，以及不能接受常规开腹手术者。

禁忌证：溃疡合并大出血、进展期胃癌估计淋巴结难于彻底清扫、上腹部手术致广泛粘连、其他腹腔镜禁忌证；十二指肠溃疡合并大出血、贲门癌合并大出血、估计有腹腔镜难以清扫的淋巴转移；有上腹部手术史、上腹部广泛粘连者；难以纠正的凝血功能障碍；合并心、肺等重要脏器功能不全以及有先天心脏病、肺脏疾病，不能耐受气腹、麻醉及手术者。

二、腹腔镜肠相关手术

腹腔镜手术可应用于：腹腔镜肠粘连松解术、腹腔镜肠套叠复位术、腹腔镜阑尾切除术、腹腔镜小肠切除术、腹腔镜巨结肠切除术、腹腔镜结；直肠切除术、腹腔镜肠造瘘术、腹腔镜大网膜肿瘤切除术等。

适应证：有腹部手术史因粘连致反复腹痛者；诊断明确的肠梗阻早期，腹胀不明显时；粘连性肠梗阻缓解期；肠扭转、肠套叠、肠粘连所引起的肠管坏死、肠系膜血管闭塞、多发性肠穿孔；肠破裂、肠憩室炎或者肠瘘、小肠息肉；肿瘤、肠系膜肿瘤、溃疡性结肠炎内科治疗无效；家族性息肉病、各种原发性大网膜良性肿瘤及囊肿等。

禁忌证：粘连性肠梗阻急性期合并严重腹胀时、各种原因（狭窄、梗阻）引起的肠梗阻严重腹胀时、腹壁或腹腔内严重感染、合并有脓肿；瘘；增生肿块的克罗恩病、巨大大网膜肿瘤、原发或继发性大网膜恶性肿瘤（相对禁忌）；估计严重的心血管疾病、严重的肺阻塞性疾病；心、肺等重要脏器功能不全以及有先天心脏病；肺脏疾病，不能耐受全身麻醉及CO_2气腹手术者。

三、腹腔镜技术并发症

腹腔镜手术并发症分为两大类：

一类是指与传统开腹手术相同的一些术后并发症，如切口与腹内感染、术后出血、神经损伤、胆道损伤、脏器损伤、麻醉并发症、切口疝（戳孔疝）、腹壁坏死性筋膜炎、术后肠梗阻、传染病播散、肿瘤术后的腹内或腹壁种植等。

另一类是指应用腹腔镜技术可能出现的一些特有的并发症，而在传统的术式中是不会发生的，如与 CO_2 气腹相关的并发症，如上述提到的高碳酸血症、气体栓塞等；腹腔穿刺相关并发症，如腹内空腔或实质性脏器穿刺损伤、腹膜后大血管损伤等，经穿刺孔疝出的戳孔疝也应归于此类并发症；腹腔镜专用手术器械性能缺陷或使用不当所致的并发症，如电热损伤引起的胆管缺血性狭窄，高频电流的"趋肤效应"造成的空腔脏器穿孔。

第四节　腹腔镜在大网膜疾病中的应用

一、大网膜粘连综合征

大网膜粘连综合征（omental adhesion syndrome），又称手术后横结肠功能紊乱（postoperative dysfunction of transverse colon）。此综合征系指腹部炎症、腹腔感染、手术或外伤后，在愈合过程中，大网膜与下腹部脏器、壁层腹膜（常在切口下方腹膜）、切口或盆腔粘连而引起的一系列特殊症状的综合征。

（一）腹腔镜大网膜粘连松解术

根据情况可选择椎管内麻醉或全身麻醉，平卧位，穿刺孔位置、数量灵活掌握，气腹的建立尤为关键，可根据粘连情况调整体位以便于更好地暴露病变区大网膜。由于腹腔内大网膜粘连情况不十分明确，可采用开放法（Hasson 法）穿刺第一孔，若有既往手术史，穿刺点则应大于手术疤痕5cm。置入腹腔镜手术器械，充分探查粘连情况，再决定继续腹腔镜手术或中转开腹。行腹腔镜手术，用超声刀或电凝刀依次切断大网膜粘连带、大网膜与结肠等脏器的粘连，分离肠管部分时注意锐性分离，避免使肠管及周围其他脏器受到损伤。将粘连大网膜自腹壁和回盲部肠壁和系膜上松解，解除其对横结肠的牵拉和压迫，尤其要注意对有既往下腹部手术史的患者的手术切口，尤其是瘢痕切口下方处的大网膜、肠管及腹壁的探查。术中如发现血供不全或炎症性大网膜，应予以（部分）切除，彻底止血，置入腹腔负压引流管。鉴于本综合征可发生在妇科子宫附件手术及阑尾炎等手术后，故遇到此种情况勿将大网膜再次覆盖固定于脏器创口处。关腹前平展大网膜并恢复原位，缝合腹膜时尽量细致，勿将大网膜误缝于切口处。对于训练有素的腹腔镜外科医生，腹腔镜大网膜粘连松解术安全性很高。腹腔镜外科医生应该熟练掌握这项技术，不仅针对这里所讨论的病变，而且对于其他腹腔镜手术中经常遇到的粘连也很有意义。

（二）预后及预防

血供不全的大网膜应予以切除，勿将网膜覆盖固定于既往手术粘连脏器处，防止再次粘连，一般均可获得较满意疗效。应用一些抗粘连生物材料及加味五磨饮等起相关积极作用的中药辅助，配合术后康复训练、早期活动促进胃肠蠕动等，也可减少再粘连发生的风险。

二、原发性大网膜扭转

大网膜扭转在外科临床中并不多见，分为原发性大网膜扭转与继发性大网膜扭转。原发性者较罕见，而继发性者相对多见。

（一）腹腔镜大网膜扭转探查、切除术

全麻，穿刺孔位置、数量根据情况灵活掌握。置入腹腔镜，探查扭转大网膜，沿结肠行腹腔镜下坏死网膜扭转松解术，解除牵拉，由于大网膜扭转后可导致网膜动静脉栓塞，手术切除范围应大于实际坏死网膜范围至少3～5cm，以避免术后切缘迟发性坏死。用电凝钩、超声刀或（MiSeal）离断坏死网膜，残端大血管用可吸收夹夹闭或用4号丝线结扎，彻底止血。在切除坏死网膜前不宜复位大网膜，因为已扭转坏死的大网膜在复位过程中很可能将大量毒素释放，经大网膜静脉回流入血，加重术后发热等中毒症状。继发性大网膜扭转应彻底探查邻近器官，同时处理原发病，注意避免损伤肠管。将切除坏死网膜等装入袋，扩大穿刺孔，取出标本袋。腹腔内冲洗，置入腹腔负压引流管。

（二）预后及预防

（1）原发性大网膜腔镜术后预后良好，继发性大网膜扭转预后与原发疾病和原因相关。

（2）缺乏具体的预防措施，应注意腹部内脏的粘连和疝。避免剧烈运动、突然改变体位等诱因。

三、大网膜囊肿

大网膜囊肿是腹腔内淋巴管瘤的一种特殊表现。由于表现为生长在大网膜的囊性肿物，临床上称为大网膜囊肿。CT检查提示直径≥15cm以上的囊肿，定义为巨大网膜囊肿。

（一）腹腔镜大网膜囊肿探查、切除术

患者平卧位，穿刺孔位置、数量、大小根据囊肿情况灵活掌握。手术主要方式有：腹腔镜大网膜囊肿切除术、扩大腹腔镜大网膜囊肿切除术、腹腔镜大网膜囊肿部分切除＋囊壁烧灼，以及经皮穿刺、袋形缝术、大网膜囊肿去顶术等。首先探查囊肿来源部位，和邻近器官、血管的关系，主要需排除附件、肠系膜、腹膜后囊肿；初步判断囊肿大小，对于＜15cm的囊肿可通过超声刀沿囊壁完整切除，需细致操作，尽量避免囊肿破

裂；对于巨大囊肿、腹腔镜下视野暴露不清的，可先通过负压吸引器行囊肿减压，或通过脐部行囊肿减压后，再次探查，手术切除。术中完整切除囊肿和部分大网膜，最好去除部分大网膜，避免囊壁残留以致复发可能。在切除大网膜囊肿时应探查小网膜囊，避免遗漏，彻底止血。术中发现与胃、肠管粘连无法分离时，原则上可将受累部分胃、小肠一并切除；也可酌情行大网膜囊肿次全切除，残留囊壁应尽量破坏，可选用3%碘酊涂擦残留囊腔。与胰腺、脾和胃壁粘连致密予以大部分切除，术后创面予以电灼处理。腹腔内冲洗，置入腹腔负压引流管。

（二）预后及预防

本病一经诊断，应尽早手术切除，以避免随病情发展，并发囊肿蒂扭转、囊内出血、囊肿破裂、继发感染等，预后较好。

四、大网膜肿瘤

原发性大网膜肿瘤较少见，可为良性或恶性。良性肿瘤有纤维瘤、平滑肌瘤、脂肪瘤、良性畸胎瘤等；原发性大网膜恶性肿瘤罕见，有大网膜平滑肌肉瘤、血管肉瘤、横纹肌肉瘤、侵袭性血管黏液瘤等。继发性大网膜肿瘤（转移癌）较多见，主要来自胃肠、胆囊、胰腺和卵巢。

（一）腹腔镜大网膜肿瘤探查、切除术

外科手术是主要的诊断及治疗方法。事实上，巨大网膜肿瘤、原发或继发性大网膜恶性肿瘤为腹腔镜手术的相对禁忌证。

术前可应用放射、介入等方法，使肿瘤局限，利于手术。患者平卧位，穿刺孔位置、数量、大小根据肿瘤情况灵活掌握。探查腹腔，明确大网膜、相关脏器、淋巴结情况，用超声刀在肿瘤包膜外切开大网膜，小血管用超声刀直接凝断，大血管用钛夹夹闭后切断，解除大网膜与组织器官的粘连，注意避免损伤脏器，防止肿瘤破裂，需要将肿瘤完整切除，尽量保持腹壁的完整性，彻底止血。良性大网膜肿瘤局部切除即可，将切除完整的肿瘤等装入袋，扩大穿刺孔，取出标本袋。置入腹腔负压引流管；原发性恶性大网膜肿瘤通常需要合并邻近脏器一并切除，若肿瘤浸润广泛、组织粘连不清，必要时需中转行开腹手术。对于继发性大网膜转移癌可姑息性切除局部网膜，减少腹水形成，以提高患者生活质量。

（二）预后及预防

良性大网膜瘤局部切除效果好，少复发；原发性大网膜恶性肿瘤侵袭性大，预后差；大网膜转移瘤，可姑息性切除。

大网膜恶性肿瘤腹腔镜术后需合并化疗等其他综合性治疗。

第五节　腹腔镜在肠系膜疾病中的应用

一、肠系膜血管缺血性疾病

急性肠系膜血管缺血性疾病（acute mesenteric ischemia，AMI）是由各种原因引起的肠道急性血流灌注不良的肠缺血性疾病，是一种非常凶险的腹部急症。

AMI主要分为急性肠系膜动脉栓塞（acute mesenteric artery embolus，AMAE）、急性肠系膜动脉血栓形成（acute mesenteric artery thrombosis，AMAT）、急性肠系膜静脉血栓形成（acute mesenteric venous thrombosis，AMVT）及非闭塞性肠系膜缺血（non-occlusive mesenteric ischemia，NOMI）等四类。

（一）治疗原则

1. 抗凝治疗

无肠坏死时抗凝治疗。

2. 介入溶栓治疗

当疑有肠坏死，不进行溶栓治疗。

3. 手术治疗

首选腹腔镜（荧光腹腔镜），对AMVT等AMI相关疾病的早期诊断、早期治疗、手术指导及抗凝方案有重要的指导价值，对降低肠管切除率、提高存活率及改善预后起到关键作用。

无腹膜炎体征不能除外肠坏死，出现弥漫性腹膜炎时，AMI往往已发展较晚，病死率高。此病诊断较难，但又非常强调早期明确诊断的重要性。（荧光）腹腔镜为首选探查、诊断、治疗方式，它能早期诊断急性肠系膜缺血及可能的肠梗死，直视判断肠缺血坏死的程度及范围。在术中应用吲哚菁绿荧光血管显像，可避免单纯腹腔镜凭借术者的技术以及个人肉眼来判断系膜血运情况可能产生的误判，同时可以及时对需行外科手术的患者直接切除受累系膜和肠管，在手术决策中具有重要指导作用，降低术后短肠综合征发病率与死亡率，改善预后。一旦考虑有肠坏死可能或疑似有肠坏死征象者，都应及时行手术探查。

（二）腹腔镜肠系膜血管缺血性疾病/急性肠系膜静脉血栓形成探查、切除术

常规术前检查，患者平卧位，穿刺孔位置、数量、大小根据肿瘤情况灵活掌握。因为需要考虑到腹腔镜气腹压一定程度上会减少肠系膜动脉血流和加重血管血栓的形成，气腹压力可从10mmHg开始，术中密切观察系膜、肠道血运，避免气腹压加重肠管血运障碍，根据情况再行调节，术中可（应）视情况持续给予抗凝。探查腹腔，明确诊断、

确定病灶后，决定手术方式。

置入腹腔镜后，全方位探查是否存在肠壁水肿、出血坏死及血性积液等（AMVT患者常伴腹腔有血性积液）循环障碍性变化，不要遗漏。术中不仅要快速准确定位病变位置，还应关注肠管本身的血流灌注情况，缺血肠管可与正常肠管存在一定界限。缺血段肠管：系膜呈暗紫色，可增厚2cm左右，有时可见明显的条索状血栓、肠壁肿胀，同时，借助腹腔镜的放大作用，仔细观察肠管、系膜的细微结构，包括颜色、血运、蠕动等，注意避免盲目探查增加创伤。手术原则是充分切除坏死肠段、系膜，尽量保留有生机的肠管。以往对病变肠管活力、系膜血流灌注以及拟切除的范围的评估只依赖于外科医生的临床经验，主观根据术中浆膜表面颜色、肠血管搏动和肠边缘血管出血等来判断，可靠性低。需要注意肠黏膜可以广泛缺血，而肠在此处仍可能看起来正常。此外，外科医生常为保证手术的安全性而有意识地扩大切除范围，进而加大术后短肠综合征发生概率，降低患者生命质量。这里要强调腹腔镜与荧光显像结合的荧光腹腔镜的重要作用，荧光素辅助腹腔镜检查已被证明准确用于测量腹腔镜手术期间的肠系膜血液灌注和微循环情况。可以克服以上缺点，腹腔镜术中肠系膜缺血区便是荧光发射不良的区域，依此明确肠管活力、系膜血流灌注。对缺血肠管，术中用盐水纱布热敷，于肠系膜根部注射1%利多卡因封闭阻滞，尽最大可能保留存活肠管，减少肠管坏死切除面积。拟做出精准切除范围，最大限度地保留肠管，对可疑坏死肠管尽量保留。若短时间无法判断肠管活性，可暂时还纳，待24～48h甚至更久再次或多次腹腔镜探查确定切除范围；也可对可疑肠管行外置造瘘，术后观察造瘘肠管活性，必要时再次探查。因为在静脉再通或侧支循环得到改善后，部分肠管活力可得到恢复，这对于广泛小肠坏死患者预防短肠综合征至关重要；但有时为降低术后短肠综合征的发生保留过多肠管，又可能引起术后吻合口瘘及血栓复发。应用腹腔镜技术探查并切除坏死的肠管及受累肠系膜时，可同时实施肠切除吻合或肠切除造瘘术，但对于坏死肠管较长而镜下切除困难或需合并取栓或重建血管操作时，可中转开腹。术后应继续给予抗凝药物，既可促进逆转有希望恢复的肠管，又能预防栓塞或血栓复发，达到尽可能多保留肠管的目的。

（三）预后及预防

术中、术后均应给予抗凝治疗进行预防。术后抗凝过程中，定期检测凝血五项并注意抗凝药的并发症，随时调整抗凝治疗方案。诊断与治疗延误是AMI高死亡率的主要原因，临床诊疗中应注重提高早期诊断率。

二、肠系膜上动脉压迫综合征

肠系膜上动脉压迫综合征（superior mesenteric artery compressing syndrome，SMACS）又称Wikie综合征、良性十二指肠淤滞症、肠系膜上动脉综合征等，在体形瘦长的青年女性中更常见。

（一）治疗原则

目前尚无治疗标准。SMACS治疗的目的是在保障胃肠功能的前提下，解除血管-解剖造成的肠道梗阻状态，恢复消化道通畅性。症状较轻者可先行保守治疗，如体位疗法、禁食、胃肠减压、肠外营养，待症状缓解可逐渐过渡至肠内营养。对症状较重、反复发作者，一旦确诊尽早行手术治疗。开腹手术创伤较大，疗效不理想。首选腹腔镜手术治疗SMACS，安全、有效、恢复快、并发症少、微创、体表瘢痕轻微等，尤其适合好发群体年轻女性。

（二）腹腔镜治疗肠系膜上动脉压迫综合征

腹腔镜治疗SMACS术式的选择国内外尚未形成统一标准。主要术式包括：完全腹腔镜十二指肠空肠吻合术、单纯腹腔镜下Treitz韧带松解术、腹腔镜下十二指肠空肠侧侧吻合术（内侧、外侧）（或联合Treitz韧带松解）、完全腹腔镜胃肠吻合术、完全腹腔镜胃十二指肠双捷径吻合术等。

常规术前检查。患者体位及穿刺孔位置、数量灵活掌握。置入腹腔镜后探查腹、盆腔，排除其他病变。完全腹腔镜十二指肠空肠吻合术式被公认有效，顺应正常生理解剖结构，易操作、创伤小、用时短、出血少，恢复快。术中尽量暴露十二指肠，游离横结肠系膜，以减少术后粘连。近端吻合口应尽量选择十二指肠水平部最低位置，吻合口留置不要过于狭窄，远端吻合口应尽量靠近Treitz韧带，无张力缝合，以利于患者术后消化道通畅。

单纯腹腔镜下Treitz韧带松解术（十二指肠血管前移术）适合于单纯Treitz韧带过短而引起使十二指肠空肠曲位置过高、肠系膜上动脉与腹主动脉夹角过小、症状较轻而无其他解剖异常和问题者，对已形成惯性逆蠕动者效果不佳。患者可采取头高足低右侧卧位，便于显露后腹膜，腹腔镜下应用超声刀游离Treitz韧带，松解、切断，使十二指肠空肠曲下降约4～5cm，可将肠系膜上动脉表面的腹膜与肝圆韧带固定一针，为增大上述大角度。注意彻底分离Treitz韧带及周围粘连组织，否则无法改善症状。若单纯Treitz韧带粘连严重，无法充分松解，此时采用腹腔镜下实施十二指肠空肠吻合建立旁路或采取Treitz韧带松解联合十二指肠空肠侧侧吻合术。

腹腔镜下十二指肠空肠侧侧吻合术（联合Treitz韧带松解）术式应用较为广泛。置入腹腔镜后探查到屈氏韧带，以它为标志切断下方空肠，将十二指肠、近端空肠与肠系膜上动脉分离。关闭两残端，于肠系膜上动脉上方行十二指肠、空肠侧侧吻合。探查十二指肠水平部，充分游离十二指肠降部及水平部右侧，靠近压迫梗阻的部位小心充分游离，松解附近淋巴、系膜等粘连组织，尤其是压迫梗阻的部位附近，松解Treitz韧带，避免损伤血管、神经。切开十二指肠、空肠肠壁，全层连续缝合肠管壁切口，单层缝合，则将待吻合空肠与十二指肠远近端各浆肌层单层缝合，固定后靠拢，闭合器闭合前要确保夹闭的两段肠管间无系膜或腹膜等其他组织（闭合器吻合用时少、出血少、吻合口较大，适合于在本术式中应用），闭合后检查吻合口情况，保证吻合口无张力，检查有无吻合口缺口、肠瘘彻底止血，复位。

完全腹腔镜胃肠吻合术针对胃肠吻合口距离受压迫梗阻处较远，在吻合口远端遗留盲袢较长。针对改善十二指肠逆蠕动与消化道受压梗阻状态疗效有限。

完全腹腔镜胃十二指肠双捷径吻合术，主要适合病史长、症状重、十二指肠逆蠕动明显、胃瘫者。短期效果较显著。

（三）预后及预防

病史短、症状轻的患者治疗效果好，术后症状反复少。一旦确诊及时干预，保守治疗效果不佳者尽早行手术治疗。

三、肠系膜囊肿

肠系膜囊肿（mesenteric cyst，MC）可以发生于从十二指肠到直肠的肠系膜任意处，并且它也可以从肠系膜根部延伸到后腹膜，常位于小肠系膜，回肠较多见。

（一）腹腔镜治疗肠系膜囊肿

全身麻醉，穿刺孔位置、数量灵活掌握，置入腹腔镜，探查腹腔。探查MC囊肿的位置、大小、数目及与毗邻脏器，尤其是与肠管的关系。若囊肿局限于肠系膜，直径不大，与肠管分界清晰，则行单纯肠系膜囊肿切除，将囊肿完整剥离切除并完整取出即可。若囊肿与系膜粘连不清且与邻近大血管不能完整剥离，不适宜切除受累肠管时，行囊肿大部分切除，与血管粘连的残余囊壁用3%碘酊或超声刀烧灼破坏，注意残壁止血彻底。若为占据整个腹腔的巨大囊肿，可用穿刺针先行囊肿穿刺抽吸囊液，也可以将囊肿经过扩大的腹壁穿刺孔向腹外拉出，切开、吸出囊液，但不要抽吸彻底，需使囊肿保留一定形态及张力，便于缩小后暴露清晰时，继续应用无损伤抓钳抓起囊肿，再探查囊肿与附着系膜、受累肠管、血供及相关毗邻脏器解剖关系，准确定位囊肿后，再行切除，在某些情况下，必须同时进行肠切除术才能完整切除囊肿。术中注意封闭穿刺针孔/切口，避免囊液流入腹腔。若为肠系膜多发囊肿，与肠管关系分界不清，可行囊肿切除术合并受累肠管切除吻合术。对于腹腔镜手术操作困难，肠系膜血管和肠壁关系密切者，可选腹腔镜辅助经脐切口提出腹外完成手术。若囊肿较大且或位置无法进行完全的手术切除（如腹膜后MC），可选择行囊肿及受累肠管＋系膜完整切除＋肠管断端吻合术，或部分切除术伴囊肿造袋术（开窗减压术）。将囊肿开口伸入腹腔，破坏残余囊壁，切记应彻底冲洗腹腔，防止囊液刺激腹膜及腹腔种植。但需注意，腹膜后MC复发风险更高，就是因为在技术上难以彻底清除干净，所以无论选择何种方式或入路的腔镜手术，都要尽可能避免囊液漏入腹腔。对较大囊肿可置入标本袋后辅助采用腹壁小切口完整取出标本，以避免污染腹壁切口。术后应彻底确认无活动性出血。

（二）预后及预防

通过手术行囊肿完整切除的患者复发率一般较低，预后较好；部分切除与复发和发病率有关。

四、肠系膜肿瘤

肠系膜肿瘤很罕见，它们可以分为实性或囊性，良性或恶性。恶性包括恶性淋巴瘤、脂肪肉瘤、纤维肉瘤、平滑肌肉瘤等；良性包括血管瘤、脂肪瘤、纤维瘤、平滑肌瘤等。

（一）治疗原则

根据肠系膜肿瘤病变的性质，治疗方法有很大不同：从简单的保守观察或药物治疗到手术治疗。

对于有症状的良性的、分界清晰的肠系膜肿瘤，通常可以通过腹腔镜下局部切除治疗即可。但对于侵袭性恶性肿瘤需要行癌切除术，仔细的术前评估（可应用腹腔镜探查），评估肿块与邻近血管、器官、组织结构之间的关系，再决定治疗方案及切除范围等，因为这涉及切除大量的肠管而导致的短肠综合征引起的肠功能不全的风险。

（二）腹腔镜肠系膜肿瘤探查、切除术

全身麻醉，建立人工气腹。根据术前影像等辅助检查确定肿瘤部位的不同进行戳孔位置、数量的选择，甚至可以是经肛门（如直肠系膜探查、切除术）。置入腹腔镜、抓钳等其他器械。

探查有无腹水，可行腹水抽吸。在直视下通过超声刀或电凝钩锐性分离粘连、分离脏层筋膜与壁层筋膜（腹膜后筋膜）等，过程中轻轻提起肠系膜，确认肿块与肠系膜上动静脉等血管的关系，探查进一步明确系膜肿瘤的位置、大小以及与邻近组织脏器的关系，有无腹腔、腹壁、盆腔、淋巴结、周围脏器或肝脏等的转移。术中可根据术者经验判断肿瘤的良、恶性，不能判断时可取肿块、附近组织、淋巴做快速冰冻病理加以明确，以拟定后续治疗的切除范围。

对于小的、分界清晰的良性肿瘤，可在腹腔镜下行直接完整离断、切除，与肠管关系密切的可与受累肠管一并切除，再做肠断端吻合。对于恶性肿瘤，若无淋巴结转移可行肿瘤局部切除，如与肠管关系密切或有淋巴转移要同时行受累肠管切除或（和）行淋巴结清扫。如肿瘤范围广泛、发生远处转移、侵犯包括肠系膜上动静脉，无法全部切除时，则可以姑息性部分切除，有利于控制腹水、解除梗阻、改善患者生活质量。切除的肿瘤、器官、组织送病理科检测。肠系膜肿瘤如果来源于间叶组织，则可选择局部广泛切除术（切缘距肿瘤5cm的组织），如周围有不可切除脏器则保证切缘阴性即可；如侵犯肠系膜局部血管，则需将此血管供血肠管区域外10cm正常肠管切除。要注意术前辅助检查提示

腹膜后肠系膜肿瘤时，要首先考虑恶性，只有完整切除才可能根治。腹膜后脂肪肉瘤是分叶状生长，普通挖除术复发率很高，应做相关受累肠管＋系膜切除。此外，对于肠系膜淋巴瘤可不要求手术的彻底性，强调的是手术的安全性，以便术后行化疗和放疗。

（三）预后及预防

完整切除肿瘤、受累肠系膜及肠段，一般可取得较好效果。无论什么类型的肠系膜肿瘤，若复发，再次手术也是必要的。淋巴瘤可辅助放化疗；纤维瘤及神经纤维瘤等可用激素治疗。

五、闭合性小肠系膜损伤

肠系膜损伤在腹部闭合性损伤中相对少见。

（一）治疗原则

肠系膜的血管一旦破裂、损伤，一般很难保守自行止血、愈合，应尽量避免误诊、漏诊，早诊断、早进行手术治疗。首选（荧光）腹腔镜手术，注意抗休克，术中遵循先止血、后修补原则。

一旦明确诊断或高度怀疑此病，均应尽早手术。手术时间的早晚与预后密切相关。

（二）腹腔镜闭合性小肠系膜损伤探查手术

全身麻醉，注意对有休克可能的患者进行抗休克，术前给予静注抗生素预防腹腔感染。穿刺孔位置、数量、大小灵活掌握。置入腹腔镜，探查腹腔，探查评估内容包括：腹腔内实体器官损伤、膈疝、部分和全层肠损伤、肠系膜损伤，以及肠和肠系膜损伤的位置。预估术中拟处理情况包括：肠修复、肠切除、肠系膜止血或修复。小肠系膜松弛、张力小，手术探查应全面仔细，术中避免用钳夹系膜血管，以免加重系膜损伤。探查明确肠系膜及血管损伤类型和相关肠管的损伤程度后，采用合理的手术方法。注意先止血、后修补原则。

肠系膜撕裂血管较小时，局部行无损伤线修补缝扎止血即可；肠系膜轻度裂伤仅行肠系膜修补；系膜损伤动脉等大血管时，能修补者尽量修补；肠系膜上静脉部分或完全断裂者，可能行部分肠切除吻合术或肠系膜上静脉结扎术；小肠系膜部分缺失，行创缘血管结扎，受累肠管行肠切除＋肠吻合术；对较大肠系膜血肿应切开止血，行血肿清除术，而后仔细评估受累肠管血供（可借助前文讲述的吲哚菁绿荧光显像技术），明确其受累程度和拟切除范围，加行肠切除＋肠吻合术；合并小肠穿孔时行肠穿孔修补术；不论何种方式，均应尽量避免广泛切除小肠增加短肠综合征发生风险。若为结肠肠系膜损伤，当难以辨明肠管血运是否良好时，行一期结肠造口术。术后充分冲洗腹腔，放置引流管。

（三）预后及预防

肠系膜损伤的漏诊或延迟诊断是一个重要的问题，延迟诊断超过24h可产生严重的并发症，显著提高死亡率，故强调早诊断、早治疗。注意既往剖腹手术产生腹腔内粘连的患者，在腹部钝性创伤后发生肠系膜损伤的风险增加。

（张能维　乌云其其格）

参 考 文 献

[1] REMZI F H, KIRAT H T, KAOUK J H, et al. Single-port laparoscopy in colorectal surgery [J]. Colorectal Dis, 2008, 10 (8): 823-826.

[2] SCHIETROMA M, ROMANO L, APOSTOL A I, et al. Mid- and low-rectal cancer: laparoscopic vs open treatment-short-and long-term results. Meta-analysis of randomized controlled trials [J]. Int J Colorectal Dis, 2022, 37 (1): 71-99.

[3] LU Y M, LIN T, HU Y F, et al. Initial experience of dual-port laparoscopic distal gastrectomy for gastric cancer: a single-arm study [J]. Adv Ther, 2019, 36 (9): 2342-2350.

[4] FENG D, LIU T, LI X, et al. Repeated transvaginal natural orifice transluminal endoscopic surgery: an initial Chinese experience [J]. J Obstet Gynaecol Res, 2023, 49 (10): 2501-2508.

[5] MARI G M, CRIPPA J, ACHILLI P, et al. 4K ultra HD technology reduces operative time and intraoperative blood loss in colorectal laparoscopic surgery [J]. F1000Res, 2020, 9: 106.

[6] MARKS J H, SALEM J F, ANDERSON B K, et al. Single-port robotic left colectomy: first clinical experience using the SP robot (rSILS) [J]. Tech Coloproctol, 2020, 24 (1): 57-63.

[7] AKAMOTO S, IMURA S, FUJIWARA Y, et al. Extraperitoneal colostomy in robotic surgery for rectal cancer using a tip-up fenestrated grasper [published online ahead of print, 2020 Oct 20] [J]. Asian J Endosc Surg, 2020, 10. 1111/ases. 12880.

[8] HOLLÄNDER S W, KLINGEN H J, HESS S, et al. Benefits of robotic camera assistance in minimally invasive bariatric procedures: prospective clinical trial using a joystick-guided camera-holder [J]. Surg Technol Int, 2019, 34: 87-92.

[9] JEONG M H, KIM H J, CHOI G S, et al. Single-port versus multiport robotic total mesorectal excision for rectal cancer: initial experiences by case-matched analysis of short-term outcomes [J]. Ann Surg Treat Res, 2023, 105 (2): 99-106.

[10] TEJEDOR P, SAGIAS F, KHAN J S. The use of enhanced technologies in robotic surgery and its impact on outcomes in rectal cancer: a systematic review [J]. Surg Innov, 2020, 27 (4): 384-391.

[11] NAMIKAWA T, IWABU J, HASHIBA M, et al. Novel endoscopic marking clip equipped with resin-conjugated fluorescent indocyanine green during laparoscopic surgery for gastrointestinal cancer [J]. Langenbecks Arch Surg, 2020, 405 (4): 503-508.

［12］ RODRÍGUEZ-LUNA MR, OKAMOTO N, AL-TAHER M, et al. In vivo imaging evaluation of fluorescence intensity at tail emission of near-infrared-I (NIR-I) fluorophores in a porcine model [J]. Life (Basel), 2022, 12 (8): 1123.

［13］ REIJNDERS-BOERBOOM GTJA, ALBERS KI, JACOBS L M C, et al. Low intra-abdominal pressure in laparoscopic surgery: a systematic review and meta-analysis [J]. Int J Surg, 2023, 109 (5): 1400-1411.

［14］ SHIBATA J, ISHIHARA S, TADA N, et al. Surgical stress response after colorectal resection: a comparison of robotic, laparoscopic, and open surgery [J]. Tech Coloproctol, 2015, 19 (5): 275-280.

［15］ STEELE S R, BROWN T A, RUSH R M, et al. Laparoscopic vs open colectomy for colon cancer: results from a large nationwide population-based analysis [J]. J Gastrointest Surg, 2008, 12 (3): 583-591.

［16］ HAJIRAWALA L N, LEONARDI C, ORANGIO G R, et al. Trends in open, laparoscopic, and robotic approaches to colorectal operations [J]. Am Surg, 2023, 89 (5): 2129-2131.

［17］ WATANABE K, KASHIWAGI K, KAMIYAMA T, et al. High-dose remifentanil suppresses stress response associated with pneumoperitoneum during laparoscopic colectomy [J]. J Anesth, 2014, 28 (3): 334-340.

［18］ JIANG R, SUN Y, WANG H, et al. Effect of different carbon dioxide (CO_2) insufflation for laparoscopic colorectal surgery in elderly patients: a randomized controlled trial [J]. Medicine (Baltimore), 2019, 98 (41): e17520.

［19］ MAYES S M, DAVIS J, SCOTT J, et al. Polysaccharide-based films for the prevention of unwanted postoperative adhesions at biological interfaces [J]. Acta Biomater, 2020, 106: 92-101.

［20］ LEE J E, ABUZAR S M, SEO Y, et al. Oxaliplatin-loaded chemically cross-linked hydrogels for prevention of postoperative abdominal adhesion and colorectal cancer therapy [J]. Int J Pharm, 2019, 565: 50-58.

［21］ 辛成香, 曹正柳. 加味五磨饮治疗大网膜粘连综合征162例观察 [J]. 江西中医药, 2004, 35 (12): 22-23.

［22］ POGORELIĆ Z, KATIĆ J, MRKLIĆ I, et al. Lateral thermal damage of mesoappendix and appendiceal base during laparoscopic appendectomy in children: comparison of the harmonic scalpel (Ultracision), bipolar coagulation (LigaSure), and thermal fusion technology (MiSeal) [J]. J Surg Res, 2017, 212: 101-107.

［23］ KLOOSTERMAN R, WRIGHT G W J, SALVO-HALLORAN E M, et al. An umbrella review of the surgical performance of harmonic ultrasonic devices and impact on patient outcomes [J]. BMC Surg, 2023, 23 (1): 180.

［24］ KOPPE M J, NAGTEGAAL I D, DE WILT J H, et al. Recent insights into the pathophysiology of omental metastases [J]. J Surg Oncol, 2014, 110 (6): 670-675.

［25］ ALEMANNO G, SOMIGLI R, PROSPERI P, et al. Combination of diagnostic laparoscopy and intraoperative indocyanine green fluorescence angiography for the early detection of intestinal ischemia not detectable at CT scan [J]. Int J Surg Case Rep, 2016, 26: 77-80.

［26］ PANDA N, DAS R, GUMTA M, et al. Wilkie's syndrome: review of eight cases [J]. Acta Gastroenterol Latinoam, 2013, 43 (3): 240-247.

［27］ CARVALHO N M N, LOPES FILHO J A, PLENS I C M, et al. Mesenteric cyst presenting with acute abdomen pain and bowel obstruction: case report and brief literature review [J]. Ann Med Surg (Lond), 2020, 58: 134-137.

大小网膜疾病篇

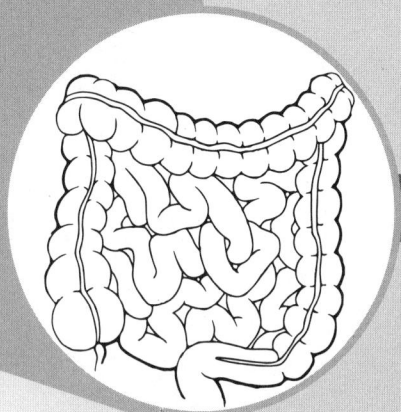

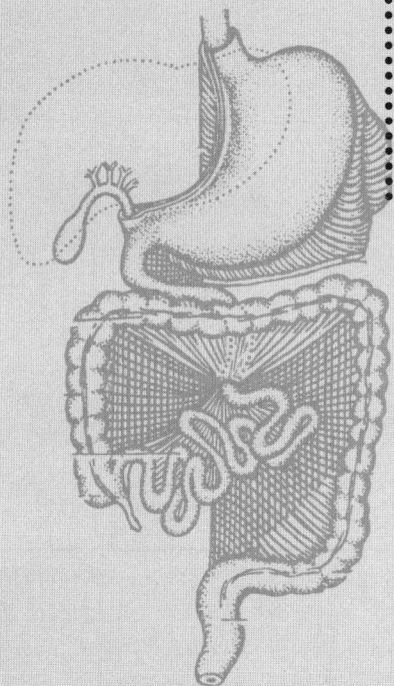

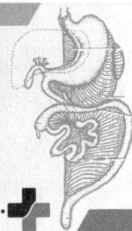

第一节　大网膜缺如

一、概述

　　大网膜（greater omentum）是连接胃大弯至横结肠的腹膜，呈围裙状遮被空、回肠。大网膜不仅具有防御功能、储存脂肪功能；还有分泌和吸收能力以及较强的修复和愈合能力；其丰富的淋巴管能充分吸收清除异物、吸收炎性渗出；此外，大网膜表面含有大量的吞噬细胞，具有重要的免疫功能和防御功能，是人体浆膜中抗感染能力最强的部位。

　　大网膜缺如（absence of the greater omentum）在临床工作中实属罕见，可见于瘦弱体内脂肪库减少患者。大网膜缺如本身无临床症状，但因往往与腹茧症并存，故可在其行急腹症剖腹探查时，或行腹部手术时被发现。大网膜缺如患者，腹腔防御功能亦随之缺失。因此，腹腔感染易于弥散，感染可迅速进展，影响患者预后。

二、病因

　　胚胎3月时，胃发育长大并发生旋转，胃小弯侧从前向后旋转，由原来的矢状位变为横位，胃大弯发育较小弯快，随着胃的旋转后，胃系膜即形成大网膜及网膜囊，在此发育过程中后胃系膜发育不全造成大网膜的缺如。

三、临床表现

（一）大网膜缺如表现

　　本身无任何症状，主要是与其相关的疾病的临床表现。

（二）腹茧症与大网膜缺如

　　腹茧症（abdominal cocoon，AC）是一种较为罕见的腹部疾病。1978年Foo首次报道了这种罕见的临床疾病。本病又称为特发性硬化性腹膜炎、小肠禁锢症和肠被膜症等，以全部或部分小肠被一层异常的灰白或淡黄色的质韧而厚的纤维膜包裹为其特征。病因不明，多数学者认为腹茧症是先天性发育异常以及后天因素所致。腹茧症患者腹内伴发畸形率较高，常为大网膜缺如。由此推测可能系大网膜发育异常或小肠系膜呈双套筒发育所致，而造成包膜内肠粘连的原因可能与后天因素有关。2021年，张童童等报告一例手术证实的先天性腹茧症伴肠发育不良、大网膜缺如的病例，与上述表现相似。

由于缺乏特征性表现，临床上易导致误诊，常于腹腔镜检查或手术中确诊。患者常以急性、亚急性或慢性不同程度小肠梗阻及腹部包块为主要特征。临床表现为反复发作腹痛、腹胀、呕吐，不规则排便、排气，或停止排便排气。腹部中度膨隆，可触及一整体、压之不缩小的包块，有或无压痛。听诊可有气过水声。

出现急性完全性肠梗阻患者常以急腹症就诊，往往在行剖腹探查手术中获得确诊及治疗。送检标本为致密包膜组织，病理诊断为增生纤维组织，局部变形、钙化，伴炎细胞浸润。

（三）急腹症与大网膜缺如

大网膜本身内含丰富的脂肪组织、淋巴和血管等，具有血供丰富、分泌、吸收、保护防御和再生，以及易同其他组织粘连且迅速建立侧支循环等特点；且其中存在吞噬细胞，有重要的防御功能。当腹腔器官发生炎症时，大网膜的游离部迅速向病灶处移动，包裹病灶或发生粘连，使病变局限不致迅速蔓延。当胃肠道发生穿孔时，大网膜可将穿孔部位包围局限或堵塞穿孔处，以防止发生弥漫性腹膜炎。相反，大网膜缺如时，失去大网膜的腹腔感染、胃肠道穿孔病变，可以迅速蔓延、扩散，导致腹腔脓肿或化脓性腹膜炎、中毒性休克。因此，临床上可在腹腔急腹症手术时发现大网膜缺如。

（四）与其他腹腔脏器畸形并存

理论上由于先天发育异常造成的大网膜缺如，可以伴发诸如小肠系膜缺如、结肠系膜缺如以及脐肠系膜管发育异常等，但临床上极为罕见，见诸报道者甚少。

四、辅助检查

（一）大网膜缺如的腹部CT和磁共振检查

与正常腹部成像相比，缺乏胃大弯与横结肠间及小肠前的层状脂肪密度影。多数大网膜缺如病例是在行腹腔镜检查、剖腹探查，甚至尸检时得到证实的。

（二）腹茧症影像学检查

X线检查可见腹腔内积气扩张肠管，腹腔内可见多枚长短不一气液平面。消化道钡剂造影可见近端小肠扩张、积气、积液，局部肠管走形紊乱，集中于中腹部，呈"花菜样"征（图11-1-1）。

CT检查可以显示小肠肠壁增厚，并且其近侧小肠肠腔扩张、积液，小肠纠集、走形紊乱，周围条状影，三维重建后可观察到腹腔肠管蜷曲纠集，局部粘连包裹成团。

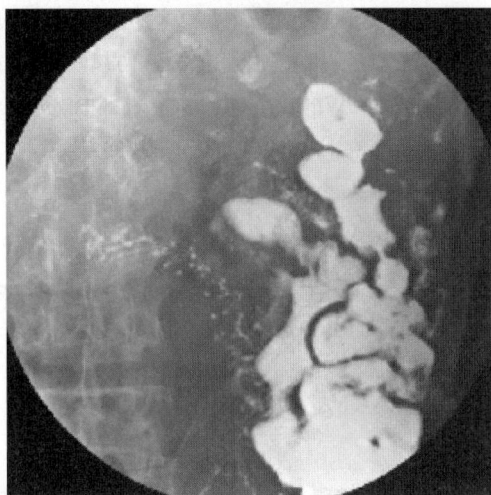

图11-1-1　腹茧症的小肠造影表现

五、治疗

大网膜缺如并腹茧症外科治疗，主要指的是腹茧症的手术治疗。按Wei等提出的标准，将腹茧症依据术中探查所见分为三型。Ⅰ型：纤维组织包裹部分小肠肠管；Ⅱ型：纤维组织包裹全部小肠肠管；Ⅲ型：纤维组织包裹肠管外组织、器官（阑尾、盲肠、结肠等）。手术中应仔细将包膜与小肠分离（采取钝性分离方法可以避免肠管损伤），包膜内小肠暴露后祛除肠间疏松粘连，然后分离肠系膜处粘连，恢复小肠及系膜解剖位置。有小肠坏死者，行坏死节段切除术。视粘连及小肠病变严重程度行空肠营养管置入术、小肠排列术。探查腹腔其余脏器，去除可能诱因。胆囊结石伴慢性胆囊炎可行胆囊切除术，慢性阑尾炎可行阑尾切除术，内疝可行内疝松解术。用大量温生理盐水反复冲洗腹腔并注入防粘连材料，妥善放置腹腔引流管。

（张展志）

参 考 文 献

［1］　杨平, 雷海梅, 王晓东. 大网膜缺如1例[J]. 陕西医学杂志, 2000, 29 (1): 639.

［2］　张旭峰, 王涛, 徐山淡. 腹茧症伴大网膜缺如1例报告[J]. 实用放射学杂志, 2002, 18 (7): 566.

［3］　王青云, 郑国华. 横结肠畸形伴扭转合并大网膜缺如1例[J]. 中国临床解剖学杂志, 1997, 15 (3): 220.

［4］　于滨, 崔宏伟. 剖腹见网膜缺如术中确诊腹茧症[J]. 临床误诊误治, 2005, 18 (5): 341-342.

［5］　刁梅香, 沈宜若, 吴恩彩. 三例胎儿消化管畸形及其致畸机理探讨[J]. 蚌埠医学院学报, 1984, 9 (2): 92, 96-98.

［6］　何博华, 邱烺, 王华, 等. 腹茧症的病因与诊治(附9例临床分析)[J]. 广东药学院学报, 2005, 21 (6): 75, 743-744.

［7］　刘静. 多腹内器官合并畸形1例[J]. 中国临床解剖学杂志, 1996, 14 (3): 179.

［8］　FOO K T, NG K C, RAUFF A, et al. Unusual small intestinal obstruction in adolescent girls: the abdominal cocoon [J]. Br J Surg, 1978, 65 (6): 427-430.

[9] 张童童, 于溯洋, 周瑾, 等. 先天性腹茧症伴肠发育不良、大网膜缺如一例报告并文献学习 [J]. 中华结直肠疾病电子杂志, 2021, 10 (4): 424-426.

[10] WEI B, WEI H B, GUO W P, et al. Diagnosis and treatment of abdominal cocoon: a report of 24 cases [J]. Am J Surg, 2009, 198 (3): 348-353.

[11] 张强, 朱孝成. 手术治疗腹茧症 20 例临床分析 [J]. 中国临床新医学, 2018, 11 (3): 248-251.

第二节　原发性大网膜异位及其他先天异常

一、原发性大网膜异位

（一）概述

原发性大网膜异位（primary heterotopic of the greater omentum）临床罕见，是指大网膜本身无任何疾患所发生的正常位置的改变，大网膜往上移位，即原发性大网膜异位。由于大网膜可发生自主性移位，在诊断原发性大网膜异位时，需观察大网膜的光滑性、平整性，以及是否能触及包块、粘连等，与大网膜的病理性移位鉴别。

（二）病因

原因尚不明确，可能与胚胎发育异常有关。从胚胎发生的角度上看，大网膜起源于原始胚胎的胃背系膜。胚胎 4 周时，随着胃大弯由背侧转向左侧，胃背系膜突向左侧，并逐渐在胃的背侧形成一个较大的盲囊，称网膜囊。当胃的纵轴从头尾方向转为由左上斜向右下时，正常的网膜囊也相应地向胚体尾侧继续扩大，越过横结肠腹侧面向下悬垂，呈帷幕状遮盖小肠。网膜囊的背侧壁和腹侧壁分别称背叶和腹叶，二者合称大网膜。异位的大网膜可能系网膜囊异常向胚体头侧扩大所致。

（三）临床意义

曾有报道，尸检中发现死者大网膜移位上行至肝面，余处未发现其他任何腹腔内异常。大网膜异位影响大网膜的活动度。正常大网膜下方为相对柔软的大、小肠，有较大的活动度，而异位的大网膜下方为实质器官肝脏，导致其活动度减小，在腹腔炎症时不能很好地包绕炎症部位以限制炎症蔓延、扩散，并且一旦发生肠炎、肠穿孔，将很容易累及整个腹腔。

另外，实施腹膜透析主要涉及的腹膜即为大网膜，而异位的大网膜由于覆盖在实质器官肝脏的表面，其周围空隙较小，透析液不易透过大网膜进行物质交换。

（四）CT 检查

横断面 CT 对大网膜异位的诊断较有意义。正常大网膜的横断面 CT 表现为大网膜位于胃、横结肠及小肠前方宽度不等的脂肪带，有时可见其内纤细血管影，腹水存在时才可勾勒出大网膜脂肪层边缘。异位大网膜在肝前方即可看到脂肪带而在小肠前方无脂肪带。但多数原发性大网膜异位病例是在行腹腔镜检查、剖腹探查，甚至尸检时得到证实的。

二、大网膜发育短小

胃大弯侧的网膜短薄，宽度仅为数厘米，呈花边状漂浮存在，与横结肠不相连，不能构成胃结肠韧带，即胃网膜囊结构，谓之大网膜短小。大网膜发育短小常与腹茧症并存。陈占峰等报告7例腹茧症患者，其中5例伴大网膜短小。

大网膜短小的弊端类似于大网膜缺如，腹腔防御功能亦随之缺失。因此，腹腔感染易于弥散，感染可迅速进展，影响患者预后。因为缺乏临床表现，诊断困难，多在腹部手术时偶然发现。

三、大网膜裂孔

大网膜裂孔疝，为腹内疝一种。由于大网膜是由4层腹膜折叠组成的下部游离组织，其间有丰富的血管、淋巴组织和脂肪等，本不易形成疝嵌顿，但如果出现下列情况可能发病：①大网膜为薄型，呈筛状，如合并突发腹压增高情况，可促进肠管疝入大网膜裂孔，形成嵌顿疝，常见胎儿及成人体瘦者；②大部分人（约61%）的大网膜游离缘仅在脐下与棘间线之间，不能完全覆盖小肠。当大网膜与下腹部组织因炎症粘连固定时，使之成为一张绷紧但不牢固的网，如遇上外力或腹压增加时，肠管进入网膜裂孔形成大网膜裂孔疝。

腹内疝导致肠梗阻发病率仅为1%，其中大网膜裂孔疝致肠梗阻更为少见。故对体型瘦弱患者突发的难以忍受的腹痛，尤以发病前有饱腹或用力史，腹痛具有静卧时缓解，站立或行走时加重的特点，有较典型的肠梗阻症状，腹部可触及痛性包块或肠袢，腹穿为淡血性腹水，在想到腹内疝的同时，应警惕大网膜裂孔疝可能，要进一步行影像学检查。腹部平片见充气的肠袢集聚一团，固定于某一位置，有多个气液平面。CT扫描可显示肠管及相应肠系膜血管走行异常，间接显示出内疝的疝口。病变部位肠壁增厚，肠管呈团块影，梗阻近段肠管扩张、积气、积液，远段肠管相对萎陷。腹腔可伴有少量积液等。对于诊断或怀疑腹内疝患者，均应及早行剖腹探查手术。手术目标是施行内疝松解术、异常裂孔修补术、坏死肠段切除吻合术。

四、大网膜呈索状

大网膜呈现粗绳子样，或者称条索状，有时可压迫肠管，造成小肠梗阻。此症多由于先天发育不良造成。同时，大网膜正常结构和功能的缺失，即腹腔防御功能亦随之缺失。因此，腹腔感染易于弥散，感染可迅速进展，影响患者预后。

（张展志）

参 考 文 献

［1］ 高英茂, 李和. 组织学与胚胎学 [M]. 北京: 人民卫生出版社, 2011: 364.

［2］ 程艺云, 徐剑文. 原发性大网膜异位的个案报道 [J]. 中国医药科学, 2014, 4 (1): 168-170.

［3］ 何为, 向子云. 大网膜病变的CT诊断 [J]. 中国CT和MRI杂志, 2011, 9 (2): 52-54.

［4］ 谢仁东, 钱水清, 邱晓平. 腹腔多器官变异畸形1例 [J]. 中国临床解剖学杂志, 1995, 13 (1): 3.

［5］ 陈占峰, 陈为杰. 先天性小肠禁锢症7例分析 [J]. 中国误诊学杂志, 2001, 1 (5): 777-778.

［6］ 于明钢. 3例大网膜裂孔疝致肠梗阻临床分析 [J]. 天津医药, 2002, 30 (9): 521.

［7］ 柴小平, 金锋平. 大网膜裂隙小肠内疝致肠梗阻一例 [J]. 中华普通外科杂志, 2002, 17 (3): 136.

［8］ 杜学民. 先天性大网膜裂孔疝1例报告 [J]. 吉林医学, 2010, 31 (3): 418.

［9］ 陈学璋. 大网膜先天性畸形绞窄性坏死一例报道 [J]. 腹部外科, 2006, 19 (5): 294.

第三节 腹 茧 症

一、概述

（一）定义

腹茧症（abdominal cocoon，AC）是一种较为罕见的、可导致小肠梗阻的腹部疾病，其病理解剖特点是部分或全部小肠被一层致密、灰白色、质韧的、完整的纤维膜所包裹，形似蚕茧，可伴大网膜缺如。换言之，纤维膜不是单纯包裹脏器，而是将脏器作为整体的腹膜外位器官，从前方绕过，将其固定于后腹壁。纤维包裹亦可累及胃和结肠，但对二者少有机械性影响。该病发病原因不明确，临床表现缺乏特异性，患者常以急、慢性肠梗阻或腹部包块为首发症状，术前诊断困难，绝大多数病例被误诊为其他疾病，终由剖腹手术确诊。

Cleland于1868年以腹膜包裹症首先报道此病。1907年Owtschinnikow将其命名为慢性纤维包裹性腹膜炎（peritonitis chronic fibrosaincapsulata）。其后也有文献将此病称为局限性小肠外膜包绕症、小肠禁锢症（encapsulation of the small bowel）、小肠茧状包裹症（cocooned small intestine）以及特发性硬化性腹膜炎（idiopathic sclerosing peritonitis）、特发性硬化性包裹性腹膜炎（idiopathic sclerosing encapsulating peritonitis）、硬化性包裹性腹膜炎（sclerosing encapsulating peritonitis）等。也有作者认为硬化性反映了一层致密

的胶原组织形成；包裹性描述了新的纤维组织包绕着小肠并限制其活动；腹膜炎是指单核细胞炎性浸润。总之，曾命名较多、较复杂。直至1978年新加坡学者Foo等人报道了10例患者，并命名为"腹茧症"，此后该名称逐渐被医学界广泛接受。

（二）分类

按增厚腹膜包裹范围，腹茧症可分为3型：Ⅰ型，增厚纤维膜包裹部分小肠；Ⅱ型，增厚纤维膜完全包裹小肠；Ⅲ型，增厚纤维膜完全包裹小肠以及其他邻近组织器官如阑尾、盲肠、升结肠、卵巢等，但是其很少涉及其他部分大肠、肝脏和胃。也有人建议分为局限型和弥漫型两类，局限型是指仅部分小肠被纤维膜包裹，相当于上述分类中的Ⅰ型，而弥漫型则是指全部小肠合并或不合并其他邻近组织器官被纤维膜包裹，相当于上述的Ⅱ型和Ⅲ型。

按照病因，腹茧症又可分为特发性腹茧症（idiopathic abdominal cocoon）和继发性腹茧症（secondary abdominal cocoon）两种，前者无明确致病原因，发病更为罕见；后者又称为硬化包裹性腹膜炎，多有相对清楚的致病因素，如长期服用β-肾上腺素能受体阻滞剂、持续性不卧床腹膜透析、脑室腹膜分流术、儿童小肠移植、原位肝移植、肉样瘤病及系统性红斑狼疮等。

（三）流行病学

特发性腹茧症多见于热带及亚热带地区，以年轻女性多发。至2005年，英文文献仅报道60余例。国内有关此病迄今尚无精确的流行病学资料，只有小样本病例报道或个案病例报道发表。屠金夫等人检索1995年1月至2005年6月的中国生物医学文献数据库，总结分析了203例腹茧症患者，其中67%合并先天性大网膜缺失（congenital absence of greater omentum），因而推测为特发性患者。邱法波等人联合检索了1994年1月至2007年6月中国生物医学文献数据库和中国知识资源总库等多家中文数据库，对上述14年间报道的中国腹茧症患者（含特发性和继发性患者）的流行病学特征进行了分析，发现我国的腹茧症患者男女比例为1∶1.37；最小年龄2岁，最大79岁，平均年龄29.3岁；全国30个省、自治区和直辖市均有关于该病的报道，其中57%的患者分布在我国华东地区（山东、安徽、浙江、福建、江苏、江西和上海）。

二、病因及发病机制

腹茧症的发病原因及机制目前尚不完全清楚，学者们就此提出了多种学说，但尚无一种学说能解释所有病例，一般认为该病是由多种因素单独或综合作用所致。

（一）腹膜先天性发育异常

该学说认为特发性腹茧症可能是胚胎发育过程中腹膜发生变异所导致的先天性腹膜

畸形。其根据是有许多病例常伴有其他发育异常，如大网膜缺如或明显缩短、左肝缺如、隐睾、小肠或结肠旋转不良、子宫幼稚畸形等。腹膜发育异常可继发炎症反应，从而导致脏层腹膜外发生广泛纤维化，最终促使纤维膜形成，包裹小肠。

（二）性别因素

本病多见于青年女性及久婚不育者，男性发病者明显少于女性。Foo 等人报道的 10 例患者均为青少年女性，无腹部手术史、腹膜炎病史及长时间服用药物史，且月经初潮后不足 2 年，因此设想这些患者可能是因经血逆行和生殖系统上行感染导致亚临床性腹膜炎和腹茧症。但该理论不能解释特发性腹茧症亦有男性发病及尚无月经的年轻女性发病的情况。

（三）地理、环境因素

特发性腹茧症病例多分布于热带和亚热带，集中在亚洲、非洲和中东地区，该现象提示地理、环境因素或者与环境相关的病原体可能会导致腹茧症的发生。例如：Seng 等人认为某种地方性病原体可经女性生殖道侵入导致逆行感染，造成腹膜炎，从而导致本病发生，但未能提供微生物感染的直接证据。此外，Deeb 等人认为高温气候可能影响胎儿的腹膜发育，从而导致腹膜发育异常。

（四）腹膜腔内凝血

临床病理资料及实验研究结果提示，在腹茧症发病过程中，其始发因素或病原微生物可能导致出血性腹膜炎，或者在慢性腹膜炎过程中出现自发性腹膜腔内出血，是促成腹茧症的必需条件，而腹膜腔内出血及血凝块的机化对于小肠的纤维包裹具有重要意义。这在一定程度上支持了 Foo 等人提出的"经血逆行和生殖系统上行感染"学说。

（五）腹腔内异常刺激

继发性腹茧症有较明确的病因，各种疾病引起的腹水、腹腔手术、腹部外伤、长期腹腔化疗等诱因，可使腹内脏器浆膜受异物刺激，引起纤维素大量渗出，形成感染性或者化学性腹膜炎，继而机化形成纤维包膜。有人报道，原位肝移植术后、小肠移植术后轻度腹腔内感染亦可导致腹茧症。以下几种病因常可导致继发性腹茧症：

持续不卧床腹膜透析（continuous ambulatory peritoneal dialysis，CAPD）患者，由于腹膜透析液的高糖、高渗、低 pH、乳酸盐缓冲液、钙离子等生物不相容性因素刺激，以及接触污染、胃肠道炎症、导管相关性感染等原因，可导致病原菌进入腹腔，引起腹腔、腹膜急性细菌感染。反复发作的感染性腹膜炎可导致腹膜损伤、腹膜粘连和增厚，以及腹膜纤维化。此外，在腹膜感染过程中，多种细胞因子可刺激腹膜纤维增生，引起腹茧症。文献报道，CAPD 患者中有 0.5% 到 2.8% 并发腹茧症，其中，有 1/2～3/4 的患者发生在 CAPD 治疗结束后 4 个月（平均值），但也可能在治疗结束后 4 年才发病。

结核性腹膜炎（tuberculous peritonitis）所导致的炎性腹水、腹膜炎性渗出，可使腹膜大量纤维组织增生，腹膜明显增厚，并与周围脏器、组织广泛粘连，甚至形成一层厚的纤维膜样结构，包裹压迫小肠或其他脏器，形成继发性腹茧症。

系统性红斑狼疮（systemic lupus erythematosus，SLE），尤其是伴有腹水、低蛋白血症的重症患者，在大剂量糖皮质激素冲击治疗过程中，免疫力低下，易于发生腹腔感染，出现细菌性腹膜炎，炎性渗出液、纤维蛋白渗出、致炎细胞因子等可引起纤维组织增生；此外，红斑狼疮肠系膜血管炎，多见于狼疮活动期，是免疫复合物沉积、补体激活所致，可继发腹膜缺血，则有助于腹膜炎症的发展。随之，发生腹膜粘连及纤维化，并可导致纤维包绕。

胎粪性腹膜炎（meconium peritonitis）所致胎粪性肠梗阻患儿，如发生肠壁穿孔，使胎粪进入腹腔引起无菌性化学性腹膜炎，继发大量纤维组织素渗出、沉积，也是诱发腹茧症形成的原因之一。

（六）药物影响

长期服用β受体阻滞剂如普萘洛尔（心得安）亦可引起继发性腹茧症。其原因可能是β受体阻滞剂可减少环腺苷酸（cyclic adenosine monophosphate，cAMP）及环鸟苷酸（cyclic guanosine monophosphate，cGMP）的比例，由于cAMP能抑制正常细胞增生，而cGMP能刺激细胞分裂，两者动态平衡被打破，前者减少或后者增多，均可导致胶原过度生成和腹腔纤维化，腹腔内纤维蛋白渗出机化，从而形成致密的纤维膜包裹压迫小肠。

（七）上皮-间质转化的作用

腹膜纤维化的病理生理学过程与上皮-间质转化密切相关。正常腹膜上皮细胞受到上述种种外界因素的干扰，转化为成纤维细胞或肌纤维细胞，改变原有组织正常结构，导致上皮组织基底膜缺失，引起炎症细胞迁移，进而分泌促炎因子和胶原纤维蛋白，形成一层肉眼所见的致密、灰白的胶原纤维膜。已有研究结果证明，TGF-β在腹膜上皮细胞间质转化过程中起到重要促进作用，促使腹膜纤维化的形成。有动物实验结果证明腺苷酸活化蛋白激酶能有效抑制腹膜纤维化和慢性炎症过程，同时也能抑制上皮间质转化的发生。

三、病理特征

腹腔内茧状纤维膜，常起自屈氏韧带、肠系膜根部或小网膜，止于回肠中下段、末端或盆腔脏器，膈下间隙消失。腹茧症的大体病理特征为腹腔内部分或全部脏器被一层致密的灰白色膜样纤维结缔组织所包裹，成团块状、马蹄型或U型，形似蚕茧，包膜可为一层或多层。被包裹的脏器以小肠最为常见。

肉眼观察，包膜表面较光滑，厚约0.3～0.5cm，质地坚韧，易于松解，一般与壁层腹膜无粘连。当包膜在肠管间形成条索状粘连或缩窄环时可限制肠管的运动，从而导致肠梗阻。

镜下观察，包膜为致密纤维素样膜状组织或为增生的纤维结缔组织，常伴有透明样变性或玻璃样变性，无上皮细胞。纤维组织呈非特异性炎症，有炎性细胞浸润（少量白细胞、淋巴细胞）。肠壁黏膜层和肌层无显著变化。

四、临床表现

腹茧症患者常无特殊临床表现，多为间断性、反复发作的腹痛、腹胀、呕吐，或触及腹部包块等急性或慢性部分肠梗阻症状。

（一）特发性腹茧症临床表现

患者多为先天性胚胎发育异常所致。一般无明显症状，或仅表现为轻微的腹部不适、消化不良、呕吐、腹部肿块等，无典型的肠梗阻症状，且常可自行缓解。此型患者常因其他疾病手术时或尸检中偶然发现，一般为多脏器包裹，被包裹的脏器相对固定，因此出现肠梗阻的机会很少。

特发性患者多在青少年后才发病，究其原因，可能是随着年龄的增长，肠管发育增粗，包膜的张力逐渐增大，导致肠管活动受限所致。某些因素如饱餐后剧烈运动、进食过饱或食物不易消化、腹腔脏器炎症等，偶尔可使肠管炎性水肿加重、肠管内容物增加、张力增高，而包膜又限制了肠管活动，此时也可诱发急性肠梗阻，严重者可造成肠坏死。

部分慢性反复发作患者可有纳差、消瘦、贫血、营养不良，以及低钾、低氯等电解质紊乱及碱中毒等表现。

特发性腹茧症患者术中往往可见全部或部分小肠被一层灰白色、质韧且增厚的纤维膜包裹，形似蚕茧，其邻近脏器，如肝、胃、部分结肠，亦可为此膜覆盖，并常常伴有大网膜缺如。

（二）继发性腹茧症临床表现

多由腹水、腹腔感染、出血、异物刺激、结核性腹膜炎、腹腔手术、长期腹膜透析、腹腔化疗等后天性因素所致。一般以腹痛、腹胀、恶心、呕吐，肛门停止排气、排便等急性或慢性肠梗阻症状为主要表现。病程长短不一，国内报道病程最长者可达20余年。

查体可见不同程度的腹部膨隆，常可见肠型，听诊肠鸣音亢进或减弱，触诊全腹呈紧缩感或质硬如板状，可及固定或可推动的腹部包块，局部或全腹可有压痛、反跳痛。

术中可见腹膜壁层、胃、小肠和结肠表面被一层纤维膜广泛包裹，小肠扩张，肠壁肥厚，肠管之间粘连紧密，呈团块状，难以分离或切除。

（三）其他特殊临床表现

1. 原发性不孕症

腹茧症引起的原发性不孕症（primary infertility），可能因为茧状纤维膜包裹输卵管，使其丧失活动度，输卵管伞端封闭，无法完成捡拾和输送卵子的功能；也可能是纤维膜包裹卵巢，使其排卵障碍而不能受孕。

2. 结肠梗阻

腹茧症纤维膜包裹、压迫结肠及回盲部，临床可出现结肠近端梗阻表现。

3. 急性阑尾炎

腹茧症纤维结缔组织膜将肠管、阑尾包绕，导致阑尾受压、扭曲、固定。当纤维索带紧压盲肠致阑尾血供障碍，阑尾充血、水肿，容易发生急性阑尾炎、急性化脓性阑尾炎，甚至发生阑尾穿孔。

4. 特发性腹茧症并其他先天发育异常表现

先天性肠旋转不良（congenital intestinal malrotation）：多发病于新生儿期，新生儿出生后有正常胎粪排出，生后3~5天出现间歇性呕吐，呕吐物含有胆汁。多为不完全性十二指肠梗阻。患儿上腹膨隆，有时可见胃蠕动波，剧烈呕吐后即腹膨隆减轻。梗阻常反复发生，时轻时重。未及时治疗者，则扭转加重，发生肠管坏死，出现急腹症表现，可伴血便及严重中毒、休克等症状。

先天性肝左叶缺如（congenital absence of the left hepatic lobe）：临床无特异性症状，常并发胃扭转、胆石症或裂孔疝。上消化道造影可见胃呈悬吊状或扭转，十二指肠球呈高位。B超、CT显示胆囊窝左侧无肝组织。

五、辅助检查

（一）实验室检查

血常规检查：发生急性肠梗阻时白细胞及中性粒细胞增高；慢性病例有贫血、低蛋白血症。

血生化检查：反复发作肠梗阻伴呕吐者，可出现低钾、低氯血症，或代谢性碱中毒，血清淀粉酶、尿淀粉酶多正常。

（二）影像学检查

1. 立位腹部X线平片

立位腹平片表现无特异性，可提示有不同程度的小肠扩张，部分伴阶梯状气液平面，只能判断有肠道梗阻，而不能确定发病原因。但有时X线平片亦可显示正常。

2. 消化道造影

慢性肠梗阻患者行消化道造影可显示腹部包块内为折叠、聚集成团的小肠，肠袢排列成"菜花状"或"拧麻花状"，位置较固定。由于肠管被增厚的纤维膜包裹，加压后肠管不易分离，推动腹部包块后该段小肠随之移动。钡剂通过该段小肠时间明显延迟，透视下见钡头前进方向呈"M"形，而非正常情况下的"Z"形。

3. CT检查

腹茧症的典型CT表现具有一定特征性，包括以下几点：①肠外"包膜征"：表现为肠管盘曲成团，周围被茧样、环形或偏低密度纤维膜包裹或分隔，称之为"包膜征"。包膜一般厚约2～5mm，最厚可达12mm，可呈单层或多层；包膜可以是完整的或不完整的；增强扫描时包膜的强化特点文献报道差异性较大，可为轻、中度强化至明显强化不等。"包膜征"是腹茧症最直接和最具特异性的征象，多数学者认为，CT上一旦见到这种包膜结构，即可确定腹茧症的诊断。②小肠聚集折叠呈特异固定形态：局限性或全部小肠聚集成团，病变肠管折叠，可表现为菜花样、麻花样、手风琴样、香蕉串样、字母"U"样以及"假肿瘤征"样改变等。需要强调的是，病变小肠聚集折叠的形态虽千变万化，但其形态相对固定，且位置多固定不变，这是腹茧症病变小肠的基本特征之一。③"小肠隔离征"：病变小肠与周围正常肠袢分界清晰，呈"隔离样"改变，表现为透亮线影，即"小肠隔离征"。该征象的敏感性较高，但特异性不高。④小肠梗阻表现：CT检查可以清楚、准确地显示肠管扩张、积气积液以及肠梗阻的严重程度，多表现为小肠不全性梗阻，可以是膜前型、膜型或膜前膜内型小肠梗阻，但几乎不会出现膜后型小肠梗阻。⑤其他征象：包括肠周局限性包裹性积液、脏层腹膜增厚粘连等，也常可看到结肠被扩张的小肠压向四周，扩张受限，这一特征于多平面重建图像上显示得更为清楚；另外，文献报道部分病例腹膜周围可见局限性钙化，也有文献报道CTA可见小肠系膜血管扭曲、旋转改变。

4. MRI检查

与CT检查类似，腹部MRI检查可直接显示肥厚、迂曲的肠管，也可更清晰地显示肠管外纤维膜的特点及包绕范围，肠腔内气体、液体积聚程度以及与大网膜粘连的情况等。但由于MRI检查时间较长，检查过程中对患者配合的要求较为严格，而腹茧症患者因合并肠梗阻等症状，多为急症，因而CT检查似乎更具优势。

5. B超检查

B超检查可显示腹部包块呈混杂回声，内有盘曲扩张的肠管，并可见肠管蠕动；外层包裹的纤维膜呈弱回声。

6. 腹腔镜探查

近些年来腹腔镜技术已经逐渐普及，对疑似腹茧症的病例进行腹腔镜检查可提高诊断率。由于腹膜壁层和脏层间广泛粘连，腹腔镜检查时穿刺气腹针及充气常较困难，操作应特别谨慎。安置穿刺套管（Trocar）时更应小心，切不可在良好充气前即盲目穿刺，造成肠管损伤。

六、诊断及鉴别诊断

（一）诊断

由于临床表现缺乏特异性，腹茧症术前诊断十分困难，国内报道术前诊断正确率仅为4.6%。

正确诊断的关键是遇有以下情况时，应疑及本病：①青少年患者，尤其是女性有月经不调史，出现肠梗阻症状而既往无手术史等明显原因者；②既往有腹水、长期行腹膜透析或腹腔化疗等病史而发生肠梗阻的患者；③不明原因反复间断发作不典型肠梗阻，可自行缓解者；④腹部触及活动性、质软、无压痛肿块，边界不清，肠鸣音亢进或减弱者；⑤影像学检查有助于诊断，特别是CT检查，有主要诊断价值；⑥必要时，可行腹腔镜探查或剖腹探查以明确诊断。

（二）鉴别诊断

1. 硬化性腹膜炎

硬化性腹膜炎（sclerosing peritonitis）也称包裹性腹膜硬化症（encapsulating peritoneal sclerosis，EPS），多发生于长期腹膜透析或多次腹腔化疗后，临床表现与腹茧症极其相似，体检可见全腹呈紧缩感或质硬如板状，CT表现为腹膜增厚、钙化，以及肠梗阻、分隔样腹腔积液等表现，与腹茧症鉴别相对困难，故有学者常常将硬化性腹膜炎与腹茧症等同看待，但二者在病理表现上有较大差异。硬化性腹膜炎是脏、壁层腹膜的炎性增厚以及纤维蛋白、胶原间质沉积所致，腹膜壁层、胃、小肠和结肠表面为一层纤维膜广泛覆盖，小肠扩张，壁肥厚或呈团块状，肠管和肠管间粘连紧密，难以行手术分离切除；而腹茧症的包膜是腹腔内特异炎性反应形成的纤维膜，肠与肠间可行剥离。因此，在影像学检查中明确包膜起源是鉴别硬化性腹膜炎与腹茧症的要点。硬化性腹膜炎一般以非手术治疗为主，可给予肠内或肠外营养治疗。

2. 卵巢囊肿

腹茧症若发生于年轻女性患者，且该病造成部分肠管粘连，可使肠管间形成包裹性积液。若积液孤立且位于盆腔部位，则其症状和影像学表现常和卵巢囊肿（ovarian cysts）相混淆，而容易被误诊，往往于术中探查时才能明确诊断。术前仔细询问病史，并结合腹茧症的典型影像学特征，想到该病的可能性，可减少误诊误治的发生。

3. 腹膜后纤维化

腹膜后纤维化（retroperitoneal fibrolsis，RPF）是一种原因不明、表现为慢性病程的疾病，可能与自身免疫性或过敏性疾病，如硬皮病、嗜伊红细胞增多症、红斑狼疮等有关，用糖皮质激素和硫唑嘌呤等免疫抑制剂治疗有效；继发性RPF与恶性肿瘤、外伤手术、某些药物（如麦角新碱、止痛药、抗高血压药等）、炎症、接触放射性物质或石棉纤维、过量吸烟等有关。其主要病理特征是增生的纤维组织压迫包绕腹主动脉、髂动脉、下腔静脉、输尿管等腹膜后脏器，产生相应症状，腹腔部分肠管周围亦可见软组织包绕。

RPF以男性多见，发病年龄一般在50岁以上。早期症状隐匿，主要表现为血沉增快，血清IgG尤其是IgG4显著升高；发病后临床表现为非特异性的腹痛、腰背疼痛，当累及输尿管后，则出现尿路梗阻的症状。其典型影像学表现为腹膜后软组织肿块及纤维索条包绕血管、输尿管，并可导致肾盂、输尿管扩张、积水，通常双侧病变比单侧多见。临床上该病主要依靠与各种影像学检查相互印证而作出正确诊断。但在影像学上，该病的软组织影比较弥散，与腹茧症的"包膜征"有所不同，可资对二者进行鉴别。

七、治疗

（一）非手术治疗

对于因其他疾病而在检查或手术中发现、但无相关症状的腹茧症患者，可不予处理，但应随访，密切观察病情变化。

对于症状较轻的患者，目前多主张采取非手术治疗。内科保守治疗措施包括：①禁食、禁水、持续胃肠减压，降低肠腔内压力，减少肠腔内的细菌和毒素，改善肠壁血液循环。②积极补充有效循环量，根据患者的呕吐情况、脱水体征、每小时尿量和尿相对密度、血细胞压积、中心静脉压的测定结果，制定个体化输液、补液计划，纠正水、电解质及酸碱平衡紊乱。③充分的营养支持，注意维持肠黏膜屏障功能完整性。初始应实施肠外营养（parenteral nutrition，PN）；然后，进行肠内、外营养搭配治疗，最后给予肠内营养（enteral nutrition，EN），或开始进食流食。④防治感染：应用抗革兰氏阴性杆菌为主的高效广谱抗生素，包括抗厌氧菌的抗生素治疗。⑤纠正贫血、低蛋白血症。⑥免疫抑制疗法，如应用大环内酯类免疫抑制剂雷帕霉素。⑦雌激素治疗：1999年Allaria等首次报道用他莫昔芬成功治疗腹茧症。他莫昔芬是一种非甾体抗雌二醇，因其具有抗纤维化的功能，因此可通过调节转化生长因子β1和刺激退化变性的胶原蛋白而发挥治疗作用。⑧糖皮质激素治疗：目前在日本，已经常规使用类固醇治疗腹茧症，数据显示泼尼松龙治疗有效率为35.71%（15/42）。⑨中医中药治疗。

（二）外科手术治疗

1. 手术适应证

手术是治疗腹茧症的主要方法，但对于腹茧症如今尚无明确的手术指征。对腹痛、腹胀明显，有完全性机械性肠梗阻症状或绞窄性肠梗阻症状及体征的患者可考虑开腹探查；也可根据临床症状的严重程度具体分析，如有腹部包块引起消化道梗阻、保守治疗无效、出现腹膜刺激征及感染性休克等症状时也可作为手术指征。

2. 手术原则

腹茧症的手术原则是松解粘连、切除包膜、解除梗阻。若为特发性腹茧症，术中常可发现包膜与肠间剥离并不十分困难；但若为继发性腹茧症，或术中发现粘连十分严重时，由于松解粘连过程中容易损伤小肠血管、引起肠管血运障碍，或损伤肠壁、引起肠瘘，而且有时对粘连进行广泛分离术后仍可继发形成严重而广泛的粘连，造成再次梗阻发生的概率增加，故不主张为了将包膜彻底切除而过分松解粘连。

3. 手术方案选择

常规手术方式包括包膜切除术和小肠粘连松解术。对于部分肠管血运差、甚至发生肠坏死者可行肠管部分切除及肠吻合术。术中发现局部小肠粘连成团时，仅松解包膜解除梗阻即可；但因粘连过重难以分离时，也可将该团块切除，但一定要注意切除的小肠不宜过长，以免术后引起短肠综合征及其他并发症。

由于部分病例手术后仍会形成广泛粘连，故既往主张凡术中对包膜进行广泛分离者，应同时作预防性肠排列术，可大大减少梗阻再次发生的概率。但近来也有学者不主张行小肠排列术，认为小肠排列术加重了肠粘连机会，这对需要二次手术或行其他腹部手术的患者，增加了手术难度，加大了手术风险。

若疑似腹茧症的患者术前已确诊合并有其他疾病，如慢性胆囊炎、胆囊结石、慢性阑尾炎等，则经探查确诊腹茧症时，应根据术中具体情况而决定针对这些疾病的手术方案。如患者既往有阑尾炎病史，或术中探查阑尾有炎症，术中可附加阑尾切除，但切不可为切除阑尾而广泛分离粘连；若患者合并胆囊炎、胆囊结石，由于有并发急性胰腺炎、急性梗阻化脓性胆管炎的可能，故建议术中应尽可能附加行胆囊切除术。

关腹前，还可用大量医用透明质酸钠凝胶（sodium hyaluronate gel）或几丁糖凝胶（chitosan gel）等防粘连制剂涂抹肠管，常可减少术后广泛粘连的再次发生。

4. 术后处理及并发症

术后予以常规胃肠外营养支持治疗，并合理应用预防性抗生素，注意纠正水及电解质平衡紊乱，并根据胃肠道功能恢复情况，及早恢复饮食。

腹茧症的手术并发症主要是复发性肠梗阻，其次为肠瘘、短肠综合征、肠坏死和腹膜炎等。手术并发症是导致患者术后死亡的主要原因。对于术后发生复发粘连性肠梗阻的患者，早期应积极行保守治疗，经胃肠减压、静脉营养和中医、中药等治疗后，大都能治愈。若贸然再次手术，术中操作将更加困难，更易损伤肠管致肠瘘，或切除过多的肠管而致短肠综合征。此外，由于手术范围广泛，患者术后也容易出现肠道功能紊乱，部分患者甚至在较长时间内肠道处于麻痹状态，有发生"假性肠梗阻"的可能，此时也应先采取综合的非手术治疗措施，耐心观察，切忌为了急于解除"梗阻"而再次盲目手术。

（三）腹腔镜手术治疗

由于腹茧症病因不明，临床表现及影像学检查无特异性，加上本病相对少见，临床上普遍对该病缺乏认识，因此术前确诊十分困难。近年来有文献报道，对高度疑似该病且有手术探查指征的患者，行腹腔镜探查可提高本病的正确诊断率。对于择期手术的腹茧症患者，术前经禁食、胃肠减压等对症处理，梗阻症状改善者，腹腔镜手术可作为首要选择。腹腔镜探查可充分发挥其创伤小、视野开阔、术后恢复快等优势，为患者带来福音。同时，经探查诊断为腹茧症时，可直接在腹腔镜下切除包膜、松解粘连或切除部分粘连成团块的肠管，从而可避免大范围的腹腔探查，使手术创伤降到最低点，并且具有术后恢复快、住院时间短的优点；因腹腔镜下分离动作比较精细，且避免了肠管长时间暴露在空气中，术后粘连少，故术后再发肠梗阻的可能性大为减少。

　　因怀疑该病或以其他诊断而行腹腔镜探查时，注意到以下特征，应进一步提高对该病的警惕：气腹针穿刺不顺利或失败，穿刺后无明显的空腔感，腹腔内压异常升高，充气困难；探查未见腹膜结构，或肠管表面及腹、盆腔脏器被膜状物包裹，肠管排列无序等。遇到气腹针穿刺极其困难或腹腔压力异常升高者，排除穿刺针阻塞后应开腹探查，防止盲目穿刺导致肠管及其他脏器损伤。如术前已经确诊或高度疑似为腹茧症，则最好以开放方式建立气腹，腹腔镜观察孔的Trocar也须在开放直视下置入，可避免Trocar导致腹腔脏器的损伤。经腹腔镜探查确诊为腹茧症后，应找准间隙，在包膜与腹膜壁层间进行分离。由于腹茧症所致的肠管粘连极少会引起完全性或绞窄性肠梗阻，故不应为追求包膜切除而行广泛的粘连松解，并要注意防止损伤肠袢。

（彭吉润）

参 考 文 献

[1] FOO K T, NG K C, RAUFF A, et al. Unusual small intestinal obstruction in adolescent girls: the abdominal cocoon [J]. Br J Surg, 1978, 65 (6): 427-430.

[2] RAJAGOPAL A S, RAJAGOPAL R. Conundrum of the cocoon: report of a case and review of the literature [J]. Dis Colon Rectum, 2003, 46 (8): 1141-1143.

[3] SAMARASAM I, MATHEW G, SITARAM V, et al. The abdominal cocoon and an effective technique of surgical management [J]. Trop Gastroenterol, 2005, 26 (1): 51-53.

[4] GUPTA S, GUPTA A, YADAV C, et al. Abdominal cocoon: case report and literature review [J]. Sch J App Med Sci, 2013, 1 (6): 748-752.

[5] TANNOURY J N, ABBOUD B N. Idiopathic sclerosing encapsulating peritonitis: abdominal cocoon [J]. World J Gastroenterol, 2012, 18: 1999-2004.

[6] 屠金夫, 黄秀芳, 朱冠保, 等. 腹茧症203例综合分析 [J]. 中华胃肠外科杂志, 2006, 9 (2): 133-135.

[7] 邱法波, 张圣林, 张顺, 等. 中国腹茧症14年流行病学特征 [J]. 世界华人消化杂志, 2008, 16 (3): 338-341.

[8] CHIN A I, YEUN J Y. Encapsulating peritoneal sclerosis: an unpredictable and devastating complication of peritoneal dialysis [J]. Am J Kidney Dis, 2006, 47 (4): 697-712.

［9］　SENG L K, MAHADAVEN M, MUSA A. Abdominal cocoon: a report of two cases [J]. Br J Surg, 1993, 80 (9): 147-149.

［10］　DEEB L S, MOURAD F H, EI-ZEIN Y R. Abdominal cocoon in a man: preoperative diagnosis and literature review [J]. J Clin Gastroenterol, 1998, 26 (2): 148-150.

［11］　徐斌, 周振理. 腹茧症研究进展 [J]. 医学综述, 2012, 18 (1): 1527-1529.

［12］　朱化强, 代文杰. 腹茧症的外科诊治现状 [J]. 中国普通外科杂志, 2007, 16 (4) 375-377.

［13］　王洪山, 牛伟新, 宋陆军, 等. 腹茧症的临床特征及发病机制 [J]. 外科理论与实践, 2006, 11 (1): 75-77.

［14］　魏艳青, 杨军, 余世万, 等. 腹茧症合并先天性肠旋转不良一例 [J]. 中华小儿外科杂志, 2020, 41 (4): 368-369.

［15］　JU K D, KIM H J, TSOGBADRAKH B, et al. HL156A, a novel AMP-activated protein kinase activator, is protective against peritoneal fibrosis in an in vivo and in vitro model of peritoneal fibrosis [J]. Am J physiol Renal Physiol, 2015, 310 (5): F342-F350.

［16］　OH K H, MARGETTS P J. Cytokines and growth factors involved in peritoneal fibrosis of peritoneal dialysis patients [J]. Int J Artif Organs, 2005, 28 (2): 129-134.

［17］　BANSAL R, SINGH D P. Recurrent intestinal obstruction caused by abdominal cocoon [J]. Surgical Science, 2014, 5 (7): 306-308.

［18］　SOLMAZ A, TOKOÇIN M, ARICI S, et al. Abdominal cocoon syndrome is a rare cause of mechanical intestinal obstructions: a report of two cases [J]. Am J Case Rep, 2015, 16: 77-80.

［19］　王鲁仲, 齐滋华, 刘亚群, 等. 腹茧症的影像及临床诊断 [J]. 中国医学影像技术, 2005, 21(3): 411-413.

［20］　陈聪, 明韦迪, 秦明伟. 腹茧症的影像学表现 [J]. 基础医学与临床, 2011, 31 (2): 196-198.

［21］　阮志兵, 焦俊, 闵定玉, 等. 腹茧症的临床特点与 CT 诊断价值 (附 16 例报道) [J]. 临床放射学杂志, 2017, 36 (12): 1825-1830.

［22］　杨先春, 陈莉, 吴汉, 等. 腹茧症的 MSCT 诊断与鉴别诊断 [J]. 影像诊断与介入放射学, 2018, 27 (2): 117-122.

［23］　马洪兵, 周丹. 腹茧症的 CT 诊断及临床表现分析 [J]. 医学影像学杂志, 2018, 29 (5): 865-868.

［24］　孟爽. CT 及 MRI 在术前诊断腹茧症中的应用价值 [J]. 影像研究与医学应用, 2019, 3 (21): 217-218.

［25］　李有国, 宋茂民, 白日星, 等. 原发性腹茧症的影像学特征、治疗及预后分析 [J]. 首都医科大学学报, 2012, 33 (1): 74-78.

［26］　MOUSTAFELLOS P, HADJIANASTASSIOU V, ROY D, et al. Tamoxifen therapy in encapsulating sclerosing peritonitis in patients after kidney transplantation [J]. Transplant Proc, 2006, 38 (9): 2913-2914.

［27］　ALLARIA P M, GIANGRANDE A, GANDINI E, et al. Continuous ambulatory peritoneal dialysis and sclerosing encapsulating peritonitis: tamoxifen as a new therapeutic agent? [J]. J Nephrol, 1999, 12 (6): 395-397.

［28］　KAWANISHI H, KAWAGUEHI Y, FUKUI H, et al. Encapsulating peritoneal sclerosis in Japan: a prospective, controlled, multicenter study [J]. Am J Kidney Dis, 2004, 44 (4): 729-737.

［29］　孙颢, 陈佳栋, 高友福. 腹茧症的诊断与治疗 [J]. 中国现代普通外科进展, 2014, 17 (1): 69-71.

［30］ 杨建芬, 李宁, 黎介寿. 原发性腹茧症的诊断与治疗 [J]. 中华外科杂志, 2005, 43 (9): 561-563.

［31］ 毛旭南, 徐玉彬, 张培建. 腹茧症病因及诊治的研究进展 [J]. 中华普通外科学文献: 电子版, 2016, 10 (4): 311-314.

［32］ 李正荣, 冯宗峰. 腹茧症诊断与治疗的研究进展 [J]. 中华消化外科杂志, 2018, 17 (9): 910-913.

［33］ 刘颂, 王萌, 陆晓峰, 等. 肠外排列术治疗腹茧症5例临床分析 [J]. 中华普外科手术学杂志 (电子版), 2020, 14 (4): 378-380.

［34］ 李胜, 刘鲜艳, 文波, 等. 26例腹茧症的诊治体会 [J]. 中华普通外科杂志, 2020, 35 (4): 300-303.

［35］ 李斌斌, 杨小华, 温阳辉, 等. 腹茧症的临床特点与诊治经验 [J]. 中华普通外科杂志, 2020, 35 (6): 468-470.

［36］ 金太欣, 李志刚, 肖新波. 腹茧症的腹腔镜诊断与治疗 [J]. 湖北中医杂志, 2011, 33 (12): 48-49.

［37］ 段衍涛, 黄雨桦, 刘斌, 等. 腹腔镜手术在腹茧症治疗中的安全性及可行性研究 [J]. 中华腔镜外科杂志 (电子版), 2020, 13 (1): 31-35.

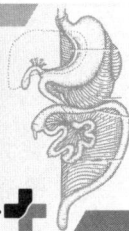

第一节　急性大网膜炎

　　急性大网膜炎（acute greater omentitis）是指由腹腔内各种炎性感染病灶，引起的大网膜急性炎性病变或化肿性（purulent）病变。常见病因有急性阑尾炎、急性胆囊炎、急性盆腔炎、憩室炎以及各种性质的腹膜炎等，感染常从原发病灶直接扩散所致。大网膜急性炎症，严重者后期可形成粘连。由于是继发性感染，故多在原发病病灶彻底治愈后，大网膜炎症亦可随之逐渐消退；偶见遗留形成大网膜孤立性脓肿者。

　　急性大网膜炎在任何年龄、男女性别均可发病。本病临床缺乏特异性表现，并常被原发病症状遮掩。因此，剖腹探查术、腹腔镜探查术前，诊断困难。

一、病因及发病机制

（一）大网膜解剖特征

　　哺乳类胃背部肠系膜（胃系膜）从胃与肠之间向前膨出，在肠的前方下垂形成皱襞，称为大网膜。从发生学来看，是各由二层腹膜相合的前叶与后叶形成。两叶在下端相连，由此而生成的囊状部称为网膜囊，并以称为网膜孔的部分与腹腔相通。大网膜属于腹膜的一种。腹膜从壁层向脏层移行，或从一器官移行于另一器官，构成双层的腹膜结构。两层腹膜间常有血管、神经和淋巴管走行。这些形成物依其本身结构特点和特定脏器联系而分别命名为韧带、网膜和系膜。其中大网膜是自胃大弯双层垂下至盆腔上口高度再向后上反折至横结肠的四层腹膜构成。成体大网膜四层互相愈合，呈围裙状遮于腹腔下部器官的前方。其中前两层自胃大弯下降至横结肠前方并与之愈合，叫作胃结肠韧带，内有胃网膜血管走行。

　　引起大网膜炎症的主要原因，来自于其毗邻器官的病变。

1. 腹内脏器穿孔

　　大多发生于已有病变的空腔脏器因病变进展而突然穿孔，如急性阑尾炎、胃十二指肠溃疡、急性胆囊炎、胃肠道癌肿、结肠憩室炎、炎性肠病、Meckel 憩室炎、回肠结核或伤寒等病变穿孔，穿孔 8h 后多菌种的细菌繁殖化脓，产生毒素，引发急性大网膜炎。

2. 腹内脏器炎症扩散

消化系统感染直接扩散至腹腔，如急性阑尾炎（8.9%~31%）、急性胰腺炎、急性胆囊炎、肝脓肿、憩室炎、坏死性肠炎等；女性生殖系统上行性感染，如急性输卵管炎、输卵管积脓、子宫积脓、产后感染等，均可经输卵管向上蔓延至腹膜，引起急性大网膜炎症。

3. 腹内脏器缺血性疾病

肠套叠、肠扭转、嵌顿性疝、胆囊扭转、肠系膜血管栓塞或血栓形成、卵巢囊肿扭转等，引起缺血器官缺血、缺氧，病变局部充血、水肿、糜烂。轻者因肠壁损伤，失去正常的屏障作用，肠内细菌可经肠壁侵入腹腔，发生腹膜炎；重者脏器坏死、溃疡、穿孔，脏器内容物溢入腹腔，如肠液、胆汁、胰液、粪汁等，各种化学物质刺激腹膜，引起化学性腹膜炎。嗣后，伴随炎性渗出液或粪便而流入腹腔的大量细菌，导致腹膜感染，引发急性大网膜炎。

4. 腹部外伤

腹部外伤，无论是开放性或闭合性，都可导致腹腔内脏器破裂，继发细菌感染导致急性大网膜炎。

5. 术中腹腔污染或术后吻合口瘘

腹部手术时，可因切口消毒不良而将细菌带入腹腔；或因手术不慎而将局部感染扩散；或者术后吻合口，如胃肠吻合口、胆肠吻合口、胰肠吻合口或十二指肠残端瘘导致的感染，都可以引起大网膜的炎症。

（二）发病机理

大网膜是胃大弯延续的两层腹膜向下悬垂掩盖小肠和结肠，于盆腔上缘附近返折覆于横结肠上，有四层间皮，但在发育过程中中央两层间皮融合并逐渐消失。大网膜的大小和脂肪含量高度可变，其血液循环丰富，上皮细胞有很强的吸收和抗感染能力。通过细胞增生、纤维组织形成和粘连，具有迅速修复能力。网膜的蜂窝组织富含巨噬细胞，如注入腹腔细菌或碳颗粒可被网膜很快移走，随后可在网膜间皮的吞噬细胞内见到。网膜可粘连到炎症及穿孔的部位，腹腔异物如子弹或纱布团常被大网膜完全包裹。然而，大网膜并非总是有益的。由于它的生理解剖特性，也可引起一些疾病，但较罕见，有扭转、囊肿、梗死，偶尔也有肿瘤。炎症多为周围脏器炎症波及，极少单独发生。大网膜是重要的腹腔卫士。大网膜不仅具有防御功能、储存脂肪功能，还具有分泌和吸收能力和较强的修复和愈合能力。其丰富的淋巴管能充分吸收清除异物、吸收炎性渗出；大网膜还具有免疫功能，其表面含有大量的吞噬细胞、淋巴细胞、浆细胞等免疫细胞以及乳斑（milky spots），具有重要的免疫功能和防御功能，是人体浆膜中抗感染能力最强的部位，当细菌侵入腹腔时则迅速被大网膜包绕、吞噬细胞消灭；同时大网膜在腹腔内有很大的活动性和延伸性，当腹腔器官发生炎性感染或空腔脏器发生穿孔时，能迅速趋向感染病灶，包裹病灶或发生粘连，使病变局限不致迅速蔓延；若在此过程中病原菌大量繁殖处于强势，则大网膜本身亦可继发程度不同的炎性感染。

二、病理改变

急性大网膜炎可见大网膜充血、水肿、增厚；如发生组织变性坏死，可见大网膜呈紫红色、紫色、严重者呈黑色，与正常网膜分界清楚，或者与周围组织粘连。镜下有大量白细胞、淋巴细胞浸润。如葡萄球菌、链球菌、大肠杆菌等感染或由组织坏死继发感染所致，可引起化脓性大网膜炎（suppurative greater omentum），则是以中性粒细胞渗出为主的炎症，常伴不同程度组织坏死及脓液形成。

三、临床表现

（一）症状

大网膜炎是发生于腹腔内脏器病变的基础上，其临床表现可随原发病因不同而有所差别。一般由胃十二指肠溃疡急性穿孔或空腔脏器损伤破裂等引起者，常骤然发生；而由绞窄性肠梗阻、急性阑尾炎穿孔等引起者，往往先有原发病的临床表现，然后再发生为细菌性腹膜炎。

1. 腹痛

这是最主要最常见的症状，疼痛多自原发病灶部位开始，而后随腹腔内感染扩散的范围而定，可局限于腹部一处或弥漫至全腹，但即使为弥漫性腹痛，亦往往以原发病灶处最为显著。腹痛多呈持续性，其程度可随病因、炎症范围等因素而有所差异，如胃十二指肠急性穿孔（acute perforation of the stomach and duodenum）者，由于消化液的强烈刺激，病人多有骤起剧烈的全腹疼痛，少数病人在继发细菌感染之前可因腹腔内大量渗液的稀释作用，而出现腹痛暂时缓解的现象，但继发细菌感染后腹痛则再度加剧；而由腹内脏器感染蔓延引起者，腹痛发生一般比较缓慢且不如胃十二指肠急性穿孔时严重。

2. 恶心、呕吐

此为早期出现的常见症状。开始时因腹膜受刺激引起反射性的恶心呕吐，呕吐物为胃内容物。后期出现麻痹性肠梗阻时，呕吐物转为黄绿色之含胆汁液，甚至为棕褐色粪样肠内容物。由于呕吐频繁可呈现严重脱水和电解质紊乱。但少数患者亦可无呕吐症状。

3. 腹胀

早期一般腹胀不明显，但随着病情进展，当腹腔内出现大量炎性渗液时，肠管因炎症影响而麻痹积气积液时，可出现显著腹胀。对部分原发病灶位于腹膜后的患者，如急性重症胰腺炎（severe acute pancreatitis）等，亦可于早期即出现明显腹胀。

4. 全身表现

继发于腹内脏器炎症的急性大网膜炎，如急性阑尾炎穿孔者，体温原已升高，腹膜炎发生后则更见增高。老年衰弱的病人，体温不一定随病情加重而升高。脉搏通常随体温的升高而加快。如果脉搏增快而体温反而下降，多为病情恶化的征象，必须及早采取有效措施。当细菌性腹膜炎发展到一定阶段时，患者常出现高热、大汗、口干、脉速、呼吸浅快等全身中毒表现。晚期病人则有重度缺水、代谢性酸中毒及休克表现，如全身衰竭、眼球凹陷、皮肤干燥、四肢湿冷、鼻翼扇动、口唇发绀、呼吸急促、脉搏细速、血压下降。若病情继续恶化，最终可因感染性休克，周围循环衰竭，肝、肾或呼吸功能衰竭等而死亡。

（二）体征

1. 一般表现

患者多有痛苦表情。咳嗽、呼吸、转动身体均可使腹痛加剧。患者被迫采取仰卧位，两下肢屈曲，呼吸表浅频数。在毒血症后期，由于高热，不进饮食、失水、酸中毒等情况，使中枢神经系统和各重要器官处于抑制状态，此时患者呈现精神萎靡、全身厥冷、面色灰白、皮肤干燥、眼球及两颊内陷、鼻部尖削、额出冷汗等症。

2. 腹部体征

腹部触诊：腹部检查可发现典型的腹膜炎三联征——腹部压痛、反跳痛和腹壁肌肉紧张。压痛是经常存在的，但其诊断价值不如肌肉强直，因为有些腹内病变虽未累及腹膜引起腹膜炎，但也可以有一定程度的压痛。腹壁肌紧张是一个最重要的体征，其较压痛和反跳痛更为客观。肌紧张的范围和程度，一般与腹膜炎的范围和程度一致。在胃与十二指肠溃疡急性穿孔时，腹壁肌肉的强直可达"木板样"硬的程度。但婴幼儿或年老体胖者，肌紧张可以不很明显；消瘦虚弱的患者，肌紧张也可以非常轻微；腹膜炎限于盆腔内者，也常无明显的肌紧张。也有的患者表现为腹部包块，有触痛，活动度欠佳，为腹腔内脏器感染所致。

腹部叩诊：腹部叩诊可因胃肠胀气而呈鼓音。若腹腔内液体不多但感染严重，由于肠道麻痹扩张，肠内充满气体，叩诊时全腹部可皆呈鼓音。胃肠道穿孔时，叩诊常发现肝浊音界缩小或消失。腹腔内积液过多时，可以叩出移动性浊音。

腹部听诊：一开始即可有肠蠕动音的减少，后期麻痹性肠梗阻出现时，肠鸣音消失。

四、辅助检查

（一）实验室检查

1. 血常规

白细胞计数及中性粒细胞计数一般皆有显著增加，并常见核左移及中毒颗粒。在衰老或免疫功能低下者白细胞计数不高，但中性粒细胞仍然升高。

2. 尿常规

尿液因失水而浓缩，尿常规可出现蛋白与管型，尿酮体可呈阳性。

3. 生化检查

生化检查可发现酸中毒与电解质紊乱。

4. 腹腔穿刺液

腹腔穿刺可判断原发病变，明确病因。如胃十二指肠溃疡穿孔时穿刺液呈黄色、浑浊、无臭味，有时可抽出食物残渣；急性重症胰腺炎时抽出液为血性，胰淀粉酶含量高。如果腹腔穿刺抽出不凝固血液，说明有腹腔内实质脏器损伤。穿刺液行实验室检查为渗出液，穿刺液外观混浊，白细胞及中性粒细胞显著升高。细菌培养致病菌阳性。腹腔内液体少于100ml时，腹腔穿刺往往抽不出液体，可行腹腔灌洗术，注入一定量的生理盐水后再行抽液检查。

（二）影像学检查

1. X线检查

腹部立、卧位X线平片检查对病因诊断具有重要的价值，如发现排列成多种形态的小跨度蜷曲肠袢、空肠和回肠换位，则提示肠扭转（intestinal twist）；如存在膈下游离气体提示胃肠道穿孔；腹内疝绞窄时可见孤立、突出膨大的肠袢，不随时间而改变位置，或有假肿瘤影。另外，腹膜外脂肪线模糊以至消失则直接提示腹腔内炎症。

2. B超检查

B超显示腹腔内不等量液体及肠管扩张，但不能鉴别液体性质。B超对探测有无游离腹水及腹水量，尤其是包裹性积液及脓肿形成有重要意义。

3. CT扫描检查

CT扫描是另一项重要的影像学检查，它除可显示腹膜炎征象如脏层和壁层腹膜增厚、大网膜和肠系膜炎性改变、腹腔积液外，还可以直接显示腹腔内的原发病灶。

五、诊断及鉴别诊断

（一）诊断

诊断比较困难，轻者多被原发病灶掩盖。既往有腹腔感染病史，现有腹胀、腹痛、恶心、呕吐和腹部包块等梗阻表现者应想到本病。影像学检查有助本病诊断。

（二）鉴别诊断

1. 结核性腹膜炎（tuberculous peritonitis）

引起结核性腹膜炎的病原体是结核分枝杆菌，腹膜病变主要来源于身体其他部位的结核病变。结核性腹膜炎主要由肠结核、肠系膜淋巴结结核、输卵管结核等直接蔓延所致，少数则由粟粒结核或肺结核血行播散至腹膜，在腹膜形成潜在病灶，在机体抵抗力下降时可发生结核性腹膜炎。表现为腹部有较广泛的轻度压痛、反跳痛和腹肌紧张。全身中毒症状不如细菌性腹膜炎重。白细胞计数不高。

2．急性阑尾炎（acute appendicitis）

典型表现为转移性右下腹痛，局部有腹膜炎表现，炎症加重可形成阑尾周围脓肿，表现为腹部包块。

3．大网膜扭转（torsion of greater omentum）

大部分患者有较大范围的压痛及轻度反跳痛，有时可触到包块。术前常误诊为阑尾炎或胆囊炎。腹痛是网膜扭转的主要症状，多发生在右下腹部，呈隐痛或胀痛，开始尚能忍受，以后渐为持续性疼痛阵发性加重。影像学检查有助于鉴别。

六、治疗

治疗的基本原则：控制与清除已存在的感染，不使其蔓延和扩展，以及纠正因腹膜炎引起的病理生理方面的紊乱。急性大网膜炎只有在原发病灶得到妥善处理后才能得到有效控制。若诊断已经明确，而又已查明或已推测到原发病灶之所在，若患者情况许可，应尽早施行手术治疗，然后辅以内科治疗。

（一）手术治疗

1．适应证

①经非手术治疗6～8h后（一般不超过12h），腹膜炎症及体征不缓解反而加重者；②腹腔内原发病严重，如胃肠道或胆囊坏死穿孔、绞窄性肠梗阻、腹腔内脏器损伤破裂、胃肠手术后短期内吻合口漏所致的腹膜炎；③腹腔内炎症较重，有大量积液，出现严重的肠麻痹或中毒症状，尤其是有休克表现者；④腹膜炎病因不明，无局限趋势。

2．手术目的

①引流脓液消除中毒休克的来源；②找到原发病并予以处理，如：切除已穿孔的阑尾，引流坏死穿孔的胆囊，切除坏死的肠管，切除坏死的胰腺组织，坏死穿孔的胃肠道肿瘤修补或切除等；③预防引流脓液不净所致的合并症，冲洗腹腔时注意易于形成脓肿的部位，如膈下、肝下、网膜囊及盆腔等处；④因病情需要胃肠减压而行胃造瘘，或为今后胃肠营养而作空肠造瘘；⑤明确诊断。

3．病灶处理

（1）处理原发病

手术切口应根据原发病变的器官所在部位而定。如不能确定原发病变位于哪个器官，以右或左旁正中切口为好，开腹后可向上下延长。如曾做过腹部手术，可经原切口或在其附近做切口。开腹后要小心肠管等腹内器官与腹膜粘连，要避免分破胃、肠壁。探查时要轻柔细致，不要过多地解剖和分离以免感染扩散。为了找到病灶可分离一部分粘连。查清楚腹膜炎的病因后，决定处理方法。胃十二指肠溃疡穿孔的病人，穿孔时间不超过12h，腹腔污染不重，可做胃大部切除术；如穿孔时间长，腹内污染严重或病人全身情况不好，只能行穿孔修补术。坏疽的阑尾及胆囊应切除，如果局部炎症严重，解剖层次不清，全身情况不能耐受手术时，只宜做应急处理，行腹腔引流或胆囊造口术。坏死的小肠尽可能切除吻合；坏死的结肠如不能切除吻合，可行坏死肠管外置。

（2）彻底清理腹腔

开腹后立即用吸引器吸净腹腔内的脓液及液体，清除食物残渣、粪便、异物等。脓液多积聚在病灶附近、膈下、两侧结肠旁沟及盆腔内，可用甲硝唑及生理盐水灌洗腹腔至清洁。病人高热时可用4～10℃生理盐水灌洗，有助于降温。腹内有脓苔、假膜和纤维蛋白分隔时，应予清除以利引流。关腹前是否在腹腔内应用抗生素，尚有争议。

（3）充分引流

要把腹腔内的渗液通过引流排出体外，以防止发生腹腔脓肿。常用的引流有硅胶管、橡胶管或双腔管引流；烟卷引流条引流不够充分，最好不用。引流管的前端要剪数个侧孔，放在病灶附近，必要时放在盆腔底部、膈下、肝下或结肠旁沟。严重的感染，要放两根或以上引流管，并可做腹腔冲洗。放引流管的指征是：①坏死病灶未能切除或有大量坏死组织无法清除；②坏死病灶已切除或穿孔已修补，预防发生漏液；③手术部位有较多的渗液或渗血；④已形成局限性脓肿。

（二）非手术治疗

1. 适应证

①腹膜炎症状轻、范围局限；②弥漫性腹膜炎病程已超过1～2d，炎症已有局限趋势者；③伴有心肺等脏器严重疾患而禁忌手术者。

对有上述情况者，可先行内科支持治疗，并密切观察病情的演变；若症状及体征不缓解反而加重，则应及时采取手术治疗。非手术治疗也可以作为手术前的准备工作。

2. 治疗方法

（1）胃肠道管理

禁食、禁水，持续胃肠减压，以减少胃肠道内容物和分泌，减少胃肠内容物持续进入腹腔，有利于控制炎症扩散和防止腹胀。

（2）体位

卧床休息，宜前倾30°～45°的半卧位，以利炎性渗出物流向盆腔而易于引流。若休克严重则取平卧位。

（3）纠正水、电解质及酸碱平衡的失调

应给予充分的补液。由于急性腹膜炎体液丧失多为隐性，临床上很难估计其丧失量，故应根据中心静脉压测定之结果制定个体输液计划。当病人生命体征趋于稳定，血压回升，尿量维持在每小时30ml以上时，提示补液量充足。此外尚应根据血清电解质测定之结果，计算应输入之氯化钾或钠盐的量，根据血二氧化碳结合率或血液的pH值来考虑使用碳酸氢钠等治疗。

（4）营养支持

急性炎症患者机体处于高代谢状态，有条件可给予胃肠外营养支持，或少量输注白蛋白、血浆、全血，以改善病人的全身情况及增强免疫力。

（5）抗生素治疗

腹腔感染以肠源性细菌为主，应选择覆盖革兰阴性需氧菌及厌氧菌的抗生素，革兰阳性菌少见。单一药物能有效治疗感染时，则不需联合用药；但单一药物不能控制的严重感染，或病原菌未明的感染，怀疑或临床证实合并2种或2种以上细菌感染，怀疑或证实有厌氧菌混合感染时，均需联合用药。目前使用最多的是第3代头孢菌素类，如头孢他啶（ceftazidime）、头孢噻肟、头孢曲松，或第3代喹诺酮类药，或用头孢哌酮／舒巴坦，或用碳青霉烯类抗生素如亚胺培南（imipenem）、美罗培南（meropenem）。一旦获得病原菌、药敏试验结果，可以再选用最佳抗生素。

（6）血管活性药物

对急性炎症合并休克者，如积极输血、补液仍未能纠正休克，可根据情况选用一些血管收缩剂和扩张剂如多巴胺、阿拉明、异丙肾上腺素等，其中多巴胺为安全、常用药。

（7）对症治疗

剧烈疼痛或烦躁不安者，如诊断已经明确，可酌用哌替啶、苯巴比妥等药物。如有休克，首先应积极进行抗休克治疗等。

第二节　大网膜脓肿

各种病因导致病原菌感染大网膜，引起急性大网膜炎，如炎症逐渐加重，网膜发生坏死、液化，形成局部脓液积聚，四周形成一个完整的脓壁，就可形成大网膜脓肿（greater omental abscess）。

一、病因及发病机制

（一）病原菌

引起腹腔、大网膜脓肿的病原菌大都来自胃肠道，多数为革兰阴性杆菌、肠球菌、条件致病菌感染；来源于上消化道细菌有大肠埃希菌（*Escherichia coli*）、克雷白杆菌（*Klebsiella*）、肠杆菌属，及少部分厌氧菌；下消化道细菌，除上述肠杆菌外，厌氧菌显著增加。

在医院手术后污染者，则多为耐药菌，细菌较复杂。中、重度感染时可有产超广谱β-内酰胺酶（extended spectrum β-lactamase，ESBL）的大肠埃希菌、阴沟肠杆菌、铜绿假单胞菌（*Pseudomonas aeruginosa*）等。治疗棘手。

近年来，在腹腔或网膜脓肿致病菌中，革兰染色阳性菌所占比例有明显升高趋势，如链球菌（*Streptococcus*）、葡萄球菌（*Staphylococcus*），并且常为混合感染。

（二）病因及发病机制

1. 腹内脏器炎症扩散

腹内脏器急性穿孔、术中腹腔污染或术后吻合口瘘以及腹部损伤等，引起大网膜的炎症，可并发渗出、积液。在治疗不及时、感染的细菌毒力较强或者患者抵抗力低下等情况下，大网膜内积聚的液体可导致大网膜脓肿的发生。

2. 腹腔脏器缺血

大网膜扭转（torsion of greater omentum）、大网膜梗死（omental infarction）导致大网膜变性坏死、炎性渗出，或大网膜出血形成血肿。如并发感染可诱发化脓性大网膜炎，甚至大网膜脓肿。

3. 腹部损伤

闭合性大网膜损伤，大网膜亦可出现变性、坏死、感染、炎症、化脓、脓肿。

4. 腹腔内异物

误吞食鱼骨头、鸡骨头、牙签等异物，经胃肠小穿孔，进入腹腔，大网膜包绕、感染、坏死、液化，形成脓肿。

5. 结核杆菌感染

结核杆菌经血液、淋巴、直接蔓延等途径感染大网膜，罕见大网膜结核性脓肿（tuberculous abscess of the greater omentum）。

6. 自发性网膜脓肿

有文献报道自发性网膜脓肿，原因不明，可能与大网膜扭转、大网膜梗死后继发感染有关。

二、临床表现

大网膜脓肿的临床表现早期与大网膜炎基本相同，主要症状也是腹痛、恶心、呕吐、腹胀、发热及其他全身表现，体征上也以腹部压痛及腹肌紧张、腹胀及皮肤瘀斑等为主，但症状较重，进展较快，容易引起重度缺水、代谢性酸中毒和休克的表现。同时，在体征上，可触及腹部包块，局部压痛及反跳痛、肌紧张明显。如病情持续进展，最终会因感染中毒性休克、多器官功能障碍而导致死亡。

三、诊断

既往有腹膜炎病史，现有腹胀、腹痛、恶心、呕吐和腹部包块等梗阻表现者应想到本病。影像学检查有助本病诊断。

四、治疗

对大网膜脓肿，最重要的治疗原则是尽快引流、通畅引流。同时或先期进行非手术治疗，纠正患者的内环境紊乱，降低手术治疗的风险。引流可在超声或CT引导下穿刺进行，也可通过开放手术、腹腔镜手术或其他微创手术完成。

（官　轲　杜德晓）

参 考 文 献

［1］ 黄洁夫, 尹晓煜. 腹膜、网膜和腹膜后间隙 [M] // 黄洁夫. 腹部外科学. 北京: 人民卫生出版社, 2005: 716-729.

［2］ 蒋炜, 杨秉辉. 腹膜炎 [M] // 陈灏珠. 实用内科学: 第13版. 北京: 人民卫生出版社, 2009: 2064-2068.

［3］ 黄莛庭. 急性腹膜炎 [M] // 吴孟超, 吴在德. 黄家驷外科学: 第7版. 北京: 人民卫生出版社, 2008: 1346-1352.

［4］ PURICE G I, ANDRIESCU L, DANILA R, et al. The assessment of empiric antibiotherapy in acute secondary peritonitis [J]. Rev Med Chir Soc Med Nat Lasi, 2006, 110 (4): 874-878.

［5］ WITTMANN D H, SCHEIN M, CONDON R E. Management of secondary peritonitis [J]. Ann Surg, 1996, 224 (1): 10-18.

［6］ MENICHETTI F, SGANGA G. Definition and classification of intra-abdominal Infections [J]. J Chemother, 2009, Supple 1: 3-4.

［7］ AGRAWALL C S, NIRANJAN M, ADHIKARY B S, et al. Quality assurance in the management of peritonitis: a prospective study [J]. Nepal Med Coll J, 2009, 11 (2): 83-87.

［8］ JHOBTA R S, ATTRI A K, KAUSHIK R, et al. Spectrum of perforation peritonitis in India-review of 504 consecutive cases [J]. World J Emerg Surg, 2006, 1: 26.

［9］ 伍崇俊, 杨述飞. 原发性急性大网膜炎误诊二例报道 [J]. 腹部外科, 2004, 17 (6): 329.

［10］ 张尚高. 大网膜骨性异物脓肿一例报告 [J]. 慢性病学杂志, 2006 (6): 90.

［11］ 吴友本. 急性梗死性脓性大网膜炎5例报道 [J]. 江苏大学学报: 医学版, 1997 (4): 467-467.

［12］ 赵玉军, 高鹏, 姜敏. 误咽牙签致腹腔大网膜包裹性脓肿1例 [J]. 广东医学, 2016, 37 (1): 157-157.

［13］ 梁海霞, 李玉虹. 腹腔异物致大网膜包裹性脓肿误诊卵巢肿瘤蒂扭转1例 [J]. 实用医学杂志, 2007, 23 (8): 1262.

［14］ 何卫, 向子云, 詹勇, 等. 大网膜病变的CT诊断 [J]. 中国CT和MRI杂志, 2011, 9 (2): 52-54.

［15］ ITO M, YOSHIDA M. A case of intraperitoneal anisakiasis causing omentitis in which an anisakis larva was laparoscopically observed [J]. J Japan Pract Surg Soci. 2012, 7 (6): 1556-1560.

［16］ IUG K, KUTNIAK O P. Two observations of acute omentitis simulating acute appendicitis [J]. Kliniche-skaia Khirurgiia, 2006 (3): 58-59.

［17］ SHIRYAJEV Y N, GLEBOVA A V, BERNSTEIN M A. A very rare complication after appendectomy in a young adult patient: abscess of the greater omentum [J]. J Med Cases, 2014, 5 (1): 36-39.

［18］ SARSU S B. An extremely rare complication after appendectomy in a child: indicators for omental abscess, CRP and leukocytosis [J]. Med Sci Disc, 2016, 3 (5): 236-328.

［19］ HUNG C C, CHOU C M, CHEN H C. An omental abscess mimicking an intra-abdominal tumor [J]. J Med Chin Assoc, 2012, 75 (3): 136-138.

［20］ LAWSON G A, CASTALDO E T, MILLER R S. Primary omental abscess caused by *Streptococcus constellatus*: a case report [J]. Surg Infect, 2010, 11 (3): 339-241.

［21］ URADE T, SAWA H, MURATA K, et al. Omental abscess due to a spilled gallstone after laparoscopic cholecystectomy [J]. Clin J Gastroenterol, 2018, 11 (5): 433-436.

［22］ STRINGER M D. Acute appendicitis [J]. J Paediatr Child Health, 2017, 53 (11): 1071-1076.

［23］ COCCOLINI F, FUGAZZOLA P, SARTELLI M, et al. Conservative treatment of acute appendicitis [J]. Acta Biomed, 2018, 89 (9-S): 119-134.

［24］ BASSETTI M, ECKMANN C, GIACOBBE D R, et al. Post-operative abdominal infections: epidemiology, operational definitions, and outcomes [J]. Intensive Care Med, 2020, 46 (2): 163-172.

［25］ 周贯庭. 超声引导下经皮穿刺置管引流术治疗腹腔脓肿的效果 [J]. 临床医学, 2020, 9: 80-81.

［26］ 阮健秋, 陈欣, 林健玲, 等. 超声引导下经皮穿刺置管引流术在腹腔脓肿治疗中的应用效果 [J]. 现代医用影像学, 2020, 5: 929-931.

［27］ CHEN Y C, HUANG S Y, CHOU C M. Primary omental abscess in children presenting with acute abdomen [J]. Asian J Surg, 2020, 43 (8): 868-869.

第三节　原发性急性大网膜炎

原发性急性大网膜炎（primary acute greater omentitis），又称为特发性大网膜炎（idiopathic acute greater omentitis），是指腹腔内无原发感染病灶，亦未发现大网膜扭转、心力衰竭和血液高凝状态等相关疾病，也无腹部外伤病史等情况，而出现病因不明的急性大网膜无菌性脂肪坏死性疾病。本病可见于各年龄段人群，但多见于40岁以上。男女均可发病，男性多于女性，男女发病比例约2：1。

原发性急性大网膜炎罕见，发病率约为0.01%～0.02%。临床上呈急性或亚急性起病，症状复杂，术前诊断困难。通常以腹痛、腹部包块、发热等症状就诊，但其表现缺乏特异性，往往误诊为其他腹部常见急腹症或肿瘤，应引起临床医生重视。

一、病因及病理

（一）病因

原发性急性大网膜炎病因至今不明，可能与大网膜血管内血栓形成相关，少部分与出血、感染等相关。

（二）病理生理

网膜是指连于胃的腹膜结构，大网膜是其中一部分。大网膜即胃结肠韧带，由四层腹膜形成，是连接胃与横结肠的类似围裙状的结构，遮蔽在小肠、结肠等腹腔脏器前方。大网膜呈筛状，内有胃网膜血管走行。大网膜组织内富含脂肪及吞噬细胞，具有重要的防御功能。当腹腔器官发生炎症时，大网膜的游离部可向病灶处移动，并包裹病灶以限制其蔓延。从解剖上看，右侧大网膜较左侧更加宽大肥厚且较长，因此，临床表现右侧腹部、右下腹疼痛显著。

（三）病理所见

手术所见：术中可见大网膜充血水肿、增厚，局灶性坏死，表面附有脓苔，坏死部分呈黑色或黑紫色。但大网膜多数呈大小不等的炎性团块，也可见饼状，罕见肿块压迫小肠。偶见大网膜点状出血，或小血管坏死破溃出血。罕见大网膜呈蜂窝状化脓性坏死。大网膜肿块可与邻近脏器、组织粘连，如结肠肝曲、回盲部、小肠、肝脏、阔韧带等部位粘连。腹腔内有淡红色血性渗出液、浑浊渗出液或见腹腔出血。

显微镜下所见：大网膜有大量中性粒细胞浸润，局灶性脂肪坏死，部分液化。

二、临床表现

临床症状：通常以腹痛为首发症状，表现为突发性腹部疼痛，呈持续性疼痛或阵发性加重。由于大网膜的右侧部分较肥厚且较长，所以腹痛于右下腹或者肚脐右侧多见，并多伴有转移性右下腹痛，少数患者疼痛亦可位于脐部、左上腹或全腹部。疼痛性质与其他急腹症类似，但病情进展较急腹症相对缓慢。病程中可伴恶心、呕吐，发热（其中多数为低热，仅少数高热）。

荟萃王睿林、张泰臻、张喆人、王康太、伍崇俊、蒋凤云等报告，经剖腹探查术及病理组织学证实的原发性大网膜炎共28例。全部病例均有急腹症表现，其中腹疼部位以转移性右下腹及右下腹疼痛多见（18例），其次为全腹部疼痛（5例）；触及包块8例；发热20例（体温38℃～39.4℃）；抽出腹腔穿刺液11例，其中淡红色血性4例、不凝固血性2例、混浊渗出液4例、脓性液1例。罕见小血管活动性出血，量大者可出现贫血症状。

临床体征：腹部触诊多为局限性腹肌紧张，少数有全腹腹肌紧张，伴压痛，部分有反跳痛，莫非征（murphy）阳性或阴性。约1/3病例可扪及大小不等、边界不清、中等硬度的压痛性包块。由于大网膜活动度大，初期病变局限于大网膜时，包块可游走、活动，包块不固定；当大网膜肿块与附近脏器、组织粘连时，包块固定，不活动。包块可位于右下腹、右上腹或中腹部。叩诊肝浊音界正常存在，少数出现移动性浊音阳性。肠鸣音减弱。

三、辅助检查

（一）实验室检查

血常规检查：白细胞及中性粒细胞显著升高。

血生化检查：血、尿淀粉酶正常。肝、肾功能正常。

腹腔穿刺液，外观呈淡红色或血性渗出液，亦可见混浊或脓性渗出液。显微镜下所见有大量红细胞或大量中性粒细胞、脓细胞。细菌培养阴性。

（二）影像学检查

1. B型超声检查

病灶部位大网膜片状或团块状增厚，边缘锐利而清晰，内部回声呈中等增强，并可见条状低回声。病变处可与腹壁或肠壁粘连。也有学者报告病变部位显示以低回声为主的混合回声。病变周围网膜组织回声增强，血液供应丰富。少数有腹腔积液，但未发现腹腔内其他异常声像图。

2. CT检查

由于CT检查对脂肪成像敏感，故诊断大网膜病变有重要价值。腹部CT可显示大网膜增厚、网膜结节或网膜团块，或腹部巨大团块，并少量腹水。此外，腹部CT检查还有排除腹腔其他脏器病变作用。

（三）活组织检查

B型超声引导下行大网膜包块活检，获得局部病变的大网膜组织条，经病理组织学检查可确诊。

四、诊断及鉴别诊断

（一）诊断

①突发性腹痛，疼痛部位不定，但以转移性右下腹疼，或右下腹疼多见，或伴恶心、呕吐、发热；②病程进展较其他急腹症相对缓慢；③腹部检查，腹膜刺激征阳性，部分患者出现压痛性包块；④腹腔穿刺液检查，B型超声、CT检查可供参考，但行实验室检查及多项影像学检查有助于排除腹腔其他脏器炎性疾病及肿瘤；⑤B型超声引导下行大网膜包块活检，或剖腹探查术行组织活检，病理学检查可确定诊断。此外，手术中除见大网膜病变外，探查腹腔其他脏器、组织未发现原发病灶，亦可证实诊断。

（二）鉴别诊断

1. 胃、十二指肠溃疡穿孔

胃、十二指肠溃疡穿孔（perforation of gastroduodenal ulcer），患者有溃疡病史。穿孔发生之前数天往往上腹痛加重，一旦溃疡突然穿破，起病急剧。病人顿觉上腹部剧痛，疼痛呈刀割样、撕裂样，难以忍受，疼痛持续时间较长。疼痛可放射至后背或右肩。疼痛常开始于右上腹或者中上腹部，迅速蔓延至全腹，甚至出现弥漫性腹膜炎。病程中可伴腹胀、恶心、呕吐、发热。体格检查见面色苍白，脉搏增快，腹部检查腹肌紧张，甚至呈板状，全腹压痛、反跳痛，叩诊肝浊音界缩小或消失，肠鸣音减弱或消失。腹腔穿刺抽出含胆汁或食物残渣的液体。影像学检查膈下有半月形游离气体影，不难鉴别。

2. 急性胆囊炎

急性胆囊炎（acute cholecystitis）是由于胆囊管阻塞和细菌侵袭而引起的胆囊炎症。约有70%以上的胆囊炎患者伴胆囊结石。临床表现有上腹或右上腹剧烈绞痛，可放射至右肩背部，疼痛呈持续性、阵发性加剧，或伴不同程度黄疸和发热。腹部检查：右上腹有压痛、肌紧张及反跳痛。少数患者在深吸气或咳嗽时，右肋下可触及肿大的胆囊。Murphy征阳性。白细胞计数增高。B型超声检查可探知胆囊的大小、胆囊壁厚度、有无结石等，有助于明确诊断。

3. 急性阑尾炎

急性阑尾炎（acute appendicitis）开始有中上腹或脐周疼痛，数小时后腹痛转移并固定于右下腹，右下腹压痛等与原发性急性大网膜炎相似。但腰大肌试验（Psoas征）、闭孔肌试验（obturator征）、结肠充气试验（Rovsing征）阳性。直肠指检直肠右前壁处有触痛，当阑尾炎穿孔直肠周围积脓时，不仅触痛明显，而且直肠周围有饱满感。B型超声检查：右下腹阑尾区可显示中、低回声管状结构，较僵硬，其横切面呈同心圆似的靶样显影，直径≥7mm。临床表现与典型B超图像可以与原发性急性大网膜炎鉴别。

4. 卵巢囊肿蒂扭转

患者多有盆腔或附件包块史。可在患者突然改变体位时或妊娠期发生卵巢囊肿蒂扭转（torsion of the pedicle of ovarian cyst）。常突然起病，发生一侧下腹剧痛，常伴恶心、呕吐，甚至休克。发生急性扭转后静脉回流受阻，瘤内极度充血或血管破裂瘤内出血，致使瘤体迅速增大。妇科检查可扪及张力较大的肿物，有压痛，以宫角瘤蒂部最明显，并有肌紧张。有时扭转自然复位，腹痛随之缓解。B型超声检查显示为盆腔内囊性包块，位于子宫两侧的附件区，其大小不等，壁薄张力较大，囊内常有散在光点或小光团回声，外形规则，边界清楚，伴局部明显压痛。彩色多普勒显示囊肿基底部即蒂扭转，根部无明显血流信号通过。依据患者有卵巢囊肿病史，急剧发作的腹痛，盆腔触及包块和宫角蒂部的压痛以及B型超声检查结果可以确定诊断。

五、治疗

（一）内科治疗

①采取半卧位，以利炎性渗出物流向盆腔，减轻中毒症状，有利于局限和引流。若休克则取平卧位。②禁食、禁水、胃肠减压。持续、有效的减压以减轻肠腔过度膨胀，有利于肠壁血液循环的恢复，减少对膈肌、心脏、肺部压迫。③依据患者病情选择输液种类、速度，及时补充有效循环血容量，维持水、电解质及酸碱平衡。保持24h尿量在1500ml左右，或每小时尿量30～50ml，必要时行中心静脉压测定指导液体补充。④加强营养支持，补充足够热量，补充微量元素，必要时给予胃肠外高营养，及时纠正贫血、低蛋白血症，以促进组织的修复，维护器官、组织功能，改善病人的全身情况及增强免疫力。⑤尽快应用抗生素治疗或预防继发感染。宜采用抗菌谱覆盖革兰阴性菌和厌氧菌为主抗生素联合用药治疗，可给予氨基苷类抗生素或氨苄青霉素与甲硝哒唑联合治疗，或应用第三代头孢菌素，如头孢噻吩、头孢羟羧氧酰胺（cephaloxycarboxamide，moxalactam）、头孢哌酮（cefoxitin）联合替硝唑（tinidazole）治疗。如能获得病原菌、药敏试验结果选用抗生素效果更佳。⑥在内科治疗过程中应密切观察病情变化，记录出入量，监测心、肺、肝、肾功能，监测血气分析、电解质。配血、备血，备皮，积极做好手术前一切准备。

（二）手术治疗

高度怀疑本病者，应立即行剖腹探查术。手术中需仔细检查腹腔其他脏器及组织以寻找感染源。未发现腹腔病灶时，则应尽快切除病变大网膜。如大网膜肿块与邻近脏器、组织粘连，要耐心、细致地进行分离。若有渗出液或脓液一并清洗吸尽，放置腹腔引流管。

（漆德芳　袁大晋）

参 考 文 献

［1］　张锦平. 大网膜炎似回盲部癌1例[J]. 新消化病学杂志, 1960, 4 (9): 498.

［2］　王睿林. 原发性急性大网膜炎6例诊治体会[J]. 基层医学论坛, 2003, 7 (12): 1230.

［3］　张泰臻, 赵乾元. 原发性急性大网膜炎六例诊治体会[J]. 实用外科杂志, 1985, 5 (5): 244.

［4］　张喆人, 陈炳. 特发性急性大网膜炎5例报告[J]. 上海医学, 1986, 9 (8): 353.

［5］　蒋凤云, 何承慎, 胡云辉. 原发性急性大网膜炎[J]. 湖南医学, 1988, 5 (4): 237.

［6］　王康太. 原发性急性大网膜炎4例误诊分析[J]. 医师进修杂志, 1989, 12 (7): 44.

［7］　伍崇俊, 杨述飞. 原发性急性大网膜炎误诊二例报道[J]. 腹部外科, 2004, 17 (6): 329.

［8］ 陈建荣. 大网膜病变的超声表现[J]. 中国超声医学杂志, 2007, 23 (5): 378-380.

［9］ 金惠红, 朱文军, 全丽娟. 以急性左下腹痛为特征的大网膜炎的超声诊断[J]. 实用医学杂志, 2009, 25 (18): 3071-3072.

［10］ 李汇文, 王雪瑞, 安众斌. 彩超诊断原发性大网膜炎临床价值[J]. 内蒙古中医药, 2015, 7: 112-113.

［11］ ANDIRAN F, CAYDERE M, DOĞRUEL H, et al . Primary omentitis as a cause of acute abdomen [J]. J Pediatr Surg, 2000, 35 (9): 1365-1366.

［12］ SAFIOLEAS M, STAMATAKOS M, GIASLAKIOTIS K, et al. Acute abdomen due to primary omentitis: a case report [J]. Int Semin Surg Oncol, 2007, 4 (1): 19.

第四节　大网膜放线菌病

一、概述

放线菌病（actinomycosis）主要是由放射菌属中衣氏放线菌，即以色列放线菌（*actinomyces israeli*）等引起的一种渐进性、化脓性、肉芽肿性的亚急性至慢性感染性疾病。它以局部扩散、化脓或肉芽肿性炎症、多发脓肿和窦道瘘管为表现，并发瘘管形成则以排出带硫黄色颗粒的脓液为特征。1857年Lebert首先报告1例放线菌病。1875年，Cohn自人泪腺感染病灶中分离到1株丝状病原菌，当时命名为——链丝菌（*streptothrix*）。1877年Harz建立了放线菌属（*actinomyces*）；1878年Israeli从对尸解材料中培养出人类放线菌菌丝并指出它是厌氧菌。放线菌的种类很多。在自然界分布极广，空气、土壤、水源中都有放线菌存在，分布遍及世界。但仅少数菌株对人类有致病性。

放线菌病可侵及全身各个组织、器官。按发生部位分为面颈型、腹部型（包括腹腔和盆腔）、胸部型、皮肤型、脑型，其中以面颈型多见（约占55%），腹部型次之（约占20%）。面颈部放线菌病后期可致其下方骨膜炎及骨髓炎，偶见扁桃腺、鼻咽部感染；腹部放线菌病可波及腹部任何脏器，或累及椎骨、卵巢；胸部放线菌病常见感染部位在肺门、肺底，可伴胸膜粘连和胸腔积液，并可穿破胸壁形成瘘管，亦可累及心包、纵隔，形成肺脓肿及胸腔积液；脑型放线菌病可形成局限性脑脓肿，尚可压迫附近血管，弥漫型病变者罕见侵入脑室引起脑膜炎；皮肤型放线菌病亦可侵入深部组织，使局部纤维化，形成瘢痕。此外，放线菌偶尔可侵入血流，引起放线菌败血症和其他脏器疾病。

放线菌病可发生在任何年龄，以15～35岁之间多见。但近年来，文献报告发病年龄偏高，如杨惊等分析32例放线菌病患者，平均发病年龄42.5岁（16～64岁），男女比例为5:3。Lee等荟萃1995—2004年中国46腹部放线菌病。年龄4～79岁，多见于中年及老年人，可能由于老年人免疫力低所致。放线菌病多侵犯男性，男、女发病率之比为2～3:1。但现在临床上节育器广泛应用，女性发病有增加趋势。

腹部放线菌病（abdominal actinomycosis）好发于结肠尤其是回盲部和阑尾，直肠、横结肠和乙状结肠少见，早期也可见于大网膜、肠系膜、胃、肝、胆囊、胰腺、肾、膀胱、卵巢、输卵管等组织、脏器。单纯发生在大网膜上的放线菌病罕见，常与腹腔其他处放线菌感染并发。该病临床上容易与腹膜炎、腹部肿瘤或腹腔结核混淆，误诊率高。

二、病因及发病机制

（一）病原菌

放线菌是一类膜状细菌，革兰染色阳性，非抗酸性，具有发育良好的菌丝和孢子，属厌氧菌或兼性厌氧菌。放线菌是条件致病菌，人类发病多为内源性感染。对人体能致病的放线菌有衣氏放线菌（*actinomycesisraeli*）和戈氏放线菌（*A. gerencseriae*），其次为内氏放线菌（*A. naeslundii*）、溶牙质放线菌（*A. odontlyticus*）、粘放线菌（*A. viscosus*）、迈氏放线菌（*A. meyeri*）等。其中主要致病菌是衣氏放线菌。

（二）腹部放线菌病易感因素

1. 口腔黏膜破损

Israeli 型放线菌是人口腔正常菌群中的寄生菌，常存在于人体牙石、唾液、牙菌斑、牙龈沟及扁桃体部位。当口腔卫生差、口腔肿瘤、牙周脓肿、牙龈感染、急性冠周炎、龋齿或拔牙以及抽吸牙感染时，伴随菌制造低氧条件，操作碎屑造成黏膜破损，细菌通过损伤黏膜进入组织；也可能被吞咽进入消化道，当消化道黏膜的完整性受到破坏，放线菌逸出，在周围结缔组织内迅速生长繁殖，引起病变。

2. 腹腔炎性疾病

急性阑尾炎、阑尾脓肿、急性胆囊炎、急性胰腺炎、憩室炎、炎性肠病，各种病因所致胃肠道溃疡、出血、穿孔（异物所致穿孔如鱼骨头）等，导致消化系统黏膜屏障功能破坏，使放线菌容易侵入腹腔；同时腹腔大肠埃希菌、肠球菌、链球菌、葡萄球菌、肺炎克雷白杆菌等需氧菌感染，给放线菌感染提供了厌氧菌存活、繁殖的条件，这就是伴随需氧菌感染的协同作用。

3. 腹部手术、外伤

如胃大部分切除、阑尾切除、胆囊切除、腹腔脏器肿瘤切除手术和腹部外伤，以及内镜下或管腔内支架置入等，均可增加细菌侵入的机会。手术、创伤本身也可降低患者抵抗力，从而易于发生细菌感染。此外，损伤或手术时，放线菌可被其他细菌分泌酶所激活，迅速繁殖而发病。Harsch I. A. 等报告一例慢性胰腺炎患者行内镜下主胰管支架置入术后，继发腹部放线菌感染。

4. 免疫力低下

糖尿病，恶性肿瘤患者接受放疗、化疗后，自身免疫疾病患者和接受器官移植者长期服用免疫抑制剂治疗，HIV感染、慢性肝病、重症肝病、营养不良者等，均可使身体免疫力低下，容易诱发放线菌感染。

5. 其他

盆腔放线菌病（pelvic actinomycosis）可从盆腔上行性感染直接到达腹腔。例如妇女放置宫内节育器（IUD）是女性生殖系统放线菌感染的主要原因。85%的女性患者有3年以上IUD使用史，25%的妇女放置IUD 2～3年后可检测到放线菌，可能由IUD刺激使子宫内膜不同程度受损、宫内菌群失调、子宫内膜血供不足所致。

Gracia等分析13例腹部放线菌病患者有以下易感因素：实体器官癌症（23.1%），空腔脏器穿孔（7.7%）、实体器官移植受者（7.7%）、近期腹部手术如胆囊切除术（7.7%）、HIV感染（7.7%）。13例腹部放线菌病中最常见部位是阑尾，占30.8%。

（三）发病机制

放线菌是通过对口腔表面特别是牙斑（dental plaque）的黏附，而在口腔生物丛中立足。牙斑是覆盖在釉面由涎蛋白和糖蛋白构成的薄层。黏附是通过蛋白与蛋白的复杂立体化学反应以及植物血凝素（lectin）糖类相互作用而获得的，后者还能介导口腔放线菌与米氏链球菌血链族（*streptococcus milleru* group *S. sanguis*）及其他口腔菌丛的细胞共聚（cellular coaggregation）。这些共聚的需氧菌的生长，创造了局部低氧环境。所以，需氧菌的感染在放线菌致病过程中起到重要的协同作用。此外，放线菌可形成生物膜，在生物膜网状结构内保持菌的活性，在一定条件下致病。也就是说，一旦在口腔黏膜损伤或管腔黏膜破损，或管腔全层破裂的条件下，放线菌转移到黏膜下层及体腔，则可导致放线菌病发生。

此外，放线菌菌毛在发病中也发挥了重要作用，Ⅰ型菌毛黏附于牙齿或黏膜细胞表面，Ⅱ型菌毛起聚集与跨细胞互动作用。

放线菌感染具有侵袭性特殊性，不受解剖学屏障的限制，如筋膜、胸膜、膈肌等均不能限制病变的发展。由一处病灶直接向其附近组织传播、蔓延与扩散，侵犯周围组织及器官。故胸部放线菌病亦可蔓延至腹腔，在极罕见的情况下，也可经血行播散。

三、病理学

不同器官放线菌病的病理变化相似，均是多发性脓肿、瘘管、肉芽增生和纤维性变。在病灶放线菌周围有大量中性粒细胞和单核细胞浸润，其间逐渐出现许多大小不等的坏死区，形成多数小脓肿，周围纤维组织增生。脓肿常相互融合，并向邻近组织蔓延，形成许多窦道和瘘管。脓肿壁和窦道周围肉芽组织内有大量中性粒细胞、淋巴细胞和单核细胞浸润，有时并有少数多核巨细胞，部分可见大量吞噬脂类的巨噬细胞，因此肉眼观常带黄色。放线菌在脓肿壁、窦道壁和脓腔内繁殖，形成菌落。有时肉眼可见脓液内有细小的分叶状黄色颗粒，直径约1.0～2.0mm，称为硫黄颗粒（sulfur granule）。

取硫黄颗粒直接压片或在组织切片中可见颗粒核心部分是由分支的菌丝交织而成。

在HE染色的组织切片中，颗粒中央部分染蓝紫色，菌丝成放线状向四周排列，呈菊花状，故称为放线菌（actinomycetes）；菌丝末端常有胶样物质组成的鞘包围而膨大呈棒状，折光性强，染伊红色。有时组织切片中菌丝不明显，可作革兰氏染色，放线菌菌丝体为革兰阳性，胶样鞘为革兰阴性，据此可确诊为放线菌病。

病变晚期，慢性肉芽组织增生，病变邻近组织纤维性变。放线菌病常同时合并其他细菌感染。病变常迁延不愈。一处病变纤维化，附近可出现新的病灶，再形成脓肿。日久后可引起大量组织破坏和瘢痕形成。

四、临床表现

（一）腹部放线菌病

腹部放线菌病（abdominal actinomycosis）可发生在腹腔任何脏器、组织。当放射菌侵入胃、肠黏膜，在黏膜下层形成小脓肿。病变常穿透肠壁引起局限性腹膜炎，并可侵入邻近肠袢、脏器、组织、腹膜后间隙和腹壁，形成排脓的多发性窦道。亦可直接蔓延到肝引起多发性肝脓肿，或可波及卵巢、输卵管、膀胱。进一步可引起膈下脓肿，最后可经横隔破入胸腔引起胸腔、肺部感染的慢性或亚急性感染性疾病。感染也可沿腰肌蔓延到肾周围组织和腰椎，并可引起腰肌脓肿。偶可通过淋巴管或血道播散，少见侵及中枢神经系统。Lee报告42例腹部放线菌病中，超过半数以上（63%）起源于结肠，起源于腹壁占13%，起源于大网膜及肠系膜占8.7%。

腹部放线菌病临床表现因感染脏器不同，症状亦各异。多伴畏寒、发热、盗汗、乏力、纳差、消瘦等全身症状。可形成局部边界不清、不规则的坚硬肿块，肿块继续增长与腹壁粘连，从瘘或窦道排出的浓汁中可见"硫黄颗粒"。

消化道放线菌病多有腹痛、腹胀、恶心、呕吐、排便习惯改变，甚至出现排鲜血便、黑便。回盲部放线菌病常有右下腹隐痛，局部有压痛或可触及包块，重症者可形成脓肿和窦道；直肠放线菌病可形成亚急性或慢性肛周脓肿，有腹泻、里急后重、黏液脓血便症状。

肝脏放线菌病：原发性肝脏放线菌病罕见。多为胸部、腹部炎性疾病继发感染，或由回盲部、直肠放线菌病往上蔓延所致。临床表现不同程度发热、黄疸，左上腹隐痛和剧痛。少数伴慢性化脓性炎症，局部脓肿形成，则病情加剧，肝脏肿大，肝功受损。剖腹探查，肝脏表面可见大小不一的白色小结节。

（二）原发性大网膜放线菌病

原发性大网膜放线菌病（primary actinomycosis of the greater omentum）罕见，常与腹部放线菌病并存。病变起病缓慢，早期可无明显症状，待腹部包块增大到一定程度，推移、挤压邻近脏器、组织，可导致不同程度肠梗阻症状。当其与胃、结肠、空肠粘连时，患者可出现腹部不适、慢性腹痛、发热等症状。当大网膜放线菌侵及横结肠、空肠肠道，可出现消化道出血，排鲜血便或黑便；如病灶与肠管粘连形成瘘管，脓液可从肠腔排出。偶有大网膜和腹壁粘连，并且向腹肌侵入形成窦道，脓液经此排出现象。

长期慢性腹疼，尤其是右下腹痛，往往误诊为慢性阑尾炎。偶有急性起病，剧烈腹痛，局部压痛，伴发热者常与急性阑尾炎相混淆。行阑尾切除术中发现大网膜不规则增厚或有肿块，或形成炎性假瘤，多与附近横结肠相粘连。最后经病理组织检查才确诊。

体格检查：部分患者腹部可触及大小不等、形态不一、硬度中等或坚硬的肿块，局部轻压痛，肿块活动度小或固定，酷似腹腔恶性肿瘤。此时，行影像学检查亦无特征性表现，极易误诊。

五、辅助检查

（一）实验室检查

1. 常规检查

血常规：白细胞计数轻度或中度升高。大网膜放线菌病病变累及结肠者，可出现肉眼血便或大便潜血强阳性。累及肝脏者，半数以上碱性磷酸酶和转氨酶水平增高。

2. 病原菌检查

①直接镜检：将颗粒压碎做革兰染色，可见革兰阳性Y形分支菌样丝。抗酸染色阴性。②培养：较困难。方法是将含有硫黄颗粒标本在厌氧条件下，置于无抗生素的培养基上培养，可见病原菌生长，结合生化反应和菌种鉴定；将培养的菌株注入小白鼠腹腔，4～6周后可见腹腔内有许多小脓肿，切片可见"硫黄颗粒"，镜检可见革兰阳性分支菌丝。③最近研究表明，直接荧光抗体检查、免疫荧光抗体检查、16S rRNA基因扩增和序列检查有望成为放线菌感染的诊断依据。

（二）影像学检查

1. CT检查

大网膜放线菌病表现为囊性、实性占位病变，伴局部密度降低；或表现为肿块伴囊性变性、伴壁不规则增厚，并呈不均质强化的囊性团块，略有强化，易与肿瘤、结核混淆。Ha H. K. 等报告10例腹部放线菌病CT表现：7例为大网膜内边缘不清的软组织肿影，略有强化，其中有局灶性回声衰减区；3例为囊性肿块，壁增厚。病变累及前腹壁、邻近回肠、横结肠，其壁增厚。

2. MRI检查

有学者报告1例腹部放线菌病，MRI表现腹前壁瘘管，未累及肠道。

（三）内窥镜检查

对于消化道放线菌病的诊断及鉴别诊断有重要意义。

六、诊断与鉴别诊断

（一）诊断

①中年男性或儿童多见；②既往有腹部手术、外伤史，内镜检查治疗史，胃肠道穿孔史，腹腔脏器、组织炎性疾病史，子宫放置节育器史，口腔感染病史，或免疫力低下患者；③任何腹部手术后出现腹壁、腹内包块或切口经久不愈，且从窦道内引出脓液，或腹部包块广泛粘连形成内、外瘘管或窦道排出脓液。脓液中找到"硫磺颗粒"，镜检可见革兰阳性分支菌丝。具有此微生物学证据，亦可确诊；④病程进展一般比腹腔化脓性病变缓慢，但比肿瘤快；⑤腹腔肿块早期即向周围组织浸润，但无淋巴结或远处转移；⑥在B型超声、CT引导下行腹部包块穿刺活检或在剖腹探查术中取活检，经病理学检查确诊。

（二）鉴别诊断

1. 大网膜转移癌

大网膜转移癌（metastatic carcinoma of greater omentum）多由胃癌、肠癌、肝癌、胰腺癌、胆囊癌、卵巢癌、子宫癌的癌细胞脱落、种植在大网膜；或恶性肿瘤直接蔓延、扩散所致；也可以经血液循环、淋巴系统途径转移至大网膜。临床上患者均有原发病恶性肿瘤相对应的特殊表现。大网膜转移癌症状常被原发肿瘤掩盖，但其病情进展迅速，伴随症状重，伴发热、腹胀、乏力、纳差、体重减轻、贫血等恶液质表现。腹腔穿刺为血性腹水，可找到癌细胞。B型超声检查显示大网膜弥漫性增厚或局限性增厚，或伴多发低回声大小不等结节，结节周边或内部可探及丰富血流信号，甚至出现大网膜僵硬，形成"网膜饼"。超声引导下大网膜包块穿刺活检可确诊。

2. 结核性腹膜炎

结核性腹膜炎（tuberculous peritoniti）是由结核杆菌感染引起的腹膜慢性、弥漫性炎症。以中青年好发，女性多见。主要感染途径是腹腔内结核灶直接蔓延，少数则由血行播散，或经淋巴结扩散，细菌经淋巴道到达腹腔引起结核性腹膜炎。其病理表现可分为三型：渗出型、粘连型和干酪型，各型症状有所差异。起病缓慢，偶见畏寒、高热骤然起病者。全身症状有午后低热、盗汗、体重减轻、倦怠。消化系统表现有腹痛、腹胀、腹泻。腹部疼痛多位于脐周、下腹或全腹部，多为持续性隐痛或钝痛。腹部检查：腹部平坦或膨隆，触诊腹部有柔韧感，有深压痛，偶见压痛明显并有反跳痛者（干酪型）。粘连型及干酪型患者的腹部常可触及包块，多位于中下腹部，包块大小不一，边缘不齐，有时呈横形块状物或有结节感，多有轻微触痛；渗出型患者腹水征阳性。实验室检查：血沉增快。腹水为渗出液，腹水腺苷脱氨酶活性增高。结核菌素皮肤试验呈强阳性。T-SPOT强阳性。X线平片有钙化影；钡餐检查可见肠粘连；CT、MRI检查显示腹腔包块、腹水、腹膜增厚。规范的抗结核治疗有效。

七、治疗

（一）内科治疗

1. 一般治疗

治疗原发病，如积极治疗牙龈炎、脓肿或其他口腔感染。给予充足的营养，维持正氮平衡，维持水与电解质、酸碱平衡。必要时可给予免疫增强治疗（如胸腺肽 -α_1），以提高机体免疫力。

2. 药物治疗

药物治疗具体方案应个体化。用药原则是①及早治疗，尽量阻止病灶的纤维化；②大剂量，由于本病后期病灶内多是纤维肉芽组织，纤维变性部位的血管较少，不利于药物的渗透，故药物用量要大；③疗程足，以防止复发。

放线菌病药物治疗：放线菌病通常对β- 内酰胺类（β-lactams）抗生素敏感，尤其是青霉素、阿莫西林。故药物首选青霉素，用量及疗程依病情而定。腹腔放线菌感染，通常青霉素每次用量720万单位～960万单位，每天2次，静脉滴注，维持4～6周；或者青霉素1800～2400万单位/日，静脉滴注，维持4～6周。以后序贯口服阿莫西林或其他有效抗生素，或者改为青霉素每日2～4g，口服，维持6个月～12个月。疗程少于3个月，容易复发。

青霉素治疗效果不理想者治疗：可采用阿莫西林＋β- 内酰胺酶抑制剂复合剂，长时间、大剂量治疗。

青霉素皮试阳性患者治疗：可选择头孢菌素类、亚胺培南、哌拉西林/他唑巴坦、β- 内酰胺类药物＋β- 内酰胺酶抑制剂，亦可用多西环素、克林霉素、四环素、红霉素、氨基糖苷类等抗生素替代。

合并腹腔常见需氧菌混合感染者治疗：如合并大肠埃希菌、肠球菌、肺炎克雷白杆菌等感染，可给予头孢哌酮/舒巴坦（cefoperazone sodium/sulbactam sodium）、哌拉西林/舒巴坦（piperacillin sodium/sulbactam sodium）、替卡西林钠/克拉维酸钾（ticarcillin sodium/clavulanate potassium）、亚胺培南/西司他丁（imipenem/cilastatin sodium）治疗。

3. 外科手术治疗

已形成局部脓肿和遗留瘘管者，手术切开引流，彻底清除坏死组织及病灶，打破局部的无氧或微氧环境；同时清除病灶周围的纤维组织，以便于抗生素能够进入病灶部位；或行抗生素局部灌洗，以迅速达到杀灭放线菌或抑制其增殖作用。

已形成腹部肿块，不能排除恶性肿瘤者，应施行手术探查，术中经冰冻活检后应依据病理结果，对病灶进行手术切除。如病变局限侵犯范围小，可予以切除，术后仍辅以抗炎治疗；若侵犯广泛、切除困难或危险性大时，不应强行一次性切除，可用抗生素治疗一段时间后，视病情变化或有无合并症考虑可否再手术。

有学者报告46例腹部放线菌病中97.8%施行剖腹手术切除感染病灶，1例行经皮引流。术后60.9%患者接受抗生素治疗。另一组23例腹盆腔放线菌病患者，全部接受外科手术治疗，术中发现肿块大小平均7.0cm左右。

八、预后

放线菌病预后良好，但存在复发风险。因此，所有病例需长期随访。杨惊等对32例放线菌病预后进行单因素回归分析显示，窦道形成和就诊前病程达6个月者为病死的危险因素。

（漆德芳　孙　达）

参 考 文 献

［1］ 杨惊, 刘晓清, 邓国华. 放线菌病的临床特点与治疗[J]. 中华全科医学, 2009, 12 (7A): 1206-1208.

［2］ LEE H C, CHAN K C, TANG L C. Abdominal actinomycosis: case report and review of the Chinese experience in the past 10 years [J]. Surg Pract, 2008, 12 (2): 56-63.

［3］ PÉZIER T F, KASTRINIDIS N, WIDMER G M, et al. Fatally invasive actinomycosis masquerading as a tonsillar carcinoma [J]. Head Neck, 2014, 36 (12): E129-E130.

［4］ HARSCH I A, BENNINGER J, NIEDOBITEK G, et al. Abdominal actinomycosis: complication of endoscopic stenting in chronic pancreatitis? [J]. Endoscopy, 2001, 33 (12): 1065-1069.

［5］ KOOI E J, DE VRIES P J, VAN GELOVEN A W, et al. Actinomycosis of the abdominal wall after cholecystectomy: transferral theory [J]. Neth J Med, 2016, 74 (10): 451-454.

［6］ 赵芳. 盆腔放线菌病的诊治研究进展[J]. 疑难病杂志, 2008, 7 (10): 638-639.

［7］ 刘丽燕, 楼俪泓, 姜海琼, 等. 播散性放线菌病1例报道及文献复习[J]. 中国感染与化疗杂志, 2012, 12 (6): 419-423.

［8］ 张子敬, 高志清, 谢波等. 腹部放线菌病1例[J]. 中国感染与化疗杂志, 2018. 18 (3): 309-311.

［9］ 丁慧芳, 薛萍, 张宁. 腹盆腔放线菌病误诊为卵巢癌[J]. 临床误诊误治, 2017, 30 (4): 14-15.

［10］ GRACIA M L, FIESTAS Z S A, GARCIA E C, Descriptive study of the cohort of patients diagnosed with abdominal actinomycosis: risk factors for unusual form of appendiceal actinomycosis [J]. Int J Infect Dis, 2014, 21 (4): 360.

［11］ 李晨霞, 张鋆歆. 侵犯多脏器的盆腹腔放线菌病临床误诊分析并文献复习[J]. 临床误诊误治, 2017, 30 (4): 10-13.

［12］ SUNG H Y, LEE I S, KIM S I, et al. Clinical features of abdominal actinomycosis: a 15-year experience of a single institute [J]. J Korean Med Sci, 2011, 26 (7): 932-937.

［13］ KETATA S, BEN MABROUK M, DERBEL F, et al. Tumoral form of abdominal actinomycosis: a retrospective case series of seven patients [J]. Rev Med Interne. 2010, 31 (11): 735-741.

［14］ WAN Y L, NG S H, LEE TY, et al. Actinomycosis of the greater omentum [J]. Gastrointest Radiol, 1989, 14: 38-40.

［15］ TSOU K F, CHIH Y Y, HSU W H, et al. Omental actinomycosis with abdominal wall invasion: a case report [J]. Infect Dis Clin Pract, 2010, 18 (5): 332-333.

［16］ LIM K H, KIM J H, JEONG J Y. Laparoscopic resection of omental actinomycosis forming fistula with transverse colon and jejunum: a case report and review of literature [J]. Surg Laparosc Endosc Percutan Tech, 2011, 21 (5): e288-290.

［17］ ABELA J, SCIBERRAS J, MEILAK M, et al. Omental actinomycosis presenting with right lower quadrant abdominal pain [J]. J Clin Pathol, 2004, 57 (6): 671.

［18］ 季燕国. 大网膜放线菌病一例 [J]. 医师进修杂志, 1983, 6 (12): 20.

［19］ 刘瑞华, 冯燕. 腹部放线菌 1 例 [J]. 实用医学杂志, 2002, 18 (11): 1229.

［20］ KIM N R, CHUNG D H, LEE W S, et al. Intraabdominal abscess caused by actinomycosis in a patient with mesenteric fibromatosis of the small intestine: report of a case [J]. Surg Today, 2012, 42 (11): 1091-1095.

［21］ HA H K, LEE H J, KIM H, et el. Abdominal actinomycosis CT findings in 10 patient [J]. AJR, 1993, 16 (4): 791-794.

［22］ SEGOVIA-GARCÍA C, RUIZ-DELGADO M L, ABAITUA M A, et al Mesenteric actinomycosis: a case report with US, CT and MR imaging findings [J]. European J Radiol Extra, 2008, 68 (1): 43-47.

［23］ YAN XU, JUHONG SHI. Disseminated Actinomycosis [J]. N Engl J Med, 2018, 379: 1071.

［24］ CAPLAN E, DEPUTY M, ARUL D, et al. Actinomycosis of the omentum with invasion of the abdominal wall, small bowel and transverse colon mimicking malignancy [J]. BMJ Case Reports, 2019, 12: e227728.

［25］ TÂRCOVEANU E, VASILESCU A, ANDRONIC D, et al. Abdominal actinomycosis mimicking colon cancer [J]. Chirurgia (Bucur), 2019, 114 (2): 251-258.

［26］ KANELLOPOULOU T, ALEXOPOULOU A, TANOULI M I, et al . Primary hepatic actinomycosis [J]. Am J Med Sci, 2010, 339 (4): 362-365.

［27］ WAKABAYASHI K, YANO S, KADOWAKI T, et al. Pulmonary actinomycosis caused by Actinomyces cardiffensis [J]. Intern Med, 2012, 51 (20): 2929-2931.

［28］ 纪明宇. 放线菌临床感染研究进展 [J]. 中华实用诊断和治疗杂志, 2017, 31 (8): 815-817.

［29］ WAGENLEHNER F M E, MOHREN B, NABER K G, et el. Abdominal actinomycosis [J]. Surg Gynecol Obstetr, 2008, 36 (36): 441-448.

［30］ 刘军, 徐延田. 肝脏放线菌病的诊断及治疗一例 [J]. 中华肝胆外科杂志, 2011, 17 (3): 210.

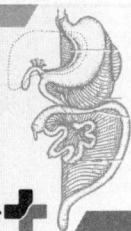

第一节　大网膜原发性恶性肿瘤

一、概念

大网膜是从胃连接附近器官的腹膜重叠，由四层腹膜组成，均系间皮，但中央两层融合消失。网膜以血管作支架，淋巴管与脂肪组织夹在腹膜层之间，由丰富的脂肪、神经、血管、淋巴管及结缔组织组成。大网膜位于腹腔浅层，分为上腹型、中腹型和下腹型，可左右对称或偏左偏右。正常网膜很薄，含脂肪、血管、淋巴管及神经组织等。其主要血供来源于胃十二指肠动脉或脾动脉发出的胃网膜左、右动脉，通常一条动脉伴随两条静脉。由于正常网膜很薄，含上述组织，超声和CT无法分辨。当腹水存在时，可以分辨漂浮在腹水中的正常大网膜前缘，厚度因脂肪含量不等而不同。当疾病累及大网膜时，大网膜可增厚，或呈结节样变。

大网膜原发性恶性肿瘤（primary malignant tumor of the greater omentum）临床及尸检均罕见，文献中多为个案报道，临床上以大网膜转移癌多见。

大网膜原发性肿瘤中以平滑肌源性肿瘤最常见，良、恶性比例均等。Stout于1963年至1984年分别统计大网膜实体肿瘤24例与21例患者，表明肿瘤发病年龄在5～92岁，平均49岁。其中男26例，女19例。铁治他综合日本大网膜实性肿瘤149例资料，其中良性26.2%，恶性73.8%。郑裕隆收集国内1957—1995年154例大网膜原发性肿瘤病例，其中良性肿瘤93例（60.4%）、恶性肿瘤61例（39.6%），良恶性比例为1.52:1。

大网膜恶性肿瘤常伴腹膜种植性转移，但较少发生血道和淋巴道性转移。大网膜恶性肿瘤诊断困难，治疗棘手，预后不良。

二、病理类型

原发性大网膜恶性肿瘤组织类型甚多，常见平滑肌肿瘤及淋巴管瘤，次为脂肪肿瘤、间皮肿瘤、血管肿瘤、纤维肿瘤、神经源瘤、畸胎瘤、恶性淋巴瘤等。囊性肿瘤多为良性，实性肿瘤多为恶性。继发性大网膜恶性肿瘤病理组织类型与原发灶相同。见表13-1-1。

表13-1-1　大网膜恶性肿瘤病理组织分类

大网膜恶性肿瘤分类	病理类型	大网膜恶性肿瘤分类	病理类型
原发性	网膜间皮瘤	原发性	未分化多形性肉瘤（undifferentiated pleomorphic sarcoma）
	网膜脂肪肉瘤		浆液性囊腺瘤（低、高级别浆液癌）
	网膜平滑肌肉瘤		孤立性纤维瘤
	黏液脂肪肉瘤		神经鞘膜瘤
	平滑肌肉瘤		其他
	血管平滑肌肉瘤	转移性	卵巢癌网膜转移
	脂肪肉瘤		结肠癌网膜转移
	纤维肉瘤		胃癌网膜转移
	神经纤维肉瘤		胰腺癌网膜转移
	恶性非嗜铬性副神经节瘤		胆管癌网膜转移
	恶性间皮瘤		肝癌网膜转移
	非霍奇金淋巴瘤		不明部位转移性癌
	恶性淋巴瘤		其他
	内胚窦瘤		

（一）平滑肌肉瘤

平滑肌肉瘤（leiomyosarcoma）多源自血管平滑肌组织，多见于子宫、胃肠道，偶可见腹膜后、肠系膜、大网膜。平滑肌肉瘤多单发，形圆、椭圆、结节状或分叶状，界清，无明显被膜，直径多＞10cm。其表面血管丰富，内部血运较少，质脆，生长较慢，近中心因血运障碍易退变、囊性变，出血、坏死，感染，破裂、扭转。恶性度较高，易侵犯周围脏器。转移早，常经血流至肝、肺、骨骼，少数由淋巴播散，偶有腹腔种植。

肿瘤由分化不良的平滑肌细胞构成，呈编织状、漩涡状、栅栏状排列，细胞密集，不典型，可多形性、异型性。胞核大而不匀，形态不规则，深染，椭圆形或棒状。偶见瘤巨细胞，核显浆少，增生活跃，核间变明显，丝状分裂显著。

免疫表型：平滑肌肌动蛋白（smooth muscle actin，SMA）、结蛋白（desmin）和高分子量钙结合蛋白（H-caldesmon）阳性。但以上标志物为一般的肌性标志物，缺乏平滑肌特异性，如同时两种阳性更具有诊断意义。偶有局灶表达角蛋白（CK）、上皮细胞膜抗原（epithelial membrane antigen，EMA）、CD34和酸性钙结合蛋白（S-100，是酸性钙结合二聚体一种）等阳性，KIT蛋白（CD117）表达阴性。

（二）脂肪肉瘤

脂肪肉瘤（liposarcoma）是常见的成人软组织肿瘤，可发生于腹膜后、肠系膜，但原发性大网膜者罕见。

　　脂肪肉瘤源自脂肪细胞和多向分化间叶细胞，其分化程度不一，异型性各异，组织结构也不同。生物学特性与瘤细胞分化程度及异型性有关，分化低、异型高易转移。肿瘤质软，偶囊性感，界限尚清，瘤体较大，结节状或分叶状，可坏死、液化，形成囊腔，易复发及转移。

　　2013年WHO软组织肿瘤分类将分化好的脂肪肉瘤（well differentiated liposarcoma），分属于中间性（局部侵袭性）。恶性脂肪肉瘤组织类型可分为：去分化脂肪肉瘤（dedifferentiated liposarcoma）、多形性脂肪肉瘤（pleomorphic liposarcoma）、黏液样脂肪肉瘤（myxoid liposarcoma）、混合型脂肪肉瘤（mixed-type liposarcoma）及非特殊类型脂肪肉瘤（liposarcoma, not otherwise specified）。细胞类型可分为高分化黏液性、低分化黏液性、多形性、圆形细胞性、脂肪瘤样、未分类型等多种。

　　分化好的脂肪肉瘤免疫组化染色：S-100阳性，癌基因MDM2蛋白和（或）CDK4在多数病例中呈核阳性。去分化脂肪肉瘤：MDM2和（或）CDK4弥漫核阳性表达。多形性脂肪肉瘤免疫表型：50%＜S-100阳性，超过一半的病例至少局灶表达CD34和SMA，Pan-CK、EMA、desmin和高迁移率蛋白A2（high mobility group A2，HMGA2）也可阳性，MDM2和CDK4则为阴性。黏液样脂肪肉瘤：绝大多数病例S-100弥漫阳性。

（三）恶性淋巴瘤

　　恶性淋巴瘤（malignant lymphoma，ML）所形成结节可融合成大块，或散在，大小不等多个结节，易侵犯邻近脏器及组织，转移早，恶性度高。此瘤可栓塞、出血、溃破。组织类型多属非霍奇金淋巴瘤（non-Hodgkin's lymphoma，NHL），霍奇金淋巴瘤（Hodgkin's lymphoma，HL）少见。

　　弥漫大B细胞淋巴瘤（diffuse large B-cell lymphoma，DLBCL）：为NHL中最常见的类型。主要病理特征是大的、弥漫性生长的异常淋巴样细胞增生，而淋巴结结构基本被破坏。免疫组化标志通常为CD20（＋）、CD79a（＋）或PAX5（＋）、CD3ε（－）。

　　HL的形态特征为正常组织结构破坏，在炎症细胞背景中散在异型大细胞。HL是起源于生发中心的B淋巴细胞肿瘤，R-S细胞及变异型R-S细胞被认为是HL的肿瘤细胞。经典HL常表现为CD15（＋）或（－）、CD30（＋）、PAX5弱（＋）、CD45（－）、CD20（－）或弱（＋）、CD3（－），以及多数病例EBV-EBER（＋）。

（四）恶性间皮瘤

　　恶性间皮瘤（malignant mesothelioma）是起源于间皮的肿瘤，可发生于任何被间皮覆盖的体腔。以胸膜多见，腹膜恶性间皮瘤罕见，大网膜恶性间皮瘤更为罕见。

　　恶性间皮瘤多弥漫型，呈弥漫细颗粒状或小结节状，界不清，也可呈弥漫性葡萄样，内含浆液，少数呈弥漫性胼胝样增厚，易侵犯周围脏器，瘤细胞分化不同，具异形性，可有瘤巨细胞，核分裂明显。

　　依据形态分为局限性、弥漫性。局限型恶性间皮瘤边界清楚，带蒂或有包膜，质地坚韧，恶性程度较低。弥漫型恶性间皮瘤的受累大网膜弥漫性增厚，表面呈乳头状、斑块状或结节状，恶性程度高。组织学意义上讲，恶性间皮瘤可分为3种类型：上皮型、肉瘤（间质）型、混合型（双向型）。恶性间皮瘤最常见组织类型是上皮型，包括管状乳头状、腺泡状、腺瘤样以及实体性、透明细胞型、蜕膜样、腺囊样、印戒细胞型、小细胞型、杆状、多型样等类型。

反应性间皮增生细胞往往显示均匀性生长，细胞角蛋白免疫染色可见整齐片状和完全成束状的梭形细胞，而间皮瘤则表现为无序生长，紊乱交叉增生。诊断恶性间皮瘤的一个关键特征是基质的出现和脂肪的浸润，浸润可达胸膜脏层或壁层。但是，当确定是具有恶性间皮瘤组织学特征的巨大实体瘤（如肿块）时，不出现浸润亦可诊断。区别反应性间皮增生与间皮瘤的一组免疫组化指标主要包括上皮膜抗原（epithelial membrane antigen，EMA）、P53、结蛋白（desmin）、葡萄糖转运蛋白-1（glucose transporter 1，GLUT1）、胰岛素样生长因子第二信使RNA结合蛋白3（insulin-like growth factor II messenger RNA-binding protein 3，IMP3）。促结缔组织增生型间皮瘤则表现为无序生长和厚度不均匀，膨大结节的出现是促结缔组织增生型间皮瘤的一个特征，伴有结节和周围组织间细胞结构的突起变化。纤维性胸膜炎与促结缔组织增生型间皮瘤可以通过以下胸膜梭形细胞增生的一个或多个特征来进行区别：浸润性生长、无菌性坏死、平坦肉瘤样区域和转移性病变。细胞角蛋白染色有助于识别浸润组织。间皮瘤常常反复出现严重的渗出，这有利于开展细胞学的诊断评价。已公布的间皮瘤细胞学诊断灵敏度为32%～76%，但免疫组化和分子技术的运用可明显提高诊断的准确性，在细胞鉴别诊断中使用的免疫化学和分子标志物与组织中使用的相似。并非所有间皮瘤都有渗出液，如肉瘤样间皮瘤，在这种情况下，细针穿刺结合组织活检（或大组织样本）是确诊所必需的。

免疫组化表达在恶性间皮瘤的鉴别诊断主要用于三个方面：①浆膜恶性上皮样肿瘤的鉴别：钙视网膜蛋白（calretinin）、角蛋白5/6（CK5/6）、D2-40、Wilms'肿瘤1抗原（WT-1）等恶性间皮瘤表达阳性率高，而癌胚抗原（CEA）、上皮相关糖蛋白（MOC-31）、BG8、甲状腺转录因子-1（TTF-1）等则浆膜恶性上皮样肿瘤阳性率高；②浆膜恶性肉瘤样肿瘤的鉴别：肉瘤样癌，肿瘤性梭形细胞CK阳性；③反应性与肿瘤性增生的鉴别：上皮细胞膜抗原（EMA）、P53蛋白均优先表达肿瘤性间皮增生，而结蛋白（desmin）则优先表达反应性间皮增生。

总之，恶性间皮瘤病理形态多样，需与良性反应性间皮细胞增生、纤维性胸膜炎、肺腺癌、苗勒来源的浆液性癌、孤立性纤维性肿瘤、滑膜肉瘤等鉴别。恶性间皮瘤的正确诊断需结合临床资料（尤其是部位），以病理形态为主，综合免疫组化结果判定。

（五）恶性非嗜铬性副神经节瘤

恶性非嗜铬性副神经节瘤（malignant nonchromaffin paraganglioma）是位于腹膜后一种低恶性肿瘤。1912年Pick提出将来源于肾上腺外的嗜铬细胞瘤称为副神经节瘤。2004年WHO将来源于肾上腺外（通常位于胸腔、腹腔、盆腔）的交感神经节的肿瘤为副神经节瘤。非嗜铬性副神经节瘤组织形态与副神经节来源的嗜铬细胞相似，但无内分泌功能，无嗜铬物质。源自交感神经或嗜铬细胞，少数具化学感受器功能，又称化学感受器瘤，对血液酸碱变化非常敏感。绝大多数为良性、无功能性，肿瘤圆形、椭圆或结节状，被膜完整，界清，瘤径不大，坚实，生长缓慢。恶性非嗜铬性副神经节瘤少见，其生长快，易局部浸润，侵犯被膜、血管及周围组织，可发生淋巴结及血循远处转移（肺、肝、肾、肾上腺、骨）。病灶呈粗结节状，细胞异型性明显，有不规则多核瘤巨细胞，核分裂增多，可出现融合性坏死灶，瘤细胞内缺乏玻璃样小体。

单纯从形态学不能鉴别良、恶性非嗜铬性副神经节瘤。因其病理形态学与生物学行为并不完全一致，形态学"良性"的可以发生转移，而形态上多形性者亦有不发生转移者。故目前以实质脏器和淋巴结转移以及复发，作为诊断恶性非嗜铬性副神经节瘤诊断依据。

免疫组化的常用推荐标志物：神经细胞特异性烯醇化酶（NES）、嗜铬蛋白-A（CgA）、突触素（synaptophysin，Syn）、酸性钙结合蛋白S-100、胶质纤维酸性蛋白（GFPA）均表达阳性，而CD34（内皮细胞标记）、琥珀酸脱氢酶B（SDHB）表达缺失。

三、大网膜恶性肿瘤一般临床表现

（一）一般临床表现

大网膜肿瘤临床表现与肿瘤大小、组织类型、生物学行为及并发症种类有关。早期瘤体小，常无症状，此类临床约占1/3，待肿瘤增大，伴有症状或出现并发症时方就诊。恶性肿瘤增长快、病程短，可迅速形成巨大肿块，故出现症状亦较快。临床多有腹疼、腹胀、消化道症状。腹痛常呈痉挛性间歇性疼痛，不向肩、背放射，仰卧位疼痛加重，常伴有发热、贫血、食欲不振、体重下降、恶液质、腹水等全身症状。而良性肿瘤病程长，除局部压迫症状外常缺乏全身症状。

检查：恶性者腹部可触及大小不等包块，浅在性、位于中腹部，质坚韧，表面高低不平，形态多不规则，活动度小，向下移动常受限，尚可左右移动，多为实性。伴腹水者则移动性浊音阳性。

（二）并发症表现

大网膜恶性肿瘤可发生退变、坏死、液化、出血、感染、溃破，也可累及邻近脏器致粘连、压迫、浸润、扭转、梗阻。

四、常见大网膜原发性恶性肿瘤表现

（一）大网膜恶性间皮瘤

该肿瘤发病年龄多在40岁以上，男性多见。主要致病因素是石棉纤维。常见于胸腔，约 1/3 发生在腹膜，大网膜少见。

本病临床表现无特异性。常见的症状为腹痛和腹围增加，较少见的表现有腹疝、厌食、体重下降、发热和腹部包块。进展期可发生肠梗阻、穿孔，伴血小板增多、低血糖、血栓、副肿瘤性肝病等。

常规实验室、影像学检查对于本病诊断的意义不大，腹水或穿刺液细胞检查结果多为阴性，必要时可采用腹腔镜检查或开腹取病理活检以明确诊断。恶性间皮瘤细胞镜下形态多样。免疫组化染色对诊断及鉴别有重要的意义，上皮细胞膜抗原（EMA）、CK 5/6、钙视网膜蛋白（calretinin）、WT-1 蛋白、抗间皮细胞抗体 -1（HMBE-1）、间皮素（mesothelin）等染色呈阳性。而癌胚抗原（CEA）及胎盘碱性磷酸酶（PLAP）染色为阴性。

本病预后极差，尚无有效的治疗措施。主要治疗方法为手术切除（肿瘤减灭术）、放疗和化疗。目前较成熟的"培美曲塞＋顺铂"化疗方案可达到相对较高的药物反应率（41%），毒副反应较轻，已作为姑息术后或无手术机会病例的一线用药。

（二）大网膜脂肪肉瘤

脂肪肉瘤好发于 40～60 岁之间，儿童很少见，尤以 5 岁以下罕见。男性发病率稍高于女性。

由于其生长缓慢，早期常无症状，后期常以巨大肿块及对邻近器官浸润、压迫，出现症状就诊。临床表现以腹痛和腹部肿块为主，晚期可伴有消瘦和腹水等症状。有时并发邻近脏器压迫症状。

压迫肠道者可出现①腹痛，腹痛可为阵发性，不完全性肠梗阻腹痛较轻，在排气后可缓解。慢性肠梗阻亦然，且间隙期亦长；②呕吐，依梗阻部位高低而不同，部位越高，呕吐越频越烈；③腹胀，出现较晚，其程度与梗阻部位有关。高位小肠梗阻由于频繁呕吐多无明显腹胀；低位小肠梗阻或结肠梗阻常有显著的腹胀。④常伴便秘，排气减少，或伴体重下降等慢性不全肠梗阻症状。

压迫肾或输尿管移位，可引起肾积水、肾盂肾炎、尿毒症；压迫膀胱可产生尿频、尿急症状。巨大肿瘤可引起肠扭转。查体时大多数可以触及肿块，略移动，质较软或中等硬，偶可触及分叶状。

腹部 B 超和 CT 检查仍是主要的检查方法，由于影像学缺乏特异性，误诊率较高，确定诊断常依赖剖腹探查、病理及免疫组织化学检查。

治疗以手术为主，手术要彻底。如与腹盆腔脏器浸润粘连，亦应行相应脏器的部分切除。在进行腹腔其他手术时发现大网膜肿瘤应予以切除，根据病理明确其性质。大网膜脂肪肉瘤对放、化疗不甚敏感，疗效不肯定。

大网膜脂肪肉瘤的预后与其病理类型、发生部位、大小及手术切除方式密切相关。分化好的脂肪肉瘤和黏液样脂肪肉瘤较其他类型的脂肪肉瘤预后好，5 年生存率可达80%，即使手术切除不彻底时局部复发，也很少发生转移。而去分化、多形性、圆形细胞性脂肪肉瘤预后差。脂肪肉瘤的转移与其组织学分化程度密切相关，分化愈差，细胞愈丰富，异型性越明显者，越易转移，尤其是血循转移，则预后更差。脂肪肉瘤的术后局部复发率高。复发性肿瘤，应积极争取再次手术，如情况许可，可多次手术，切除局部病灶，解除压迫症状，以提高患者的生存质量和延长生存时间。在实际工作中常由于患者就诊时间晚和手术切除不彻底等因素，给临床治疗带来了困难。

（三）大网膜平滑肌肉瘤

大网膜平滑肌肉瘤多见于中、老年人。一般认为，原发大网膜的平滑肌肉瘤起源于动脉或静脉壁的平滑肌层。SMA 染色阳性。平滑肌肉瘤发病率占成人软组织肿瘤的 5%～10%，以腹膜后平滑肌肉瘤多见，而发生在大网膜的平滑肌肉瘤则少见。

肿瘤可为数个肿块粘连在一起或为单个巨大实性和囊性、形状不规则肿块。常伴有出血、坏死及囊性变。患者常以腹部包块、腹疼或并发急腹症就诊。查体，腹部中下部位可触及大小不等、囊性或实性肿块，向下移动受限，但可左右移动，有时站立伴下坠感。

该肿瘤显著特点之一是术后极易局部复发，局部复发率高达86%；容易血行转移。发生在同期大肠平滑肌肉瘤年生存率仅在25%～35%。预后较差。

（四）大网膜恶性淋巴瘤

淋巴瘤累及胃肠道以小肠为多，其中半数以上为回肠，其次为胃，结肠及大网膜少见。

其临床症状无特异性。一般以腹痛、腹胀、腹泻、便秘、消瘦和腹部肿块为主要表现，或因不明原因发热而就诊。亦可见因并发肠梗阻及肠出血，而在施行剖腹探查术手术时确诊。

（五）大网膜恶性非嗜铬性副神经节瘤

恶性非嗜铬性副神经节瘤是低度恶性肿瘤，在体内分布甚广，可发生于任何有副神经节组织的部位。常见于腹膜后主动脉旁，位于大网膜者罕见。本病可发生于任何年龄，男性多见。

恶性非嗜铬性副神经节瘤生长缓慢、病程长。与其他大网膜原发性恶性肿瘤表现相似，早期无症状，出现症状亦无特异性；后期可出现腹痛、背痛、腹部包块。亦可因推挤、压迫，或浸润周围组织，或远处转移，出现相应症状而就诊。

五、辅助检查

（一）实验室检查

①血常规检查：常有红细胞减少；②腹水常规检查：多为血性渗出液；③瘤性腹水中脱落细胞学检查：标本收取后要及时送检（30min内），防止细胞自溶。联合流式细胞

仪分析及细胞染色体检查，可提高肿瘤细胞检出阳性率及诊断阳性率。有学者对腹水沉渣包埋切片行病理学检查亦可增加肿瘤细胞检出率；④ 瘤性腹水沉渣免疫组化染色检查：如CA125、CEA、calretinin、TTF-1、CK5/6、NES、Syn、CD20、HMBE-1、vimentin等检查可以追寻肿瘤细胞来源，有助于诊断、鉴别诊断。

（二）影像学检查

1. X线检查

除非大网膜内出现钙化组织，否则一般X线片不能识别较大的腹部占位性病变，平片上仅见淡泊微弱的软组织影。排泄性尿路造影只见光滑锐利的腰大肌及正常的输尿管，说明系一种腹膜内肿瘤。

上消化道钡餐检查及钡灌肠可了解是否有胃、小肠、结肠的移位及受压情况。

2. B型超声检查

超声波扫描可探得肿块大小、部位、形态，区分实性或囊性，并提示与周围组织关系以及有无腹水。此外，B超可观察到肿瘤与腹腔脏器关系，偶尔可见网膜血管扩张增粗，紧贴腹前壁，界限明确，易被探头向各方推动移位的囊性、实性肿块，且与肝、脾、胰、肾和卵巢分界清楚，对本病的诊断有重要价值。

超声检查：大网膜恶性肿瘤常见大网膜不均匀性增厚，回声不均匀，多为低回声，呈结节状及Ⅲ级血流为主。而良性病变增厚的大网膜则以高回声、块状增厚及0级血流为主。大网膜恶性肿瘤亦可见网膜呈局限性或弥漫性增厚，或网膜增厚伴散在多发低回声小结节，或实性不均匀回声，或囊性为主的混合型回声包块。

3. CT、PET/CT检查

CT能清楚地显示大网膜肿瘤部位、范围、边界，有些可见有液化、坏死、囊性变及钙化等改变，并能发现肿瘤与周围脏器的关系，显示肿瘤致周围脏器和大血管受压与移位情况。仔细分析CT特征，术前多数可做出定位诊断。大网膜原发肿瘤的影像学表现无特异性。恶性肿瘤常边界不清，侵犯周围结构。良、恶性肿瘤均可表现为囊性或实性成分，但良性肿瘤通常边界清晰，局限于网膜。CT血管造影可显示肿瘤供血动脉起源，有助于肿瘤定位。PET/CT除了具有CT成像清晰的特点外，尚能对肿瘤功能性因素做出评价，进一步丰富了检查的手段和准确性。

大网膜恶性淋巴瘤：单发于大网膜恶性淋巴瘤极其罕见，多合并腹膜后及肠系膜淋巴结肿大。肿大淋巴结多密度均匀、强化均匀，可相互融合。而网膜受侵CT上表现为污垢样浸润、网膜饼或散在大小不等结节，缺乏特异性征象。

大网膜恶性间皮瘤CT显示：大网膜弥漫性增厚，呈网膜饼样改变，也可表现为网膜遍布结节或散在结节。

大网膜平滑肌肉瘤：在CT平扫下为边界清楚、分叶状、直径多大于5cm、密度不均匀肌肉样巨大软组织肿块影。由于肿瘤生长迅速，几乎均发生坏死，但边界清晰。肿瘤瘤体大，坏死常见，实质成分单一，动态增强呈进行性延迟强化，部分瘤体内可见滋养血管。

大网膜恶性非嗜铬性副神经节瘤：平扫表现为软组织密度肿块，边界不清，并有浸润现象，中央有不规则低密度区，其内可见高密度出血灶及斑点状钙化。增强后表现为丰富血供，实质增强明显，中央坏死区无强化。

4. 磁共振检查

首选的影像学检查为MRI。由于MRI具有较CT更好的软组织分辨率，又具备多平面扫描、多序列检查的特点，可以从各种不同的角度和方向准确显示病变的部位及其与周围结构的关系，还可以通过增强扫描或磁共振血管造影检查明确病变血供及其与邻近血管神经干的关系。必要时选择弥散成像、脂肪抑制等功能，以便进一步鉴别肿瘤的类型。如MRI无法清晰显示病灶与周围组织的相互关系，推荐行增强CT作为补充。总之，MRI结合CT检查更有助于判断肿瘤的类型和来源，对术前诊断起到重要的作用。

5. 血管造影

血管造影诊断消化疾病基于疾病大多伴有血运系统的异常，恶性肿瘤会出现肿瘤新生血管、血管受压、偏移、血管池等改变；炎症性疾病则有血管的充血、水肿、血管增粗及扩张等异常；消化道出血时，可能看到造影剂外漏现象。总之，血管造影是根据疾病发生时伴有的血运异常来诊断的。腹腔动脉造影显示大网膜动脉及其分支延长并包绕肿块的影像，可为本病的诊断提供有力的证据。

大网膜恶性非嗜铬性副神经节瘤血管造影：可清晰显示含丰富血管的肿瘤与其供血血管的关系，特别是延迟后显像，瘤体内可形成典型"血湖"。

（三）B超引导下大网膜穿刺活检

超声引导经皮穿刺大网膜病变活检是一种简便、安全、有效、诊断准确性高的方法，可使一些不明原因的腹水患者获得明确的病理诊断，为临床治疗提供依据。超声引导下穿刺活检适用于腹水穿刺检查细胞学阴性，诊断尚不清楚，大网膜增厚呈膜饼及出现大网膜结节患者。文献报道穿刺成功率高达98.91%，穿刺活检诊断率93.48%。与CT引导大网膜穿刺相比，CT引导穿刺时间长，因为需要再次扫描以确定针的位置，而超声引导穿刺速度快，无放射损伤。

六、诊断及鉴别诊断

（一）诊断

①临床表现有腹痛、腹胀、腹部包块，常伴发热、纳差、乏力、消瘦、贫血等全身症状。并发完全性肠梗阻、肠扭转、肿瘤破裂出血等，常以急腹症就诊；②腹水中脱落细胞学检查及腹水沉渣免疫组化染色检查，有益于诊断；③影像学检查，超声具有无辐射、简便、可多次重复的优点，可发现大网膜异常增厚、结节、肿块等病变及腹水，并

初步定位定性；CT检查不受肠腔气体和声能衰减的影响，图像更清晰；MRI对软组织有更高的分辨率优于CT。MRI检查联合CT增强扫描检查可提高诊断、鉴别诊断效率；④B超引导下大网膜穿刺活检，可以获得病理依据；⑤多数患者确诊仍需剖腹探查术，活检、病理组织学证实。

（二）鉴别诊断

1. 大网膜良性肿瘤

良性肿瘤生长缓慢，病程长，肿瘤增大到一定程度虽然有腹痛、腹胀及胃肠道压迫等腹部症状，但患者一般情况尚好，无全身发热及恶液质表现。腹部检查：包块表面光滑、形态规则、活动度大，触诊时位置可改变，站位有下坠感，平卧时有压迫感。影像学检查：良性肿瘤通常边界清晰，肿瘤局限于网膜；恶性肿瘤常边界不清，侵犯周围结构。

2. 结核性腹膜炎

结核性腹膜炎（tuberculous peritonitis）患者既往有结核病史或结核接触史，临床出现长期午后低热或中度发热、盗汗、腹胀、腹痛、消瘦等症状。查体腹部有揉面感及深压痛，部分可触及包块，腹水征阳性。腹水中细胞分类多以淋巴细胞为主，血清腹水蛋白梯度（SAAG）均<llg/L，腹水腺苷脱氨酶（ADA）升高，腹水中结核杆菌DNA检测是快速、敏感和特异的方法。外周血中T-spot.TB检测对肺外结核具有较高的敏感性。PPD皮试强阳性。超声声像图表现多样化，可分为团块型、腹水型及混合型。腹水中可见纤细易漂动的分隔带，可伴有肠系膜淋巴结肿大。必要时可行超声引导下腹膜穿刺活检予以鉴别。

3. 卵巢恶性肿瘤

卵巢恶性肿瘤会发生于任何年龄的女性，其发病率为女性的生殖器恶性肿瘤的第三位，其中卵巢癌多见。发病初期无明显症状，偶有下腹部不适。由于肿瘤生长迅速，短期内可有腹胀、腹部肿块及腹水。肿瘤小，仅在盆腔检查时才能发现，肿块逐渐长大超出盆腔时，腹部可以触到肿块。肿瘤压迫盆腔静脉，可出现下肢浮肿；压迫膀胱，有尿频、排尿难、尿潴留；压迫直肠则大便困难；压迫胃肠道便有消化道症状。有些症状可与大网膜恶性肿瘤相混淆，如同时大网膜肿瘤因重力下坠至盆腔，行阴道双合诊检查可触及子宫两侧肿块，则更易误诊为卵巢来源肿瘤。但卵巢癌易发生子宫直肠窝、子宫表面的种植转移，超声比较容易发现，特别是经阴道超声（transvaginal ultrasound，TVUS）不受肠气等因素的影响，能检测出较小病灶，对诊断、鉴别诊断有重要作用。CT增强扫描能清楚地显示肿块内部及其周围器官的情况，不同病变强化形式不同，从而提高卵巢癌的诊断、鉴别诊断水平。腹水脱落细胞学检查可明确部分患者的诊断。通过腹腔镜检查能直接观察腹腔、盆腔肿块，鉴别肿块性质，并可活检，还可观察盆腔及腹腔内有无转移，可以确定诊断。

4. 腹膜假性黏液瘤

腹膜假性黏液瘤（pseudomyxoma peritonei，PMP）是一种少见的腹膜低度恶性肿瘤。

其主要特征是一种腹腔充有大量胶样黏蛋白形成假性腹水的疾病。病因尚不明，可能与卵巢黏液性囊肿、卵巢黏液性囊腺瘤或阑尾黏液囊肿破裂而形成有关。本病病程长，可迁延数月或数年不等。患者常以腹部进行性增大，伴胀痛或伴腹部包块为主要症状。体检腹部膨隆，叩诊腹部两侧无浊音区，无移动性浊音。腹腔粗针可吸出胶冻样黏液。穿刺液检查可见纤维蛋白和红细胞，黏蛋白定性试验阳性。CT检查：腹膜假性黏液瘤表现为低密度，腹膜腔、网膜和肠系膜内常有分隔性积液；内脏尤其是肝脏表面扇贝状压迹，是区分黏液性腹水和浆液性腹水的特征性CT表现；腹腔内散在大小不等低密度结节或薄壁囊性肿块，部分患者可见腹膜后淋巴结肿大；黏液性腹水内有时可见弧线状或小斑点状钙化，改变体位无腹水迅速流动现象。上述CT特征有助于诊断和鉴别诊断。经直肠穿刺活检，获得组织病理学结果，可初步确诊。

七、治疗

（一）外科手术治疗

大网膜原发性恶性肿瘤因其早期无明显临床症状，往往可以生长成巨大的肿块。虽然可以形成腹膜种植性转移，但很少发生血道和淋巴道性转移。手术切除肿瘤是主要治疗方法。恶性肿瘤应作根治性切除，将肿瘤连同全部大网膜一并整块切除。仔细探查肝脏有无转移灶，若出现邻近脏器组织浸润可一并切除。放疗及静脉化疗常无显效。术后应定期随访，若复发可再切除，以提高生存率。

首次手术原则：手术是患者的主要治疗手段，首次手术也是决定患者长期生存的最重要的预后因素，应力求获得肉眼下完整切除（R0/R1），切除标本应包括完整的肿瘤及其邻近受侵的器官，尽量减少镜下阳性切缘的概率。但迄今为止，最佳手术方式和最佳切缘大小仍缺乏统一的标准。通常，安全外科边界是指MRI显示软组织肉瘤边缘或反应区外1cm处，手术是在保证安全外科边界基础上追求完整切除肿瘤。对于体积较大、较深或侵犯邻近大血管、神经、关节和骨骼等重要组织的肿瘤，预计一期手术难以达到根治切除，对化放疗相对敏感的肿瘤，需要术前放化疗和介入治疗等手段使肿瘤体积缩小、坏死和形成明显的假包膜，从而为手术获得安全外科边界创造条件。术后功能恢复与安全边界发生矛盾时，通常以牺牲部分功能为代价。

手术计划应以影像学和病理学诊断为基础，充分认识到不同类型病变具有不同的生物学行为、治疗反应和预后，通过MDT讨论为患者制定个体化的手术计划。外科团队间的相互协作是成功治疗的关键。一般不建议根据术中冰冻切片病理学报告结果改变术前计划的切除范围，也不建议进行探查性手术。如果首次切除时仅做了单纯切除而局部复发的患者，手术仍可按照首次治疗原则进行。对于无法完整切除的肿瘤进行姑息手术（包括不完整切除和减瘤术）并不能改善患者的长期生存，对于经过严格选择的患者可暂时缓解肿瘤相关的症状，但疗效并不持久。

En-bloc切除的问题：由于腹膜后本身解剖结构的限制，术后局部复发一直是困扰外科治疗的主要问题，尤其是对于低级别、转移风险极低的软组织肉瘤，如脂肪肉瘤，反复局部复发是患者的主要死因。为获得更大的阴性切缘，有欧洲学者提出了更为广泛的En-bloc切除，整体切除肿瘤及距离肿瘤表面1～2cm范围内的脏器或组织，即使这些脏器或组织未受侵犯也应联合切除。En-bloc切除使部分常规手术无法切除的肿瘤因此获得完整切除的机会。易于联合切除的脏器主要有肾脏、结肠及其系膜、部分腰大肌、脾脏、胰腺体尾部等，而其他一些重要的结构如腹主动脉、下腔静脉（IVC）、髂血管、股神经及椎体，如无明确侵犯，可沿血管外膜、骨膜或神经外膜剥离，十二指肠、胰头、胰腺钩突、肝脏、膈肌等也仅在肉眼观察有侵犯时才需要联合切除。

不规范的手术操作往往会导致：①增加非计划再次手术概率，即软组织肉瘤患者在第一次手术时，因各种原因导致肿瘤残留（R1～R2切除）或切缘未达到安全外科边界，需接受计划外再次手术；②人为破坏肿瘤包膜，不能完整切除肿瘤；③活检穿刺道不包括在手术切除的范围内；④手术中反复挤压肿瘤组织等影响外科手术治疗的成功率。

（二）放射治疗

局部广泛切除＋辅助放疗是目前可手术切除、病理高级别软组织肉瘤的标准治疗模式。放疗的疗效取决于软组织肉瘤的病理类型和肿瘤负荷量。通常，病理高级别软组织肉瘤如尤文肉瘤和横纹肌肉瘤等，对放疗的敏感性较高，肿瘤负荷量愈小放疗效果愈好。不同病理类型软组织肉瘤的放疗时机、放射野设计和射线种类与能量、照射剂量和分割方式等的选择，仍有待进一步达成统一意见。

放疗主要方式如下：

1. 单纯放疗

单纯放疗是软组织肉瘤治疗最常应用的放疗方式，放疗剂量和照射野视不同大小、部位和病理类型的软组织肉瘤而定，常规剂量为50～75Gy，分25～38次完成。

2. 同步放化疗

主要针对身体状况良好、无严重脏器疾患的中青年患者，局部控制率高于单纯放疗，尤其适用于恶性程度高和肿瘤体积较大的软组织肉瘤患者。同步放化疗中采用的化疗增敏药物主要有阿霉素、异环磷酰胺和顺铂等。视患者情况，可以使用单药或联合用药，如AI方案（阿霉素＋异环磷酰胺）、ID方案（阿霉素＋达卡巴嗪）或MAID方案（美司钠＋阿霉素＋异环磷酰胺＋达卡巴嗪）等同步放化疗。

3. 序贯放化疗

序贯放化疗是指在放疗前、后使用化疗，其局部肿瘤控制率不及同步放化疗，但优于单纯化疗或放疗，血液学和胃肠道等不良反应相对比同步放化疗较轻，适用于无法耐受同步放化疗的患者。

4. 立体定向放射治疗

立体定向放射治疗（stereotactic radio therapy，SRT）：主要包括γ刀、X刀、射波刀、

TOMO刀以及属于高LET射线的质子和重粒子照射。目前SRT用于脊髓侵犯、神经根受压等治疗效果优于普通直线加速器治疗，治疗进展缓慢的孤立性远处转移灶的软组织肉瘤有较好的近期疗效。

5. 手术前、后辅助放疗

术前放疗（2A类推荐）：对于肿瘤较大、较深，与血管神经关系密切，局部切除困难或预期无法达到安全外科边界者，术前放疗联合或序贯化疗、介入治疗等可能缩小肿瘤体积，提高R0切除或保肢治疗的概率。

术后辅助放疗（1类推荐）：可以杀灭手术后残存的肿瘤细胞，减少局部复发甚至远处转移的机会。主要适应证：①病理高级别肿瘤；②肿瘤最大径＞5cm；③手术切缘阳性或未达到安全外科边界，肿瘤侵犯周围血管、神经；④肿瘤位置表浅、体积小、病理低级别、手术已达到安全外科边界者，术后辅助放疗不作推荐。

6. 姑息性放疗

主要适应证：①对于经术前抗肿瘤治疗仍无法手术切除或手术可能严重影响肢体功能、无法保肢或拒绝截肢的局部晚期软组织肉瘤患者；②针对局部晚期无法手术切除肿瘤导致的各种并发症，如疼痛、急性脊髓压迫症和肢体功能障碍等。

主要目的：①较长时间控制局部肿瘤生长；②尽量延缓或减轻局部严重症状，提高生活质量；③联合或序贯化疗、介入等其他治疗方法，达到延长患者总生存时间的目的。

（三）静脉化疗

化疗仍是当今软组织肿瘤最重要的内科治疗手段，分为新辅助化疗、辅助化疗和姑息性化疗等。

新辅助化疗：对一期切除困难或不能获得R_0切除，且对化疗敏感的成人高级别软组织肿瘤，可以使用新辅助化疗。具体适应证：①化疗相对敏感的高级别软组织肿瘤；②肿瘤体积较大，与周围重要血管神经关系密切，预计无法一期R_0切除或保肢治疗；③局部复发需要二次切除或远处转移行姑息手术前。

辅助化疗：对于Ⅰ期有安全外科边界的软组织肉瘤患者，不推荐辅助化疗；对于Ⅱ～Ⅲ期患者，建议术后放疗±辅助化疗；对有以下情况的Ⅱ～Ⅲ期患者，强烈推荐术后辅助化疗（2A类推荐）：①化疗相对敏感；②高级别、深部、直径＞5cm的软组织肉瘤；③手术未达到安全外科边界或局部复发二次切除后的患者。

姑息性化疗：对于不可切除的局部晚期或转移性软组织肉瘤，积极有效的化学治疗有利于减轻症状、延长生存期和提高生活质量。对于多次多线化疗失败，已经证明很难从化疗中获益，且美国东部肿瘤协作组体能状态（ECOG-PS）评分＞1分的患者，不推荐再次化疗。

（四）腹腔内化疗

腹腔内化疗作为肿瘤的辅助治疗手段之一已逐渐应用于临床。腹腔内化疗不但能有效地杀灭散落在腹腔中的肿瘤细胞，还能起到缩小肿块缓解疼痛，消除腹水的良好效果。腹腔温热灌注化疗可加强药物渗入肿瘤组织的深度，提高局部药物浓度，降低肿瘤组织的局部复发和腹膜转移，提高患者的生存率。

腹腔内化疗是一种高选择性局部化疗措施，与静脉化疗法相比有明显的药代动力学优势，其主要优势是提高肿瘤部位的药物浓度，减轻化疗药物对机体的毒副反应。腹腔给药效果明显优于静脉给药。因为血浆-腹膜屏障的存在，大分子化疗药物通过血浆-腹膜屏障的扩散率明显减缓，导致药物的清除率降低，从而使化疗药物在腹腔内保持较长时间的高药物浓度，腹腔内局部高浓度药物可抑制腹腔内肿瘤的生长。化疗药物经毛细血管和淋巴管吸收后，通过门静脉进入肝脏，增加门静脉内药物浓度，从而能够作用于门脉系统中肿瘤细胞和肝实质内的微小转移灶。化疗药物通过肝脏的首过消除效应后，代谢成为无毒或低毒物再进入体循环，能减轻全身毒副反应，提高机体耐受能力。

（五）介入放射治疗

超选择腹腔动脉化疗及栓塞术：利用介入方法给药为难以手术切除的大网膜恶性肿瘤患者提供了治疗的手段，增加了改善预后的机会。

（六）分子靶向治疗

帕唑帕尼（pazopanib）是一种可干扰顽固肿瘤存活和生长所需的新血管生成的新型口服血管生成抑制剂，是特异性靶向血管生成和肿瘤细胞增殖相关受体的小分子酪氨酸激酶抑制剂。它可强效靶向抑制血管内皮生长因子受体、血小板衍生生长因子受体和干细胞生长因子受体，通过抑制对肿瘤供血的新血管生成而起作用。2012年4月该药获美国FDA和欧盟批准，用于治疗成人晚期软组织肉瘤（STS）。但其应用于腹腔软组织肉瘤的疗效尚需更多循证医学验证。

八、预后及术后随访

预后因素：大网膜发生肿瘤后，由于重力关系，瘤体往往延伸至中下腹部，临床上缺乏特异性症状，在早期无症状或症状轻微，多被误诊，就诊时多瘤体巨大，手术难以切除，预后不良。Schwartg指出术后五年生存率，恶性仅15%，良性达75%。软组织肿瘤的预后取决于治疗后是否复发、转移和疾病进展时间，初诊时肿瘤的分期、分级和初治方法的规范性是与复发和转移有关的主要因素。通常肿瘤部位位于四肢者的预后优于位于躯干者，位于四肢和躯干者优于位于腹和盆腔者，头面部软组织肉瘤预后往往较差。目前公认的影响预后因素主要有：①肿瘤本身因素：初治时肿瘤大小、深浅程度、病理分型和组织学分级、发生部位及其与周围血管、神经、关节等重要组织的关系；②治疗方法：首次手术切除能否达到安全外科边界，术后辅助化、放疗是否按时、规范；③复发或转移发生的时间，转移部位，转移病灶的数量，化、放疗疗效以及能否再次获得完全缓解。

随访：除了常规询问相关的病史和体格检查以外，根据不同的部位选择不同的影像学检查项目，间叶源性肿瘤不常规推荐检查肿瘤标志物。病理中、高级别软组织肉瘤患者术后的前2～3年，每3～4个月随访1次，之后每年随访2次，5年后每年随访1次；低级别患者前3～5年内每4～6个月随访1次，之后每年随访1次。

（王桐生）

参 考 文 献

［1］　STOUT A P, HENDRY J, PURDIE F J. Primary solid tumors of the great omentum [J]. Cancer, 1963, 16 (2): 231-243.

［2］　铁治他. 大网平滑筋肉肿の1例[J]. 日临床外医学志, 1993, 4: 1648.

［3］　郑裕隆, 赵乾元. 大网膜肿瘤154例综合分析[J]. 肿瘤研究与临床, 1997, 9 (1): 66-68.

［4］　石远凯, 孙燕, 刘彤华. 中国恶性淋巴瘤诊疗规范(2015年版) [J]. 中华肿瘤杂志, 2015, 37 (2): 148-158.

［5］　廖瑞真, 刘倚河, 张蓉. 大网膜恶性肿瘤的超声诊断价值[J]. 生物医学工程与临床, 2011, 15 (3): 234-236.

［6］　POYRAZOGLU O K, TIMURKANN M, YALNIZ M, et al. Clinical review of 23 patients with tuberculous peritonitis: presenting features and diagnosis [J]. J Dig Dis, 2008, 9 (3): 170-174.

［7］　陈孝平. 大网膜疾病[M]//吴孟超, 吴在德. 黄家驷外科学[M]. 7版. 北京: 人民卫生出版社, 2008: 1362.

［8］　张波, 姜玉新, 张青. 大网膜恶性肿瘤的超声诊断研究[J]. 中国医学影像技术, 2006, 22 (3): 439-441.

［9］　高建津, 刘洁华, 刘宁. 彩超诊断大网膜脂肪肉瘤1例[J]. 中国医学影像学杂志, 2000, 8 (1): 78.

［10］　李明. 原发性大网膜脂肪肉瘤致肠扭转一例[J]. 实用癌症杂志, 1990, 5 (3): 194.

［11］　杨建波. 大网膜脂肪肉瘤2例[J]. 中国误诊学杂志, 2005, 5 (2): 388.

［12］　何书平, 孙培莉, 张智弘, 等. 原发性大网膜恶性间皮瘤1例[J]. 世界华人消化杂志, 2010, 18 (23): 2500-2503.

［13］　SCHWARTG R W. Primary solid neoplasms of the great omentum [J]. Surgery, 1991, 109 (4): 543.

［14］　丁浩. 原发性大网膜恶性肿瘤3例报告[J]. 现代中西医结合杂志, 1996, 5 (1): 141.

［15］　余英豪, 刘伟. 恶性间皮瘤的免疫组化诊断[J]. 诊断病理学杂志, 2014, 21 (5): 257-259.

［16］　高书建, 张墨华, 任玉波. 大网膜恶性神经鞘瘤复发一例[J]. 河南肿瘤学杂志, 1998, 1 (1): 68.

［17］　辛永梅. 原发性大网膜平滑肌肉瘤一例报告[J]. 青海医药杂志, 2010, 40 (6): 39.

［18］　朱萍, 王亚非. 大网膜平滑肌肉瘤1例[J]. 医学影像学杂志, 2010, 20 (7): 1037-1041.

［19］　李南, 韦兴. 从临床治疗角度理解2013版WHO骨与软组织肿瘤新分类[J]. 中国骨与关节杂志, 2015, 4 (1): 35-37.

［20］　张明伟, 陶克波. 软组织肿瘤的病理学形态变化对临床诊断的意义探讨[J]. 世界最新医学信息文摘, 2014, (29): 22-25.

［21］ 韩安家, 阎晓初, 王坚. 软组织肿瘤病理诊断免疫组化指标选择专家共识(2015) [J]. 临床与实验病理学杂志, 2015, 31 (11): 1201-1204.

［22］ 李中魁. 软组织肿瘤的形态观察和鉴别诊断分析[J]. 中国卫生标准管理, 2015, 6 (5): 96-97.

［23］ 中国抗癌协会肉瘤专业委员会, 中国临床肿瘤学会. 软组织肉瘤诊治中国专家共识(2015年版) [J]. 中华肿瘤杂志, 2016, 38 (4): 310-320.

［24］ 陆维祺. 腹腔及腹膜后软组织肿瘤的外科治疗: 共识与争议 [J]. 中国普外基础与临床杂志, 2016, 23 (3): 263-265.

［25］ 陈日萍, 楼建林, 张幸. 恶性间皮瘤病理诊断指南—2012年国际间皮瘤学会共同声明更新[J]. 中华劳动卫生职业病杂志, 2015, 33 (11): 860-863.

［26］ 安云霞, 韦立新. 恶性间皮瘤100例临床病理分析[J]. 诊断病理学杂志, 2015, 22 (3): 156-158.

［27］ 张晓斌, 杨勇, 赵玲玲, 等. 胸腹水细胞包埋并进行免疫组化标记对良恶肿瘤的诊断与临床指导的意义 [J]. 世界最新医学信息文摘, 2015, 15 (74): 111-112.

［28］ 赵志华, 唐宏伟. 超声对大网膜良恶性病变的诊断价值[J]. 临床超声医学杂志, 2012, 14 (10): 706-707.

［29］ 苏语涵, 蒋雪梅. 原发性大网膜肿瘤的诊断及治疗[J]. 中国现代普通外科进展, 2019, 22 (12): 998-1002.

第二节　大网膜继发性恶性肿瘤

大网膜恶性肿瘤有原发性和继发性两种。大网膜原发性恶性肿瘤少见, 继发性大网膜恶性肿瘤（secondary malignant tumor of greater omentum）多见。继发性通常由腹腔内恶性肿瘤如胃肠道、腹膜、腹膜后或子宫、卵巢等部位的恶性肿瘤转移而来, 故又称大网膜转移癌（metastatic carcinoma of greater omentum）。

一、病因、发病机制

继发性网膜肿瘤多由腹腔内恶性肿瘤, 如胃癌、肝癌、胰腺癌、结肠癌、腹膜癌、腹膜后恶性肿瘤或子宫、卵巢等部位的恶性肿瘤转移而来。最常见者来源于胃癌及卵巢的恶性肿瘤, 也可继发于肺、脑、骨骼、鼻咽部的肿瘤以及皮肤黑色素瘤等。

转移途径：①经血液循环转移, 如肺癌经血运、淋巴转移至大网膜。黄玉红等曾报道一例以大网膜转移症状为首发表现的肺癌；②经淋巴循环转移；③大网膜邻近脏器恶性肿瘤癌肿直接浸润、蔓延到大网膜；④局部种植, 癌细胞脱落后在网膜种植, 多与腹水形成有关。

胃癌发生大网膜转移与上述途径相同, 但常经胃结肠韧带直接浸润。绒毛膜癌大网膜转移途径, 除上述途径外, 亦有局部静脉栓塞性转移, 癌栓经子宫静脉、阴道静脉或其他盆腔静脉逆行栓塞而转移。卵巢癌容易发生大网膜转移，其大网膜转移发生率报道不一。石一复等报道121例原发性卵巢癌大网膜转移率为37.2%，以晚期（Ⅲ、Ⅳ期）计算转移发生率为63%（45/71）。卵巢癌转移至大网膜与腹水形成密切相关，故认为卵巢癌大网膜转移多数是脱落癌细胞种植所致；少数是横隔淋巴引流被阻塞，淋巴液逆流到大网膜出现大网膜转移；亦有作者报告卵巢癌大网膜转移以直接蔓延为主要途径。

二、临床表现

大网膜继发性恶性肿瘤的症状，常为原发灶症状掩盖。临床表现有腹部胀痛、隐痛、腹胀，仰卧时疼痛加重，站立位减轻，伴食欲减退、恶心、呕吐，腹泻或便秘。自感腹部渐增大，腹胀加重，全身消瘦、贫血或恶病质。腹部叩诊有移动性浊音。腹部穿刺为血性腹水。

原发灶临床表现：因不同组织、器官来源和不同病理类型而不同。如胃癌早期无明显症状，随着病情的发展，可逐渐出现类似于慢性胃炎或溃疡病表现，如上腹部不适或隐痛、泛酸、嗳气、恶心，偶有呕吐、纳差、黑便、呕血等症状。肝癌病人可出现黄疸、肝功能受损、门脉高压表现。卵巢癌多发生于围绝经期的妇女。35岁以上者多发卵巢上皮性癌，可出现下腹坠痛、胀痛，月经紊乱、不规则子宫出血、绝经后阴道出血。

三、辅助检查

（一）实验室检查

血常规检查：可有红细胞、血红蛋白减少。血浆白蛋白降低。

腹水检查：外观多呈血性。腹水脱落细胞学检查有助于找寻原发灶。

血清CA125检测：卵巢上皮性恶性肿瘤患者血清CA125水平明显升高。其诊断的敏感性较高，但特异性较差，可作为病情检测和疗效评估依据。

（二）影像学诊断

1. X线检查

如腹部平片显示腹腔前方有肿物阴影，或胃肠钡餐检查发现在肠管前方有肿物又与肠管无关时，应多考虑大网膜的肿物。

2. B型超声检查

对大网膜病灶具有初步判定作用，能提供肿物部位、大小、形态、边界、囊实性、肿瘤供血等资料，提供肿瘤与邻近脏器、组织关系，并可观察腹腔实质性脏器（如肝、胆、胰腺等）病变。

大网膜转移癌的二维图像及血流特点：王学梅报告33例经手术或穿刺活检病理证实

的大网膜转移癌的二维图像及血流特点，网膜弥漫性增厚和局限性增厚，以局限性增厚为主，主要位于上腹部、右侧腹、左侧腹；内部回声呈中等回声为主，伴低回声结节；彩色血流显示率2级以上为60.6%；部分病例大网膜转移癌同时伴网膜外转移。

经阴道彩色多普勒超声检查：诊断原发性卵巢癌大网膜转移阳性率高，其表现有大网膜不均匀增厚，有结节改变；在胃下缘有倒三角回声，即是卵巢癌转移征象。如原发性卵巢癌病例B型超声检查发现肿瘤内动脉血流丰富，RI值较低或伴腹水时，应考虑是否有腹膜、大网膜转移。

3. CT扫描检查

CT扫描可显示多种影像，包块状大网膜，小结节浸润性、囊性肿块或多个孤立的结节，是判定大网膜肿物的最佳手段。CT检查还可以确定肿物部位及其与周围组织器官的关系。

胃癌发生大网膜转移CT表现：直接浸润，包括胃结肠韧带密度增高、结节形成；种植转移，包括大网膜污迹征、网膜饼征。种植转移与腹水关系密切；淋巴结转移，淋巴结增大、增多；网膜血管扩张。

4. 大网膜肿块活检

B型超声引导下穿刺大网膜肿块活检，可获得病理学诊断依据。

5. 卵巢病变部位活检或吸取细胞检查

经阴式彩超引导下卵巢占位性病变穿刺活检，经阴道、直肠、腹部进行穿刺吸取细胞检查，可获得临床肿瘤病理学资料。

6. 内窥镜检查

胃肠内窥镜检查、活检，有助于胃癌、结肠癌确诊。

7. 腹腔镜检查

腹腔镜检查可以直接窥视腹腔或者盆腔病灶，并用肉眼予以辨认；可直接观察到横膈、肝、网膜及腹膜表面是否有转移灶；还可进行腹水细胞学检查及活组织检查，结合活检病理报告，明确大网膜转移癌的原发病灶和病变性质。

四、治疗

（一）治疗原发癌病灶

首先必须积极进行原发癌的治疗，根据患者具体情况选择合理的手术、放疗、化疗，或者联合治疗方案。

（二）大网膜转移癌外科手术治疗

大网膜转移癌有条件亦应行大网膜切除。无法彻底切除者则可行肿瘤细胞减积术（cytoreductive surgery），将有肿瘤病灶的大网膜及可能被肿瘤侵犯的肠系膜或者腹膜病灶尽量切除，以达到减少肿瘤负荷，减轻症状，改善生存质量，延长生存期的目的。

（三）大网膜转移癌腹腔化疗

对于不能行手术切除的大网膜转移癌，可依据原发肿瘤病理检查结果选择有效的化疗药物及方案。将化疗药物在体外按照要求配置完毕后，采取腹腔穿刺直接向腹腔内注入，使药物在腹腔内产生较静脉给药高200～400倍的浓度，直接作用于腹腔内残留的癌细胞，具有增强杀灭肿瘤细胞的功效，而全身毒副反应较小。

（四）大网膜转移癌持续腹腔内热灌注化疗

大网膜转移癌不能行外科手术者，可行持续腹腔内热灌注化疗（continous hyperthemic peritoneal perfusion，CHPP）。腹腔热灌注化疗是指将化疗药物及大量液体配成的灌注液，通过恒温热灌注化疗仪，持续循环恒温地灌注入患者腹腔，通过热疗和区域化疗的协同作用和灌注液的循环灌注冲刷，有效地杀灭和清除体腔内残余癌细胞及微小病灶的方法。CHPP可有效防治术后肿瘤复发和转移，是配合手术最合理、有效的辅助措施。

（五）肠系膜上动脉灌注化疗

有报道肠系膜上动脉灌注化疗可以治疗大网膜转移癌，以及大网膜转移癌并发肠梗阻。

（王桐生　丁　磊）

参 考 文 献

［1］ 黄玉红, 阚雪梅, 姜敏, 等. 以大网膜转移症状为首发表现的肺癌一例[J]. 中华消化杂志, 2013, 33 (12): 877-878.

［2］ 石一复, 程玉苹. 原发性卵巢癌大网膜转移 [J]. 中华妇产科杂志, 1990, 25 (2): 70-72.

［3］ 王学梅, 欧国成, 刘延君, 等. 大网膜转移癌的超声诊断探讨[J]. 中国超声医学杂志, 2002, 18 (2): 138-141.

［4］ 郑华敏, 谢梦, 赵凡桂, 等. 经阴道彩色多普勒超声诊断原发性卵巢癌大网膜和腹膜转移的价值[J]. 中国妇幼保健, 2016, 31 (10): 2212-2214.

［5］ 华星, 曹琪, 王忠明, 等. 胃癌大网膜扩散转移27例CT表现及临床分析[J]. 交通医学, 2013, 2 (705): 542-544.

［6］ 张玉锋. 肠系膜上动脉灌注化疗治疗大网膜转移癌所致肠梗阻疗效观察[J]. 介入放射学杂志, 2015, 4 (2): 130-133.

［7］ PAUL N, SURENDRAN S, YACOB M, et al. Occult omental metastasis in gastric adenocarcinoma: an analysis of incidence, predictors, and outcomes [J]. South Asian J Cancer, 2022, 11 (4): 299-308.

第三节　大网膜良性肿瘤

一、概述

大网膜（greater omentum）是从胃连接附近器官的腹膜重叠，由四层腹膜组成，均系间皮，但中央两层融合消失。网膜以血管作支架，淋巴管与脂肪组织夹在腹膜层之间，由丰富的脂肪、神经、血管、淋巴管及结缔组织组成。大网膜肿瘤（omental tumor）来源于网膜组织结构成分以及残留的胚胎组织。大网膜肿瘤与来源广泛的肠系膜肿瘤不同，大部分网膜瘤来自于平滑肌，其次来源于淋巴管，其他组织类型少见。大网膜包含少量平滑肌，原发性平滑肌瘤多来源于病灶处血管壁平滑肌。淋巴管瘤是由于淋巴管先天发育畸形或者某些原因，如外伤、炎症、寄生虫等，引起病灶部位淋巴液排出障碍，造成淋巴液潴留，导致淋巴管扩张、增生而形成的。小儿淋巴管瘤多因为先天发育畸形，外伤等多见于成人。

大网膜良性肿瘤（benign tumors of greater omentum）常见平滑肌肿瘤及淋巴管瘤，少见脂肪瘤、血管瘤、纤维瘤、间皮瘤、畸胎瘤等。囊性肿瘤多为良性，实性肿瘤多为恶性。郑裕隆等总结国内文献，154例大网膜肿瘤中，良性93例，占60.4%。93例良性肿瘤中淋巴管瘤32例（34.4%），平滑肌瘤15例（16.1%），血管瘤10例（10.8%），间皮瘤8例（8.6%），畸胎瘤7例（7.5%），脂肪瘤6例（6.4%），纤维瘤6例（6.4%），神鞘瘤3例（3.2%），黏液瘤、黄色肉芽肿各2例（2.2%），神经纤维瘤、骨软骨瘤各1例（1.1%）。日本学者报告大网膜实性肿瘤149例，其中良性瘤占26.2%，恶性瘤占73.8%。英美文献报道的49例中，良性瘤占49%，恶性瘤占51%。国内病例中，良性瘤93例（60.4%），恶性瘤61例（39.6%），良恶性比例为1.52：1。

大网膜良性肿瘤临床少见，男性患者略多于女性，多发生在50岁前后。临床无特殊表现，肿瘤增大可出现消化系统症状，压迫附近脏器有相应表现，常与腹腔其他肿瘤混淆，术前确诊困难。

二、病理学

（一）淋巴管瘤

淋巴管瘤（lymphangioma）是由扩张的内皮细胞增生的淋巴管和结缔组织所共同构成的先天性良性肿瘤，是一种肿瘤样错构瘤。根据构成组织的淋巴管的增生和扩张程度，可分为毛细淋巴管瘤（capillary lymphangioma）、海绵状淋巴管瘤（cavernoma lymphaticum）及囊状淋巴管瘤（cystic lymphangioma）三型。其中以囊状淋巴管瘤为多，次为海绵状淋巴管瘤，毛细淋巴管瘤较少。

囊状淋巴管瘤，常形成淋巴囊肿，由单一或多个大小不等、形态不一的囊构成，囊间可互相沟通，或彼此隔绝。囊内充满黄色透明淋巴液，若出血则呈血性；囊内有或无内皮衬里，但无立方或柱状上皮，囊壁光滑明亮，内含血管和平滑肌纤维。海绵状淋巴管瘤由众多薄壁淋巴管组成，有丰富的结缔组织间质，管内含淋巴液。毛细淋巴管瘤或称单纯性淋巴管瘤，由密集成群的、微小的淋巴管组成。淋巴管瘤有缓慢及持续生长趋势，可发生出血、炎症、感染、破裂、扭转、压迫、梗阻。

（二）平滑肌瘤

平滑肌瘤（leiomyoma）多数由单纯平滑肌组织构成，夹杂其他组织者罕见。肿瘤外观呈圆形或椭圆形，少数结节状或分叶状，大多单个，也可多发。国内有弥漫性腹膜平滑肌瘤病所致者，大多数体积较大，多发者则体积较小，表面光滑，无被膜，实性坚韧，增大后由于血运障碍，易退变、囊性变、出血、坏死、感染、穿孔、扭转、梗阻，但极少钙化。

镜下所见：平滑肌瘤是由不同走向的平滑肌束纵横交错构成。平滑肌瘤细胞呈长梭形、漩涡状或编织状排列，胞浆丰富，核位于中央，甚似正常的平滑肌细胞。

（三）血管瘤

血管瘤（hemangioma）以血管胚胎组织发育异常为始基，由众多扩张血管构成错构瘤样肿瘤。其组织类型多为海绵状血管瘤，少数为毛细血管瘤、混合型血管瘤，脉管瘤甚少。肿瘤由大小不一、形态各异扩张血管组成，管腔狭小，有薄状间隔如海绵，少数呈囊状。肿瘤可并发栓塞、出血、坏死、退变、炎症、感染、破裂。

（四）纤维瘤

纤维瘤（fibroma）多源自结缔组织细胞。常单发，也可多发，质坚硬，形圆、椭圆或分叶状，外有被膜，生长缓慢。肿瘤由成熟纤维组织构成，由丰富胶原纤维组成编织状结构，瘤细胞与正常纤维细胞或纤维母细胞相似，分布疏散，无核分裂，瘤细胞与胶原纤维数量及比例各异。单纯由纤维结缔组织构成者少，组织成分多为夹杂性。

（五）脂肪瘤

脂肪瘤（lipoma）生长缓慢，常呈单个，形圆、椭圆或分叶状，质柔软，微黄色，大小不一。肿瘤由分化良好脂肪组成，瘤细胞与正常成熟脂肪细胞相似，偶有幼稚脂肪细胞，体小核大，无间变及核分裂，瘤外有被膜，中间被少量纤维结缔组织所分隔，少数可夹杂其他组织。肿瘤偶囊性变、出血、坏死。

（六）间皮瘤

间皮瘤（mesothelioma，celiothelioma）源自间皮细胞和向间皮细胞分化的间叶细胞。

肿瘤由表层间皮细胞、间皮下细胞及纤维母细胞样细胞组成，表层为上皮样细胞，表面有细长密集微小绒毛。良性间皮瘤生长缓慢，多单个、局限性、瘤体较小。偶有较大者，坚实，有被膜，或有小囊形成，囊内充满黏稠液体，组织结构类似纤维瘤。

三、临床表现

（一）一般表现

大网膜良性肿瘤起病缓慢，病程长。早期瘤体小，常无症状，此类临床约占1/3。肿瘤渐增大可出现腹部不适、腹痛、腹胀、纳差等消化系统症状，腹痛在仰卧位加重，有压迫感。有时肿瘤增大患者可自行触及包块而就诊。当肿瘤生长至相当程度可推挤、压迫周围脏器出现不全性或完全性肠梗阻。不可忽视的是大网膜良性肿瘤并发急性肠梗阻或者其他少见并发症者，常以急腹症就诊。

腹部检查，在中腹部可触及位置浅在，囊性、表面光滑、形态规则、活动度大，或者触诊时位置可改变的包块。肿块局部无明显压痛，或有轻压痛。巨大囊性淋巴管瘤腹部检查时可见腹部隆起，触及光滑柔软、活动度差、界限不清、似腹水样肿物，叩诊前腹部呈鼓音，两侧腹部为浊音，移动性浊音阴性。

（二）少见并发症表现

①肿瘤血管破裂出血：偶见大网膜血管瘤或者血管脂肪瘤在某些外力作用下发生血管破裂，并发腹腔内大出血，甚至导致失血性休克，往往危及病人生命；②大网膜扭转（torsion of greater omentum）：由于肿瘤组织与附近组织发生粘连，或因大网膜疝入腹股沟疝与疝囊粘连，以及由于大网膜肿瘤本身的重力作用，导致大网膜形成了2个固定点。当剧烈运动、突然改变体位、过饱后引起肠急剧蠕动、用力咳嗽等使腹内压增高等诱因，引起大网膜移动时，在2个固定点之间中央部的网膜容易发生扭转。临床上出现逐渐加重的阵发性腹痛，或持续性难以忍受的剧痛，伴恶心、呕吐，也可伴发热，病情凶险；③大网膜肿瘤滑入腹股沟形成斜疝：甚至可进入阴囊而不能还纳，透光试验阴性，B型超声检查可显示疝内容物为大网膜组织，有助于诊断；④大网膜肿瘤疝入纵隔形成膈疝：大网膜脂肪瘤疝入纵隔，出现咳嗽、气短等呼吸道症状，CT有助于鉴别诊断；⑤大网膜肿瘤蒂扭转：可突然出现剧烈腹痛，容易误诊为其他急腹症。

四、影像学检查

（一）X线检查

多用来判断大网膜肿物的位置。如果腹部平片显示腹腔前方有肿物阴影，或胃肠钡餐检查发现在肠管前方有肿物又与肠管无关时，应多考虑大网膜的肿物。X线钡剂胃肠造影检查可显示肿块阴影及胃肠受压，或者肠管受推压而变形、移位。如钡餐检查出现胃上移、小肠后移、腹前壁与小肠间距明显增宽等X线征象，对诊断有一定帮助。

（二）B型超声检查

腹部超声波扫描可探得肿块大小、部位、形态，区分实性或囊性，且与肝、脾、胰、肾和卵巢分界清楚。偶尔可见网膜血管扩张增粗，紧贴腹前壁，界限明确。B超检查对本病的诊断有重要价值，对并发扭转或内出血的大网膜肿瘤的诊断尤为实用。

（三）CT检查

腹部CT扫描可显示多种影像，包块状大网膜，小结节浸润性、囊性肿块或多个孤立的结节，是判定大网膜肿物的最佳手段。它不仅可以确定肿物部位及其与周围组织器官的关系，还对大网膜扭转及血管梗死有较好诊断价值。

（四）MRI检查

大网膜脂肪瘤腹部MRI平扫及增强扫描，显示肿物T1、T2为较均匀高信号，增强扫描散在血管强化影。

腹部CTA、MRA检查可显示肿块营养血管及其轮廓、大小、部位、充盈及浸润程度，以判明肿瘤性质。

（五）腹腔动脉造影

造影显示大网膜动脉及其分支延长并包绕肿块的影像，可为本病的诊断提供直接而有力的证据。

（六）大网膜穿刺检查

对于B型超声检查显示不明原因大网膜增厚，大网膜内有结节，或有肿块的病例，应在排除大网膜穿刺禁忌证和术前做好充分准备基础上，在B型超声引导下经皮大网膜穿刺活检。此方法简便、安全，是获得病理组织学诊断的可行手段。

（七）腹腔镜检查

腹腔镜检查不仅可直视病变，可取活检，获得病理学诊断，必要时还可以行腹腔镜下手术治疗。

五、诊断及鉴别诊断

（一）诊断

大网膜良性肿瘤临床较少见，缺乏典型症状和体征，临床诊断较困难；影像学检查，如腹部超声、DSA、CT和MRI等手段有助于诊断；B型超声引导下大网膜穿刺活检，可取得组织学检查证明；并发急腹症病例腹腔镜探查或外科剖腹探查可明确诊断。

（二）鉴别诊断

1. 大网膜恶性肿瘤

大网膜恶性肿瘤较少见。病程进展快，多伴发热、消瘦、贫血、乏力、纳差等全身恶液质表现。常见平滑肌肉瘤和间皮瘤。平滑肌肉瘤起源自大网膜的平滑肌组织，偶可出现肝内血行转移。恶性间皮瘤起源自大网膜的间皮细胞，可以是局限性或弥漫性，后者多见，可有广泛粘连。早期瘤体小，无明显症状，当生长过程中累及邻近脏器引起肠穿孔、出血、梗阻或瘤体扭转，以及瘤体增大、供血不足而发生局部坏死导致发热，晚期可出现血性腹水。

2. 大网膜结核

本病的感染途径可由腹腔内结核直接蔓延或血行播散而来。因此，患者常有肺结核、肠结核、肠系膜淋巴结核、结核性腹膜炎、输卵管结核，或其他肺外结核病史，或者与其他结核并存。本病以中青年多见，女性略多于男性，为1.2～2.0∶1，女性多于男性可能是盆腔结核逆行感染所致。一般以腹痛、腹胀、腹部不适为首发症状，可有畏寒、发热、盗汗等结核中毒症状。患者可出现腹水，以小量、中等量为多见，腹水量较多时可出现移动性浊音。

腹水常规和病原学检查，涂片找抗酸杆菌，结核杆菌培养；PPD皮肤试验；分枝杆菌基因诊断技术如聚合酶链反应（PCR）、核酸探针杂交、DNA序列测定、基因芯片等实验室技术应用，对结核病诊断、鉴别诊断有极其重要作用。此外，结核感染T细胞斑点试验（T-SPOT.TB）是一种运用IGRA技术，检测被结核分枝杆菌特异的早期分泌靶抗原6（ESAT-6）和培养滤液蛋白10（CFP 10）分别刺激后释放γ-干扰素的效应T淋巴细胞，以辅助诊断结核感染的检测技术。该检测不受卡介苗接种、环境分枝杆菌感染的影响，特异性强，是目前早期发现结核病最有效的检测手段。

3. 腹腔脓肿

腹腔脓肿（peritoneal abscess）是指腹腔内某一间隙或部位因组织坏死液化，被肠曲、内脏、腹壁、网膜或肠系膜等包裹，形成局限性脓液积聚，包括膈下脓肿、盆腔脓肿和肠间脓肿。引起继发性腹膜炎的各种疾病、腹部手术和外伤后均可引起本病。引起脓肿的病原菌多数来自胃肠道，其中大肠杆菌、厌氧菌感染约占40%，链球菌感染占40%，葡萄球菌感染约占20%，但多数是混合性感染腹腔脓肿。肠间脓肿多发生在腹膜炎后，脓液被肠管、肠系膜、网膜包裹，可形成单个较大的脓肿或多个大小不等的脓肿。临床表现为寒战、高热或低热，腹部隐痛、剧痛。腹部检查大的脓肿可扪及包块，压痛、反跳痛显著。

B超可明确显示脓腔之大小、部位、深浅度。CT可行定性定位诊断。B超引导下脓肿穿刺，抽出脓汁可行细菌培养及药物敏感试验。

六、治疗

大网膜良性肿瘤手术切除是主要治疗方法。单发或多发良性肿瘤，应行肿瘤及大网膜切除；肿瘤与邻近脏器、组织粘连者不易分离，需将相应部位一并切除。术后应定期随访，若复发可再切除，以提高生存率。

良性瘤单发者可完整切除，多发或与邻近脏器、组织粘连者应扩大切除范围。目前随着腹腔镜技术的提高，可于腹腔镜下切除大网膜良性肿瘤。术后应定期随访，若复发可再切除，以提高生存率。

（安松林　刘立国　黄　笳）

参 考 文 献

［1］ 郑裕隆, 赵乾元. 大网膜肿瘤154例综合分析 [J]. 肿瘤研究与临床, 1997, 9 (1): 65-68.

［2］ ZONG L, CHEN P, WANG G Y, et al. Giant solitary fibrous tumor arising from greater omentum [J]. World J Gastroenterol, 2012, 18 (44): 6515-6520.

［3］ BEN A J, BOUASKER I, BEDOUI R, et al. Myofibroblastic tumor of the great omentum [J]. Tunis Med, 2008, 86 (10): 932-935.

［4］ 王芸, 唐晓丹. 大网膜血管瘤破裂出血致急腹症一例 [J]. 中华急诊医学, 2003, 12 (6): 396.

［5］ 王延明, 岳海玲, 茆成祥, 等. 大网膜扭转13例诊治分析 [J]. 临床急诊杂志, 2015, 16 (3): 232-233.

［6］ 汪林宝, 李潜, 任磊鹏, 等. 大网膜脂肪瘤右侧膈疝1例 [J]. 临床肺科杂志, 2020, 25 (8): 1295-1296.

［7］ 蔡小勇, 黄玉斌, 卢榜裕. 大网膜血管脂肪瘤并扭转腹腔镜下切除一例报告及文献复习 [J]. 广西医科大学学报, 2006, 23 (1): 150.

［8］ ZONG L, CHEN P, WANG G Y, et al. Giant solitary fibrous tumor arising from greater omentum [J]. World J Gastroenterol, 2012, 18 (44): 6515-6520.

［9］ 孙振华, 秦华东, 蒋传路, 等. 大网膜良性肿瘤16例临床分析 [J]. 黑龙江医学, 1992, 14 (12): 15.

［10］ 荣长河, 孟庆晨, 于卫光. 原发性网膜肿瘤 (附14例报告) [J]. 中国实用外科杂志, 1999, 19 (3): 46.

［11］ 李群. 大网膜巨大脂肪瘤1例 [J]. 中国当代医药, 2014, 21 (14): 154-155.

［12］ 孙振华, 秦华东, 蒋传路, 等. 大网膜良性肿瘤16例临床分析 [J]. 黑龙江医学, 1992, 10 (12): 15.

［13］ 丁浩. 原发性大网膜恶性肿瘤3例报告 [J]. 现代中西医结合杂志, 1996, 9 (1): 141.

［14］ 柴志康, 钱允庆. 原发性大网膜恶性肿瘤——附三例报告 [J]. 肿瘤防治研究, 1985, 12 (3): 151-152.

［15］ 黄庆国. 大网膜结核一例 [J]. 腹部外科, 2002, 17 (3): 153.

［16］ 石路平, 谢敏. 急性原发性大网膜脓肿的诊断和治疗 (附4例报告) [J]. 江苏医药, 1992, 19 (7): 404.

［17］ OSAWA H, NISHIMURA J, INOUE A, et al. A case of solitary fibrous tumor from the greater omentum resected via laparoscopic surgery [J]. Gan To Kagaku Ryoho, 2014, 41 (12): 2493-2495.

［18］ PATRITI A, RONDELLI F, GULLA N, et al. Laparoscopic treatment of a solitary fibrous tumor of the greater omentum presenting as spontaneous haemoperitoneum [J]. Ann Ital Chir, 2006, 77 (4): 351-353.

第四节　大网膜囊肿

一、概述

大网膜囊肿（greater omental cysts）较肠系膜囊肿更少见，网膜囊肿与肠系膜囊肿之比约为1：5。大网膜囊肿位于网膜的前后两层之间。临床表现缺乏特异性，术前诊断困难，仅有13%～25%的患者可获得确诊。诊断明确应手术治疗。儿童发病率约为1/20 000，成人年发病率约为1/105 000。

大约14 000位住院患者中有一位是大网膜囊肿患者，至今英文文献约有150例报道，其中68%的患者发生在小于10岁的儿童。英文文献报道该病女性多见，男女发病比例约为1：1.5，有报道称白种人发病率更高。笔者总结88例中文文献报道的病例，男性59例，女性29例，男性多于女性，反映出国内外男女发病情况的不同。

二、病因及发病机制

大网膜囊肿确切病因尚未完全阐明。先天性大网膜囊肿起源于胚胎时期，大多数囊肿是淋巴管梗阻所致的潴留性囊肿，少数由于淋巴管先天性发育异常或异位生长所致。假性囊肿多继发于大网膜外伤性血肿机化、腹腔炎症反应、寄生虫感染、手术损伤大网膜、大网膜创伤、脂肪坏死等炎症反应或异物反应后包裹形成。

因此，依据病因不同，将本病分为先天性囊肿、创伤性囊肿、感染性囊肿及肿瘤性囊肿。

三、病理

大网膜囊肿发病位置多在大、小网膜或邻近脏器的韧带上，单发或多发。

依据病理类型分为：①单发多房性囊肿；②多发性囊肿；③与肠系膜囊肿并存。单发性占多数。囊肿大小不等，小如米粒，大者似儿头，甚至占满整个腹腔。

依据其病理结构分为真性囊肿、假性囊肿两类：①真性囊肿由先天的异位淋巴组织异常发育或淋巴管梗阻所致。囊壁薄，由结缔组织和弹力纤维构成，壁内被覆单层柱状内皮细胞或扁平上皮，可为单房或多房，内容物多是淡黄色浆液和乳糜样液。淋巴囊肿多为单房，被膜较薄；②假性囊肿的囊壁厚，由炎性细胞及纤维结缔组织构成，无内衬上皮细胞或内皮细胞。多为单房，内含有混浊的炎性渗出液或血性液。其囊壁常常与腹膜或腹腔脏器有粘连。囊肿伴有出血，囊内液呈血性或咖啡色；囊肿伴感染，则囊壁肥厚、充血水肿，囊内为混浊炎性液，偶见稀薄脓性液。

四、临床表现

小的大网膜囊肿可以无任何临床表现，据统计40%的患者为偶然发现。有文献报道囊肿可增大到包含3L的囊液。当病变进展则会引发相应症状，依次为腹痛、腹胀、腹部肿块、呕吐、发热等。约有25%～50%的患者可触及腹部可移动的肿块。腹部检查：中等大小囊肿可触及光滑、边界清楚的圆形、椭圆形包块，具有一定活动度；巨型囊肿病例腹部叩诊全腹均呈浊音，而两肋部或腰部呈鼓音，全腹有振水感，但无移动性浊音。容易误诊为腹水。

囊肿并发症：①囊肿压迫周围组织：囊肿增大后压迫周围脏器和血管，可出现肠梗阻、泌尿系统症状；②囊肿扭转：囊肿发生在大网膜游离缘，活动度大，由于囊肿重力作用，加之在剧烈活动、顽固性便秘、持续剧烈咳嗽等，导致腹腔内压突然升高的外因促进因素作用下发生囊肿扭转，出现急性腹痛、恶性呕吐等急腹症表现；③囊肿破裂：囊肿张力过高，在腹部遭受外力打击下，囊肿破裂，囊肿内液流入腹腔，出现化学性腹膜炎症状；囊肿破裂后合并细菌感染，可出现感染性腹膜炎表现。大约有11%～19%的患者由于囊肿扭转、出血、感染和破裂而出现急腹症表现。

有学者建议可将症状和体征分为三类：①由于肿物本身所产生的临床症状：主要表现有腹胀，可伴腹部不适或腹痛，仰卧位腹部有重压感，部分病例可自行触及腹部肿块或因其他检查偶尔发现腹部包块；②表现为急腹症症状，并发上述囊肿蒂扭转、破裂、囊肿出血和感染所致；③无明显临床症状，偶尔在腹部其他手术或尸检中发现。笔者总结了中文文献报道大网膜囊肿病例共88例，其中属于第一类66例，第二类11例，第三类11例。

五、辅助检查

（一）实验室检查

血常规检查可出现白细胞增高和贫血。

（二）影像学检查

1. X线检查

平片：可见腹部有充满液体的软组织块影，或可见非特异性的钙化灶。腹部侧位片可显示前腹部有密度均匀增高的阴影，积气的肠管被推向后腹部脊柱前，这是比较有特征性的表现。

钡餐检查：可见小肠移位或压迫征象，小肠被推移到后上腹部或者脊柱两旁，有时亦可见胃向上移位。

2．超声检查

超声检查是较为重要的鉴别方法，能发现病变大小、部位、单房或者多房、活动度等。超声下观察腹部可见到较巨大的多分隔的囊性包块，中心有多个树枝状的强回声带。

3．CT和MRI检查

CT和MRI是该病最有效的辅助检查，能够明确囊肿的部位及囊肿和周围脏器的关系。CT和MRI可表现为：腹腔内类圆形、椭圆形，大小不一，单房或多房的囊性肿物，囊肿内呈均匀水样密度影；囊肿边界清晰、锐利，囊壁薄且均匀，无壁结节；巨大囊肿可明显压迫周围肠管。

六、诊断及鉴别诊断

（一）诊断

①发病年龄，多见于10岁以下儿童；②病史，具有腹部外伤、腹腔手术或腹腔感染等病史；②症状，有非特异性腹胀、腹部不适、腹痛症状；腹部检查可触及光滑、边界清楚、有一定活动度、圆形、椭圆形包块；③影像学检查，能判断囊肿部位、大小、形状、结构（单房、多房）、性质（囊性、囊实性）以及与周围组织关系，能提供初步诊断根据；④手术探查或腹腔镜检查，病理证实可确诊。

（二）鉴别诊断

1．腹水

大的囊肿易误诊为腹水（ascites），特别是巨大的囊性病变不易与腹水鉴别，但体检时腹水表现为移动性浊音阳性，巨大囊肿移动性浊音阴性；腹水时肠管可在腹腔内自由漂浮，分散存在，而大网膜囊肿时肠管则聚集在腹部一侧。

2．肠系膜囊肿

肠系膜囊肿（mesenteric cyst）在临床上易于发生肠梗阻、肠扭转甚至肠套叠等并发症。而大网膜囊肿除可能引起肠梗阻外，罕见并发肠扭转、肠套叠。X线检查，肠系膜囊肿将肠管向四周推移，与某一段肠管关系密切，囊肿较大时可将邻近肠管拉直、拉长、肠腔变窄，对胃的推移不明显，侧位片肿物不是在腹腔的最前方。

3．卵巢囊肿

大网膜囊肿较大时可延伸至盆腔，超声或CT下囊肿与卵巢关系密切，无法与卵巢囊肿（oophoritic cyst）相鉴别。卵巢囊肿来源于盆腔，肿物主要位于下腹部，腹部的最大腹围在脐下，而大网膜囊肿的最大腹围位于脐上。卵巢囊肿穿刺抽液为绿色或棕色较稠的黏液。

七、治疗

（一）治疗原则

大网膜囊肿一旦确诊，无论有或无临床症状，均推荐手术探查。其原因有：①有发生肠扭转、出血、感染及囊肿破裂等引发急腹症的风险；②文献报道1例肠系膜囊肿术后病变残留患者复发，病理结果提示该病变由良性囊性病变转为腺癌。大网膜囊肿恶变率很低，有报道其可转变为肉瘤和腺癌，说明在特定条件下大网膜囊肿有恶性分化潜能。但亦有文献报道大网膜囊肿退缩，此种情况比较罕见。

（二）外科手术治疗

大网膜囊肿确诊后，应首选手术治疗，手术应将完整囊肿在内的部分大网膜或全部大网膜切除。由于囊肿往往较大，且具有恶变潜能，术中需避免囊液的溢出，因此在一些较大的囊肿病例，开腹手术可能是安全有效的方法。术中应仔细分离，防止副损伤；术中应仔细查看其他部位，以免遗漏多发性囊肿；手术尽可能切除包裹整个肿瘤的大网膜，以防复发；如囊肿和周围组织如胃肠道粘连紧密无法分离时，应同时切除受累的组织和器官，术前尽量行肠道准备。有文献报道如胃肠道受累范围较广泛时，为避免切除过多肠管，残留囊壁可行电烧灼，用3%～5%碘酊涂擦，破坏囊壁内皮，以避免复发。巨大囊肿切除时，应缓慢放液及摘除，术后注意腹部加压包扎，以防腹内压突然改变，血压骤降导致发生意外，术后监测患者的脉搏和血压。

（三）腹腔镜手术

随着近年来腹腔镜技术的发展，有学者推荐应用腹腔镜技术进行大网膜囊肿的切除，适于单房性、非巨大囊肿。术中先吸净囊液，腹腔空间增加以利囊肿切除。

八、预后

大网膜囊肿术后预后良好，极少癌变和复发，因此积极手术治疗是推荐的首选治疗方式。

（刘立国 谭海东）

参 考 文 献

［1］ URAMATSU M, SAIDA Y, NAGAO J, et al. Omental cyst: report of a case [J]. Surg Today, 2001, 31 (12): 1104-1106.

［2］ GUPTA R K, SAH S, SAH P L, et al. Congenital omental cyst [J]. BMJ Case Rep, 2012, 8: 36.

［3］ MORALIOĞLU S, SÖNMEZ K, TÜRKYILMAZ Z, et al. A child with a giant omental cyst [J]. ActaChir Belg, 2007, 107 (6): 724-725.

［4］ 褚先秋, 王兴国, 于德昌, 等. 大网膜囊肿(附5例报告) [J]. 大连医学院学报, 1964, 1: 137-139.

［5］ 孙振华, 秦华东, 张建国, 等. 大网膜囊肿19例临床分析 [J]. 中国实用外科杂志, 1994, 14 (10): 598-599.

［6］ 余良群. 大网膜囊肿8例临床分析 [J]. 实用医学杂志, 1998, 14 (7): 526.

［7］ 史恒明. 大网膜囊肿9例诊治体会 [J]. 基层医学论坛, 2010, 14 (1): 84.

［8］ 刘任祎. 大网膜囊肿36例临床分析 [J]. 海南医学, 2008, 19 (8): 78, 106.

［9］ 李京明. 大网膜囊肿并扭转1例报告 [J]. 新医学, 2001, 32 (5): 295.

［10］ 鞠进, 夏仲军, 乔华玲. 大网膜囊肿的诊断与治疗 [J]. 中国罕少疾病杂志, 1998, 5 (3): 21-22.

［11］ 张正智. 巨大大网膜囊肿一例 [J]. 医学影像学杂志, 1995, 1: 41.

［12］ WALKAR A R, PUTHAM T C. Omental, mesenteric and retroperitoneal cyst: a clinical study of 33 new cases [J]. Ann Surg, 1973, 178 (1): 13-19.

［13］ 余东海, 孙晓毅, 冯杰雄, 等. 儿童肠系膜囊肿和大网膜囊肿临床诊疗分析 [J]. 临床外科杂志, 2011, 19 (8): 565-566.

［14］ VANEK V W, PHILLIPS A K. Retroperitoneal, mesenteric and omental cysts [J]. Arch Surg, 1984, 119 (7): 838-842.

［15］ FITOZ S, ATASOY C, EKIM M, et al. Torsion of a giant omental cyst mimicking ascites [J]. J Clin Ultrasound, 2007, 35 (2): 85-87.

［16］ 孙良鸿, 肖望生. B超和X线诊断大网膜囊肿五例 [J]. 河南医科大学学报, 1996, 31 (4): 126-126.

［17］ KURTZ R J, HEIMANN T M, HOLT J, et al. Mesenteric and retroperitoneal cysts [J]. Ann Surg, 1986, 203 (1): 109-112.

［18］ SHAFI S M, MALLA M A, RESHI F A. Giant primary omental cyst mimicking pseudoscites [J]. Afr J Pediatr Surg, 2009, 6 (1): 58-60.

［19］ MARANNA H, BAINS L, LAL P, et al. Cystic lymphangioma of the greater omentum: a case of partial spontaneous regression and review of the literature [J]. Case Rep Surg, 2020, 10: 48.

［20］ DESHPANDE A A, DALVI A N. Laparoscopic excision of a giant mesothelial omental cyst [J]. J Min Access Surg, 2012, 8 (2): 57-58.

［21］ 李卫平, 王立环, 顾文豪, 等. 王兵大网膜囊肿二例并文献复习 [J]. 中华普通外科杂志, 2021, 36 (1): 64-65.

第五节 大网膜炎性肌纤维母细胞瘤

一、概述

炎性肌纤维母细胞瘤（inflammatory myofibroblastic tumor，IMT）是一种少见而独特的间叶性肿瘤，表现为低度恶性或交界性肿瘤的特点。该病由Brunn于1939年最早报道。1954年Umiker和Iverson提出"炎性假瘤"的概念，认为该病是炎症后增生的结果，而非真性肿瘤，同时亦出现诸如浆细胞肉芽肿（plasma cell granuloma）、纤维黄色肉芽肿（fibroxanthogranuloma）、黏液样错构瘤、假肉瘤、炎性纤维肉瘤（inflammatory fibrosarcoma）等多个称谓，体现出该疾病组织学及生物学行为的复杂性和多样性。随着越来越多病例报道和随访结果的出现，对该疾病认识逐渐深入，该病具有全身性表现、多发病灶、局部浸润性生长等特点，并具有血管浸润能力及局部复发甚至恶变的问题，具有真性肿瘤的特征。因此，2002年WHO将其定义为"由分化的肌纤维母细胞性梭形细胞组成的，常伴大量浆细胞和（或）淋巴细胞的一种肿瘤"。

该病主要发生于儿童和青年人，多见于10岁以下的儿童，但患者的年龄范围可为整个成人期。IMT多发于肺，大网膜、肠系膜和后腹膜，也可见于头颈、躯干、内脏及四肢软组织。有文献报道1/3发生在肺脏，2/3发生在肺外器官。其中肺外IMT中有43%为大网膜。迄今文献报道约15例大网膜炎性纤维母细胞瘤（inflammatory myofibroblastic tumor of the greater omentum），老年人罕见。

二、病因及发病机制

IMT的发病原因和机制尚不清楚。一些学者认为该病与创伤、手术、肿瘤、自身免疫等相关。分子生物学研究表明其含有间变性淋巴瘤激酶（anaplastic lymphoma kinase，ALK），在腹腔内的IMT中发现了SEC31L1/ALK的一种新的融合基因，G带分析发现有染色体的移位t（2，4）（p23，q21）。约有50%～60%的IMT伴有ALK激酶的激活和过表达。不同的发病部位与ALK阳性表达率有一定关系，发生于后腹膜/大网膜的ALK阳性率比较高。亦有文献报道IMT和病毒感染有关，如EB病毒和人疱疹病毒8有关。

三、病理学

IMT的病理形态特征表现为多样性和变异性。形态介于肉芽组织与纤维肉瘤之间。IMT为单发或多结节的实性肿块，质地硬，切面实性，多结节状或分叶状，颜色灰白或黄褐色，时呈黏液样外观，或混杂灶性脂肪及灰白色纤维条索的编织状外观。一般无出血、坏死及囊性变。直径从1.0cm到20.0cm以上不等，平均大小约7.0cm。发生于大网膜及肠系膜的IMT可较大，肿瘤无包膜，边缘浸润性，富含血供，并常黏连、压迫及破坏局部组织，常似恶性肿瘤。

镜下炎症细胞数量多，推测炎症细胞可能代表免疫方面的异常。而肿瘤细胞是肌纤维母细胞，伴有少量纤维形成。肌纤维母细胞也呈现形态多样性，核分裂与病理性核分裂不多。依据组织形态的不同，IMT可表现为三种不同的类型：①黏液/血管型：梭形肌纤维母细胞散在分布，周围有水肿性黏液背景，其中有大量血管和浆细胞、淋巴细胞和嗜酸性粒细胞浸润；②梭形细胞密集型：增生的梭形细胞紧密树桩样排列，伴不同程度的黏液样和胶原化区域，类似纤维瘤病、纤维组织细胞瘤或平滑肌肿瘤；③少细胞纤维型：细胞密度低，有板形胶原，炎性细胞相对较少，有浆细胞和嗜酸性粒细胞，类似瘢痕或韧带样纤维瘤病。少数病例出现点状或大片钙化和生化骨。

因为伴有肌纤维母细胞的分化，免疫组化显示IMT常表达平滑肌肌动蛋白（smooth muscle actin，SMA）、肌特异性肌动蛋白（muscle-specific actin，MSA）、弹性蛋白（vimentin）和结合蛋白（desmin），而S-100、肌红蛋白、肌形成蛋白、CD34、CD117则多为阴性。免疫组化使用间变性淋巴瘤激酶（ALK）抗体有益于鉴别IMT、结节性筋膜炎、硬纤维瘤和胃肠道间质瘤。

综上所述，病理诊断要点可归纳为：①肿瘤由梭形肌纤维母细胞、纤维母细胞和炎症细胞构成上述三种基本结构；②免疫表型：瘤细胞胞质波形蛋白（vimentin）弥漫性阳性，SMA、desmin、MSA局灶性至弥漫性阳性，ALK-1阳性。

四、临床表现

大网膜炎性肌纤维母细胞瘤临床表现具有不典型性和多样性，症状和体征与受累部位、瘤体大小以及与邻近脏器关系相关。可表现为无症状，或伴有腹部疼痛、腹胀、腹部不适等胃肠道症状。约有15%～30%的病例临床上可表现为发热、体重减轻、乏力、贫血等全身症状。其中体温升高多为低热，呈持续性、偶有张弛热。其他临床表现为腹部包块、腹水，或伴大网膜滑入腹股沟疝。合并症有压迫肠道发生肠梗阻，甚至肠套叠等。

体检：患者消瘦，可见贫血貌。腹软，局部压痛阴性或阳性，部分可触及包块，偶有腹水征阳性。

五、辅助检查

（一）实验室检查

可出现红细胞沉降率增快、贫血、血小板增多、球蛋白增多等。

（二）影像学检查

1. 超声检查

为界限清楚的实性不均匀等回声或低回声肿物，部分周边可见环状强回声。多普勒超声显示血供丰富。

2. CT检查

CT平扫大部分肿瘤呈等或稍低密度，肿瘤内合并出血或钙化则密度增高，多为单发类圆形或不规则软组织肿块，位于肠系膜或腹膜后者常为多灶性或分叶状，少数病变累及周围组织。强化CT还可以表现出不同类型的增强征象，包括无增强、非单一性增强及外周性增强。强化形式的多样性与疾病病程、纤维组织和细胞成分分布有关，肿块富含血管及炎性肉芽肿，多为显著强化，无强化区为炎性渗出或坏死成分。较大病变显示中心区坏死。还可出现钙化。

3. MRI检查

表现为T1WI呈等或等低混杂信号，T2WI呈高或高低混杂信号，囊变部分信号更高。病变信号的高低与肿瘤成分有关，囊变的高信号部分为液化坏死成分，而低信号则为纤维增生的成分。

六、诊断及鉴别诊断

（一）诊断

①可有腹部外伤、手术，或者腹腔肿瘤病史；②大网膜IMT的临床症状无特异性，多为发热、体重下降、腹痛、腹胀、腹部包块等表现；③影像学检查，有助于诊断；④术前诊断较困难，确诊依靠剖腹探查术或者腹腔镜下活检，病理组织学及免疫组化检查。

（二）鉴别诊断

1. 大网膜平滑肌瘤

原发性大网膜平滑肌瘤（primary leiomyoma of the greater omentum）少见，其组织发生来源于大网膜动脉或静脉的平滑肌。肿瘤大小不一致，文献报道小者直径约1.0cm，大者直径可超过20cm。巨大平滑肌瘤容易出现坏死、出血、囊性变。临床症状与大网膜IMT类似。但由于平滑肌瘤体积常较大，腹部可触及5.0cm以上，边界清楚、规则的肿块。影像学检查：B型超声检查示不均匀低回声肿块。CT检查圆形、椭圆形，边界规则或边界不规则的大的、巨大的软组织肿块影，表面光滑。中央坏死或出血形成中心囊肿，无钙化，有血管成分，增强扫描软组织轻中度均匀强化。病理组织学检查：肿瘤由分化好的平滑肌细胞构成，瘤细胞呈梭形，边界清楚，胞浆丰富，可见纵形排列的肌原纤维；细胞核棒状，两端钝圆，无异型性。瘤细胞聚集成群，作编织状或旋涡状排列，部分区域可见细胞呈栅栏状排列。在平滑肌纤维间有少量的纤维组织。特殊染色：VanGieson氏染色瘤细胞着黄色，Masson三色染色瘤细胞胞浆为砖红色。根据免疫组化表型可确诊。

2. 大网膜神经纤维瘤

大网膜神经纤维瘤（neurofibroma of the greater omentum）是指发生在神经主干或末梢神经的神经膜细胞及神经束膜细胞的单个肿瘤。在儿童期发病，无性别差异，青春期或妊娠期可加速发展。该病多见于皮肤组织，也可发生在胸、腹腔内。较深而位于软组织内的神经纤维瘤，无包膜者，有恶变为神经纤维肉瘤的可能。肿瘤早期常无明显临床症状，肿瘤增大可出现相应临床表现，可触及腹部实性肿块。超声检查可见一个大于5cm、边界清楚的、规则的腹部肿块，呈不均匀低回声。病理特征为此瘤多无被膜，或有不完整被膜；肿瘤内有神经组织的各种成分的增生，其中以神经鞘细胞的增生最明显，瘤组织内除有大量纤维组织增生外，还有大小不等的血管以及条索状的粗大神经；显微镜下无完整的被膜，瘤细胞不作栅栏状排列。

3. 血管肌纤维母细胞瘤

血管肌纤维母细胞瘤（angiomyfibroblastoma of the greater omentum）是一种主要发生在中年女性外阴、下生殖道的良性软组织肿瘤，少数见于男性精索、腹股沟、阴囊等部位，罕见发生在大网膜。肿瘤细胞分布稀疏不一，呈密集的血管区与少细胞的水肿区相交替分布。瘤细胞呈梭形或短梭形，可见胞质突起或波浪状弯曲，瘤细胞围绕丰富的血管，大多是薄壁小血管或毛细血管，间质可见胶原束。免疫表型：瘤细胞vimentin和desmin弥漫阳性，MSA、SMA和CD34局灶阳性。

七、治疗

（一）外科手术治疗

IMT的治疗目前仍存在争议，但多主张手术切除是最为有效的治疗方法。手术适应证：确诊为大网膜炎性肌纤维母细胞瘤；难以明确诊断，不排除恶性肿瘤者；出现并发症症状（如肠梗阻、肠套叠等）者；肿物进行性增大者；以及对药物治疗无效者。

因IMT瘤体多无包膜并呈浸润性生长，易侵犯相邻脏器，常需联合脏器切除。手术必须完整切除肿瘤以减少局部复发。

（二）化疗

对于侵袭性较强的IMT，肿瘤广泛转移，手术无法彻底切除者，推荐应用手术前后辅助化疗或者单独化疗治疗。

化疗药物可选择氨甲蝶呤、环磷酰胺、阿霉素、顺铂、长春新碱等。有报道环磷酰胺、阿霉素静脉给药同时，采用顺铂腹腔循环热灌注的CAP方案治疗，对于消除腹水、缩小肿瘤有一定疗效。

（三）放疗

放疗疗效尚不明确。但有报道对于手术不能完全切除病例或恶性IMT，辅以放疗或行化疗联合放疗治疗，可提高疗效。

（四）其他治疗

有报道非甾体类抗炎药物，如布洛芬等，对IMT可有效。亦有报道IMT对于皮质激素比较敏感，IMT确诊后，体积过大或者因解剖部位无法切除时，可以考虑先采用皮质激素治疗，待肿瘤缩小后再彻底切除。此外，免疫抑制剂治疗效果不确切。近来，还有学者报道针对ALK阳性的IMT，采用ALK靶向药物克唑替尼（crizotinib）治疗已显示出良好的应用前景。

八、预后

IMT的自然病程仍不清楚，大多数IMT临床上呈良性表现，经过手术治疗即可治愈。IMT亦出现局部复发，但较少出现转移，多推荐术后患者严密随访1年，以便早期发现复发。有报道IMT总的复发率是14%，肺外IMT的复发率为25%～37%，文献提示发生在腹腔复发或转移概率高。术后复发者，多因为肿瘤较大或多发，难以达到R0切除所致。复发者如可能，需要再次行手术治疗。伴有多次复发者，死亡率约5%～7%。文献报道预后不良的因素包括多发病灶、肿瘤较大、周围组织侵犯和非根治性切除等。组织学特征，包括局部侵润、血管侵犯、细胞成分增加、有奇异巨细胞的核的多形性、高的核分裂率（3/50HPF）和坏死等，可能与预后差有关。近来有文献报道，免疫组化ALK阳性者发生转移的风险较低。

（刘立国　谭海东）

参 考 文 献

[1]　UMIKER W O, IVERSON L. Postinflammatory tumors of the lung；report of four cases simulating xanthoma, fibroma, or plasma cell tumor [J]. J Thorac Surg, 1954, 28 (1): 55-63.

[2]　纪小龙, 马亚敏. 从炎性假瘤到炎性肌纤维母细胞瘤——浅谈病理形态学发展的过程[J]. 临床与实验病理学杂志, 2003, 19 (3): 319-320.

[3]　MEIS J M, ENZINGER F M. Inflammatory fibrosarcoma of the mesentery and retroperitoneum. a tumor closely simulating inflammatory pseudotumor [J]. Am J Surg Pathol, 1991, 15 (12): 1146-1156.

［4］ COFFIN C M, WATTERSON J, PRIEST J R, et al. Extrapulmonary inflammatory myofibroblastic tumor (inflammatory pseudotumor). a clinicopathologic and immunohistochemical study of 84 cases [J]. Am J Surg Pathol, 1995, 19 (8): 859-872.

［5］ 彭灿邦, 田臻, 季彤. 头颈部炎性肌纤维母细胞瘤研究进展 [J]. 中国口腔颌面外科杂志, 2018, 16 (1): 84-88.

［6］ JANIK J S, JANIK J P, LOVELL M A, et al. Recurrent inflammatory pseudotumors in children [J]. J Pediatr Surg, 2003, 38 (10): 1491-1495.

［7］ CHEN S S, LIU S I, MOK K T, et al. Mesenteric inflammatory myofibroblastic tumors in an elder patient with early recurrence: a case report [J]. World J Gastroenterol, 2007, 3 (26): 3645-3648.

［8］ EL HAGECHEHADE H H, ZBIBO R H, ABOU HUSSEIN B M, et al. Highly vascularized primarily inflammatory pseudotumor of the omentum in an adult male: a case report [J]. Am J Case Rep, 2016, 17: 79-83.

［9］ 叶俊文, 李铮宇, 梁景琳, 等. 腹腔内炎性肌纤维母细胞瘤5例分析并文献复习 [J]. 岭南现代临床外科, 2014, 14 (5): 575-578.

［10］ 曹海光, 刘素香. 炎性肌纤维母细胞瘤 [J]. 中国肿瘤临床, 2007, 34 (13): 776-779.

［11］ GLEASON B C, HORNICK J L. Inflammatory myofibroblastic tumours: where are we now? [J]. J Clin Pathol, 2008, 61 (4): 428-437.

［12］ 唐英姿, 武海燕, 何利丽. 肠系膜及网膜炎性肌纤维母细胞肿瘤5例临床病理特征 [J]. 实用儿科临床杂志, 2009, 24 (19): 1508-1509.

［13］ 杨春, 姚倩东, 郑敏文. 腹部炎性肌纤维母细胞瘤的CT表现 [J]. 医学影像学杂志, 2013, 23 (5): 723-726.

［14］ 韩安家, 阎晓初, 王坚. 软组织肿瘤病理诊断免疫组化指标选择专家共识 [J]. 临床与实验病理学杂, 2015, 31 (11): 1201-1205.

［15］ 曹汝耀, 于艳霞. 大网膜炎性肌纤维母细胞瘤伴腹水1例治疗分析 [J]. 中国医药科学, 2011, 1 (12): 125.

［16］ FU H, GUO X, CHEN Z, et al. Uncommon imaging findings of inflammatory myofibroblastic tumor: report of a rare case with both omentum and mesentery involvement in the abdominal cavity [J]. Clin Nucl Med, 2018, 43 (11): e407-e409.

［17］ 李蒙, 吴宁, 林冬梅, 等. 炎性肌纤维母细胞瘤的多层螺旋CT表现 [J]. 中国医学影像技术, 2008, 24 (12): 1995-1998.

［18］ 车锦连, 黄仲奎, 龙莉玲, 等. 常见和非常见部位炎性肌纤维母细胞瘤的CT和MRI表现 [J]. 临床放射学杂志, 2015, 34 (9): 1444-1447.

［19］ SINGHAL M, RAMANATHAN S, DAS A, et al. Omental inflammatory myofibroblastic tumour mimicking peritoneal carcinomatosis [J]. Cancer Imaging, 2011, 11: 19-22.

［20］ 苏一鸣, 朱绍兴. 阴囊内大网膜血管肌纤维母细胞瘤1例 [J]. 临床泌尿外科杂志, 2010, 25 (4): 285.

［21］ 邵越霞, 谢晓恬, 蒋莎义, 等. 儿童腹腔内炎性肌纤维母细胞瘤的诊治 [J]. 同济大学学报 (医学版), 2009, 30 (1): 97-100.

［22］ 张竞, 王云喜, 初向阳, 等. 胸部炎性肌纤维母细胞瘤的诊断与治疗[J]. 南方医科大学学报, 2012, 32 (1): 135-138.

［23］ JANIK J S, JANIK J P, LOVELL M A, et al. Recurrent inflammatory pseudotumors in children [J]. J Pediatr Surg, 2003, 38 (10): 1491-1495.

［24］ 张帆, 焦南林, 张伟, 等. 肠系膜上皮样型炎性肌纤维母细胞瘤 1 例并文献复习[J]. 临床与实验病理学杂志, 2016, 32 (2): 175-179.

第六节 大网膜血管瘤

一、概述

大网膜（greater omentum）是哺乳类胃背部肠系膜（胃系膜）从胃与肠之间向前膨出，在肠的前方下垂形成皱襞，由胃大弯双层垂下至盆腔上口高度，再向后上反折至横结肠的四层腹膜构成。大网膜肿瘤主要来自网膜的疏松结缔组织、脂肪、血管、淋巴管、神经、浆膜以及残留胚胎组织，多是良性，以囊性者居多。

血管瘤（hemangioma）是一个原发于血管内皮细胞系统的一类先天性良性肿瘤。血管瘤的组织病理学特点是肿瘤内富含增生活跃的血管内皮细胞，并有成血管现象和肥大细胞聚集。血管瘤可发生于全身各处，发生于口腔颌面部的血管瘤占全身血管瘤的60%，其次是躯干（25%）和四肢（15%），少数发生于颌骨内或深部组织。女性多见，男女比例约为1∶3～1∶4。

大网膜血管瘤临床少见，约占大网膜良性肿瘤的10.8%。大网膜血管瘤由血管内皮细胞形成，是介于错构瘤畸形和真性肿瘤之间的一种良性血管瘤病变。多为先天性，少数发生在成人。大网膜血管瘤按其组织结构特征一般可分为毛细血管瘤（capillary hemangioma）、海绵状血管瘤（cavernous hemangioma）、混合性血管瘤（mixed hemangioma）。前者由增生的毛细血管构成，海绵状血管瘤由扩张的血窦构成，后者有两种构成并存，其中前两种较为常见。大网膜血管瘤临床表现缺乏特异性，影像学检查有助于诊断，手术治疗患者经组织学检查可确诊。

二、病因及发病机制

（一）病因

血管瘤的起因尚不明确。目前认为血管瘤由胚胎发育过程中血管发育失常、血管过度发育或分化异常导致。也就是说，血管在胚胎发育的过程中，因故使血管的某一阶段发育障碍，使其形态停止在该阶段。大多数学者认为，人体胚胎发育过程中，特别是在早期血管性组织分化阶段，由于其控制基因段出现小范围错构，而导致其特定部位组织分化异常，并发展成血管瘤。也有学者认为，在胚胎早期（8～12月）胚胎组织遭受机械性损伤，局部组织出血造成部分造血干细胞分布到其他胚胎特性细胞中，其中一部分分化成为血管样组织，并最终形成血管瘤。

胚胎早期，原始脉管是一种单纯由内皮细胞组成的管状物，它们在间质中间形成一个致密的网，以后随着各器官的发育，原始脉管网逐渐分化成与器官联系的许多血管丛和淋巴管丛。血管的胚胎发育过程中大致有丛状期、网状期及管干期三个阶段，如在某一个阶段的正常发育过程中发生障碍或异常，则可出现该阶段正常发育形态的畸形。在丛状期，有些毛细血管如果停止发育，就会产生毛细血管瘤；在网状期，如果扩大的血管聚成团，并趋向融合在一起，就可以表现出海绵状血管瘤。

（二）发病机制

血管瘤发病机制目前尚未明确，目前主要认为与"血管新生"和"血管生成"密切相关，且近年认为后者起主要作用。血管瘤的组织病理学研究显示，增殖期血管瘤组织中多种内皮细胞因子、血管生成因子、生长因子、血管内皮细胞受体家族、骨髓标志物等均高表达；而在消退期血管瘤组织中，内皮细胞凋亡加速，肥大细胞以及金属蛋白酶组织抑制因子等水平上调，因此认为血管瘤的形成可能是由于局部微环境的变化以及内皮细胞自身转化的异常，从而导致血管内皮细胞的异常增殖。与血管内皮细胞异常增殖相关的因素主要有：①血管生成因子与血管生成抑制因子之间平衡失调；②细胞组成及其功能的变化，如肥大细胞、周细胞、免疫细胞异常；③雌激素水平升高；④细胞外基质和蛋白酶表达变化；⑤局部神经支配的影响；⑥凋亡学说等。

三、病理学

血管瘤的发病原因多认为与先天发育异常有关，大网膜血管瘤以血管胚胎组织发育异常为始基，由众多扩张血管构成错构瘤样肿瘤，组织类型多为海绵状血管瘤（由扩张的血窦构成），少数为毛细血管瘤（由增生的毛细血管构成），罕见混合型血管瘤（即两种构成并存）。

肉眼所见肿瘤呈暗红色、紫红色，结节状，质软，表面呈泡状，肿瘤切面呈蜂窝状，布满大小不等的囊腔，腔内有暗红色血液，部分腔内有血栓形成，腔之间为灰红色实质区。肿瘤由大小不一、形态各异扩张血管组成，管腔狭小，有薄状间隔如海绵，少数呈囊状。肿瘤可并发栓塞、出血、坏死、退变、炎症、感染、破裂。

显微镜下所见，血管瘤形态多样，但基本结构相似，即均有发育良好的血管样组织，如常的外层、中层及内皮，管腔直径1～10mm，在血管之间有结缔组织为基质。

（一）毛细血管瘤

毛细血管瘤由无数密集的、分化成熟的毛细血管组成，管壁菲薄，有一层具有发育良好的单层内皮细胞及很少量结缔组织为基质，血管腔内可见少量红细胞。为局限的分叶状肿块，边界清楚，颜色鲜红，大小不一。

（二）海绵状血管瘤

海绵状血管瘤具有发育良好的血管，管腔宽大，充满了血细胞，瘤体较柔软，界限不清楚，呈紫蓝色，具有压缩性，被压缩后颜色变白。海绵状血管瘤比毛细血管瘤大而厚。海绵状血管瘤镜下由多量薄壁血管构成，血管腔大小不一，不规则。管腔相互吻合，腔内充满血液。管壁内衬一层扁平的内皮细胞，管壁外一般无平滑肌纤维。有时可见血栓形成或钙化现象。腔隙有纤维结缔组织分离。

（三）毛细 - 海绵状血管瘤（混合型）

混合型具有上述两种血管瘤的特点，比较少见，毛细血管瘤常分布于海绵状血管瘤的表面。

四、临床表现

腹腔内血管瘤直径小于4cm者很少出现症状，大于4cm者可出现不典型症状。常见症状有腹部隐痛、腹胀、腹部不适、纳差等。引起疼痛机理不甚清楚，有人认为是复发性或间歇性血栓致肿瘤肿胀，包膜张力增高出现胀痛；也可能是牵涉邻近组织导致牵引性疼痛。瘤体增长至足够大小，则可出现腹部包块。

大网膜血管瘤破裂出血临床较为罕见，可表现破裂引起急性出血或慢性出血。血管瘤破裂急性出血，患者出现面色苍白、大汗淋漓、神志模糊、血压下降、休克等急腹症表现。大网膜血管瘤自发破裂慢性出血者有全身乏力、贫血、消瘦症状。大网膜充血水肿、发炎，体积和重量相对增大，使大网膜逐渐降入右下腹，出现转移性右下腹痛，极易误诊为急性阑尾炎、溃疡病穿孔、肝脾破裂出血等急腹症，应注意进行鉴别。大网膜血管瘤亦可误诊为附件肿瘤。

偶见大网膜血管瘤疝入阴囊的病例报告，表现阴囊肿大，有囊性感，容易误诊为睾丸鞘膜积液。大部分大网膜可滑动还纳；罕见大网膜嵌顿，除腹痛外临床症状不明显，触诊肿块坚韧，叩诊呈浊音，但有嵌顿后发生大网膜根部撕裂出血的报告；亦罕见大网膜与疝囊粘连导致大网膜扭转现象，此时病情危重。大网膜血管瘤疝入阴囊是由于睾丸鞘膜起源于胚胎时的腹膜鞘状突，当睾丸下降到阴囊后，鞘状突与腹膜腔相通的部分闭合而成鞘状韧带。如果出生后腹膜鞘状突不闭合或闭合不完全，仍与腹腔相通，形成先天性斜疝，则腹腔内容物可至阴囊；若因腹股沟区存在着解剖上的缺损，则易形成后天性斜疝，腹腔内容物可经腹股沟斜疝内环进入阴囊。除以上所述解剖因素，各种原因所致腹内压骤然增加是其发病重要诱因。

五、辅助检查

（一）实验室检查

大网膜血管瘤并发出血者，可出现红细胞、血色素不同程度下降，腹腔穿刺液呈淡红色或者红色，不凝血。李凡他实验阳性。镜检可见大量红细胞，少数白细胞。

（二）影像学检查

1. 上消化道钡餐检查

可示腹腔肿块阴影及胃肠受压。

2. B型超声检查

腹部B型超声检查，可探得大网膜肿块大小、部位、形态，区分实性或囊性，并提示它与周围组织关系。

3. CT检查

大网膜血管瘤腹部CT平扫，病灶可呈明显高低不均匀密度肿块；巨大病灶无明显强化；病灶内常见静脉石，并可见血管包埋现象。海绵状血管瘤肿块内常可见多发点状钙化（静脉石）。形成静脉石的原因是肿块内血栓形成、血块机化及钙化。病灶内多发静脉石及血管包埋现象可能为该病重要的CT特征，有一定的诊断价值。少数血管瘤CT可见血管蒂征。血管瘤并发出血CT平扫，病灶处显示一不规则形密度不均匀肿块，腹腔内大量液性低密度区；增强后肿块明显迅速不均匀强化，其内示一环状低密度区。

4. DSA、MRI检查

腹部DSA、MRI检查，可显示肿块营养血管及其轮廓、大小、部位、充盈及浸润程度，以判明肿瘤性质。

六、诊断与鉴别诊断

（一）诊断

大网膜血管瘤较少见，缺乏典型症状和体征，临床诊断较困难。腹部影像学检查如超声、DSA、CT和MRI等均有助于诊断。最后确定诊断需剖腹探查术或腹腔镜探查。

（二）鉴别诊断

1. 大网膜血管肉瘤

血管肉瘤是一种高度恶性的内皮细胞肿瘤，占软组织肿瘤的1%～2%。发病以儿童、青少年为主。其发病与暴露于化学物质、辐射及慢性淋巴水肿、创伤和血管扩张等因素有关。本病可发生在身体的任何部位，其中约60%发生在头颈部的皮肤和软组织，发生在大网膜罕见。其恶性程度极高，具有较强侵袭性，病情进展快，患者情况迅速恶化。早期即可发生远处转移。大网膜血管肉瘤组织脆弱，容易发生大出血及腹腔广泛转移。超声、CT、MR和PET/CT等影像学检查均有助于诊断，但最终的确诊还需做病理和免疫组化检查，CD31、CD34、ERG、FLI1等指标常用于鉴别诊断。手术后进行放疗为治疗局部肿瘤的最佳方法。

2. 大网膜脂肪肉瘤

大网膜脂肪肉瘤临床上十分罕见，仅有个案报道，多发生于成年人，发病年龄在20～50岁之间。大网膜脂肪肉瘤在腹膜后、肠系膜、网膜脂肪肉瘤中约占1.1%左右，发病率低。本病早期可无特殊症状和体征，晚期临床表现以腹痛和腹部肿块为主，同时可伴有消瘦和腹水等症状。腹部检查，大多数病例可以触及肿块。B超和CT仍是主要的检查方法，对于诊断有一定帮助。但术前确诊困难，可疑病例应尽早行剖腹探查、腹腔镜检查确诊。S-100蛋白、MDM2、CDK4等免疫组化指标有利于鉴别诊断。治疗仍以手术为主，手术要彻底，如与腹盆腔脏器浸润粘连，亦应行相应脏器的部分切除。大网膜脂肪肉瘤的预后较好，5年生存率可达60%以上。

七、治疗

外科手术完整切除是主要治疗方法，预后良好。目前随着腹腔镜技术的提高，可于腹腔镜下切除大网膜血管瘤。

（安松林）

参 考 文 献

［1］ 郑裕隆, 赵乾元. 大网膜肿瘤154例综合分析 [J]. 肿瘤研究与临床, 1997, 9 (1): 65-68.

［2］ 伍尚敏, 赵亚南, 杨力, 等. 重组人血管内皮抑制素对血管内皮细胞的作用 [J]. 中国美容医学, 2008, 8 (5): 685-688.

［3］ 李丽琴, 郭竹秀, 曹先伟. 血管内皮生长因子和成纤维细胞生长因子与血管瘤关系的研究进展 [J]. 南昌大学学报 (医学版), 2012, 52 (3): 92-94.

［4］ 中华医学会整形外科分会血管瘤和脉管畸形学组. 血管瘤和脉管畸形诊断和治疗指南 (2016版) [J]. 组织工程与重建外科, 2016, 12 (2): 63-93.

［5］ MCHUGH K, SPITZ L. Capillary haemangioma of the greater omentum [J]. Pediatr Radio, 2002, 32 (2): 148-149.

［6］ 王芸唐, 晓丹. 大网膜血管瘤破裂出血致急腹症一例 [J]. 中华急诊医学杂志, 2003, 12 (6): 397.

［7］ 赫太平, 张三龙. 大网膜海绵状血管瘤慢性自发性破裂出血1例报告 [J]. 罕少疾病杂志, 1999, 6 (2): 58.

［8］ RATAN S, BHATNAGAR V, GUPTA S D, et al. Epithelioid hemangioendothelioma of the greater omentum: report of a case [J]. Surg Today, 1999, 29 (9): 919-921.

［9］ 刘晓燕, 王翠彩, 胡红专. 大网膜血管瘤误诊为附件肿瘤1例 [J]. 医用放射技术杂志, 2005, 12 (5): 76-77.

［10］ 王圣石. 大网膜血管瘤疝入阴囊一例报告 [J]. 济宁医学院学报, 1992, 11 (3): 52.

［11］ 杨永忻, 雷树林, 金一. 腹股沟斜疝嵌顿发生大网膜撕裂出血误诊为急性阑尾炎 [J]. 临床误诊误治, 2009, 22 (7): 99.

［12］ 蓝开发, 陈恩明, 管同舜. 大网膜巨大淋巴血管瘤CT分析——附2例报告 [J]. 罕少疾病杂志, 2002, 9 (3): 47.

［13］ CHUNG J, KIM M, LEE J T, et al. Cavernous hemangioma arising from the lesser omentum: MR findings [J]. Abdom Imaging, 2000, 25 (5): 542-544.

［14］ 韩安家, 阎晓初, 王坚. 软组织肿瘤病理诊断免疫组化指标选择专家共识(2015) [J]. 临床与实验病理学杂志, 2015, 31 (11): 1201-1204.

［15］ KUNITOMI H, BANNO K, ISEKI H, et al. Radiation-induced angiosarcoma of the omentum diagnosed by laparoscopy: a case report [J]. Mol Clin Oncol, 2018, 8 (2): 264-268.

［16］ 孙宇楠, 王思亮, 吴荣. 血管肉瘤的诊疗进展 [J]. 现代肿瘤医学, 2014, 22 (11): 2763-2767.

［17］ 杨建波. 大网膜脂肪肉瘤2例 [J]. 中国误诊学杂志, 2005, 5 (2): 388.

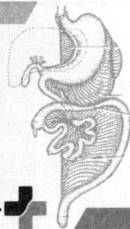

第一节　特发性节段性大网膜梗死

一、概述

大网膜梗死（omental infarction）是大网膜循环障碍所引起的一种少见的外科急腹症。依据其病因不同分为原发性大网膜梗死（primary infarction of the greater omentum）及继发性大网膜梗死（secondary infarction of the greater omentum）两大类。继发性相对多见，可由腹腔病变如外伤、手术、肿瘤、炎症、腹盆腔粘连、小肠扭转、疝等疾病引发。原发性大网膜梗死是指不存在上述能够引起继发性网膜梗死病因的情况下，而出现的大网膜急性血循环障碍，多由网膜静脉内皮损伤血栓形成引起，极为少见。

原发性大网膜梗死又称为特发性节段性大网膜梗死（idiopathic segmental infarction of the greater omentum，ISIGO），或称为原发性节段性大网膜梗死（primary segmental infarction of the of the greater omentum）、自发性节段性大网膜梗死（spontaneous segmental infarction of the greater omentum）、大网膜出血性梗死（hemorrhagic infarction of the greater omentum）。1896年Bush首先对本病进行了详细的描述。嗣后，国外、国内均有零星报道。

特发性节段性大网膜梗死可发生于任何年龄，但以中、青年较多（40岁左右）。男性发病多于女性，男女发病比例约2∶1。其中肥胖者发病居多，儿童发病少见，约占总发病率的15%。

特发性节段性大网膜梗死起病过程常为急性或亚急性。临床表现以右下腹部疼痛或转移性右下腹疼痛为主，伴局限性腹膜刺激征。影像学诊断缺乏特异性，术前诊断困难，往往诊断为急性阑尾炎、急性胆囊炎，误诊率高。

二、病因及发病机制

本病病因至今尚不清楚，众多学者以不同学说来解释其发病机理。其中以网膜异常血供假设为主，认为发病与大网膜的血管病变有关。能促使大网膜血循环发生急性障碍的因素中，静脉病变多于动脉病变。

（一）大网膜解剖先天异常

部分患者在发育过程大网膜先天异常，如网膜分裂、网膜舌样突出、双层网膜、副网膜、带窄蒂的又厚又大的网膜、网膜附着异常、大网膜脂肪分布不均局部脂肪堆积。此外，大网膜在肝脏与腹壁间受压，导致静脉回流受阻，亦可导致网膜静脉血循环障碍。还有右侧缘大网膜与网膜其他部分之间形成纤细的连接缺乏相应交通静脉，故在腹内压骤然升高情况下，右侧大网膜静脉易于形成血栓。

（二）大网膜血管先天异常

大网膜血供结构异常。如大网膜静脉怒张或异常的静脉回流，沉重的网膜使血管拉长或容易使静脉内膜上皮损伤，当轻度创伤或腹压增高以及网膜解剖变异等均可导致网膜血栓形成。通常大网膜右侧缘动脉供应较薄弱。另外，在骨盆部位的大网膜下部，网膜静脉行走是弯曲的，偶尔网膜自身曲折，也造成网膜血供障碍。

（三）大网膜的动脉病变

动脉粥样硬化、结节性动脉炎等虽然主要发生于大动脉内，但也可能波及较小的大网膜动脉，使动脉管腔发生狭窄及闭塞，最终造成供血区的大网膜坏死、腹腔内压的突然升高。

（四）引发大网膜静脉内膜的损伤的诱因

1. 腹内压突然增高

咳嗽、呕吐、饱餐、用力排便、剧烈运动、马拉松长跑、体位迅速变化等，致腹腔内压力骤然增加，肥厚的大网膜因本身重力牵拉，造成网膜内的静脉受到突发性的牵引或摆动，导致静脉损伤，易于形成血栓，血液回流障碍。

此外，大量应用泻药，肠蠕动过快，也可使腹内压力增加，容易引发大网膜移位，发生网膜牵引，诱发大网膜静脉损伤。马拉松长跑可引起网膜长时间低血流量，也可诱发大网膜血流障碍。

2. 肥胖

肥胖（obesity）被认为与ISIGO的发病显著相关。而该病男性多见，这可能是由于男性脂肪更多地沉积于网膜中，而肥胖者过度增加的网膜重量，使其远端部分易于被坠拉，出现缺血或发生扭转。

3. 其他因素

Ishimaru等报告一例由于紧身裤引起的ISIGO病例。可能由于松紧带紧紧地束缚在腰部，使腹部受压，导致腹内压增加和直接压迫软组织，从而影响网膜静脉血液回流导致ISIGO病例。此外，静脉内的高凝状态，可促使血栓的形成。心力衰竭等可影响网膜静脉血液的回流。

总之，当大网膜的静脉出现非正常改变时，各种诱因均可造成大网膜静脉内膜的损伤，血栓形成，静脉管腔闭塞，回流障碍，继而影响到网膜动脉血供。

三、病理学

（一）病变部位

原发性节段性大网膜梗死主要发生在大网膜的右侧部分。临床资料研究发现，从胚胎学看大网膜右侧血管变异多于左侧，易于形成血栓；从解剖学看，右侧大网膜更长，活动度更大，容易移位、下坠；而且右侧大网膜脂肪沉积、肥厚也较左侧为多。因此，大网膜右侧比左侧发病率高，约占特发性节段性大网膜梗死的90%。

（二）病理学所见

早期网膜静脉曲张、瘀血，静脉血栓形成、出血及渗出改变；中期炎性或者坏死改变；晚期则为修复性改变，纤维组织替代坏死脂肪组织，可见钙化。术中见发生梗死的右侧大网膜约有直径2～20cm大小的病灶，病灶局部组织水肿、出血及坏死；右侧大网膜部分呈紫褐色、暗红色或黑紫色，与周围分界较清楚，有时可见血肿形成；罕见右侧部分大网膜轻度扭转。手术中探查除偶有阑尾轻度充血水肿外，腹腔其他脏器无明显炎性病变，外观亦无明显大网膜扭转及受外压现象，可除外继发大网膜坏死的可能。梗死网膜常与周围组织和器官广泛粘连，主要是与前腹壁、阑尾、右半结肠、十二指肠或盆腔组织粘连，形成团块状或圆饼样。腹膜腔内有少量浆液血性渗出，或量多少不一的血液。病程较长者，继发感染则可形成细菌炎性病灶，渗出液可能为脓性，或形成局限性脓肿。

镜下可见大网膜静脉血栓形成，梗死发生后瘀血的静脉、毛细血管大量漏出、渗出。病变周围血管扩张，伴有圆形细胞或白细胞、巨噬细胞及其他炎性细胞浸润。

四、临床表现

（一）临床症状

本病常以急性或亚急性起病。腹痛为首要症状。疼痛位于右下腹部，或者初发是在脐部、中上腹部，渐转移至右下腹部，约90%病例疼痛发生在右下腹部，亦有报道疼痛发生在左侧腹部。疼痛的性质则多为钝痛，呈持续性加重，少数有阵发性疼痛，改变体位时疼痛更加剧烈，通常无放射痛。常伴厌食、恶心、腹部不适，但呕吐、腹泻、便秘等消化道症状不明显。部分病例体温中度升高。

伴腹腔感染或腹腔脓肿者，则出现寒战、高热，局限性或弥漫性剧烈腹痛。并发腹腔内出血者，临床可表现贫血、头晕、乏力、脉搏细速、血压偏低，甚至出现失血性休克现象。

（二）体征

体格检查：腹部局限性膨隆或饱满，右下腹有固定压痛，其位置常偏麦氏点的内上方且较为弥漫，伴反跳痛及局部腹肌紧张；部分病例能在病变区触到大小不等、质软的包块，包块压痛明显，活动尚可或活动差；肝浊音界存在，偶有移动性浊音阳性；肠鸣音减弱或消失。

五、辅助检查

（一）实验室检查

血常规检查：多数病例急性期有轻中度白细胞、中性粒细胞升高，少数伴感染者显著升高。并发失血性休克时血红蛋白、红细胞计数减少。

生化检查：血清淀粉酶、脂肪酶正常，总胆红素及直接胆红素正常，肝、肾功正常。

（二）诊断性腹腔穿刺

腹腔穿刺液外观呈淡红色血性液体或者不凝固血液，镜下见大量红细胞。合并感染时可见脓性渗液，镜下有大量炎性细胞。腹腔穿刺检查可明确腹腔内出血的诊断。

（三）影像学检查

1. X线检查

立位腹平片：膈下未见游离气体，可见大量肠管积气，罕见多发小肠扩张伴气液平面，易误诊为肠梗阻。

2. B型超声检查

原发性节段性大网膜梗死B超显示，位于胃和横结肠之间或结肠与腹壁之间，有局限性混合性回声不均匀团块，大小不等，呈圆形或饼状，肿块内可见散在高密度影。由于右侧结肠下区域解剖学特点，在盲肠周围存在回盲肠上、下及盲肠后三个隐窝，大网膜坏死、渗出液体易于积聚在此，所以B超有时显示为盲肠区、阑尾周围渗出积液，常与急性阑尾炎相混淆。此外，B超还可提示腹水、盆腔积液，并可排除肝、胆、胰腺、肾脏病变。

3. CT检查

CT检查原发性节段性大网膜梗死诊断具有很高的敏感性及特异性。在增强CT上，往往表现为腹直肌后边界清楚的旋转扭曲的圆形或椭圆形软组织影，密度高于正常脂肪组织，病灶内的细带状条纹为其特征性改变。多数与前腹壁形成粘连，局部有积液。

六、诊断及鉴别诊断

（一）诊断

①肥胖中青年男性；无外伤、手术、腹部盆腔炎症、肿瘤病史；②急性起病，持续性右下腹部疼痛，伴局限性腹膜炎特征；一般情况尚可，高热及重度胃肠道症状少见；③白细胞轻中度增高，血清淀粉酶值正常；④腹腔穿刺液为血性，淀粉酶阴性；⑤B超、CT检查所见有助于ISIGO诊断，尤其CT敏感性、特异性高于B超。同时B超、CT检查可排除胆囊、胰腺、阑尾及腹腔其他脏器疾病，排除胃肠道穿孔。具备以上几项者应考虑本病可能，确诊依靠腹腔镜或手术探查，以及活检组织病理结果。

（二）鉴别诊断

1. 急性阑尾炎

急性阑尾炎（acute appendicitis）与ISIGO，两者均可出现转移性右下腹痛，右下腹压痛及反跳痛，症状体征较相似。但大网膜梗死的消化道症状相对较轻，发热常为低热，甚至无明显发热。腹部检查除上述体征外，还有间接体征：罗氏征（Rovsing征又称间接压痛）、腰大肌征、闭孔内肌征阳性。实验室检查：轻中度白细胞、中性粒细胞升高。直肠指诊：当阑尾位置较低达盆腔时，早期即可在直肠前壁右侧有压痛，晚期当有炎性肿块或盆腔积脓时，常可触及具有压痛的肿块。

2. 急性胆囊炎

急性胆囊炎（acute cholecystitis）患者多伴有胆囊结石或寄生虫嵌顿病史，多在进食油腻食物后诱发。突然发作疼痛，呈剧烈疼痛或绞痛，疼痛常向右肩背部放射。常恶心、呕吐、发热。腹部检查可见右上腹部及上腹中部腹肌紧张、压痛、反跳痛，Murphy征阳性。腹平片可见胆囊区结石，胆囊阴影扩大，胆囊壁钙化斑，胆囊腔内气体和液平。B超所见胆囊肿大、壁厚、腔内胆汁黏稠、胆囊结石等。诊断、鉴别诊断不困难。

3. 小肠扭转

小肠扭转（volvulus of small intestine）是指小肠袢沿其肠系膜纵轴顺时针或逆时针方向扭转超过180°，使扭转肠袢的两端及肠系膜血管均受压，肠管发生完全的或部分的闭塞和血运障碍，从而形成闭袢性绞窄性肠梗阻。多见于重体力劳动青壮年。发病诱因为饱餐后即进行剧烈活动、重体力劳动、突然姿势体位改变等。临床表现为突发上腹部、脐周持续性剧烈疼痛，阵发性加重，可放射至腰背部，患者常采取胸膝位或蜷曲侧卧位等强迫体位；伴频繁呕吐，或停止排气排便。扭转肠袢绞窄坏死时出现腹膜炎和休克。

腹部X线平片可见小肠普遍胀气，或有不对称性胀大的肠腔和多个液平。彩色多普勒检查表现为顺时针方向的"漩涡征"；肠壁内血流信号减少，尤其是动脉信号消失。CT检查，在不同层面可出现"C"字形肠袢或"咖啡豆"征，肠内积液多也可出现"假肿瘤"征。可见肠系膜血管成漩涡状改变，并可见巨大扩张的充气肠襻固定于腹部某一部位，据此可明确诊断。

4. 胃肠道穿孔

胃肠道穿孔（gastrointestinal perforation）患者既往有胃、十二指肠溃疡病史。穿孔时患者突然出现剧烈腹痛，疼痛为持续性、刀割样或撕裂样，常起始于右上腹或中上腹，迅速蔓延至脐周以至全腹。体温多有增高，达中、高等程度热。病情继续进展可出现细菌性腹膜炎、麻痹性肠梗阻、脓毒血症或败血症、感染中毒性休克，病情危重。体检发现腹肌高度紧张，甚至呈板状腹，中上腹与右下腹甚至全腹压痛明显，肝浊音界缩小或消失。肠鸣音减弱或消失。

腹腔穿刺可抽出胃肠内容物，呈白色或黄色混浊液体。腹部立位X光片可见膈下游离气体，呈新月形透光区。消化道穿孔的CT表现：①发生穿孔的部位图像不清晰，周围管壁不规则，周围和临近脂肪层模糊，可见有小气泡影；②腹腔和膈下可见有游离气体；③穿孔部位或周围可见密度不均匀的软组织块阴影。

七、治疗

（一）保守治疗

原发性大网膜节段性梗死多在手术中被偶然发现，通常行手术切除梗死的网膜组织。近年来，随着研究的不断深入及对该疾病自然进程的研究发现，通过保守治疗手段可成功治愈该病。研究表明，轻症患者保守治疗后大网膜局部炎症可以消退，大网膜萎缩，梗死病灶可逐渐机化吸收，形成瘢痕，而腹盆腔脓肿、粘连等并发症的发生率并不高。

随着对该病认识的不断加深以及术前诊断率的提高，早期、临床症状不重的患者，给予抗感染、补液、对症等药物保守治疗也可治愈。此外，在保守治疗过程中应注意纠正、控制各种发病诱因，如积极治疗心功能不全，减少腹内压突然增加因素，对于少数血液高凝状态患者给予抗凝治疗。

（二）外科手术治疗

1. 手术治疗的指征

手术指征包括诊断不明确，初发病时症状较重，并较早出现感染中毒症状；保守治疗过程中症状不缓解，腹膜炎较重，且无局限及缓解趋势。

2. 手术方式

本病常因怀疑其他急腹症而剖腹探查。探查时可见大网膜右缘有大小不同、轻重不一的梗死病灶，手术切除梗死的网膜组织，可使临床症状迅速改善或者消失，达到治愈目的，并可避免腹腔粘连、肠梗阻、继发脓肿等并发症。有学者主张在术中同时切除阑尾。

外科手术治疗可分为开腹手术和腹腔镜手术。近年来腹腔镜的广泛应用使得手术具有创伤小、恢复快的优势，同时又能直视下比较全面地探查腹腔，排除继发性大网膜梗死的病因，同时术后发生肠粘连的程度较开腹手术低，故应将其作为首选的手术方式。

3. 手术后处理

术后主要为补液，维持水与电解质及酸碱平衡，应用抗生素预防及治疗感染，积极营养支持治疗等。

第二节　继发性大网膜梗死

一、概述

继发性大网膜梗死（secondary infarction of the greater omentum）是指由于其他疾病及某些因素导致大网膜急性血液循环障碍的一种临床表现，也就是说有明确独立的病因可寻的大网膜梗死。

继发性大网膜梗死较原发性多见。平均发病年龄（56.7岁）大于原发者（30岁）。

二、病因及发病机制

①腹部手术后，尤其是结直肠癌术后，病灶部位在手术野或手术附近区域，妊娠期阑尾切除手术后血液呈高凝状态；②大网膜创伤，腹部闭合伤甚至轻微的钝器伤，大网膜也能受到外力的作用，可能出现静脉的损伤；③腹腔、盆腔及大网膜炎性疾病，盆腔腹腔粘连；④大网膜扭转（torsion of greater omentum）：不论是原发性还是继发性大网膜扭转，网膜总是围绕一中枢点而旋转，通常为顺时针方向扭转。可为网膜全部或部分扭转，部分扭转者右侧多于左侧。扭转发生后首先引起静脉回流受阻，远侧网膜将出现水肿、出血，浆液血性渗液。如果病变持续较久，将发生急性出血性梗死甚至网膜段坏死；⑤腹腔肿瘤压迫大网膜静脉；⑥腹股沟疝（inguinal hernia）：腹股沟疝时其内环松弛扩大；大网膜在移动时可坠入疝囊，甚至与疝囊壁粘连，容易发生大网膜扭转，大网膜血循环障碍，导致大网膜继发性梗死。

三、临床表现

（一）原发病临床表现

大网膜创伤、大网膜炎性疾病、大网膜扭转、腹腔肿瘤、腹股沟疝等疾病，临床上均出现相应的表现。

（二）继发性大网膜梗死表现

腹痛通常在腹部手术区域的邻近部位，或者大网膜病变部位。与原发性大网膜梗死不同的是疼痛一般不在右下腹。

四、治疗

（一）病因治疗

采取有效措施积极治疗原发病。

（二）保守治疗

初发病时症状较轻，未出现感染中毒症状，可给予抗感染、补液、对症等药物保守治疗，并随时监测病情变化，必要时手术治疗，手术指征同ISIGO。

（三）外科手术治疗

不同于原发性大网膜梗死，如果选择开腹探查术，切口应选择靠近症状较重的部位，如考虑急性胆囊炎继发的就要选择右上腹切口或经右侧腹直肌切口。腹腔镜手术可以有更好的手术视野，近年来已作为首选的手术方式。

（刘　晨）

参 考 文 献

［1］　CIANCI R, FILIPPONE A, BASILACO R, et al. Idiopathic segmental infarction of greater omentum diagnosed by unenbanced multidetector-row CT and treated successfully by lapaloscopy [J]. Emerg Radiol, 2008, 15 (1): 51-56.

［2］　李建胜, 俞美萍, 莫善兢. 特发性节段性大网膜梗死六例临床分析 [J]. 中华普通外科杂志, 2010, 25 (10): 846-847.

［3］　周皎琳, 邱辉忠, 肖毅, 等. 原发性节段性大网膜梗死1例报告并文献复习 [J]. 中国实用外科杂志, 2008, 9 (9): 783-784.

［4］　VARJAVANDI V, LESSIN M, KOOROS K, et al. Omental infarction: risk factors in children [J]. J Pediatr Surg, 2003, 38 (2): 233-235.

［5］　ISHIMARU N, MAENO T. Omental infarction triggered by tight pants [J]. Intern Med, 2012, 51 (16): 2235-2237.

［6］　ZAAFOURI H, ELFEKI F, S MRAD S, et al. Idiopathic segmental infarction of the greater omentum [J]. Br J Surg, 2014, 74 (12): 43-44.

［7］ WALIA R, VERMA R, COPELAND N, et al. Omental infarction: an unusual cause of left-sided abdominal pain [J]. ACG Case Rep, 2014, 1 (4): 223-224.

［8］ 龙景培, 陆才德. 特发性节段性大网膜梗死二例报告及文献复习 [J]. 临床误诊误治, 2003, 16 (6): 443-444.

［9］ 田建林, 郭锐, 徐桂萍. 特发性大网膜节段性梗死1例报道 [J]. 中国普外基础与临床杂志, 2009, 16 (8): 644.

［10］ GRATTAN-SMITH J D, BLEWS D E, BRAND T. Omental infarction in pediatric patients: sonographic and CT findings [J]. Am J Roentgenol, 2002, 178 (6): 1537-1539.

［11］ CAO W, ZHANG J. Primary omental torsion in a 12-yearold boy [J]. ChinMed J (Engl), 2001, 114 (2): 202-203.

［12］ 朱欣, 黄志坤, 邵惠江等. 特发性节段性大网膜梗死的诊治体会 [J]. 全科医学临床与教育, 2015, 13 (5): 554-555.

［13］ KEREM M, BEDIRLI A, MENTES B B, et al. Torsion of the greater omentum: preoperative computed tomographic diagnosis and the therapeutic laparoscopy [J]. JSLS, 2005, 9 (4): 494-496.

［14］ COULIER B. Segmental omental infarction in childhood: a typical case diagnosed by CT allowing successful conservative treatment [J]. Pediatr Radiol, 2006, 36 (2): 141-143.

［15］ PUYLAERT J B C M. Right sided segmental infarction of the omentum: clinical, US and CT findings [J]. Radiology, 1992, 185 (1): 169-172.

［16］ 周海军, 沈彬, 肖卫星, 等. 腹腔镜诊治特发性节段性大网膜梗死9例 [J]. 中国中西医结合外科杂志, 2012, 18 (1): 91-92.

［17］ MEDINA-GALLARDO N A, CURBELO-PEÑA Y, STICKAR T, et al. Omental infarction: surgical or conservative treatment? a case reports and case series systematic review [J]. Ann Med Surg (Lond), 2020, 56: 186-193.

［18］ 杨素文. 妊娠期阑尾切除术后节段性大网膜梗死1例 [J]. 中国中西医结合外科杂志, 2009, 15 (4): 456.

［19］ 陈季松, 张先林, 吴高松. 孕35周合并继发性大网膜扭转坏死1例 [J]. 中国急救医学2011, (12): 1150-1151.

［20］ ITENBERG E, MARIADASON J, KHERSONSKY J, et al. Modern management of omental torsion and omental infarction: a surgeon's perspective. [J]. Journal of surgical education, 2010, 1 (1): 44-47.

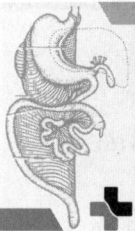

第十五章
大网膜扭转

第一节 概　　述

大网膜扭转（torsion of greater omentum）是指部分或全部的大网膜以其自身纵轴发生扭转，导致远端网膜发生血运障碍，可由轻度的血管狭窄、大网膜水肿，直至大网膜血管完全闭塞，引起大网膜梗死及坏疽，而发生相关临床表现的急腹症。依据发病原因不同，可分为原发性网膜扭转（primary omental torsion）和继发性网膜扭转（secondary omental torsion）两类，继发性大网膜扭转较原发性大网膜扭转多见。大网膜扭转常为顺时针方向，扭转常为单纯型。根据其扭转程度，又可分为完全性大网膜扭转（complete torsion of greater omentum）或不完全性大网膜扭转（incomplete torsion of greater omentum）两类。完全性扭转有时可达六整圈，这种网膜多颇为肥大，有一长蒂和一个狭小的附着处。

最早关于大网膜扭转的报道是 Pierre 等人于1851年发表的。Eitel 于1899年报道了首例原发性大网膜扭转病例，是一种较为罕见的外科急腹症。至1999年的一百余年间，相关报道病例约300例。我国近10余年来的相关报道也不过约100例。

大网膜扭转常发生于20～50岁的青中年人，以肥胖者为多，老年人少见。小儿的大网膜虽发育未全、较短，但也有发生扭转的报告。男性发病多于女性，男女发病比例约2∶1。

大网膜扭转临床上可表现为剧烈腹痛和一系列胃肠道症状，特异性症状较少，不易与其他急性腹痛疾病相鉴别。它常被误诊为急性阑尾炎、急性胆囊炎、消化道穿孔等急腹症，手术前诊断率低。

第二节　病因、发病机制及病理生理

一、大网膜解剖因素

大网膜是人体最大的腹膜皱襞，由4层腹膜折叠而成，起于胃大弯及横结肠，远侧呈围裙状下垂，覆盖在横结肠和空、回肠等腹腔下部器官的前面，游离于腹腔下缘，活动度较大。成人的大网膜长约14～36cm，宽约23～46cm。大网膜内有弹力纤维、血管、淋巴管、淋巴结、脂肪和神经纤维等组织结构。

大网膜基底部宽大且连续，血运较为丰富，通常不易发生扭转，而其游离缘因所处的部位不同而不同程度地易于发生扭转。根据大网膜游离缘的部位，可将其分为3型：上腹型游离缘在脐上，占（13.70±1.19）%；中腹型游离缘达脐平面下与髂前上棘平面之间，占（46.36±2.60）%；下腹型游离缘在髂前上棘平面以下，占（39.40±2.64）%。下腹型因其下缘较长，活动度大，故较易发生扭转。大网膜扭转常发生于右侧，与右侧网膜体积和活动度比左侧大有关。

大网膜的血供主要来自胃网膜左、右动脉。这2条动脉在胃大弯形成胃网膜动脉弓，并由此动脉弓向下方发出大网膜左、中、右动脉和许多细小的大网膜短动脉。在大网膜右动脉的外侧，胃网膜右动脉发出大网膜副动脉。大网膜中动脉的末端分为2支，分别与大网膜左、右动脉吻合，形成大网膜动脉弓。大网膜血管内血管丰富，因此，大网膜扭转容易引起血液循环障碍。

二、病因及发病机制

（一）原发性大网膜扭转

原发性大网膜扭转较为少见，病因至今未完全阐明，可能与下列因素有关。

1. 大网膜发育形态异常

大网膜发育异常包括大网膜肥厚蒂长、游离缘呈舌样突起、大网膜分叉、存在副网膜、双层网膜、大网膜脂肪分布严重不均等。这些变异形成大网膜带蒂局限性增厚、增重，导致大网膜活动时失平衡，是容易发生大网膜扭转的内在危险原因，尤其是带蒂大网膜是高危因素。

2. 网膜静脉曲张而动脉正常

当局限性大网膜静脉曲张而动脉正常时，出现部分大网膜瘀血、水肿。大网膜厚度不均匀，运动失去平衡。

3. 大网膜移位

大网膜移位常见于妊娠过程。由于妊娠期子宫增大，小肠及大网膜上移，大网膜有不同程度的卷曲、移位，产后子宫复旧、大网膜下移，在此过程有发生扭转的可能。

4. 诱因

如剧烈运动、突然改变体位、过饱后肠蠕动亢进、腹部受外力冲击，以及持久猛烈咳嗽等，均可使腹内压增高，是促进大网膜运动、移动位置，以至于发生大网膜扭转的重要外因。

原发性大网膜扭转只有一个固定点，即均为单极的。扭转总是围绕单个固定点旋转，通常为顺时针方向扭转。

（二）继发性大网膜扭转

1. 大网膜本身炎性病变

继发性大网膜炎、大网膜脓肿、大网膜结核等，可使大网膜游离缘与附近组织、器官粘连。

2. 腹腔炎性病变或手术

各种原因所致腹膜炎、重症胰腺炎，腹腔手术、腹部外伤等病变，腹腔炎症后局限性粘连或手术后切口下腹膜或瘢痕，可与邻近大网膜游离缘粘连。

3. 大网膜肿瘤

大网膜囊肿、大网膜肿瘤增大至一定程度，由于大网膜肿瘤的重力作用以及肿瘤组织与附近组织发生粘连的作用，可诱发大网膜扭转。这样大网膜就形成了2个固定因素。

4. 腹股沟疝

由于腹股沟疝内环松弛扩大，大网膜可在移动时坠入疝囊，甚至与疝囊壁发生粘连，这样大网膜就形成了两个固定点（即所谓双极点）。这是继发性大网膜扭转的重要病因，继发性大网膜扭转就是在这两个固定点之间中央部分的大网膜发生扭转。

5. 诱因

促进腹压增高而诱发大网膜运动移位的因素与原发性大网膜扭转相同。

三、病理生理

大网膜扭转常发生于大网膜右侧和中下部。90%以上为顺时针方向旋转，旋转一周到周数不等。扭转发生后，首先引起静脉回流受阻，远端的大网膜出现静脉瘀血、组织水肿和渗出，进而引起出血，可导致浆液血性渗液。如果病变持续较久将发生急性出血性梗死甚至网膜节段坏死，网膜可形成质地较硬的紫黑色、紫红色梗死性出血和坏死性包块，并伴有中性粒细胞和淋巴细胞浸润。梗死范围大小不一，腹腔内渗液多少亦各异，渗出液多为淡红色血性。

极少数缓慢发生的轻度扭转，大网膜的血液供应慢慢减少，逐渐发生网膜组织的萎缩及形成纤维块状物，临床上不出现急腹症。

第三节　临床表现

一、症状

急性或亚急性起病，临床症状以突然发生腹痛为主。早期，因仅存在缺血缺氧，未发生坏死，所以疼痛为大网膜植物神经刺激所致，表现为持续中下腹疼痛，腹痛逐渐加重，不随体位改变而缓解；而后，扭转的大网膜发生坏死，逐渐出现局限性腹膜炎表现，疼痛呈持续性剧痛，炎症刺激局部壁层腹膜，则疼痛位置转移到扭转部位，因大网膜扭转多发生于右下腹，故常表现为转移性右下腹痛，据统计右下腹痛占80%，右上腹痛占10%，极易误诊为急性阑尾炎。病程中多伴有恶心、呕吐、腹胀症状。此时体温多正常或低热，一般不超过38℃；病情继续恶化，则可出现全腹部持续性绞痛，阵发性加重，尤以活动或改变体位时为甚，消化系统症状亦更加明显，伴体温升高等弥漫性腹膜炎症状；后期由于大量毒素吸收，病人则出现呼吸急促、脉搏细弱、体温不升高或血压下降等感染中毒性休克以及酸中毒表现，病情危重。

二、体征

腹部检查：初期腹部平坦，未见肠型及蠕动波；右下腹压痛，伴或不伴激胃；扭转的大网膜过大时，有时在右下腹尚可能触及肿块，伴压痛，但边界不甚清楚，腹水征阴性，肠鸣音正常或减弱。随病情进展，可出现弥漫性腹膜炎表现，腹式呼吸减弱或消失，腹肌紧张，全腹压痛，以右下腹为著，伴反跳痛；少数移动性浊音阳性，肠鸣音减弱或消失。应注意，因腹股沟疝引起的继发性大网膜扭转，有时可在腹股沟区触及有压痛的肿块。

第四节　辅　助　检　查

一、实验室检查

血常规检查可见白细胞轻微至中度升高。血、尿淀粉酶阴性。腹腔诊断性穿刺可抽出淡红色渗出性液体，穿刺液淀粉酶检测阴性。

二、影像学检查

（一）超声检查

超声下可探及腹腔内边界不清的不规则软组织团块影，但因其与肠管等组织无法有效区分，故诊断困难，误诊率较高。在排除胆囊、胰腺、阑尾、卵巢等器官病变时，结合病史及相关症状体征，应考虑本病。因此，超声检查可以作为疑似大网膜扭转时的初步辅助检查。

（二）CT检查

CT检查较之超声检查在大网膜扭转的诊断中具有更高的准确率。有相关文献提到大网膜扭转时可出现以下CT影像征象，有一定诊断价值。

1. "星云征"或"星团征"

扭转的大网膜呈团状，但内部较松散。这是由于团块内有大量网膜组织、血管和脂肪组织均高度水肿，渗出较为明显。其内结构紊乱，密度不均匀。

2. "假包膜"征

团块边缘可见假包膜包绕，假包膜可能由网膜或邻近的脏层腹膜包绕形成。扭转点周围的假包膜通常不完整、不规则。

3. "漩涡征"

通常在扭转的大网膜接近其扭转部位可见增粗旋转的网膜血管呈现漩涡状，表现为具有漩涡征的右腹包块。CT具有较高的诊断价值。

4. "集束征"或"花瓣征"

在扭转部位的轴线切面上，可见扭转的网膜结构向扭转中心聚集，呈现束状排列。

（三）MRI检查

MRI检查因其成像原理不同，被认为在大网膜扭转的诊断方面较CT更有优势。大网膜扭转的MRI影像常表现为大块的脂肪结构围绕着类似静脉的管状卷曲结构的中心，在超声、CT检查方式仍存疑问时，可考虑行MRI检查。

三、腹腔镜检查

腹腔镜探查可以直视病灶，广泛检查相关部位，可以明确诊断；同时还可以进行治疗，具有损伤小、并发症少、恢复快的优势。

四、其他检查

如诊断性腹腔穿刺，可抽出稀薄的淡红色渗出性液体。结合病史、症状及体征等，对诊断大网膜扭转有一定的临床意义。

第五节　诊断与鉴别诊断

一、诊断

发病前有腹腔脏器炎性感染、大网膜炎症、大网膜其他病变，或者有腹腔损伤、手术等病史，有腹内压突然增高促进因素；急性发病，临床症状无特殊性，腹痛剧烈，可伴有腹部肿块，随着病情进展可出现急腹症表现。临床症状无特异性，易与腹部其他急腹症混淆。超声检查可探及腹腔内边界不清的不规则肿块，同时排除其他器质性病变。CT或MRI检查亦可发现腹腔不规则脂肪性团块，或有大网膜扭转的影像改变，有助于临床诊断。腹腔穿刺有稀薄淡红色渗出液对诊断有一定意义。腹腔镜检查或者手术探查可以获得正确的诊断。

二、鉴别诊断

（一）急性阑尾炎

急性阑尾炎（acute appendicitis）与大网膜扭转两者均可出现转移性右下腹痛、右下腹压痛及反跳痛，症状体征较相似。其鉴别要点包括：①大网膜扭转起病相对更急，表现为腹部持续性绞痛，疼痛程度较急性阑尾炎重，且不随体位改变而减轻；②可出现恶心、呕吐等消化道症状，但因大网膜非消化系统，因此大网膜扭转的消化道症状相对较轻；③大网膜扭转时，弥漫性腹膜炎出现较早；④大网膜扭转时，右下腹可出现包块，较急性阑尾炎阑尾周围脓肿包块出现早；⑤大网膜扭转时发热常为低热，甚至无明显发热，血常规检查白细胞计数多为轻度到中度升高；而急性阑尾炎时，发热常为高热，且血常规白细胞计数常明显增高；⑥诊断性腹腔穿刺于大网膜扭转时常可抽出血性液体，而急性阑尾炎少见；⑦影像学检查，如腹部CT扫描、腹部MRI检查对大网膜扭转诊断有重要意义。

（二）急性胆囊炎

急性胆囊炎（acute cholecystitis）发作时可出现右上腹疼痛，疼痛常向右肩背部放射。从病史和症状方面较容易鉴别。体征方面，胆囊炎时以右上腹压痛为著，常见墨菲氏征阳性。炎症严重时可有右下腹压痛，但仍以右上腹压痛更明显。通过腹部B型超声检查可以发现胆囊结石、胆囊肿大、囊壁增厚等急性炎症表现，较易鉴别。

（三）上消化道穿孔

上消化道穿孔（upper gastrointestinal perforation）患者既往有上消化道溃疡病史，突然发生剧烈腹痛，疼痛最初始于上腹部或穿孔部位，常呈刀割或烧灼样持续性疼痛，随后疼痛常迅速扩散至全腹，体温升高。查体有全腹压痛、反跳痛、板状腹等特征性腹膜炎表现；叩诊肝浊音区缩小或消失，移动性浊音阳性或阴性。腹腔穿刺可抽出含食物残渣的浑浊液体。腹部立位X线检查可有膈下游离气体。CT检查对于发现少量气腹较为敏感，在胃肠道穿孔定性和定位方面具有重要意义。上述临床特征及影像学检查可以初步诊断，经外科手术探查治疗后确定诊断。

（四）急性胰腺炎

急性胰腺炎（acute pancreatitis）患者既往有胆囊炎、胆石症病史，或者有高甘油三酯血症病史，发病前可有暴饮、暴食或酗酒史。急性水肿型胰腺炎主要症状为突然发生的持续性、剧烈的上腹部疼痛，常向背部放射，伴恶心、呕吐、发热。而出血坏死型胰腺炎可出现休克、高热、黄疸、腹胀以至肠麻痹、腹膜刺激征以及皮下出现瘀斑等。血清淀粉酶和（或）脂肪酶活性至少＞3倍正常上限值，增强CT/MRI或腹部B型超声检查呈现急性胰腺炎影像学改变等可以确诊，并可与大网膜扭转相鉴别。

第六节　治　　疗

一、一般治疗

禁食、禁水，持续胃肠减压。必要时给氧，积极输液补充有效血容量，纠正水、电解质及酸碱平衡紊乱。依据病情给予静脉高营养。及时足量应用针对腹腔感染常见的大肠埃希细菌及肺炎克雷伯菌的广谱抗生素预防感染。

二、治疗原发病

应同时积极治疗腹腔脏器感染、大网膜结核等诱因。需要手术处理的原发病灶，在急诊手术中应尽量清除，以免复发。

三、保守治疗

在密切观察的情况下，有选择保守治疗的报道。包括使用口服止痛药、抗炎药物，预防性使用抗生素等。盲目的保守治疗可能造成病情延误，出现各种严重并发症，如腹腔脓肿形成和腹腔粘连。而当急性阑尾炎被误诊为大网膜扭转时，则可能导致阑尾穿孔、弥漫性腹膜炎等严重并发症。文献中保守治疗成功的病例较少。最终随访在影像上表现为节段性大网膜萎缩和（或）纤维化。

四、外科手术治疗

（一）原则

原则上大网膜扭转一经诊断或高度怀疑时即应手术。大网膜扭转的治疗是切除受累的大网膜，切除范围应稍广，应包括由于扭转造成网膜静脉栓塞的部位。对继发性扭转者，应同时妥善处理原发病灶。

（二）手术方法

当诊断明确或高度怀疑大网膜扭转时，常选择剖腹探查切口。如与阑尾炎难鉴别时，可行右侧腹直肌外缘切口。手术中吸净腹腔渗出液，仔细探查大网膜，明确大网膜扭转部位，按扭转相反方向复位大网膜，于大网膜扭转部位以上2～3cm处切除坏死的大网膜，应避免切除线距离扭转部位过近，以免发生切缘延迟坏死。

如发现继发性扭转者的原发病灶如腹盆腔肿物及粘连等，也应一并处理。

五、腹腔镜手术

腹腔镜对于大网膜扭转的诊断和治疗均具有明显的优势。在诊断尚不明确或不能确定扭转部位时，通过腹腔镜探查可明确诊断，并直视确定扭转部位，了解扭转发生的原始位置和原因。根据具体需要选择手术方式和切除范围。

（一）适应证

①急腹症原因不明确；②急性非特异性腹痛；③对于是否行剖腹探查犹豫不决的急腹症；④症状体征与目前诊断不符，需进一步明确的。

（二）禁忌证

①严重的心、肺功能障碍；②血流动力学不稳定；③难以纠正的凝血功能障碍；④严重的肝功能异常、肝性脑病前期或大量腹水；⑤估计腹腔内存在严重粘连。

（三）明确诊断及同时处理原发病

大网膜扭转在临床上较为罕见，易被临床医师所忽略。且该病无特异性的症状和体征，亦缺乏敏感性高的检查手段，造成大网膜扭转诊断较为困难。当诊断急腹症而难以确定病因时，常选择剖腹探查切口。但由于病变部位不确定，常常需要修改或延长切口，造成不必要的损伤。腹腔镜手术的观察孔一般选择脐孔，利用其创伤小和可视范围广，几乎无死角的特点，极易明确诊断。

探查过程中应遵循腹腔镜探查顺序，一般为右上、右下、盆腔、左下、左上、中腹的顺序进行探查，以免遗漏。通过腹腔镜探查，可迅速明确病因和病变部位，然后根据病变部位灵活选择腹腔镜其他操作孔的部位。选择操作孔时应遵循与病变部位保持一定距离，保证操作空间的原则，同时各操作孔间应尽量保证10～15cm距离，创造良好的操作角度，降低手术操作难度。手术中根据情况切除病变网膜和原发病灶，其切除原则与开放手术相同。

较之开放手术，腹腔镜手术具有创伤小、视野广、并发症少、痛苦较小等优势，可以大大降低术后肺炎等并发症的发生率，有利于患者术后的恢复，缩短住院时间。在大网膜扭转的诊断和治疗中腹腔镜手术是值得推广的，但腹腔镜手术设备和技术要求较高，学习曲线较长，对于无法开展腹腔镜治疗的基层医院，腹腔镜探查帮助明确诊断，确定开放手术方案和切口选择，也是值得推荐的方法。

（张东东）

参 考 文 献

［1］ 刘迪, 秦鸣放. 大网膜扭转的腹腔镜诊断与治疗4例 [J]. 世界华人消化杂志 [J], 2010, 18 (16): 1728-1730.

［2］ 张小文, 王炳煌. 大网膜扭转. 中国医师进修杂志 [J], 2008,31 (5): 8-9.

［3］ CAO W G, ZHANG J Z. Primary omental torsion in a 12 year old boy [J]. Chin Med J, 2001, 114 (2): 202-203.

［4］ 刘胜春, 姚榛祥. 原发性大网膜扭转3例报道 [J]. 中国普通外科杂志, 2003,12 (8): 637-638.

［5］ 吴厚慧, 万默各. 妊娠期大网膜扭转1例 [J]. 中华妇产科杂志. 1996, 31 (12): 727.

［6］ 王延明, 岳海岭, 茆成祥. 大网膜扭转13例诊治分析 [J]. 临床急诊杂志, 2015,16 (3):232-233.

［7］ YANG Q, GAO Y H. Incarcerated recurrent inguinal hernia as a cause of secondary torsion of the greater omentum: a rare case report and literature review [J]. J Int Med Res, 2019, 47 (11) 5867-5872.

［8］ MADHA E S, KANE T D, MANOLE M D. Primary omental torsion in a pediatric patient: case report and review of the literature [J]. Pediatr Emerg Care, 2018, 34 (2): e32-e34.

［9］ 赵轶国, 高红桥, 印建中. 增强CT诊断原发性大网膜扭转一例 [J]. 中华外科杂志, 2011,49 (7): 667-668.

［10］ 朱德伦, 王聪, 王金波. CT在大网膜扭转术前诊断中的应用价值 [J]. 中国普外基础与临床杂志, 2016, (10):1249-1252.

［11］ 何卫, 向子云, 詹勇, 等. 大网膜病变的CT诊断 [J]. 中国CT和MRI杂志, 2011, (2): 52-54.

［12］ KARANIKAS M, KOFINA K, ALI F B, et al. Primary greater omental torsion as a cause of acute abdomen—a rare case report [J]. J Surg Case Rep, 2018,8:1-3.

［13］ 何宇杰. 大网膜扭转的诊疗现状 [J]. 中华误诊学杂志, 2004, 4 (5): 698-699.

［14］ COULIER B. Segmental omental infarction in childhood: a typical case diagnosed by CT allowing successful conservative treatment [J]. Pediatr Radiol, 2006, 36 (2): 141-143.

［15］ RANGARAJAN M, PALANIVELU C. A rare cause of acute abdomen due to primary omental torsion: value of laparoscopy in diagnosis and treatment [J]. Hellenic J Surg, 2016, 88 (2): 102-105.

［16］ 周中成, 费发明, 王兢. 原发性大网膜扭转诊断及治疗临床分析 [J]. 浙江临床医学, 2018, 20 (1) 75-76.

［17］ GHOSH Y, ARORA R. Omental torsion [J]. J Clin Diagn Res, 2014, 8 (6): 1-2.

［18］ 元海成, 秦鸣放, 李宁. 腹腔镜诊治大网膜扭转坏死2例报告 [J]. 腹腔镜外科杂志, 2010, (11): 816-825.

［19］ 郑民华. 普通外科腹腔镜手术操作规范与指南 [M]. 北京: 人民卫生出版社, 2009.

［20］ 蔡小勇, 黄玉斌, 卢榜裕. 大网膜血管脂肪瘤并扭转腹腔镜下切除一例报告及文献复习 [J]. 广西医科大学学报, 2006, 23 (1): 150.

［21］ 田恒宇, 刘嘉林. 腹腔镜完全腹膜外腹股沟疝修补术治疗复发性嵌顿性腹股沟斜疝伴大网膜扭转梗死一例 [J]. 中华疝与腹壁外科杂志 (电子版), 2012, 6 (3): 72-80.

［22］ 查显斌, 孙子林. 斜疝内容物为大网膜脂肪瘤1例报道 [J]. 中国普外基础与临床杂志, 2007, 14 (2) 147.

［23］ 何小伟, 石世代, 陈雪菊. 原发性大网膜扭转患者12例临床分析 [J]. 中华全科医师杂志, 2017, 16 (7): 532-534.

［24］ LAZARIDOU E, ASLANIDI C, et al. Intraperitoneal focal fat infarction: the great mimicker in the acute setting [J]. Emerg Radiol, 2021, 28:201-207.

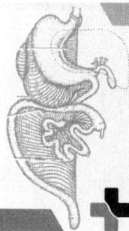

第十六章
大 网 膜 疝

第一节　食管裂孔网膜疝

一、概念

食管裂孔网膜疝（esophageal hiatus omental hernia，EHOH）是指腹腔内网膜通过膈食管裂孔（esophageal hiatus，EH）进入胸腔纵隔内所致的疾病。食管裂孔约在第10胸椎水平，有食管和迷走神经前、后干在此通过。大网膜经食管裂孔疝入纵隔，造成酷似纵隔占位性的病变。本病年老、肥胖患者多见，推测与膈食管膜薄弱有关。

食管裂孔网膜疝很罕见，目前国内外文献报道共10余例。

二、病因及发病机制

（一）食管裂孔扩大

①先天性食管发育不良；②各种病因或老龄，导致膈食管膜退化、薄弱、萎缩或肌肉张力、活动减弱；③创伤、外科手术导致膈肌结构破坏。

（二）腹压增高

后天因素所致腹腔压力增高，如妊娠、腹腔积液、慢性咳嗽、习惯性便秘、肥胖（尤其是腹腔脂肪增加患者）等。由于腹腔压力增高，胸腹腔之间压力差不断增大，而食管裂孔形态与呼吸时胸腹腔压力差梯度密切相关。当食管裂孔增大或伴收缩功能减低时，再加上深吸气状态下食管裂孔不能完全闭合，在两者压力差越来越加大的驱动下，大网膜易于进入食管裂孔。

（三）大网膜移动性

大网膜具有一定移动性，当腹腔发生炎性感染时，大网膜的游离部向病灶处移动。此特性也可能是发生食管裂孔网膜疝的诱因之一。

三、临床表现

食管裂孔疝解剖分型中不包括食管裂孔网膜疝，有人认为食管裂孔网膜疝不同于食管裂孔疝（esophageal hiatal hernia），但相对于食管裂孔疝而言，可以认为食管裂孔网膜疝是食管旁裂孔疝一种少见的类型。

发生食管裂孔网膜疝时，因为贲门位置正常及疝内容物网膜对食管下段及贲门的压迫作用，胃食管反流症状不明显。食管裂孔网膜疝囊内为网膜脂肪组织，无其他器官，患者多数无临床症状，但如果食管裂孔网膜疝体积较大，疝囊内网膜压迫邻近器官，压迫食管可能会出现吞咽困难、上腹疼痛或者上腹不适等表现；如压迫胸腔、心包和下腔静脉等，可能会出现胸闷、咳嗽、心悸、哮喘，甚至呼吸困难等症状。

四、影像学检查

（一）X线检查

胸片所见：如疝囊较小，胸片少有阳性征象；疝囊大者，胸片可发现下纵隔增宽。

（二）B型超声检查

B超经胸部或食道超声可探及较均匀实性低回声病变，其内血流信号无或少。

（三）CT检查

CT为诊断食管裂孔网膜疝首选的无创检查方法。食管裂孔网膜疝最突出征象为食管裂孔区膈上存在脂肪囊，主要有三种形态，类圆形、椭圆形及分叶状。脂肪囊下壁于食管裂孔区存在缺口，这是腹腔网膜脂肪通过食管裂孔与膈上脂肪疝囊相连续的影像学依据，也是诊断食管裂孔网膜疝的客观证据。

多层CT（multi-slice CT，MSCT）多平面重组（MPR）图像显示：①食管裂孔（在贲门部测量食管裂孔大小）扩大；②网膜血管经食管裂孔突入胸腔；③位于膈肌上的网膜囊与腹腔网膜囊相连，并且连接处呈"狭颈征"；④或者胃左动脉呈拱门状突入胸腔。这些表现是食管裂孔网膜疝诊断金标准。

CTA：显示腹腔网膜血管效果与DSA腹腔动脉造影相似。

（四）MRI检查

MRI提示后纵隔脂肪占位征象，在食管裂孔区与腹腔网膜脂肪相延续。

（五）DSA腹腔动脉造影

腹腔动脉造影显示网膜血管进入胸腔疝囊，有确诊意义。但由于此检查是有创性操作，有被CTA替代的趋势。

五、诊断与鉴别诊断

（一）诊断

患者原有食管裂孔疝病史或腹部手术、外伤史，出现吞咽困难、上腹疼痛或者上腹不适、胸闷、咳嗽、心悸、哮喘，甚至呼吸困难等症状，应考虑存在食道裂孔网膜疝的可能。疝囊大者，胸片可发现下纵隔增宽。CT示食管裂孔区膈上存在脂肪囊，脂肪囊下壁于食管裂孔区存在缺口。MRI提示后纵隔脂肪占位征象，在食管裂孔区与腹腔网膜脂肪相延续。影像学检查有助于诊断或可提供确诊依据，最后确诊仍需手术探查。

（二）鉴别诊断

食管裂孔网膜疝主要应与纵隔脂肪瘤鉴别。两者在CT影像上均表现为边缘清楚的脂肪类肿块，周边绕以厚约1mm的线形包膜。有人认为前者增强CT扫描时，在肿物内见放射状血管影，对诊断有定性意义。纵隔脂肪瘤仅占纵隔肿瘤发病率的0.3%，且多位于前下、后下纵隔，尤其是位于膈面附近的纵隔脂肪瘤罕见。食管裂孔网膜疝内容物脂肪组织，在心后紧靠食管下端、呈向双侧伸展的分叶状结构，通过增大的食管裂孔，与网膜囊相延续，并牵拉胃左动脉。纵隔脂肪瘤如突入食管裂孔，应向足侧推压胃左动脉，与食管裂孔网膜疝正好相反，可与之鉴别。

六、治疗

食管裂孔网膜疝是否需要行手术治疗，目前观点不一。一般认为，食管裂孔网膜疝较大者，需要手术回纳或切除网膜及修补增大的食管裂孔；诊断不明确的主张手术探查治疗；否则，可随访观察。临床手术证实的病例，多为个案报道，且疝囊都较大。

对于无症状或症状较轻的食管裂孔网膜疝患者，是否需要行手术治疗，目前尚未取得共识。一般认为，轻症者可定期随访观察；周围器官受压症状显著者，需手术治疗；诊断不明确者主张手术探查。

手术方案：手术回纳疝入胸腔的大网膜或切除该网膜，同时修补增大的食管裂孔。

七、预防

避免长期增高腹腔压力的因素，如慢性咳嗽、习惯性便秘等，可减少食管裂孔网膜疝的发生概率。

第二节 胆囊网膜孔疝

一、概念

腹内脏器或网膜经腹腔内正常或异常的孔道、裂隙转离原有位置即构成腹内疝（intraperitoneal hernias）。在胚胎发育过程中，如网膜囊形成过程中留下的网膜孔（Winslow孔）较宽，胆囊可由此疝入，形成胆囊网膜孔疝（gallbladder hernia into foramen of Winslow），是腹内疝的一种特殊类型。

通常情况下，网膜孔是大、小腹膜腔之间的唯一通道，网膜孔是腹内疝的罕见部位。在大多数报道病例中，为大肠或小肠的一部分肠管通过网膜孔进入小网膜囊，而胆囊进入网膜孔形成疝极为罕见。网膜孔疝不常见，约占全部腹内疝的8%。文献报道胆囊网膜孔疝患者均为女性，大部分为年轻人。

二、病因及发病机制

胆囊网膜孔疝病因及发病机制：①必须有一个可移动的胆囊，通常存在胆囊系膜，且胆囊底部较少增大；②在大多数情况下，网膜孔扩大；③肝右叶增大，致使胆囊位于邻近的网膜孔处，故易于进入增大的网膜孔。

三、临床表现

腹部疼痛通常位于右上腹或上腹部，疼痛程度不等，可从隐痛不适到阵发性绞痛，偶尔发作或频繁发作，并放射至左肩部，伴恶心、呕吐。饮食、活动和体位改变可使症状加重，特别是弯腰时明显。

四、影像学检查

（一）逆行胰胆管造影检查

内镜逆行胰胆管造影（endoscopic retrograde cholangiopancreatography，ERCP）能清晰显示胆总管、肝内胆管及胆囊形态及位置，可证实诊断。

（二）CT检查

胆囊网膜孔疝CT特征性征象：①下腔静脉与门静脉主干之间有肠系膜存在；②小网膜囊内有气体和/或液体影，其鸟嘴样尖端指向Winslow孔；③如果升结肠或盲肠为疝的一部分，则升结肠或盲肠在正常位置缺如。疝内脏器可使胃向左侧移位。在这种情况下，胆囊突至Winslow孔，然而，胆囊还没有进入小网膜囊。

五、诊断

右上腹或上腹部疼痛，程度不等，并放射至左肩部；饮食、活动和体位改变可使症状加重，特别是弯腰时。行CT检查发现胆囊网膜孔疝特征性征象，可作出诊断。

六、治疗

有症状的胆囊网膜孔疝需要外科治疗，可行胆囊固定术或胆囊切除术，同时进行或不行网膜孔皱折缩小。胆囊无炎症、增大及胆结石，可行胆囊复位固定术。胆囊切除术被认为是首选的术式，可避免复发，还可治疗明显或隐匿的胆囊炎症和胆石症。

另外，为了防止术后小肠通过扩大的网膜孔形成小肠网膜孔疝，同时应行网膜孔皱折缩小术；如网膜孔无明显增大，则可不行网膜孔皱折缩小术。

第三节　胸骨旁裂孔网膜疝

先天性膈疝通常是指腹腔内脏器经过膈肌的缺损或三个薄弱区，即胸骨旁裂孔（parasternal hiatus）、胸膜裂孔（pleural hiatus）和食管裂孔（esophageal hiatus）进入胸腔而形成的疝。Morgagni孔由Morgagni于1761年首次描述，故胸骨旁裂孔疝又称为Morgagni疝。网膜经胸骨旁裂孔疝入胸腔称为胸骨旁裂孔网膜疝（parasternal hiatus omental hernia）。该病在临床上较为罕见，可发生于任何年龄，成人多见，女性多于男性。

一、解剖学和发病机制

膈肌由肌腱和中心叶组成，呈圆顶状，位于胸、腹腔之间。膈肌分为三个部分，即肋部、胸骨部、腰部。肋部附着于第6～12肋的内侧，胸骨部附着在胸骨下部和剑突的后方，腰部附着于弓形韧带上，左侧为腰1～2椎骨膜表面，右侧为腰1～3椎骨膜表面。膈肌的这三部分肌肉交界部位发育异常，形成薄弱点或缺损，从而出现先天性膈疝。起自剑突的膈肌与起于第7～12肋骨膈肌的交界处，有一潜在的孔隙，即Morgagni孔（图16-3-1），其内有胸廓内动、静脉走行。它位于膈肌前方，内侧缘为膈肌的胸骨部，外侧缘为起自第7肋软骨的肌纤维，若在胚胎时期发育异常，胸骨部膈肌与第7肋软骨弓融合失败，则可在此处形成缺损，结肠、肠系膜、网膜或腹腔其他脏器，经此缺损或薄弱处疝入胸腔，即为胸骨旁裂孔疝，又称为胸骨后疝（retrosternal hernia）或胸骨旁疝

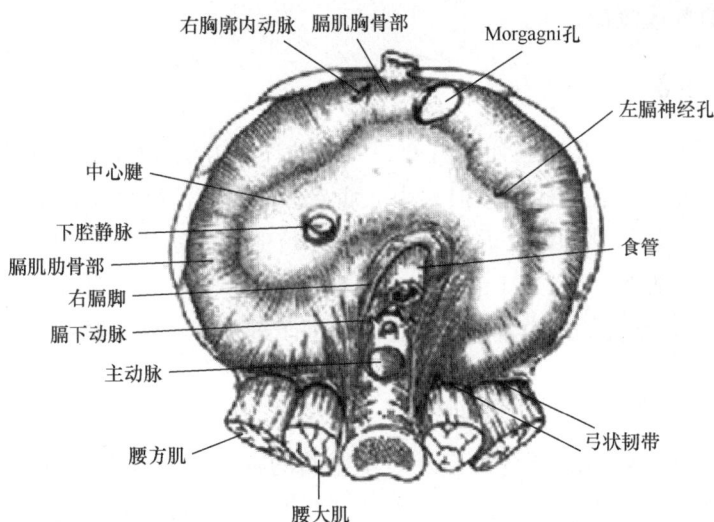

图 16-3-1　Morgagni孔

（parasternal hernia）。胸骨旁裂孔疝有较完整的疝囊组织，疝内容物常见为横结肠和大网膜，也可以是其他腹腔脏器。

胸骨旁裂孔疝的形成，除先天性膈肌融合部位薄弱或缺损外，还与胸腹腔之间的压力差及腹腔内脏器的活动有关。如果腹腔内压急剧增高，腹腔脏器如网膜就可疝入胸腔。因为心包在膈肌的附着主要位于膈肌的左前方，故其对膈肌左前方起到加强作用，因此胸骨旁裂孔疝大多见于右侧。另外，对于肥胖患者来说，腹腔内压的增加更易使肠系膜、网膜、腹腔脏器经Morgagni孔突入胸腔形成疝，因而，肥胖患者发病率较高。

二、临床表现

Morgagni疝内容物为网膜时，患者可无任何症状，常由于其他疾病原因查体或行影像检查时被发现。部分患者因疝囊对肺、心脏、膈肌的压迫，可引起胸骨后疼痛、气短、胸闷、恶心等症状。另外，由于肺部受到疝内容物的挤压作用，常可继发肺不张、肺部感染，从而引起咳嗽、咳痰、呼吸困难等呼吸道症状。

三、影像学检查

（一）X线检查

胸部X线正位片显示胸骨旁裂孔网膜疝的典型征象为，位于心膈角处有一圆形阴影，呈均匀的软组织密度影；胸部X线侧位片显示阴影位于膈和前胸壁的连接处，其后缘与膈肌相移行。胸部X线检查可显示胸骨旁裂孔疝的大小、位置、形态、密度，且方便、廉价，为本病的首选检查。

（二）CT检查

CT 是诊断胸骨旁裂孔网膜疝最有效、可靠的诊断方法。CT表现为胸骨后心膈角区肿块，膈上膈下相延；有时疝口缺损大小、疝囊颈部形态清晰可见，呈"项圈"征。CT重建可显示膈肌的连续性中断，并可见胸腔内异位的疝内容物网膜组织。网膜为脂肪组织，其密度低于肝脏和心脏，CT值为$-120\sim-75$HU，其间可见数条血管影。如进一步作CT增强扫描，则血管影更为清晰、明显，有助于进一步明确诊断。

（三）MRI检查

由于MRI具有对软组织高分辨率及显示脂肪的特性，冠状位/矢状位MRI图像可很好地显示膈肌连续性的中断，并显示疝环口的大小、疝囊部位脂肪信号肿块、网膜小血管的线样低信号，从而明确诊断。MRI检查显示病变位于前下纵隔，边界清楚、表面光滑，为脂肪信号，具有通过胸骨裂孔向腹腔延续的特点，应怀疑有胸骨旁裂孔网膜疝的可能。

（四）其他检查

非侵入性的检查有B超。侵入性的检查方法有胸、腹腔镜。胸、腹腔镜不仅用于胸骨旁裂孔网膜疝的诊断，可直视下明确缺损大小及疝内容物，同时还可用于胸骨旁裂孔网膜疝的手术治疗。

四、诊断及鉴别诊断

（一）诊断

胸骨旁裂孔网膜疝大部分患者可无任何症状，多为查体或体检发现，因此临床诊断困难。部分成年女性，尤其是肥胖患者，存在腹腔内压增高等发病诱因，表现出胸骨后不适或呼吸道症状，应考虑存在胸骨旁裂孔网膜疝的可能。胸部X线片、CT、MRI等影像学检查有助于诊断。

（二）鉴别诊断

1. 心包囊肿

心包在胚胎发育过程中是由多个间质腔隙融合而成，如果其中一个腔隙没有与其他腔隙融合而单独存在，不与心包相通者成为心包囊肿（pericardial cyst）。囊肿内含澄清或淡黄色液体，液量常<30ml，偶可达1000ml。临床上往往无明显症状，少数有胸闷、气短、心悸等表现。X线显示囊肿多数发生于右心膈角，侧位上80%在前纵隔。正位呈圆

形或椭圆形致密影紧贴心影上，侧位呈"泪滴状"，光滑整齐，有传导性搏动。CT检查常见于右心膈角发现单房、均质的类圆形囊性密度影，CT值为0～20HU，壁薄而光滑，偶尔可见钙化。而胸骨旁裂孔网膜疝疝囊呈圆顶状，位于心脏前方，与心脏形成明显的双重影像。胸骨旁裂孔网膜疝基底部位于膈肌，膈肌轮廓征阳性，膈上膈下肿块相延续。CT扫描重建像及MRI可显示裂孔的形态、大小。由于裂孔对疝囊卡压，疝囊于裂孔处变细，呈束腰状，可与心包囊肿相鉴别。

2. 纵隔脂肪瘤

纵隔脂肪瘤（mediastinal lipoma）与胸骨旁裂孔网膜疝均为脂肪组织肿块。脂肪瘤患者常为肥胖体型。瘤体可位于纵隔内任何部位，但多见于前下、后下纵隔，多不与膈肌紧密相连，在纵隔内呈不规则形态。而胸骨旁裂孔网膜疝在膈肌上与下方的肿块互相延续，且网膜内有血管存在，CT平扫可见弯曲条状血管影，增强CT扫描后血管影清晰、明显；纵隔脂肪瘤、心包脂肪垫无此征象。胸骨旁裂孔网膜疝患者，MRI亦可显示疝囊内脂肪组织与胸腹腔相连，胸骨后裂孔纠集聚拢的条纹血管影，并在裂孔区呈束腰征象可与之鉴别。

3. 纵隔畸胎瘤

纵隔畸胎瘤（mediastinal teratoma）虽有脂肪密度影，但常常伴有钙化，位于前下纵隔罕见，且畸胎瘤肿块不会延伸至膈下。其有多种胚胎组织成分，如毛发、脂肪、骨骼、牙齿、液体等，与胸骨旁裂孔网膜疝不难鉴别。

4. 局部性膈膨出

局限性膈膨出（partial diaphragmatic eventration）常伴腹内脏器上升，而无异常肿块所见。

五、治疗

有症状及已明确诊断的患者，均应行手术治疗。可采用经胸或经腹手术，也可采用胸或腹腔镜手术治疗。对少数胸骨旁裂孔过大的患者，可予以人工材料补片修补。

采用经腹手术，可取腹部正中、肋缘下或旁正中等切口，其优点在于患者恢复较快，对呼吸功能影响小，若同时需处理腹腔内伴随病变时较为方便。

采用经胸手术，可取前外侧第4或第5肋间切口。经胸手术适应证为：①疝内容物网膜组织较多或与疝囊粘连，成为难复性疝，估计将疝内容物回复较困难；②不排除纵隔肿瘤或诊断不明确者。

无论采用经腹或经胸手术，术中均应操作轻柔。对于复杂患者，还可采用右侧胸腹部联合切口，如右胸前外侧切口联合腹部切口。将突入胸腔内的网膜组织回纳后，明确疝环边缘，用可吸收线紧密缝合，必要时可将其与胸壁组织或腹直肌后鞘缝合。

术后处理，包括预防腹腔压力过大，进行胃肠减压，防止胃肠道扩张引起膈疝复发。另外，部分患者因为疝囊较大，肺部长期受压，存在肺不张或肺部感染。术后应密切监测血氧饱和度、呼吸频率等生命体征，鼓励患者咳嗽、排痰，促进肺复张，预防肺部并发症。

根据病情、痰培养及药敏试验结果，正确选择抗菌药物治疗。

（储诚兵　陈　杰）

参 考 文 献

［1］　葛青松, 黄虹, 曹和涛, 等. 单纯食管裂孔网膜疝 [J]. 医学影像学杂志, 2014, 24 (6): 946-950.

［2］　曹和涛, 陆健, 周亚生, 等. 多层螺旋CT多平面重组诊断食管裂孔网膜疝 [J]. 临床放射学杂志, 2012, 31 (11): 1659-1662.

［3］　苏志勇. 单纯大网膜脂肪疝入右侧胸腔的食管裂孔疝一例 [J]. 中国胸心血管外科临床杂志, 2010, 17 (3): 214.

［4］　苏海, 曹和涛, 于芹, 等. 单纯腹腔网膜脂肪突入膈肌裂孔临床相关性及MSCT表现特征研究 [J]. 医学影像学杂志, 2015, 25 (1): 82-87.

［5］　曹和涛, 陆健, 周亚生, 等. 单纯腹腔网膜脂肪突入食管裂孔多层螺旋CT多平面重组的表现及意义 [J]. 中国医学计算机成像杂志, 2013, 19 (4): 337-34.

［6］　耿洁恩, 沈涛. 大网膜经食管裂孔疝入纵隔超声表现1例 [J]. 中国超声医学杂志, 2006, 22 (10): 800.

［7］　刘云霞, 杨海山, 王宪富, 等. 大网膜食管裂孔疝一例 [J]. 中华放射学杂志, 1997, 31 (8): 236.

［8］　陈次和, 曹忠铭, 金广增. 胆囊网膜孔疝1例 [J]. 解放军医学杂志, 1980, 5 (2): 80.

［9］　DARDIK H, COWEN R. Herniation of the gallbladder through the epiploic foramen into the lesser sac [J]. Ann Surg, 1967, 165 (4): 644-646.

［10］　IZUMI J, HIRANO H, T KASUYA, et al. Gallbladder hernia into the foramen of Winslow: CT findings [J]. Abdomi Radiol, 2009, 34 (6): 734-736 .

［11］　NUMATA K, KUNISHI Y, KURAKAMI Y, et al. Gallbladder herniation into the lesser sac through the foramen of Winslow: report of a case [J]. Surg Today, 2013, 43 (10): 1194-1198.

［12］　姚海泉, 林洪平, 胡智斌, 等. Morgagni疝1例报告并文献复习 [J]. 中国误诊学杂志, 2011, 11 (3): 510-512.

［13］　王鹤, 石磊, 侯印西. Morgagni疝影像诊断6例分析 [J]. 宁夏医学杂志, 2014, 36 (6): 545-546.

［14］　刘婷婷, 陆蓉, 曹和涛. 多层螺旋CT多平面重组诊断单纯性Morgagni网膜疝 [J]. 交通医学, 2011, 25 (5): 536-538.

［15］　邓波, 王如文, 蒋耀光, 等. Morgagni疝的诊断与治疗 [J]. 中国胸心血管外科临床杂志, 2008, 15 (5): 391-393.

［16］　赵希瑶. 胸骨旁裂孔大网膜疝1例 [J]. 中国医学影像技术, 2006, 26 (7): 1126.

［17］　朱明生, 王华明. 胸骨旁疝误诊为脂肪瘤2例报告 [J]. 实用放射学杂志, 2003, 19 (4): 382.

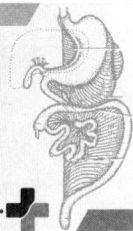

第十七章
大网膜粘连综合征

第一节　概　　述

大网膜粘连综合征（omental adhesion syndrome）是指腹腔感染、手术或创伤后愈合过程中，大网膜与周围壁层腹膜、腹腔脏器等粘连，并过度纤维化和挛缩，横结肠被向下牵拉移位，引起以腹痛、腹胀、呕吐、便秘等为主及其相关的一系列症候群，亦称手术后横结肠功能紊乱（postoperative dysfunction of transverse colon）。

该综合征最早于1888年由豪伊茨（Howitz）首先提出，1944年由麦卡思（McCann）作了详细报告。国内学者最早报道见于1954年。近年来国外文献报道很少，国内也多为个案报道。尚缺乏准确的流行病学资料。李开宗早在1984年的综述中提到该病在临床上并不罕见，总结住院的113例肠粘连手术，其中属于大网膜粘连者21例，占18.6%。刘少先总结1979至1988年施行输卵管结扎术24 328例，经手术确诊为输卵管结扎后大网膜粘连综合征12例，发生率0.05%。各年龄段均可发病，但报道者多在18至70岁之间，无明显性别差异。未见有死亡报道。

患者多在自上次腹部手术后数周至数年发病，亦可见一直无症状，数十年后才发病的情况。有文献报道2例大网膜嵌顿于腹股沟斜疝20多年，均无腹痛症状，可佐证症状表现的个体巨大差异性。临床上往往由于缺乏特异性的临床表现和检查手段，经常被误诊为术后肠粘连、阑尾残株炎、慢性胃炎、胃肠功能紊乱、神经官能症等疾病。保守治疗往往效果不佳，患者经常有数月甚至数年的反复发作史，最终通过探查手术得到明确诊断和治疗。

第二节　病因及发病机制

一、病因

各种导致腹膜和网膜受损的因素都可能成为大网膜粘连综合征的病因。常见的有：①开腹手术（laparotomy），尤其是下腹部手术，特别是阑尾切除术、输卵管结扎术后；②下腹腔感染；③盆腔感染；④腹部创伤；⑤腹股沟疝，尤其是斜疝时大网膜与疝环粘连；⑥腹腔内缺血性疾病。

笔者汇总近30年国内报道的148例大网膜粘连综合征病例，其中阑尾切除术后88例（59.5%）；各类妇科手术43例（29.1%），包括经腹绝育手术、宫外孕手术、卵巢囊肿切除术等；腹股沟斜疝术后1例（0.68%）；乙状结肠切除术后1例（0.68%）；腹部刀扎伤肠破裂术后5例（3.4%）；腹腔非特异性炎症2例（1.4%）；腹股沟疝内环口大网膜粘连7例（4.7%）；阑尾畸形致慢性炎性粘连1例（0.68%）。

二、发病机制

关于腹部手术后粘连形成的准确发生率，目前还缺少高水平证据的研究结果。根据现有文献数据，成人上、下腹部开放性手术术后粘连发生率分别高达93%～100%和67%～93%。腹腔镜手术可以将粘连的发生率降至约45%。因术后粘连而需要再次手术的比率约为6.4%～10%。大网膜和切口下方腹壁之间粘连是最多见的粘连形式，但这种粘连却很少引起肠梗阻等严重并发症。与术后粘连相关的独立危险因素包括腹部手术的次数、既往腹膜炎病史和年龄大于60岁。

腹膜（peritoneum）是一层很薄的浆膜，由间皮细胞组成，表面积相当于全身皮肤的面积。它覆盖于腹壁和盆壁的内面以及腹腔和盆腔器官的表面，前者称为壁腹膜或腹膜壁层，由体壁中胚层发育而成；后者称为脏腹膜或腹膜脏层，由脏壁中胚层发育而成。腹膜的主要功能包括：①润滑作用；②吸收和渗出作用；③防御作用；④修复作用。

大网膜（greater omentum）是腹膜形成的结构之一，是连于胃大弯和横结肠之间的四层腹膜，中间含有大量脂肪、血管、淋巴管等。大网膜呈裙状遮蔽在小肠、结肠等腹腔脏器前方。大网膜素有"腹腔卫士"之称，它对创伤具有迅速粘连愈合的功能。大网膜的下缘呈围裙状，完全游离，活动性很大。当下腹部存在炎性病灶，手术及外伤的创面，大网膜很快移动并接近病灶及受到损伤的腹膜和手术部位，以限制炎症的扩散，促进渗出的吸收，加强手术创伤的修复、愈合。然而，在此过程中，部分病人病灶及创面经大网膜包裹和愈着后，由于纤维组织过度形成，继而瘢痕性挛缩，最终不同程度地牵拉横结肠向下移动。

目前术后大网膜粘连发病机制尚未明确，但是近期研究显示细胞因子在粘连形成中发挥了关键的作用，部分学者认为可能与损伤修复异常和炎性介质的释放有关。腹膜组织的修复是一个复杂的过程，各种细胞、细胞因子、凝血因子和蛋白酶共同参与；同时，炎症介质、纤维溶解系统、基质蛋白酶系统及神经系统均参与其中。

腹膜组织的修复形成过程复杂，包括炎症反应、血管增生、粘连调控等。目前普遍认为纤溶系统在术后腹膜修复过程中发挥关键作用。当腹腔内遭受各种形式（包括机械性、物理性、化学性以及细菌内毒素等）的损伤时，损伤局部组织缺血，使之释放激肽及组织胺、血清素、肝素等血管活性物质。这些物质使毛细血管通透性增加，纤维蛋白原从毛细血管内渗出。几乎同时，炎症细胞聚集，释放细胞因子，激活凝血系统，产生凝血酶，后者使纤维蛋白原转化为纤维蛋白，凝固后引起浆膜粘连。在多数情况下，这种纤维蛋白粘连只是暂时的。损伤后72h之内就会被激活的纤溶系统（fibrinolitic system）降解并吸收。组织的血运情况直接影响纤溶系统的活性。如果腹膜损伤后局部缺血严重，5～7天后纤溶系统仍未被激活或纤溶系统活性减弱，也就是说当局部缺血或炎症时，组织型纤维蛋白溶酶原活化物（tissue-type plasminogen activator，t-PA）和尿激酶型纤维蛋白溶酶原活化物（urokinase-type plasminogen activator，u-PA）减少，纤维蛋白溶酶原抑制物增加，纤维蛋白溶解作用受到抑制，纤维蛋白沉积，粘连形成。若成纤维细胞及毛细血管长入，则可机化形成持久性的粘连。如果粘连严重或广泛，就可引起肠梗阻等相关并发症。

粘连后的大网膜如果继而发生纤维化，脂肪消失、瘢痕挛缩、大网膜缩短，进而使横结肠下移，出现结肠蠕动增强、排空迟缓，甚至扭曲成角，表现为慢性不完全性结肠梗阻。同时由于胃肠的蠕动使大网膜移动，出现粘连脏器的相关病理性表现，则称为大网膜粘连综合征。显然，其临床表现与粘连部位有密切关系，粘连位置越高症状越轻，越低则症状越重。

由于大网膜粘连而缩短的程度轻重不一，迫使横结肠向下移位的程度亦不同，导致肠管伸长或成角也各异，临床表现由轻到重。当肠管呈锐角，或完全闭塞，则可发生完全性梗阻。

第三节　临床表现

一、症状

（一）腹膜牵拉症状

患者多诉中上腹部或右下腹部疼痛，有腹内牵扯样不适。腹痛多与体位或活动有关，尤其伸直躯干或背屈时，常诱发切口瘢痕区和上腹部深在性疼痛和不适。腹痛多在餐后半小时左右发生，呈阵发性胀痛，每次持续数分钟到十几分钟不等。个别病人可出现较严重的持续性绞痛，阵发性加重，病情严重。轻者，取屈身侧卧体位时，腹部症状可明显缓解。

（二）胃肠功能紊乱

常表现为纳差、进食后腹胀、恶心、呕吐等非特异性症状。当进食后胃蠕动增强而牵拉本就挛缩的大网膜，可引起反射性呕吐及上腹疼痛症状。

（三）结肠不全梗阻症状

部分患者因横结肠被向下牵拉成角，横结肠排空障碍，可以出现恶心、呕吐、肛门停止排便排气、便秘等结肠机械性不全梗阻（mechanical incomplete obstruction of colon）症状。便秘较为突出，大便3～5天1次，个别病人可因顽固性便秘而就医，也常有阵发性腹绞痛。改变体位，蜷曲侧卧位时腹痛往往可以缓解。

国内文献报道中临床表现多样。陆志斌报道的14例患者都以急诊入院，入院时主诉有持续性的腹痛（14/14）、腹胀（13/14）、便秘（9/14）、肛门停止排便排气（5/14）、恶心（3/14）、呕吐（1/14）、躯干伸直时腹痛加重（8/14）等。

二、体格检查

腹部检查有时可在右侧腹触及饱满的升结肠，光滑而左右移动，排粪后则体积缩小。多在相当于粘连的下腹部有固定的压痛。

行特殊方法检查：①躯干过伸试验：令患者侧卧于检查床上，尽量使躯干向后呈过伸状（即胸部及下肢用力后伸使腰部向前挺起），出现手术切口瘢痕区或中上腹深部疼痛者为阳性。②切口下拉试验：患者取仰卧位，检查者用手按压瘢痕上缘，并用力向下牵拉，出现腹部疼痛者为阳性。

钱双在报道中总结了26例阑尾炎术后大网膜粘连综合征患者，其躯干过伸试验、切口下拉试验，两项试验均为阳性。

第四节　辅　助　检　查

一、实验室检查

血红蛋白及白细胞计数在肠梗阻早期正常。梗阻时间较久，出现脱水征时，则可以发生血液浓缩，血红蛋白、血细胞比容升高，白细胞增高，尿相对密度增多。

白细胞显著增高并伴有左移时，表示肠绞窄存在。

二、影像学检查

（一）X线检查

1. 钡灌肠检查

典型的表现有横结肠下移、V形成角，右半结肠肠腔增宽、成角、固定；横结肠局限性、节段性痉挛，蠕动力增强；钡剂横结肠受阻，排空时间延长，横结肠明显下垂等。在排除结肠冗长和慢传输型便秘的情况下，结合典型的临床表现，可以高度怀疑本病诊断。该检查不宜在患者有急性梗阻症状时选择，以免诱发或加重症状。

2. 腹部平片

腹部平片多正常或见升结肠充气，少数病例可见肠管内气液平。

（二）腹部CT检查

腹部CT分辨率更高，可以观察病变部位肠管扩张和肠壁情况，排除肿瘤或术后早期的炎性病变等。蔡晓军采用气腹造影螺旋CT扫描（pneumoperitoneum helico-CT imaging，PHCT），可更加清晰地发现右下腹壁和网膜之间的粘连。

（三）纤维结肠镜检查

肠镜可以直观地了解结肠腔内情况，排除结肠肿瘤或其他病变导致的梗阻。若横结肠被下拉成角明显，还会造成肠镜通过横结肠较困难，或显示有局限性狭窄，但肠黏膜正常或轻度水肿。该检查需要在患者梗阻症状解除或恢复排便排气的情况下再行选择。

（四）腹腔镜检查

症状严重，保守治疗效果差，上述检查不能明确而又高度怀疑本病者，可以考虑行腹腔镜检查。可观察到大网膜与下腹部或切口的粘连挛缩的程度及范围，既可以明确诊断，又是一种最重要的治疗手段。

第五节 诊断及鉴别诊断

一、诊断

病史：患者既往多有腹部手术史，尤其是下腹部手术史。最多见的是阑尾切除术、子宫附件手术、腹股沟斜疝或股疝手术、结直肠手术等，或既往有腹腔感染史或腹部创伤史。

临床特点：①术后反复发作中上腹部腹痛、腹胀及便秘症状；②腹痛、腹胀或伴恶心、呕吐，常因进食加重；③横结肠梗阻症状：便秘，反复阵发性下腹部绞痛，呈弯腰屈曲侧卧位疼痛可缓解；文献报道部分病例腹痛发作时有粪味呃逆；④查体：躯干过伸试验、切口下拉试验阳性。影像学检查：钡灌肠见右半结肠扩张、固定、蠕动功能紊乱及钡剂排空延迟等特点，对诊断有重要意义。

根据以上几项可初步诊断大网膜粘连综合征，最后确诊需经剖腹探查或腹腔镜检查证实。

二、鉴别诊断

（一）肠粘连

肠粘连（intestinal adhesion）指各种原因引起的肠管与肠管之间、肠管与腹膜之间、肠管与腹腔内脏器之间发生的不正常黏附。粘连的形成，除了先天原因之外，主要由于腹腔内的创伤、出血、感染、异物刺激等所形成，其病因类似于大网膜粘连综合征。反复发作的慢性腹痛和机械性肠梗阻是其主要临床表现。肠梗阻有单纯性肠梗阻、绞窄性肠梗阻、不完全性梗阻、完全性梗阻，症状轻重不一，症状表现亦有所不同。腹部检查可见腹部膨隆，有时可观察到胃型、肠型、腹部不对称；腹腔渗液多者，则可能出现移动性浊音阳性；肠鸣音亢进或减弱。影像学检查：腹部平片可显示腹腔内多阶梯状气液面。超声检查可能发现肠壁与肠壁粘连或肠壁与前腹壁粘连。腹部CT扫描若能发现梗阻扩张肠管和正常肠管的口径相接的"拐点"，提示肠壁外存在粘连索带对肠腔的压迫，间接支持肠粘连的诊断。腹腔镜或开腹探查术可明确诊断。

（二）阑尾残株炎

阑尾残株炎（stump appendicitis，SA）又称阑尾残端炎。阑尾残株炎是指阑尾手术后残端发生的炎症，主要是由于首次阑尾手术时保留的阑尾根部过长而发生感染形成。残株炎的发病时间可以为首次阑尾手术后2个月～50年，中位发病时间为1年，是阑尾切除术后比较少见的并发症。临床症状与阑尾炎相似，主要是麦氏点压痛、腹痛、腹胀不适。有些症状与大网膜粘连类似，但影像学检查可鉴别。临床上凡阑尾切除术后再次出现类似阑尾炎征象或没有办法解释的右下腹痛，应考虑到阑尾残端炎的可能。

影像学检查：钡剂灌肠检查时，钡剂进入阑尾残端，呈"鹰嘴样"改变。CT和超声检查：主要表现是起自盲肠的一盲端的管状结构增宽，邻近结构有炎症性表现如盲肠周围炎症性改变，盲肠壁增厚。纤维结肠镜检查发现阑尾开口处有明显异常，阑尾开口周围明显充血水肿，开口变形呈小憩室炎样改变，或有小息肉样改变，表面充血糜烂。

本病特殊之处在于部分发炎肿胀的阑尾残端部分可伸入盲肠内，形成一种类似于肠套叠的同心圆样影像特征。故在这种情况下，CT检查则可见右侧升结肠近回盲区局部肠壁增厚，肠腔内密度增高，局部肠管呈同心圆样改变，有助于诊断。

第六节　治　　疗

一、一般治疗

如诊断尚不明确，发病时间又不长，症状体征较轻，容易缓解；或发作间隔时间长，对生活质量影响小，或患者对手术探查有顾虑时，可以考虑暂时行非手术治疗。

内科保守治疗：①禁食、禁水，胃肠减压；②对症治疗：润肠通便，解痉止痛；③补充有效循环量，维持水与电解质平衡；④抗生素应用：首选覆盖革兰阴性细菌药（如喹诺酮类或第二、三代头孢类药物）抗感染。最好能做粪便培养，并根据药敏实验，选择合适的抗感染治疗方案，还要警惕一些球菌感染的可能；⑤营养支持：依据患者病情给予肠外营养或肠内营养，或两种共用方案，积极补充或提供维持人体必需的营养素，以保护脏器、减少并发症、控制感染及促进机体康复。

在治疗的同时，随时了解病情变化，动态观察钡灌肠、腹部CT、肠镜等变化，避免遗漏结肠肿瘤等其他严重疾病。

二、外科手术治疗

（一）外科手术时机

大网膜粘连一旦形成，多属不可逆。一旦患者出现症状，往往不能自行痊愈，多反复发作，严重影响患者健康和生活质量，最终需手术治疗方能治愈。

（二）外科手术禁忌

若患者存在下列几种情况，在决定手术时一定要非常慎重：①年老体弱，或合并严重的心、肺等器官功能不全而无法耐受手术者；②既往无腹部手术或明确的腹腔感染病史者；③既往有多次腹部手术史，尤其是粘连松解手术，估计腹腔内粘连广泛严重，手术后再次粘连或肠瘘风险高者；④症状多而体征少，手术后可以仍有症状。

（三）外科手术方法

手术的基本原则是在尽量减少创伤的前提下，切除部分大网膜，解除对横结肠的压迫和牵拉，并使保留部分的游离端不致再与原粘连处附着，多数可获得满意效果。适当使用一些抗粘连材料可能帮助减少新粘连的产生。

（四）围手术期处理

术前要改善患者营养状态，纠正脱水和电解质平衡紊乱。清洁肠道并预防性应用抗生素。术后适当应用止痛药物，以利于患者早期下床活动和恢复肠道功能，减少粘连。休息时尽量平卧，减少半卧位，以降低大网膜与下腹部粘连的机会，侧卧时也应尽量多转向健侧。如阑尾术后者，应多行左侧卧位，以减少大网膜与回盲部粘连的机会。

三、腹腔镜手术

近年来腹腔镜技术（laparoscopic surgery）蓬勃发展。对于诊断不明确或怀疑大网膜粘连综合征的病例，腹腔镜探查不但可以协助诊断，更可以直接进行治疗。腹腔镜手术创伤小，形成新粘连的机会低、程度轻，患者术后恢复快。如果病例选择合适，它比开腹探查手术优势明显。但有几点需特别注意：①由于是二次或多次手术，需要有丰富腹腔镜操作经验的团队完成；②曾有多次腹部手术史，估计粘连严重时最好不要选择腹腔镜手术；③保证安全。手术确实困难时，果断中转开腹，避免手术时间过长，增加创伤和并发症风险。

第七节　预后及预防

一、预后

本病若能接受恰当的手术治疗，大都预后良好。

二、预防

如何减少术后粘连是预防本病的关键。每种预防方法都应该是安全、有效、可操作和实用的，或许多种方法联合使用才更有效，但目前的相关知识还很有限。

（一）手术相关技术

腹腔镜阑尾切除术可以将术后粘连风险降至45%，因粘连而再次手术的比例降至0.8%。在减少患者创伤和腹腔内粘连方面的优势是显而易见的，值得大力推广。

可吸收缝合线（absorbable sutures）目前已经广泛用于腹膜层和腱膜层的缝合，因其光滑、炎症反应轻，可减少腹壁粘连。一项动物实验还发现用PDS线结扎阑尾残端后，其术后局部粘连和炎症反应程度较可吸收缝线（vicryl）更低。

其他方法还有提倡戴无粉手套、处理组织轻柔、良好的止血，勿将大网膜覆盖固定于下腹部脏器如阑尾残端等。在缝合腹膜时要切实做到外翻缝合，保证腹膜光滑，避免将大网膜缝于其中。对于炎症重、活力差或缺血的大网膜，可以考虑切除。术后早期下床活动，促进胃肠蠕动等。

（二）防粘连（anti-adhesion）材料的应用

1. 液态材料

有学者曾尝试过手术结束时在腹腔内大量灌注晶体液，如乳酸林格氏液，希望通过漂浮作用使创面分离，从而避免粘连。但实际上它在术后24h内就已经被吸收，根本无法起到防粘连效果，相反还会增加炎症反应。此外，高分子右旋糖酐也曾风靡一时，但因疗效差，现已无人问津。目前临床上正在使用或尚在研发的液态材料主要有透明质酸、透明质酸和羧甲基纤维素混合物（hyaluronic acid-carboxymethlycellulose，HAL-C）、水凝胶、纤维蛋白胶、羧甲基几丁质/糖和4%艾考糊精（adept）等。4%艾考糊精溶液是目前美国食品药品监督管理局批准的唯一一种可用于腹腔镜手术的防粘连材料。但上述商品均缺乏足够的循证医学证据证明其确切的防粘连效果，或防粘连机制尚不完全清楚。

2. 防粘连膜

有医生曾尝试用大网膜或腹膜移植物覆盖腹膜缺损，但覆盖组织的血运障碍会增加粘连而非减少。因此，这种方法已被废弃了。目前市场上出售的防粘连膜有氧化再生纤维素（interceed）、透明质酸钠和羧甲基纤维素混合膜（seprafilm）、膨体聚四氟乙烯等。其各自的优劣还需要更多的临床经验。

3. 防粘连药物

维生素E、t-PA，以及包括抗转化生长因子-β1、白细胞介素-1、白细胞介素-6、肿瘤坏死因子-α和抗单核细胞趋化蛋白-1抗体在内的多种免疫调节剂，在研究中均显示出不同程度防粘连的作用。t-PA可以促进纤维蛋白溶解酶的产生，分解纤维蛋白。而神经激肽A受体拮抗剂和他汀类药物也显示出一定的防粘连效果，但其作用具有特定的"治疗时间窗"。

（尹　刚）

参 考 文 献

［1］ 李开宗. 大网膜粘连综合征 [J]. 人民军医, 1984 (3): 57-59.

［2］ 刘少先, 叶龙玉. 输卵管结扎大网膜粘连综合征 [J]. 湖南医学, 1991, 8 (4): 214.

［3］ 宋建湘. 大网膜粘连综合征2例报告 [J]. 右江医学, 1989 (1): 22-23.

［4］ 辜晓岚, 江志伟, 刘碧竹, 等. 大网膜粘连综合征2例诊治 [J]. 医学研究生学报, 2004, 17 (10): 958.

［5］ 陆志斌, 龚红生, 胡昇痒, 等. 大网膜粘连综合征14例 [J]. 实用医学杂志, 2010, 26 (7): 1247.

［6］ 赵战群. 大网膜粘连综合征24例诊治体会 [J]. 陕西医学杂志, 2010, 39 (10): 1389-1340.

［7］ 韩东峰, 尹庆芳. 大网膜粘连综合征的诊治体会-附10例报告 [J]. 现代外科, 1999, 5 (1): 32-33.

［8］ 高建娜. 大网膜粘连综合征的诊治体会 [J]. 中国医学创新, 2010, 7 (6): 57-58.

［9］ 尹兴家, 都振林, 周健英, 等. 大网膜粘连综合征误诊原因及预防措施 [J]. 医师进修杂志, 1982 (11): 45.

［10］ 马志才, 宋明学, 赵荣国, 等. 腹股沟疝合并大网膜粘连综合征7例诊治体会 [J]. 实用医学杂志, 2003, 19 (2): 113.

［11］ 肖启武. 腹腔镜手术松解及局部应用透明质酸钠治愈大网膜粘连综合征1例 [J]. 水电医学, 1995 (4): 52.

［12］ 张雪松, 方登华. 腹腔镜治疗大网膜粘连综合征2例 [J]. 中国内镜杂志, 2000 (1): 6.

［13］ 陶萍. 绝育术后并发大网膜粘连综合征4例的诊治体会 [J]. 中国医药导报, 2006, 3 (21): 69.

［14］ 向国良, 沈家安. 阑尾畸形并大网膜粘连综合征一例 [J]. 腹部外科, 2002, 15 (3): 179.

［15］ 彭勃. 阑尾切除术后致大网膜粘连综合征4例报告 [J]. 吉林医学, 1995, 16 (3): 180.

［16］ 钱双, 董功祥. 阑尾术后大网膜、腹膜粘连综合征26例 [J]. 蚌埠医学院学报, 1997 (4): 245.

［17］ 孙刚, 顾汝军, 刘冬良, 等. 阑尾炎术后大网膜粘连综合征 (附1例报告) [J]. 淮海医药, 2015, 33 (6): 550.

［18］ 蔡晓军, 段亮, 韩承新, 等. 气腹造影CT诊断和腹腔镜下处理大网膜粘连综合征1例报告 [J]. 中国微创外科杂志, 2010, 10 (5): 446-447.

［19］ 蒋球培, 江巨生. 下腹部手术后发生大网膜粘连综合征27例治疗体会 [J]. 中国实用外科杂志, 1997, 17 (2): 95.

［20］ 刘刚, 周长有. 以痛性包块为突出症状的大网膜粘连综合征1例 [J]. 邯郸医学高等专科学校学报, 1999, 12 (5): 388.

［21］ MENZIES D, ELLIS H. et al. Intestinal obstruction from adhesions-how big is the problem? [J]. Ann R Coll Surg Engl, 1990, 72 (1): 60-63.

［22］ NUNOBE S, HIKI N, FUKUNAGA T, et al. Previous laparotomy is not a contraindication to laparoscopy-assisted gastrectomy for early gastric cancer [J]. World J Surg, 2008, 32 (7): 1466-1472.

［23］ LEUNG TTW, DIXON E, GILL M, et al. Bowel obstruction following appendectomy: what is the true incidence? [J]. Ann Surg, 2009, 250 (1): 51-53.

［24］ POLYMENEAS G, THEODOSOPOULOS T, STAMATIADIS A, et al. A comparative study of postoperative adhesion formation after laparoscopic vs open cholecystectomy [J]. Surg Endosc, 2001, 15: 41-43.

［25］ DURON J J. Postoperative intraperitoneal adhesion pathophysiology [J]. Colorectal Dis, 2007, 9 (2): 14-24.

［26］ 陈孝平. 大网膜粘连综合征 [M]// 吴孟超, 吴在德. 黄家驷外科学. 北京: 人民卫生出版社, 2008: 1361.

［27］ HOLMDAHL L, IVARSSON M L. The role of cytokines, coagulation, and fibrinolysis in peritoneal tissue repair [J]. Eur J Surg, 1999, 165 (11): 1012-1019.

［28］ 王明祥, 马绍钦. 大网膜嵌顿于腹股沟斜疝内31年1例 [J]. 现代医药卫生, 2007, 23 (10): 1572.

［29］ 李寿林. 右侧腹股沟斜疝大网膜嵌顿27年一例报告 [J]. 腹部外科, 2006, 19 (2): 347.

［30］ CORREA-ROVELO J M, VILLANUEVA-LÓPEZ G C, MEDINA-SANTILLAN R, et al. Intestinal obstruction secondary to postoperative adhesion formation in abdominal surgery. Review literature [J]. Cir Cir, 2015, 83 (4): 345-351.

［31］ DELIBEGOVIC S, KATICA M, LATICJASMINKA F, et al. Biocompatibility and adhesion formation of different endoloop ligatures in securing the base of the appendix [J]. JSLS, 2013, 17: 543-548.

［32］ 中国普通外科相关专家组. 预防腹部外科手术后腹腔粘连的中国专家共识 [J]. 中华普通外杂志, 2017, 32 (11): 984-988.

［33］ 徐帅, 刘淑娟, 王建六, 等. 妇科手术后盆腹腔粘连预防及诊断的专家共识(2020 年版) [J]. 中国微创外科杂志, 2020, 20 (6): 481-488.

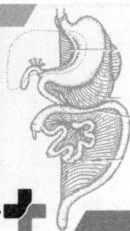

第十八章
大网膜损伤

第一节 概　　述

一、大网膜解剖

大网膜（greater omentum）是连接胃大弯至横结肠的腹膜，呈围裙状遮被空、回肠。大网膜共四层：包括胃前、后壁的腹膜在胃大弯处愈合，形成大网膜的前两层，向下延伸至脐平面稍下方，然后向后上折返，包被横结肠，形成大网膜的后两层。在胃大弯与横结肠之间的大网膜只有两层，称为胃结肠韧带（gastrocolic ligament），内有胃网膜血管走行。大网膜组织内含有吞噬细胞，有重要的防御功能。当腹腔器官发生炎症时，大网膜的游离部向病灶处移动，并包裹病灶，以限制其蔓延。

大网膜含有丰富的血管及淋巴。大网膜血供是由大网膜动脉弓供应，包括胃网膜动脉弓、胃左右动脉弓和大网膜动脉周围弓。

由于上述大网膜具有移动性特征，故临床所见大网膜损伤（trauma of the greater omentum）较相对固定的肠系膜少见。又由于大网膜内含有丰富的血管，故大网膜损伤后容易导致腹腔出血，出现大网膜血肿或不同程度失血性休克表现。

二、大网膜损伤概况

大网膜损伤是一种少见的急腹症。常因外伤性损伤及医源性损伤所致，其中以开放性损伤如穿透性腹部损伤较多见。而腹部闭合性损伤中，较多见的是实质性脏器损伤。临床上无论是腹部开放性损伤或闭合性损伤时，单纯大网膜损伤均罕见，多同时兼有腹腔内其他脏器损伤或兼有腹腔外躯干、脊椎骨、颅脑等部位损伤。病情危重，常威胁患者生命。

大网膜损伤多见于青、中年人，以男性居多，这与职业及体力活动较多等因素有关。随着社会经济的发展，交通工具日益增多，各种事故及车祸层出不穷，这些对人类身体造成了严重和多发性创伤。随着现代化工业及交通的飞速发展，外伤性创伤发生率也呈现出增多趋势。

第二节　病　因

一、开放性大网膜损伤

如战争时期枪弹穿透性腹部损伤，刺杀类腹部贯穿性损伤，刀、斧或其他锐器砍伤、爆炸伤、弹片伤。

二、闭合性大网膜损伤

和平时期以交通事故（车祸伤）、高处坠落、土坡倒塌、撞击、挤压伤、斗殴、腹部暴力击打伤等多见。

三、医源性大网膜损伤

医源性损伤为腹部手术、穿刺操作过程中出现意外的大网膜的损伤或者出血。偶见。

第三节　临床表现

一、大网膜损伤临床表现

大网膜损伤包括大网膜撕裂、大网膜撕脱、大网膜穿孔等。所有大网膜损伤几乎都并发血管损伤（血肿、出血），依据大网膜损伤类型、损伤范围、血管损伤情况，临床表现轻重不一。

大网膜轻度钝挫伤，一般无特殊临床表现。但大网膜损伤通常并小血管损伤，临床表现除有腹痛、腹胀或伴恶心、呕吐症状外，还有不同程度失血症状。

大网膜小血管破裂出血量小，仅出现头晕、全身无力、心悸、轻度贫血等症状。小量出血在局部组织内凝聚，形成小血肿（hematoma）；当小血管破裂性出血自行停止，积血或血肿被逐渐吸收、机化或形成包囊。网膜内大血肿，腹部有时可触及包块。较大血肿、巨大血肿可以破裂，发生腹腔内再次出血。

大网膜重度损伤及大网膜较大血管破裂，出血量大。早期患者表现持续性剧烈腹痛、腹胀、恶性、呕吐，心率增快、呼吸急速、尿量减少，精神兴奋、烦躁、焦虑或激动、面颊、口唇色泽苍白、湿冷。随病情发展，脑组织缺氧、缺血加重，可出现表情淡漠、意识模糊、昏迷、血压下降，出现失血性休克（hemorrhagic shock）。体检：血压下降，面色苍白、嘴唇发紫、四肢冰冷。腹部检查，出现腹肌紧张，腹部弥漫性压痛、反跳痛，移动性浊音阳性，肠鸣音消失等腹膜刺激征。

二、合并腹腔实质性脏器损伤临床表现

（一）肝脾破裂

肝脾血供丰富、组织弱、位置固定、容易损伤，其破裂发生率在腹腔脏器损伤中最高。肝脾破裂（rupture of liver and spleen）的主要表现为腹腔内出血、出血性休克以及腹膜刺激征。肝破裂（hepatic rupture）者出现右上腹持续性剧痛，向右肩放射；腹膜刺激征显著；部分患者肝破裂后，血液通过胆管进入十二指肠，病人出现黑便或呕血。脾破裂（splenic rupture）以左上腹疼痛为主，腹膜刺激征多不明显。腹腔穿刺或灌洗两者均可抽出不凝固血液。脾包膜下裂伤伴包膜下血肿的病例，临床表现不典型，腹腔穿刺阴性，诊断不易。对于闭合性损伤确诊困难者，在病情允许情况下可进行影像学检查以进一步明确诊断。B型超声检查：可显示肝、脾破裂的形态，腹腔内出血，并且可估计出血量。脾损伤CT检查：多表现为脾实质单发或多发不规则、不均质高密度或低密度影，边界不清；脾包膜下出血常表现为脾周"新月状"影，密度均匀。肝损伤CT检查：CT能准确判断肝撕裂伤、肝内及包膜下血肿、腹腔积液量，同时可了解邻近器官有误损伤情况。

（二）胰腺损伤

外伤性胰腺损伤（traumatic pancreatic injury）包括挫伤、撕裂伤及胰腺破裂。病因为强力挤压暴力直接作用上腹部，挤压胰腺至脊柱，损伤常在胰腺的颈、体部；暴力作用于脊柱左侧，则多伤在胰尾。胰头部损伤，可造成胆管末端损伤，则可能有大量胰液、胆汁、肠液渗入腹腔，从而引起急性弥漫性腹膜炎。胰腺损伤临床主要是胰液性腹膜炎（化学性腹膜炎）及内出血。严重胰腺损伤或主胰管破裂时，胰液可积聚于网膜囊内而表现为上腹明显压痛和肌紧张。外渗的胰液经网膜孔或破裂的小网膜进入腹腔后，可很快出现弥漫性腹膜炎。患者可表现腹胀，上腹剧痛，并放射至肩背部，伴恶心、呕吐等症状。腹部检查：腹肌紧张，腹部压痛、反跳痛，肠鸣音减弱或消失。腹腔内出血早期为胰腺创面出血，后期被胰液自家消化的大血管破裂，可出现胰周皮肤变色征，可引发失血性休克，病情凶险。血淀粉酶及腹腔穿刺液淀粉酶显著高于正常，有一定诊断价值。病情许可时行影像学检查。B型超声检查：显示胰腺回声不匀和胰腺周围积血、积液。CT扫描：可提供胰腺是否完整，周围有无积血、积液等线索，有助于诊断。MSCT/MRI检查：可显示胰腺轮廓，胰腺及胰管的断裂，胰腺及胰周出血、积液，胰漏及胰腺假性囊肿。

三、合并腹腔空腔脏器损伤临床表现

（一）外伤性胃破裂

外伤性胃破裂（traumatic gastric rupture）：易发生在腹部开放性损伤中；腹部闭合性损伤胃破裂较少见，只有在胃膨胀时偶有发生。胃破裂前壁较后壁多见。胃破裂胃肠内容物流入腹腔，化学刺激导致化学性腹膜炎，此后，随着感染，又引发细菌性腹膜炎，严重者可发生感染（中毒）性休克。临床表现有刀割样剧烈腹痛，持续性、迅速弥漫全腹，伴恶心、呕吐，或伴发热。查体：开放性损伤伤口处可见食物残渣溢出。闭合性损伤腹部检查呈板状腹；全腹部压痛、反跳痛，肝浊音界可缩小或消失，腹腔内渗出液量多时可出现移动性浊音。腹腔穿刺抽出浑浊液体和食物残渣。X线检查可见膈下游离气体。

（二）小肠破裂

外伤性十二指肠损伤（traumatic duodenal injury）：由于十二指肠大部分位于腹膜后，外伤性损伤发生率较低。发生损伤后体征常不明显。损伤多见于十二指肠3/4以上，如发生在腹腔内部分，破裂后可有胰液和胆汁流入腹腔而早期引起腹膜炎。临床表现为右上腹或腰部持续性疼痛，且进行性加重，可向右肩及右侧睾丸放射；右上腹及右腰部有明显的固定压痛；腹部体征相对轻微而全身情况不断恶化；有时有血性呕吐物；血清淀粉酶升高。腹部X线可见腰大肌轮廓模糊；有时可见腹膜后呈花斑状改变（积气）并逐渐扩展；胃管内注入水溶性碘剂可见外溢。CT显示腹膜后及右肾前间隙有气泡。直肠指检在骶前可有捻发感，提示气体已达到盆腔腹膜后间隙。

外伤性空肠破裂（traumatic rupture of jejunum）、外伤性回肠破裂（traumatic rupture of ileum）：闭合性腹部损伤常发生在系膜的两端位置较固定的空肠上段和回肠下段。小肠破裂患者由于肠内容物外溢，腹膜受消化液的刺激，早期即可表现为剧烈腹痛、腹胀，恶心、呕吐、发热。腹部检查：有腹肌紧张、压痛、反跳痛，移动性浊音阴性或阳性，肠鸣音减弱或消失等腹膜炎征象。同时，可因腹腔大量炎性渗液、渗血，而出现低血容量休克；后期腹腔并发细菌感染，还可发生感染中毒性休克。腹腔穿刺液呈脓性或血性。腹部X线平片检查发现膈下游离气体。B型超声检查可显示腹腔积液。CT检查能发现X线平片不容易显示的游离小气泡和少量腹腔积液。

小肠破裂后，如无气腹表现，并不能否定小肠穿孔的诊断。如小肠裂口不大，或穿破后被食物残渣、纤维蛋白素甚至突出的黏膜所堵，亦可能无弥漫性腹膜炎的表现，不能放松警惕。

四、结直肠损伤

外伤性结肠破裂（traumatic rupture of colon）较少见，与大肠位置固定在腹腔深处，而暴露在游离的腹腔内部分较少有关。因为结肠内容物为粪便半流体或固体，化学刺激性小，故早期症状、体征均不明显，容易漏诊。但由于其细菌含量多，后期腹腔发生重度感染，故临床出现腹痛，腹胀，腹肌紧张，腹部压痛及反跳痛等腹膜炎症状出现较晚，但多危重，全身中毒症状明显，常危及生命。此外，结肠组织愈合能力差，在腹腔污染情况下，术后容易形成肠瘘。另外，升结肠及降结肠位于腹膜后，肠内容物积聚于腹膜后间隙，常以腰背部疼痛为主要症状，还可导致严重的腹膜后感染，腹部症状反而不明显，亦容易误诊、漏诊。诊断性腹腔穿刺或诊断性腹腔灌洗，可抽出粪便样液体。X线可见气腹征。必要时行腹部CT检查，显示腹腔积液、积血，腹腔游离气体，肠壁增厚、密度增高等，有重要诊断价值。

直肠损伤（rectal injury）临床表现主要有腹痛、直肠内出血、腹膜炎或直肠周围感染征。腹膜反折以上部分称为直肠盆部，腹膜反折以下部分称为直肠肛门部。损伤在腹膜返折以上，其临床表现与结肠破裂相似；损伤如发生在腹膜返折以下，则将引起严重的直肠周围感染，但并不表现为腹膜炎，可表现为：①血液从肛门排出；②会阴部、骶尾部、臀部、大腿部的开放性伤口有粪便溢出；③伴有膀胱损伤时，尿中可有粪便残渣或尿液从肛门排出。直肠损伤后，肛门指检可发现直肠内出血，有时还可摸到直肠破裂口。下腹腔穿刺阳性。必要时直肠镜检可明确诊断。

五、关于其他部位损伤

应注意腹腔是否有肾脏损伤，也要关注是否兼有四肢、躯干、脊椎、头颅、胸部、骨盆等部位损伤。

第四节　辅助检查

一、实验室检查

血常规检查：血红蛋白、血细胞比容、红细胞计数下降，白细胞计数增高。

生化检查：血尿素氮升高。单纯大网膜损伤时，胰淀粉酶正常。

腹腔穿刺液或诊断性腹腔灌洗（diagnostic peritaneal lavage，DPL），可能抽出不凝固血液或者血性渗出液。

二、影像学检查

（一）腹部B型超声检查

（1）伴脾脏损伤者B超检查可见脾包膜中断，实质内有不均匀回声，边界不清晰。病情严重者，脾脏形态不规则，实质内有杂乱回声，腹腔内可有积液表现。

（2）伴肝损伤者B超检查显示肝包膜无回声或低回声，边界不清。肝中央破裂者可见不规则回声，肝包膜完整，部分可产生血肿。

（3）伴胰腺损伤者B超检查中可见胰腺回声不匀和胰腺周围积血、积液。

（二）腹部CT检查

大网膜创伤CT扫描，可发现局灶性大网膜内血肿、腹腔内积血、大网膜肿胀。大网膜血管受损时，CT可显示大网膜血管梗死或活动性出血征象，具有一定的诊断价值。有文献将大网膜损伤CT表现归纳为3种征象：①大网膜血肿影，Orwig等最早将其称为"哨兵血肿（块）征"，该征象的诊断率较高。②腹腔积血影，腹腔积血主要聚集在直肠膀胱间隙、道格拉斯窝或肝肾隐窝等腹腔最低处；患者CT仅见腹腔积血，而实质脏器未见异常时，要考虑网膜损伤。③大网膜部裂隙积血影，这是腹腔积血影的一种特殊形式，在大量出血时，由于大网膜的虹吸作用，使出血沿着大网膜表面分布而形成。

第五节　诊断及鉴别诊断

一、诊断

①有腹部外伤史或手术史；②腹壁有开放性伤口，如贯通伤有入口和出口，盲管伤则只有入口；临床出现腹痛、恶心、呕吐等消化系统症状及腹腔感染表现；腹部检查，有腹肌紧张，腹部压痛、反跳痛等腹膜刺激征；③开放性损伤可从腹壁伤口渗出肠道内容物、胆汁、尿液和血液等，可有大网膜或小肠脱出；④损伤严重或有腹腔内出血者，常合并有休克表现；⑤腹腔穿刺液或诊断性腹腔灌洗，可抽出不凝固血液或者血性渗出液；⑥B型超声波、CT或MR检查，有助于网膜损伤及其他脏器损伤的诊断；⑦腹腔镜或剖腹探查可明确诊断。

二、鉴别诊断

（一）外伤性肾损伤

外伤性肾损伤（traumatic renal injury）有肾挫伤、肾撕裂伤、肾碎裂伤、肾蒂伤等。

因为其损伤程度不同，故肾外伤的临床表现多样。临床常见血尿，多为肉眼血尿，这是肾创伤最突出的症状。一般临床表现伤侧腰痛或上腹痛，疼痛局部有肌紧张、压痛。血和尿外渗至肾周围组织，可形成局部肿块，有时在腰部或上腹深处可扪及。若肾周围继发感染，则局部疼痛加重伴有发热。如外渗的尿液、血液进入腹腔，可出现腹膜刺激征。肾破裂或从含有肾动、静脉的肾蒂撕裂，则可引起大出血、休克和死亡。尿常规：肉眼血尿或镜下大量红细胞。X线检查腹部平片可观察肾脏整体形态及大小。腹部B超：肾挫伤患者可见肾实质内不规则回声，有小血肿回声；如广泛性撕裂伤者可显示肾窦扩大，肾皮质边界模糊。腹部彩色多普勒超声检查：可观察肾动脉、肾静脉有助于肾损伤诊断。CT检查：可了解肾脏的形态，损伤的类型，损伤程度，肾周围血肿及尿外渗的范围等情况，并且对于邻近脏器是否损伤能做出明确判断。排泄性尿路造影：了解双肾功能及形态有无变化，伤肾有无造影剂外溢。肾动脉造影：若尿路造影不显影时做腹主动脉造影，了解肾实质和肾动脉损伤情况，有持续性血尿者应做动脉造影。

（二）外伤性膈肌损伤

外伤性膈肌破裂（traumatic diaphragmatic rupture，TDR）常位于膈肌中心腱和膈肌周边附着处，左侧膈肌破裂多于右侧。膈肌破裂常见临床症状有胸部或伴腹部剧烈疼痛、恶心、呕吐、胸闷。当破裂口较大，腹内脏器很容易通过膈肌裂口疝入胸腔，疝入胸腔的腹腔脏器（如胃、脾、结肠、小肠、肝）可引起肺受压和纵隔移位，导致呼吸困难、心率加速、紫绀；并发血气胸则呼吸循环系统症状加重，可导致创伤性休克。此时，体检见气管向健侧移位，伤侧胸部饱满、呼吸音减弱，可闻及肠鸣音，叩诊呈浊音或鼓音等。疝入胸腔的腹内脏器发生嵌顿与绞窄，可出现腹部绞痛、呕吐、腹胀和腹膜刺激征等消化道梗阻或腹膜炎表现。X线胸部平片检查：显示膈肌境界模糊、膈肌升高，胸腔内出现气泡或气液面。B型超声检查：膈肌模糊不清、膈肌回声连续性中断，呈裂隙征；或可见贯穿胸腹之间囊性或实性包块。CT扫描对诊断有重要诊断价值。有文献指出CT检查征象包括膈肌连续性中断或膈肌部分未显示，颈圈征，腹腔内容物进入胸腔，腹部内脏依靠（腹腔脏器直接与胸壁接触，中间无肺组织），膈肌移位，膈肌增厚等。电视胸腔镜检查：不仅能明确诊断，并且能同期完成治疗。

严重钝性暴力不单可致膈肌损伤，还常导致胸腹腔内脏器挫裂伤，并常伴有颅脑、脊柱、骨盆和四肢等多部位伤。伤情复杂，严重威胁患者的生命。

第六节 治 疗

一、治疗原则

应首先处理对生命威胁最大的损伤。对危急的病例，首先积极进行心肺复苏，解除气道梗阻，处理颅脑损伤，控制明显的外出血。如无上述情况，即立即处理腹部创伤。创伤失血性休克（hemorrhagic traumatic shock，HTS）多见于实质性器官损伤，常威胁患者生命，应紧急处理。病情危重时，应强调在抗休克治疗的同时进行剖腹探查以明确诊断，以及时抢救生命为原则。

二、创伤失血性休克治疗

在创伤失血性休克的救治过程中，应保持呼吸道通畅，充分供氧，尽早建立中心静脉置管，并开放 2 条及以上的静脉通路。特别是有活动性出血的休克患者，在未能控制出血的情况下，应采取损伤控制性复苏（damage control resuscitation，DCR）策略，即允许性低血压，一般以维持收缩压80mmHg，持续时间应在90～120min内。要求在手术室彻底止血前，只给予适量的平衡盐液维持机体基本需要，在手术彻底处理后再进行大量液体复苏。当收缩压低于50mmHg（1mmHg＝0.133kPa）可快速正压液体复苏，如血压仍不回升，可给予血管活性药物。

在抢救创伤失血性休克时，应严密监测患者生命体征、病情进展。给予胃肠减压，尽早应用高效、广谱抗生素。同时采集血液标本交叉配血，检查血常规，迅速完善各项生化检查及动脉血气分析。同时进行备血、备皮、插导尿管等术前准备工作。

三、手术治疗

剖腹探查的指征：腹部创伤且循环不稳定的患者，腹腔穿刺抽到不凝血液或超声发现腹腔游离液体即应做剖腹术。出现腹膜刺激征、弥漫性腹膜炎征象，怀疑伴有空腔脏器破裂的患者。

所有损伤手术中应按合理顺序探查腹腔器官，以防遗漏所有损伤。应判断是实质性还是空腔脏器损伤，以及损伤的具体脏器、损伤程度，再根据具体情况，采取相应治疗。对造成大出血的器官或组织损伤，先发现并控制出血。

手术应遵循损伤控制性手术（damage control surgery，DCS）技术，手术方法尽量简单有效。手术切口尽可能选择接近破裂器官和出血血管处，显露良好的探查切口以保证手术成功。

对于单纯大网膜破裂大出血，应立即剖腹探查，结扎出血血管，切除破裂大网膜。

（许光中　朱　斌）

参 考 文 献

[1]   DUKE M D, GUIDRY C, GUICE J, et al. Restrictive fluid resuscitation in combination with damage

control resuscitation: time for adaptation [J]. J Trauma Acute Care Surg, 2012, 73 (3): 674-678.

［2］ GONZALEZ R P, ICKLER J, GACHASSIN P. Complementary roles of diagnostic peritoneal lavage and computed tomography in the evaluation of blunt abdominal trauma [J]. J Trauma, 2001, 51 (6): 1134-1136.

［3］ CANNAON J W. Hemorrhagic shock [J]. N Engl J Med, 2018, 378 (4): 370-379.

［4］ KIM M, CHO H. Damage control strategy in bleeding trauma patients [J]. Acute Crit Care, 2020, 35 (4): 237-241.

［5］ 沈明, 付水桥. 损伤控制性外科技术在严重多发伤合并腹部创伤的应用效果 [J]. 浙江创伤外科, 2019, 24 (3): 456-459.

［6］ 刘双庆, 赵晓东.《创伤失血性休克诊治中国急诊专家共识》解读 [J]. 中华急诊医学杂志, 2018, 27 (9): 957-959.

［7］ 文峰, 赵振国, 顾强. 大网膜钝性创伤的MSCT表现 [J]. 实用放射学杂志, 2014, 30 (10): 1661-1664.

［8］ 黄晖, 李良才, 张宝明. MSCT后处理及变窗技术在胃肠道穿孔早期诊断和定位中的应用 [J]. 临床放射学杂志, 2018, 37 (5): 882-885.

［9］ 何竹, 向子云, 詹勇, 等. 大网膜病变的CT诊断 [J]. 中国CT和MRI杂志, 2011, 9 (2): 52-54.

［10］ 邢建桥, 陈域, 付京, 等. 腹腔镜在腹部外伤诊治中的作用 [J]. 中国普外基础与临床杂志, 2011 (7): 761-763.

［11］ 邵家龙, 李宜彬. 创伤及手术后系统性炎症反应综合征鉴定1例 [J]. 中国司法鉴定, 2019, 107 (6): 107-108.

［12］ 谢茂云, 黄耀, 林志群, 等. 免气腹法与气腹法穿刺置入第1套管针在腹腔镜胆囊切除术中的应用比较 [J]. 山东医药, 2019, 59 (35). 49-51.

［13］ 宋亚宁, 王培红, 张国虎, 等. 大网膜局灶性扭转坏死伴腹膜后阑尾炎1例报道 [J]. 中国普外基础与临床杂志, 2017, 24 (7): 912-913.

［14］ 胡子净, 王珏, 赵希顺, 等. 交通事故致大网膜血管破裂出血死亡1例 [J]. 中国法医学杂志, 2019, 34 (1): 78-79.

［15］ 秦伟玲, 廖瑶耀, 刘宇轩, 等. 外伤性大网膜出血损伤程度评定1例 [J]. 中国法医学杂志, 2017, 32 (0z1): 81-82.

［16］ 王勇. 腹部损伤应用超声诊断的临床研究 [J]. 中国医药导刊, 2016, 18 (5): 460-461.

［17］ 陈小保. 腹部损伤致肠系膜和大网膜损伤7例报告 [J]. 中国临床医药研究杂志, 2004, (21): 44.

［18］ 刘玉星, 王风来, 刘爽. 肠系膜和大网膜损伤7例的诊治分析 [J]. 吉林医学信息, 1999, (2): 9-10.

［19］ 梁驰. 应用腹腔镜诊治48例腹部闭合性损伤的临床分析 [J]. 医学理论与实践2001, 14 (12): 1252-1253.

［20］ 黄正友, 秦伟玲. 闭合性腹部损伤致大网膜破裂法医学鉴定1例 [C]. 法医临床学专业理论与实践—中国法医学会・全国第二十届法医临床学学术研讨会论文集. 2017: 2.

［21］ 韦奇秀. 产后大网膜撕裂伤致腹腔内大出血一例 [J]. 右江医学, 2008, 1: 117.

［22］ 邹衍泰, 李朝龙, 于小园. 电视腹腔镜探查术诊治大网膜挫裂伤 [J]. 腹部外科, 1998, 1: 45.

［23］ 陈旭辉, 罗健. 腹部钝性外伤致大网膜多处破裂1例报道 [J]. 罕少疾病杂志, 2000, 7 (1): 55.

［24］ 冯昕如, 张云龙. 外伤性大网膜血管破裂内出血二例报告 [J]. 临床外科杂志, 1994, 1: 15.

［25］ 胡子净, 王珏, 赵希顺, 等. 交通事故致大网膜血管破裂出血死亡1例 [J]. 中国法医学杂志, 2019, 34 (1): 78-79.

［26］ 应天刚, 付洪海, 李崇敏. 外伤性非肝脾破裂腹内出血2例报告 [J]. 医学理论与实践, 2007, 20 (5): 501.

［27］ 向平均. 大网膜、肠系膜出血误诊为脾破裂三例 [J]. 医学临床研究, 2002, 8: 468-469.

［28］ 汪兆军, 段宗好, 常奇魁. 酒醉外伤导致胃网膜血管破裂5例临床分析 [J]. 解剖与临床, 1999 (2): 116.

［29］ 钟伟. 外伤性大网膜巨大血肿1例 [J]. 健康必读·新医学导刊, 2006, 5 (8): 8.

第十九章
大网膜其他罕见少见疾病

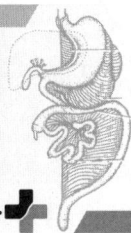

第一节　大网膜自发性出血

大网膜自发性出血（spontaneous hemorrhage of the greater omentum）是临床上极为罕见的一种急性出血性疾病。大网膜自发性出血病因可源于网膜内血管病变，属于腹卒中（abdominal apoplexy），男女发病比例约为 1∶2，很少发生于正常的大网膜，多见于有病理改变的大网膜。由于发病率极低且临床表现缺乏特异性，容易在初诊中误诊为其他脏器出血，几乎所有的大网膜自发性出血均为手术探查时证实。

一、病因

（一）大网膜内血管病变所致

例如大网膜动脉发育异常/血管畸形、大网膜小血管瘤、大网膜动脉瘤、结节性多动脉炎、血管粥样硬化等。在上述血管壁病理基础上，由于外界因素的诱因，例如喷嚏、呕吐、腹泻、便秘、分娩或者急剧变换体位导致的腹腔内压力突然增高情况下，大网膜血管可发生自发破裂。

（二）大网膜肿瘤所致出血

继发于其他疾病的病灶出血，大网膜原发性或继发性肿瘤破裂出血及大网膜异位妊娠破裂出血。常见的大网膜原发性恶性肿瘤主要有平滑肌肉瘤、横纹肌肉瘤、脂肪肉瘤、血管外皮细胞瘤、纤维肉瘤和黏液腺癌等；良性瘤包括血管瘤、纤维血管瘤、脂肪瘤、平滑肌瘤和神经纤维瘤等。继发性网膜肿瘤多由腹腔内恶性肿瘤如胃肠道、腹膜、腹膜后组织或子宫、卵巢等部位的恶性肿瘤转移而来。最常见者来源于胃癌及卵巢的恶性肿瘤。

（三）其他因素所致出血

此外，大网膜囊肿破裂、大网膜肉芽肿性血管炎（granulomatosis with polyangiitis，GPA）破裂，各种原因应用抗凝药物治疗时，均可引起大网膜出血。

二、临床表现

（一）大网膜出血的临床表现

大网膜出血缺乏特异性表现，主要表现为腹痛以及因失血造成的循环障碍或者低血容量性休克。

1. 腹痛

与其他原因造成的腹腔内出血的情况相似，大网膜出血可以因为血液刺激壁层腹膜而出现腹部疼痛，表现为突然发生的脐周或者全腹持续性的疼痛，常伴有恶心、呕吐；嗣后疼痛常局限在血管破裂或者瘤体破裂的位置，继而出现局限性的腹膜炎。

2. 慢性小量出血

如大网膜海绵状血管瘤引起慢性少量出血，患者可出现头晕、乏力、纳差等慢性贫血表现。

3. 急性大出血

多数大网膜出血表现为突然发生大出血，病程进展快，患者迅速出现面色苍白、脉搏急速、血压下降、神志模糊等失血性休克症状。

4. 腹部体检

腹部包块：当出血为大网膜的肿瘤，或者出血形成大网膜血肿时，腹部体检可触及大小不等、软硬不同的包块。

腹水：呈血性腹水，叩诊有移动性浊音。

（二）引起大网膜出血的原发病表现

原发病是大网膜恶性肿瘤患者除出现腹痛、腹胀局部症状外，可伴纳差、乏力、体重下降、消瘦、发热、贫血或恶病质等全身症状。当肿瘤压迫邻近胃肠道，可有不同程度高位或低位梗阻表现。

三、辅助检查

（一）实验室检查

血常规检查可有红细胞计数、血红蛋白含量下降。腹水化验多为血性液。癌胚抗原（CEA）、甲胎蛋白（AFP）、CA-125、CA19-9 等肿瘤标志物可能阳性。腹水细胞学检查可查出癌细胞。

（二）影像学检查

1. X线检查

腹部X线检查多用来判断大网膜肿物的位置。如果腹部平片显示腹腔前方有肿物阴影，或胃肠钡餐检查发现在肠管前方有肿物又与肠管无关时，应多考虑大网膜的肿物。

2. B超检查

B超检查对大网膜炎性包块、囊肿或肿瘤具有初步判定作用，有助于判定肿物部位、性质等。

3. CT检查

CT扫描可显示多种影像，包块、块状大网膜，大网膜有小结节浸润性、囊性肿块或多个孤立的结节，是判定大网膜肿物的最佳手段，它不仅可以确定肿物部位及其与周围组织器官的关系，对大网膜扭转及血管梗死诊断也有重要价值。

（三）腹腔诊断性穿刺

腹腔诊断性穿刺可抽出不凝血或血性腹水以证实腹腔内出血。

（四）腹腔镜检查

腹腔镜检查不仅可以直接观察病灶进行诊断、鉴别诊断，而且能采取相应的治疗手段。腹腔镜探查及手术治疗损伤小、并发症少，具有一定优势。

四、诊断及鉴别诊断

（一）诊断

患者有高血压、动脉粥样硬化、结节性多动脉炎病史，或存在大网膜良性、恶性肿瘤基础病；临床上多有腹痛、腹胀、恶心、呕吐或腹部包块表现；继而突然出现头晕、心慌、呼吸急促、血压下降等腹腔大出血表现；腹腔穿刺抽出血性腹水；B型超声检查、CT扫描检查是重要诊断、鉴别诊断手段；腹腔镜探查及剖腹探查可最终确诊。

（二）鉴别诊断

1. 原发性肝癌自发性破裂

原发性肝癌（primary hepatic carcinoma）患者多有病毒性肝炎、肝硬化病史。临床表现除消化系统症状外，主要表现是肝区疼痛，常为持续性钝痛、刺痛或胀痛，有时向右肩背部放射，可伴发热、腹胀、消瘦、黄疸、腹泻等症状。当肝癌病灶发生坏死、破裂，可引起腹腔内出血，出现腹膜刺激征等急腹症表现，类似于大网膜出血，需注意鉴别。体检可见巩膜、皮肤黄染，腹部触诊肝脏肿大，表面高低不平，或呈巨块状。血清甲胎蛋白（AFP）放射免疫法测定，血清AFP≥400μg/L。血清学肝功能异常。B型超声检查可显示肿瘤的位置、大小、形态，以及肝静脉或门静脉内有无癌栓；CT检查具有较高的分辨率，可检出直径1.0cm左右的微小癌灶。影像学检查是诊断重要手段。必要时行肝脏活检，病理组织学检查可确诊。

2. 输卵管妊娠破裂出血

异位妊娠（ectopic pregnancy）是指孕卵在子宫腔外着床发育的异常妊娠过程，也称"宫外孕"，以输卵管妊娠（fallopian pregnancy or oviducal pregnancy）最常见。本病以育龄期妇女多见，患者有停经史及早孕反应病史，有时停经后可出现少量不规则阴道流血。约在怀孕后40天左右，输卵管妊娠破裂，临床表现常为一侧下腹部撕裂样剧痛，伴有恶心、呕吐、肛门坠胀感；如妊娠破裂引发大出血，则出现头晕、面色苍白、脉细、血压下降、大汗淋漓等晕厥与休克现象。妇科检查：阴道少量出血，宫颈明显举摆痛，后穹窿饱满，阴道后穹窿穿刺或腹腔穿刺可抽出不凝固血液。血清人绒毛膜促性腺激素（human chorionic gonadotropin，HCG）检测，β-HCG≥1500U/L时，阴道B超检查结果：子宫外见妊娠囊、胚芽或原始心管搏动，可诊断输卵管妊娠；当阴道B超子宫内未见妊娠囊，而附件处见肿块时，亦可考虑输卵管妊娠。腹腔镜探查或者剖腹探查，行活检组织病理学检查可确定诊断。

五、治疗

（一）内科支持治疗

患者采取去枕、卧位，保持呼吸道通畅，充分吸氧。对于大出血患者首先要迅速建立两条以上静脉通道，快速滴注等渗盐水或平衡盐溶液等晶体液，以补充失血性休克时丢失的组织间液；高渗盐水起自体扩容作用，视具体患者情况而定；而后，输注胶体液（注意胶体：晶体比例=1：2～4），胶体液（血浆、白蛋白等）可迅速补充血容量，避免间质液过度扩张。抢救过程中随时做血气分析检查，及时纠正酸中毒，维持水与电解质、酸碱平衡。必要时输入红细胞、全血，以纠正贫血。应用广谱抗生素，预防感染。维持血液循环系统稳定等治疗的同时，尽快做好术前一切准备，争取及早进行手术探查。

在内科抢救期间应严密监测血压、脉搏、呼吸等生命体征，观察患者神志、皮肤色泽和肢体温度，记录尿量，必要时监测中心静脉压。

（二）外科手术治疗

腹腔内的活动性出血为剖腹探查的适应证，一旦发现疑似病例均应在积极抗休克同时，尽早手术治疗。手术证实为突发性大网膜出血可行部分网膜切除术，或者结扎网膜静脉曲张。如手术证实为异位妊娠可切除孕囊。如系良性肿瘤则进行肿瘤切除，可达到治愈目的。如系原发于网膜的恶性肿瘤，则应行网膜切除。如系转移性恶性肿瘤，则应尽可能切除原发病变及转移病变。对于大网膜原发恶性瘤和转移癌，手术切除则往往是姑息性治疗，术后应辅以放疗或化疗，或行腹腔内热灌注化疗和动脉插管行腹腔动脉化疗或加栓塞术，以提高疗效。

（三）血管腔内介入治疗

对于特发性大网膜动脉破裂出血、大网膜先天性血管畸形破裂出血，可在选择性数字减影血管造影（DSA）引导下，经导管动脉栓塞（transcatheter arterial embolization，TAE）治疗，亦可获得理想疗效。

六、预后

大网膜血管性疾病导致的自发性出血绝大多数经过及时诊断、合理处理，可以获得较好的疗效。网膜良性肿瘤切除术后多可长期存活，预后良好。恶性肿瘤者生存期依原发肿瘤病理类型及生物学行为而定。其中网膜恶性淋巴瘤实施放疗及化疗，预后亦较好。

（樊　庆）

参 考 文 献

［1］ 任传增，吕德超. 大网膜动脉瘤自发性破裂出血一例 [J]. 中华急诊医学杂志，2013，22 (8): 849.

［2］ 王芸，唐晓丹. 大网膜血管瘤破裂出血致急腹症一例 [J]. 中华急诊医学杂志，2003，12 (6): 396.

［3］ 曹责松. 少见的腹腔出血原因 [J]. 中国实用外科杂志，1997，17 (7): 388.

［4］ 吴伟清，邵爱评，王光林. 自发性大网膜血管破裂症4例报告 [J]. 浙江临床医学，2001，3 (2): 92.

［5］ 林翔海，张冰. 大网膜自发性出血1例 [J]. 中国现代医学杂志，2009，(14): 2105.

［6］ 刘堃，丁运彪. 自发性大网膜血管断裂致腹腔大出血一例 [J]. 临床外科杂志，2005，(1): 48.

［7］ 赫太平，张三龙. 大网膜海绵状血管瘤慢性自发性破裂出血1例报告 [J]. 罕少疾病杂志，1999，6 (2): 58.

［8］ 任传增，吕德超. 大网膜动脉瘤自发性破裂出血一例 [J]. 中华急诊医学杂志，2013，22 (8): 849.

［9］ KIMURA J, OKUMURA K, KATAGIRI H, et al. Idiopathic omental hemorrhage: a case report and review of the literature [J]. Int J Surg Case Rep, 2016, 28: 214-218.

［10］ BETTINI N, GOUEFFIC Y, MARRET O, et al. Hemoperitoneum due to rupture of an omental arterial aneurysm [J]. J. Chir, 2007, 144 (6): 544-545.

［11］ KROOT E J, MAK C L, BOELHOUWER R U, et al. Involvement of the omentum in Wegener's granulomatosis [J]. Ann Rheum Dis, 2003, 62 (12): 1238-1239.

［12］ MATSUMOTO T, YAMAGAMI T, MORISHITA H, et al. Transcatheter arterial embolization for spontaneous rupture of the omental artery [J]. Cardiovasc Intervent Radiol, 2011, 34 (Suppl2): S142-S145.

[13] KIMURA J, OKUMURA K, KATAGIRI H, et al. Idiopathic omental hemorrhage: a case report and review of the literature [J]. Int J Surg Case Rep, 2016, 28: 214 -218.

[14] LYU Y X, CHENG Y X, LI T. Spontaneous omental bleeding: a case report and literature review [J]. BMC Surg, 2018, 18 (1): 33.

[15] WU Y H, LIU K T, WEN C K. A rare diagnosis of abdominal pain presentation in the emergency department: idiopathic omental bleeding: a case report [J]. Medicine (Baltimore). 2017, 96 (51): e9463.

[16] CHATEIL J F, SARAGNE-FEUGA C, PEREL Y, et al. Capillary haemangioma of the greater omentum in a 5-month-old female infant: a case report [J]. Pediatr Radiol, 2000, 12 (12): 837-839.

第二节　大网膜肉芽肿

一、炎性肉芽肿

炎性肉芽肿（inflammatory granuloma）是较为少见的非肿瘤性疾病，通常为炎性假瘤、寄生虫性肉芽肿和收缩性肠系膜炎的统称。其定义为各种原因所致的大网膜慢性增生性炎症，以成纤维细胞增生、炎细胞浸润而形成边界清楚的结节状病灶为特征。病因包括细菌性、寄生虫性、异物性（手术缝线、石棉和滑石粉）等引起的炎症。炎性肉芽肿术前大多被误诊为肿瘤，并常以大网膜扭转或梗死引起非特异性的急腹症的临床症状和体征出现，且常于剖腹探查术中被确诊。

（一）病因学及发病机制

1. 病因

（1）细菌性肉芽肿（bacterial granuloma）：包括结核性肉芽肿、真菌感染。具体的感染途径尚不是特别清楚，考虑在患者机体免疫力低下时细菌通过肠道途径或者血液途径感染所致。

（2）寄生虫性肉芽肿（parasitic granuloma）：目前发现有蛔虫病（ascariasis）、血吸虫病（schistosomiasis）、丝虫病（filariasis）等寄生虫性肉芽肿。在卫生条件较差的农村地区肠道蛔虫，以及沿长江流域血吸虫并不少见，严重时可产生多种并发症。如蛔虫多时可相互盘曲缠绕成团致肠道梗阻、扭转、套叠；蛔虫的乱窜钻孔习性使其易窜入胆道，导致胆道的梗阻和继发感染；或偶尔可穿破病变的肠壁、手术缝口，引起肠穿孔而继发腹膜炎。穿孔常位于回盲部，绝大多数有腹痛、腹膜刺激征，白细胞计数增高和膈下游离气体等典型表现。

（3）异物性肉芽肿（foreign body granuloma）：常见的异物有手术缝线、石棉和滑石粉，以及鸡骨头、碎骨头、鱼刺等。这些异物可穿破肠道诱发大网膜的炎症反应，形成炎性肉芽肿。

（二）发病机制

1. 病原体因素

如结核杆菌或异物（碎骨头）不能被消化，炎性刺激长期存在，造成慢性炎症。

2. 机体免疫反应

刺激物所引起的细胞介导免疫反应在诱发慢性肉芽肿炎症中具有重要作用。巨噬细胞吞噬病原微生物后将抗原递呈给T细胞，使其激活，产生IL-2，进一步激活T淋巴细胞，产生IFN-γ，使巨噬细胞转变成上皮细胞和多核巨细胞。

（三）病理

1. 大体所见：手术时肉眼可以看到大网膜上形成的肉芽肿，甚至可以在手术标本中找到鸡骨、碎骨以及手术缝线等异物。

2. 显微镜下所见：可见大网膜包裹的炎性纤维肉芽肿性肿块，大小不等。根据病因学有不同的具体表现，如寄生虫性，显微镜下可以看到坏死蛔虫体/血吸虫虫卵等，局部有坏死；如结核性的则可见大网膜表面弥漫性灰白粟粒结节，抗酸染色为阳性等发现。

（四）临床表现

1. 一般性临床表现

临床上大网膜炎性肉芽肿的症状无特异性，在炎症反应较重时可以有腹痛、发热，查体腹部可以触及可移动的包块。有一组14例大网膜肉芽肿临床报道，其临床表现为腹痛12例，部位多见右侧腹部，多数为不规则疼痛；恶心呕吐6例；下腹触及包块8例；腹胀伴血性腹水1例。患者本身有结核感染、血吸虫等疾病时有相关疾病的临床表现。

2. 并发症的临床表现

在发生扭转或梗死时方呈急腹症的表现，如剧痛、发热、呕吐、肠鸣音消失等。

（五）辅助检查

1. 实验室检查

尚无实验室检查项目，血常规提示可能有白细胞及中性粒细胞比例的升高等。另外有一些针对病因学的实验室检查，如有寄生虫感染，大便可查到虫卵，血常规提示嗜酸性粒细胞比例升高等；结核所致的可能有PPD实验强阳性、Tb-Spot阳性等。如果有腹水，可能有渗出性腹水的特点。

2. 影像学检查

立位腹部平片、超声、CT以及核磁（MRI）无特异性表现，可以协助鉴别诊断。如合并肠梗阻及腹部包块，则有相应结果报告。

（六）诊断及鉴别诊断

1. 诊断

本病的诊断主要依靠患者的病史（手术史）、临床表现、实验室检查以及影像学证据来诊断，术前不易确诊。如并发大网膜扭转及梗死，行急诊手术探查可明确诊断。

2. 鉴别诊断

（1）急性阑尾炎：典型的急性阑尾炎初期有中上腹或脐周疼痛，数小时后腹痛转移并固定于右下腹。当炎症波及浆膜层和壁腹膜时，疼痛即固定于右下腹，原中上腹或脐周痛即减轻或消失。因此，无典型的转移性右下腹疼痛史并不能除外急性阑尾炎。单纯性阑尾炎常呈阵发性或持续性胀痛和钝痛，持续性剧痛往往提示为化脓性或坏疽性阑尾炎。持续剧痛波及中下腹或两侧下腹，常为阑尾坏疽穿孔的征象。患者一般只有低热，无寒战。压痛和反跳痛是壁腹膜受炎症刺激的表现。阑尾压痛点通常位于麦氏点。超声检查提示阑尾增粗肿大可供鉴别。

（2）大网膜肿瘤：大网膜肿瘤有原发性网膜瘤和继发性网膜瘤两类。原发性网膜恶性肿瘤主要有平滑肌肉瘤、横纹肌肉瘤、脂肪肉瘤、血管外皮细胞瘤、纤维肉瘤和黏液腺癌等；良性瘤包括脂肪瘤、平滑肌瘤、血管瘤和神经纤维瘤等。继发性网膜肿瘤多由腹腔内恶性肿瘤如胃肠道、腹膜、腹膜后组织或子宫、卵巢等部位的恶性肿瘤转移而来。最常见者来源于胃癌及卵巢的恶性肿瘤。良性肿瘤症状不明显，临床症状明显者多为继发性网膜肿瘤，且由恶性肿瘤转移而来。患者可以有腹痛、腹部包块、腹水、体重下降等临床表现。实验室检查无特异性。血常规检查可有贫血，腹水化验多为血性渗出液。应做组织病理学检查。X线检查可以用来判断大网膜肿物的位置。如果腹部平片显示腹腔前方有肿物阴影，或胃肠钡餐检查发现在肠管前方有肿物又与肠管无关时，应多考虑大网膜的肿物。B超检查对大网膜炎性包块、囊肿或肿瘤具有初步判定作用，有助于判定肿物部位、性质等。CT检查可显示多种影像，包块、块状大网膜，小结节浸润性、囊性肿块或多个孤立的结节，是判定大网膜肿物的最佳手段，它不仅可以确定肿物部位及其与周围组织器官的关系，还对大网膜扭转及血管梗死有较好诊断价值。腹腔镜检查结合活检可明确诊断。

（3）先天性肠系膜囊肿：肠系膜囊肿（mesenteric cyst）是指位于肠系膜、具有上皮衬里的囊肿，是随着淋巴液充满逐渐增大的先天性淋巴隙。本病可因胚胎期肠发育异常所致，亦可因肠系膜创伤导致淋巴液潴留引起，或由寄生虫感染造成。囊肿较小者一般无症状和体征。囊肿增大到一定程度时，则出现一系列临床症状与体征。临床表现有腹部肿块与腹胀、间歇性腹痛、食欲减退，严重者可伴有发热、呕吐、腹泻，持续数天，缓解后可再次复发。肠系膜囊肿的诊断主要依靠临床表现及辅助检查。腹部平片：可见软组织阴影；皮样囊肿及包虫囊肿壁钙化时，可显示环形钙化影；皮样囊肿偶可见牙齿、骨骼等结构。钡餐或钡灌肠造影：可见肠道受压移位等表现，如肿块邻近肠管狭窄、拉长、肠壁僵硬，钡剂通过困难或缓慢；胃十二指肠及横结肠移动或弧形压迹等。CT扫描：

可提供最佳的囊肿影像诊断，可提供确切的位置，并可定性，有利于肠系膜囊肿的鉴别诊断。B超检查：腹部B超不仅可以定位，而且可以定性。腹腔镜检查：可直接观察囊肿的部位、大小等。小的肠系膜囊肿不需要治疗，肠系膜囊肿增大后，易并发急腹症，一旦确诊，应早期手术。

（4）结核性腹膜炎：结核性腹膜炎多数起病较缓，但急性发病者亦为数不鲜。主要症状为倦怠、发热、腹胀和腹痛，亦有畏寒、高热骤然起病者。轻型病例开始呈隐蔽状态。全身表现包括发热与盗汗最为常见，重症者有贫血、消瘦、水肿、口角炎及维生素A缺乏症等营养不良的表现；腹痛、腹胀、腹水、腹壁柔韧感、腹部包块等。鉴别诊断可以根据PPD强阳性、Tb-Spot阳性、腹水葡萄糖<3.4mmol/L、H<7.35，特别是腹水腺苷脱氨酶活性增高时，可提示结核性腹膜炎。

结核性腹膜炎易与大网膜蛔虫肉芽肿混淆。前者症状和体征易与空腔脏器病变混淆不清，多数和病变部位有关，如突发扭转。后者如果发生大网膜梗死则产生急性腹痛，无放射，多见右侧腹部。在排除阑尾炎、胆囊炎、小肠肿瘤之后，应考虑结核性腹膜炎，并行相关检查。

（七）治疗

外科手术：本病常因并发症出现急腹症，而急诊行外科探查术。

腹腔镜手术：应用腹腔镜手术可以进行诊断及治疗。

病因学治疗：针对不同的病因，如结核感染进行抗结核、寄生虫感染进行驱虫等病因学的治疗。

（台卫平）

参 考 文 献

［1］　TRESSMAN S P, GILLIS D A, LEE C L. Omental-mesenteric inflammatory pseudotumor [J]. Cancer, 1994, 73, 1433.

［2］　吴伟岗, 陈红. 大网膜炎性肉芽肿 [J]. 中国普通外科杂志, 1996 (4): 226-227.

［3］　江流泓. 鸡骨致大网膜炎性肉芽肿一例 [J]. 四川医学, 1986 (2): 129.

［4］　李坊泉, 邓力. 大网膜蛔虫卵性肉芽肿一例 [J]. 寄生虫学与寄生虫病杂志, 1986 (2): 78.

［5］　桂律, 翟为溶, 强金伟. 大网膜蛔虫性肉芽肿一例 [J]. 中华病理学杂志, 2000 (1): 10.

［6］　强金伟, 廖治河, 桂律. 大网膜蛔虫性肉芽肿CT诊断1例. 中国医学影像学杂志, 2001, 9 (6): 476-476.

［7］　刘文仲. B超诊断大网膜蛔虫症1例 [J]. 中国超声医学杂志, 1995 (4): 296.

［8］　AZAHOUANI A, HIDA M, BENHADDOU H. Inflammatory tumor of the great omentum after ingestion of a bone fragment [J]. Arch Pediatr, 2016, 23 (2): 180-183.

[9] 苏语涵, 蒋雪梅. 原发性大网膜肿瘤的诊断及治疗 [J]. 中国现代普通外科进展, 2019, 22 (12): 998-1002.

二、异物肉芽肿

（一）病因

大网膜异物肉芽肿是一种比较罕见的疾病，异物的来源主要有以下几个方面：

（1）医源性异物：大网膜医源性异物肉芽肿是非常罕见的医源性疾病，是手术过程中误留在人体中的医疗用品被大网膜包裹所形成的病变。临床上最常见的医源性异物是纱布，医用纱布团所形成的大网膜假性肿瘤样病变也称为纱布瘤。腹部是常见的外科手术部位，故纱布瘤多见于腹腔，胸腔、乳腺亦有报道。

（2）消化道异物：消化道异物，尤其是比较尖锐的异物（如鸡骨、牙签、枣核等），容易造成消化道的穿破，如果被大网膜包裹，炎症局限，就会形成相应的大网膜异物肉芽肿。

（3）外伤性异物：腹壁的穿透伤会把一些异物带入腹腔，这些异物如被大网膜包裹，也会形成大网膜异物肉芽肿。

（4）生物性异物：在卫生条件较差的农村地区，小肠蛔虫症并不少见，蛔虫偶尔可穿破病变的肠壁，穿孔处被大网膜包裹、粘连，加上虫体、虫卵在腹腔内，可引起组织、器官的肉芽肿性反应，导致大网膜肉芽肿。

（二）临床表现

1. 症状

（1）腹痛。这是最主要最常见的症状。医源性异物常表现为手术后原发病不缓解或短暂缓解后出现的腹痛，腹痛部位常与手术部位相关。消化道异物常表现为误食尖锐物品后一段时间出现的腹痛，多为刀割样疼痛，如未经治疗可渐渐变为钝痛。外伤性异物则表现为外伤后持续存在的疼痛，部位多与外伤部位相关。

（2）腹部包块。比较大的异物肉芽肿一般可在腹部触及包块。一般表现为边界清楚、较为固定的实性包块，质地一般较硬，较为固定，伴有轻压痛。

（3）腹胀、恶心、呕吐，停止排气、排便。异物在早期会导致腹腔内的炎症，开始时为腹膜受到刺激引起的反射性呕吐，较轻微；随着疾病的进展，肠麻痹发生，出现腹胀、恶心、呕吐，停止排气、排便。异物造成的粘连或者包块较大之后压迫胃肠道造成梗阻，也会出现上述症状。

（4）发热。发热是最常见的全身性症状。发热的原因是因为异物造成的感染。早期发热比较明显，到疾病后期，大网膜包裹比较完整，炎症逐渐局限后，发热可减轻或消失。

2. 体征

（1）腹部压痛、反跳痛及腹肌紧张。疾病早期，炎症尚未局限，可有腹膜刺激，导致压痛、反跳痛和肌紧张；随着大网膜将异物包裹，炎症越来越局限，腹膜刺激的范围和程度也会逐步好转。

（2）腹胀。腹腔炎症会导致麻痹性肠梗阻，使腹胀明显，肠鸣音消失，呈现"安静腹"。腹腔渗出液多时可有移动性浊音。包块或者粘连导致梗阻时，也会出现明显腹胀。

（3）腹部包块。这是异物肉芽肿比较重要的体征。一般表现为边界清楚的实性包块，质地一般较硬，较为固定，伴有轻压痛。

（三）辅助检查

（1）血常规：常出现白细胞计数升高等感染征象。

（2）腹部B超：超声检查简单方便，安全易行。异物肉芽肿的超声表现多为腹腔内的低回声团块，中央区有多个强回声，常伴有声影。

（3）腹部CT：近年来，在诊断腹腔炎性疾病方面，腹部CT尤其是增强CT发挥了较大的作用。CT不受腹腔内气体的干扰，同时能够清楚地显示腹腔内的结构，对于诊断大网膜疾病具有重要的价值。视异物性质的不同，肉芽肿在CT的表现也不同。纱布肉芽肿的表现为低密度团块，增强扫描时边缘的炎性组织轻微强化，中心包裹物没有强化；鸡骨等异物可表现为低回声团块，中央包裹着高密度影，中央区增强扫描时无强化。

（4）腹部MRI：MRI的优势在于多方位成像，能够更加准确地辨别大网膜周边器官的关系。纱布瘤在MRI的表现为：T1加权像病变呈不均匀稍低信号；T2加权像呈不均匀混杂信号，周边可见结节状和脑回状高信号。增强扫描显示病灶周边有多个结节状和脑回样强化，病变周围可见一完整的低信号纤维薄膜。

（四）诊断

本病诊断比较困难，多数患者曾被误诊为良性或恶性肿瘤。诊断的关键点为采集到详尽的病史。有腹部手术史，或者有消化道异物或腹部外伤史，出现腹痛、腹部包块、发热及肠梗阻症状时，应做详细的影像学检查，发现不典型的肿块影像时，应考虑本病的可能。多数要靠剖腹探查来确诊。

（五）治疗

一旦确诊大网膜异物肉芽肿，应尽早手术探查，取出异物，视情况清除肉芽肿，如粘连非常严重者，应避免强行分离，以免损伤周围脏器。可最大限度清除脓液及坏死组织，放置引流，术后加强抗生素治疗。

纱布瘤可给患者带来巨大痛苦，因此预防尤为重要。手术过程中应严格地遵守医疗常规，严谨地计数纱布，使该病发生率降到最低。

（廉东波）

参 考 文 献

［1］ 王仁贵，山元章生，肖江喜，等.腹腔纱布瘤的影像学诊断[J].中华放射学杂志，1998，32（1）: 57-59.

［2］ 廖欣，焦俊，陈佳妮，等.腹腔纱布瘤的CT表现 [J].贵州医药，2014，38（5）: 451-453.

［3］ 江流泓.鸡骨致大网膜炎性肉芽肿一例 [J].四川医学，1986（2）: 129.

［4］ 吴伟岗，陈红.大网膜炎性肉芽肿 [J].中国普通外科杂志，1996，5（4）: 226-227.

［5］ 强金伟，廖治河，桂律.大网膜蛔虫性肉芽肿CT诊断1例 [J].中国医学影像学杂志，2001，9（6）: 476.

三、大网膜黄色肉芽肿

（一）概念

黄色肉芽肿（xanthogranuloma）又名黄色纤维瘤（xanthofibroma），是由丰富的泡沫样组织细胞组成，并有淋巴细胞、浆细胞及多形核细胞浸润以及纤维母细胞增生所形成的结节状病灶，其实质是组织细胞源性肿瘤的一种类型。

1935年本病由Oberling提出并描述，因最早见于腹膜后，故而命名为腹膜后黄色肉芽肿（retroperitoneal xanthogranuloma）。该病虽常见于腹膜后，但也可发生于四肢、颈部及肺。腹腔内可发生于大网膜、肠系膜、腹膜，偶见于胰腺、肝脏。亦有在肾脏、胆囊发生黄色肉芽肿的报告。

大网膜黄色肉芽肿（omental xanthogranuloma）相对罕见，可发生于任何年龄，但通常见于40岁以上，男女发病率无明显差别。临床上无特殊症状，一般表现为腹部不适、腹痛、腹部肿块和体重减轻，临床易于误诊。

（二）病因与发病机制

本病的病因与发病机制不明，可能与下列因素有关：

1. 部分患者伴有高脂血症、糖尿病，可能与代谢紊乱或脂代谢异常有关。大多数病例血浆中脂蛋白增高，血管壁通透性异常，血清脂蛋白透过血管壁，沉积在血管周围结缔组织；血管外膜细胞摄入和处理脂蛋白，巨噬细胞聚集。脂蛋白渗出后，这些细胞转变为空泡化的泡沫细胞，血清脂蛋白在泡沫细胞内代谢。泡沫细胞一致性地含有相应的溶酶体酶结构，新发生的黄瘤有与血中大致相同的脂蛋白谱。随后发生胆固醇酯、胆固醇及磷脂聚集。一些高脂蛋白性黄瘤是可逆的。

2．免疫功能紊乱，免疫功能低下，容易发生感染性疾病。如黄色肉芽肿性胆囊炎（xanthogranulomatous cholecystitis XGC）、黄色肉芽肿性肾盂肾炎（xanthogranulomatous pyelonephritis，XGPN）都是特殊类型的细菌感染。局灶型黄色肉芽肿性肾盂肾炎最常见的病原菌变形杆菌、大肠埃希杆菌，耐青霉素的金黄色葡萄球菌亦可引起，可能与长期慢性炎症刺激有关。

3．可能与自身免疫性疾病有关。

4．结石因素。如胆囊结石、泌尿系统结石、梗阻合并感染是黄色肉芽肿性胆囊炎、黄色肉芽肿性肾盂肾炎的主要诱因。

（三）大网膜黄色肉芽肿病理学所见

1．大体所见

肿块多为分叶或呈结节状、淡黄色或棕黄色结节，中等硬度，边界清楚，多无包膜，可见坏死灶及囊变。病变可与邻近脏器紧密相连，周围可有淋巴结增大。

2．显微镜下所见

本病属于良性肿瘤样炎症性病变。肿物由纤维母细胞及组织细胞构成。纤维母细胞穿梭于胶原纤维束之间，胞浆呈泡沫样灶状的组织细胞（泡沫细胞）大量分布于纤维组织中，并见数量不等的嗜中性细胞、淋巴细胞、浆细胞、嗜酸性粒细胞及单核细胞浸润，其间可出现多核组织细胞，包括杜顿（Touton）巨细胞。间质纤维组织增生和数量不等的毛细血管增多，病变内可见散在钙化灶。

3．免疫组化染色

泡沫样细胞及巨噬细胞 AAT、CD68 及 lysozyme 表达阳性，而 CD1a 和 s-100 蛋白表达阴性。

本病组织虽表现为良性，但其生物学行为却具有恶性潜能，可以呈浸润性生长，可以出现局部复发、扩散及远处转移，且复发率较高，故应视为低度恶性肿瘤处理。

（四）临床表现

1．临床症状

（1）一般表现：早期无明显症状，出现症状无特殊性。一般表现为腹部不适、腹痛、腹胀、食欲减退、体重减轻等。亦可因患者自行触及腹部包块而就诊。同时，肿块增大，压迫周围脏器、组织，可引起相应临床表现。

（2）并发症表现：肿块压迫肠道导致不同程度肠梗阻；肿瘤侵及肠道可引起便血、肠穿孔、腹膜炎等并发症。偶有文献报道并发胃扭转。

2．体征

查体时腹部可扪及大小不等包块，表面光滑，质地中等偏硬，边界一般清楚，伴有轻中度压痛，活动性差。

（五）辅助检查

1. 实验室检查

该病无特异性实验室指标，部分患者血常规可见白细胞、中性粒细胞升高，病程长者可见贫血；侵及肠道大便中可见红细胞，潜血试验阳性；肝肾功能、凝血功能检查一般无异常。

2. 影像学检查

普通X线检查可见肿块影，发生肠梗阻者可见肠管扩张积气、气液平面；气钡双重造影提示肠腔呈外压性狭窄，边缘可见不规则弧状压迹，黏膜皱襞密集、肿胀。

B型超声可探及腹腔内实性或囊实性包块，彩色多普勒可见丰富血流信号。

CT检查可见，病变中心位于结肠壁外，形态欠规则，可与周围组织粘连，增强扫描强化明显，病灶内可见条带状低密度影，病变周边可见肿大的淋巴结。

结肠镜检查可见外压型改变，局部黏膜可见充血肿胀，无糜烂及新生物。

总之，腹部影像学检查可协助判断肿物来源、大小、密度改变以及与周围脏器的关系，有助于疾病的鉴别诊断和手术方案的确定。

（六）诊断及鉴别诊断

1. 诊断

该疾病可表现为腹部不适、腹痛、腹部肿块、体重减轻及肠梗阻；影像学检查可见腹部实性或囊实性肿块，可协助判断肿物来源、大小、密度改变以及与周围脏器的关系，有助于疾病的鉴别诊断和手术方案的确定；最后确诊依赖于腹腔镜或手术活体组织检查，病理学证实。

2. 鉴别诊断

（1）结肠癌：部分大网膜黄色肉芽肿以完全性或不完全性肠梗阻、腹部包块发病，临床表现酷似结肠癌。结肠癌病程进展快，多表现为大便习惯及性状改变，伴有腹痛、腹胀、腹部包块等，可有贫血、低热、乏力、消瘦等消耗症状。CT可见肠腔内偏心性肿块，局部肠壁增厚、肠腔狭窄，可向壁外浸润，增强扫描时癌灶内不规则坏死灶的密度减低，不同于大网膜黄色肉芽肿内条带状低密度影。结肠镜检查可见肠腔内新生物，局部黏膜充血、糜烂、出血，病理活检可明确诊断。

（2）卵巢癌：肠系膜黄色肉芽肿位置较低，或者坠入盆腔，容易与卵巢癌相混淆。但卵巢癌除腹痛、腹胀、纳差等消化系统症状外，常伴发热、贫血、无力及消瘦等恶病质表现，以及阴道出血、绝经后出血、生育年龄妇女继发闭经等妇科症状，部分患者可有膀胱或直肠压迫症状。实验室检测血清CA125、CEA、铁蛋白及组织多肽抗原（TPA），可提高定性诊断的可靠性。阴道超声扫描可对早期卵巢恶性肿瘤的边界（波及范围）及内部结构（性质）作出有助于定性的诊断。阴道后穹窿吸液涂片检查、子宫直肠陷凹穿刺液检查是简便、易行、快速的方法。腹腔镜检查及组织学检查可以立即明确诊断。

（3）大网膜恶性肿瘤：包括位于大网膜的原发和继发性肿瘤。该病早期瘤体小，无明显症状，当生长过程中累及邻近脏器引起肠出血、穿孔、梗阻或瘤体扭转，以及瘤体增大，供血不足而发生局部坏死等症状。晚期可出现血性腹水。影像学可见腹腔内囊性、囊实性或实性肿块，部分可见多发结节。该病与大网膜黄色肉芽肿临床表现类似，需术后病理协助鉴别诊断。

（4）腹膜转移癌：有原发肿瘤的相关临床表现，腹部CT提示腹膜增厚，可有大小不等结节样改变，增强CT可见强化，一般伴有腹水，腹水肿瘤细胞检查、腹腔镜活检有助于鉴别。

（5）腹腔其他部位黄色肉芽肿：如腹膜后黄色肉芽肿、黄色肉芽肿性胆囊炎、黄色肉芽肿性肾盂肾炎，根据腹部影像学病变部位和病理性质可以鉴别。

（七）治疗及预后

1. 治疗

本病虽然在病理上为良性肿瘤，但具有侵袭性的生物学行为，因此手术切除为唯一有效的首选治疗手段。

因该病变具有恶变潜能，可以出现局部复发、扩散及远处转移，手术时应该尽可能做广泛、彻底切除。不能手术切除者可用糖皮质激素治疗，能使肿瘤缩小，得到一定程度的缓解。肿瘤通常对放疗、化疗不敏感，但仍有个别学者推荐手术后应用放疗、化疗的报告。亦有个案报道发现不能手术切除的患者予以放疗，使得肿瘤缩小，患者获得8年以上的生存期。

2. 预后

本病预后一般较好，可存活数年至10余年，但如瘤细胞中出现异型及多形性者，则成为黄色肉瘤或恶性纤维黄色瘤，预后不良，易发生广泛内脏转移，且多于短期内死亡。

（宿　慧）

参 考 文 献

［1］　梁克纯, 姜洪斌. 大网膜黄色肉芽肿所致胃横轴扭转一例报告 [J]. 蚌埠医药, 1983 (2): 81.

［2］　陈玉祥, 邱序武, 王杰. 大网膜横结肠黄色肉芽肿2例 [J]. 新消化病学杂志, 1996, (9): 64.

［3］　张跃天, 陈玉祥, 胡登礼. 大网膜黄色肉芽肿二例报道 [J]. 腹部外科, 2001 (5): 310.

［4］　赵登秋. 腹腔黄色肉芽肿二例报告及文献复习 [J]. 中国综合临床, 1995 (1): 31-32.

［5］　徐德征, 杨含维, 王海东, 等. 腹膜后黄色肉芽肿一例报告 [J]. 新疆医学院学报, 1984, 7 (2): 158-159.

［6］　马厚初, 刘瑞林, 李光华, 等. 腹膜后黄色肉芽肿6例报道 [J]. 蚌埠医学院学报, 1989, (1): 79.

［7］　李晓东, 孙光, 李铁强, 等. 黄色肉芽肿性肾盂肾炎的诊断与治疗 [J]. 现代泌尿外科杂志, 2007, 12

(4): 259-260.

［8］ 谢于, 孙强, 段伟宏, 等. 黄色肉芽肿性胆囊炎的诊治分析 [J]. 中国现代手术学杂志. 2011, 15 (5): 343-345.

［9］ 王蔚蓝, 孙海明. 黄色肉芽肿性胆囊炎45例诊治分析 [J]. 肝胆胰外科杂志, 2015, 27 (1): 74-75.

［10］ 高靳, 余建群, 许持卫, 等. 小肠系膜巨大淋巴结黄色肉芽肿1例 [J]. 中国临床医学影像杂志. 2008, 19 (6): 453-454.

［11］ 张红伟, 吕发金. 腹膜后多器官累及的黄色肉芽肿1例 [J]. 中国医学影像学杂志, 2018, 26 (1): 42-43.

［12］ 魏鸿, 何渝军. 升结肠黄色肉芽肿1例报告 [J]. 中国普外基础与临床杂志, 2003, 10 (3): 234.

［13］ 岳成山, 童雅兰, 韩涛, 等. 盆腔原发黄色肉芽肿一例 [J]. 中国临床实用医学, 2018, 9 (1): 74-75.

四、寄生虫性肉芽肿

大网膜寄生虫性肉芽肿临床少见, 其临床症状、体征常不典型, 临床和影像诊断困难, 多经剖腹或组织检查确诊, 相关文献多为个案报道。常见引起大网膜肉芽肿的寄生虫如蛔虫、肺吸虫、血吸虫、包囊虫等。以下分别简要介绍。

(一) 蛔虫

蛔虫又名似蚓蛔线虫 (*Ascaris lumbricoides linnaeus*), 是人体肠道内最大的寄生线虫。蛔虫的分布呈世界性, 尤其在温暖、潮湿和卫生条件差的地区人群感染较为普遍, 其感染率农村高于城市, 儿童高于成人。蛔虫寄生人体可引起各种各样的临床表现, 也可无明显症状, 依虫体寄生或侵入的部位而定。

1. 发病机理

蛔虫的成虫寄生于人体小肠肠腔内, 主要以宿主的半消化食物为营养。蛔虫成虫有钻孔的习性, 当寄生环境发生改变, 如发热、肠道病变或服用某些驱虫药物后, 蛔虫可离开肠道而钻入阑尾、胆道等处, 发生穿孔后进入腹腔。蛔虫也可使病变、术后或正常的肠壁发生穿孔, 如蛔虫经胃、十二指肠溃疡、肠伤寒、肠梗阻、阑尾炎等病变部位, 或者经胃切除、阑尾切除等手术后缝合口或麦克尔憩室而穿入腹腔, 引起弥漫性或局限性腹膜炎。此外, 也有肝叶切除术后肠道蛔虫经胆道、肝断面钻入腹腔致胆汁性腹膜炎的报道。蛔虫经正常肠壁引起穿孔多见于小肠和回盲部。少数病例穿孔处被大网膜包裹、粘连, 加上虫体、虫卵在腹腔内, 可引起肉芽肿性反应。在腹腔内的蛔虫不能获得本身所需要的营养, 当蛔虫在腹腔内死亡时, 其虫体便分解和消失, 但是, 雌虫体内的受精卵却存在。如虫卵多且在虫体所在的部位集聚存留, 则可激起巨大肉芽肿团块形成。如果雌虫将虫卵排入腹腔内, 使这些虫卵广为播散, 则可形成类似于粟粒型结核那样的粟粒状肉芽组织, 从而导致肉芽肿性腹膜炎。

2. 临床表现

本病多见于幼儿及学龄前儿童，但成人发病也时有报道，应予警惕。由于病程较长，患者多有消瘦、营养不良，呈慢性消耗病容，部分患者病程中有排出或呕出活虫病史或反复发作腹痛病史。患者临床症状多变或隐匿，表现不同程度腹痛、腹胀、腹部膨隆，有时伴恶心、呕吐、发热等全身症状。查体腹部可无或局部有压痛，常以下腹部为著，并常伴腹壁柔韧感，部分病例肠鸣音减弱。外周血白细胞计数多升高，轻型病例也可在正常范围。部分患者便检可发现蛔虫卵。

3. 诊断

大网膜蛔虫性肉芽肿是临床上蛔虫病的并发症之一，目前随着生活条件改善，已明显少见，易导致误诊和漏诊。减少误诊和漏诊的关键是提高对该病的认识和警惕。

大网膜蛔虫性肉芽肿临床症状不典型，B超、X线等辅助检查无特异性的影像学表现，诊断往往不易确定，必要时可采用内腔镜探查术辅助诊断，有时需剖腹探查或组织检查才能明确。腹腔内可有少或中量腹腔积液，大网膜部分可呈扁平肿块或表面弥漫性结节，质硬，病理检查可见坏死蛔虫体，炎性渗出物中可见大量虫卵。粪检虫卵、间接血细胞凝集试验、对流免疫电泳、免疫荧光抗体检查法等对诊断有一定的价值。

本病需与腹腔积液、结核性腹膜炎、肠系膜肿物以及卵巢巨大囊肿等疾病相鉴别。

4. 治疗

蛔虫所致穿孔应予积极手术治疗，彻底清除蛔虫和脓腔，缝合穿孔。术中要仔细探查腹腔的每个陷凹和隐窝，如盆腔、膈下、肠系膜间及小网膜囊等处。对于肠道手术患者，术中如发现肠道蛔虫，应耐心、细致，力求彻底取尽蛔虫。对于难以取出的蛔虫，应行药物驱蛔治疗。有学者认为，对有肠蛔虫感染的患者，术前应行常规驱虫治疗，特别对于边远山区、生活条件较艰苦、卫生习惯较差的患者，无论其有无蛔虫感染病史，应在术前、术后常规驱虫治疗。

目前常用的驱蛔药物主要有以下几种：①甲苯咪唑：200mg一次，日服1~2次，1~2天，阴转率可达90%以上，药物反应轻微。②四咪唑或左旋咪唑：四咪唑用量儿童3mg/kg，成人150mg，睡前一次顿服或早晚两次分服；左旋咪唑的剂量减半。③噻嘧啶：一次口服5~10mg/kg，阴转率可达90%以上。孕妇、肝、肾、心脏疾病、发热病人慎用或禁用。④哌哔嗪：儿童100~150mg/kg，成人3.2g（枸橼酸哌哔嗪），1~2天，清晨空腹或睡前服药，阴转率达70%~80%。孕妇及肝、肾疾病及癫痫患者禁服。也有报道氧气驱虫的排虫率可达67.3%~97%，虫卵阴转率达95.4%，禁忌证为胃、十二指肠溃疡、心功能不全患者及老年人。

5. 预防

大力开展卫生宣传，注意个人卫生及饮食卫生，加强粪便管理和无害化处理是预防蛔虫病的重要措施。定期进行大面积的普查、普治，可使蛔虫病的发病率明显下降。对蛔虫病患者进行积极有效的驱蛔治疗是减少蛔虫病并发症的关键。

（二）肺吸虫

肺吸虫病又名并殖吸虫病（paragonimiasis），为自然疫源性人兽共患病，其自然终末宿主为猫、犬等多种动物，人亦为重要的终末宿主。肺吸虫的第一中间宿主为淡水螺，第二中间宿主为多种淡水蟹及蝲蛄类，人因食用被囊蚴污染的生的或未煮熟的蟹或蝲蛄而受感染，引起肺吸虫病。肺吸虫可侵犯全身各处，为一全身性疾病，依其主要侵犯部位及临床表现分为胸肺型、腹型、中枢神经型（或脑脊髓型）、皮下型、眼型等类型。肺吸虫幼虫在人体内移行，穿入并游走于腹腔内造成腹壁、大网膜不同程度的粘连，或由于虫卵沉着于腹膜、大网膜及脏器浆膜，引起机械性、异物刺激性炎症，形成肉芽肿性病变。

1. 发病机理

肺吸虫囊蚴被人吞食后，在上段小肠内经胆汁等消化液作用而脱囊，脱囊后尾蚴穿出肠壁到达腹腔。在腹腔内游走期间，早期可引起腹膜浆液纤维素炎，并可诱发少量腹水，以后腹壁、大网膜及腹腔脏器间可有不同程度的粘连。如虫体在腹腔内停留并发育，可形成大小不等的囊肿，囊肿呈多房性，其内容物为果酱样黏稠液体，这是由于虫体在组织或脏器内停留所引起的周围纤维组织增生包绕而成，内含虫体、虫卵、被破坏的组织残片和炎性渗出物、菱形结晶等，以后如虫体死亡或转移，内含物亦可逐渐被吸收，代以肉芽组织增生，形成瘢痕或钙化。肺吸虫在腹腔移行期间，有些虫体逐渐增长发育为成虫，沿途产卵，沉着于腹膜、大网膜和腹腔脏器的浆膜上。虫卵的机械刺激作用于组织，引起异物反应，使周围结缔组织增生、嗜酸性粒细胞和单核细胞浸润，将虫卵包围而形成粟粒大的假结节，最后逐渐纤维化。

2. 临床表现

最常见者为发热、腹痛、腹泻，其次为恶心、呕吐、便血及食欲不振、乏力、盗汗、荨麻疹等症状。腹痛多在中下腹部，以右下腹为多见，轻重不一。如虫囊侵及肠壁时，可有腹泻，里急后重感明显。虫囊偶尔向肠内破溃，可出现棕褐色黏稠脓血样便或芝麻酱样粪便，其内可找到虫卵。腹水一般不常见，或仅有少量腹水。体检脐周及下腹部可有压痛，常无肌紧张，部分病人可触及腹块，质地较硬，表面及边缘不规则，移动度小，常无明显压痛。当肺吸虫累及肝、脾、肾、膀胱、胰腺和阑尾等脏器时，尚可有黄疸、脓尿、血尿及急性腹痛等相应表现。肝肿大（3%～8.7%）、脾肿大（4%～7%）多不甚严重。部分病例可于后期出现肠粘连及肠梗阻等。

3. 诊断

①流行病学史：来自或去过肺吸虫病的流行区，特别是有进食生的或未煮熟的溪蟹或蝲蛄史者；②有发热、腹痛、腹泻及恶心、呕吐、荨麻疹等临床表现；③外周血白细胞总数增高，急性期可高达49.9×10^9/L。嗜酸性粒细胞普遍增高，有较强的提示意义，一般在5%～20%，郑仰明等报道可高达60.2%；④腹水镜检可找到虫卵，皮内试验或补体结合试验等免疫血清学试验阳性。皮内试验方法简便、快速，特异性、敏感性都较高，

常作为初筛的有效方法；⑤确诊多需剖腹检查或活组织检查。

4. 治疗

一般应予手术切除治疗，其他治疗包括营养、对症治疗及各种支持治疗。因虫体在腹腔内游走造成的肠粘连、肠梗阻等并发症，可考虑手术治疗，但必须同时进行病原治疗。

常用的抗肺吸虫药物有：①硫双二氯酚：成人每日3g，儿童每日50mg/kg，分3次口服，每日或隔日用药，10～20日为一疗程。②吡喹酮：每次25mg/kg，每日3次，连服3日。③六氯对二甲苯：50mg/kg，每日或隔日用药，6～12日为一疗程。④阿苯达唑：8mg/kg（一次量不超过400mg），分2次口服，连服7日。

（三）包虫病

包虫病（hydatid disease）是人体感染棘球绦虫的幼虫所致的疾病，又称棘球蚴病（echinococcosis），多发生于畜牧区。成虫寄生于狗、狼、狐等小肠内，羊、牛是中间宿主，人误食虫卵而发病。包虫囊肿多发生于肝（65.5%），肺次之（22%），其他脏器也可受累，肠系膜与网膜约占10%。囊肿的生长速度和大小与寄生的部位有关。巨大的囊肿多见于腹腔，肝和脾的囊肿一般生长较快，肺囊肿则易自行破裂。原发性囊肿多为单发，继发性常多发，多器官同时受累或一个器官有两个以上囊肿。人体多发囊肿几乎均累及肝脏，其次为肺和肝同时受累。

1. 临床表现

包虫囊肿可在人体内数年至数十年不等，其临床表现与囊肿的部位、大小、数目、机体反应及合并症有关，包括过敏、压迫症状和中毒。大网膜包虫囊肿病程通常较长，表现为腹部肿物或腹部进行性膨大。肿物多偶然在夜间发现，仰卧时腹部有重压感。并发肠扭转或肠梗阻时，可发生剧烈腹痛。体检腹部可扪及肿块，多位于上腹部，柔软有囊性感，活动度较大，无压痛或有深压痛。发生在大网膜的中、小型囊肿，其界限清楚。但巨型囊肿或有并发症者，触诊不清，易误诊为结核性腹膜炎或腹腔积液等。仰卧位时全腹叩诊呈浊音，仅两肋部或腰部呈鼓音，在深处听到肠鸣音，全腹有振水感，但无移动性浊音。

大网膜包虫囊肿常见并发症为合并出血、感染、扭转，甚至破裂。出血后囊肿迅速增大，易合并感染。因囊肿多为多房性，感染不易控制，患者出现高热或长期低热，有间歇性腹痛、精神不振、食欲差、消瘦、贫血等中毒症状，临床上易误诊为结核性腹膜炎。囊肿破裂多发生在外力打击腹部或各种原因导致腹内压增加时，表现突发剧烈腹痛，腹胀加重，伴明显贫血，有明显的血性甚或炎症性腹膜炎表现，常以急腹症收住院。囊肿扭转发生在大网膜游离部的中、小囊肿，活动范围广泛，由于重力关系囊肿扭转，临床表现为持续性腹痛伴阵发性加重，恶心、呕吐，体检发现腹部肿块，多在手术中证实为网膜囊肿扭转。

2. 诊断

网膜包虫囊肿易误诊。根据流行病学、临床特点，结合影像学检查、化验等有助于诊断。患者有流行区居住史，并有和狗、羊等动物密切接触史；可有间歇性腹部疼痛，食欲减退和消瘦，自觉腹部有肿块。腹部检查可见腹部膨隆，多在上腹部可触及无痛性、可移动圆形囊性肿块。B超、CT可以诊断和确切定位（图19-2-1、图19-2-2）。化验检查如包虫皮内试验（Casoni试验）、包虫补体结合试验、间接红细胞凝集试验、嗜酸细胞计数等有助于鉴别诊断。网膜包虫囊肿需与结核性腹膜炎、腹腔积液、急性阑尾炎、卵巢囊肿等进行鉴别。

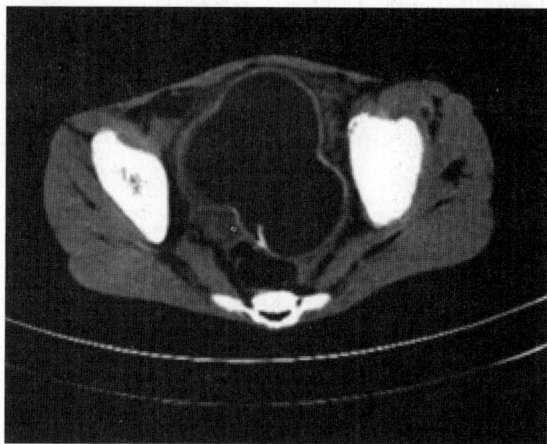

图19-2-1　大网膜包虫囊肿。盆腔10×9cm囊性病灶。

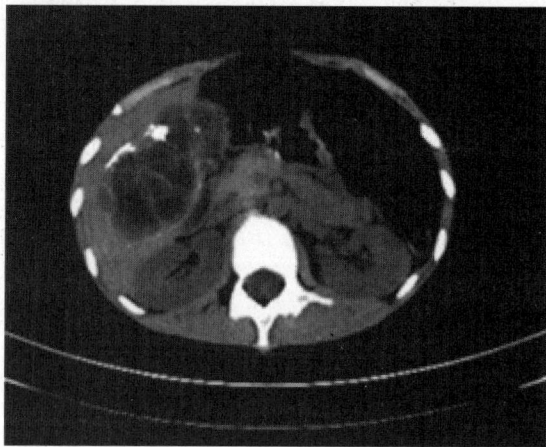

图19-2-2　肝包虫。内有子囊，壁有钙化。

3. 治疗

包虫囊肿的治疗以外科手术摘除为主，根据寄生部位与有无并发症而选用不同的术式。对不宜手术摘除的弥漫性生长的多房性包虫病，可用大剂量的甲苯咪唑试验治疗。其用量是每次400～600mg，一日三次，连服21～30天。也有用丙硫咪唑0.8g/d，30天为一个疗程，间隔两周可重复2～3个疗程。

（四）血吸虫

血吸虫也称裂体吸虫（schistosoma），是寄生在宿主静脉中的扁形动物。寄生于人体的血吸虫种类较多，主要有三种，即日本血吸虫、曼氏血吸虫和埃及血吸虫。此外，在某些局部地区尚有间插血吸虫、湄公血吸虫和马来血吸虫寄生在人体的病例报告。我国流行的只是日本血吸虫（简称血吸虫病）。

1. 发病机理

血吸虫有两种病原体形式对宿主起破坏作用：①虫体，包括尾蚴和成虫。它们可引起暂时性过敏反应，可机械性损伤或通过毒素产生局部静脉内膜炎。成虫虽能分泌抗原性物质，但活成虫外面包着宿主蛋白质，使它可长期栖息于门脉血流中而不激起宿主明显免疫反应。因此，由虫体所造成的病变是局部的、轻微的。②虫卵。血吸虫病的病变主要由虫卵引起。虫卵主要沉着在宿主的肝及结肠肠壁等组织，所引起的肉芽肿和纤维化是血吸虫病的主要病变。日本血吸虫产出虫卵常成簇沉积于组织内，所以虫卵肉芽肿的体积大，其细胞成分中嗜酸性粒细胞数量多，并有浆细胞。肉芽肿常出现中心坏死，称嗜酸性脓肿。随着病程发展，卵内毛蚴死亡，其毒素作用逐渐消失，坏死物质被吸收，虫卵破裂或钙化，其周围绕以类上皮细胞、淋巴细胞、异物巨细胞，最后类上皮细胞变为成纤维细胞，并产生胶原纤维，肉芽肿逐渐发生纤维化，形成疤痕组织。

2. 临床表现

血吸虫病主要侵犯结肠和肝脏，但在重度感染时，虫卵也可在腹膜、大网膜以及腹腔脏器浆膜大量沉积而引起肉芽肿性腹膜炎。可引起腹膜刺激症状、腹部饱胀、腹痛、腹部压痛及腹壁柔韧感，部分病人可触及腹块。少数有腹水，其形成原因除急性虫卵结节所产生的炎性渗液外，尚可能有肝内广泛病变、门静脉属支阻塞、淋巴回流受阻等因素。嗜酸性粒细胞增高是本病特征性表现，多数患者白细胞总数在10 000～30 000/mL，嗜酸性粒细胞占20%～50%或更高。

3. 诊断

主要诊断依据：①发病前有血吸虫疫水接触史；②临床表现有发热、肝脾肿大、腹痛、腹胀、腹部压痛及腹壁柔韧感，部分病人可触及腹块，少数有腹水；③血象白细胞总数增高，嗜酸性粒细胞明显增高；④腹腔器官间往往有广泛粘连。在大网膜、肠系膜和大、小肠表面，甚至肝表面，可见分散或成群的虫囊肿，囊肿多者可形成肿块；⑤活检或粪检发现大量嗜酸性虫卵结节或血吸虫虫卵。

首发症状为大网膜肉芽肿的血吸虫病例较少见，因合并发热、消瘦、乏力、腹水，临床易误诊为结核性腹膜炎或癌性腹腔积液。但有血吸虫疫水接触史、血象嗜酸性粒细胞增高、抗血吸虫治疗有效是本病的特征性表现。活检或粪检发现大量嗜酸性虫卵结节或血吸虫虫卵可确诊。

4. 治疗

外科手术治疗为主，围术期应给予积极的对症和支持治疗。

喹诺酮对血吸虫幼虫、童虫及成虫均有杀灭作用，且毒性较低，是血吸虫病治疗的首选药物。急性血吸虫病喹诺酮总剂量为120mg/kg（体重超过60kg者按60kg计），每日量分2～3次服，连服4日。慢性血吸虫病采用喹诺酮总剂量60mg/kg的1～2日疗法，每日量分2～3次餐间服。由于血吸虫病患者常有发热、腹泻、便血、消瘦、贫血等症状，因而在进行病原治疗的同时，必须注意加强营养支持治疗。

（姜春燕）

参 考 文 献

[1] 钟惠澜. 热带医学 [M]. 北京: 人民卫生出版社, 2001.

[2] XIAO P L, ZHOU Y B, CHEN Y, et al. Prevalence and risk factors of *Ascaris lumbricoides* (Linnaeus, 1758), *Trichuris trichiura* (Linnaeus, 1771) and HBV infections in southwestern China: a community-based cross sectional study [J]. Parasit Vectors. 2015, 8: 661.

[3] MELLO C M, BRIGGS M D, VCNANCIO E S, et al. Granulomatous peritonitis by ascaris [J]. J Pediatr Surg, 1992, 27: 1229.

[4] 强金伟, 廖治河, 桂律. 大网膜蛔虫性肉芽肿CT诊断1例 [J]. 中国医学影像学杂志, 2001, 9 (6): 476.

[5] 杨蔚岗. 腹腔蛔虫卵性肉芽肿1例 [J]. 诊断病理学杂志, 2003, 10 (3): 185.

[6] 郑立元, 姚远. 大网膜肺吸虫性囊肿1例报告 [J]. 人民军医, 1987 (5): 30.

[7] PRASAD K, BASU A, KHANA S, et al. Pulmonary paragonimiasis mimicking tuberculosis [J]. J Assoc Physicians India, 2015, 63 (8): 82-83.

[8] 高生江. 大网膜包虫病1例 [J]. 医学影像学杂志, 2012, 22 (6): 952.

[9] 郭俭, 张永年, 周卉, 等. 腹腔囊型包虫病2例 [J]. 临床与实验病理学杂志, 2011, 27 (8): 910-911.

[10] 李伟, 申丽洁. 大网膜包虫病1例报告 [J]. 中国人兽共患病学报, 2006, 22 (2): 181.

[11] 王云飞, 李波, 潘家杰. 大网膜包虫并扭转1例 [J]. 中华现代影像学杂志, 2009, 6 (3): 188-189.

[12] MIHMANLI M, IDIZ U O, KAYA C, et al. Current status of diagnosis and treatment of hepatic echinococcosis [J]. World J Hepatol, 2016, 82 (8): 1169-1181.

[13] 李淑华, 党兴红. 腹腔大网膜包虫病误诊卵巢囊肿一例报告 [J]. 青海医药杂志, 2011, 41 (9): 76.

[14] YOSHIDA A, DOANH P N, MARUYAMA H. Paragonimus and paragonimiasis in Asia: an update [J]. Acta Trop, 2019, 199: 105074.

[15] 胡训义. 大网膜异位血吸虫病1例 [J]. 热带病与寄生虫学, 1996 (3): 186.

[16] ZHU H, CAI SX, LIU J B, et al. A spatial analysis of human *Schistosoma japonicum* infections in Hubei, China, during 2009-2014 [J]. Parasit Vectors, 2016, 9 (1): 529.

第三节　大网膜妊娠

一、概念

异位妊娠（ectopic pregnancy）是受精卵在子宫腔外的器官或组织中着床、发育成囊胚的异常妊娠过程，也称宫外孕。宫外孕可发生在输卵管、卵巢、腹腔、阔韧带和子宫颈等处，分别称为输卵管妊娠、卵巢妊娠、腹腔妊娠、阔韧带妊娠和子宫颈妊娠。其中输卵管妊娠（tubal pregnancy）最多见，约占到90%以上。

当输卵管妊娠中存活的孕卵脱落在腹腔内，偶尔还在腹腔内脏器官、组织上继续生长，则形成腹腔妊娠。输卵管内植入的孕卵若自管壁分离而流入腹腔则形成输卵管妊娠流产，孕卵绒毛穿破管壁而破裂则形成输卵管妊娠破裂，二者均可引起腹腔内出血，但后者更严重，常由于大量的内出血而导致休克，甚至于危及生命。

腹腔妊娠（abdominal pregnancy）指位于输卵管、卵巢及阔韧带以外的腹腔内妊娠，是异位妊娠的一种特殊类型。它的发生率极低，与活产数的比例大概1∶10 000～15 000，占异位妊娠的1%～1.4%。近年来，随着体外受精-胚胎移植（in vitro fertilization-embryo transfer，IVF-ET）技术的开展，发病率有上升趋势。接受辅助生殖技术受孕的妇女中，有输卵管因素不孕和多胚胎移植者异位妊娠风险增加。使用宫内节育器的女性，其异位妊娠的风险低于未使用者，然而一旦带环妊娠，则异位妊娠的发生率高达53%。口服避孕药、紧急避孕失败、前次选择性终止妊娠、流产、剖宫产均不增加异位妊娠风险。腹腔妊娠常见种植的部位是腹膜、大网膜、肠系膜等，偶见发生在肝脏、脾脏、后腹膜。随着绒毛生长，胎盘形成，在此过程中可能发生种植部位血管的破裂、大出血，导致孕妇死亡。母体死亡率约为5%，而胎儿死亡率更高，存活率仅为1%～10%。根据其发生经过可分原发性腹腔妊娠（primary abdominal pregnancy）及继发性腹腔妊娠（secondary abdominal pregnancy），前者罕见。

大网膜妊娠（omentum pregnancy）是属于腹腔妊娠的一种，极为罕见。大网膜妊娠多发生于育龄期女性，以19～38岁性活跃年龄多见。本病临床表现缺乏特异性，术前正确诊断率低，误诊、漏诊率高，往往延误治疗，加上病情进展快，来势凶险，常威胁患者生命。故临床医师必须对本病保持高度警惕。

二、病因及发病机制

（一）原发性腹腔妊娠

原发性腹腔妊娠是受精卵直接种植于腹腔。至今病因尚不明。有学者认为与以下因素有关：①腹腔上皮具有转化能力，可转化发展为类似副中肾管上皮；②子宫内膜异位症（endometriosis），子宫内膜异位于腹膜表面、大网膜、肠系膜或者盆腔内，有利于早期受精卵着床、发育成为原发性腹腔妊娠。有学者认为，输卵管获取卵子功能下降，使孕卵有机会在腹腔种植，并易被大网膜包裹，亦是腹腔妊娠可能的原因之一。

（二）继发性腹腔妊娠

继发性腹腔妊娠多见于输卵管妊娠（tubal pregnancy）破裂或流产后，胎囊自破裂处或伞部流出，胎囊进入腹腔，绒毛组织仍附着于原来着床处或重新种植于附近脏器（如腹膜、肠系膜、大网膜等）继续发育，形成继发性腹腔妊娠；少数发生于卵巢妊娠（ovarian pregnancy）破裂后；偶可继发于子宫内妊娠而子宫存在缺陷破裂后；亦可见接受过剖宫产者再次妊娠时原剖宫产切口裂开胎儿外游至腹腔内，或存在子宫腹膜瘘、子宫憩室等罕见病因。此外，早期妊娠时有腹痛或人工流产术、药物流产术失败史者，曾施行体外人工授精-胚胎移植术者，宫外孕手术后，亦有引起继发性腹腔妊娠可能。

腹腔妊娠常发生在育龄妇女，其高危因素有：伴妇科慢性炎性疾病、输卵管手术史、异位妊娠史、近期人工流产史、放置含铜的宫内节育器者、使用雌激素及不孕症病史、阑尾炎穿孔史以及避孕失败等患者。此外，长期吸烟、酗酒的女性发生宫外孕的概率比普通女性高出了2~4倍。原因可能是女性体内的尼古丁或酒精使输卵管蠕动异常，有碍卵子或受精卵输送，最终导致宫外孕的发生。

（三）大网膜妊娠

大网膜妊娠是腹腔妊娠的一种，按其发生原因也可分原发性、继发性两种。原发性大网膜妊娠（primary omental pregnancy）比较少见，是指卵子在腹腔内受精，孕卵直接种植于大网膜并生长发育。与原发性腹腔妊娠相同，至今病因尚未阐明。诊断原发性大网膜妊娠需满足3个条件：①输卵管、卵巢均正常，无近期妊娠的证据；②无子宫腹膜瘘形成；③妊娠只存在于大网膜。

继发性大网膜妊娠（secondary omental pregnancy）的来源主要有三种：①子宫有缺损、憩室或子宫壁发育不良导致子宫破裂；②卵巢妊娠破裂，偶见；③ 输卵管妊娠流产或破裂，孕卵落入腹腔在大网膜种植、着床，妊娠继续生长发育而形成大网膜妊娠。

三、病理生理

（一）大网膜妊娠的变化及结局

由于大网膜血供十分丰富，一旦胚胎种植生长容易引发大出血并迅速导致休克，病情发展十分迅速，病势凶险，若不及时诊断并处理，极易贻误病情，给患者带来生命危险。

正常胎儿的营养和气体代谢是通过脐血管和胎盘与母体进行交换的，由胎盘来的动脉血经脐静脉进入胎儿体内完成。附着于大网膜的妊娠胎盘，由于该处缺乏为胎儿准备的血供，血液供给不足，胎儿缺血缺氧，故出现胎儿畸形或者生长受限，胎儿往往存活不到足月，绝大多数在不同孕龄死亡于腹腔内。其软组织被吸收，骨骼残留，或木乃伊化、石化。

死亡于腹腔内胎儿，部分病例继发感染形成脓肿，向周围组织溃破，以致有胎儿毛发、骨片排出，亦可引发更加严重的腹腔感染。

由于大网膜血管丰富，胚胎病灶常被大网膜包裹，若胚胎破裂，发病后又未能及时治疗，孕卵已死亡，内出血逐渐停止，形成血肿包块，经过一段时间后血肿机化变硬，与周围组织粘连，称为陈旧性宫外孕。

（二）病理所见

1. 大体所见

腹腔内可见不凝固血液及凝血块，轻度增大的子宫。原发性大网膜妊娠，于大网膜组织上或其切面见暗红色结节，剖面囊性，内见凝血块及绒毛样组织；如孕周较大，可见胎盘附着于大网膜上，并可见破裂或完整孕囊及胎儿；若死亡已久，可见机化组织。继发性大网膜妊娠，往往可探查到破裂的子宫、输卵管或卵巢。

2. 显微镜下所见

大量脂肪组织下陈旧性出血组织中见绒毛结构，滋养细胞双层排列，细胞未见异型；如孕周较大，镜下可见胎盘组织。

四、临床表现

临床表现与原发性、继发性，有无流产、破裂以及出血量多少和病程长短等有关。

（一）大网膜妊娠症状

1. 原发性大网膜妊娠

原发性大网膜妊娠患者的停经时间较继发性的短，并且缺乏继发异位妊娠病灶流产或破裂的临床表现。原发性大网膜妊娠的其他症状和体征与继发性大网膜妊娠类似。

原发性大网膜妊娠在没有破裂出血之前是极难发现的，即使出现内出血、腹痛等症状，也易误诊为其他急腹症。

（二）大网膜妊娠体征

一般情况：尚未发生流产或破裂时，子宫或附件区有压痛，或可无阳性体征；当流产或破裂致腹腔内出血不多时，血压可代偿性轻度升高；腹腔进行性出血较多时，除腹部膨隆、全腹压痛、移动性浊音阳性可出现脉搏快而细弱、血压下降、皮肤黏膜苍白、大汗淋漓、心率增快等休克体征。通常体温正常，休克时体温偏低，腹腔内出血吸收时体温升高，但不超过38℃。

腹部查体：上腹有明显压痛及反跳痛，以病灶处为著，轻微腹肌紧张，出血较多时叩诊有移动性浊音。有些患者上腹部可触及包块，如孕周较大，可触及胎儿形态。

盆腔检查：阴道少许暗红色血液，宫颈口松弛，举痛或摇摆痛阳性；子宫前位，有漂浮感，压痛阳性；双附件区未触及明显包块。如为继发性大网膜妊娠，可有原发破裂部位压痛。阴道后穹窿穿刺抽出不凝血。

（三）继发于输卵管妊娠的大网膜妊娠表现

输卵管妊娠、大网膜妊娠同时同步发生时，尚未出现流产或破裂时，可有输卵管妊娠侧下腹部隐痛或酸胀感症状。当发生输卵管妊娠流产或破裂时，可出现患侧撕裂样疼痛，伴恶心、呕吐、肛门坠胀感，甚至失血性休克。查体可有宫颈举痛、摇摆痛及病灶侧附件可触及包块、压痛等，较大网膜妊娠流产或破裂疼痛更重。两者可不同时妊娠，为输卵管妊娠流产或破裂后继发出血和大网膜妊娠者，症状同前。

（四）大网膜妊娠合并宫内妊娠者表现

此情况指宫腔内妊娠与异位妊娠同时存在，极罕见，但辅助生殖技术的开展及促排卵药物的应用，使其发生率明显增高。停经6周左右出现恶心、呕吐、胃部不适等早孕反应，大网膜妊娠与宫内妊娠可不同步发育，当大网膜妊娠出现流产或破裂时，宫内妊娠可继续妊娠，或仅出现先兆流产症状。但当大网膜妊娠流产或破裂合并宫内妊娠流产时，可出现阴道排出妊娠组织物，或阴道出血量多于月经量。

2. 继发性大网膜妊娠

（1）病史

①停经或异常子宫出血：继发性大网膜妊娠，停经时间较长，多在6～8周以上。值得注意的是有15%左右患者无停经史，也有将异位妊娠的不规则阴道流血误认为月经；②可能有早孕反应；③有输卵管妊娠流产或破裂，或卵巢妊娠破裂的病史。随后流血停止，腹痛缓解。

（2）继发性大网膜妊娠临床表现

孕卵种植于大网膜，着床、生长发育而形成大网膜妊娠。可出现：①阴道出血：阴道出血为不规则性，血呈深褐色或暗红色，量少，一般少于月经量，可伴有蜕膜管型或蜕膜碎片排出。少数继发性大网膜妊娠为子宫破裂所致者，可出现阴道流血量较多，类似月经，甚至阴道大出血；②腹痛：腹痛是大网膜妊娠患者的主要症状，可为隐痛、胀痛、坠痛、绞痛或撕裂样的痛，常突然发作，持续或间歇出现，伴恶心、呕吐，肩胛部放射性疼痛及胸痛，亦可伴有肛门坠胀感、腹泻；③贫血：轻者有头晕、疲乏无力，重者有心悸、气短。

并发大网膜妊娠破裂表现：大网膜血管丰富，一旦大网膜妊娠破裂可发生大出血。另外，当附着于大网膜着床处存活胚胎的绒毛组织继续向外生长，可侵蚀邻近脏器表面及组织，当血管侵蚀破裂，也可引起腹腔内大出血。由于腹腔内出血及腹痛刺激，轻者可出现晕厥，严重者出现失血性休克表现。出血量越多、越快，症状也相应进展迅速，病情严重，但阴道出血量与之不成正比。

五、辅助检查

（一）实验室检查

1. 血常规检查

当血常规检查红细胞、血红蛋白呈下降趋势，提示有活动性出血。

2. 尿或血清绒毛膜促性腺激素检测或动态观察

人绒毛膜促性腺激素（human chofionic gonadotropin，HCG）是由滋养层过渡型细胞和合体细胞产生分泌的一种糖蛋白，是由 α 和 β 二聚体的糖蛋白组成的。HCG 主要功能之一就是促进雄激素芳香化转化为雌激素，同时使卵巢黄体转变为妊娠黄体，从而分泌孕酮，避免着床受精卵遭受排斥。其数值与滋养层细胞对数式生长数量有关，半衰期36h，正常子宫内妊娠倍增期为1.7~2d。人绒毛膜促性腺激素在受孕后10~14d开始分泌，在受精后就进入母血并快速增殖一直到孕期的第8周，然后缓慢降低浓度直到第18~20周，再后保持稳定。成熟女性因受精的卵子移动到子宫腔内着床后，形成胚胎，在发育成长为胎儿过程中，胎盘合体滋养层细胞产生大量的人绒毛膜促性腺激素，可通过孕妇血液循环而排泄到尿中。

异位妊娠患者胎盘的滋养层细胞发育不良，合体滋养细胞合成β-HCG减少，故血清β-HCG含量显著低于正常宫腔内妊娠者。大网膜妊娠时，患者体内HCG水平较宫内妊娠低。连续测定血β-HCG，动态观察倍增时间。若倍增时间大于7d，异位妊娠可能性极大；若倍增时间小于1.4d，异位妊娠可能性极小。2016年美国妇产科医师学会（ACOG）指南中指出，正常的宫内妊娠（IUP）血HCG水平间隔48h至少上升66%。以间隔48h上升小于66%为标准诊断异位妊娠（EP）的敏感度为74%~100%，特异度为28%~97%，其中13%的EP会漏诊，而15%的IUP会被误诊为EP。并推荐以间隔48h的HCG上升<35%来定义无活力妊娠可能更安全。

此外，由于腹腔积血中HCG代谢较慢，故腹腔血HCG水平远高于静脉血HCG水平。以腹腔血与静脉血HCG比值（Rp/v-HCG）>1.0作为标准，可以帮助快速准确诊断EP，较单一血清HCG更有诊断价值。此外，采用静脉血与阴道血HCG比值（Rv/c-HCG）>1.0和（或）静脉血与阴道血P比值（Rv/c-P）>1.0为标准诊断EP，亦有重要临床意义。

3. 血清孕酮检测

孕酮（progesterone）是一种天然孕激素，主要由卵巢分泌，在体内对雌激素激发过的子宫内膜有显著形态学影响。足量的孕酮不但能够保证子宫内膜功能的正常，促进胚胎的生长发育，而且还具有抗排异和抑制子宫收缩的作用，从而保证胎儿在子宫内能够顺利地生长发育，直至足月。

正常早孕孕酮分泌，分为三个阶段：第一个阶段，约5～6周，由卵巢黄体分泌；第二阶段，约6～8周，由卵巢及滋养层细胞各分泌50%；第三阶段，妊娠8周以后，直至分娩。在妊娠12周后，胎盘完全形成，合成孕酮功能迅速上升，血清孕酮随之升高。在妊娠中后期，测定血清孕酮可以反映胎盘功能，若妊娠期血清孕酮持续降低，将无法继续维持妊娠。

在异位妊娠时孕酮主要由滋养层细胞分泌，而此时滋养层细胞发育不良，活力急剧降低，故异位妊娠血清孕酮水平偏低。此外，其孕酮水平降低与异位妊娠时HCG合成减少有关，故血清孕酮水平偏低也作为诊断异位妊娠的指标。以5nmol/L为诊断临界点，识别非正常宫内妊娠的灵敏度为84%，特异度为97%。但目前国际上尚无诊断异位妊娠统一的血清孕酮临界值。较低的血清孕酮水平，认为是正常妊娠失败，但不能区分异位妊娠及流产。有学者报告采用血清孕酮联合β-HCG检测，早期诊断异位妊娠具有较高的准确率，优于单项检测血清孕酮或者β-HCG。

4. 其他指标

其他指标如肌酸激酶（creatine kinase）、血管内皮生长因子（vascular endothelial growth factor，VEGF）、妊娠相关血浆蛋白（pregnancy-associated plasma protein；PAPP）、CA125、激活素A（activin A）、胰岛素样生长因子结合蛋白（insulin-like growth factor binding protein）等已应用于异位妊娠诊断研究，评价不一，但作为诊断EP的有效指标，尚不成熟。

（二）影像学检查

1. 超声检查

超声检查有助于明确妊娠部位和大小，当超声见到胚胎及原始心管搏动时可确定妊娠部位；但当超声提示盆腹腔积液且宫腔空虚，血清HCG增高且缓慢上升，而阴道超声未提示宫内妊娠，应高度警惕是否为异位妊娠。常见输卵管异位妊娠部位及宫旁亦未探及异常包块时，应继续寻找胚胎着床部位。也有学者报告，腹腔妊娠时，超声检查见子宫增大，但小于停经月份，子宫内无妊娠囊；宫腔外见到胚囊及原始心管搏动；或者宫腔外可见胎盘，羊水较少等特点。

术前进行CT及MRI结合彩超检查，可以发现盆腹腔粘连严重、与周围脏器关系密切且血流较丰富的病灶，这有助于明确诊断。

经阴道超声的诊断声像图阳性率、附件包块、盆腔积液、心管搏动、子宫内假孕囊、存在胚芽与胎心等各项指标显著高于腹部超声，尤其是辅助诊断输卵管妊娠的首选方法。Kadar等提出了HCG的超声阈值概念，HCG＞6000U/L时腹部超声可探及宫内妊娠，HCG＞1500～2500U/L时阴道超声可探及宫内妊娠囊。当血清HCG＞2000U/L，阴道超声未见宫内妊娠囊时，EP诊断基本成立，是腹腔镜检查的指征。王玉东等推荐中国妇女的血清HCG超声阈值为1500U/L，以其联合子宫内膜厚度（10mm）作为鉴别异位妊娠

（EP）和 IUP 的界值，灵敏度为 94.7%，特异度为 92.4%，对 EP 具有很高的诊断价值。

2. MRI 检查

超声检查未明确诊断或高度怀疑腹腔妊娠而病情稳定者，MRI 可以辅助确定诊断，提高术前诊断率，尤其适用于超声难以发现的后腹膜的病变。MRI 具有对人体没有电离辐射损伤、能获得原生三维断面成像、软组织结构显示清晰等优点，故可以对妊娠部位精确定位，并且能了解胚胎与周围结构的解剖关系及盆腹腔粘连情况，观察周围血管情况、盆腔积血、子宫内膜厚度，可以确定重要器官如大血管、肠管、肝、脾等部位是否有胚胎种植，有助于制定治疗方案及指导术前评估。

（三）阴道后穹窿穿刺、腹腔穿刺检查

穿刺是一种简单可靠的诊断方法，适用于疑有腹腔内出血的患者，截石位经阴道后穹窿穿刺或经腹部叩诊浊音处抽出不凝血，说明有腹腔内出血存在。但当穿刺阴性时，不能排除腹腔妊娠可能，可见于出血少或直肠子宫陷凹粘连封闭等情况。

（四）腹腔镜检查

腹腔镜检查可以直接观察病灶组织，同时可获得病变组织及进行治疗，但也有因妊娠组织过小或位置过深而漏诊病例，故目前认为腹腔镜不再是诊断异位妊娠的金标准。若腹腔镜检查未探及异常组织时，术后动态监测血 HCG 及超声检查了解病情变化。

六、诊断及鉴别诊断

（一）诊断

①育龄妇女，有停经史；②有腹痛、阴道出血、早孕反应；或有突发剧烈腹疼，伴急腹症、失血性休克表现；③妇科检查；阴道少量出血，宫颈明显举摆痛，后穹窿饱满；④阴道后穹窿穿刺或腹部穿刺抽出不凝固血液；⑤连续测定血 β-HCG，动态观察倍增时间；检测腹腔血与静脉血 hCG 比值，对于异位妊娠早期诊断有重要意义；⑥B 型超声检查，子宫内未探及胎囊回声，结合 HCG 阳性、盆腔包块、盆腔积液，有助于诊断；⑦腹腔镜检查可初步确诊，但腹腔镜检查阴性者，仍不能排除异位妊娠，需进一步随访观察生化指标及影像学检查。最后确诊仍需活检组织病理学检查证实。

（二）鉴别诊断

1. 腹部卒中

腹部卒中（abdominal apoplexy）是指除腹主动脉瘤破裂出血、创伤性内脏血管破裂、异位妊娠以及自发性肝脏、脾脏、肾脏破裂等以外，腹腔内或腹膜后血管自发性破裂导致腹内出血，以骤然发作的腹痛和低血容量休克为主要表现的一种急腹症。需注意与大

网膜妊娠破裂伴腹腔大出血鉴别。腹腔穿刺、B型超声检查、腹部增强CT扫描均有助于诊断；MRI血管成像可明确诊断；选择性腹腔动脉造影既可确诊又能进行血管栓塞治疗。

2. 卵巢囊肿蒂扭转

卵巢囊肿蒂扭转（ovarian cyst torsion）患者首先有卵巢囊肿病史，扭转好发于瘤蒂较长、中等大小、活动度良好、中心偏于一侧的囊肿，常在体位突然改变，或妊娠期、产褥期发生。由于腹膜牵引、绞窄，导致临床上常出现突发性病变处下腹剧痛，伴恶心、呕吐，甚至休克。有时不全扭转可自然复位，腹痛随之缓解。腹部查体为患侧压痛、反跳痛，移动性浊音阴性。双合诊检查宫颈有举痛和摇摆痛，子宫正常大小，一侧附件区扪及肿物，张力高，有压痛，以蒂部最明显。血清β-HCG阴性。B型超声检查可有益于诊断。腹部CT、MRI扫描有助于了解囊肿性质，可资鉴别。

3. 先兆流产

先兆流产（threatened miscarriage）指妊娠28周以前，孕妇出现流产征兆，尚未构成流产的状态。临床表现患者停经后有恶心、呕吐等早孕反应，先出现少量的阴道流血、继而出现阵发性下腹痛或腰痛症状。无腹膜刺激症状，无肛门坠胀感，生命体征平稳。妇科检查子宫大小与停经周数相符，宫口未开，胎膜完整，无妊娠物排出。双附件区无异常。如症状加重，可能发展为难免流产。超声检查、血HCG检测有助于明确本病的诊断。

有学者报告，血清血管内皮生长因子（VEGF）和妊娠相关血浆蛋白A（PAPP-A）联合检测，有助于鉴别诊断先兆流产及异位妊娠。与先兆流产组比较，异位妊娠组患者血清VEGF表达水平显著增高，PAPP-A表达水平明显降低，差异有统计学意义（$P < 0.05$）。

4. 卵巢黄体破裂

卵巢黄体破裂（ovary luteal rupture）是指在黄体的发育过程中，破坏了卵巢表面的小血管，于是黄体内部出血，如果出血量多就可能增加黄体内的压力，导致破裂，即为卵巢黄体破裂。当下腹部受到撞击，腹腔内压力突然升高，也可促使成熟的黄体发生破裂。本病多见于育龄期女性，常在月经中期后一周左右时间内发生。卵巢黄体破裂可伴多少不一的出血，因腹腔内血液刺激所造成的病情轻重亦各异。大部分表现为突发性下腹痛，轻者为病侧下腹隐痛；重者为剧烈难忍的腹痛，短时间后转为持续性坠痛，或者伴有不同程度的直肠刺激症状。严重大出血时甚至出现失血性休克，危及生命。

一般无阴道出血。无停经史。查体腹部有明显压痛、反跳痛，内出血多叩诊有移动性浊音。妇科查体子宫正常大小，后穹隆饱满、触痛，患侧附件区可触及界限不清的软包块，后穹隆穿刺部分病例可抽出不凝血。超声可见盆腔积液，患侧附件区包块。血HCG阴性。腹腔镜或开腹探查可确诊。

七、治疗

（1）对于疑为大网膜妊娠及确诊患者，均应尽早手术治疗，选择腹腔镜或开腹探查术。术中仔细检查腹膜、大网膜、输卵管、卵巢等处，寻找病变位置，控制出血部位。因大网膜血管丰富、妊娠病灶常被大网膜包裹，在诊断过程中切勿漏诊。应尽快明确诊断及治疗，力争在大网膜妊娠包块破裂出血前就得以诊治。如患者休克，需快速开放静脉通路，并加快输血补液，在抗休克同时紧急手术。

腹腔镜手术创伤小，术后恢复快，快速明确诊断及迅速止血，去除病灶。

手术中自体血回输指征：妊娠小于12周，胎膜未破，出血时间小于24h，血液未被污染。对于孕周较大，胎盘形成者不可任意剥离，应将完整病灶及相应大网膜一并切除。值得注意的是，当开腹手术中输卵管未发现异位妊娠时，手术中必须仔细检查所有腹膜表面、网膜，以及盆腔、腹腔器官。

（2）对于继发性大网膜妊娠，需仔细探查子宫、双侧输卵管及卵巢，找到原发妊娠病灶。①如为子宫妊娠破裂所致，切除子宫破裂处残余妊娠病灶，同时切除原有憩室、不良愈合的瘢痕等，并修复子宫。②如为卵巢妊娠破裂，切除残余妊娠病灶并行成型术。③但如为输卵管妊娠流产或破裂继发所致或同时合并输卵管妊娠者，根据患者年龄、生育要求综合考虑，如患者已有子女且无生育要求，可行患者输卵管切除及对侧输卵管绝育术，或切除病灶同时行双侧输卵管绝育术；但若患者有生育要求，尤其对侧输卵管已切除或有明显病变者，争取采用保守性手术。对行保守手术的患者，术后应继续监测血清HCG水平，因有残余滋养细胞残留可能，其继续生长，再次发生出血，引起腹痛等，若术后血清HCG升高，术后1日血清HCG下降＜50%，或术后12日血清HCG未下降至术前值的90%以下，考虑术后持续性异位妊娠，应及时给予甲氨蝶呤（MTX）药物治疗，必要时需再手术治疗。④对于大网膜妊娠合并宫内妊娠者，如患者有维持妊娠意愿，可维持宫内妊娠，术后予以孕激素保胎治疗；对要求终止妊娠者，可同时行人工流产术；如孕周10周以上，待腹腔手术恢复后再行处理。

（3）异位妊娠患者无论是接受保守性手术即取出妊娠相关组织、保留异位妊娠发生部位的器官，还是行根治性手术即切除发生异位妊娠器官的手术治疗，术后一定要密切随访血HCG直至正常，必要时辅以超声检查。

（黄　斌　白文佩）

参 考 文 献

［1］　乐杰. 妇产科学 [M]. 6版. 北京: 人民卫生出版社, 2004: 116-117.

［2］　CLAYTON H B, SCHIEVE L A, PETERSON H B, et al. Ectopic pregnancy risk with assisted reproductive technology procedures [J]. Obstet Gynecol, 2006, 107 (3): 595-604.

［3］　PERKINS K M, BOULET S L, KISSIN D M, et al. Risk of ectopic pregnancy associated with assisted reproductive technology in the United States, 2001-2011 [J]. Obstet Gynecol, 2015, 125 (1): 70-78.

［4］　MAIORANA A, INCANDELA D, GIAMBANCO L, et al. Omental pregnancy: case report and review of literature [J]. Pan Afr Med J, 2014, 19: 244-252.

[5] 曹泽毅. 中华妇产科学 [M]. 北京: 人民卫生出版, 1999: 1330-1331.

[6] CLELAND K, RAYMOND E, TRUSSELL J, et al. Ectopic pregnancy and emergency contraceptive pills: a systematic review [J]. Obstet Gynecol, 2010, 115 (6): 1263-1266.

[7] Practice bulletin No. 152: emergency contraception [J]. Obstet Gynecol, 2015, 126 (3): e1-e11.

[8] TANASE Y, YOSHIDA S, FURUKAWA N, et al. Successful laparoscopic management of a primary omental pregnancy: case report and review of literature [J]. Asian J Endosc Surg, 2013, 6 (4): 327-329.

[9] 李玉宏. 早期腹腔妊娠的诊断和治疗 [J]. 中国实用妇科与产科杂志, 2017, 33 (9): 906-909.

[10] 王海波, 周爱玲, 逯彩虹, 等. 输卵管妊娠破裂后继发大网膜妊娠漏诊1例 [J]. 实用妇产科杂志, 2005, 21 (5): 281-282.

[11] 徐洪斌. 大网膜妊娠1例 [J]. 实用妇产科杂志, 1996 (S1): 145-146.

[12] 张荟莹, 张观宇, 王建琴. 大网膜异位妊娠1例临床病理分析 [J]. 中国医药科学, 2011, 1 (12): 128.

[13] 田成芹, 李红, 王钧. 大网膜妊娠破裂1例 [J]. 中国实用妇科与产科杂志, 1996, 12 (5): 296-230.

[14] 盛天明, 宋靖华. 原发性腹腔妊娠大网膜种植早期破裂一例 [J]. 皖南医学院学报, 1995, 2: 141.

[15] 高迎春, 孙苏安. 继发性结肠脾曲部位大网膜妊娠1例报告 [J]. 现代妇产科进展, 2013, 22 (7): 574.

[16] 陈灿芳. 大网膜妊娠1例 [J]. 世界最新医学信息文摘, 2016, 16 (70): 238.

[17] 隋延霞, 王桂荣. 大网膜妊娠合并宫内妊娠一例 [J]. 临床医学, 2008, 28 (7): 88.

[18] 吴加林, 陈浩, 王刚. 大网膜妊娠误诊2例 [J]. 中国误诊学杂志, 2004, 4 (11): 1948-1949.

[19] 张礼云. 输卵管大网膜同时妊娠二次手术1例分析 [J]. 中国误诊学杂志, 2007, 7 (22): 5419-5420.

[20] 蔡凤梅, 刘辉, 郅玲然, 等. 大网膜妊娠1例 [J]. 诊断病理学杂志, 2017, 24 (4): 314-315.

[21] 禹夜, 李小毛. 原发性腹腔妊娠一例及文献复习 [J]. 新医学, 2016 (11): 766-769.

[22] TSUDO T, HARADA T, YOSHIOKA H, et al. Laparoscopic management of early primary abdominal pregnancy [J]. Obstet Gynecol, 1997, 90 (4 Pt2): 687-688.

[23] HONG J H, SHIN J H, SONG K J, et al. Laparoscopic management of primary omental pregnancy [J]. J Minim Invasive Gynecol, 2008, 15 (5): 640-641.

第四节　大网膜子宫内膜异位症

一、概念

子宫内膜异位症是指具有生长功能的子宫内膜组织（内膜腺体和间质细胞）在宫腔被黏膜覆盖以外的部位出现、生长、浸润，异位内膜在功能上随雌激素水平而有明显变化，继而引发月经周期变化性反复出血、疼痛、不孕及结节或包块等临床表现的一种疾病，简称内异症。

内异症为妇科常见病、多发病。发病者绝大多数为生育年龄妇女，以25～45岁妇女多见，青少年和绝经期妇女少见。通常绝经后或切除双侧卵巢后异位内膜组织可逐渐萎缩吸收，妊娠或使用性激素抑制卵巢功能可暂时阻止此病的发展，故内异症是激素依赖性疾病。

内异症可侵犯全身任何部位，但绝大多数位于盆腔脏器和腹壁、腹膜。盆腔外子宫内膜异位症占所有子宫内膜异位症的5%～38%。其中腹部切口为0.25%，小肠为0.2%，大网膜占0.6%，乙状结肠为0.8%，腹股沟为0.8%，脐部为0.8%，肺和胸膜为5.1%，泌尿道为1.0%。

2015年中华医学会妇产科学分会子宫内膜异位症协作组依据内异症临床病理，将其分为4种类型：①腹膜型内异症或腹膜内异症（peritoneal endometriosis），指盆腔腹膜的各种内异症种植病灶；②卵巢型内异症或卵巢子宫内膜异位囊肿（ovarian endometriosis）；③深部浸润型内异症（deep infiltrating endometriosis，DIE）；④其他部位的内异症（other endometriosis），如肺、胸膜等部位的内异症。

内异症虽为良性病变，但具有浸润、种植、远处转移及易复发等恶性肿瘤的生物学特性。内异症的恶变率为1%左右，也有学者报道高达2.5%。恶性变部位主要为卵巢，多称为内异症相关的卵巢恶性肿瘤（endometriosis-associated ovarian carcinoma，EAOC），约占内异症全部恶性变病例的76%。

大网膜子宫内膜异位症分属于腹膜型。本病发病率低，又由于其临床表现缺乏特征性，易与腹腔其他脏器疾病，或急腹症相混淆，常贻误诊疗。为此本节将重点叙述大网膜子宫内膜异位症，以引起临床医师重视。

二、病因及发病机制

（一）内异症发病相关危险因素

1. 生殖器官先天异常

先天性子宫闭塞、阴道横隔、处女膜闭锁等先天畸形，可导致经血经阴道排出受阻，宫腔内压力升高，引发经血逆流，血液及脱落的子宫内膜通过输卵管进入盆腔，甚至进入腹腔。

2. 子宫位置不正常

严重子宫后倾时，经血流出不畅，容易积聚宫腔，造成宫腔内的压力增加，提供了经血逆流进入腹腔的条件。

3. 妇产科手术

妇产科手术过程中偶可伴发医源性子宫内膜异位种植。如人工流产手术，可使宫腔内压发生变化，加上子宫收缩，血液、子宫内膜碎片也可能经输卵管进入盆腔。剖腹产手术，也可能造成子宫内膜种植在子宫肌壁、盆腔、腹壁等部位。

4. 月经紊乱

月经周期缩短、经期过长、月经量多、月经频发等疾病，均增加了经血通过输卵管流入盆腔机会。

5. 经期行为不当

经期间进行房事，经期使用阴道栓，或者剧烈运动等行为，不仅可增加经血量，也增加了经血逆流的机会。

（二）发病机制

异位子宫内膜来源至今尚未阐明。目前主要学说如下：

1. 异位种植学说

以Sampson经血逆流种植为主导理论，经期时子宫内膜腺上皮和间质细胞逆流至盆腔，需经黏附、侵袭、血管性形成等过程得以种植、生长、发生病变；子宫内膜也可以通过淋巴及静脉向远处播散，发生异位种植。

2. 体腔上皮化生学说

卵巢表面上皮、盆腔腹膜均是由胚胎期具有高度化生潜能的体腔上皮分化而来。体腔上皮分化来的组织在受到持续卵巢激素或经血及慢性炎症的反复刺激后，能被激活转化为几乎与子宫内膜不能区分的组织。

3. 诱导学说

未分化的腹膜组织在内源性生物化学因素诱导下，可发展成为子宫内膜组织。种植的内膜可以释放化学物质诱导未分化的间充质形成子宫内膜异位组织。

4. 遗传因素

目前越来越多的证据表明内异症具有复杂的遗传特性，有家族聚集性，一级亲属中有内异症患者的妇女发生内异症的风险升高7～10倍。

5. 免疫学说

目前越来越多的证据表明，免疫调节异常在内异症的发生、发展各环节起重要作用，表现为免疫监视功能、免疫杀伤细胞的细胞毒作用减弱，而不能有效清除异位内膜。

6. 其他学说

此外，还有基因调控和表达异常、性激素受体表达异常、在位内膜决定论、炎症学说、环境因素、血管生成因素等学说，均可能与内异症的发生密切相关。

三、病理

1. 大体所见

外观大网膜增厚，呈饼状，质硬、脆。大网膜病灶较小者可呈红色病变（早期病变）、棕色病变（典型病变）及白色病变（陈旧性病变）。病灶呈粟粒样、小结节状或块状，结节或囊肿亦可增大至数厘米，甚至十数厘米，呈弥漫性或局限性分布，偶可菜花样改变。大网膜常与周围组织粘连，囊肿破裂可见陈旧性血液流出。

2. 显微镜下所见

镜下病灶中，可见异位的子宫内膜腺体及间质细胞，伴有炎症反应、出血及纤维化。腺体上皮呈柱状，核位于中央或靠近基底部。间质细胞呈短梭形，细胞分布在腺体周围。形成较大囊肿者，其囊壁可见异物肉芽肿组织、含铁血黄素的巨噬细胞等。

四、临床表现

（一）症状

大网膜子宫内膜异位症的临床表现，与病灶大小及其在大网膜位置有关。初期病灶小者无明显症状。生长在大网膜边缘病变，活动度大，易与周围组织粘连；发生在大网膜根部病变，活动度小，较固定。

当病灶增大到一定程度，临床出现腹部疼痛，疼痛部位常在病灶局部，疼痛呈月经周期性加重。患者可自行触及包块。常可伴腹胀、食欲减退、乏力等症状。当肿块压迫周围组织或与周围组织粘连，导致肠梗阻时，腹胀、腹痛加重，并出现恶心、呕吐，无排便、排气等现象。当大网膜子宫内膜异位囊肿较大发生破裂时，则陈旧性液体流出刺激腹膜，发生化学性腹膜炎，出现发热、全腹剧痛，腹膜刺激征阳性等表现。部分患者伴有肛门坠胀感。

有研究认为大网膜为维持腹腔液体平衡的主要器官，一旦发生大网膜内异症，则会出现腹水。并且由于异位子宫内膜受卵巢功能的调节，故在月经期则腹水迅速增加，腹水多为血性。

偶见大网膜巨大巧克力囊肿报告。其发生机制可能是由于异位在大网膜上的子宫内膜出现周期性、反复性出血，而形成含有紫褐色陈旧性血性黏稠液体的巧克力囊肿。

（二）体征

腹部检查：腹软，有局部轻压痛；可触及大小不一、形状不规则包块，包块活动度大或较固定；腹水征阳性。如合并盆腔内异症，双合诊检查时可发现子宫后倾固定，直肠子宫陷凹、宫骶韧带或子宫后壁下方等可扪及触痛性结节。

五、辅助检查

（一）实验室检查

1. CA125测定

CA125是一种高分子糖蛋白，是一种膜抗原，常存在于体腔上皮生化组织细胞膜表面。异位子宫内膜病灶表面细胞有超强于正常子宫内膜细胞分泌CA125的功能。因此，子宫内膜异位症患者血清CA125水平亦随之增高，重症患者升高更明显，与疾病严重程度呈正相关。在诊断早期内异症时，腹腔液CA125值较血清学值更有意义，血清CA125仅代表局部CA125扩散到血液循环系统的程度，腹腔液中CA125的浓度直接反映子宫内膜异位症病情，其浓度较血清高出100多倍。

值得注意的是盆腔炎性疾病、卵巢癌等其他疾病中，血清CA125也可升高，故CA125诊断内异症敏感性和特异性均较低，但血清CA125水平用于检测异位内膜病变活动情况更有临床价值。当CA125≥200IU/L，需警惕发生恶变可能。动态监测血清CA125有助于评估疗效和预测复发。

2. 抗子宫内膜抗体

随着医学技术的进步及免疫学技术的发展，临床上逐渐明确子宫异位症为免疫性疾病的范围。人抗子宫内膜抗体（human endometrium antibody，EMAb）为自身抗体的一种。研究结果显示，血清EMAb和抗精子抗体（ASAb）的表达在内异症患者显著升高，说明EMAb和ASAb与子宫内膜异位症发生和发展有一定关系。血清EMAb及ASAb水平检测很可能成为诊断子宫内膜异位症的一种新的非侵袭性检测方法，同时也可作为子宫内膜异位症疗效观察随访的一项指标。

3. 骨桥蛋白

骨桥蛋白（osteopontin，OPN），既是一种细胞外基质，又是一种细胞因子，广泛表达于人类不同组织与体液中。正常子宫内膜腺上皮也可产生OPN，并在月经周期中呈周期性表达。近年来有研究显示，内异症患者血清及腹腔液、组织中OPN升高，而且与严重程度相关，可能参与了异位内膜细胞的黏附、浸润、炎症反应、血管生成、细胞增殖等过程。OPN作为一种新的肿瘤标志物，可能对内异症的无创性诊断及选择新的治疗靶点具有重要意义。

（二）影像学检查

1. B型超声检查

腹部B型超声可显示大网膜增厚，或呈饼状，或显示大小不等结节，或见实性、囊性、囊实性包块，与附近器官、组织粘连。亦可探及腹水。而子宫位置、大小正常，内膜清晰，形态规则。张立信等报告，大网膜子宫内膜异位B型超声表现图像，主要为多发的、不规则低回声区，包膜完整或不完整。总之，B型超声检查，可以依据大网膜厚度、形态、内部及边缘回声，对于初步判断大网膜病变性质有所帮助。

2. CT和MRI检查

CT影像学检测在子宫内膜异位症的精确定位和周围组织浸润情况的显示中具有一定的应用价值，行多排螺旋CT平扫及增强检查更具有优越性。CT扫描多表现大网膜饼状增厚，大网膜弥漫性、局限性浸润性改变，或者见实性及囊性肿块性病变；病灶密度不均、有出血者显示为高密度，局部积液者为低密度。CT对腹水（ascites）诊断的敏感性与B型超声类似，但CT还可以较准确地判断腹水的密度及均匀度，对区别液性或脓性、血性腹水有一定参考价值。高分辨多排CT多平面重建有助于网膜解剖结果的显示和网膜病理改变的发现。CT是一种评价网膜病变（尤其是表现为非特异性临床症状的病变）的主要诊断工具。

MRI能清楚显示盆腔的解剖结构，病变的位置、范围及对相邻组织结构的侵犯程度，同时具有分辨率高、简便、无创的优势。因此，其是诊断深部浸润性子宫内膜异位病灶的一种较佳检查手段。

（三）超声引导下经皮大网膜穿刺活检

超声引导下穿刺活检诊断大网膜病变，方法简便、安全、有效，可迅速取得明确的病理诊断，为临床治疗提供指导依据。先行超声检查发现大网膜可疑病变部位，内部回声及血供情况，选择进针部位，并以超声引导进针，避开大血管，以大网膜增厚处或低回声结节处作为最佳穿刺部位，如果穿刺出巧克力样黏稠液体则更能支持该疾病。

（四）腹腔镜检查

腹腔镜检查是目前公认的诊断内异症的最佳方法。腹腔镜下可见巧克力色珠状大网膜，色素型病灶呈黑色、深褐色、棕色或紫蓝色结节，血性腹水。腹腔镜不仅可以对大网膜病变及其附近器官、组织病灶进行直视观察，并对可疑病灶进行活检行病理组织学检查以明确诊断。特别是对腹痛、影像学检查不能明确病变者有重要的临床意义。与此同时，腹腔镜治疗子宫内膜异位症亦具有相当优势。

六、诊断及鉴别诊断

（一）诊断

①中年育龄妇女；②有妇产科手术、盆腔炎性疾病病史，既往有子宫内膜异位症等病史；③临床具有月经周期性进行性腹部疼痛、周期性腹部包块增大，以及周期性腹水增多的特征；④实验室检查：CA125、抗子宫内膜抗体、骨桥蛋白升高；⑤影像学检查：B型超声检查、CT、MRI检查有助于诊断；⑥腹腔镜检查、剖腹探查术，取活检经病理组织学验证可确诊。对上腹疼痛、血清CA125升高及影像学检查提示上腹部异常病灶者可选择腹腔镜检查，对可疑病灶进行活检，病理进行诊断。术前充分评估，结合腹部核磁或CT检查发现，对术中发现可疑大网膜病灶部位进行切除或取活检。

（二）鉴别诊断

1. 大网膜囊肿

大网膜囊肿（greater omental cyst）早期无明显症状。囊肿较大时，腹部可有饱胀感，有间歇性腹部疼痛，食欲减退。仰卧时腹部有重压感，患者偶可自行触及腹部包块。囊肿压迫肠道可并发肠梗阻，出现相应急腹症表现。腹部可扪及肿块，多位于上腹部，柔软有囊性感，活动度较大，无压痛或有深在压痛。但巨型囊肿，易误诊腹水。仰卧位时全腹叩诊呈浊音，仅两肋部或腰部呈鼓音，全腹有振水感，移动性浊音阴性。胃肠钡餐检查时，可见圆形或椭圆形腔外肿块压迹，边缘光滑。B型超声检查、CT扫描检查可证实诊断。女性育龄大网膜囊肿患者，出现腹部包块、腹痛症状，要注意与大网膜子宫内膜异位症鉴别。

2. 大网膜恶性肿瘤

子宫内膜异位症是妇科常见良性疾病，但却具有恶性肿瘤的生物学行为，故应与大网膜恶性肿瘤（greater omentall malignant tumors）相鉴别。大网膜原发性恶性肿瘤少见。其中以平滑肌肉瘤、脂肪肉瘤、恶性淋巴瘤、恶性间皮瘤为主。发病年龄多在40岁以上。女性发病比男性少。恶性肿瘤增长快、病情进展迅速，除有腹痛、腹胀、腹部不适等消化系统症状外，常伴发热、纳差、消瘦、贫血、恶液质等全身表现。腹水多为血性渗出液，腹水中脱落细胞学检查、腹水沉渣免疫组化染色检查、影像学检查均有益于诊断及鉴别诊断。B超引导下大网膜穿刺活检阳性率高，阳性者可获得病理组织学确诊。

3. 结核性腹膜炎

女性结核性腹膜炎（tuberculous peritonitis），多见于育龄妇女。患者有肺结核或其他脏器结核病史，临床表现虽有腹痛、腹胀、纳差、腹泻等胃肠道症状，似与大网膜子宫内膜异位症某些表现雷同，但结核患者常有发热、盗汗、乏力、消瘦等全身中毒症状。体检，腹部平坦或膨隆，触之揉面感，伴深压痛，偶可触及包块，移动性浊音阴性或阳性。腹腔穿刺：腹水为渗出液，白细胞计数$>0.5\times10^9$/L，以淋巴细胞增高为主。腹水中（或血清）腺苷脱氢酶（adenosine deaminase，ADA）、CA125升高。结核菌素纯蛋白衍生物（purified protein derivative，PPD）皮肤试验，结果阳性或强阳性。

此外，实验室检查如γ干扰素释放试验（interferon gamma release assay，IGRA）、结核分枝杆菌感染T细胞斑点试验（spot test of T cells infected with mycobacterium tuberculosis，T-SPOT.TB）、聚合酶链反应（polymerase chain reaction，PCR）检测临床标本中结核杆菌DNA及影像学检查等，均有助于诊断鉴别诊断。

七、治疗

由于大网膜内异症早期诊断困难，出现临床症状、病情严重往往需要剖腹探查术，以明确诊断，手术彻底治疗。手术方式可选腹腔镜或开腹探查术。腹腔镜探查术有创伤小、恢复时间短、并发症较少等优势。

手术注意事项：①术中充分暴露手术视野，如有腹腔粘连，应首先分离粘连，以恢复正常解剖；②对可疑恶变、不能明确性质者，术中送冰冻病理检查，以明确诊断；③彻底切除病灶部位及病变大网膜；④由于大网膜血运丰富，行剥除囊肿、切除病灶时，应充分结扎止血或使用超声刀切除；⑤对于邻近组织微小病灶，应酌情行烧灼、汽化、破坏病灶，或与相邻病变组织一并切除，以达到减灭病灶的目的；⑤手术完成后反复冲洗腹腔，手术创面应用防粘连制剂预防粘连。

　　大网膜内异症手术治疗为切除内异症病灶，减少残余病灶的活性和发展，减少粘连的形成，术后药物辅助治疗，尚无标准治疗方案。有报道，大网膜子宫内膜异位术后给予激素疗法（达那唑），疗效满意，两年随访期内无复发。由于子宫内膜异位症易复发，术后仍应按照子宫内膜异位症药物治疗方案施行个体化规范治疗。

（黄　斌　白文佩）

参 考 文 献

［1］　中华医学会妇产科学分会子宫内膜异位症协作组.子宫内膜异位症的诊治指南 [S/J]. 中华妇产科杂志, 2015 (3): 161-169.

［2］　郑英如, 李力, 田霞. 大网膜子宫内膜异位症一例 [J]. 中华妇产科杂志, 2003, 38 (3): 153-153.

［3］　刘艳秋, 徐勋柱. 子宫内膜异位症诊治研究进展 [J]. 医疗装备, 2017,10:190-191.

［4］　秦学伟, 王丽芝, 邵敬於. 姐妹三人家族性子宫内膜异位症报道1例 [J]. 现代妇产科进展, 2004, 13 (6): 422-422.

［5］　苗丽萍. 子宫内膜异位症实验室诊断研究进展 [J]. 医学信息, 2015 (z1): 435-436.

［6］　师淑静, 向梅, 宋文龄, 等. 大网膜子宫内膜样囊肿合并浆液性囊腺瘤一例 [J]. 国际妇产科学杂志, 2014 (3): 330-331.

［7］　周娟. 血清CA125联合抗子宫内膜抗体在子宫内膜异位症诊断中的应用观察 [J]. 现代诊断与治疗, 2015, 26 (16): 3698-3699.

［8］　刘炳刚, 刘大庆, 李虹. 粘结合蛋白多糖-1、甲壳质酶蛋白40和骨桥蛋白在子宫内膜异位症患者中的表达及意义 [J]. 中国妇幼保健, 2017, 32 (15): 3424-3427.

［9］　张立信, 徐祥富. 一例大网膜子宫内膜异位症的B超声像图 [J]. 临床超声医学杂志, 1990.

［10］　宋陈红, 陈奇伟, 孙雪. 绝经后子宫内膜异位症18例临床分析 [J]. 吉林大学学报 (医学版), 2011, 37 (4): 732-732.

［11］　纪兆建, 张建忠, 位立群. 大网膜巨大实性子宫内膜异位症一例 [J]. 中华妇产科杂志, 2003, 38 (1): 63-68.

［12］　张艳华, 张翠, 刘莹, 等. 超声引导穿刺活检在大网膜病变的诊断价值 [A]. 中国超声医学工程学会全国浅表器官及外周血管超声医学学术会议. 2013.

［13］　王雪莹, 姚莉芸. 大网膜巨大巧克力囊肿误诊1例分析 [J]. 中国误诊学杂志, 2009, 9 (16): 3903-3904.

［14］　卢萍, 张德远. 绝经后子宫内膜异位症1例报道 [J]. 贵州医科大学学报, 2001, 26 (4): 374-374.

［15］　马宏生, 王维琴. 子宫内膜异位症恶变一例 [J]. 内蒙古医学杂志, 2005, 37 (7): 664.

［16］　MARINIS A, APOSTOLOPOULOS A, PASCHALIDIS N. Haemorrhagic endometrial cyst of the greater omentum presenting as an abdominal emergency [J]. Hell J Surg, 2015, 87 (6): 488-489.

第五节　大网膜异位脾种植

一、概述

异位脾种植（ectopic splenic autotransplantation，ESAT）是指各种原因所导致脾组织碎片脱落，黏附在脾脏以外的腹腔器官、组织、腹壁，而在该处种植、再生、形成结节，称之为脾组织自体异物种植。此外，脾静脉栓子、脾髓血行播散，罕见胸腹联合损伤、脾脏与膈肌同时破裂，或再伴心包撕裂者，亦可在头颅、膈肌、胸腔、心包腔等部位形成异位脾种植。脾种植部位不同，其种植病灶大小不一、形态各异，临床表现亦多种多样，易于漏诊误诊。

异位脾种植也属于异位脾的一类，广泛的异位脾概念现今已延伸为包括游走脾（wandering spleen）、副脾（accessory spleen）和脾破裂后的脾种植（spleen planting after rupture of spleen）。

1910年Von Kuttner根据尸检所见，首次提出了脾外伤后脾种植的概念。1912年Von Stenben Rouch首次通过动物模型证实了外伤性异位脾种植的存在。1939年Buchbinder首次报道7例外伤后脾种植。此后在文献中陆续出现个案报道。异位脾种植是脾组织由于脾外伤或脾切除术所引起的自体种植。异位种植脾组织可直接从植入部位获得血供，多无清晰的脾门样结构，网状脾小梁结构亦明显减少。

大网膜异位脾种植（ectopic splenic implantation of greater omentum），早期无明显临床症状，当种植脾增大，出现消化系统表现又缺乏特异性症状，术前诊断困难。常被误诊为肿瘤而行手术治疗。

二、病因和发病机制

（一）病因

1. 脾脏本身因素

脾脏是一个血管丰富而质脆的实质性器官，被与其包膜相连的韧带固定在左上腹后方。虽然脾脏前方有左下胸壁、腹壁，上方有膈肌保护，但在暴力打击下，容易受到损伤，破裂出血。这是其外伤时脾脏破裂发生率高的原因。同时由于其组织脆弱，在脾损伤时及脾脏切除过程中，时有碎片脱落，这也是其发生种植的重要因素。此外，脾组织具有强大的再生能力，又是异位脾种植最根本的生理病理基础。

2. 脾脏外伤或手术因素

异位脾种植常见病因多是外伤引起的脾破裂或其他原因行脾切除术后，脾碎片种植在其他部位再生。文献报道，脾外伤或手术后发生脾种植很常见，发生率达16%～67%。外伤后脾组织种植间隔时间最短5个月，最长32年，平均约为10年。脾种植可发生在腹腔腔隙内的任何位置或者在实质性器官内，其好发部位依次为网膜、肠系膜、壁层腹膜、肝脏、肾脏、胃肠道浆膜面或横膈腹侧面等处。少见种植部位有盆腔、胸腔、皮下、头颅等。

（二）发病机制

组织植入的发病机制不是十分清楚。Carr等提出脾种植结节血液供应来源于周围组织的动脉而不是脾动脉。其种植途径可能为破口处潜在的腔隙、脾静脉栓子、脾髓血行播散等。大多数学者认为，脾脏组织碎屑随血流至腹腔积血蔓延，种植于腹腔内各部位，被大网膜包裹，逐渐建立血液供给，促进脾脏组织发育。

当机体受到强烈刺激时（如大量失血或脾本身处于严重疾病时），脾胚胎时期的功能（如造血功能等）可以恢复，再加上脾有丰富的血管，尤其是大量血窦，也是脾组织植入异位体腔再生的基础。再生组织仅是未分化的网状细胞，与纤维组织形成支架后进一步分化，细胞形成内皮窦、毛细血管和淋巴细胞，最终形成脾组织样组织。脾种植结节不但具有一定的代偿功能，也有一定的增殖功能，故种植脾在一定程度上可以弥补患者无脾状态。

三、生理病理学

（一）脾脏主要生理功能

①免疫功能：脾脏是机体最大的免疫器官，占全身淋巴组织总量的25%，含有大量的淋巴细胞（T淋巴细胞、B淋巴细胞）和巨噬细胞。脾中的淋巴细胞还能制造抗体，是机体细胞免疫和体液免疫的中心；②血液滤过作用：脾脏属于网状内皮系统，是人体最大的淋巴器官。其结构基本由被膜、小梁及淋巴组织构成，其中具有大量血窦，是血液循环的一个过滤器。即脾内巨噬细胞可清除衰老的红细胞、血小板和退化的白细胞，还能吞噬血液中的细菌、原虫和异物。而侵入人体血内的抗原，也可在脾内激发免疫反应。当脾功能亢进时，可破坏大量血小板及血细胞；③储存血液：脾脏有丰富的血窦，可储存一定量（约200ml）的血液，在机体剧烈运动或爬山或突然失血时，脾的平滑肌收缩，放出储存血液以补充机体的需要。此外，在胚胎发育早期，脾脏有造血功能，出生后该功能基本消失，但在机体出现严重造血障碍的刺激下，可恢复造血功能。

（二）脾异位种植病理所见

1. 大体形态

脾组织种植灶外观呈紫红色、淡红色，结节形态多样，呈椭圆形、颗粒状或分叶状，直径小至几毫米，最大至12cm，但多小于3cm。凡继发于脾脏创伤的种植脾数目较多、分布广，可种植在腹腔内任何部位。有文献报道显示，种植灶最多有400多个，种植灶数目与脾脏损伤严重程度以及播散的脾组织多少有关。而继发于非外伤性脾切除者腹腔内仅有单个结节。剖腹探查时发现，腹腔内可见肠系膜、大网膜有数百个大小不等紫红色结节，结节可与大网膜和肠管粘连。

2. 组织学

镜下病理特征：可见脾组织红髓及白髓结构，以红髓为主，缺乏发育完整的白髓，未见明显被膜及小梁，血管结构不正常，其内可见含铁血红素沉着，脾间见纤维素性渗出，无肌肉和弹力纤维成分，周边纤维组织明显增生、包绕，缺乏脾门。

四、临床表现

大网膜异位脾种植在临床上多无明显症状，多数在体检时发现，仅有少数病人可出现腹部隐痛不适。因与肠道关系密切，可引发腹痛、肠梗阻及消化道出血等症状。

（一）腹痛

疼痛程度差异很大，从腹部不适到急性梗阻，从轻微的腹胀到剧烈的腹痛，疼痛部位与异位种植部位有关。脾组织种植于女性盆腔可造成慢性盆腔痛、痛经或者深部性交痛。

（二）腹部包块

脾种植器官组织呈占位性病变，并与周围组织紧密粘连。种植灶大者腹部检查时可触及包块。

（三）并发症表现

1. 消化道出血

发生在胃肠部位的脾种植常以贫血就诊，究其原因多为慢性消化道失血所致，其程度可呈隐性出血，也可为大出血。常规影像学检查时，由于种植脾可形成肿块，常被误诊为消化道肿瘤。

2. 异位脾种植并脾功能亢进

有文献报道，异位脾种植发生功能亢进并发溶血性贫血，考虑可能与其血供来源于较丰富的肠系膜动脉有关，肠系膜动静脉血流量较大而发生功能亢进。异位脾切除后患者贫血、黄疸症状明显改善，进一步证实为异位脾种植结节功能亢进。

3. 肠梗阻

极少数病例可有腹痛、腹胀、恶心、呕吐，停止排便、排气等不同程度肠梗阻症状。这是由于大网膜种植结节、腹腔其他部位结节与肠管粘连或压迫肠管所致。手术切除种植结节，松解粘连肠曲，腹痛可消失。

五、辅助检查

（一）实验室检查

可有血沉升高，C反应蛋白升高。贫血偶见于脾种植结节因肠系膜动、静脉血流量较大而发生功能亢进的报道。

（二）影像学检查

1. 超声检查

超声检查敏感性低。特征性声像图为：包块多发，有包膜，边界清，其内可见血流信号。

2. 腹部CT检查

CT影像显示为均匀软组织密度结节，其密度和正常脾组织相似，稍高于肝实质，无囊变和钙化，边界清晰。增强动脉期缺乏正常脾组织花斑状强化的征象，增强动脉期及门静脉期均呈均匀强化，动脉期为高密度，门静脉期和延迟期为稍高密度，无特征性表现。

3. MRI检查

MRI影像多数表现为T1WI稍低信号，T2WI呈均匀高信号，境界清晰，周围有一薄层等信号环。MRI增强扫描动脉期呈明显不均匀强化而信号增高，门静脉期肿块大部分呈等信号，小部分仍为高信号，延迟扫描呈均匀等信号。

4. 放射性核素显像

^{99m}Tc-热变性红细胞核素扫描（^{99m}Tc-DRBC）对诊断有特异性，该方法无创伤，特异性强。其原理是热变性红细胞进入体内首先被脾，其次是肝、骨髓等网状内皮组织摄取，并在此组织内被破坏，消化代谢红细胞中的血红素形成胆红素。所以能聚^{99m}Tc-DRBC的组织只有脾脏，其次是肝和骨髓。Kao等在临床中证明了这一点。

同位素检查法^{99m}Tc-标记的热变性红细胞-SPECT（single photon emission computed tomography）检查，不但能获得定性诊断，又能较准确显示异位脾结节解剖位置，是目前诊断异位脾种植最佳影像学方法。

（三）病灶部位细针穿刺活检

在超声或CT引导下病灶包块细针穿刺活检，或者腹腔镜下活检等方法，对肿物进行定性，是确定异位脾种植的最可靠的方法。但此属创伤性检查，且有出血的风险，应谨慎应用。

六、诊断及鉴别诊断

（一）诊断

以下情况应考虑本病：①有脾脏破裂、脾脏切除手术病史；②反复发作不同程度、性质各异的腹部疼痛；③出现肠梗阻，并发消化道出血表现；④腹部触及包块；⑤影像学检查发现腹部、胸部甚至盆腔等部位的占位病变，应考虑残留脾组织植入的可能；⑥腹腔镜检查，或并发急腹症，不能排除肿瘤时，剖腹探查可确诊。

（二）鉴别诊断

1. 大网膜肿瘤

原发性网膜恶性肿瘤主要有平滑肌肉瘤、横纹肌肉瘤、脂肪肉瘤、血管外皮细胞瘤、纤维肉瘤和黏液腺癌等，大部分病人有腹部隐痛、腹胀、腹腔积液、消瘦等临床表现。CT扫描可显示多种影像，包块、块状大网膜，小结节浸润性、囊性肿块或多个孤立的结节，是判定大网膜肿物的最佳手段。腹腔镜活检可明确诊断。

2. 腹膜转移癌

肿瘤原发灶（一般以肝、胰、胃肠道及卵巢癌肿常见）广泛转移到腹膜的患者，腹水细胞学检查阳性率相当高且假阳性少。如果腹水找到癌细胞，腹膜转移癌可以确诊。可同时通过B超、CT、内镜等检查寻找原发癌灶。

3. 副脾

副脾（accessory spleen）是由于先天性发育异常所致多出来的正常脾组织，大小不等、数目不一。常发生在脾区周围的系膜上，如脾门、胰尾、脾胃韧带、大网膜内。副脾有发育良好的"脾门"及来自脾动脉分支的良好血供。

4. 游走脾

游走脾（wandering spleen）系发育缺陷致脾韧带或脾蒂松弛、延长等，致使脾离开脾窝，多沿腹腔左侧向下移至盆腔，或横过中线至右下腹部，亦曾称为游走脾、漂浮脾、脾下垂。多见于儿童、孕妇或脾增大者。

七、治疗

（一）保守治疗

Madjar等报道，脾种植结节不但具有一定的代偿功能，也有一定增殖功能，可以部分代偿脾功能。此外，脾切除术后常见的致命并发症为暴发性感染（overwhelming postsplenectomy infection，OPSI）。由于脾切除后机体失去了对颗粒抗原的过滤、清除作用，机体免疫力低下，脾切除患者可能终生有发生OPSI的风险。因此如果在术前通过特异性检查手段，如放射性核素^{99m}Tc-DRBC扫描、超声引导下穿刺等方法对肿物进行定性，确定诊断为异位脾种植，则有利于术前掌握患者病情以采取合适治疗措施。如果没有特殊临床表现，则尽量避免不必要的手术切除，但应对患者进行密切观察、随访。

（二）手术治疗

对于种植在特殊部位引起患者肠梗阻、消化道出血、腹腔内出血等严重后果者，则需手术治疗。

（孟明明）

参 考 文 献

［1］ BUCHBINDER J H, LIPKOFF C J. Splenosis: multiple peritoneal splenic implants following abdominal injury [J]. Surgery, 1939, 6: 927-934.

［2］ GRUEN D R, GOLLUB M J. Intrahepatic splenosis mimicking hepatic adenoma [J]. AJR, 1997, 168 (3): 725-726.

［3］ BERMAN A J, ZAHALSKY M P, OKON S A, et a1. Distinguishing splenosis from renal masses using ferumoxide-enhanced magnetic resonance imaging [J]. Urology, 2003, 62 (5): 748.

［4］ CARR N J, TURK E P. The histological features of splenosis [J]. Histopathology, 1992, 21: 549-553.

［5］ 林民兴. 大网膜异位脾种植结节功能亢进并溶血性贫血1例 [J]. 中华现代内科学杂志, 2004, 1 (2): 188-189.

［6］ 李如迅, 焦志凯, 尤杨, 等. 腹腔多发异位脾种植1例 [J]. 影像研究与医学应用, 2019, 3 (2): 196-197.

［7］ 杨富贵, 华春生, 卢浩. 脾组织自体种植并发急腹症三例 [J]. 中华外科杂志, 1998, 36 (4): 251.

［8］ 徐宏伟, 杨斌, 晁明, 等. 腹部脾组织植入的影像学表现及其临床意义 [J]. 中华放射学杂志, 2009, 43 (11): 1221-1223.

［9］ 黄海平. 钝性创伤后胸腔内脾组织植入的发生和影像表现 [J]. 国外医学 (临床放射学分册), 1994 (6): 355.

［10］ 徐宏伟, 朱秀益, 杨月明, 等. 脾切除术后脾组织植入的影像学特征 [J]. 中华普通外科杂志, 2014, 29 (3): 168-171.

［11］ 苏光明, 任慧芬, 蔡晓棠. 超声诊断外伤性盆腔脾种植1例 [J]. 中国超声诊断杂志, 2006, 7 (10): 774.

［12］ DE VUYSERE S, VAN STEENBERGEN W, AERTS R, et al. Intrahepatic splenosis: imaging features [J]. Abdom Imaging, 2000, 25: 187-189.

［13］ KONDO M, OKAZAKI H, TAKAI K, et al. Intrahepatic splenosis in a patient with chronic hepatitis [J]. J Gastroenterol, 2004, 39: 1013-1015.

［14］ IZZO L, CAPUTO M, GALATI G. Intrahepatic accessory spleen: imaging features [J]. Liver Int, 2004,

24: 216-217.

[15] KAO P F, TZEN K Y, TSAI M F, et al. ^{99m}Tc-sulphur-colloid and heat-denatured ^{99m}Tc-labelled red cell scans demonstrating a giant intrapelvic spleen in a girl after splenectomy [J]. Pediatr Radiol, 2001, 31 (4): 283-285.

[16] 李红梅, 张秀梅, 冯珏, 等. ^{99m}Tc热变性红细胞脾SPECT/CT显像发现自体脾移植术后异位脾种植1例 [J]. 中国医学影像技术, 2015 (11): 1774-1774.

[17] MADJAR S, WEISSBERG D. Thoracic splenosis [J]. Thorax, 1994, 49 (10): 1020-1022.

[18] 张春礼, 孙德利, 弓剑, 等. 脾破裂脾切除术后异物脾种植15例诊治经验 [J]. 中华肝胆外科杂志, 2014, 20 (8): 587-589.

[19] 陈翠云, 王梅云, 郭漾, 等. 肝内及腹腔多发异位脾的诊治体会并文献复习 [J]. 医药论坛杂志, 2018, 39 (1): 173-175.

第六节　大网膜结节病

一、概述

结节病（sarcoidosis）是一种病因不明，累及多器官、多系统的，以非干酪样坏死性上皮样肉芽肿为病理特征的系统性肉芽肿性疾病。1877年Hutchinson首次描述结节病的皮肤表现。1899年Boeck详细阐述了肺部、黏膜、淋巴结病理改变，同时鉴于患者皮损外表与肉瘤相似，故称之为类肉瘤病（sarcoid），又称为Boeck病。1940年正式命名为结节病。

结节病是在一定遗传易感性基础上受到外部环境影响而导致机体的一种异常免疫反应。本病属于全身性疾病，全身任何器官或组织几乎均可受累，以侵犯肺部、肺门淋巴结为主，亦可侵及浅表淋巴结或腹腔淋巴结，也可累及皮肤、眼、肝、脾、肾、骨髓、心脏和神经系统、唾液腺、肌肉、骨骼等全身脏器和众多器官。临床上90%以上病例有肺部改变，75%病例双侧肺门淋巴结肿大。以肺外病变为首发症状的结节病较少，文献报道约为20%~30%。蒲纯报告165例结节病病例，累及肺部144例（87.3%）、胸外淋巴结85例（51.5%）、皮肤11例（6.7%）、眼和唾液腺各10例（各6.1%）、肝脾7例（4.2%），肾脏、周围神经等受累较少。

本病分布于全世界，但发病率有明显的地区和种族差异，寒冷地区较热带地区多发，欧洲发病率高，美洲次之，亚洲、非洲、澳洲发病率低。黑人较白人多见。目前尚无精确的流行病学数据。但近年来，其发病率呈增高趋势。任何年龄均可发病，中青年多见，20~40岁为发病高峰。女性发病略多于男性，约为7∶5。

结节病临床表现复杂，症状多种多样，缺乏特异性。以呼吸系统症状为主者，易与肺结核、肺癌相混淆；以肺外病变而就诊者，误诊率更高，可达63.2%。糖皮质激素是主要治疗手段。大部分患者预后良好，有自行缓解趋势；少部分患者病情为慢性迁延性，或继续进展，最终导致肺纤维化、心力衰竭、肝硬化等不可逆病变，严重威胁患者的生命。不同结节病患者的受累组织和（或）器官、临床表现、治疗反应及预后具有较大的异质性。

大网膜结节病（greater omental sarcoidosis）罕见，多由于腹膜、腹腔结节病并发，孤立性大网膜结节病（isolated sarcoidosis of the greater omentum）更为罕见。Tu C.等曾报道一例大网膜副脾结节病，极为罕见。大网膜结节病临床、影像学均无特殊表现，术前诊断困难。

二、病因及发病机制

（一）病因

本病致病原因不清楚，可能与以下因素有关：①遗传易感性因素，本病偶有家族集聚的特征。人类白细胞抗原（human leukocyte antigen，HLA）、嗜乳脂蛋白样-2（butyrophilin-like-2，BTNL2）基因的某些位点的基因表型与结节病的易感性有关，亦可能与临床表现、预后有一定相关性。文献报道可见兄弟、姐妹、母女同时罹患结节病，而且单卵双胞胎比双卵双胞胎发病率高。②感染因素，现在认为与结节病相关联的微生物有分枝杆菌、痤疮丙酸杆菌、伯氏疏螺旋体（Borrelia burgdorferi）、带状疱疹等多种病毒以及立克次体、支原体等。③环境因素，结节病发病具有一定的地理区域和职业性。本病寒冷地区发病率高。此外，还可能与该地区松树花粉、滑石粉，金属铝、锆、铍，金属粉尘，木屑、硅、黏土等有机粉尘有关。④药物因素：有用干扰素-α治疗慢性丙型肝炎诱发结节病报道。

（二）发病机制

近年来认为，免疫病理机制在结节病发生、发展和肉芽肿形成过程中起着非常重要的作用。特别是T细胞介导的免疫反应起着重要的作用。在某些致病抗原持续的刺激下，激活了病变部位的T淋巴细胞（CD4＋T辅助细胞）、巨噬细胞。被激活的以上两种细胞释放干扰素-γ（interferon γ，IFN-γ）、肿瘤坏死因子-α（tumor necrosis factor α，TNF-α）及白细胞介素-2（interleukin 2，IL-2）、IL-12、IL-18等多种细胞因子和炎症介质，趋化和激活淋巴细胞，启动一系列的细胞免疫和体液免疫异常。被激活的淋巴细胞可以释放单核细胞趋化因子和巨噬细胞游走抑制因子，使巨噬细胞、单核细胞在病灶部位聚集，故早期病变以单核细胞、巨噬细胞浸润为主。随着疾病的发展，巨噬细胞衍生的上皮样细胞大量产生，形成典型的非干酪性结节性肉芽肿。疾病后期，巨噬细胞释放的纤维连接素（fibronectin，Fn）能吸引大量的成纤维细胞（Fb），并使其和细胞外基质黏附；同时，增殖的巨噬细胞分泌的成纤维细胞生长因子（fibroblast growth factor，FGF），促进成纤维细胞增生，最后导致肉芽肿病变广泛纤维化。

三、病理学

结节病的病理特点：①非干酪样坏死性类上皮样肉芽肿（non-caseous necrotizing epithelioid granuloma）。肉芽肿由多核巨噬细胞、多量类上皮细胞、淋巴细胞和浆细胞组成。肉芽肿结节均匀分布，形态、大小相一致，境界清楚。②在巨噬细胞的泡浆中可见包涵体，如圆形、卵圆形的舒曼（Schaumann）小体，双折光的结晶和星状小体（asteroid body）。中心区的淋巴细胞以CD4＋T细胞为主，而CD8＋T细胞则在中心区的周围带。周边区由圈状的疏松排列的淋巴细胞、单核细胞和成纤维细胞组成。③结节内有小血管，因而不发生干酪样坏死，偶见小灶性纤维素性坏死。④结节内常见多核巨细胞——朗罕氏细胞和异物巨细胞同时存在现象。⑤病变晚期肉芽肿周围的纤维母细胞胶原化和上皮样细胞变性、崩坏、结节缩小以及玻璃样变成为非特异性的纤维化，纤维组织逐渐包绕结节。嗜银染色结节内及四周有较多的网状纤维，而结节灶中网状纤维多被破坏。⑥抗酸染色阴性。

大网膜结节病术中所见，腹腔有草黄色腹水，大网膜增厚呈饼状，可与周围组织、器官粘连，亦可伴附近淋巴结肿大。活检标本的显微镜检查，大网膜和淋巴结的碎片显示有局灶性、纤维化的非干酪性肉芽肿。锌、PAS、刚果红、抗酸染色均为阴性，Giemsa和甲基苯丙胺银染色亦为阴性。标本免疫组化CD68阳性。

四、临床表现

临床表现视其累及不同器官、部位、多寡等，症状各异。起病多隐袭，偶尔可急性起病。其症状复杂、变化多端，病情轻重不一。

（一）大网膜结节病

起病缓慢。疾病早期无明显临床症状，后期腹痛、腹胀、食欲减退、乏力，可伴发热、盗汗、体重减轻等。与周围组织、器官粘连可形成包块。

（二）并腹膜结节病表现

腹膜结节病少见，常累及大网膜、肠系膜。早期无明显临床症状。伴有中量、大量腹水或血性腹水者，可有轻重不一的腹胀、纳差、乏力、发热、消瘦表现。少数以腹部包块为首诊，也可出现不同程度、不同部位肠梗阻症状，如腹痛、恶心、呕吐，停止排便、排气等。影像学检查易误诊为腹膜转移癌，或结核性腹膜炎。

（三）并腹腔结节病表现

腹腔结节病常累及肝、脾、腹膜、腹腔淋巴结、大网膜、肠系膜，容易粘连形成肿块。压迫邻近脏器、器官，甚至可引发十二指肠不全梗阻。

胃结节病病变，可显示以溃疡病变为主，或以息肉样改变为主，或以胃壁弥漫性浸润病变为主，引发相应的临床表现。

小肠结节病很罕见。病变严重者可以出现消化道出血、小肠吸收不良，甚至不全肠梗阻。

结肠结节病有腹痛、腹泻、便血等症状，与结肠癌鉴别困难。

肝结节病多数患者无明显临床症状。部分患者有低热、黄疸。少数肝脏肿大，出现腹水。

脾脏结节病偶见，罕见并发大面积梗死。少见伴发巨脾症或脾脏肿大，伴脾功能亢进。

（四）原发肺结节病表现

初期仅有轻微呼吸道症状，其后，逐渐出现发热、咳嗽、无痰或少痰，偶有少量血丝痰，胸闷、气短、胸痛、喘息，甚至发绀等呼吸系统症状。胸部体征阴性。当部分患者出现胸腔积液时，叩诊呈浊音，或者听诊可有少量湿啰音或捻发音。

30%～50%的胸内结节病患者会出现肺外表现，皮肤受累最常见，其次为肝或胃肠道。故在病程中应密切关注伴发其他部位结节病表现。

五、辅助检查

（一）实验室检查

1. 血常规

大网膜结节病部分患者出现贫血。脾脏结节病伴脾功能亢进有全血细胞减少。

2. 生化学检查

活动期血沉增快，C反应蛋白升高，碱性磷酸酶升高，血浆免疫球蛋白增高。由于非干酪样坏死组织中巨噬细胞可动员维生素D，可导致少数患者血钙、尿钙增高。

肝结节病患者血丙氨酸氨基转移酶（alanine aminotransferase，ALT）、门冬氨酸氨基转移酶（aspartate transaminase，AST）和谷氨酰转肽酶（gamma-glutamyl transpeptidase，GGT）以及碱性磷酸酶（alkaline phosphatase，ALP或AKP）升高，血胆红素增高。

3. 其他检查

血清血管紧张素转换酶（serum angiotensin converting enzyme，sACE）检测：结节病性肉芽肿病灶内上皮样细胞可释放血管紧张素转化酶（ACE），故而sACE水平在一定程度上可以反映体内的肉芽肿负荷。活动期血清ACE水平增高，是反映本病活动良好指标。sACE对于诊断结节病的特异度达90%，敏感度为57%，已用作结节病辅助诊断指标及其活动性判断。由于ACE基因存在多态性，其血清水平变化大，受多因素影响，故ACE水平正常也不能排除本病。

血清中白介素 -2 受体（interleukin 2 receptor，IL - 2R）和可溶性白介素 -2 受体（soluble interleukin 2 receptor，sIL-2R）检测升高，对结节病的诊断有一定意义。

结节病抗原试验（Kveim 试验）：阳性率约 75%～85%。

（二）影像学检查

1. X 线检查

X 线胸片：结节病伴有胸片异常者约占 90% 以上，是本病早期诊断的重要手段。

消化道钡剂造影：胃结节病上消化道双对比钡餐检查，发现胃内病灶部位黏膜局限性小结节样变、增厚和不规则皱折。胃镜示胃底局限性炎变，无肿瘤或溃疡。

2. B 型超声检查

大网膜结节病，可见大网膜广泛增厚，或呈饼状，伴或不伴腹水。

3. CT 检查

①大网膜结节病：显示大网膜增厚，呈饼状改变；②并腹膜结节病：可见腹膜增厚、腹膜多发小结节，或者与邻近组织粘连成腹部包块，或并发腹水；③合并肝脏结节病：肝脏表面有多发性低密度结节影，直径 0.5～2.0cm，常伴腹腔淋巴结肿大，肿大淋巴结位于肝门、腹主动脉、腹腔干附近；④并脾脏结节病：CT 表面有多发性类圆形、类椭圆形或结节样的低密度影，病灶约 1.0～2.0cm 大小，少见孤立病灶。

4. PET-CT 检查

PET-CT 检查对了解结节病侵犯部位及其活动程度有价值，但对于诊断、鉴别诊断意义不大。正电子发射断层成像（positron emission tomography，PET）肿瘤显像可以鉴别恶性肿瘤及其他病灶。

5. 内窥镜检查

胃镜或肠镜检查：对于食管、胃、肠结节病诊断有重要意义。

6. 腹腔镜检查

腹腔镜检查可直接窥见大网膜、肠系膜、腹膜、肝脏、脾脏等表面病灶，并可获取病变组织标本，行病理学检查具有诊断、鉴别诊断价值。

（三）大网膜活检

在超声引导下穿刺大网膜饼（病灶部位）活检，可获得病理组织学确诊。

六、诊断与鉴别诊断

（一）诊断

①多有确诊的腹腔结节病病史，或有肺、关节、皮肤、神经系统结节病史；②有大

网膜、腹膜、胃肠道、肝、脾等器官相应性非特异性临床表现；③实验室检查：血清血管紧张素转换酶检测、血清中白介素-2受体检测、可溶性白介素-2受体检测升高具有辅助诊断价值。结节病抗原试验（Kveim）阳性；④B型超声检查、CT检查：显示腹膜增厚、表面多发结节，大网膜增厚呈饼状；⑤并发消化系统外部位结节病可出现相应临床表现及影像学检查特征；⑥排除结核病及其他肉芽肿性疾病；⑦确诊有赖于B超引导下大网膜穿刺活检、腹腔肿块穿刺活检、腹腔镜下活检，病理学检查。

（二）鉴别诊断

1. 结核腹膜炎

结核性腹膜炎（tuberculous peritonitis）是由结核菌引起的一种慢性、弥漫性腹膜感染。腹腔结核感染可由肠结核、肠系膜淋巴结结核、输卵管结核直接蔓延或其他原发结核感染灶内的结核菌随淋巴、血行播散而来。因此，常有腹腔外结核病史。临床表现有发热与盗汗，腹痛、腹胀。腹部体征：腹壁柔韧感，深压痛阳性，偶可触及包块，腹水征阳性。

结核菌素皮肤试验（PPD试验）阳性；腹水腺苷脱氨酶（adenosine deaminase，ADA）活性明显增高；腹水为渗出液，淋巴细胞升高为主，腹水葡萄糖<3.4mmol/L，pH<7.35，腹水聚合酶链反应（polymerase chain reaction，PCR）检测结核杆菌DNA阳性，结核感染T细胞斑点试验（T-SPOT.TB）阳性。试验性抗结核治疗有效。B型超声引导下腹膜活检，或腹腔镜下活检，病理学诊断可确诊。

2. 大网膜转移癌

大网膜转移癌（metastatic carcinoma of greater omentum），可由胃癌、肠癌、胰腺癌、肝癌、卵巢癌、子宫癌等原发性癌直接种植性转移所致。临床表现腹痛、腹胀、贫血、消瘦、发热、腹水，常被原发恶性肿瘤掩盖。肿瘤标志物：CEA、CA-724、CA-242、CA-125、CA-199、AFP，视原发恶性肿瘤部位，而出现不同标志物阳性。影像学检查：腹部B型超声、CT检查，有助于发现原发病灶。内窥镜不仅可肉眼直观胃肠道癌性病灶，并可取活检，有重要诊断价值。

大网膜转移癌B型超声检查：显示大网膜弥漫性增厚和局限性增厚，以局限性增厚为主；内部回声呈中等回声、低回声，多伴大小不一结节。B型超声引导下大网膜病灶处穿刺活检，可确诊。

3. 大网膜异物肉芽肿

大网膜异物肉芽肿是由于误吞食异物（如牙签、鱼刺），刺穿胃肠壁进入腹腔；或开腹手术时遗留外科缝线、纱布；或腹部外伤时腹腔植入异物所致。因此，患者均有上述病因历史，而无已确诊的腹腔、盆腔恶性肿瘤病史。临床表现以腹部隐痛为主，无发热、贫血、体重减轻等恶液质症状，偶与周围组织、器官粘连可形成包块。肿瘤标志物阴性。B型超声检查、CT检查可见大网膜增厚，呈饼状。B型超声引导下大网膜病灶穿刺活检，行病理组织检查，可确诊。

七、治疗

（一）药物治疗目的及注意事项

由于目前尚无根治性药物，因此，治疗的目的只能是控制结节病活动，缓解临床症状，减轻患者痛苦；保护重要脏器功能，减少或者避免发生不可逆性器官损害。

结节病的长期治疗，应根据患者自身的条件（如是否有糖尿病、高血压等），评估疾病的范围、严重程度、疾病活动度以及对患者生活的影响等方面，因人而异，制定个体化治疗方案。应尽量缩短目标疗程，使用尽可能低的剂量达到满意疗效。如出现病程迁延或者有复发趋势时，应尽早加用低剂量激素替代治疗。

在皮质激素、细胞毒药物及其他药物治疗期间，均需定期检测血常规，肝、肾功能，血糖，血压，心电图。密切观察不良反应，以便及时调整治疗方案。值得注意的是，老年患者更容易出现不良反应，应在治疗过程中更加关注。

对于临床症状轻微，脏器功能良好，疾病稳定不活动者，可不予以治疗，应严密观察，定期复查，随访2年。

对于侵犯主要脏器，出现明显全身及局部临床症状，伴脏器功能障碍的活动期、进展期患者，应该立即进行治疗。如累及心脏、肝脏、神经系统，或出现恶性高钙血症、血钙尿钙持续升高，或累及眼睛局部用药无效时，均需要给予糖皮质激素的全身治疗。当糖皮质激素治疗无效或不能耐受其不良反应时，可考虑使用其他免疫抑制剂和细胞毒药物（如甲氨蝶呤）、特异性抗 TNF-α 药物。

（二）药物治疗

1. 糖皮质激素类

糖皮质激素（glucocorticoid，GC）是由肾上腺皮质中束状带分泌的一类甾体激素，主要为皮质醇（cortisol），具有抑制免疫应答、抗炎、抗毒、抗休克作用。皮质激素抗炎作用的基本机制在于糖皮质激素（GC）与靶细胞浆内的糖皮质激素受体（GR）结合后影响了参与炎症的一些基因转录而产生抗炎效应。在炎症早期，GC能降低炎症的血管反应和细胞反应，从而减轻炎症症状；在炎症后期，抑制毛细血管和纤维母细胞的增生，减少胶原沉积，减少纤维化，延缓肉芽组织的生成。用GC后可减轻疤痕与粘连，减轻炎症后遗症。对虹膜炎、角膜炎、视网膜炎，除上述作用外，尚可产生消炎止痛作用。由于糖皮质激素可以抑制炎症瀑布反应，促进病变吸收，防止病变的播散，因此糖皮质激素可以在短时间改善患者临床症状，减轻患者痛苦。作为结节病治疗第一线药物，已广泛用于临床。遗憾的是，其远期疗效尚不明确。故目前对于糖皮质激素如何用药，其适应证、剂量、疗程等问题，尚无统一方案。但通常建议具有急性全身性病变、发热、活动性眼病、进展期肺结节病、心脏结节病、中枢神经系统结节病等，及肺外结节病伴脾脏功能亢进者（如腹腔结节病累及脾脏），以及持续升高的高血钙、高尿钙症者，均应给予糖皮质激素治疗。故在治疗期间均禁止使用能升高血钙药物，如维生素D。

在皮质激素、细胞毒药物及其他药物治疗期间，均需定期检测血常规、肝肾功能、血糖、血压、心电图。密切观察不良反应，以便及时调整治疗方案。

泼尼松（prednisone）用于治疗结节病，初始剂量通常为20～40mg/d，口服。在起始治疗4～8周即开始复查，然后依据患者对治疗反应、副作用情况，酌情缓慢减量，当剂量达15mg/d时，应该减慢减量速度，维持在5～10mg/d，总疗程至少1年。重症患者泼尼松可加量至1.0mg/kg/d。

2. 细胞毒药物

细胞毒性药物是指药物在体内发挥治疗作用的同时，也同时影响了正常细胞的生长繁殖；也就是说此类抗肿瘤药物，在杀死肿瘤细胞的同时，对人体的正常细胞有一定的毒副作用，尤其是对分裂、增殖比较快的细胞毒性更大。但这些抗肿瘤药同时又是免疫抑制剂，能抑制抗原敏感细胞的活动，阻断免疫母细胞的出现，促进小淋巴细胞的分解，使其数目减少。常用药如下：

（1）氨甲蝶呤

氨甲蝶呤（methotrexate，MTX）属于抗代谢类抗肿瘤药，此药是通过抑制叶酸还原酶来发挥作用。适用于糖皮质激素疗效差，或有糖皮质激素禁忌证者。氨甲蝶呤是目前比较常用的细胞毒药物，是首选的二线治疗结节病的药物。通常用量为5～25mg/周。小剂量氨甲蝶呤可单独应用，亦可与皮质激素联合应用。结节病中应用MTX的益处与其免疫调节和抗炎特性有关。

由于MTX同时有骨髓抑制、肝毒性以及机会性感染的不良反应，另外MTX有致胎儿畸形的风险。因此，育龄期妇女必须采用有效的避孕手段，在服药期间避免怀孕。同时，用药期间注意对患者血常规、肝肾功能、心功能等进行监测。

（2）硫唑嘌呤

硫唑嘌呤（azathioprine，Aza）属于抗代谢类抗肿瘤药，是结节病的二线治疗药物，既是免疫抑制剂，又能减少激素用量。应根据个体情况，从小剂量逐渐加量。一般剂量50～200mg/d。多用于难治性结节病。Aza毒副作用大，需要注意监测不良反应。

（3）环磷酰胺

环磷酰胺（cyclophosphamide，CTX）属于烷化剂类抗肿瘤药物。CTX进入体内后，在肝微粒体酶催化下分解，释出烷化作用很强的氯乙基磷酰胺，而对肿瘤细胞产生细胞毒作用。此外，它还具有显著免疫作用。治疗结节病用量，50～150mg/d。用于皮质激素治疗无效或重度肺外结节病。

3. 抗疟疾药

羟氯喹（hydroxychloroquine）是抗疟疾药。本药能稳定溶酶体膜，抑制白细胞趋化，抑制IL-1的产生，破坏DNA的功能，抑制蛋白质的合成和减少DNA复制。羟氯喹为非类固醇类抗炎药，并有抗光敏作用，适用于治疗以皮肤为主要表现的结节病及伴高钙血症者。

4. 免疫抑制剂类药

（1）环孢素

环孢素（cyclosporine、ciclosporin），又名环孢菌素 A（cyclosporin A，CsA）、环孢菌素或环孢霉素，是一种选择性的免疫抑制剂。其发挥作用的主要机制是环孢素对细胞免疫具有直接的选择性免疫抑制作用，对体液免疫及慢性炎症反应也有一定程度的间接影响。其作用点，在细胞水平上主要是选择性抑制 T 淋巴细胞，特别是抑制辅助性 T 淋巴细胞（Th 细胞）产生白细胞介素 -2（interleukin2，IL-2）等细胞因子；在分子水平则主要是干扰 IL-2 等细胞因子基因的转录。但在这一过程中对抑制性 T 淋巴细胞无影响，亦不影响骨髓中的粒系和红系细胞。它的另一个重要作用是抑制淋巴细胞生成干扰素，而对网状内皮系统吞噬细胞无影响。故环孢素不同于细胞毒类药物的作用，它仅抑制 T 细胞介导的细胞免疫而不致显著影响机体的一般防御能力。此外，环孢菌素 A 还具有广泛的其他生物学活性，如抗真菌、抗寄生虫、抗 HIV、抗炎、逆转肿瘤细胞多药耐药等作用。但是，由于其存在比较严重的肝肾毒性以及溶解性差、治疗指数窄、生物利用度低等缺点，影响了它在这些领域的进一步应用。

环孢素治疗结节病可巩固疗效，减少复发机会，缩短疗程。主要应用于对激素和免疫抑制剂治疗无效的肺和神经系统结节病患者及其他难治性病例。

环孢素副作用较大，可影响多个系统，中度损害以视力障碍为主。其相关神经毒性的重症表现发生率极低。故应严格掌握其使用适应证、禁忌证。孕妇和哺乳期妇女禁用。在用药过程中应定期检测肝、肾功能和监测血药浓度，以调整用药剂量。

（2）来氟米特

来氟米特（leflunomide）是具有抗增殖活性的异噁唑类免疫抑制剂。来氟米特抑制嘧啶的合成和 T 淋巴细胞的增殖，从而发挥免疫抑制作用。近年来，国外有用来氟米特治疗难治性结节病、眼部结节病。研究发现，慢性结节病患者对该药耐受性良好，该药不仅疗效与 MTX 相似，而且毒性更小，可与激素、MTX 联合用药。

它对血液系统、心血管系统、中枢神经系统、消化系统有不同程度副作用。并且可引起一过性丙氨酸氨基转移酶（ALT）和天门冬氨酸氨基转移酶（AST）升高。也应严格掌握适应证。

5. 生物制剂抗肿瘤坏死因子 -α

肿瘤坏死因子（TNF）是肉芽肿性炎症关键调节因子。抗肿瘤坏死因子 -α（TNF-α）抗体，如英夫利昔单抗（infliximab），是一种嵌合了人鼠肿瘤坏死因子受体的拮抗剂，可以和 TNF 特异性结合，阻断表达 TNF 的淋巴细胞的活性并诱导其凋亡，从而阻断了 TNF-α 参与结节病形成的发病过程。该药已经应用于结节病的治疗。

6. 其他药物

（1）沙利度胺

沙利度胺（thalidomide）曾因导致婴儿严重畸形而停止在临床应用。随后研究发现其有广泛的药理作用，而重新进入市场。沙利度胺为谷氨酸衍生物，作用机制广泛，具有免疫调节、抗炎、抑制血管生成等作用。其治疗结节病原理可能与上述机制相关。

由于沙利度胺有严重的致胎儿畸形的副作用，还可引起患者倦怠、嗜睡、眩晕，腹痛、腹部不适、纳差、恶心、便秘、口鼻干燥，引发多发性神经炎、过敏反应，或出现心动过缓，面部肿胀等不良反应，应严格掌握适应证，并且在用药过程中密切观察各种副作用。

（2）酮康唑

抗真菌药酮康唑（ketoconazole）可以降低结节病伴高血钙患者的血钙水平。同时禁用能引起血钙、尿钙增高的药物如维生素D。

八、预后

结节病是一个自限性疾病，有自然缓解趋势，约70%患者预后良好；约10%～30%呈慢性病程，其中少数为慢性进展型，部分发展为肺纤维化，或其他脏器永久性功能损伤。1%～5%患者由于侵犯肺部、心脏、中枢神经系统等重要脏器导致死亡。大多数老年患者将经历临床缓解。然而，与年轻人相比，老年患者发生慢性结节病和器官损伤的风险更高。有肺纤维化和肺动脉高压证据的患者尤其危险，应注意密切随访关注。

结节病预后变异性大，与其相关因素甚多，故预后判断困难。其预后可能与起病急、缓、侵及部位、范围、严重程度、单个或多个脏器，药物干预时机、维持治疗时间，病程中有无感染、并发症等有关。也有学者认为与遗传基因相关。

陈璘令等对82例无症状、肺功能正常的胸内型结节病患者观察2年预后，其结果为31.7%患者全部或部分自愈，39%患者病情进展、恶化，29.3%患者病情稳定。表明无症状胸内型结节病患者不进行干预治疗，将有40%左右患者病情发展。作者提出血清TNF-α及支气管肺泡灌洗液中性粒细胞计数升高，可能预示病情进展。

另外，结节病复发也是影响预后的因素。结节病复发多在减药过程中或停药6个月内，也有20%发生在停药1年后，10%发生在停药2年后。因此，务必要对结节病患者进行长期随访观察。对于经系统性激素和（或）免疫抑制剂治疗好转的结节病患者，在治疗好转后建议每3～6个月随访1次；停药后可每6个月随访1次，直至停药满3年。对于Ⅳ期结节病，以及有心脏、中枢神经系统等重要肺外组织/脏器受累的严重结节病患者，建议长期门诊随访。

除结节病复发外，结节病早期病情变化、预后判断也是治疗的困惑。由于目前尚缺乏判断结节病复发及预后的可靠指标，药物治疗时机难于掌握。这些都是有关医师面临的挑战。

（漆德芳　袁大晋）

参 考 文 献

［1］ HUTCHINSON J. Case of livid papillary psoriasis [M]//Illustrations of Clinical Surgery: Vol. 1. Londres: J&A Churchill, 1877; 42-43.

［2］ BOECK C. Multiple benign sarkoid of the skin [J]. J Cutan Genitourin Dis, 1899, 17: 543-550.

［3］ O'REGAN A, BERMAN J S. Sarcoidosis [J]. Ann Intern Med, 2012, 156 (9): 30.

［4］ 张继贤, 吴晓东, 赵莺. 姐妹同患结节病报道及文献复习 [J]. 国际呼吸杂志, 2010, 30 (6): 344-346.

［5］ 朴瑛, 朴龙根, 玄香兰. 结节病研究现状 [J]. 中国医药指南, 2012, 10 (4): 64-66.

［6］ DRENT M, CROUSER E D, GRUNEWALD J. Challenges of sarcoidosis and its management [J]. N Engl J Med, 2021, 385 (11): 1018-1032.

［7］ 赵兰, 李惠萍. 结节病病因及发病机制研究现状 [J]. 国际呼吸杂志, 2006, 26 (7): 525-528.

［8］ JUDSON M A. Environmental risk factors for sarcoidosis [J]. Front Immunol, 2020, 11: 1340.

［9］ HURST E. A, MAURO T, 王琼. 聚乙二醇α-干扰素和利巴韦林治疗慢性丙型肝炎诱发结节病1例: 病例报道及文献回顾 [J]. 世界核心医学期刊文摘: 皮肤病学分册, 2005 (11): 24-25.

［10］ 许辉, 施若非, 郑捷. 沙利度胺治疗由聚乙二醇干扰素引起的结节病一例 [J]. 医学会全国皮肤性病学术年会, 2012.

［11］ COHEN AUBART F, LHOTE R, AMOURA A, et al. Drug-induced sarcoidosis: an overview of the WHO pharmacovigilance database [J]. J Intern Med, 2020. 288 (3): 356-362.

［12］ 王承志, 邢杞. 15例肺结节病临床病理分析并文献复习 [J]. 临床肺科杂志, 2008, 13 (1): 26-27.

［13］ 王倩怡, 贾继东. 肝结节病诊断和治疗进展 [J]. 胃肠病学和肝病学杂志, 2010, 19 (12): 1063-1065.

［14］ 王金, 赵一洁, 尚培中, 等. 脾结节病一例误诊报告 [J]. 临床误诊误治, 2015, 28 (9): 19-20.

［15］ TANA C, DONATIELLO I, CAPUTO A, et al. Clinical features, histopathology and differential diagnosis of sarcoidosis [J]. Cells, 2021, 11 (1): 59.

［16］ 韩林华, 张永建. 大网膜结节病1例 [J]. 中国普通外科杂志, 2004, 13 (12): 904.

［17］ TU C, LIN Q, ZHU J, et al. Isolated sarcoidosis of accessory spleen in the greater omentum: a case report [J]. Exp Ther Med, 2016, 11 (6): 2379-2384.

［18］ 李强, 张峻. 腹部结节病一例 [J]. 放线学实践, 2005, 20 (1): 8014.

［19］ 王君民, 尹红军, 姜红岩, 等. 腹腔结节病致十二指肠不全梗阻一例 [J]. 中华消化内镜杂志, 2003, 20 (2): 144.

［20］ BUSHIK S, NASAR N, GROSS D J. A case of jejunal structure and mesenteric lymphadenopathy in a young man [J]. Gastroenterology, 2021, 160 (1): 33-35.

［21］ 岳红梅, 燕, 余勤. 以多发浆膜腔积液为表现的结节病1例报道并文献复习 [J]. 中国实用内科杂志, 2008, 28 (4): 310-311.

［22］ BREDENOORD A J, JAFARI J, KADRI S. et al. Case report: achalasia-like dysmotility secondary to oesophageal involvement of sarcoidosis [J]. Gut, 2011, 60 (2): 153-155.

［23］ 高玮, 陈胜良, 陈晓宇. 胃结节病1例. 胃肠病学, 2009, 14 (11): 703-704.

［24］ SOUTO M M, TEMPES B C, LAMBERT B F, et al. Laparoscopic splenectomy for isolated splenic sarcoidosis [J]. JSLS, 2014, 18 (1): 155-159.

［25］ BAUONES S, LE CORROLLER T, DURIEUX O, et al. Splenic sarcoidosis mimicking neoplastic disease [J]. J Clin Ultrasound, 2014, 42 (1): 38-41.

［26］ 王金, 赵一洁, 尚培中, 等. 脾结节病一例误诊报告 [J]. 临床误诊误治, 2015, 28 (9): 19-20.

［27］ NICOLINI A, VITA M, LANATA S. Peritoneal sarcoidosis: an unusual presentation and a brief review of the literature [J]. Monaldi Arch Chest Dis, 2011, 75 (2): 132-134.

［28］ NETZ U, PERRY Z H, BAYME M Y, et al. Primary peritoneal sarcoidosis causing an omental cake [J]. Am Surg, 2013, 79 (1): 6-9.

［29］ LEE S J, KIM E H, KIM Y S, et al. A case of sarcoidosis combined with massive ascites [J]. J Rheum Dis, 2012, 19 (6): 364-368. Korean.

［30］ NICOLINI A, VITA M, LANATA S. Peritoneal sarcoidosis: an unusual presentation and a brief review of the literature [J]. Monaldi Archi Chest Dis, 2011, 75 (2): 132-134.

［31］ NETZ U, PERRY Z H, BAYME M Y, et al. Primary peritoneal sarcoidosis causing an omental cake [J]. Am Surg, 2013, 79 (1): 6-9.

［32］ ROH W S, LEE S, PARK J H, et al. Abdominal sarcoidosis mimicking peritoneal carcinomatosis [J]. Ann Coloproctol, 2018, 34 (2): 101-105.

［33］ WIJKSTROM M, BECHARA R I, SARMIENTO J M. A rare nonmalignant mass of the pancreas: case report and review of pancreatic sarcoidosis [J]. Am Surg, 2010, 76 (1): 79-84.

［34］ MORGAN J. Misdiagnosis of sarcoidosis [J]. Lancet Respir Med. 2021, 9 (7): 696-698.

［35］ 王宇. 结节病诊断方法的研究进展 [J]. 临床肺科杂志, 2011, 16 (1): 87-89.

［36］ 张立群, 刘振清, 吴晓光. 结节病的诊断研究进展 [J]. 中国临床医生, 2011, 39 (9): 19-22.

［37］ 康利红, 刘炜, 贺文娟. 肝结节病的超声多普勒诊断与病理对照研究 [J]. 山西医药杂志, 2009, 36 (6): 533.

［38］ SEVE P, PACHECO Y, DURUPT F, et al. Sarcoidosis: a clinical overview from symptoms to diagnosis [J]. Cells, 2021, 10 (4): 766.

［39］ 瞿俊晨, 丁庆国, 蒯新平, 等. 脾脏结节病一例 [J]. 临床放射学杂志, 2014, 33 (6): 936-937.

［40］ 屈昭慧, 高雪梅, 徐芸, 等. 肝脏结节病一例 [J]. 中华放射学杂志, 2015, 49 (8): 632-633.

［41］ 黄春, 张国俊. 结节病诊断方法研究进展 [J]. 河南医学研究, 2014, 23 (2): 156-158.

［42］ 张海琴, 程齐俭, 万欢英. 结节病的诊治进展 [J]. 临床肺科杂志, 2015, 20 (4): 732-734.

［43］ 蒲纯, 杨翼萌, 曾平, 等. 结节病165例临床诊治及随访资料分析 [J]. 中华全科医师杂志, 2014, 13 (11): 905-908.

［44］ 张燕, 韩志海. 结节病的治疗进展 [J]. 中国临床医生杂志, 2017, 45 (10): 11-13.

［45］ 王龙, 张苑, 李惠萍. 结节病的药物治疗进展 [J]. 同济大学学报 (医学版), 2017, 38 (5): 128-132.

［46］ BRENNAN M, BREEN D. Sarcoidosis in the older person: diagnostic challenges and treatment consideration [J]. Age Ageing, 2022, 51 (9): 203.

［47］ SAHOO D H, BANDYOPADHYAY D, . XU M, et al. Effectiveness and safety of leflunomide for pulmonary and extrapulmonary sarcoidosis [J]. Eur Respir J, 2011, 5 (5): 1145-1150.

[48] SWEISS N J, LOWER E E, MIRSAEIDI M, et al . Rituximab in the treatment of refractory pulmonary sarcoidosis [J]. Eur Respir J, 2014, 5 (5): 1525-1528.

[49] BALLUL T, BORIER, CRESTANI B, et al. Treatment of cardiac sarcoidosis: a comparative study of steroids and steroids plus immunosuppressive drugs [J]. Int J Cardiol, 2019, 276: 208-211.

[50] 陈璘令, 刘雅雅, 苏柱泉, 等. 无症状结节病预后临床观察 [J]. 中国呼吸与危重监护杂志, 2014, 13 (3): 286-290.

[51] 中华医学会呼吸病学分会间质性肺疾病学组, 中国医师协会呼吸医师分会间质性肺疾病工作委员会. 中国肺结节病诊断和治疗专家共识 [J]. 中华结核和呼吸杂志, 2019, 42 (9): 685-693.

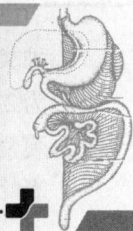

小网膜（lesser omental）为双层膜状结构，上连于膈、静脉韧带裂右缘和肝门，下连于食管腹段、胃小弯和十二指肠上部。小网膜是由肝胃韧带（gastrohepatic ligament）和肝十二指肠韧带（hepatoduodenal ligament）合并而成。它把胃小弯、十二指肠近端与肝连接在一起，覆盖在小网膜囊的前方。肝胃韧带内包含胃左血管和胃左淋巴结。肝十二指肠韧带，即小网膜增厚的边缘，包含有门静脉、肝动脉、肝外胆管及肝淋巴群。

胎儿生长发育期间，由于胃的旋转和生长，小网膜囊（lesser omental bursa）成为胃后方胰腺前方唯一的腹膜腔。小网膜囊的上隐窝包绕着肝尾状叶，它通过网膜孔（omental foramen）与腹膜腔相通，通常将该孔称为Winslow孔。经网膜孔向左即进入网膜囊前庭，胃后壁的穿孔等手术，术后可将引流管插入此部位，保证充分的引流。肝胃韧带在CT上可以识别，表现为肝胃之间一个三角形含脂肪的区域。小网膜囊在正常情况下是塌陷的，而它只有部分边界，如胃后壁和胰体，在CT扫描时可以看到。

第一节　小网膜囊炎及小网膜蜂窝织炎

一、病因及发病机制

小网膜及小网膜囊的炎症，绝大多数都是继发的。而引起小网膜炎症的主要原因是其毗邻器官的病变。

（一）腹内腔器炎症扩散

急性胰腺炎（acute pancreatitis，AP）是最常见的病因，由于胰腺缺乏结实的包膜，胰腺炎时胰腺的分泌可以破坏围绕腺体的薄层结缔组织，从而使炎症向周边扩散。AP炎性渗出液以及并发的感染，可以波及网膜囊，或者波及小网膜，形成小网膜囊炎（lesser omental bursitis），甚至发生小网膜蜂窝织炎（lesser omental cellulitis）。罗燕等对100例AP行B型超声检查显示，轻症胰腺炎中，网膜囊积液及坏死组织的出现率分别为18.1%和1.8%；而在重症胰腺炎中，则为58.4%及29.6%。钟敏等报告，对104例AP病例行B型超声检查，发现伴发网膜囊病变者38例，分为网膜囊增厚型和网膜囊积液或积脓型2

种类型。网膜囊病变总的发生率为36.5%，网膜囊增厚型为14.4%，网膜囊积液／积脓型为22.1%。也有学者报告126例AP行CT检查，共发现259处蜂窝组织病灶，分布以小网膜囊最多，共93处。刘兰祥在6例小网膜囊继发病变行MRI检查中，发现2例为小网膜囊蜂窝织炎。

胆囊炎、肾周脓肿等也可导致网膜囊的炎症。偶尔也可见于来源于盆腔的炎症向上蔓延，如乙状结肠憩室炎等，阑尾炎亦可经小网膜囊下隐窝进而侵及小网膜囊，引起小网膜囊的炎症。

（二）腹内脏器急性穿孔

胃、十二指肠溃疡后壁穿孔，或者胃内异物导致的后壁穿孔，也是最常见引起小网膜炎症的原因之一。穿孔导致胃内容物外漏，于是胃液、食物残渣及细菌流入小网膜囊内，从而导致网膜囊及小网膜的炎症。

（三）术中腹腔污染或术后吻合口瘘

腹部手术时，可因切口消毒不良而将细菌带入腹腔，或因手术不慎而将局部感染扩散；或者术后吻合口，如胃肠吻合口、胆肠吻合口、胰肠吻合口或十二指肠残端瘘导致的感染，都可以引起小网膜的炎症。

（四）腹部损伤

腹部穿透性损伤可以将细菌带入腹腔或小网膜囊，或者伤及胃后壁导致大量胃内容物进入网膜囊而导致感染；腹部闭合性损伤亦可发生腹腔实质器官损伤（如肝脏、胰腺）或导致空腔脏器破裂（如胃、十二指肠、小肠、结肠），胃肠道内的细菌进入腹腔，波及小网膜，引起细菌感染。

无论原发病是急性胰腺炎、急性胆囊炎，还是胃、十二指肠后壁穿孔，在病程中均可引起小网膜囊积液、小网膜囊炎、蜂窝织炎。小网膜的炎症可并发渗出、积液或脓肿、假性囊肿。通常急性炎症均可阻塞网膜孔，阻止它向腹腔蔓延。

二、临床表现

（一）小网膜囊炎、蜂窝织炎表现

在疾病的急性期，由于原发病病情危重、症状复杂以及小网膜位置较深等因素，其症状往往被原发病掩盖，而被忽略。但当原发病病情稳定，小网膜囊孔仍然闭塞，囊内积聚炎性渗出液、坏死组织、细菌逐渐增加，出现轻重不一的感染病灶。临床表现腹痛，为慢性腹部持续性或阵发性隐痛，多位于右侧腹部，粘连发生后可引起痉挛性腹痛，也可有腹内牵拉感。可伴有腹胀、恶心、呕吐、食欲不振等消化功能紊乱症状。严重感染患者可有发热、乏力等全身症状。巨大小网膜囊积液可压迫邻近组织、脏器，引起相应压迫症状。

体格检查：腹部有局限性压痛，或触及有压痛而边界不清、大小不等包块。

（二）原发病表现

1. 急性胰腺炎

急性胰腺炎常在饱食或酗酒后急性发病，腹痛是急性胰腺炎的主要症状，常位于上腹部、向背部放射，剧痛，持续性或阵发性发作。胰头的病变重者，腹痛以右上腹为主，并向右肩放射；病变在胰尾者，则腹痛以左上腹为重，并向左肩放射。常伴恶心、呕吐，呕吐后症状不缓解。极少数病例可无腹痛。如为胆源性胰腺炎，可出现黄疸、发热。除此之外，重症急性胰腺炎还可有心动过速和低血压或休克、肺不张、胸腔积液和呼吸衰竭等全身并发症。

体格检查：轻症者仅为轻压痛，重症者出现腹肌紧张，上腹部、全腹部压痛反跳痛，腹水征阳性，可见Grey-Turner征或Cullen征。

2. 胃肠道穿孔

胃肠道穿孔（gastrointestinal perforation）导致胃肠内容物、食物残渣流入小网膜囊内发生炎性感染，最常见的是胃溃疡后壁穿孔或十二指肠球后溃疡穿孔。患者常在饱餐、夜间空腹，突然发作上腹部刀割样痛或烧灼样痛，剧痛难忍，伴出冷汗、恶心、呕吐。疼痛可转向右下腹部，或放射至右肩部，呈刺痛或酸痛感，并迅速扩展为全腹痛。当胃肠内容物流入小网膜囊，则可引起相应下背部痛。因腹腔内大量渗液的稀释，疼痛可暂时减轻；但数小时后由于细菌感染，腹痛将再次加重。此外，还可伴出冷汗、恶心、呕吐等症状。

体格检查：患者呈强迫体位，面色苍白，脉搏快弱，血压低，腹式呼吸消失，腹肌紧张成板状，有明显压痛、反跳痛，肝浊音界缩小或消失，肠鸣音减弱或消失。

3. 急性胆囊炎

急性胆囊炎（acute cholecystitis）是由于胆囊管阻塞和细菌侵袭而引起的胆囊炎症。脂餐饮食易诱发。伴胆囊结石（calculus of gallbladder）时，往往夜间发病。突发性右上腹绞痛，或持续性疼痛时有阵发性加剧，疼痛常向右肩背部放射。伴恶心、呕吐、畏寒、发热。伴胆囊结石者一般在发病后12～24h出现黄疸；胆总管下端完全阻塞时，黄疸较深。当结石松动浮起或排出时，黄疸可减轻或消退，结石再次梗阻时，症状复现，所以病程中腹部绞痛和黄疸呈波动状态，这是本病特点。

体格检查：20%～25%患者出现巩膜黄染，右上腹压痛、反跳痛，Murphy征阳性，少数患者可触及肿大胆囊。

三、辅助检查

（一）实验室检查

1．血常规

白细胞计数升高，一般为（10～20）×10⁹/L之间，如感染严重可出现明显核左移。急性胆囊炎伴胆石症或胆源性胰腺炎，血清总胆红素、AKP、LDH、GGT等均有升高，少数有肝功能异常。

2．血清学检查

急性胰腺炎患者：①血清淀粉酶活性增高≥正常值上限3倍，有诊断意义。②血清淀粉酶活性高低与病情不呈相关性。③血清淀粉酶持续增高要注意，提示病情反复、并发假性囊肿或脓肿，还要注意是否有胆结石或肿瘤、肾功能不全，或巨淀粉酶血症等。④要注意鉴别其他急腹症引起的血清淀粉酶增高。

血清脂肪酶活性测定具有重要临床意义，尤其当血清淀粉酶活性已经下降至正常，或其他原因引起血清淀粉酶活性增高，血清脂肪酶活性测定有互补作用。同样，血清脂肪酶活性与疾病严重度不呈正相关。

血清钙测定值对预后判断有参考意义。

3．腹腔穿刺液检查

该检查对临床诊断有重要的意义，必要时可在超声引导下进行。急性重症胰腺炎，抽出液多为血性，淀粉酶明显升高；胃肠道穿孔性病变，可抽出黄绿色液体或食物残渣，并可行涂片、细菌培养等以确定诊断。

（二）影像检查

1．X线检查

（1）胃肠道穿孔

站立位腹部X线检查时，多数患者右膈下可见新月状游离气体影。在胃后壁穿孔的病例，由于Winslow孔封闭，膈下游离气体不易见到。

（2）急性重症胰腺炎

腹部可见局限或广泛性肠麻痹（无张力性小肠扩张充气、左侧横结肠扩大积气）。胰腺周围有钙化影，小网膜囊内积液积气。

2．腹部B超

（1）胃肠道穿孔腹部B超检查

胃穿孔小网膜囊内少量局限性积液伴少许气体样强回声或者见小网膜囊积液；胰胃间出现扁窄的不规则无回声区，范围约（4.6～14.6）cm×（1.6～6.6）cm。汪文杰报告64例胃肠穿孔患者B型超声表现：①腹腔游离气体；②腹腔内积液：通常会在肝肾间隙、脾肾间隙、小网膜囊、右髂窝、盆腔等部位形成积液。在相应区域可见不规则无回声区，片状液性暗区内可见大小不等的强光点回声；③局部包块：可探及轮廓不规则、边界清楚或模糊、回声不均匀的低回声或略强回声包块；④穿孔直接征象：可见胃壁连续性中断，中断处可见有胃内容物溢出，并在其周围形成不规则杂乱液性暗区，穿孔部位周围的胃壁有增厚征象。

（2）急性胰腺炎腹部B超检查

超声可发现胰腺肿大和胰腺周围液体积聚；胰腺水肿显示为均匀低回声，出现粗大的强回声提示胰腺有出血、坏死的可能。超声检查还可以发现胆道有无结石，胆管有无扩张等胆道合并症，有助于胆源性胰腺炎诊断。

（3）急性胆囊炎腹部B超检查

B超检查示胆囊增大，壁厚＞4mm，内有强光团伴声影。胆囊增大（长轴大于8cm，短轴大于4cm），胆囊壁双边征，胆囊周围积液。

3. 腹部CT检查

（1）小网膜囊炎、蜂窝织炎腹部CT检查

近年来，在诊断腹腔炎性疾病方面，腹部CT尤其是增强CT发挥了较大的作用。CT不受腹腔内气体的干扰，同时能够清楚地显示小网膜的结构，对于诊断小网膜炎，尤其是小网膜蜂窝织炎具有重要的诊断价值。蜂窝组织炎由于其侵袭性及流动性而表现为形态不规则、大小不一、边界不清。增强扫描大部分呈边缘轻度强化，部分病例可呈整体轻度强化，炎性混合物和邻近组织的炎性浸润为强化的基础。

（2）胃肠道穿孔腹部CT检查

刘继伟报告64例胃肠穿孔病例X线及CT检查比较结果：CT显示腹腔内有新月形、小气泡状游离气体存在，CT诊断符合率达95.0%。而同时行X线平片检查，显示存在游离气体者，诊断符合率80.0%。也有学者报告CT扫描影像学特征：胃、十二指肠壁增厚，或肝、脾脏周围存在游离积液，周围脂肪间隙不清晰，肝上间隙出现新月形积气样密度影；其36例胃肠道穿孔患者中CT扫描发现腹腔内、腹壁皮下存在小气泡状或新月形游离气体35例，阳性率94.4%。X线扫描可发现膈下游离气体，阳性率75%。

（3）急性胰腺炎腹部CT检查

增强CT是AP诊断的最有效方法。Balthazar CT评级，改良的CT严重指数评分（modified CT severity index，MCTSI）常用于炎症反应及坏死组织判断。依据急性胰腺炎病情轻重程度不同CT表现亦各异，轻者仅显示腺体局部或弥漫的增大；进一步有胰腺实质及周围炎症改变，胰周轻度渗出；再发展除上述改变外，可见胰周渗出显著，胰腺实质内或胰周单个液体积聚；重症者则出现胰腺内、外广泛积液，胰腺和脂肪坏死，胰腺脓肿，甚至出现胸水、腹水，血管或胃肠道受累。

（4）急性胆囊炎腹部CT检查

CT可见胆囊周围液体积聚，胆囊壁增厚，胆囊增大，胆囊周围脂肪组织出现条索状高信号区。或MR显示胆囊壁增厚，胆囊增大，胆囊周围高信号，胆囊结石。

4. 腹部MRI检查

（1）急性胆囊炎腹部MRI检查

腹部MRI显示胆囊周围高信号，胆囊壁增厚，胆囊增大。

（2）小网膜囊炎性感染MRI检查

MRI的优势在于多方位成像，能够更加准确地辨别小网膜周边器官的关系。小网膜囊积液包括腹水、炎性渗出液、脓液、血液、胆汁、淋巴液等。小网膜囊内最常见的积液为腹水，其次为炎性渗出液，炎性渗出性积液常常继发于急慢性胰腺炎、胃溃疡穿孔、横结肠远端穿孔、左肾周脓肿等，引起小网膜囊的腹膜炎，可并发渗出性积液或脓肿、假性囊肿。一般情况下急性炎症均可阻塞网膜孔，阻止其向腹腔蔓延。腹水时，若出现"尾状叶漂浮征"，提示小网膜囊积液或构成网膜囊边界的器官有病变。如果仅见肝尾叶前积液，则提示胃肝隐窝积液。

四、诊断

诊断比较困难，轻者多被原发病灶掩盖。如上述原发病病情稳定后，再次出现发热、右上腹疼痛、腹胀等表现；或者有腹部创伤史、腹部手术病史，随之，出现以上症状时，应考虑到此诊断的可能。影像学检查，尤其是腹部CT和腹部MRI检查，有助本病诊断。

五、治疗

本病治疗最重要的是原发病的治疗。较轻的小网膜炎症，如由急性胰腺炎和胃后壁空腹小穿孔导致的，可通过非手术治疗，在原发病获得较好的控制后逐步痊愈；而较重的炎症，则必须进行外科手段的干预。但无论采用哪种治疗方式，都必须同时或先期进行非手术治疗，纠正患者的内环境紊乱，降低手术治疗的风险。

（一）原发病治疗

1. 急性胆囊炎

保守治疗：禁食，输液，维持水电解质和酸碱平衡。对症处理，使用解痉、镇痛药物，给予营养支持。

抗生素治疗：根据病情严重程度不同、患者曾经应用抗生素种类、当地细菌耐药情况等，尽早给予经验治疗。首先选择抗菌谱针对革兰阴性菌，如大肠埃希菌、绿脓假单胞菌、肺炎克雷伯菌等抗生素，含β-内酰胺酶抑制剂联合制剂，待获得胆汁培养及药物敏感试验结果后，必要时再进行抗生素调整。

手术治疗：发病在48～72h内，经过积极保守治疗无效或者是病情恶化者，急性胆囊炎反复急性发作者，有胆囊穿孔、弥漫性腹膜炎，或者并发急性化脓性胆管炎以及急性坏死性胰腺炎等，应尽早行手术。发病72h以内在胆囊炎症、粘连、坏死形成前，腹腔镜治疗急性胆石性胆囊炎是安全的。

总之，急性结石性胆囊炎急诊早期手术和择期手术优于延期。急性胆囊炎发病后72h内均可进行安全的胆囊切除手术。病程超过一周者宜采取保守治疗，6～8周后行择期手术。

2. 胃肠道穿孔

非手术治疗：空腹穿孔、病情轻、腹膜炎体征趋于局限者；或者由于种种原因不能耐受手术患者，可先采取非手术治疗。患者半卧位，禁食、禁水，持续胃肠减压，维持水、电解质和酸碱平衡，加强营养支持，给予抑酸剂治疗以及应用强效广谱抗生素治疗。保守治疗过程中严密观察病情变化，如8～12h出现腹痛和腹膜刺激征加重、体温升高，或腹腔穿刺抽出浑浊液体，腹部超声或CT提示腹腔内积液增加，应立即转外科手术治疗。

手术治疗：临床出现弥漫性腹膜炎症状特征，表现早期休克，有全身中毒症状，有膈下脓肿等并发症，或者穿孔超过48h等。应依据患者具体病情采取手术方式。

3. 急性胰腺炎

（1）一般治疗

禁食，持续胃肠减压。对症治疗如应用解痉止痛药。

（2）液体复苏

AP病情轻重不一，液体失衡类型及程度亦有差异，因而液体复苏应遵循个体化治疗原则。在补液程序上，重要的是先扩容，尽快恢复有效循环血容量，维持循环稳定。注意输注胶体物质和补充微量元素、维生素，维持水与电解质平衡及酸碱平衡。严密监测生命体征。遵循先盐后糖、先晶后胶、见尿补钾的补液原则。补液量包括基础需要量和流入组织间隙的液体量，并应根据患者尿量、尿相对密度、口渴程度、血细胞比容、血压，以及动态监测中心静脉压或者肺毛细血管楔压结果，随时加减液体量。输液速度，也要依据患者耐受力，有无严重心、肺并发症和补液总量、液体的种类等，进行监测调整。

（3）蛋白酶抑制剂及胰酶抑制剂应用

生长抑素（somatostatin）及其衍生物——奥曲肽（octreotide）是治疗AP最常用的药物。生长抑素及其衍生物可明显抑制胰岛素、胰高血糖素及胰腺多肽的分泌，并能抑制胰酶对胆囊收缩素及促胰液素的反应，减少胰液渗入到胰腺以及胰酶对胰腺组织的消化，还可通过抑制血小板激活因子的活性而减轻毛细血管外渗和全身内毒素血症，并可改善微循环。

还有抑肽酶（aprotinin）、加贝酯（gabexate mesilate，FOY）、乌司他丁（urinastatin）等具有一定的抑制胰蛋白酶的作用。

此外，临床习惯应用H_2受体拮抗剂或质子泵抑制剂，主要是通过抑制胃酸而间接抑制胰液分泌，同时该药尚有预防应激性溃疡的作用。

（4）营养支持

在AP病程不同时期，根据病情分别实施肠外营养、肠内外混合营养，逐渐给予肠内营养。同时，给予特异性的胃肠道黏膜及免疫营养底物，补充肠黏膜营养，给予谷氨酰胺、精氨酸，促进肠黏膜上皮细胞修复和更新，有效维护肠黏膜屏障和机体免疫功能，减少炎性介质的过量释放，从而降低感染率和死亡率。

（5）抗生素的应用

胰腺感染的致病菌主要为革兰氏阴性菌和厌氧菌等肠道常驻菌。抗生素的应用应遵循抗菌谱为革兰氏阴性菌和厌氧菌为主，脂溶性强，有效通过血胰屏障三大原则。故推荐甲硝唑联合喹诺酮类药物为一线用药，疗效不佳时改用第三代头孢菌素、碳青霉烯类，或根据药敏结果再选用抗生素。疗程为7～14d，特殊情况下可延长应用。

（6）手术治疗

手术治疗适应证：胰腺局部并发症合并继发感染者，或局部并发症出现肠道、胆道压迫症状，有胰瘘或消化道瘘，假性动脉瘤破裂出血等并发症者。

（二）小网膜囊炎性感染治疗

1. 非手术治疗

与原发病非手术治疗相同。

2. 手术治疗

手术治疗适合于病情较重，进展较快，非手术治疗无效的患者。手术的目的主要是清除坏死组织，放置引流，必要时行胃造瘘、空肠造瘘及胆道引流术。治疗包括以下几个方面：积极治疗原发病，清除炎症及坏死组织，建立通畅引流。

手术治疗的方法主要有开腹手术和微创手术两大类。随着科学技术的发展，微创手术在治疗中发挥了越来越大的作用。

网膜炎的微创外科治疗主要包括腹腔镜、内镜、肾镜等。腹腔镜治疗经腹腔和腹膜后两种入路。经腹腹腔镜行坏死组织清创，术中需打开胃结肠韧带，有使位于腹膜后的感染物进入腹膜腔的危险。因此在理论上，不是理想的手术入路与清创选择。随着"进阶式（step-up approach）"治疗观念提出之后，视频辅助的腹膜后清创（video-assisted retroperitoneal necrosectomy，VARD）愈发受到重视。VARD可以较好地清除坏死组织，由于借助腹膜后入路，使得感染不会波及腹腔。VARD治疗所需的通道可利用穿刺获得。VARD使用的视频辅助设备主要包括：后腹腔镜、内镜及肾镜。由于不入腹腔，对腹部脏器干扰小，也不会造成腹膜后积液与腹腔相通，避免腹腔感染，引流效果也非常好。

第二节　小网膜脓肿

一、病因

小网膜是腹膜腔位于小网膜和胃后方与腹后壁之间的一个前后扁窄的潜在间隙，易受周围脏器和腹腔病变的影响而出现异常回声。由于小网膜囊位置较深，常给早期诊断带来困难，易致漏诊。导致小网膜脓肿的病因与引起小网膜炎的病因相同，也包括腹内脏器炎症扩散、腹内脏器急性穿孔、术中腹腔污染或术后吻合口瘘以及腹部损伤等。小网膜的炎症可并发渗出、积液或脓肿、假性囊肿。一般情况下急性炎症均可阻塞网膜孔，阻止它向腹腔蔓延。这同时也导致了小网膜囊内的液体不易引流，在治疗不及时、感染的细菌毒力较强或者患者抵抗力低下等情况下，小网膜内积聚的液体可导致小网膜脓肿的发生。

二、临床表现

小网膜脓肿的临床表现早期与小网膜炎基本相同，主要症状也是腹痛、恶心、呕吐、腹胀、发热及其他全身表现。体征上也以腹部压痛及腹肌紧张、腹胀及皮肤瘀斑等为主，但症状较重，进展较快，容易引起重度缺水、代谢性酸中毒和休克的表现。同时，在体征上，可触及上腹部包块，局部压痛及反跳痛，肌紧张明显。如病情持续进展，最终会因感染中毒性休克、多器官功能障碍而导致死亡。

三、辅助检查

（一）实验室检查

1. 血常规检查
白细胞计数升高，可出现明显核左移。

2. 血生化检查
血、尿淀粉酶：急性胰腺炎病人血尿淀粉酶大为增加，但在严重坏死型者，因腺泡严重破坏，淀粉酶生成很少，故其值并无增高表现。血清脂肪酶：急性胰腺炎患者升高。

血清钙测定：在急性胰腺炎患者中可降至1.75mmol/L（7mg/d1）以下，提示病情严重，预后不良。

腹腔穿刺液检查：在急性重症胰腺炎，抽出液多为血性，淀粉酶升高明显；在胃肠道穿孔性病变，可抽出食物残渣。

3. 病原学检查
在小网膜脓肿的患者中，细菌培养（血培养或穿刺液培养）的阳性率较高，感染的细菌多为混合性的，以革兰氏阴性杆菌及厌氧菌为主。可根据细菌培养及药物敏感试验的结果指导临床抗生素的使用。

（二）影像检查

1. X线检查
闫鹏秋总结了网膜囊脓肿的X线表现，将网膜囊脓肿分为下隐窝和全囊受累两型，其中下隐窝型受累者占多数。下隐窝型的主要X线征象是多数无脓腔气影，仅见半圆形肿块居胃与横结肠之间和之后，胃被推向前、上、右，压迹出现在胃大弯后壁，左半横结肠被推向前、左下，肿块影像大部重叠胃腔范围，右上缘较直，左下缘呈弧形。全囊型者，主要可见卵圆形脓肿含气影，在胃小弯上、后方，胃被推向前、下、左，在胃小弯和小弯侧的后壁可见压迹。

2. 腹部B超

因为超声对于囊性包块有较强的分辨率，所以超声对于脓肿性包块的诊断有较重要的意义。韩瑛瑛总结了网膜囊积液及脓肿的超声表现，指出网膜囊在正常情况下不显示，如因周围脏器感染炎性渗出液体积聚或胃后壁穿孔而胃液外渗时，可注入此腔隙形成小网膜囊积液。超声显示胰胃分离，其间出现边界清晰的条带状无回声，内透声好或见短条索状异常回声。同时可发现胰腺肿大和胰腺周围液体积聚，形成囊性包块，包块中可见到点状高回声，均提示脓肿的发生。

3. 腹部CT

腹部CT尤其是增强CT，对于小网膜脓肿具有重要的诊断价值。可看到较厚、较均匀的壁，注入造影剂后，脓肿壁均有明显的均质强化，脓腔内容物大多是低密度影，有的脓腔内可见小气泡影。成峰等对螺旋CT在小网膜囊病变诊断中的作用作了阐述，指出小网膜囊病变如肿瘤、腹水漏出液、炎性渗出液、血液等时显示胰胃分离，间距增加，出现异常密度。薄层多方位成像可明确它与邻近脏器的关系，对小网膜囊病变具有重要诊断价值。

4. 腹部MRI

腹部MRI可见到明显的小网膜囊积液，增强后有明显不规则的环壁强化，并有粗细不等的分隔者为脓肿，对于网膜囊疾病的诊断具有重要价值。

四、诊断

该病多为继发性疾病，因此在原发病治疗中应密切观察病情，如出现体温持续不降或降后又反升，早期出现感染中毒性休克等表现时，应考虑有小网膜脓肿的可能性。影像学检查包括腹部超声、腹部CT和腹部MRI检查有助本病诊断。

五、治疗

（一）非手术治疗

先期进行非手术治疗，纠正患者的内环境紊乱，控制感染，尽快降低控制感染源手术治疗的风险。

1. 抗休克治疗

感染性休克患者应积极抗休克，建立有效静脉通道，快速滴注等渗盐水或平衡盐溶液，依据病情给予高渗盐水，补充适量的胶体液如血浆、全血等扩容，补充有效循环量，增加组织灌注。抢救过程中随时监测血气分析，及时纠正酸中毒，维持酸碱平衡。纠正酸中毒可增强心肌收缩力，恢复血管对血管活性药物的反应性，并防止DIC的发生。同时要注意补充电解质、微量元素和维生素。

2. 血管活性药物应用

必要时应用血管活性药物，调整血管舒缩功能，疏通微循环淤滞，以利于血管复苏、休克的逆转。

3. 控制感染

及早地、合理地应用抗生素控制感染，应在1h内给药。选择具有针对常见革兰阴性肠杆菌科细菌、革兰阳性球菌和专性厌氧菌的抗菌活性药物。可考虑应用头孢洛扎 - 他唑巴坦（ceftolozane-tazobactam）＋甲硝唑，或头孢他定 - 阿维巴坦（ceftazidime-avibactam）＋甲硝唑作为经验治疗方，根据细菌培养结果，再行调整药物。

4. 皮质类固醇药物应用

必要时应用皮质类固醇有助于感染性休克的治疗。此外，应重视营养支持及增强免疫力治疗。

5. 监测生命体征

在治疗期间要密切监测患者血压、脉搏、呼吸等生命体征，监测心、肺、肝、肾功能，观察患者神志、皮肤色泽和肢体温度，记录尿量，必要时监测中心静脉压，以随时调整输液速度及液体类型。

（二）手术治疗

治疗原则：控制感染源，引流脓肿，清除坏死组织，控制污染，恢复正常胃肠道功能。

发生脓肿后，最重要的治疗原则是尽快引流、通畅引流。引流可在超声或CT引导下穿刺进行，也可通过开放手术、腹腔镜手术或其他微创手术来完成。

1. 超声引导下或CT导引下脓肿穿刺引流术

体位随病变位置而定，可仰卧、俯卧、侧卧，也可斜卧。脓肿壁贴近腹壁的穿刺十分容易，只需将穿刺针刺破腹壁即可进入脓腔。位于深部的脓肿则要在超声或CT下精确定位，避开胃、结肠、胰腺、脾脏和大血管等重要脏器，穿刺针进入腹膜腔后要拔去针芯，仅用套管行进，这样可避免误伤肠管、系膜等，待穿刺针套管贴近脓肿时要插入针芯，这样可刺破脓肿壁进入脓腔。穿刺针和引流管的粗细要根据脓液的多少和稀稠而定，脓液少、稀的可用20～22号穿刺针。进入脓腔后，在导丝的引导下置入引流管，也可用8F介入导管、胃肠引流管替代引流管。脓液多且稠厚的要用粗针。引流管置入脓腔后，最好连接负压吸引器，观察引流液质和量的变化，并每日两次用生理盐水冲洗引流管，以免堵塞。一般脓腔会逐步缩小，2～3周后逐渐闭合，拔管。

2. 手术治疗

林宗浦等提出经胃外引流的方法治疗网膜囊脓肿。其特点是方法简便安全，路径短，直接引流病灶，引流比较彻底，且能起到内外引流的作用。

近年来，视频辅助的腹膜后清创（video-assisted retroperitoneal necrosectomy，VARD）愈发受到重视。VARD可以较好地清除坏死组织，由于借助腹膜后入路，使得感染不会波及腹腔，引流效果也非常好。

第三节　小网膜结核

一、病因

本病是由结核杆菌引起的慢性感染。过去比较常见，经过结核病防治，本病发病率已明显减少，但近年来发病率有所抬头。单纯的小网膜结核比较少见，多见于结核性腹膜炎的一部分，或者局部结核病变的蔓延。本病可发生于任何年龄，以青壮年最为多见。营养不良及肝硬化者容易罹患。

本病常见的原发病灶为肺、肠、胸膜、肠系膜淋巴结、骨关节等。结核病菌通过以下途径感染网膜：①直接蔓延，是结核菌侵入的主要途径，多继发于腹腔原发结核；②血行播散，肺结核、粟粒性结核经血行播散感染网膜；③淋巴引流播散，经消化道进入的结核杆菌可通过peger淋巴管引流到肠系膜根部，至腹腔动脉旁淋巴结，最终入乳糜池，故淋巴结核累及肠系膜、小网膜、胰周区域及腰椎三以上腹主动脉周围淋巴结较多。

二、小网膜淋巴结核病理

结核性淋巴结炎的病理改变可分为4个阶段：①淋巴组织增生，形成结节或肉芽肿；②淋巴结内干酪样坏死液化；③淋巴结包膜破坏，互相融合合并淋巴结周围炎；④干酪样物质穿破至周围软组织形成冷脓肿或窦道。

一般淋巴结结核病理分为四型：干酪性结核、增殖性结核、混合型结核、无反应性结核。

三、临床表现

本病多数起病较缓，但急性发病者亦为数不鲜。主要症状为倦怠、发热、腹胀和腹痛，亦有畏寒、高热骤然起病者。轻型病例开始呈隐蔽状态。

（一）症状

1. 全身表现

发热与盗汗最为常见，热型以低热和中等热居多，部分患者呈弛张热。渗出型、干酪型病例或合并有严重的腹外结核的患者可呈稽留热，盗汗严重，重者有贫血、消瘦、水肿、口角炎及维生素A缺乏症等营养不良的表现。

2. 腹痛

多数患者可出现不同程度的腹痛，多为持续性隐痛或钝痛。

3. 腹胀与腹水

多数患者有腹胀感，可由结核病中毒症状或腹膜炎伴有的肠功能紊乱引起。患者可出现腹水，以小量、中等量为多见。腹水量较多时可出现移动性浊音。

4. 腹泻、便秘

部分患者可伴腹泻，粘连型患者便秘较为常见，有时腹泻与便秘交替出现。

（二）体征

腹壁柔韧感：柔韧感是粘连型结核性腹膜炎的临床特征。绝大多数患者均有不同程度的压痛，一般较轻微，少数压痛明显并有反跳痛，后者多见于干酪型。

腹部包块：粘连型及干酪型患者的腹部常可触及包块，多位于中上腹部。包块大小不一、边缘不齐，有时呈横形块状物或有结节感，多有轻微触痛。

四、辅助检查

（一）实验室检查

1. 血常规

部分患者有不同程度的贫血。腹腔结核病灶急性扩散者、干酪型及继发感染者的白细胞计数可增高。血沉即红细胞沉降率增快。

2. 结核菌素试验

结核菌素试验又称PPD试验，是指通过皮内注射结核菌素，根据注射部位的皮肤状况诊断结核杆菌感染所致Ⅳ型超敏反应的皮内试验。结核菌素 1 : 10 000 试验呈强阳性者对诊断本病有帮助，但粟粒型结核或重症病人反而可呈阴性。

3. T-SPOT.TB检测

结核感染特异性T细胞检测（T-SPOT.TB assay），属于IGRAs（γ-干扰素释放试验）的一种。SPOT则为ELISPOT（酶联免疫斑点技术），是一种从单细胞水平检测分泌抗体或细胞因子细胞的免疫学新技术。基本原理：T-SPOT.TB是利用结核特异抗原（ESTA-6，CFP-10），通过ELISPOT检测患者体内是否存在结核效应T淋巴细胞，从而判断目前该患者是否感染结核杆菌的方法。主要适合应用人群：不明原因发热的结核感染疑似患者，尤其是菌阴肺结核患者；肺外结核的辅助诊断。

4．腹水检查

近年主张对感染性腹水的判断应增加实验诊断指标，如腹水葡萄糖＜3.4mmol/L，pH＜7.35时，指示细菌感染；特别是腹水腺苷脱氨酶活性增高时，提示结核性腹膜炎。

（二）影像学检查

1．X线检查

腹部平片显示弥漫斑点状和斑块钙化灶，或局限性斑点状钙化灶。钡餐检查如发现肠粘连、肠结核、肠瘘、肠腔外肿块等现象，对本病诊断有辅助价值。

2．B型超声检查

淋巴结核的B超特征为多发、增大、多个圆形或椭圆形淋巴结聚集成团。初期表现为低回声，后壁回声增强，轮廓清楚。干酪化时轮廓不清楚。出现寒性脓疡时则质地不匀，呈现出不均匀的低回声暗区。

3．CT检查

CT平扫可发现腹内淋巴结受累的范围及分布情况，明确淋巴结周边情况和融合情况，发现钙化性淋巴结。增强CT对诊断更有价值，对病变及其受累范围、分布、淋巴结周围情况、融合改变、病灶的继发征象显示得更为清楚。

受累小网膜囊淋巴结增大，部分淋巴结呈1cm大小、多发结节状。CT注入造影剂有轻度均匀强化，可见少数淋巴结融合成不规则肿块状。CT增强后呈"多房样"环形强化。

4．MRI检查

受累淋巴结MRI T1加权像呈低信号、T2加权像高信号，中央为更高信号，增强后见环形强化。

（三）腹腔镜检查

适用于有游离腹水的患者。腹腔镜可窥见腹膜、网膜、内脏表面有散在或集聚的灰白色结节，活组织检查可确诊。有腹膜广泛粘连者禁忌检查。

五、诊断及鉴别诊断

（一）诊断

①有结核密切接触史或本人有肺结核或其他部位结核者；②原因不明的发热，持续两周以上，伴有盗汗，经一般抗生素治疗无效；③腹壁柔韧感，有深压痛，或可触及包块，叩诊腹水征阳性；④实验室检查：血沉增快，结核菌素试验呈强阳性，结核杆菌抗体检测阳性，结核杆菌抗原检测阳性，腹水腺苷脱氨酶活性增高；⑤影像学检查：腹部

B型超声检查、腹部平片、X线胃肠钡餐检查发现肠粘连等征象者，均有参考意义；腹部CT、增强CT检查、多排螺旋CT诊断小网膜淋巴结核有重要价值；⑥在B超或CT引导下腹部包块穿刺、经腹腔镜行腹内淋巴结活检病理学检查或剖腹探查，获取病理学检查依据方可最终确诊。

（二）鉴别诊断

1. 小网膜非霍奇金淋巴瘤

非霍奇金淋巴瘤是一组组织学类型、临床表现以及生物学行为有显著差异的淋巴细胞肿瘤性疾病。临床表现以无痛性淋巴结肿大为主（约发生于2/3的患者），结外病变可侵犯韦氏咽环、胃肠道、骨、骨髓、皮肤、唾液腺、甲状腺、神经系统、睾丸等，也可有小网膜的侵犯，分别表现为局部肿块、压迫、浸润或出血等症状。20%～30%患者出现发热、体重减轻、盗汗等全身症状。

2. 小网膜转移癌

腹腔内的肿瘤，尤其是胃后壁和胰腺肿瘤，均可通过腹腔种植的方式转移到小网膜，形成肿块的表现。该类疾病往往与原发病灶共存，表现为局部的侵犯或全腹腔的种植。通过影像、内镜多可找到原发灶，予以鉴别。

六、治疗

（一）内科治疗

1. 抗结核治疗

对结核性肠系膜淋巴结炎的处理类似其他部位的结核，但疗程必须为1～1.5年。对初治病例，链霉素、异烟肼、吡嗪酰胺和利福平等第一线药物为首选。为了延缓或防止耐药性的产生，目前强调2～3种药联合治疗，用利福平、异烟肼及吡嗪酰胺或乙胺丁醇合并治疗6个月；或者依据病情选择用异烟肼、利福平、吡嗪酰胺、乙胺丁醇3个月强化治疗，接着给予异烟肼、利福平、乙胺丁醇9个月的巩固治疗。

若为继发结核性肠系膜淋巴结炎，病人可能曾接受抗结核药物治疗，对一线药物产生一定的耐药性，可考虑第二线药物，如乙胺丁醇、乙硫异酰胺、卡那霉素、环丝霉素等。采取如①2HSP/10HP方案；②2HSE/10HE方案。

对腹水型患者，在放腹水后，于腹腔内注入醋酸地塞米松等药物，可以加速腹水吸收并减少粘连。

对血行播散或结核毒血症严重的患者，在应用有效的抗结核药物治疗的基础上，亦可加用肾上腺糖皮质激素，但不宜长期应用。

2. 支持治疗

积极补充营养，维持水与电解质、酸碱平衡，纠正贫血、低蛋白血症。

（二）外科手术治疗

手术适应证：淋巴结结核融合成较大团块；出现干酪坏死病灶；形成结核性脓肿；脓肿穿破肠壁或者脓肿穿破腹腔形成的窦道，抗结核治疗不愈；并发急性或者是慢性、不能缓解的肠梗阻；或者伴发慢性的肠穿孔或者肠瘘。

手术方式：腹腔结核的手术治疗常无规定术式，依据病变器官和病灶范围以及患者状况选择不同的术式。原则上应彻底清除病灶，预防肠管粘连，对有束带压迫者应解除压迫。包括：①对以腹腔增殖型结核为主者，可行病变肠管切除后一期吻合，术前应做肠道准备。难以与癌肿区别时，术中应做冰冻切片检查。②以肠粘连、肠梗阻为主者，宜先行非手术治疗，无效可改手术治疗，如患者一般情况好，在粘连松解后可行小肠顺序排列后固定，以防再梗阻。③腹腔内干酪样病灶及包裹性积液应清除，病灶处理后放乳胶管和细硅胶管各一根，术后通过乳胶管引流，并通过细硅胶管每天推注氧气200ml及抗结核药物。④如盆腔有结核病灶，可根据情况进行病灶和附件或部分附件切除。⑤对于广泛粘连，或多次手术且营养情况欠佳者，应给予营养支持。

注意事项：术后正规抗结核治疗是防止复发的关键。采用四联化疗即利福平、异烟肼、吡嗪酰胺及链霉素或乙胺丁醇抗结核治疗，时间一般不少于1年，治疗期间应定期检查肝功能、血象，注意毒副反应。患者出院后应定期复诊，以确保抗结核治疗的连续性和有效性，以达到彻底治愈的目的。

（廉东波）

参 考 文 献

［1］　EUNHYE Y, JOO H K, MYEONG-JIN K, et al. Greater and lesser omenta: normal anatomy and pathologic processes [J]. Radio Graphics, 2007, 27: 707-720.

［2］　WITTMANN D H, SCHEIN M, CONDON R E, et al. Management of secondary peritonitis [J]. Ann Surg, 1996, 224 (1): 10-18.

［3］　张令海, 卜建华, 袁庆忠. 超声引导腹膜后间隙置管灌洗引流治疗重症胰腺炎腹膜后脓肿29例体会 [J]. 山东医药, 2014, 54 (17): 106-107.

［4］　刘于宝, 胡道予, 夏黎明. 小网膜囊病变的MRI诊断 [J]. 医学影像学杂志, 2004, 14 (2): 117-119.

［5］　姚沛旭, 许建生, 陈曙, 等. 急性胰腺炎胰外蜂窝组织炎CT表现及其分布的解剖病理基础 [J]. 中国临床医学影像杂志, 2009, 20 (7): 538-540.

［6］　杨新文. 小网膜附着调查 [J]. 大理医学院学报. 2001, 10 (1): 1-2.

［7］　罗燕, 代琳, 林玲, 等. 急性胰腺炎时超声观察网膜囊病变准确性及临床意义 [J]. 中国超声医学杂志, 2000, 16 (12): 18.

［8］　钟敏, 张森源, 许桃英. 超声检查网膜囊病变在急性胰腺炎诊断中的临床意义 [J]. 实用医学影像杂

志, 2007, 8 (3): 181-182.

[9] 姚沛旭, 许建生, 陈曙, 等. 急性胰腺炎胰外蜂窝组织炎CT表现及其分布的解剖病理基础 [J]. 中国临床医学影像杂志, 2009, 20 (7): 538-540.

[10] 刘兰祥, 吴爽, 李京龙. 小网膜囊继发病变的MRI诊断 [J]. 中国医学影像学杂志, 2009, 17 (2): 149-150.

[11] 汪文杰. B超在消化道穿孔中诊断意义 [J]. 当代医学, 2009, 15 (15): 82-83.

[12] 刘继伟. X线与CT应用于胃肠道穿孔诊断中的比较分析 [J]. 中外医学研究, 2013, 11 (10): 42-43.

[13] 曹海华. X线与CT在诊断急性胃肠道穿孔中的对比研究 [J]. 中国现代药物应用, 2012, 6 (9): 61-62.

[14] 中华医学会外科学分会胆道外科学组. 急性胆道系统感染的诊断和治疗指南 [J]. 中华消化外科杂志, 2011, 10 (1): 9-13.

[15] 中华医学会外科学分会胰腺外科学组. 急性胰腺炎诊治指南 [J]. 中国实用外科杂志, 2015, 35 (1): 4-7.

[16] 林宗浦, 崔一萍. 经胃外引流治疗胰腺炎小网膜囊脓肿 (附9例分析) [J]. 福建医药杂志, 1995, 1: 35-36.

[17] 闵鹏秋. 网膜囊脓肿的X线特征及其解剖基础 [J]. 中华放射学杂志, 1983, 17 (2): 85-89.

[18] 林中尧, 叶庆和. 网膜囊脓肿的X线诊断 (附5例报告) [J]. 实用放射学杂志, 1987 (3): 142-144, 174.

[19] 韩瑛瑛, 何立国, 张玉军. 小网膜囊积液的超声诊断及临床意义 [J]. 中国超声诊断杂志, 2003 (1): 38-39.

[20] 孙培龙, 陈辉, 曹烨等. 网膜囊巨大脓肿1例报道 [J]. 中国现代手术学杂志, 2011, 15 (1): 78-79.

[21] 徐敏, 董鹏, 孙永红, 等. 非霍奇金淋巴瘤累及小网膜的CT特征 [J]. 解剖与临床, 2010, 15 (2): 117, 119.

[22] 成峰, 吴凯宏, 李孝虎. 多排螺旋CT诊断小网膜囊病变的价值 [J]. 影像诊断与介入放射学, 2011, 20 (6): 411-413.

[23] 刘兰祥, 吴爽, 李京龙, 等. 小网膜囊继发病变的MRI诊断 [J]. 中国医学影像学杂志, 2009. (2): 149-150.

[24] 林宗浦, 崔一萍. 经胃外引流治疗胰腺炎小网膜囊脓肿: 附9例分析 [J]. 福建医药杂志, 1995, (1): 35-36.

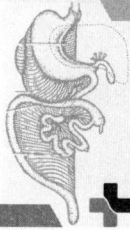

第二十一章
小网膜肿瘤

第一节　小网膜原发性恶性肿瘤

一、概述

小网膜（lesser omentum）是连接肝门与胃小弯、十二指肠上部之间的双层腹膜结构，含脂肪组织处较厚，其余部分薄而稀疏，呈网眼状。左侧连于肝门与胃小弯之间的部分称肝胃韧带，内有胃左、右血管，胃左、右淋巴结，神经和淋巴管等。右侧连于肝门与十二指肠上部之间的部分称肝十二指肠韧带，内有肝固有动脉、胆总管、肝门静脉、神经和淋巴管走行。在肝十二指肠韧带的后方，用食指可探测到一孔洞，叫网膜孔。在解剖学上，小网膜将左肝下间隙分隔为左肝下前间隙和左肝下后间隙，左肝下后间隙又叫网膜囊，具有重要的意义。小网膜借网膜孔与大腹膜腔相通，具有分泌、吸收、保护、支持、修复和防御等多种功能。

小网膜恶性肿瘤包括原发恶性肿瘤和继发恶性肿瘤两类。原发恶性肿瘤约占小网膜肿瘤的1/3。原发性是指发生在小网膜本身的肿瘤，而不是由于腹腔内其他脏器或者腹部以外的肿瘤病变向小网膜浸润、种植或转移的结果。

小网膜原发恶性肿瘤（primary malignant tumor of the lesser omentum）多数为肉瘤，如脂肪肉瘤、平滑肌肉瘤、纤维肉瘤、胃肠道间质瘤、恶性淋巴瘤等。小网膜原发恶性肿瘤常常引起局部浸润和腹膜种植，亦可因侵犯主要脏器而致死。远处转移较少见。

小网膜恶性肿瘤多发生于中老年人，男女均可发病。由于小网膜肿瘤发病率低，又多无特殊症状体征，因此临床上容易漏诊、误诊。

二、病理学所见

（一）脂肪肉瘤

根据2013 WHO软组织肿瘤病理分类：脂肪肉瘤（liposarcoma）分为中间性（局部侵袭性）、恶性两类。中间性肉瘤，包括非典型脂肪瘤性肿瘤（atypical lipomatous tumour）/分化好的脂肪肉瘤（well differetiated liposarcoma）。而恶性肉瘤包括去分化脂肪肉瘤

（dediff-erentiated liposarcoma）、黏液样脂肪肉瘤（myxoid liposarcoma）、多形性脂肪肉瘤（pleo-morphic liposarcoma）、混合型脂肪肉瘤（mixed-type liposarcoma）及非特异性脂肪肉瘤（liposarcoma, not otherwise specified）。

恶性脂肪肉瘤大体所见：大多数肿物为结节状和分叶状，少数为不规则形，大部分肿物有包膜，外观为淡黄色和灰白色，巨大者直径可达40cm，质软或稍硬。切面呈灰白色和淡黄色，胶冻状，鱼肉样或灰白暗红相间。

恶性脂肪肉瘤显微镜所见：镜下可见肿物由梭形、圆形、黏液性脂肪母细胞或多形核瘤巨细胞，以及成熟的脂肪细胞组成。分化不良者以多核巨细胞、梭形细胞为主；去分化型脂肪肉瘤瘤组织中出现大量富含酸性黏多糖的黏液样基质和丰富的毛细血管网，其间散在分布多量黏液细胞和原始间叶细胞。

免疫组化表达：主要用于识别不同的化学成分，以排除其他肿瘤。脂肪细胞一般S-100免疫组化染色阳性。去分化脂肪肉瘤及高分化脂肪肉瘤双微体2癌基因抗原（MDM2）、和（或）CDK4呈弥漫核阳性表达；而多形性脂肪肉瘤MDM2和CDK4阴性，但超过半数至少局灶表达CD34和平滑肌肌动蛋白（smooth muscle actin，SMA）、结蛋白（desmin）、上皮膜抗原（epithelial membrane antigen，EMA）和高迁移率组蛋白A2（high mobility group A2，HMGA2）可阳性。

（二）平滑肌肉瘤

平滑肌肉瘤（leimyosarcoma）大体所见：瘤体切面呈灰色或灰红色，似鱼肉状，有出血、坏死。

显微镜所见：瘤细胞呈长梭形，大小不等，胞膜清楚，胞浆嗜伊染，可见肌原纤维。细胞呈平行或交织束状排列。低分化区瘤细胞表现为多形性，核分裂象多见，可见瘤巨细胞，失去平滑肌细胞形态和排列方式。

免疫组化表达：大多数软组织平滑肌肉瘤（＞70%）SMA、desmin和高分子量钙结合蛋白（H-caldesmon）阳性，但这些标志物均不具有平滑肌特性（是一般的肌标志物），其中两种阳性比仅一种阳性更支持平滑肌肉瘤。"去分化"区域可SMA和desmin阴性，但肿瘤全部区域阴性时应对平滑肌肉瘤持巨大怀疑。至少局灶阳性的标记物有：CK、EMA、CD34和S-100蛋白。KIT（CD117）正常情况为阴性。如果不具备形态特征，不应只根据免疫组化的结果诊断软组织平滑肌肉瘤。

（三）纤维肉瘤

根据2013年WHO软组织肿瘤病理分类，纤维肉瘤（fibrosarcoma）包括恶性的成人型纤维肉瘤、黏液纤维肉瘤、低级别纤维黏液样肉瘤和硬化性上皮样纤维肉瘤以及中间性（偶见转移性）的隆突性皮肤纤维肉瘤、低度恶性肌纤维母细胞肉瘤、婴儿型纤维肉瘤。本节仅描述恶性纤维肉瘤病理学所见。

大体所见：切面灰红色或灰白色，鱼肉样，较大的肿物一般可见出血、坏死及囊性变，无明显包膜。

显微镜所见：分化好的纤维肉瘤细胞，异型性较轻，核呈细长梭形，染色质较多，核分裂象少见，浆少。特征性改变是瘤细胞与胶原纤维排列成束状，纵横交错，常呈人字形或羽毛状排列，坏死出血少；分化差的纤维肉瘤，瘤细胞排列不规则，胶原纤维及网状纤维数量少，瘤细胞异型性明显，胞浆较多，染色质丰富呈网状或凝集，核分裂象易见，坏死、出血明显。

免疫组化表达：成人型纤维肉瘤瘤细胞偶尔局灶性表达 SMA 阳性。少数黏液纤维肉瘤病例中有些梭形或较大的嗜酸性肿瘤细胞表达 MSA 和（或）SMA。低级别纤维黏液样肉瘤中超过80%的病例 EMA 至少灶性阳性，MUC4（是跨膜型蛋白家族中的一员）和上皮糖蛋白阳性，偶尔瘤细胞灶性表达 SMA。超过70%的硬化性上皮样纤维肉瘤病例黏蛋白抗原-4（MUC4）阳性，灶性表达 EMA 和 S-100，而 CK、CD34、SMA 和 desmin 阴性。

（四）小网膜间质瘤

胃肠道外间质肿瘤（extragastrointestinal stromal tumor，EGIST）是指起源于腹腔或腹膜后软组织，且与肠壁及内脏浆膜面无关的一类间叶性肿瘤。EGIST 较为少见，肿瘤多位于肠系膜、网膜、腹膜后、胰腺，也有报道发生于阴道、前列腺等部位。原发于小网膜者称为原发性小网膜间质瘤（primary stromal tumor of the lesser omentum）。

大体所见：肿瘤常表现为境界清楚的质硬包块，类圆形或分叶状，切面呈灰白色及红棕色，缺乏平滑肌瘤常见的旋涡状结构，较大的瘤体内可见明显的坏死、出血及囊性变，偶可见钙化。

显微镜所见：镜下病理分型包括肌肉型、神经型、混合型和未定性型4个类型。主要由上皮样细胞和梭形细胞两种基本细胞构成，且两种细胞成分常出现在同一肿瘤中。

免疫组化表达：CD117、CD34 为临床具有诊断意义的指标，增殖细胞核抗原（proliferating cell nuclear antigen，PCNA）在恶性间质瘤中呈高表达。另外，SMA 阳性率约40%，而 S-100 和 Desmin 常阴性对小网膜间质瘤诊断也有一定价值。

应汉杰等总结2例网膜间质瘤特征如下：肿瘤为单发结节，瘤体较大，核分裂计数少，平滑肌化发生率高，缺乏神经分化，表达 S100 阴性，预后较好。

（五）淋巴瘤

淋巴瘤（lyphoma）是我国最常见的恶性肿瘤之一。根据瘤细胞分为非霍奇金淋巴瘤（NHL）和霍奇金淋巴瘤（HL）两类。

HL 起源于生发中心的 B 淋巴细胞，形态学特征表现为正常组织结构破坏，在混合性细胞增生为背景中散在异型大细胞，如 Reed-Sternberg（R-S）细胞及变异型 R-S 细胞。经典型 HL（classic hodgkin lymphoma，cHL）可分为 4 种组织学亚型，即结节硬化型、富于淋巴细胞型、混合细胞型和淋巴细胞消减型。CHL，免疫组化检测 CD30（＋），CD15（＋/－）。

NHL 发病率远高于 HL，是具有很强异质性的一组独立疾病的总和，病理上主要是分化程度不同的淋巴细胞、组织细胞或网状细胞。弥漫大 B 细胞淋巴瘤（DLBCL）是 NHL 中最常见的类型。DLBCL 的主要病理特征是体积较大的异常淋巴样细胞弥漫性生长，破坏正常淋巴结结构。DLBCL 包括多种变异型和亚型。DLBCL 常规 IHC 标记物通常表现为 CD19（＋）、CD20（＋）、PAX5（＋）、CD3（－）。

三、临床表现

原发小网膜恶性肿瘤病程进展快，肿瘤快速增大。早期肿瘤较小时多无症状，大时可因扪及腹部包块就诊。临床表现以消化系统症状为主，包括腹痛、腹胀、食欲减退，偶有恶心、呕吐、腹泻等症状。患者可迅速出现明显的全身症状，如贫血、消瘦、体重减轻、恶病质等表现。此外，可并发肿瘤种植、侵袭、蔓延至周围脏器和组织及转移表现。如侵袭胃肠道可引起消化道出血，转移至肺部出现咳嗽、咳血、气喘、呼吸困难等症状。

体格检查：患者消瘦，呈贫血貌。腹部触诊可触及大小不等、高低不平、质软或较硬肿块，局部轻压痛，活动度小；部分病例可出现移动性浊音阳性；可伴有外周淋巴结肿大。

四、辅助检查

（一）实验室检查

晚期患者常有血红蛋白、红细胞降低；合并腹水者腹水化验多为血性渗出液。腹水中可找到恶性肿瘤细胞。

血清学检查 AFP、CA199、CEA、CA125 均为阴性。

（二）影像学检查

1. X 线检查

X 线检查用来判断小网膜肿物的位置。如果腹部平片显示腹腔前方有阴影，或上消化道钡餐检查发现胃小弯肿物，该肿物又与胃肠无关时，可以考虑小网膜的肿瘤。原发小网膜恶性瘤，X 线片可见淋巴结肿大及邻近脏器的侵袭。

2. B 型超声检查

B 超检查结果对于小网膜囊肿或肿瘤具有初步判定作用。胃小弯侧、胰腺上方小网膜囊内可见不规则略强回声团块，内部回声不均匀，伴有坏死、出血，囊性变时肿块中心可有不规则低回声或无回声。有时与胃及肝脏关系密切，患者深吸气及饮水后超声可进一步观察肿块与周围器官关系。此外，有时可见腹腔多发肿大的淋巴结。

3. CT扫描

CT可以显示多种影像，包括小结节、囊性肿块或多个孤立结节，是判断小网膜肿物的重要常规检测技术。小网膜囊内单发或多发、大小不一、结节样病灶，形态不规则，边界清晰，密度不均匀；增强扫描动脉期不均匀强化，肿块内部可出现坏死，坏死区不强化，同时可伴有淋巴结转移。脂肪肉瘤CT可见脂肪密度肿块，增强扫描无明显强化。

4. 磁共振成像（MRI）

MRI技术可以与CT互为补充，提高小网膜肿瘤诊断率。MRI显示胃后方、胰腺上方小网膜囊内异常特异性T1W1，T2W1高信号表现，有时可伴有周围淋巴结肿大。

5. 腹腔镜检查

可以清晰窥视病变部位、范围，结合活检可明确病变性质。

五、诊断与鉴别诊断

（一）诊断

①病情发展快，临床表现除消化系统症状外，有明显全身症状。可并发肿瘤侵袭、蔓延、转移周围脏器、组织症状；临床可触及高低不平的肿块；②影像学检查，CT及MRI可见小网膜囊内形态多不规则的肿瘤，单发或多发，有时伴有周围淋巴结肿大；③腹腔穿刺液检查可以明确腹水及肿瘤性质；必要时细针肿块穿刺活检，通过病理明确诊断，但检查有风险，需谨慎；④腹腔镜探查术，外科手术探查可以在直视下切除肿瘤，或取部分组织活检。确诊仍需通过病理组织学检查证实。

（二）鉴别诊断

1. 小网膜原发性良性肿瘤

小网膜原发性良性肿瘤（primary benign tumor of the lesser omentum）病史长，病情进展缓慢。任何年龄均可发病，以儿童多见。一般无症状，可因肿瘤逐渐肿大出现腹部胀满、疼痛而就诊。缺乏全身恶液质表现，通常无腹水。查体上腹有时可触及活动度小、界限不清、无压痛或轻压痛的肿块。B超检查提示囊性或实性病变。剖腹探查可明确诊断。

2. 原发性肝癌

原发性肝癌（primary hepatic cancer，PHC）患者既往常有乙型肝炎或丙型肝炎病史；临床有肝区疼痛、乏力、腹胀、发热、腹泻、消瘦等症状，亦可见贫血、黄疸、肝大、腹水等体征。AFP检测，在缺乏敏感的影像学方法情况下，如果AFP≥400μg/L，在排除妊娠、慢性或活动性肝病以及生殖腺胚胎源性肿瘤情况下，则高度提示肝癌；检测甲胎蛋白异质体，有助于提高诊断率。B超、腹部CT及MRI可显示肝脏肿瘤的大小、数目、形状、部位，肿瘤与周围脏器、大血管的关系以及肝静脉、门静脉有无癌栓等。CT

动脉造影（CTA）和CT动脉门脉造影（CTAP），对提高小肝癌的检出率有一定价值。采用超选择性肝动脉造影或滴注法肝动脉造影或数字减影肝血管造影（DSA），可显示0.5～1.0cm大小的微小肿瘤。根据上述病史、临床表现、影像学资料可确诊。

3. 腹膜假性黏液瘤

腹膜假性黏液瘤（pseudomyxoma peritonei，PMP）多发生于女性，男女发病比例约为1：3。临床常有腹部隐痛、逐渐加重的腹胀、消瘦、恶心、呕吐等症状。查体可见腹部尤其下腹部膨隆，可触及凹凸不平包块。腹部叩诊浊音区不在腹两侧，无移动性浊音。B超探查大量无回声暗区伴分隔。粗针头穿刺抽吸出少量黄白黏液或胶冻样黏液。黏蛋白定性试验（Rivalta试验）呈阳性。与原发性小网膜恶性肿瘤可以鉴别。

六、治疗

（一）内科支持治疗

根据病情行内科全身支持治疗。给予禁食、禁水，胃肠减压。积极补充循环血容量，纠正水和电解质、酸碱平衡失调。补充足够热量，给予肠外、肠内营养。必要时输血和血浆以纠正贫血和低蛋白血症，增强机体抵抗能力。合理应用抗生素预防或治疗感染。

（二）手术治疗

原发性小网膜恶性肿瘤一经诊断，或者小网膜肿块不能排除肿瘤者，只要能耐受手术，应尽快手术治疗。手术应彻底切除包括肿瘤在内的全部小网膜，同时行淋巴结清扫术；侵及邻近器官者应一并切除。如恶性肿瘤过大或与重要器官粘连无法切除时可姑息切除，切除大部分或者部分肿瘤组织，进行病理检查，进一步明确肿瘤的性质，以便术后选择性辅助化疗或/和放疗，或靶向治疗等综合治疗方案。手术中应全面仔细探查，以免将小网膜的转移、种植等的肿瘤认为是原发性小网膜肿瘤切除，而忽视了原发肿瘤的处理。

（三）手术后并发症治疗

小网膜恶性肿瘤体积较大时，可能与周围脏器粘连，术后出现肠瘘、胰瘘。应给予以下治疗：①体位：无休克者采取半卧位，有利于渗出液局限和引流；②禁食、禁水、胃肠减压。并保持腹腔引流管通畅，以减少消化液产生和漏出；③纠正水、电解质酸碱失衡。积极行胃肠外静脉高营养支持；④生长激素抑制素（growth hormone inhibitory hormone，GHIH）应用：生长抑素十四肽（somatostatin）、生长抑素八肽（octeotide）均具有广泛生理和药理作用，但后者较天然内源性生长抑素作用更强、更持久。此类药对消化道、胰腺、胆囊的分泌都发挥着重要的功能。生长抑素用于胆漏及胰漏患者，能减少胆汁样液体及胰液分泌，减少腹腔引流量和缩短拔管时间；⑤抗生素应用。有针对性地给予广谱、高效抗生素；⑥凡经内科保守治疗无效，病情继续恶化者；出现重度腹膜炎，全身感染中毒症状严重者，可酌情选择经内镜、腹腔镜微创治疗，或者选择开腹手术治疗。

（四）化疗

虽然淋巴瘤对化疗较敏感，但淋巴瘤治疗应依据其病理组织学类型，合理选择化疗、靶向治疗和（或）生物免疫治疗、放疗以及外科手术等综合治疗方案。

经典型HL（classic Hodgkin lymphoma，cHL）治疗原则：①Ⅰ和Ⅱ期：化疗＋IFRT或ISRT。未达CR的患者可适当提高照射剂量；②Ⅲ和Ⅳ期：可以选择ABVD方案化疗，未达CR或有大肿块的患者，行IFRT；或选择BEACOPPesc方案化疗，化疗后未达CMR的患者，序贯IFRT。初治患者的一线化疗方案包括ABVD方案（多柔比星＋博来霉素＋长春新碱＋达卡巴嗪）、Stanford V方案（多柔比星＋长春花碱＋氮芥＋长春新碱＋博来霉素＋足叶乙苷＋泼尼松），或BEACOPPesc方案（足叶乙苷＋多柔比星＋环磷酰胺＋长春新碱＋博来霉素＋泼尼松＋甲基苄肼）。

弥漫大B细胞淋巴瘤（DLBCL）治疗：①Ⅰ和Ⅱ期DLBCL的初始治疗：对Ⅰ和Ⅱ期无大肿块患者，可以选择R-CHOP方案化疗（环磷酰胺＋阿霉素＋长春新碱＋强的松）＋放疗，或R-CHOP方案化疗±放疗。对Ⅰ和Ⅱ期有大肿块患者，可以选择R-CHOP方案＋放疗。②Ⅲ和Ⅳ期患者的初始治疗：R-CHOP方案化疗，化疗后未达CR的患者，针对残存病灶行ISRT。

此外，最新的文献报道，小网膜肉瘤切除后2个月发现转移，应用异环磷酰胺化疗后肿瘤消失，随访3个月肿瘤未见复发。

（五）放疗

放射治疗是淋巴瘤综合治疗的重要组成部分，实施中如何选择放疗线束、射野和剂量，由具体病例的治疗目的和诊疗条件决定。近年来，三维适形放疗、调强放射治疗、容积调强弧形治疗、图像引导放射治疗、立体定向放射治疗等精准放疗技术的进展，可达到对靶区的合理涵盖及正常组织的最大保护，能显著提高临床获益。

根据放疗目的和作用，淋巴瘤放射治疗的适应证分为：①根治性治疗；②综合治疗的一部分；③化疗不能耐受或抗拒、残存病灶的挽救治疗；④姑息治疗。

（六）靶向治疗

CD117（Kit）阳性的小网膜恶性间质瘤患者可以口服甲磺酸伊马替尼（imatinib mesylate），商品名格列卫，行靶向药物治疗。甲磺酸伊马替尼为苯胺嘧啶的衍生物，是一种特效的酪氨酸激酶抑制剂（tyrosine kinase inhibitors，TKI），在体内外均可在细胞水平上抑制酪氨酸激酶，能选择性抑制Kit受体的酪氨酸激酶，从而抑制血小板衍生生长因子（platelet-derived growth factor，PDGF）和干细胞因子介导的细胞行为。临床有效者应维持用药。

（七）免疫治疗

有作者报告程序性死亡蛋白1（PD-1）抗体SHR-1210PD-1抑制剂卡瑞利珠单抗单药或联合GP（顺铂联合吉西他滨）方案对复发或转移鼻咽癌患者疗效确切，耐受性良好。国外多个研究表明，PD-1免疫抑制剂能有效改善晚期霍奇金淋巴瘤患者的预后。

以PD-1免疫抑制剂为代表的免疫肿瘤治疗机制，是它能高效选择性地阻断肿瘤细胞表面的PD-L1与人体免疫T细胞表面的PD-1抗原相结合，有效激发外周血单个核细胞（PBMC）扩增和干扰素释放。

我国研发的卡瑞利珠单抗（camrelizumab，SHR-1210）作为人源化抗PD-1 IgG4单克隆抗体，前期药理药效学实验显示它具有良好药物活性，并且SHR-1210在多瘤种研究中显示出良好抗肿瘤疗效。卡瑞利珠单抗治疗中国复发/难治性经典型霍奇金淋巴瘤的Ⅱ期临床研究也已完成。由于目前是初步研究，样本量较少。下一步多中心、大样本、随机、对照临床研究正在进行中。

七、预后

小网膜原发恶性肿瘤生存期较短，且术后容易复发，复发率可高达50%～70%，多次复发造成手术切除难度较大。少数分化较好的小网膜原发恶性肿瘤预后较好，如高分化型脂肪肉瘤的5年生存率可达80%，而分化差的肿瘤则预后差，如去分化型脂肪肉瘤5年生存率20%左右。小网膜原发恶性肿瘤晚期可以发生转移，转移以血行转移为主，多转移到肺，预后更差。

第二节　小网膜继发性恶性肿瘤

一、概述

小网膜继发性恶性肿瘤（secondary malignant tumor of the lesser omentum）多由腹腔内脏器、组织恶性肿瘤经血液、淋巴循环转移而来；或癌细胞脱落后在小网膜种植，或由原发灶癌肿直接浸润所致。

小网膜继发性恶性肿瘤的原发病灶常为胃癌、食管癌、结肠癌、胰腺癌、肝癌、卵巢癌、子宫癌，胆囊及脾脏恶性肿瘤，或者腹膜、腹膜后组织恶性肿瘤。

腹腔其他器官转移至小网膜者，往往以原发疾病表现就诊，术中经病理确诊为转移性小网膜恶性肿瘤。

二、临床表现

（一）原发恶性肿瘤表现

原发肿瘤的器官来源和病理类型不同，临床表现也不同。如胃癌患者可出现上消化道出血、幽门梗阻表现；原发性肝癌患者可出现黄疸、肝功能衰竭、门脉高压表现；而腹腔外脏器的转移肿瘤常以原发病灶的表现为主，其中极少数病人虽明确为腹腔转移肿瘤或尸检时发现腹腔转移，但仍无法确定原发病灶的来源。

（二）网膜及腹腔转移表现

由于原发恶性肿瘤病首发，症状明显，故小网膜转移表现往往被掩盖。小网膜囊转移癌患者常表现为食欲不振、腹痛、腹胀、恶心、呕吐，伴乏力、消瘦、贫血、恶病质等全身症状，也可有血性或非血性腹水。当肿块增大压迫胃肠道，则可出现部分或完全肠梗阻症状。

体检可触及腹部包块，伴有锁骨上淋巴结转移。有腹腔转移时，体检往往可出现移动性浊音。

三、辅助检查

（一）实验室检查

血常规检查可有贫血。腹水检查：腹水外观为无色或淡黄色微浑液体，若肿瘤坏死出血则可为血性。常为渗出液，蛋白含量较高。腹水脱落细胞病理检查可发现肿瘤细胞，并根据肿瘤病理类型的特点寻找原发病灶。

（二）影像学检查

1. 超声检查

腹部超声提示实性占位性病变或胃体后方、胰尾前上方偏低回声团块影，亦有腹部未见异常者。

2. CT检查

小网膜继发性恶性肿瘤多为邻近器官恶性肿瘤转移而来，原发灶CT表现依据部位不同表现不同。小网膜转移瘤CT特点为多发大小不一结节，有明显不规则强化，并伴有坏死及淋巴结转移征象。

3. MRI检查

MRI表现为胃后方、胰腺上方小网膜囊内不规则团块状异常信号，T1W1呈低信号或T2W1呈高信号、等信号。动脉期及门静脉期信号逐渐增强。

四、诊断与鉴别诊断

（一）诊断

小网膜继发性恶性肿瘤患者均有原发恶性肿瘤病史或恶性肿瘤手术病史；患者临床症状往往隐匿，常被原发灶掩盖；体检可触及高低不平的肿块，可有锁骨上淋巴结转移，腹水征阳性；腹腔穿刺液呈淡红色，可找到瘤细胞；影像学有原发病灶的影像学表现及小网膜肿块，确诊需要手术探查、病理检查。

（二）鉴别诊断

1. 小网膜囊疝

小网膜囊疝（hernia of lesser omental bursa），疝入的器官有小肠、盲肠、近端结肠、横结肠、网膜和胆囊等。疝入口通常是经Winslow孔，肠袢偶尔可通过胃结肠韧带，肝胃韧带或横结肠系膜由创伤或手术所造成的裂孔进入小网膜囊内而成。临床出现急性发作性腹痛、腹胀，以及急性肠梗阻表现；上身前倾或屈膝位可减轻腹部疼痛。X线检查：腹部平片如疝内容为肠管，可于小网膜囊区见到弧形肠管积气和气液平面，并使胃左前移。B型超声检查提示小网膜囊内可见异常膨胀的团块回声，内无或有肠蠕动。CT显示为肝、胃和胰腺之间小肠袢的积气或积液，胃常向前外侧移位。小肠管腔扩大突出肠袢的肠系膜内放射状走行的血管纹理穿过胃十二指肠或胃结肠韧带。影像学检查有助于小网膜囊疝的诊断及鉴别诊断。

2. 腹膜恶性间皮瘤

腹膜恶性间皮瘤（malignant peritoneal mesothelioma，MPM）是一种少见的原发于腹膜的恶性肿瘤。多见于50岁以上男性，病因与石棉接触有关。起病隐袭，早期无明显临床表现。患者常因腹胀、腹水为首发症就诊，其他消化道症状不著。检查腹壁柔韧，可扪及形态、大小不一，质偏硬的不规则腹块，单个或多个，位置不定，常因伴大量腹水不易触及。腹水量大而顽固，增长迅速，穿刺放液后，腹水可很快再生。超声检查和CT能显示腹水及腹膜局限性增厚或斑块状肿块。腹水脱落细胞学检查阳性率低。B超引导下腹膜穿刺活检或行腹腔镜下直观病变及活检可确定诊断。

3. 结核性腹膜炎

结核性腹膜炎（tuberculous peritonitis）是由结核杆菌引起的腹膜慢性、弥漫性炎症。本病的感染途径可由腹腔内结核直接蔓延或血行播散而来。发病以儿童和青壮年为多。女性发病略高于男性。临床上多数有低热、盗汗、体弱、消瘦、贫血、腹泻等全身中毒症状。查体：腹部有柔韧感、揉面感，有深压痛，移动性浊音阳性。腹水腺苷脱氢酶（ADA）升高，>35U/L。结核菌素试验（PPD）强阳性。采用ELISA或DIGFA方法测定血清及体液中的结核抗体阳性。结核分枝杆菌（TB）感染T淋巴细胞斑点试验（T-SPOT.

TB）阳性。正规抗结核治疗有效。

五、治疗

（一）原发灶治疗

首先要积极治疗原发病灶。能手术切除者，尽量切除原发灶，并清扫周围淋巴结。对于无法切除的肿瘤可行化疗、靶向治疗。待化疗及靶向治疗结束后，依据具体病况给予放疗辅助治疗。然后再评估原发灶情况，制定下一步治疗方案。

（二）网膜及腹腔转移病灶治疗

继发性恶性肿瘤在根治性切除原发灶的同时，尽可能完整切除小网膜转移灶在内的全部小网膜。腹腔其他转移病灶可行腹腔化疗（5-FU、卡铂等药物），特别是腹腔内热灌注化疗可以有效地降低术后腹腔复发和转移，延长患者生存期。

六、预后

任何恶性肿瘤发生小网膜转移，往往是肿瘤晚期的表现。此时患者病情发展快，临床治疗难度较大，预后差。

（李稳霞　丁　磊）

参 考 文 献

［1］ 韩安家, 阎晓初, 王坚. 软组织肿瘤病理诊断免疫组化指标选择专家共识 (2015) [J]. 临床与实验病理学杂志, 2015, 31 (11): 1201-1205.

［2］ WANG B, REN K W, YANG Y C, et al. Carcinosarcoma of the lesser omentum: a unique case report and literature review [J]. Medicine (Baltimore), 2016, 95 (14): e3246.

［3］ VEERAPONG J, HELM C W, SOLOMON H. Resection of tumor from the supragastric lesser sac with peritonectomy [J]. Gynecol Oncol, 2012, 127 (1): 256.

［4］ FENG J F, GUO Y H, CHEN W Y, et al. Primary small cell carcinoma of the lesser omentum [J]. Kaohsiung J Med Sci. 2012, 28 (2): 115-119.

［5］ RYAN E A, LAKEY J R, SHAPIRO A M. Clinical results after islet transplantation [J]. Investig Med, 2001, 49 (6): 559-562.

［6］ 翁文采, 伍建林, 赵林, 等. 小网膜肿瘤的CT诊断 [J]. 医学影像学杂志, 2010, 20 (12): 1847-1849.

［7］ 刘兰祥, 吴爽, 李京龙, 等. 小网膜囊继发病变的MRI诊断 [J]. 中国医学影像学杂志, 2009, 17 (2): 149.

［8］ 胡晓平, 周飞国. 小网膜肿瘤与肝癌的鉴别 (二例报道) [J]. 现代外科学杂志, 1999, 5 (1): 37-38.

［9］ 温家玫, 白燕. 小网膜平滑肌肉瘤1例报告 [J]. 医师进修杂志, 1994, 17 (3): 3.

［10］ 汤静芳, 宗玉兰. 实时超声显像诊断小网膜肉瘤 [J]. 中国医学影像技术, 1987, 3 (1): 61.

［11］ 穆殿斌, 原银萍, 莫海英, 等. 去分化脂肪肉瘤28例临床病理分析 [J]. 临床与实验病理学杂志, 2011, 27 (5): 506-509.

［12］ 张继新, 崔力方, 昌红, 等. 黏液样脂肪肉瘤15例影像学及病理学分析 [J]. 临床与实验病理学杂志, 2014, 30 (2): 205-207.

［13］ 强欣, 初忠侠, 孙丽英, 等. 平滑肌肉瘤的临床病理诊断及鉴别诊断 [J]. 内蒙古民族大学学报 (自然科学版), 2004, 19 (2): 209-212.

［14］ 赖日权, 王卓才, 罗祝泉, 等. 纤维肉瘤的诊断及鉴别诊断 [J]. 临床与实验病理学杂志, 2000, 16 (1): 22-24.

［15］ 毕建成, 张浩, 申晓军. 胃肠道外间质瘤的诊断与治疗 [J]. 中国实用外科杂志, 2010, 30 (4): 312-314.

［16］ 荣长河, 孟庆晨, 于卫光. 原发性网膜肿瘤 (附14例报告) [J]. 中国实用外科杂志, 1999, 19 (3): 174.

［17］ 元荣华, 李新兵. 小网膜肿瘤误诊为肝癌二例 [J]. 肝胆胰外科杂志, 1998, 10 (4): 170.

［18］ 雷进, 陈宏业, 段扬, 等. 超声检查小网膜恶性淋巴瘤1例 [J]. 中华超声影像学杂志, 2002, 11 (6): 384-384.

［19］ 刘于宝, 胡道予, 夏黎明, 等. 小网膜囊病变的MRI诊断 [J]. 医学影像学杂志, 2004, 14 (2): 117-119.

［20］ 应浩杰, 凌宝存, 周文广. 原发性小网膜间质瘤2例 [J]. 临床军医杂志, 2012, 40 (1): 196-197.

［21］ 刘晓红, 马大烈, 白辰光, 等. 原发性网膜、肠系膜间质瘤的临床病理及免疫组织化学研究 [J]. 解放军医学杂志, 2002, 27 (5): 401-402.

［22］ 黄海花, 吴秀浅, 郑志超, 等. 胃肠道及胃肠道外间质瘤的临床病理及免疫组化分析 [J]. 临床肿瘤学杂志, 2006, 11 (2): 95-99.

［23］ 张旭辉, 陈晓荣, 张珊珊, 等. 小网膜囊炎性肌纤维母细胞瘤一例 [J]. 放射学实践, 2013, 28 (10): 1089-1090.

［24］ 李想, 王东浩. 恶性腹膜间皮瘤 25 例 [J]. 中国中西医结合外科杂志, 2016, 22 (4): 324-327.

［25］ 高伟民, 胡连源, 徐克, 等. 原发性小网膜肿瘤的CT表现 [J]. 中国医学影像技术, 2010, 26 (4): 780-781.

［26］ 翁文采, 伍建林, 赵林, 等. 小网膜肿瘤的CT诊断 [J]. 医学影像学杂志, 2010, 20 (12): 1847-1849.

［27］ FANG W F, YANG Y P, MA, Y X, et al. Camrelizumab (SHR-1210) alone or in combination with gemcitabine plus cisplatin for nasopharyngeal carcinoma: results from two single-arm, phase 1 trials [J]. Lancet Oncol, 2018, 19 (10): 1338-1350.

［28］ 李守震, 芦晶, 吴晓丽, 等. 一例胃和小网膜神经内分泌瘤合并不典型结肠癌的超声表现 [J]. 中华肿瘤杂志. 2019, 41 (5): 398-399.

［29］ 石远凯, 孙燕, 刘彤华. 中国恶性淋巴瘤诊疗规范 (2015年版) [J]. 中华肿瘤杂志, 2015, 37 (2): 148-158.

第三节　小网膜良性肿瘤

一、概述

原发性小网膜良性肿瘤（primary benign tumor of the lesser omentum）可来源于脂肪组织、纤维组织、肌肉组织、神经组织、血管等。主要包括平滑肌瘤（leiomyoma）、淋巴管瘤（lymphangioma）、神经源性肿瘤、纤维瘤（fibroma）、脂肪瘤（lipoma）、血管瘤（hemangioma）、畸胎瘤等，其中以平滑肌瘤最为多见。较大的小网膜纤维瘤可因重力作用而下垂到胃后。

该病可发生于任何年龄，无明显性别差异。小网膜良性肿瘤起病缓慢、病程长。临床表现相似于肠系膜、大网膜或腹腔其他占位病变。临床诊断困难。影像学可显示实性、囊性、囊实性肿块及其部位、与邻近脏器关系等，但确定诊断仍需行剖腹探查术，在术中活检，病理组织学证实。

二、关于子宫良性平滑肌瘤小网膜转移

值得注意的是，有一种特殊的子宫平滑肌瘤可以转移到网膜称为良性转移性平滑肌瘤。而良性转移性平滑肌瘤（benign metastasizing leiomyoma，BML）是一种极罕见疾病，是具有转移性的良性病理学特征的肿瘤（无核分裂象或仅有极少核分裂象的良性子宫平滑肌瘤），特指既往有子宫平滑肌瘤病史或目前存在子宫平滑肌瘤的妇女，出现远处转移的特殊情况。病因不明。发病机制目前尚有争议，大多数学者认为肺内病灶是由子宫平滑肌瘤细胞经血行转移所致；也有学者认为它是多中心起源性平滑肌增生的结果。此外，鉴于其良性组织学形态及转移性生物学行为，也有学者认为该肿瘤是低度恶性肿瘤。子宫平滑肌瘤患者伴发肺或淋巴结转移最常见，其次，可转移到腹腔、腹膜后、肝脏、网膜、盆腔、脊椎、心脏、下腔静脉。确诊依赖于病理形态学特点以及分子生物学研究等，证实为小网膜良性平滑肌瘤系子宫平滑肌来源。外科手术及激素应用是主要治疗手段。

三、病理所见

（一）平滑肌瘤

1. 大体所见

小网膜平滑肌瘤手术切除后可见肿块界限清楚，有完整包膜，呈分叶状，切面呈灰白色，实性。当瘤体伴有出血或感染时，瘤体内成分为血性或脓性。

2. 显微镜下所见

镜下可见瘤细胞呈长梭形、漩涡状或编织状排列，胞浆丰富，细胞边界清楚，胞核梭形钝圆，VG染色瘤细胞呈黄色。偶见核分裂象，但无病理性核分裂象。

（二）纤维瘤

1. 大体所见

肿物圆形或椭圆形，质硬，有包膜，表面光滑，无粘连。切面灰白，呈纤维样，无出血，内有血管分布。

2. 显微镜下所见

肿瘤由单一束状排列的成纤维细胞构成，与正常纤维细胞相似，瘤细胞分化好，无异型性和核分裂象，肿瘤无炎细胞成分。

（三）脂肪瘤

1. 大体所见

肿物包膜完整，分叶状，质地韧，与周围分界清楚。切面色淡黄，有油腻感。

2. 显微镜下所见

大量脂肪组织，有包膜和纤维间隔。

四、临床表现

小网膜良性肿瘤生长缓慢，缺乏消瘦、乏力、发热等全身症状。常以腹部肿块为首发症状。瘤体较小时，无自觉症状，多于体检时偶然发现。当肿瘤增大时，压迫邻近脏器和组织，可出现腹部胀痛不适、消化不良、恶心、呕吐等症状，且程度较轻。

查体可有上腹部饱满，触诊可及活动度小、界限较清楚、无压痛的肿块，腹水征阴性。

五、辅助检查

（一）实验室检查

恶性肿瘤标志物阴性（如AFP、CEA、CA19-9等均阴性）。

（二）影像学检查

1. X线检查

上消化道钡餐检查常见胃小弯明显受外压征象，主要用于与胃肿瘤相鉴别。

2. B超检查

主要提示肿块是囊性还是实性。一般情况下B超可见胃后方小网膜附近区域可见强回声团或混合回声团，边界较清楚，形态较规则。其内有时可见不规则液性暗区。

3. CT检查

CT检查可明确肿瘤位置及其与周围组织关系。CT还可显示小网膜囊内实质性或囊实性肿块，边界光滑，圆形、类圆形或不规则形，境界清晰，有完整包膜，增强扫描呈明显强化，强化特点呈慢升缓降型。肿块内出现低密度囊性变区为神经鞘瘤的特征性表现。

4. MRI检查

MRI表现为有完整包膜的长T1长T2信号影，与周围组织器官边界清晰，增强后均匀强化。神经鞘瘤的MRI表现为T1W1中等软组织信号，T2W1呈中等或稍高信号，肿块内有时可见不强化的更长T1、T2信号，可能由于病灶中间发生囊性变或坏死所致。

5. 选择性血管造影

腹腔动脉造影显示小网膜动脉及其分支延长并包绕肿块的影像，可为本病的诊断提供直接而有力的证据。

6. 肿块穿刺活检

肿瘤体积较大，可在超声引导下行腹腔肿物穿刺活检术，穿出肿物行病理检查以确诊。

六、诊断与鉴别诊断

（一）诊断

①有轻度腹部不适或消化系统紊乱症状，无发热、体重减轻、贫血等全身表现；②自行触及腹部包块，或偶尔在体检、B型超声检查中发现包块；③影像学检查发现上腹部占位性病变与周围器官的位置关系不明确，但未见腹腔脏器病变；或者影像学检查显示肝胃或肝肾之间有肿块，根部位于小网膜囊位置，边界尚清楚，形态可不规则，且腹内其他脏器无异常；依据以上所见，而临床缺乏相应器官的症状体征时，应考虑小网膜肿瘤；④确诊需在B超指引下细针穿刺活检，或因腹部包块行探查手术，取活体组织检查，经病理学证实。

（二）鉴别诊断

1. 腹腔淋巴瘤

腹腔淋巴瘤（celiac lymphoma）是指发生在腹腔内脏器和腹腔组织的淋巴瘤，分原发性和继发性两种。好发部位有胃肠道、肝、脾、肠系膜、盆腔、腹膜后淋巴结和肾脏。恶性淋巴瘤发病年龄多在51～60岁。临床症状有不规则发热、持续高热或间歇低热，少数有周期热，伴进行性消瘦、盗汗。少数出现颈部、腋下及腹股沟淋巴结无痛性肿大，抗炎、抗结核治疗无效。CT检查见多呈圆形或类圆形、不规则形或分叶状肿块，可出现血管包绕征；肿块多数呈实性、轻至中度强化，并可见腹膜增厚，网膜、肠系膜肿块或弥漫浸润及腹水等。常有腹部脏器病变和腹腔腹主动脉旁、肠系膜、胰腺周围、小网膜淋巴结和/或腹膜后淋巴结肿大。MRI表现为广泛分布的淋巴结肿大和T2信号异常升高；肝脾肿大，尤其是脾明显肿大和T2信号升高，腹水。淋巴结穿刺、剖腹探查术活检可确定诊断。

2. 小网膜脓肿

小网膜脓肿（abscess of the lesser omentum）是发生于小网膜的化脓性病灶。起病急，病情进展迅速。主要症状是寒战、高热、上腹疼痛。伴恶心、呕吐、厌食不振和周身乏力。体检上腹部明显压痛、反跳痛、肌紧张。B超检查可明确其性质和大小，阳性诊断率较高。X线片可显示胸膜反应、胸腔积液。超声可见上腹部边界不清的低回声，内部回声均匀或不均匀。CT可见在腹壁中线附近一包块，位于横结肠中部水平，符合液化或坏死。部分脓肿腔内含有气体，可有液气平面。实验室检查可见白细胞、中性粒细胞总数及分类明显增高，有时出现贫血。必要时可在超声引导下脓肿穿刺引流，引流液送细菌和真菌检查明确诊断。

3. 原发性肠系膜淋巴管瘤

原发性肠系膜淋巴管瘤（primary mesenteric lymphangioma，PML），又称为先天性肠系膜淋巴管瘤（congenital mesenteric lymphangioma，CML）。本病少见，多发生在幼儿。

幼儿发病常无端阵发性啼哭；儿童、少年临床表现主要是反复发作的腹痛、呕吐、腹部肿块等症状。CT表现为单房或多房囊性病灶，单房者为较大单房囊肿性病灶，圆形或椭圆形，囊壁菲薄、光滑；多房者呈多个囊性病灶，大小不一，囊内为乳糜液时，密度较低；囊内为浆液时密度接近于水。PML是由多数扩张的淋巴管构成，病理组织学检查可以鉴别。

七、治疗

对于疑诊或确诊的小网膜良性肿瘤均需手术切除。手术应尽量完整、彻底地切除肿瘤，同时行相应的小网膜切除，方可获得治愈。

（李稳霞 丁 磊）

参 考 文 献

［1］ EKICI Y, UYSAL S, GUVEN G, et al. Solitary fibrous tumor of the lesser omentum: report of a rare case [J]. Turk J Gastrenterol, 2010,21 (4): 464-466.

［2］ HISHIKI S, FUKUSHIMA H, NISHIMURA T, et al. A case of lipoma of he lesser omentum with torsion of the pedicle in a twenty-eight-year-old woman [J]. Nihon Shokakibyo Gakkai Zasshi, 2010, 107 (9): 1450-1455.

［3］ IKEMATSU Y, USUI K, KAMAOHARA Y, et al. Leiomyoma of the lesser omentum: report of a case [J]. Surg Today, 1996, 26 (1): 46-48.

［4］ 宋汉明. 小网膜平滑肌瘤1例 [J]. 中华消化杂志, 1995, 15 (1): 27.

［5］ SHIROSHITA H, KOMORI Y, TAJIMA M, et al. Laparoscopic examination and resection for giant lipoma of the omentum: a case report and review of related literature [J]. Surg Laparosc Endosc Percutan Tech, 2009, 19 (5): 217-220.

［6］ 尹兆文. 原发性小网膜平滑肌瘤一例临床病例报告 [J]. 华南国防医学杂志, 1983, 20 (1): 103-104.

［7］ 高伟民, 李法庆, 辛鹏, 等. 小网膜神经鞘瘤1例 [J]. 中国医学影像学技术, 2007, 23 (12): 1804.

［8］ 刘于宝, 胡道予, 夏黎明, 等. 小网膜囊病变的MRI诊断 [J]. 医学影像学杂志, 2004, 14 (2): 117-119.

［9］ 王志兰, 黄心慧. 超声诊断小网膜纤维瘤1例 [J]. 中国医学影像学杂志, 2004, 12 (3): 238-238.

［10］ 李清水, 张永生, 袁国奇. 小网膜神经鞘瘤1例 [J]. 医学影像学杂志, 2016, 26 (5): 906.

［11］ 刘志成, 于金海, 王大广, 等. 小网膜Castleman病一例 [J]. 中华胃肠外科杂志, 2018, 21 (11): 1309-1310.

第四节　小网膜囊肿

小网膜囊肿（lesser omental cyst）是罕见病，仅占网膜疾病的5%左右，其发病率远较肠系膜囊肿为低，二者之比约为1∶5。分为真性囊肿和假性囊肿。真性囊肿为先天发育异常所致。可发生于任何年龄，以小儿多见，其中10岁以下占60%。生长缓慢，极少数可自行消退。假性囊肿为继发性囊肿。多见于成年人，男女发病无差异。

一、病因及发病机制

1. 先天发育障碍

真性囊肿多是先天性发育异常，淋巴管阻塞，导致局部淋巴管扩张而形成囊肿；胚胎细胞的变异囊肿可由遗留或异位的胚胎组织增殖发展而成。以囊肿淋巴管瘤型小网膜囊肿最为多见，另外还有肠源性囊肿、间皮囊肿等。

2. 继发疾病因素

继发性囊肿又称为后天性囊肿、假性囊肿。多见于腹部炎性感染性疾病（多见于急性胰腺炎）、腹部外伤、手术损伤、网膜寄生虫感染、肿瘤等所致。

二、病理

真性囊肿囊壁薄，壁内衬以扁平的单层内皮细胞，可为单房或多房，囊内容物多是清亮淡黄色浆液和乳糜样液；伴有出血、感染的病例，囊壁充血、水肿，内膜多消失，囊内液呈血性、橙红色或咖啡色。而假性囊肿囊壁内无内皮细胞被覆，囊壁厚，由炎性细胞及纤维结缔组织构成，多为单房，囊内液为粉色、浑浊的炎性渗出液或血液。免疫组化可见肿瘤细胞表达淋巴内皮细胞特异性标记D2-40（＋），血管内皮标记CD34（－）、CD31（－），血管特异性标记F-8（－）。囊壁免疫组织化学染色D2-40（＋）提示其来源于淋巴管上皮，有助于诊断。

三、临床表现

（一）临床症状

小网膜囊肿生长缓慢，起病隐匿。囊肿小者无任何临床表现；囊肿增长到相当程度时，患者偶尔可自行触及腹部肿物而就诊；出现临床症状则以腹部胀满感和腹痛为主，仰卧时加重，伴腹部重压感；巨大囊肿容易误诊为腹水；偶可由于囊肿破裂、出血、感染，导致急性腹膜炎、腹腔内大出血，或因囊肿增大压迫邻近肠管导致肠梗阻等并发症，而急诊就诊。

（二）体征

腹部检查：腹软，上腹部可触及大小不等肿块，其边界清楚、呈圆形，柔软、有囊性感，表面光滑，活动度较大。肿块无压痛或有深压痛。

四、辅助检查

（一）实验室检查

囊肿内液检查：囊肿穿刺液为乳糜液，外观呈白色混浊、乳状，也可呈浅黄色或粉红色。相对密度为1.012～1.025，pH偏碱（7.40～7.80）。乳糜液静置后可分为三层：上层为脂肪；中层为乳白色或色泽较清的液体，常有小凝结块混悬于其中；下层为红色或粉红色沉淀物，内含有红细胞及淋巴细胞等。真性乳糜液加乙醚摇荡后因脂肪析出而变清澈。中性脂肪及甘油三酯含量高，苏丹Ⅲ染色阳性，脂蛋白电泳可见乳糜微粒带。细菌培养阴性。

（二）影像学检查

B超检查：小网膜囊肿的典型表现为边界清楚的无回声团块，伴有其后方结构的回声增强，团块形态可不规则，内部可见许多分隔光带，呈多房状，团块内可见液性暗区。

CT检查：表现为肝胃之间小网膜囊内单房或多房水样密度囊性肿块，紧密聚集，形态不规则，境界清晰，囊壁薄而光滑，密度均匀，呈蜂窝状改变，有向周围间隙蔓延生长趋势，并同时累及多个间隙，增强扫描病灶无强化。

MRI检查：可见囊性肿块为T1W1呈低信号，T2W1为高信号，继发感染时T1W1信号升高，如合并出血则T1W1及T2W1均为高信号。

五、诊断与鉴别诊断

（一）诊断

原发性小网膜囊肿属于先天性发育畸形的范畴，故多发生于小儿，成人发病亦有报道。本病临床表现不典型，多因腹部肿物或腹部胀痛不适就诊，肿物较大时查体可触及表面光滑肿物，多无压痛。结合B超、CT或MRI可见腹腔囊性占位，且囊壁较薄，呈单房或多囊表现。囊肿穿刺液实验室检查证实为真性乳糜液，有诊断价值。明确诊断需要手术切除后病理检查结果。

（二）鉴别诊断

1. 非特异性肠系膜淋巴结炎

本病好发于儿童和青少年，以发热、急性腹痛为其临床特点。患儿肠系膜淋巴结炎多属病毒感染，常在急性上呼吸道感染病程中并发，或继发于肠道炎症之后。常有近期上呼吸道感染史。以发热、急性腹痛为其临床特点，腹痛位于脐周、右下腹及右侧腹，疼痛间歇期患儿感觉良好。腹部检查，压痛部位不固定，可随体位改变而变化。白细胞计数增高。彩色多普勒超声可显示淋巴结部位、大小、形态、分布、数目、内部结构及淋巴结内血流分布频谱特点。给予抗炎、抗病毒治疗有效。

2. 卵巢囊肿

卵巢囊肿以20～50岁女性多见，位于两侧附件区，早期并无明显临床表现。患者往往因小腹胀痛不适、月经失调等就诊，而发现卵巢囊肿。超声可见附件区囊性肿物，查血肿瘤标志物CA12-5、β-hCG、AFP，可进一步协助诊断。必要时腹腔镜探查明确诊断。

3. 小网膜血管瘤

小网膜血管瘤表现为淋巴管扩张呈窦状，呈多房囊腔，腔内充满淋巴液，周围间质较多，间质成分中及病变周围可见大量脂肪组织沉积，可侵及皮肤、黏膜、皮下组织和深部组织。

六、治疗

小网膜囊肿一旦确诊，需立即手术，完整切除整个肿瘤，则可彻底治愈该病。手术切除不彻底，往往是导致术后该病复发的根源。若囊肿与周围组织器官粘连严重，不能强行将囊壁完整切除时，可行囊壁部分切除术，并用3%碘酊在残存的囊壁内膜上反复涂擦，破坏残存囊壁内膜，减少其分泌，起到防止复发的作用。此外，还可以向囊肿内注射平阳霉素或无水乙醇破坏囊壁内皮细胞进而达到治疗作用。

随着腹腔镜技术在小儿外科领域逐渐推广，腹腔镜治疗小网膜囊肿已经有成功案例报道。

（李稳霞）

参 考 文 献

［1］ SAKURAI Y, TANIGUCHI, UYAMA I, et al. Laparoscopic excision of the cystic lymphangiomaoccurred in the lesser omentum: report of a case and review of literature [J]. Surg Laparosc Endosc Percultan Tech, 2009, 19 (1): 11-14.

［2］ TEZUKA K, OGAWA Y, SATAKE K, et al. Lymphangioma of the lesser omentum associated with abdominal esophageal carcinoma: report of a case [J]. Surg Today, 2002, 32 (4): 362-366.

［3］ BRAUNERT M, WIECHMANN V, BORN K, et al. Omentum minus cystic lymphangioma: report of a case and a literature review [J]. Zentralbl Chir, 2011, 136 (2): 175-177.

［4］ MARTÍN-PÉREZ E, TEJEDOR D, BRIME R, et al. Cystic lymphangioma of the lesser omentum in an adult [J]. Am J Surg, 2010, 199 (2): e20-22.

［5］ MOHITE P N, BHATNAGAR A M, PARIKH S N. A huge omental lymphangioma with extension into labia majorae: a case report [J]. BMC Surg, 2006, 27 (6): 18.

［6］ MOSZYNSKI R, SZUBERT S, TOMCZAK D, et al. Solitary fibrous mass of the omentum mimicking an ovarian tumor: case report [J]. Eur J Gynaecol Oncol, 2016, 37 (1): 144-147.

［7］ 高伟民, 胡连源, 徐克, 等. 原发性小网膜肿瘤的CT表现 [J]. 中国医学影像学技术, 2010, 26 (4): 780-781.

［8］ 徐畅, 刘文英, 王元祥, 等. 巨大网膜囊肿误诊分析 [J]. 中华妇幼临床医学杂志, 2008, 4 (3): 33-35.

［9］ 李强, 高伟民. 小网膜囊病变的多层螺旋CT诊断价值 [J]. 中国临床研究, 2012, 25 (2): 175-176.

［10］ 钟华成, 许孟军. 小网膜海绵状及囊状淋巴管瘤1例 [J]. 东南国防医药, 2005, 7 (5): 390.

［11］ 陈立参. 成人小网膜腔内巨大淋巴管瘤1例 [J]. 中国中西医结合外科杂志, 2012, 18 (2): 209.

［12］ 李长春, 王珊, 章均, 等. 小网膜囊肿21例临床分析 [J]. 重庆医学, 2007, 36 (15): 1463-1464.

［13］ 李乐, 武林枫, 王刚, 等. 肠系膜囊肿的诊断与治疗 [J]. 中华消化外科杂志, 2013, 12 (6): 469-471.

［14］ 吴宙光, 王斌, 陈子民, 等. 腔镜在小儿肿瘤治疗中的应用研究 [J]. 当代医学, 2019, 28 (4): 8-11.

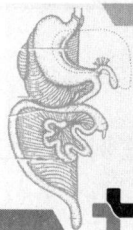

第二十二章
小网膜囊疝

第一节　病因及发病机制

　　小网膜囊疝（lesser sac hernia）是指小肠或结肠肠管等，通过网膜孔（Winslow孔）、胃结肠韧带、肝胃韧带或横结肠系膜裂孔疝入小网膜囊内。腹腔和小网膜囊之间存在正常的或异常的孔隙，是小网膜囊疝发生的解剖基础。其病因及发病机制详情如下。

一、腹腔与小网膜囊间异常通道的形成

1. 网膜孔

　　网膜孔又称Winslow孔（图22-1-1），是网膜囊与腹腔相连的唯一通道。Winslow孔的边界，下方为十二指肠，上方为肝尾叶，后方为上腔静脉及脊柱，前方为肝十二指肠韧带，其内有门静脉、胆总管和肝动脉。一般Winslow孔可通过1～2指，通常通过腹内压力保持其为关闭状态。如Winslow孔过大，即为肠管的疝入提供了病理基础。有人认为，Winslow孔过大，能通过超过2指，是形成Winslow孔疝的首要条件。

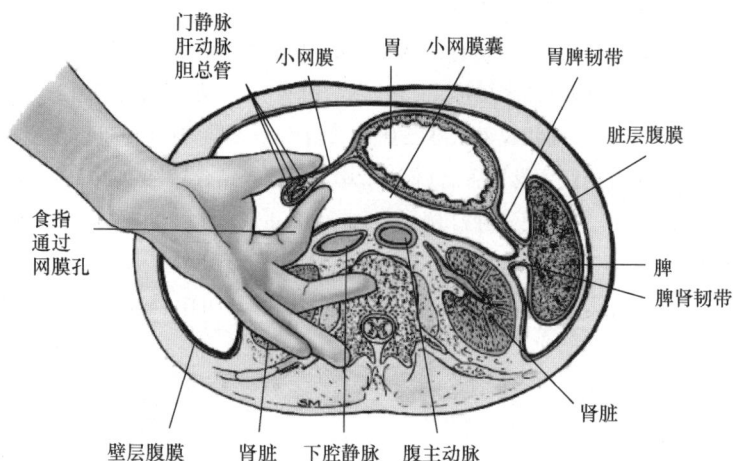

图 22-1-1　Winslow孔

2. 小网膜发育异常

小网膜发育异常，出现局部薄弱或缺损。小网膜是肝门连于胃小弯及十二指肠上部之间的双层腹膜，分为右侧的肝十二指肠韧带和左侧的肝胃韧带两部分。肝胃韧带发育异常出现局部薄弱或缺损，也是小网膜囊疝发生的病理解剖基础。

3. 横结肠系膜发育异常

横结肠系膜发育异常，出现局部薄弱或缺损。大网膜是起自胃大弯和十二指肠起始部向下延续的双层腹膜。在胃大弯下沿的双层大网膜与横结肠愈合构成胃结肠韧带；大网膜在脐平面以下返折上行（形成大网膜的后两层）至横结肠并分开将其包绕，继而形成横结肠系膜。此两处在胚胎期发育可因融合不全或大网膜退化，或因局部缺血性病变，出现薄弱区或裂孔，成为出生后腹腔脏器和组织进入小网膜囊提供了病理性通道。

4. 后天性小网膜或横结肠系膜裂孔

此裂孔又称获得性或继发性小网膜或横结肠系膜裂孔。外伤性小网膜或横结肠系膜损伤，医源性小网膜或横结肠系膜损伤，或者腹腔感染，小网膜或肠系膜炎性病变，均可导致小网膜或横结肠系膜结构改变，如坏死、退化、萎缩、缺损等容易形成裂孔。

二、肠管活动度过大

肠管活动度过大是小网膜囊疝发生的又一重要条件。引起肠管活动度过大的常见原因有：

1. 小肠系膜过长

腹腔内活动度比较大的肠管通常是小肠，在肠系膜过长的情况下，其活动度必然异常增加，因此临床上疝入的脏器多为小肠。

2. 升结肠系膜过长

升结肠系膜过长也可使小肠活动度相对增加。

3. 先天性肠旋转不良

肠旋转不良可同时伴随肠管固定不良，表现为小肠系膜附着不全、盲肠升结肠游离、高位盲肠、大网膜附着不全、十二指肠旁隐窝增大等病理改变，除引起肠扭转外，亦可致大网膜、右侧结肠和横结肠经Winslow孔疝入小网膜囊，尤其是大网膜附着不全、右侧结肠下降不全和（或）系膜过长时更容易发生。

4. 右肝增大、狭长

右肝增大或狭长时Winslow孔左移，使腹腔脏器更易于疝入小网膜囊，例如Riedel叶。

三、肠蠕动异常或腹内压突然增高

同其他腹内疝一样，在肠蠕动异常或暴饮暴食后部分肠管重量增加，病人体位突然改变以及腹内压突然增高等诱因作用下，肠管易于由Winslow孔疝入小网膜囊内而形成小网膜囊疝。

第二节 病 理 分 型

小网膜囊疝依据肠祥疝入小网膜囊的途径，可分为4型：Winslow孔疝（图22-2-1）、横结肠系膜裂孔疝、肝胃韧带裂孔疝、胃结肠韧带裂孔疝。

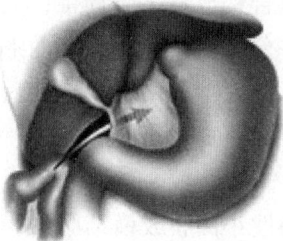

Winslow孔是小网膜囊疝最易发生的部位，又称为网膜孔疝（hernia of epiploic foramen）。此结构强韧而扩张性小，很容易压迫通过疝环的肠管，使之难回复，易导致疝内容物的嵌顿和绞窄，多数病例会发生肠绞窄，常伴小肠扭转。本病最早由Blandin（1834年）报道，疝内容物63%为小肠，30%为末端回肠和（或）盲肠，7%为横结肠，极少数为胆囊和大网膜。

图22-2-1 Winslow孔疝

第三节 临 床 表 现

一、症状

本病的临床表现主要与急性肠梗阻症状相似。小网膜囊疝内容物如为大网膜，局部疼痛常较轻微；如为肠祥，不但局部疼痛明显，还可伴有腹部绞痛、恶心、呕吐，停止排便排气、腹胀等机械性肠梗阻的临床表现。疝一旦嵌顿，自行回纳的机会较少；多数病人的症状逐步加重。如不及时处理，将会发展成为绞窄性肠病。严重者可发生脓毒症。

1. 腹痛

腹痛多位于上腹部，呈绞痛，多为急性发作，较剧烈、难忍。Winslow孔疝时病人屈曲躯体时，前方疝环（肝十二指肠韧带）相对松弛，腹痛可减轻，故病人常取坐位、双膝屈曲至下颌。有学者认为，躯体屈曲时腹痛减轻，是小网膜囊Winslow孔疝的一个特征性表现。部分病人可出现腰背部疼痛。

2. 呕吐

疝入小网膜囊内的器官及部位决定了症状程度。如为小肠肠管，则呕吐较剧烈；如疝内容物为空肠上段，则呕吐发生早，且频繁。

3. 腹胀

腹胀不明显，一般在小网膜疝引起肠梗阻发生一段时间后出现，其程度与梗阻部位有关；如疝内容物为回肠或结肠，则腹胀较明显，而呕吐发生较晚。

4. 停止排气排便

小网膜囊疝引起完全性肠梗阻后，病人多不再排气排便；但梗阻早期，尤其是高位肠管疝入小网膜囊，可因梗阻以下肠道内残存的粪便和气体，仍有排便排气，如肠管形成绞窄，则可排出血性黏液样粪便。

二、体征

腹部检查：上腹部外观饱满。上腹偏左常可触及肿块呈囊状、质软，位置固定伴有压痛。早期叩诊为鼓音，后期腹腔有渗出液后多为浊音。可闻及肠鸣音亢进或气过水声。如肠鸣音消失，或出现腹膜刺激症状，或腹腔穿刺抽出血性浑浊液体，表明疝入小膜囊内的肠管已出现血运障碍，发生绞窄或坏死。严重者可有脓毒症休克表现。少数病人因Winslow孔前壁内的胆总管受压迫，出现胆道梗阻性黄疸。

三、并发症

1. 肠绞窄

Winslow孔疝的疝环前壁为肝十二指肠韧带，结构强韧而扩张性小，疝内容物易受到压迫而发生嵌顿和绞窄。

2. 梗阻性黄疸

胆囊及胆总管位于肝十二指肠韧带前上方，小网膜囊内疝时，其局部压力增大，疝环前壁压迫胆总管，致梗阻性黄疸。

第四节　辅助检查及诊断

一、实验室检查

小网膜囊疝早期，或疝内容物为网膜时，变化不明显。随着病情发展，血红蛋白值及血细胞比容可因缺水、血液浓缩而升高。尿相对密度也增高。白细胞计数和中性粒细胞明显增加，多见于小网膜囊疝内容物肠管发生绞窄。查血气分析和血清Na^+、K^+、Cl^-、尿素氮、肌酐的变化，可了解酸碱失衡、电解质紊乱和肾功能的状况。呕吐物和粪便检查，有大量红细胞或隐血阳性，应考虑小网膜囊内疝入的肠管有血运障碍。

二、影像学检查

1. 腹部X线检查

如疝内容物为肠管，腹部X线检查征象可有：①上腹部可见胀气的肠襻；②小网膜囊区域内可见到弧形肠气和气液平面，并使胃左前移位；③除胃内积气外，左上腹部可见一圆形积气区域；④胃被推向左侧，或受压变形；⑤横结肠向下方移位。但Erskine报告19例小网膜囊疝患者中，13例小网膜囊区没有明显气液平面。

2. 上消化道造影

可显示胃被推向左侧，延迟造影可见肠管位于小网膜囊。

3. 钡灌肠

疝入物为结肠时，可显示结肠移位于小网膜囊内。

4. CT扫描

主要征象有：①肠系膜位于下腔静脉和门静脉之间；②小网膜囊内有气液平面，并呈鸟嘴状指向网膜孔；③右侧腹部无升结肠；④肝下间隙可见2个或更多肠祥。通常CT扫描在术前诊断中有重要作用。

5. B超检查

肝脏下、小网膜囊孔部、胆总管和门静脉后、小网膜囊区可见异位肠道等回声。

三、诊断

在大多数情况下，临床体征和症状是非特异性和模糊不清的，术前正确诊断率＜10%。如果怀疑腹内疝的诊断，则需要进一步检查，以帮助迅速诊断和早期手术治疗。术前确诊小网膜囊疝绝非易事。小网膜囊疝病人除一般肠梗阻症状、体征外，如果有下述情况时，应警惕本病存在之可能：①发病急骤，病程短；②常于暴力或剧烈活动后出现发作性腹部绞痛，多位于上腹部，伴频繁呕吐，躯体屈曲或前倾时疼痛可减轻；③出现梗阻性黄疸；④腹部局限性膨隆，常可在左上腹部触及一压痛性包囊状物；⑤肠鸣音活跃，多可听及高调肠鸣音。腹部X线及CT检查具有重要的诊断价值。

第五节 治 疗

一、内科治疗

1. 胃肠减压

通过胃肠减压，吸出胃肠道内的气体和液体，可以减轻腹胀，降低肠腔内压力，减少肠腔内的细菌和毒素，改善肠壁血循环，有利于改善小网膜囊疝局部病变和全身情况。

2. 纠正水、电解质紊乱和酸碱失衡

术前纠正水、电解质紊乱和酸碱失衡是极重要的措施。输液所需容量和种类须根据呕吐情况、缺水体征、血液浓缩程度、尿排出量和相对密度，并结合血清钾、钠、氯和血气分析监测结果而定。

3. 防治感染

对于小网膜囊疝入的肠管绞窄及手术治疗的患者，应合理应用抗肠道细菌感染（如覆盖革兰阴性、阳性细菌）抗生素以及抗厌氧菌抗生素。

此外，还可应用镇静剂、解痉剂等一般对症治疗，止痛剂的应用则应遵循急腹症治疗的原则。

二、手术治疗

本病容易导致疝入肠管绞窄、坏死，故一旦怀疑为本病所致急性机械性肠梗阻，应及时手术治疗。术中行肠管复位时，如疝入肠襻嵌顿不严重，可轻轻牵拉疝入肠襻，使之复位。如梗阻肠管膨胀、复位困难，可先切开小网膜囊，行嵌顿肠襻肠腔减压后再复位；或先切开、松解十二指肠降部侧腹膜，并充分游离十二指肠，扩大疝环（小网膜孔），然后复位疝入的肠襻。复位后根据肠管的活力决定保留或切除。然后将裂孔缝合和（或）用大网膜覆盖缝合关闭裂孔，以防复发。

（储诚兵　陈　杰）

参 考 文 献

［1］ 王燕, 王军, 陈传涛. 多层螺旋CT诊断肠梗阻的临床应用价值 [J]. 医学影像学杂志, 2012, 22 (9): 1509-1511.

［2］ 胡川, 桂岗. 复杂性小网膜囊疝伴小肠坏死1例 [J]. 华西医学, 2003, 18 (2): 263.

［3］ 徐世明, 胡有超, 冉隆万, 等. 小网膜囊疝1例报告 [J]. 消化外科, 2003 (1): 36.

［4］ 赵乾元, 郑裕隆. 小网膜囊疝三例 [J]. 实用外科杂志, 1988, 8 (6): 295.

［5］ TJANDRA J J, COLLIER N. Obstructive jaundice due to foramen of Winslow hernia: a case report [J]. Aust N Z J Surg, 1991; 61 (6): 467-469.

［6］ NAZARIAN S, CLEGG D, CHANG S, et al. Difficult diagnosis: internal herniation of the terminal ileum through the foramen of Winslow into the lesser sac [J]. BMJ Case Rep, 2015, 10: 8.

［7］ NUMATA K, KUNISHI Y, KURAKAMI Y, et al. Gallbladder herniation into the lesser sac through the foramen of Winslow: report of a case [J]. Surg Today, 2013, 43 (10): 1194-1198.

［8］ MASUBUCHI S, OKUDA J, TANAKA K, et al. Internal hernia projecting through a mesenteric defect to the lesser omental cleft following laparoscopic-assisted partial resection of the transverse colon: report of a case [J]. Surg Today, 2013, 43 (7): 814-7.

[9] GUINIER D, TISSOT O. Strangulated lesser sac hernia. Journal of visceral surgery [J]. 2012, 149 (3): 221-222.

[10] CLOUGH A D, SMITH G S, LEIBMAN S. Laparoscopic reduction of an internal hernia of transverse colon through the foramen of Winslow. surgical laparoscopy, endoscopy & percutaneous techniques [J]. 2011, 21 (4): 190-191.

[11] LIU Z Y, WANG Y, LIANG C H. Lesser sac herniation through a defect in the transverse mesocolon: CT findings [J]. Br J Radiol, 2008, 81 (962): 50-52.

[12] DELAMARRE J, CAPRON J P, DUPAS J L, et al. Cecal herniation into the lesser sac: double-contrast study of one case [J]. J Clin Gastroenterol, 1981, 3 (2): 189-191.

[13] CIMMINO C V. Lesser sac hernia via the foramen of Winslow; a case report [J]. Radiology, 1953, 60 (1): 57-59.

[14] TANNER N C. Hernia traversing the lesser sac [J]. Br J Surg, 1945, 33: 184-186.

[15] ERSKINE J M. Hernia through the foramen of Winslow [J]. Surg Gynecol Obstet, 1967, 125 (5): 1093-1109.

第二十三章
小网膜囊内积液

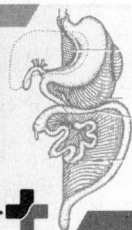

第一节　小网膜囊解剖

　　网膜为胃与邻近器官相连的延伸的双层腹膜结构。解剖上分为大网膜和小网膜，其中小网膜是一个肝胃韧带和肝十二指肠韧带的联合体，它把胃小弯、十二指肠近端与肝连接在一起，覆盖在小网膜囊的前方。肝胃韧带内包含胃左血管和胃左淋巴结。肝十二指肠韧带，即小网膜增厚的边缘，包含有门静脉、肝动脉、肝外胆管及肝淋巴群。

　　小网膜囊（omental bursa，lesser sac）是位于小网膜和胃后方的扁窄间隙，为腹膜腔的一部分，胎儿生长发育期间，由于胃的旋转和生长，小网膜囊成为胃后方胰腺前方唯一的腹膜腔。小网膜囊是一前后扁狭的囊，其前壁自上向下依次为小网膜、胃、十二指肠上部和大网膜的前两层；后壁为覆盖于胰、左肾上腺、左肾的腹膜及膈肌后部分的下表面；上壁是肝尾状叶和膈的壁腹膜；下壁为大网膜前后两层返折处，对于一些患者，大网膜的前两层与后两层紧密愈合，甚至与横结肠亦愈合，则大网膜前两层与后两层的愈合处的上缘及横结肠则为下壁；左壁为脾、胃脾韧带和脾肾韧带；右壁不明显，上端有一个孔道，位于肝十二指肠韧带的后方，为网膜孔（Winslow孔），是小网膜囊与大腹膜腔的唯一通道。

　　网膜孔位于门腔间隙内，为一垂直窄隙，前方为肝十二指肠韧带游离缘，后方为覆盖下腔静脉和右侧膈肌脚的后腹膜壁层，其长径约3cm，网膜孔在一般可容纳二至三个横指，上界为肝尾叶的尾状突，下界为十二指肠球部上缘。

　　小网膜囊内尚可分为网膜囊上隐窝、网膜囊前庭、网膜囊下隐窝、网膜囊脾隐窝、网膜囊大孔等区域。上隐窝位于小网膜的后上方，归属于尾状叶下后间隙，上界为膈下面的腹膜；下界与网膜囊前庭相延续；前界为肝胃韧带后层；后界为膈前面的腹膜；左侧至食管腹段；右侧呈反C形包绕尾状叶。网膜囊前庭为网膜囊上隐窝向下的延续，与上隐窝没有明确的解剖分界；下界为胃胰襞和肝胰襞形成的网膜囊大孔而与网膜囊下隐窝沟通或闭塞；由于前庭区域窄小，又与大腹膜腔和网膜囊其他区域相交通，因此单独发生在该区域病变的机会很少。由前庭部向上延伸至肝尾状叶周围的部分是上隐窝，由前庭部往左下方延伸经网膜囊大孔向下的区域为下隐窝，所以大腹膜腔积液经网膜孔首先到达前庭部，由于解剖结构的关系，液体在此不易聚积，并由此向上到上隐窝或向下到达下隐窝。网膜囊下隐窝主要由胃胰间隙、大网膜间隙所构成。自胃大弯下延的大网膜前两层腹膜与后两层腹膜间形成的一个潜在腔隙，即大网膜间隙。下隐窝从前庭往左下方延伸，是网膜囊主要区域，与胃、胰等脏器关系密切。大网膜两层在大网膜发育中其各层发生融合，使下隐窝几乎消失。脾隐窝是下隐窝向左后上方的延续，位于胃脾韧带和脾肾韧带右侧。网膜囊大孔由胃胰襞、肝胰襞构成的网膜囊大孔是网膜囊上、下部分的分界，也是唯一的通道，此孔上方为上隐窝和前庭，下方为脾隐窝和下隐窝。胃胰襞是胃左动脉行于胃小弯时诱起的腹膜皱襞，肝胰襞是肝总动脉行于肝十二指肠韧带时诱起的腹膜皱襞。网膜囊上、下部分能否直接相通取决于胃胰襞、肝胰襞向网膜囊内的突出程度。上、下部分的连通形式可分为两型：①胃胰襞和肝胰襞突出不明显或中度突出，则上、下隐窝直接相通，出现率为70%；②胃胰襞和肝胰襞明显突出致胃胰襞、肝胰襞前缘和小网膜左部后层完全愈合，或胃胰韧带将上、下隐窝隔开，则上、下隐窝不相通，出现率为30%。小网膜囊内上述各区域的大体解剖位置见示意图23-1-1。

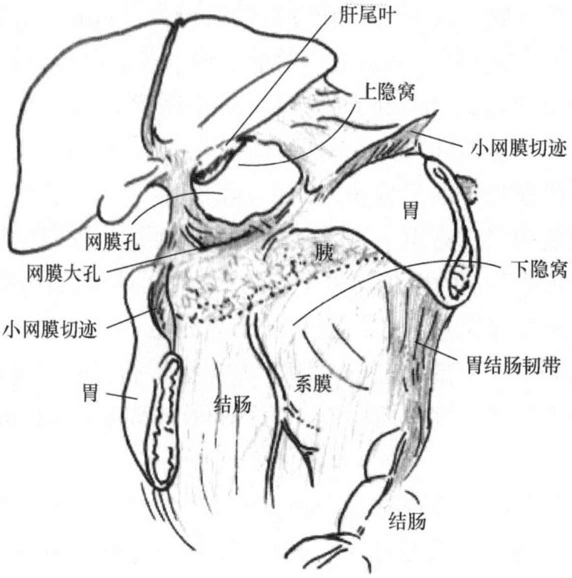

图23-1-1　小网膜囊内各区域解剖位置示意图

　　腹膜内液体的自然流动性决定了进入腹膜腔内的液体的蔓延路线，也决定了腹腔内疾病的扩散路线。网膜既是限制疾病蔓延的分界线，又是疾病扩散的通道，它常被感染、炎症、肿瘤、血管性病变及外伤等疾病所侵犯，其中小网膜囊内积液（lesser sac fluid）也多继发于上述病变。

第二节　小网膜囊内积液的病因

　　在生理状态下，小网膜囊内仅有少量浆液起润滑作用，故对于正常人，小网膜囊是空的、塌陷的。在病理状态下，网膜囊内可出现的液体积聚，包括腹水、炎性渗出、胆汁或血液等。

一、小网膜囊内积腹水

常见原因为继发于肝硬化门脉高压症、肾病综合征、肾功能衰竭引起的大量腹腔积液。对于该原因的患者，腹膜腔内大量腹水（ascites）经网膜孔流入网膜囊，单纯网膜囊内腹水积聚并不常见。此外，肝硬化门脉高压症、肾病综合征、淋巴瘤等，由于淋巴流量增加，淋巴管通透性增加，或者淋巴管破裂所致淋巴液进入腹腔，形成乳糜腹水，亦可流入小网膜囊积聚于此。

其他原因引起的腹腔积液如恶性腹水也可积聚于小网膜囊内。

二、小网膜囊内积炎性渗出

主要包括急性重症胰腺炎（severe acute pancreatits，SAP）、胰腺外伤、胃十二指肠穿孔、左肾周脓肿等。小网膜囊的炎性浸润常继发于急性胰腺炎及胰腺外伤引起的炎性渗出。由于胰腺周围没有明显的纤维囊，炎症容易经胰腺周围薄层结缔组织向周围组织扩散，形成所谓胰周液体积聚，炎性积液积聚最初可发生在网膜囊内。炎症感染控制不佳可继发该区域脓肿。胰周液体积聚最终可包裹成为该区域胰腺假性囊肿。胃、十二指肠肠溃疡穿孔（perforation of gastric and duodenal ulcer），如后壁穿孔，可由于消化液流出至网膜囊内形成积液，胃肠吻合术后如出现吻合口瘘等情况也可造成小网膜囊内积液。胃后壁穿孔或胰腺破裂时，胃内容物或胰液早期常积聚在网膜囊内，然后可经网膜孔流至大腹膜腔，引起弥漫性腹膜炎，且积液易造成器官粘连，给早期正确诊断及手术治疗增加了难度。另外，横结肠远端穿孔、左肾周脓肿等，偶尔也可见于盆腔炎症向上蔓延，如乙状结肠憩室炎、阑尾炎亦可经小网膜囊下隐窝侵及小网膜囊，引起小网膜囊的腹膜炎，并可并发渗出性积液或脓肿、假性囊肿。

三、小网膜囊内积胆汁

小网膜囊积胆汁多继发于胆管手术的胆管损伤及腹部穿通性外伤导致的胆管损伤，特别是胆总管横断损伤。

四、小网膜囊积血

可见于肝脾外伤出血、出血性胰腺炎、腹腔干及其分支动脉瘤、脾或脾静脉破裂、脾动脉出血、血友病、肝细胞癌等肿瘤出血。有报道胃肠间质瘤亦可引起小网膜囊积血。

第三节 临床表现及辅助检查

一、临床表现

1. 原发病临床表现

不管原发病是腹腔重度感染、腹部外伤、空腔脏器穿孔，还是肝、脾破裂，均可出现相应临床症状。其临床特征全部是发病急剧，病程进展快，病情危重。小网膜囊积液表现常被原发病掩盖。

2. 小网膜囊内积液的临床表现

待原发病病情稳定、好转后，小网膜囊积液表现逐渐引起临床关注。主要为积液压迫症状及继发于炎症性积液引起的发热、腹膜刺激症状等症状。患者可表现为腹胀、腹痛、纳差、呕吐，有时呕吐症状可较重。积液继发脓肿时，可伴有寒战、高热及其他全身感染表现。查体中，小网膜囊内积液量较多时可于腹部中上部触及包块或囊性包块，包块可有压痛等表现，包块活动度多较差。

二、影像学检查

1. B型超声检查

正常小网膜囊B超检查下不显示，当小网膜囊出现积液时，B超可发现胃、胰腺间的无回声或不规则低回声区。继发于胰腺炎者有时可探及小网膜钙化斑；继发于穿孔者因积液内可存在游离气体而出现强回声。另外，对于小网膜囊内积液，可于B超引导下行穿刺引流。但有时因胃肠道及患者原发病影响，B超观察欠佳。

2. CT检查

正常情况下小网膜囊是塌陷的，CT上只能看到其部分边界，如胃后壁和胰体，肝胃韧带在CT上表现为肝胃之间一三角形含脂肪的区域。小网膜囊内积液时，CT可见该胃后壁后、后腹膜前方区域的液性区域。胰腺炎时小网膜囊内液体积聚，CT扫描示胰周脂肪浸润，炎性渗出扩散至网膜囊内及腹膜后间隙。

对于怀疑消化道穿孔、消化道瘘所致小网膜囊内积液时，可应用泛影葡胺制剂后显示穿孔部位及积液范围。对于出血性疾病，可见该区域密度不均的血肿表现。

3. MRI检查

正常小网膜囊也难以显示。MRI可通过矢、冠、轴多方位成像，能清楚显示小网膜囊病变及其与周围脏器的关系，对小网膜囊病变具有重要诊断价值。当小网膜囊内积液时，通过MRI平扫或增强可见其周围小网膜增厚及积液征象。炎症性渗出性积液时，一般情况下急性炎症均可阻塞网膜孔，阻止其向腹腔蔓延。腹水时，若出现"尾状叶漂浮征"，提示小网膜囊内积液或构成网膜囊边界的器官有病变；如果仅见肝尾叶前积液，则提示胃肝隐窝积液。小网膜囊出血的原因包括出血性胰腺炎、肝脾破裂、肿瘤出血、脾动脉瘤出血等，依据MRI的信号特点不难诊断。

第四节　诊断及鉴别诊断

一、诊断

首先应根据病史特点寻找其病因，如继发于腹腔大量积液者，可有肝功能不全、肾功能不全等病史，可有大量腹腔积液的症状和体征；继发于胰腺炎者，可有其典型腹痛表现及酶学、影像改变等；继发于穿孔者，可有相应腹痛、腹腔感染等表现；继发于胆汁瘘者，可有相应手术史，可有黄疸表现；继发于出血者可有外伤史如钝器伤，或有肿瘤病史等；其次，目前有小网膜囊积液症状、体征；影像学检查，B超、CT、MRI等均有助于诊断、鉴别诊断。

二、鉴别诊断

1. 胰腺假性囊肿

胰腺假性囊肿（pancreatic pseudocyst）多继发于急慢性胰腺炎和胰腺损伤。囊内含有胰内漏出渗出液（胰液、血液、坏死胰腺组织），不能吸收而形成聚积，囊壁由炎性纤维结缔组织构成，囊内无胰腺上皮层衬垫。临床表现有上腹胀满不适、持续性腹痛，可向腰背部放射，腹部检查上腹部可触及圆形或椭圆形包块，较固定，呈囊性感有深压痛。B型超声检查能提示囊肿位置、大小、性质。CT检查显示：多为单房性囊性包块，水样密度、壁薄而光滑，边界清晰，增强扫描囊肿壁轻度强化，囊肿内容物无强化。

2. 小网膜囊疝

游离的小肠袢，偶尔为肠系膜过长的结肠，通过网膜孔（Winslow孔）进入小网膜囊内称小网膜囊疝（hernia of lesser omental bursa），或网膜孔疝（hernia of epiplonic foramen）。临床以急性机械性肠梗阻为主要表现，患者可剧烈腹痛、腹胀、呕吐、停止排便排气等症状。上身前倾或屈膝位可减轻腹部疼痛为本病的一个特征性表现。腹部检查：上腹偏左常可触及质软的囊状肿块，肿块固定、有压痛。X线检查：立位或仰卧位腹平片，疝内容物为肠管可于小网膜囊区见到弧形肠气和气液平面，并使胃左前移位。在右侧腹部可能见到上升至肝下Winslow孔方向的小肠袢。CT检查：肠系膜位于下腔静脉和门静脉之间；小网膜囊内有气液平面，并呈鸟嘴状指向网膜孔；右侧腹部无升结肠；肝下间隙可见2个或更多肠袢。

第五节 小网膜内积液的治疗

对于单纯小网膜囊内积液，首先明确积液原因，积极针对原发病治疗，多不需手术治疗。如为消化道穿孔、胆管瘘等所致的小网膜囊内积液，根据原发病情况决定选择相应的手术或保守治疗，必要时可术中采取小网膜囊内闭式引流。如积液继发感染，感染中毒症状重时，可考虑穿刺置管引流；继发脓肿穿刺引流不佳时，可手术置管引流治疗，同时应尽早地补充有效循环量，维持水电解质平衡，选择针对常见革兰阴性肠杆菌科细菌、革兰阳性球菌和专性厌氧菌的高效抗生素，控制感染。对于重症急性胰腺炎，尚有采取小网膜囊敞开灌洗联合区域动脉灌注药物治疗方法的报道。

（李天雄）

参 考 文 献

［1］ 张朝佑. 人体解剖学 [M]. 3 版. 北京: 人民卫生出版社, 2009: 253-254.

［2］ 韩瑛瑛, 何立国, 张玉军. 小网膜囊积液的超声诊断及临床意义 [J]. 中国超声诊断杂志, 2003, 4 (1): 38-39.

［3］ 钟敏, 张淼源, 许桃英. 超声检查网膜囊病变在急性胰腺炎诊断中的临床意义 [J]. 实用医学影像杂志, 2007, 8 (3): 53-55.

［4］ 杨诚, 白林, 张刚. 急性胰腺炎肾旁前间隙积液和网膜囊积液的CT表现及解剖学基础 [J]. 中华胰腺病杂志, 2010, 10 (2): 73-75.

［5］ BAGHAI-WADJI M, JALALKAMALI A, MIRSHEKARI T. Cystic lymphangioma of the lesser sac [J]. Can J Surg, 2006, 49 (4): 292.

［6］ ZHOU Y, WU XD, ZHOU G J, et al. Spontaneous omental bursa hemorrhage as the main presentation of a gastrointestinal stromal tumor: a case report [J]. Rev Esp Enferm Dig, 2013, 105 (4): 238-239.

［7］ XU H T, XIANG K, HE M H, et al. Visualization of the omental bursa and its spatial relationships to left subphrenic extraperitoneal spaces by the second Chinese visible human model [J]. Surg Radiol Anat, 2015, 37 (5): 473-481.

［8］ TAMHANKAR A S, TAMHANKAR T A. A large cystic gastrointestinal stromal tumor within lesser sac: a diagnostic dilemma [J]. South Asian J Cancer, 2018, 7 (1): 4-10.

［9］ FAN R Y, LI N, YANG G Z, et al. Bronchogenic cyst in the omental bursa: a case report [J]. J Dig Dis, 2016, 17 (1): 52-54.

［10］ 吴有军, 曹志宇, 董立国, 等. 自发性小网膜囊内大出血1例 [J]. 解放军医学杂志, 2011, 36 (4): 423.

第四篇

肠系膜疾病篇

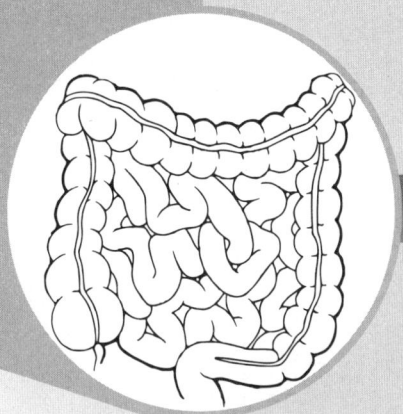

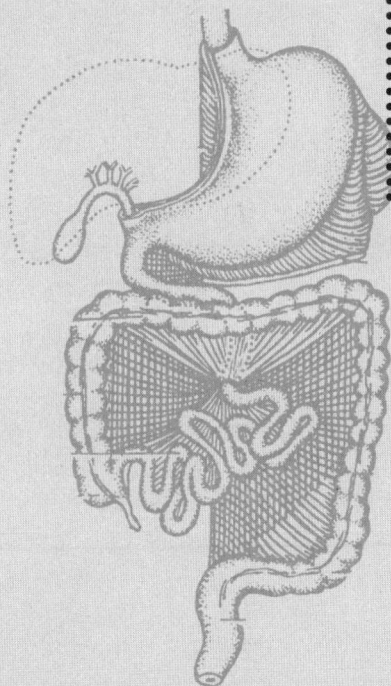

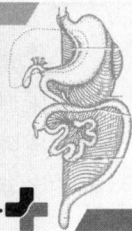

肠系膜为腹腔内主要结构之一，它是由双层腹膜形成的皱襞，将肠管悬吊在腹后壁，并使其保持一定的活动。此外，通往肠道的血管、神经多数分布于肠系膜上。肠系膜可分为小肠系膜、横结肠系膜、乙状结肠系膜、阑尾系膜。小肠系膜内含有丰富的血管、淋巴管网、神经丛、脂肪、纤维组织及间皮巨噬细胞，覆盖75%的消化道。肠管同系膜相连缘称为系膜缘，是血管神经出入肠壁的地方。横结肠与腹后壁较宽阔的腹膜形成的皱襞，固定腹后壁处，称为横结肠系膜根部。将乙状结肠悬吊于盆腔的腹膜皱襞，附着处为乙状结肠系膜根部。乙状结肠系膜内含有乙状结肠、直肠血管及神经、淋巴组织、脂肪。

Coffey J.C. 及其同事多年来研究发现，肠系膜是一个连续的结构，并且提出肠系膜是人体存在的新器官的崭新概念。新理论的提出是一个新开端，众多的问题尚需进一步深入的研究证实。

第一节　小肠及结肠系膜缺如

一、概述

先天性肠系膜缺如发病率极低，绝大多数是由于先天胚胎发育异常引起的。小肠系膜缺如主要发生在末端回肠系膜，可能与该部位在胚胎期缺乏血管、淋巴组织和脂肪有关。结肠系膜缺如可见全结肠系膜缺如及横结肠系膜缺如。

先天性肠系膜缺如本身往往缺乏临床症状，临床诊断极为困难。但因其可合并肠梗阻、肠扭转等急腹症，故多为急诊手术时发现；亦有因其他腹腔脏器疾病手术中发现，或行某些特殊检查时偶然发现的情况。

二、病因

小肠及结肠系膜的缺如，考虑与胚胎发育有关。胚胎5～11周，中肠管突入脐基底部发育，11周后肠管又退回腹腔，并以肠系膜上动脉为轴，按逆时针方向旋转发育，最后盲肠达到右下腹。旋转完成后，盲肠、升结肠系膜与后腹壁融合固定，上述发育过程可停止于任何阶段，肠系膜的缺如也就可以发生在此过程之间。肠系膜缺如实际上就是系膜血管的缺如，如果胚胎发育5～11周间，发生了感染及致畸药物的摄入，造成了血管生成障碍，就可能出现系膜血管及系膜本身的缺如。有些胚胎就在此间发生了流产，部分肠系膜缺如程度较轻的胎儿降生，可以终身没有任何症状，也可以以各种急腹症的表现就医，从而被偶然发现。

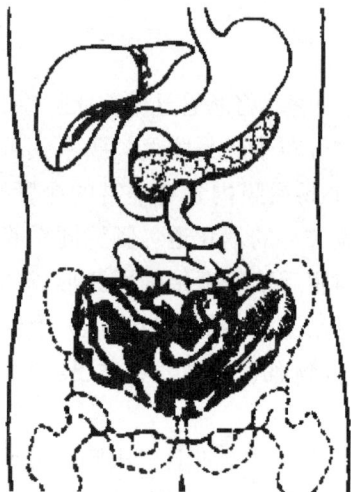

图24-1-1　全结肠系膜缺如肠管
下坠积聚于盆腔

三、病理生理

肠系膜先天性缺如以回肠末端最为常见，但伴发全结肠系膜缺如则较罕见。全结肠系膜缺如的患者，结肠自回盲部至乙状结肠末端全部无结肠系膜。由于全结肠系膜的缺如，全部结肠无法固定于腹后壁，肠管往往因重力作用，升、横、降结肠及乙状结肠坠积于盆腔内；容易形成肠梗阻；此外，肠管失去肠系膜的约束，活动度增加，在外因作用下肠管的某一段肠襻可以沿一个固定点自行旋转，偶可发生肠扭转（图24-1-1）。先天性某一段肠系膜缺如，小肠襻可以穿过此缺损而发生梗阻或嵌顿，形成腹内疝。

肠系膜缺如时，供应肠道动静脉血管沿结肠内侧壁分别由左右向结肠中段爬行，于横结肠中段互相吻合并清晰可见血管搏动。亦可表现为回肠远端及整个结肠残留甚短系膜缘，宽仅约1～2cm，其系膜游离缘见单一血管弓，为该段肠管的唯一供应血管，近端与回结肠动脉交通，远端与直肠上动脉交通。因此，如有上述段肠管损伤，或者在肠管位置突然发生大幅度改变情况下，容易导致肠缺血。

四、临床表现

（一）肠梗阻表现

小肠及结肠系膜的缺如，小肠和结肠不能有效地固定在相对位置，肠管活动度增加，或下坠聚集于腹腔最低处，当肠管处于折叠位或成角位时，可造成肠管的通畅性障碍，发生肠梗阻。

临床主要症状有：①腹痛，多为阵发性绞痛；②腹胀，高位肠梗阻不明显，低位梗阻出现全腹胀；③呕吐，出现频繁呕吐，高位肠梗阻呕吐物为胃液、胆汁、肠液，低位肠梗阻先呕出胃肠内容，最后可呕出粪便；④停止排便、排气，应注意的是高位肠梗阻者早期可排出残留的少量粪便或气体。

查体：腹部膨隆，腹部疼痛时可见肠型或肠蠕动，轻压痛，肠鸣音亢进。如果发生了绞窄性肠梗阻，则表现为急性腹膜炎，需要紧急手术治疗。

（二）肠扭转表现

由于肠系膜的缺如，小肠和结肠肠管位置无法固定，肠管本身容易发生自身扭转。肠扭转后肠腔受压而变窄，不但引起肠梗阻，更有系膜血管扭转不通，血液循环中断，受其供应的肠管将迅速发生坏死穿孔和腹膜炎。肠扭转是肠梗阻中病情凶险、发展迅速的一类，病死率高。极少数症状较轻者可以非手术复位，但大多数患者需要急诊手术治疗。

（三）腹内疝表现

由于肠系膜的部分缺如，形成肠系膜的裂隙，当腹腔内肠管通过此裂隙时，便形成了腹内疝，造成肠内容物的通过障碍，或者造成肠管缺血坏死，引发相应的肠梗阻和急性腹膜炎等临床表现。

五、辅助检查

（一）X线检查

梗阻发生4～6h后腹部透视或平片即可出现变化，如肠腔内大量积气积液，"肠闭袢"影，团块致密影等。腹平片上即可见胀气的肠袢及多数气液平面，典型的呈阶梯状，其宽度不等，呈拱形，透视下液体上下运动，提示肠蠕动亢进。如立位腹平片表现咖啡豆征（为一位置固定的咖啡豆样积气影）、假肿瘤征等，应高度警惕肠绞窄的存在。此外，空肠梗阻时，扩大的空肠黏膜的环状皱壁在空肠充气时呈"鱼骨刺"样。

应用泛影葡胺造影对小肠梗阻患者进行诊断，具有应用方便、诊断及时、准确率高等特点。

（二）B型超声检查

B型超声显示，梗阻以上肠管显著扩张，肠腔内大量液体充盈。梗阻近端肠管蠕动明显，伴有液体高速流动、逆向流动。

（三）CT扫描

CT检查对梗阻病因、部位、类型的判断有其明显优势，尤其是绞窄性梗阻时肠系膜的变化有其较明显特征，是临床诊断重要手段。64层螺旋CT检查尤适用于大肠梗阻。泛影葡胺造影在小肠梗阻的诊断和治疗中均有较好的临床应用价值，是CT检查的有益补充。

行腹部CT检查尤其是增强CT检查，可显示腹内疝的部位，肠管积液、积气，肠壁增厚，或者肠管呈团块影等。梗阻部位以上肠管扩张，管径显著增宽，其内可见气液平面，也可完全为液体所充盈，肠壁变薄。梗阻远端肠管明显塌陷，梗阻远端与近端肠管直径的明显差异，是诊断肠梗阻非常有价值的征象。

结肠梗阻可引起回盲瓣及回肠的扩张，扩张的回盲瓣在增强扫描时可有较明显的强化及出现肠壁局限性增厚的假象，易被误为肿块，注意其形态的对称性和升结肠、回肠同时存在扩张的特点有助于鉴别。

（四）肠系膜动脉造影

腹内疝选择性肠系膜上动脉造影检查表现，可提示相关肠系膜血管通过疝环的异常走向和血液循环情况。同时，因系膜缺如的患者肠系膜血管的走行与正常人体解剖有所不同，故也可以提示系膜本身的缺如。

六、治疗

肠梗阻、肠扭转、肠系膜疝的治疗原则：纠正因以上并发症所引起的全身病理生理紊乱；尽快解除扭转、梗阻。

无临床症状的肠系膜缺如，可以进行常规的观察。不完全肠梗阻，病情较轻者，或患者一般情况差、不能承受外科手术者，可先行保守治疗，如内科治疗无效，病情加重，或病人全身状况好转，具有手术适应证时，应迅速转外科治疗。如肠系膜缺如出现急腹症者，应及时行手术治疗。

（一）内科支持治疗

内科治疗目的是纠正疾病所导致的全身病理生理失衡，为下一步治疗创造条件。在进行支持治疗过程中，应密切观察病情变化，监测各项生命指标。必要时，立即转外科手术治疗。

胃肠减压，吸出胃肠道内的气体和液体，从而减轻腹胀，降低肠腔内压力，减少肠腔内的细菌和毒素，改善肠壁血运。积极补充有效循环血容量，纠正水、电解质及酸碱平衡失调。高位肠梗阻及呕吐频繁者，需补充钾，必要时输血浆、全血或血浆代用品，以补偿已丧失的血浆和血液，维持组织灌注。补充足够的能量，根据具体情况给予肠外、肠内营养。应用抗肠道细菌，包括抗厌氧菌的抗生素，以防治感染。

（二）外科治疗

手术的原则和目的是在最短手术时间内，以最简单的方法解除梗阻或恢复肠腔的通畅。具体手术方法要根据梗阻的病因、性质、部位及病人全身情况而定。

1. 肠梗阻：首先要依据不同病因，合理地解决梗阻的原因。然后，再采取个体化手术方案，酌情行肠切除及肠吻合术、短路手术、肠造口或肠外置术。

2. 肠扭转：应行扭转复位术、肠切除术，视病情行一期、二期肠吻合术。

3．内疝：形成内疝的患者，需要将肠管复位，伴有肠管坏死的，需要进行肠切除吻合术，最后最重要的步骤是将缺损的系膜孔缝合关闭。

对于全结肠系膜缺如的患者，肠管悬吊术是个不错的选择。按正常人解剖位置，首先将结肠提起，选适当位置于肝脾两曲固定数针于后腹膜两侧壁上，使整个横结肠呈适度下垂位，其他结肠部位每隔2cm与后腹膜固定一针，以避免形成内疝，最后将空回肠按顺序放回腹腔。术后平卧两周方下床活动。

有作者报道带蒂大网膜移植，修复全结肠系膜缺如成功病例。由于大网膜具有伸展性强、血供丰富，既可修复裂孔，又能增进血液循环，并有可能建立新的侧支循环的优势，故是一个可靠有效的治疗方案。但大网膜存在易与周围组织粘连的不足之处，因此，在手术中、手术后，应进一步采取措施避免、减少粘连的发生，并且术后对患者应进行长期随访。

（张展志）

参 考 文 献

［1］ COFFEY J C, O'LEARY D P. The mesentery: structure, function, and role in disease [J]. Lancet Gastroenterology & Hepatology, 2016, 1 (3): 238-247.

［2］ 田政. 末端回肠克隆病伴有系膜巨大缺如1例报告 [J]. 临床外科杂志, 1993, 1 (1): 32.

［3］ 罗华清, 王德权, 方伟林, 等. 全大肠系膜缺如1例报告 [J]. 四川医学, 1997, 18 (3): 158.

［4］ 任长庆. 先天性全部结肠系膜缺如致急性肠梗阻一例 [J]. 中国临床解剖杂志, 1991, 9 (3): 34.

［5］ 牟小俊. 先天性回肠系膜缺如致腹内疝、梗阻1例 [J]. 现代医药卫生, 2001, 17 (11): 956.

［6］ 高杰, 张波, 李胜. 先天性横结肠系膜缺损一例 [J]. 中华临床医师杂志 (电子版), 2011, 5 (19): 5842.

［7］ 刘浩, 阴全奎, 赵晖, 等. 带蒂大网膜移植修复全结肠系膜缺如一例 [J]. 中华小儿外科杂志, 2011, 22 (5): 305.

第二节　小肠及结肠系膜裂孔

一、概述

肠系膜裂孔多见于回肠末端系膜；亦可见于横结肠系膜、乙状结肠系膜。肠系膜裂孔是一种少见的先天性畸形。先天性的肠系膜缺损亦可能与胎儿期发育异常、肠管缺血有关。此病多见于肠管闭锁的婴儿。先天系膜裂孔以横结肠系膜裂孔最大，乙状结肠次之，小肠系膜裂孔最小。裂孔常单发，呈圆形、卵圆形，直径2～10cm，边缘光滑、整齐，略肥厚。

临床上肠系膜裂孔患者多数以内疝发生和肠梗阻发作为表现形式，严重时可引起肠管的血供障碍，导致肠管坏死和腹膜炎，严重威胁患者生命。

肠系膜裂孔疝（mesenteric hiatal hernia）是指肠袢穿过小肠系膜、结肠系膜先天性的缺损或裂孔，而发生梗阻或嵌顿的疾病。1826年Rokitansky在尸检时首次发现盲肠疝入回肠、结肠附近的肠系膜裂孔内。直到1844年Loebl报道了第一例横结肠系膜裂孔疝。随后，有作者陆续报道了乙状结肠系膜裂孔疝以及手术治疗肠系膜裂孔疝获得成功的病例。肠系膜裂孔疝导致的急性肠梗阻占急性机械性肠梗阻的1%～2%。因其无疝囊支托，疝入肠系膜裂孔的肠管非常容易发生扭转、绞窄、坏死和穿孔，重者可危及生命。术前诊断比较困难。

二、病因

（一）先天发育不良

肠系膜裂孔形成与胚胎发育期有关，此时期完成肠正常旋转后脏层腹膜与后腹膜的壁层腹膜融合成为肠系膜，如融合不全，或者人类背侧肠系膜部分退化，则致使肠系膜裂孔；亦可能由于胚胎期肠道血运障碍，意外缺血，致肠系膜坏死、缺损相关。另一种假说认为在胎儿时期，大部分肠管从肠腔移入脐带，强大的压力使得结肠沿着阻力最小途径前进，并逐渐强行通过肠系膜纤细的纤维结构，当二层上皮相对，而中间缺乏结缔组织基质支持时，必然发生融合，产生间隙和缺损。

（二）诱因

①饱餐，剧烈运动，重体力劳动：饱餐和剧烈运动可使肠内容物重力重新分布，部分肠管重量增加，肠袢内食物可发生重砸样作用及无规律强烈蠕动，疝入的肠管不能回纳而膨胀，由于气体套圈作用，将更多的肠袢吸入裂孔；②肠蠕动异常：肠蠕动异常强烈，可促使肠管滑入或突入肠系膜裂孔内而形成内疝，导致不全或完全性肠梗阻；③腹内压力增加：当腹内压力突然增加，可将较多的小肠挤入裂孔内，裂孔被动扩张后回缩，阻止疝入的小肠回复，发生箝闭。

在肠系膜先天发育不良基础上，存在以上诱因相互协同作用下，肠管更容易进入肠系膜裂孔内而形成内疝，导致不全或完全性肠梗阻。疝入肠系膜裂孔内的肠管可随肠蠕动而自行退出，或者发生肠管的反复疝入和退出。但肠系膜裂孔直径较小，或者短时间内疝入大量小肠、结肠，则形成肠嵌顿、坏死。

三、临床表现

临床症状与体征因所经肠系膜裂孔的大小以及疝入的肠管部位、多寡、是否发生完全性肠梗阻、是否发生绞窄等情况而各异。肠系膜裂孔较小，肠袢无法疝入，故终生无临床症状，仅在其他病因腹部手术时偶尔发现。当肠系膜裂孔较大，疝入的肠袢未发生嵌顿、绞窄时，临床症状多较轻，但由于肠袢的反复疝入和退出，对肠系膜或肠管产生牵拉刺激，部分患者可表现为间断的发作性腹痛，或慢性腹痛，疼痛部位多在上腹部或脐周，少数伴有呕吐和便秘。多数腹胀不明显，并缺乏肠型、肠蠕动及肠鸣音亢进等机械性肠梗阻的体征。肠系膜裂孔较小或疝入肠腔过多时，疝入的肠袢可发生绞窄，临床上有完全性肠梗阻的症状和体征，表现为突发性上腹部或脐周持续性绞痛，阵发性加剧，同时伴恶心、呕吐、停止排气排便、腹胀等绞窄性肠梗阻症状。随着病程的进展，短时间出现肠坏死、肠穿孔、急性弥漫性腹膜炎和中毒性休克等危重并发症。

发生在横结肠系膜裂孔的内疝，疝入网膜囊的小肠可经 Winslow 孔、肝胃韧带及胃结肠韧带的裂孔或薄弱区再返回大腹腔，因该肠段"行程"异常导致胃远端受压，患者可出现类似慢性溃疡病或幽门梗阻的症状。

四、辅助检查

（一）X 线检查

急性期肠梗阻的腹部透视平片表现，如肠腔内大量积气积液，"肠闭袢"影、团块致密影等。腹平片上即可见胀气的肠袢及多数气液平面。如立位腹平片表现为一位置固定的咖啡豆样积气影，应警惕有肠绞窄的存在。

（二）CT 扫描

行腹部 CT 检查尤其是增强 CT 检查，可显示腹内疝的部位肠管积液、积气，肠壁增厚，或者肠管呈团块影等。在肠梗阻诊断符合率方面以 CT 检查结果为最佳。

肠系膜疝 CT 特征：疝入的肠袢紧邻腹壁，无网膜脂肪覆盖；出现"鸟嘴征"肠梗阻征像、"漩涡征"／"缆绳征"。

（三）肠系膜动脉造影

腹内疝选择性肠系膜上动脉造影检查表现，可提示相关肠系膜血管通过疝环的异常走向和血液循环情况。

五、诊断

①有长期反复发作、原因不明、能自行缓解的慢性腹痛、腹胀病史；②有饱餐、剧烈运动诱因；③突然发作上腹部、脐部疼痛，阵发性加剧；④解痉、镇静治疗无效；⑤症状重于体征，症状与体征分离现象；⑥病情进展迅速，腹腔穿刺见洗肉水样液体；

⑦影像学检查可提供重要依据。具有以上几项特征的患者，应高度怀疑肠系膜裂孔疝；但确诊仍需急诊剖腹探查术或腹腔镜探查术，证实肠系膜裂孔及肠管疝入。

六、治疗

（一）内科支持治疗

禁食、禁水，胃肠减压；必要时给予解痉、镇静对症治疗；及时补充有效血容量，维持水与电解质及酸碱平衡；供给足够热量，酌情给予肠内、外营养；尽早应用抗生素防治感染；仔细观察病情，密切监测生命体征，积极做好手术前准备工作。

（二）外科手术治疗

1. 手术适应证

凡出现绞窄性肠梗阻、急性肠梗阻、肠扭转、肠穿孔、急性腹膜炎等症状，或经保守治疗病情加重者，均应立即行手术治疗。任何原因延误都将增加患者死亡率。

2. 手术方式

根据病情可选择行肠管复位、肠管切除吻合、肠系膜裂孔闭合术。对于形成内疝的患者，若未发现肠坏死，则将疝内容物还纳后封闭系膜裂孔；伴有肠管坏死的，需进行坏死肠段切除吻合术，封闭系膜裂孔；不能耐受手术者，可行肠切除肠造瘘手术，二期关闭瘘口。在缝闭疝环口时，注意勿伤及重要的血管。肠系膜裂孔大者须修补。

（张展志）

参 考 文 献

［1］ 谈定武. 横结肠系膜裂孔伴脾结肠韧带和胃结肠韧带缺如一例 [J]. 解剖学杂志, 2000, 23 (5): 450.

［2］ 高杰, 张波, 李胜. 先天性横结肠系膜缺损一例 [J]. 中华临床医师杂志 (电子版), 2011, 5 (19): 5842.

［3］ 李强, 吴晓云. 先天性巨大结肠系膜缺损致肠系膜裂孔疝1例报告 [J]. 医学信息, 2011, 24 (1): 162.

［4］ 黄剑波, 黄癸卯. 横结肠系膜裂孔疝一例 [J]. 影像诊断与介入放射学, 2005, 14 (3): 157.

［5］ 刘敏, 朱培菊, 谢娜. 横结肠系膜裂孔疝1例报告 [J]. 实用放射学杂志, 2004, 20 (1): 96.

［6］ 金大显, 储新年, 吴景华. 先天性回肠系膜缺损引起嵌顿内疝导致小肠广泛绞窄坏死1例 [J]. 解放军医学杂志, 1988, 13 (4): 255.

［7］ 陈军. 先天性小肠系膜缺损致肠系膜裂孔疝1例 [J]. 第三军医大学学报, 2009, 31 (8): 753-756.

［8］ 申庆民, 曾碧翔. 先天性小肠系膜缺损致部分小肠坏死1例 [J]. 中国现代医药杂志, 2004, 6 (5): 72.

［9］ 李春利. 先天性小肠系膜缺损致腹内疝肠坏死1例报告 [J]. 吉林医学, 2006, 27 (3): 252.

［10］ 熊正定. 腹内疝CT诊断的探讨 [J]. 实用医技杂志, 2016, 23 (11) : 1203-1205.

［11］ 张铁, 韩丽萍, 薄文伟, 等. 腹内疝CT诊断的探讨 [J]. 中国CT和MRI杂志, 2015, 13 (5): 100-102,

106.

[12]　郭磊. 先天性肠系膜裂孔疝的诊断与治疗 [J]. 医药论坛杂志, 2011, 32 (2): 147-148.

[13]　李江琳, 段文飞, 石明亮, 等. 成人先天性肠系膜裂孔疝的诊断与治疗 [J]. 中华消化外科杂志, 2017, 16 (9): 945-948.

第三节　系 膜 胆 囊

一、概述

系膜胆囊（floating gallbladder），又称漂浮胆囊、浮动胆囊，是指胆囊和胆囊管几乎全被腹膜包裹而形成胆囊系膜，胆囊以系膜与肝相连故称为系膜胆囊。也就是说，胆囊体部有较长系膜将胆囊悬吊于肝下。患者常常无或者仅有部分胆囊床，胆囊处于悬垂状态，活动度较大，易发生自发性扭转。系膜胆囊属于游动胆囊的一种类型。

系膜胆囊的发生率约为4%～5%，此先天异常可终生无症状，也可并发系膜扭转、结石、感染而发病。胆囊扭转多见于60～80岁。女性多见，男、女比例为1∶3。偶见少儿胆囊扭转的报告。由于并发完全型胆囊扭转患者病情进展迅速，发生胆囊坏死、穿孔，可危及患者生命，因此临床医师应提高警惕性，对于高度怀疑本病者，应及时手术探查。早期诊断，尽快手术治疗是系膜胆囊扭转唯一的治疗手段。

系膜胆囊并发急性胆囊扭转则可出现外科急腹症表现，因其发病率低，又缺乏特异性临床症状，手术前确定诊断困难，误诊率高，病情凶险。故本节将重点叙述系膜胆囊扭转。

二、病因

（一）胆囊先天异常

正常胆囊位于肝的脏面右纵沟前部的胆囊窝内，借疏松的结缔组织附着于肝脏，上面借含有较多血管的疏松结缔组织包裹与肝连结，下面和两侧由肝脏面的腹膜延续覆盖，只有胆囊底部部分游离，活动性小，不易发生胆囊扭转。

由于先天发育异常，胆囊完全被腹膜包裹，在胆囊和肝脏下面胆囊窝之间形成一条狭窄的系膜相连接，使得胆囊在肝脏下面固定不良，导致胆囊自然下垂，悬浮于腹腔内，而呈游离胆囊（图24-3-1）。由于其移动性较大，从而易于发生旋转。此外，系膜胆囊由于其重力，使得胆囊体和底部大量胆汁排泄不畅，胆汁在胆囊贮存，胆囊充盈，进一步加重其下垂或移动，也是促进胆囊扭转的一个因素。

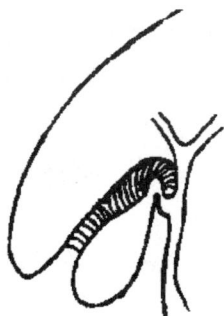

图24-3-1　系膜胆囊

系膜胆囊伴结石性胆囊炎，结石嵌顿致胆囊肿大、重力增加或突然变动体位，也可诱发胆囊扭转。

事实上系膜胆囊不一定形成病态。只有少数病例，在某些诱因共同作用下才发生扭转。

（二）诱因

1. 动力因素

当进行重度体力劳动、骤然体位变化、剧烈运动的同时浮动胆囊也随之迅速移动，可促使胆囊旋转，导致扭转。

2. 胃肠道运动因素

餐后胃十二指肠蠕动亢进可引起胆囊顺时针扭转；横结肠剧烈蠕动则可导致胆囊逆时针扭转。由于系膜胆囊处在腹腔内的活动度较大，一旦周围器官由于某种病变或腹肌收缩腹内压增高而引起强烈胃肠蠕动，产生对胆囊外部推动力，诱发胆囊发生扭转。

3. 年龄因素

老年人尤其是体形瘦长的患者，或伴驼背女性，腹内脂肪减少，组织萎缩、弹性降低，内脏下垂，胆囊下垂，使得原有的系膜胆囊的系膜更加变长，增加了胆囊扭转机会。

三、病理生理

胆囊扭转（gallbladder volvulus）是指胆囊围绕胆囊管和胆囊动脉发生旋转。胆囊扭转依据其扭转程度分为两型：①不完全扭转型，通常指扭转小于180°，仅胆汁流出受阻，胆囊积液，充血水肿。一般无血运障碍，无绞窄坏死改变，偶尔可自行复位；②完全扭转型，常为扭转360°，偶见扭转720°，胆囊管和血管闭塞，胆汁及血流受阻，造成胆囊积液、缺血、坏死和穿孔，可导致胆汁性腹膜炎、感染中毒性休克。

胆囊可顺时针扭转，也可逆时针扭转。完全扭转型的胆囊，多呈紫黑色，充血肿胀，坏疽，被覆脓苔，腹腔有脓性及淡红色血性腹水，可发生穿孔。行胆囊复位后胆囊体部有较长系膜将胆囊悬吊于肝下，呈漂浮状态，甚至仅胆囊管有系膜，胆囊多呈下垂游离状，手术所见胆囊多明显肿大、张力高，胆囊壁厚，呈暗红色，胆囊系膜较长并发生360°～720°的扭转。腹腔内可见血性液体，术后切开胆囊，见胆囊壁明显厚，呈瘀血坏死改变，胆囊内为血性胆汁。

四、临床表现

（一）并发不完全型胆囊扭转

患者病情发展缓慢，症状轻，类似慢性或急性胆囊炎。偶见自然复位者。

（二）并发完全型胆囊扭转

急性胆囊扭转（acute torsion of gallbladder）完全型，常出现突发性右上腹、剑下剧烈疼痛或绞痛，向右肩背部放射，伴频繁恶心、呕吐，可伴畏寒发热。罕见黄疸。查体右上腹压痛、反跳痛阳性，腹肌紧张，Murphy 征阳性，多数在右上腹可扪及有一定活动度的包块。一旦疼痛减轻，出现全腹部压痛、反跳痛及弥漫性腹膜炎征，常提示胆囊坏死、穿孔。

（三）并发腹内疝

偶有胆囊系膜较长时，胆囊游离度大，可以活动到远离肝脏，到腹部其他部位，甚至突入小网膜囊形成内疝者。

五、辅助检查

（一）超声检查

声像图表现为：胆囊肿大，胆囊壁水肿呈双边征，胆囊内积液明显，腹腔内可见不等量积液，或呈急性炎症性改变；胆囊下垂，离开胆囊窝游离于肝下呈移位漂浮征，胆囊颈锥形低回声结构中含有多条杂乱纤细光带，并提示这些是胆囊扭转的特异性声像图表现。胆囊颈部可见螺旋状强光带反射，并与胆囊壁相连而与胆总管不相通，后方无声影者，这可能是游离胆囊扭转的声像图表现。

芮少文等报告一胆囊扭转病例，B 型超声显示，整个胆囊呈一"8"字形"葫芦状"，远端壁厚，囊腔明显变小，而近端壁相对较薄，有明显饱满感，其"8"字交叉部位为高回声光带，可见凹痕，变动体位仍未见胆囊远近端相通及"8"字交叉部改变。

（二）CT 检查

CT 检查发现胆囊肿大积液，或者胆囊呈双腔表现，呈一环形高密度影，是扭曲水肿胆囊管显影，增强 CT 可见非强化胆囊壁。此外，与肝脏解剖关系变异或与肝脏有"分离"表现。尤其是扭转的系膜可呈漩涡状改变，应考虑胆囊扭转可能。

（三）MRCP

可见有胆总管扭曲的肿大胆囊，而找不到胆囊管结构。

（四）静脉胆道造影

静脉胆道造影显示胆囊管扭转及"鸟嘴"样阻断，胆囊不显影。

六、诊断及鉴别诊断

（一）诊断

①老年女性，体型瘦长、驼背；②发病前有突然体位变化或饱餐史；③骤然发作右上腹剧烈疼痛，向右肩、右背部放射，通常不伴黄疸；右上腹触及可活动、压痛性包块；④B型超声检查显示，胆囊肿大，胆囊下垂，游离于肝下呈移位漂浮征；胆囊颈锥形低回声结构中含有多条杂乱纤细光带；⑤具有以上临床表现，但无胆囊颈部结石嵌顿及非结石性胆囊炎患者，经内科积极抗炎、解痉治疗6~12h，症状无改善，或者进行性加重患者，应该疑有胆囊扭转；⑥在排除胃肠道穿孔、重症胰腺炎情况下高度怀疑胆囊扭转者，应及早剖腹探查，以明确诊断，挽救患者生命；⑦确诊系膜胆囊有赖于腹腔镜探查术或开腹探查手术。

（二）鉴别诊断

1. 急性阑尾炎

发病初期有中上腹或脐周疼痛，数小时后腹痛转移并固定于右下腹。疼痛常呈阵发性或持续性，性质为胀痛和钝痛，伴恶心呕吐、腹泻、发热。体检，麦氏点固定的压痛、反跳痛，结肠充气试验、腰大肌征及闭孔内肌征阳性。影像学检查可见增粗的阑尾及周边渗出，或伴有腔内粪石。

2. 急性胰腺炎

多有大量饮酒史，发病前有暴饮暴食史，或有胆囊炎、胆石症病史。主要症状为突发性中腹部、左上腹痛，疼痛向左肩、腰背部放射，为持续性进行性加重，伴恶心、呕吐、发热。若为出血坏死性胰腺炎，疼痛加剧呈刀割样，并迅速扩散至全腹，重度腹胀，伴黄疸，可见脐周或侧腹部皮下出血，前者称Cullen征，后者称Grey-Turner征。并可出现轻重不等的休克。血尿淀粉酶显著升高、血清脂肪酶升高。超声波及CT扫描可清楚显示胰腺肿大，边缘不规则，胰实质密度不均匀，周围有渗出现象。CT对于急性胰腺炎的诊断、鉴别诊断有重要价值。

3. 上消化道穿孔

患者有消化道溃疡病史。临床症状与胆囊扭转雷同，鉴别诊断困难。体格检查除急性腹膜炎特征外，肝浊音区缩小或消失。腹腔穿刺可抽出含胆汁或食物残渣的脓性液体，腹部X线立位平片显示膈下多有游离气体。多排螺旋CT对少量气腹诊断优于X线检查，对于胃肠道穿孔的定位、定性方面亦具有显著诊断价值。

七、治疗

（一）内科治疗

1. 对症治疗

禁食、禁水，持续胃肠减压，必要时可尝试使用山莨菪碱等解痉药物缓解疼痛。

2. 支持治疗

维持水、电解质与酸碱平衡；补充有效血容量，在给予足够的晶体液及适量的胶体液的同时，也要注意补充电解质。充分补足热量，尽早给予肠外营养支持治疗。

3. 抗生素治疗

尽早应用抗生素。胆汁中细菌大都来源于肠道，多为大肠埃希菌、肠球菌、克雷白杆菌、铜绿假单胞菌。常见两种细菌感染，或需氧菌、厌氧菌混合感染，故在使用抗生素时，应选用以抗革兰阴性菌为主，兼顾球菌和厌氧菌的药物；同时应考虑经胆汁排泄，在胆汁中浓度高、毒副作用低的抗生素。主要有广谱青霉素、喹诺酮类、第3代头孢菌素类、甲硝唑等。如甲硝唑＋头孢唑林，或甲硝唑＋舒氨唑林，亦可增加喹诺酮类药物。必要时应用亚胺培南。在经验药物治疗过程中要严密观察治疗反应。待药敏试验结果报告后，必要时再选择对致病菌敏感、有强大的杀菌力或抑菌力的高效抗生素。

4. 监护

内科治疗过程中要密切观察病情变化，及时采取合理的个体化治疗方案。监测生命体征，记录尿量、尿相对密度或中心静脉压，及时调整输液的种类、液体入量和输注速度。此外根据血生化检测的电解质和血气测得的结果，纠正水、电解质和酸碱平衡紊乱。

（二）外科治疗

1. 外科手术适应证

确诊急性胆囊扭转应立即手术治疗，以免发生感染中毒休克，危及患者生命。高度怀疑胆囊扭转患者，应尽快手术探查。非结石性胆囊炎经内科保守治疗无效，病情加重，不能用其他原因解释，病因无法明确者，可选择腹腔镜探查。

2. 手术方式

对胆囊扭转小于180°及症状较轻患者，是否保留胆囊，仅行单纯胆囊固定术，仍有争议，大多数学者建议应将胆囊切除，以绝后患。对胆囊完全扭转者，要先行胆囊复位，再行胆囊切除术。胆囊坏死时，则应先将胆囊胆汁、渗出液吸取干净，然后在胆囊颈部阻断血运，以减少毒素从血液循环吸收。

3. 术后处理

术后予以抗炎、补液和心电监护治疗，如有术后出血和术后胆漏的发生，需要及时发现和正确处理。

（张展志）

参 考 文 献

［1］ 刘建平, 夏东. 胆囊系膜扭转一例 [J]. 临床放射学杂志, 2000, 19 (3): 188.

［2］ KASHYAP S, MATHEW G, ABDUL W, et al. Gallbladder volvulus [M]. Stat Pearls Treasure Island (FL): Stat Pearls Publishing, 2022.

［3］ MIYAKURA Y, SADATOMO A, OHTA M, et al. Floating gallbladder strangulation caused by the lesser omentum: report of a case [J]. Surg Today, 2012, 42 (7): 693-696.

［4］ 吴建民, 朱继峰, 刘加升. 系膜胆囊急性扭转1例 [J]. 临床医学, 1987, 7 (2): 87-88.

［5］ 芮少文, 郝小平, 魏莹. 超声诊断胆囊扭转1例 [J]. 上海医学影像, 2005, 14 (4): 289.

［6］ 石景森, 孙学军, 郑见宝. 胆囊扭转 [J]. 中国医师进修杂志, 2008, 31 (5): 10-11.

［7］ 庄文, 吕汝琦, 梁怀远, 等. 急性胆囊扭转的诊断治疗 (附8例报告) [J]. 四川医学, 2002, 23 (3): 274-275.

［8］ 田祖秋. 无系膜游离胆囊全扭转坏死1例 [J]. 四川医学, 2009, 30 (10): 1651.

［9］ 汪超, 黄建钊, 程建华, 等. 胆囊管扭转并左位胆囊1例报道 [J]. 重庆医学, 2016, 45 (28): 4030-4031.

［10］ 周华玲. 胆囊扭转超声表现1例 [J]. 中国超声医学杂志, 2010, 26 (11): 1054.

［11］ 吴国良, 沈根海, 高泉根, 等. 腹腔镜胆囊切除术治疗胆囊扭转伴坏死一例 [J]. 2013, 25 (5): 434-435.

［12］ 朴鹤云, 刘钰檩, 傻光华. 腹腔镜下切除胆囊扭转伴坏死1例报告 [J]. 吉林医学 2015, 36 (16): 3719-3720.

第四节　脐肠系膜管发育异常

一、脐肠系膜管未闭

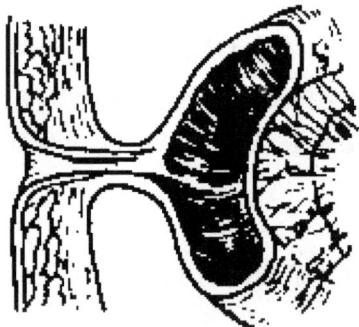

图24-4-1　脐肠系膜管未闭

（一）概述

脐肠系膜管未闭（patent omphalomesenteric duct）是胚胎发育过程形成的解剖异常（图24-4-1）。婴幼儿为高发人群。主要表现为脐部有液体流出及脐部慢性炎症。

（二）病因

正常卵黄管在出生后开始退化、吸收和消失。异常时可残留为回肠憩室、脐肠间索带、脐肠瘘或脐尿管瘘。卵黄管退化而未被吸收者，可在脐与肠管间残留一条"粘连带"而导致肠扭转。如果卵黄管中的脐肠系膜管未及时闭合，则可以发生脐肠瘘（omphalo enteric fistula）。

（三）临床表现

部分婴儿可在出生后早期出现脐部溢液，多数表现脐部反复出现的溢液，同时伴有粪臭味道，呈慢性炎症表现。脐肠系膜管未闭程度较轻者，溢液量及脐部炎症较轻，可一直延续至成年，部分可自愈，少部分到医院就诊后才发现并确诊脐肠瘘。

偶见脐肠系膜管未闭出现肠管脱出、梗阻、扭转、溃疡、出血及肠穿孔等严重并发症。肠梗阻可有痛、吐、胀、闭四大表现，查体可见脐部溢液合并局限性腹部痛性包块，多由于脐肠系膜管卡顿肠管所致。其余并发症均可见相应临床表现，重症者可危及生命，须提高警惕。

脐肠系膜管未闭并发脐肠系膜管息肉（umbilical omphalomesenteric duct polyp）的患者多为婴幼儿，临床表现均为出生后脐部便排出黏液性分泌物，无异味也无其他不适，可见脐部有一红色湿润息肉样物，溢液明显。或者为红色丘疹，表面湿润，自觉症状不明显，但轻微抠抓或摩擦皮损后易出血，随时间迁延皮损缓慢增至黄豆大，病程中皮损处无尿液或粪液渗出。

（四）辅助检查

经脐部的插管造影检查，可以观察到造影剂从脐部经脐肠系膜管流入肠道中，可以明确诊断脐肠系膜管未闭。腹部CT检查可以发现脐部的炎症性改变，也可以观察到肠管到脐的管道状结构存在。

（五）鉴别诊断

1. 脐炎

多因脐部清洁不佳和异物残存所致，经局部清洁和抗炎治疗后可有明显的好转，甚至可以治愈。

2. 脐疝

多发生在婴幼儿，多因哭闹造成腹部压力升高而引起，一岁以内随着身体和组织生长发育，部分可以自愈。行超声和CT等影像学检查，可发现肠管突出移位至脐部皮下。

（六）治疗

部分患者可以通过局部引流治疗达到脐肠系膜管闭合的目的，但大多数需要采取手术治疗才能痊愈。手术方式主要包括脐肠系膜管切除术和脐肠系膜管结扎术，脐肠系膜管切除术多需要联合切除部分肠管。

（张展志）

参 考 文 献

[1]　王茂华, 孙华友, 孙晓毅. 先天性肠管肠系膜发育异常与绞窄性肠梗阻临床分析 [J]. 重庆医学, 1994, 23 (6): 357.

[2]　DANIYAN M, MAI A, ABUR P P, et al. A completely patent omphalomesenteric duct causing recurrent intestinal obstruction in a Nigerian adult: a case report [J]. J West Afr Coll Surg, 2021, 11 (4): 38-40.

[3]　KONVOLINKA C W. Patent omphalomesenteric duct. Surgery [J]. 2002, 131 (6): 689-690.

[4]　林春瑞, 张遵俊, 伊本华. 脐肠系膜导管未闭并肠扭转一例 [J]. 腹部外科, 1994, 7 (4): 146.

[5]　陈明. 脐肠系膜管畸形1例诊治体会 [J]. 罕少疾病杂志, 2000, 7 (4): 48-49.

[6]　SQALLI HOUSSAINI N, TIZNITI S, ABOUABDILLAH Y, et al. 病例报道: 脐肠系膜管未闭 [J]. 世界核心医学期刊文摘 (儿科学分册), 2005, (3): 20-21.

二、脐肠系膜管畸形

（一）概述

脐肠系膜管畸形（umbilical mesenteric malformation）系胚胎卵黄囊残余所致。男女发病率为3∶1，它包括Meckel憩室（Michael's diverticulum）（图24-4-2）、脐囊肿（umbilical cyst）（图24-4-3）或回肠与脐孔间纤维带或瘘道等。

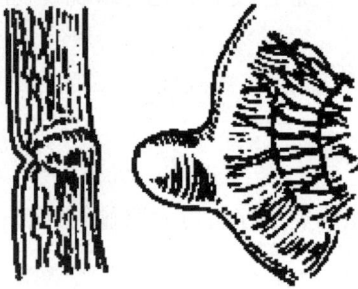

图 24-4-2　Meckel憩室

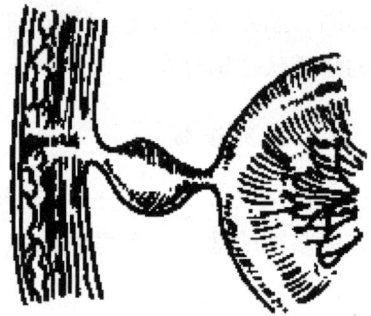

图 24-4-3　脐囊肿

最多见为Meckel憩室。Meckel憩室是末端回肠壁上的指状突出物，为卵黄肠管部分未闭所遗留下来的一种先天性畸形，Meckel于1809年首先对该病作了比较完整的描述，故称为Meckel憩室。本病通常无典型症状，偶尔表现为憩室炎，偶尔可于腹部急诊手术中发现，有时也以消化道穿孔或腹部包块为主要表现。

（二）病因

脐肠系膜管又称卵黄管（vitelline duct），是胚胎时期连接卵黄囊与原始中肠的管状结构，正常情况下在妊娠7~9周时胚胎卵黄管应完全闭塞，与消化道断离。若卵黄囊胚胎过程发育异常，有残留结构，则可出现不同类型卵黄管残留疾病。如脐肠系膜管息肉（为卵黄囊在脐端残留的肠黏膜，出生后脐带切断，在脐部可见残留肠黏膜增生呈息肉状）、脐窦、脐囊肿、Meckel憩室、脐肠瘘、脐肠束带等。

在胚胎早期，中肠与卵黄囊之间原有卵黄肠管相连接，于胚胎第5~6周，近脐端卵黄管先闭合，形成纤维条索后逐渐消失，中肠与脐完全分离。若卵黄管未完全闭合，与回肠相通，则形成回肠远端憩室，即Meckel憩室。

脐带囊肿是发生于脐带的囊肿，起源于脐尿管和卵黄管的残余部分。大多数的脐带囊肿为散发性，亦可出现在18-三体和其他的染色体畸变中。脐带囊肿也与非染色体异常相关。

脐带囊肿可分为真性囊肿和假性囊肿。真性囊肿囊壁有一层上皮细胞覆盖，常合并胃肠道及泌尿生殖道畸形，这可能与它们存在胚胎发育上的联系有关。假性囊肿无上皮覆盖，为局部水肿或局部蜕变形成的囊腔内黏液，较真性囊肿更为常见。

（三）临床表现

1. Meckel憩室

Meckel憩室无并发症时，无临床症状。当发生并发症时，可出现各种不同的临床表现。

（1）肠套叠

肠套叠是较为常见的并发症。由于憩室内翻，套入回肠腔内，牵连肠壁而形成。多发生于憩室短而较宽者。其次为肠扭转，以固定在脐部的纤维索带与腹壁或脏器相连，小肠穿过其间，发生绞窄，或被压迫引起血运障碍，发生肠坏死、肠穿孔、急性腹膜炎。肠套叠多发生于幼儿期以后，以阵发性腹痛（阵发性哭闹）、呕吐、果酱样血便为典型临床表现，查体：腹部仔细触诊多可触及套叠部位的腊肠样包块。

（2）肠梗阻

肠梗阻可由憩室炎引起粘连性肠梗阻；或者固定在脐部的纤维索带与腹壁或脏器相连，小肠穿过其间，发生绞窄；或被压迫引起血运障碍，形成绞窄性肠梗阻；憩室内的结石，憩室内异位胰腺组织阻塞等因素可导致低位肠梗阻。其特征性临床表现：①腹痛：位于脐周、下腹部，为阵发性绞痛；②腹胀：重度腹胀，全腹胀；③呕吐：出现晚而次数少，由于肠内容物的滞留、细菌的过度生长，分解肠内容物所致，并可吐出粪样物。以固定在脐部的纤维索带与腹壁或脏器相连，小肠穿过其间，发生绞窄，或被压迫引起血运障碍，或因憩室炎引起粘连性肠梗阻。此外，憩室内的结石也可引起肠梗阻，主要表现为突然发生剧烈腹绞痛，初限于脐周，有恶心、呕吐、脱水等现象，由于系低位肠梗阻，腹胀明显，右下或全下腹部可能有压痛。

（3）下消化道出血

于Meckel憩室内有迷走的胃黏膜、胰腺、十二指肠或结肠黏膜等异位组织，可分泌胃酸、胃蛋白酶导致憩室糜烂、溃疡、出血、穿孔。临床表现下腹部、脐周疼痛，腹胀、轻重不等的血便。下消化道大出血、憩室穿孔或者常以急腹症就诊。

（4）憩室炎

因憩室基底部狭窄，排出不畅或异物存留所致憩室炎性疾病。可出现脐周或右下腹痛、恶心、呕吐、发热、腹部压痛等症状。

2. 脐囊肿

脐囊肿（umbilical cyst）是脐系膜管囊性扩张造成的，为连接脐部隆起的囊状肿块。脐带囊肿婴儿常合并多发畸形。

（四）辅助检查

1. X线检查

Meckel憩室X线钡餐检查表现：肠道充盈时可见回肠肠管旁有圆形、边缘光滑、密度均匀的孤立囊状阴影，如见到黏膜皱裂自肠管通过颈部进入憩室即可诊断。

Meckel憩室并发肠梗阻：急性小肠梗阻发生4～6h后，腹部平片可显示多数气-液平面，及气胀扩张肠袢。扩张的肠袢在腹中部，呈"阶梯状"排列，腹部X线检查可以看到较多的液-气平面。

2. B型超声检查

B型超声在梗阻早期即可显示积液扩张的肠袢。超声不仅可判断梗阻有无，还可动态观察肠管扩张及功能状态，判断肠梗阻类型，是否存在血运障碍和腹腔渗液。

3. 腹部CT检查

Meckel憩室行腹部CT检查，小肠腔外可见气体残留或内容物及钙化。脐部检查时若见脐中央有瘘口，探针可插入其内，经导管注入造影剂后可见造影剂进入小肠。

并发肠梗阻时，急症CT整体观较佳，分辨率高，诊断准确率高。但无法床旁检查，难以短期复查。

4. ^{99m}Tc腹部放射性核素扫描

由于^{99m}锝对胃黏膜壁层细胞具有亲和力，能被摄取的特性。当憩室壁层含有胃黏膜伴有出血的病例，腹部扫描可显示有放射性浓集区。Meckel憩室行^{99m}Tc腹部放射性核素扫描是一种安全、有效、快速的诊断方法，尤其对无痛性便血者。此检查准确率可达70%～90%。

（五）鉴别诊断

1. 脐尿管未闭

临床表现为脐部间歇性排出尿液，患儿哭闹用力时加剧，久不清洗有尿臭味，在脐部无典型的息肉样凸出物。

2. 脐窦和卵黄管瘘

与脐肠系膜管发育异常的鉴别在于后者不能探得开口。

3. 草莓状血管瘤

常在出生时即有，或出生后短期内发生，表现为脐部单个鲜红色、高出皮面的柔软肿瘤，表面干燥，边界清楚。组织病理学上呈大量增生的实性条索状或团块状毛细血管，内皮细胞增生明显。

（六）治疗

Meckel憩室如果无任何临床表现，可继续观察；如果Meckel憩室有明显的临床症状，如急性发作的腹痛，不能排除急性阑尾炎者，可行手术探查；Meckel憩室引起的各种并发症，包括急性肠扭转、急性肠梗阻、下消化道大出血、憩室穿孔等，都必须急诊手术治疗，解除梗阻并切除憩室；若憩室病变侵及回肠，应连同回肠一并切除，并做回肠端端吻合术。

脐肠系膜管囊肿，如无任何临床表现，可以继续观察，如有疼痛不适或肿物较大，影响生后生活质量，可行囊肿切除术。

（张展志）

参 考 文 献

［1］ 赵声春. 脐肠系膜管发育异常3例临床与病理分析 [J]. 四川医学, 2001, 22 (2): 202-203.

［2］ 陈明. 脐肠系膜管畸形1例诊治体会 [J]. 罕少疾病杂志, 2000, 7 (4): 48-49.

［3］ 袁维堂, 李德旭, 吴长才. 成人Meckel憩室并发症的诊断和治疗 [J]. 中华普通外科杂志, 2004, 19 (2): 119.

［4］ 韩世锋. 16例Meckel憩室并发症诊断 [J]. 中国实用医药, 2007, 2 (14): 6.

［5］ 曲凤智, 曹成亮, 王刚, 等. 成人Meckel憩室致下消化道出血37例诊治分析 [J]. 中国实用外科杂志, 2017, 37 (10): 1176-1178.

［6］ 刘林. 成人Meckel憩室致肠梗阻9例分析 [J]. 中国误诊学杂志, 2008, 8 (14): 3504-3505.

［7］ KOTHA V K, KHANDELWAL A, SABOO S S, et al. Radiologist's perspective for the Meckel's diverticulum and its complications [J]. Br J Radiol, 2014, 87 (1037): 20130743.

［8］ HORKOFF M J, SMYTH N G, HUNTER J M. A large incarcerated Meckel's diverticulum in an inguinal hernia [J]. Int J Surg Case Rep, 2014, 5 (12): 899-901.

［9］ IWASAKI M, TAIRA K, KOBAYASHI H, et al. Umbilical cyst containing ectopic gastric mucosa originating from an omphalomesenteric duct remnant [J]. J Pediatr Surg, 2009, 44 (12): 2399-2401.

［10］ FUJIBE Y, MARIYA T, MIZUUCHI M. Umbilical cyst associated with patent urachus that spontaneously disappeared: a case report [J]. Prenat Diagn, 2021, 41 (3): 384-385.

三、脐部脐肠系膜管息肉

（一）概述

脐肠系膜管发育异常临床又称脐息肉、脐茸，通常是指脐部肠系膜导管残留而形成的脐部红色息肉样丘疹或结节，属于脐部发育异常的一种，其发生机理是在胚胎发育时脐肠系膜管未完全闭合或与空肠未失掉联系，肠黏膜在脐部残留形成的红色息肉样组织。由于此病临床少见，易引起误诊误治。

（二）病理

息肉显微镜检可见息肉表面为小肠黏膜被覆，中心为纤维结缔组织。在息肉样损害处或其附近可见从复层鳞状上皮细胞突然转变为胃、小肠或结肠型上皮细胞。有时可见肠壁的平滑肌成分，甚至胰腺组织，息肉样皮损可见肠上皮化生，并可见到毛细血管增生和弥漫性炎性细胞浸润。

（三）病因

脐肠系膜管是由胚胎及羊膜囊将卵黄囊挤开后长出的，它将于4～7周闭合。如部分或完全不闭合，则可产生脐部不正常症状。一般生时即见或发生于儿童，直径2～20cm，中央凹陷，可与下方窦道或囊肿沟通。

（四）临床表现

本病多见于男性婴幼儿。临床表现均为出生后脐部便排出黏液性分泌物，无异味也无其他不适，可见脐部有一红色湿润息肉样物，溢液明显。或者为红色丘疹，表面湿润，自觉症状不明显，但轻微抠抓或摩擦皮损后易出血，随时间迁延皮损缓慢增至黄豆大，病程中皮损处无尿液或粪液渗出。或为紫红色、硬固丘疹或结节，可有黏液、浆液、血性分泌物及少许粪便排出，排出物长期刺激周围皮肤可形成不易愈合的皮炎。

（五）辅助检查

经脐部的插管造影检查，可以观察到造影剂从脐部经脐肠系膜管流入肠道中，可以明确诊断脐肠系膜管未闭，亦可见息肉样充盈缺损。

腹部CT检查可以发现脐部的炎症性改变，也可以观察到肠管到脐的管道状结构存在以及局部存在的息肉样肿物。

（六）鉴别诊断

1. 脐尿管未闭

临床表现为脐部间歇性排出尿液，患儿哭闹用力时加剧，久不清洗有尿臭味，在脐部无典型的息肉样凸出物。

2．脐窦和卵黄管瘘

与脐肠系膜管发育异常的鉴别在于后者不能探得开口。

3．脐部肉芽肿

组织病理学上表现为在疏松水肿的胶原基质中有大量增生的毛细血管，而且用硝酸银烧灼后保持局部干燥清洁，常在2～3周内痊愈，而脐息肉经久不愈。

4．草莓状血管瘤

常在出生时即有或出生后短期内发生，表现为单个鲜红色、高出皮面的柔软肿瘤，表面干燥，边界清楚。组织病理学上呈大量增生的实性条索状或团块状毛细血管，内皮细胞增生明显。

（七）治疗

正确的诊断有助于脐息肉的治疗。二氧化碳激光、高频电刀、冷冻、电凝、电离子等方法治疗，可以临床治愈。若无效，单纯切除息肉，局部缝合即可。单纯切除息肉，或息肉与脐肠系膜管联合切除。本病属于良性疾病，在治疗后对脐部进行细致护理，防止感染，预后一般较好。

（张展志）

参 考 文 献

［1］ 赵声春. 脐肠系膜管发育异常3例临床与病理分析 [J]. 四川医学, 2001, 22 (2): 202-203.

［2］ 杨玲, 何威, 黎智, 等.脐肠系膜管残留致脐息肉 [J]. 临床皮肤科杂志, 2008, 37 (11): 719-720.

［3］ 毛太生, 毛宁, 韩金芝, 等. 脐部肠系膜导管息肉一例及文献复习 [J]. 实用皮肤病学杂志, 2014, 7 (1): 72-73.

［4］ 王溪涛, 孙英钢, 刘翠杰. 脐肠系膜管息肉1例 [J]. 临床皮肤科杂志, 2010, 39 (12): 803.

［5］ 李雷, 何艳梅, 寥欣, 等. 脐带脐肠系膜管残留伴良好小肠分化1例 [J]. 四川医学, 2014, 35 (7): 924.

［6］ 陈明. 脐肠系膜管畸形1例诊治体会 [J]. 罕少疾病杂志, 2000, (4): 48-49.

［7］ 温兰义, 刘桂珍, 贺平泽. 脐部脐肠系膜管息肉二例 [J]. 中国皮肤性病学杂志, 1992, 6 (2): 132-133.

［8］ 坚哲, 王雷, 李凯, 等. 脐部肠系膜导管息肉 [J]. 临床皮肤科杂志, 2012, 41 (4): 197-198.

［9］ 戴艳. CO_2激光治疗脐部肠系膜导管息肉10例 [J]. 中国激光医学杂志, 2011, 20 (2): 125.

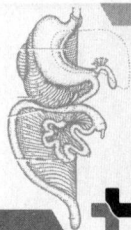

第二十五章
肠系膜炎性疾病

第一节　急慢性非特异性肠系膜淋巴结炎
（包含 Brennemann 综合征）

一、概念

急性非特异性肠系膜淋巴结炎（acute nonspecific mesenteric lymphadenitis）是一种影响肠系膜淋巴结的自限性疾病，典型症状为发热、急性腹痛、呕吐，有时伴腹泻或便秘，好发于冬春季节，多继发于上呼吸道感染、肠道感染，好发于回、结肠区域，多见于儿童、青少年。该病1921年最早由Brennemann首先报道，因此也称Brennemann综合征。

二、病因与发病机制

（一）病因

本病病因未完全明确，多继发或并发于上呼吸道感染或肠道感染，病因多为病毒感染，常见的病毒有埃可病毒、柯萨奇病毒；少数病例由细菌感染引起，细菌以溶血性链球菌多见，金黄色葡萄球菌次之，沙门菌引起的胃肠炎也可导致本病；另外文献报道肺炎支原体、血吸虫及阿米巴原虫导致该疾病。

（二）发病机制

肠系膜淋巴结沿肠系膜动脉及其动脉弓分布，数量丰富，回肠末端和回盲部尤著，收集沿肠系膜血管及分支分布的淋巴管的淋巴液。一方面，发生上呼吸道感染后，病毒、细菌毒素及其降解产物可沿血循环到达该区域的淋巴结；另一方面，由于回盲瓣的机械作用，胃肠道感染后肠内细菌及病毒产物在回肠末端及回盲部停留时间过长，易在该处吸收进入回盲部淋巴结。小儿肠壁血管丰富，肌层薄弱，神经调节功能不稳定，且小儿淋巴系统发育旺盛，对病原的免疫应答反应敏感，使淋巴结迅速增大，引起此处的肠系膜充血、肿大引起炎症，又因此处于腹部右下位置，故主要表现为急性右下腹痛。

三、临床表现

（一）临床症状

急性非特异性肠系膜淋巴结炎通常发生儿童或青少年，男童稍多于女童，秋冬季节多发，常在急性上呼吸道感染病程中并发，或继发于肠道炎症之后，其临床表现主要有：（1）发热，体温波动在38.0℃～38.5℃；（2）间歇性阵发性腹痛，部分呈持续性，多以右下腹为著，疼痛的程度多不剧烈，可从不适到严重绞痛；可伴有恶心、呕吐、腹泻、食欲不振等消化系统症状。

（二）体征

体检可见面色潮红，咽部充血、红肿，扁桃体不同程度肿大，部分患者可触及颈部淋巴结肿大；腹部压痛明显，一般较广泛，常无固定压痛点，多位于脐周及右下腹，其压痛程度明显低于阑尾炎，较少出现腹肌紧张及反跳痛；部分患者腹部可触及肿大淋巴结。

四、辅助检查

（一）实验室检查

本病无特异性实验室指标，大部分患者血常规可见白细胞升高，中性粒细胞、淋巴细胞升高，CRP、血沉等炎症指标轻度升高。部分患者可见相应病原体血清抗体阳性。

（二）影像学检查

目前国内外对于本病的影像学诊断无统一公认的标准。因无创、无电离辐射等优点，多普勒超声是诊断该病的首选检查，常提示有多发、肿大及低回声的肠系膜淋巴结，国外有学者提出在同一区域肠系膜上有3个及以上淋巴结增大，其中至少一个淋巴结短轴≥5mm或8mm即可诊断肠系膜淋巴结炎；另外，下腹无增厚的盲管结构也提示肠系膜淋巴结炎的诊断。

五、诊断与鉴别诊断

（一）诊断

本病的诊断主要依赖病史、临床表现及多普勒超声检查。本病有以下特点：①大多数在上呼吸道感染或肠道感染中并发，临床有发热、腹痛和呕吐等表现；②以右下腹阵发性或痉挛性疼痛常见，多无反跳痛和肌紧张；③腹部B超提示右下腹小肠肠系膜或腹侧腰大肌群≥3个淋巴结肿大，并且至少一个肿大的淋巴结直径≥5mm 或≥8mm；④除外其他引起腹痛、发热的疾病。

（二）鉴别诊断

急性非特异性肠系膜淋巴结炎是常见的小儿腹痛病因之一，易延误诊治，故应与以下腹部疾病进行鉴别：

1. 急性阑尾炎

急性阑尾炎典型表现为转移性右下腹痛，右下腹有固定压痛点，常有腹肌紧张和反跳痛，多伴有发热，易与非特异性肠系膜淋巴结炎误诊，但该病压痛点较麦氏点偏内上方，且压痛点不固定，一般无腹膜炎症状；若术前误诊，术中可发现阑尾无明显病变，而肠系膜有典型肿大、充血的淋巴结；腹部超声亦可为两者的诊断提供依据，急性阑尾炎时超声提示右下腹肿大阑尾呈低回声厚壁管状结构，状如手指，横切面显示阑尾从内向外呈弱 - 强 - 弱 - 强 4 层结构，易与呈"蚕豆"状或"算珠"状低回声的肿大淋巴结区别，但有时急性阑尾炎时可合并肠系膜淋巴结肿大。

2. 原发性肠套叠

肠套叠好发于婴幼儿，典型症状为腹部阵发性绞痛，红果酱样血便和腹部肿块，超声特点为横断面图像显示为同心圆征，其中心的边缘轮廓多不规则，纵断面上呈"套筒"征或"假肾"征，结合患者症状、体征和影像学检查可与急性非特异性肠系膜淋巴结炎鉴别。

3. 淋巴瘤

淋巴瘤是起源于淋巴结和淋巴组织，是免疫系统的恶性肿瘤，主要临床表现为淋巴结无痛性肿大，可伴有低热、盗汗、消瘦等症状，肿大淋巴结的超声特点为形态饱满，回声明显减低，并可融合成块，单个淋巴结的髓质呈偏心状，内部血流信号杂乱无章，与炎性肿大淋巴结的"树枝状"分布的血流信号相鉴别；淋巴结活检、骨髓穿刺可确定诊断。

4. 肠系膜淋巴结结核

好发于儿童、青少年，可有肠结核或肺结核原发灶。常表现为腹部持续性钝痛，病程较长，多伴有低热、盗汗、乏力，可有腹泻或腹泻与便秘交替。腹部可触及多发小肿块，腹部压痛明显，多有腹膜刺激征。当肿大淋巴结出现干酪坏死和钙化时，超声表现为肿大淋巴结内强回声光斑和不规则的液性回声，不难与急性非特异性肠系膜淋巴结炎鉴别。

六、治疗及预后

（一）治疗

急性非特异性肠系膜淋巴结炎的诊治首要目标是快速识别需要手术干预的急腹症患

儿，如急性阑尾炎、肠套叠等，并推荐到适宜的专科进一步处理。该病为自限性疾病，确定诊断后，一般采取内科保守治疗，根据原发病选择合适的抗生素或抗病毒治疗，抗生素一般选取广谱抗生素，并予非甾体类抗炎药予退热、止痛及补液等对症支持治疗，有研究建议加用肠道益生菌治疗，祖国传统医疗也有较好的效果。若经上述治疗，病情仍渐趋加重，出现急性腹膜炎体征，则应果断行剖腹探查手术，以免贻误病情。是否取肿大的淋巴结进行病理检查，目前无一致意见，多数学者认为淋巴结活检的诊断意义不大，而且常可致肠粘连，故应持慎重态度。

（二）预后

该病预后良好，一般经过1～2d的治疗，腹痛可明显减轻，2～3周内消失。该病在儿童期易反复发生，应向家长充分说明，避免不必要的焦虑及反复就诊。

（刘揆亮）

参 考 文 献

［1］ 倪鑫, 申昆玲, 沈颖. 诸福棠实用儿科学 [M]. 北京: 人民卫生出版社, 2015: 1465.

［2］ 潘建伟. 小儿急性非特异性肠系膜淋巴结炎的诊治 [J]. 科技视界, 2018, 24: 181-2.

［3］ 张思瑶, 张乐, 周建平. 急性肠系膜淋巴结炎的诊断和治疗 [J]. 中国实用乡村医生杂志, 2007, 14 (8): 44.

［4］ 门光明, 李剑戈, 王景蕾. 彩色多普勒在非特异性肠系膜淋巴结炎诊断中的应用 [J]. 山东医药, 2006, 46 (5): 43.

［5］ 武国良, 李建华, 张华超, 等. 高频超声对小儿急性肠系膜淋巴结炎的研究 [J]. 医药产业资讯, 2006, 3 (20): 142-143.

［6］ KARMAZYN B, WERNER E A, REJAIE B, et al. Mesenteric lymph nodes in children: what is normal? [J]. Pediatri Radiol, 2005, 35 (8): 774-777.

［7］ SIVIT C J, NEWMAN K D, CHANDRA R S. Visualization of enlarged mesenteric lymph nodes at US examination. clinical significance [J]. Pediatr Radiol, 1993, 23 (6): 471-475.

［8］ VAYNER N, CORET A, POLLIACK G, et al. Mesenteric lymphadenopathy in children examined by US for chronic and/or recurrent abdominal pain [J]. Pediatr Radiol, 2003, 33 (12): 864-867.

［9］ 张原原, 常亚丽, 付慧敏. 中西医结合治疗小儿肠系膜淋巴结炎疗效观察 [J]. 实用中医药杂志, 2022, 38 (5): 797-798.

［10］ BENETTI C, CONFICCONI E, HAMITAGA F, et al. Course of acute nonspecific mesenteric lymphadenitis: single-center experience [J]. Eur J Pediatr, 2018, 177 (2): 243-246.

第二节　肠系膜化脓性淋巴结炎及脓肿

化脓性肠系膜淋巴结炎（suppurative lymphadenitis of mesentery）是指肠系膜淋巴结细菌感染后出现以中性粒细胞大量渗出并伴有不同程度的组织坏死和脓液形成为特征的一种化脓性炎症（suppurative inflammation）。而淋巴结炎症进一步发展，组织发生坏死、溶解，形成充满脓液的腔，即脓腔，就形成肠系膜淋巴结脓肿（mesenteric lymph node abscess）。两种疾病发病率均低，属少见病。可发生在儿童、老人、免疫力低下者。临床表现及影像学检查缺乏特异性，易与急性阑尾炎、肠系膜囊肿感染和肠系膜肿瘤等疾病相混淆。

一、病因及发病机制

（一）病因

1. 解剖因素

肠系膜由壁层与脏层腹膜组成，包括小肠系膜、横结肠系膜、乙状结肠系膜、阑尾系膜等。小肠系膜是连接空肠、回肠与后腹壁的腹膜，呈扇形，附着在腹后壁的部分称为系膜根部，系膜的小肠缘长约6～7m，内有肠系膜上动脉、静脉及其分支、乳糜管、神经丛及淋巴结等。肠系膜有丰富的淋巴分布，以回盲部为著，其淋巴管源于肠黏膜毛细血管丛以及小肠绒毛中与肠系膜静脉并行的中心乳糜管，引流到肠系膜根部淋巴结或主动脉旁淋巴结，然后经乳糜池、胸导管而进入血循环。

2. 生理因素

小儿肠系膜淋巴结沿肠系膜动脉及其动脉弓分布，十分丰富，回肠末端和回盲部尤著，食糜常因回盲瓣的关闭作用在回肠末端停留的时间较长，这虽有利于消化和吸收，但是也增加了肠道病原体及其产物的吸收量和肠系膜淋巴结感染的机会，胃肠道内细菌及病毒分解代谢产物滞留于回肠末端容易在该处被吸收进入回盲部淋巴，从而引起肠系膜淋巴结炎。

3. 易感人群

小儿的机体处于生长发育过程中，发育尚不完善，淋巴系统的发育同样尚未成熟，屏障作用较差；同时小儿机体的免疫系统活跃，免疫功能旺盛，对各种刺激因子的反应比成人更迅速，也更显著。因而当感染时，细菌、毒素等进入局部淋巴结，参与机体免疫反应，同时局部淋巴结肿大，故儿童是肠系膜淋巴结炎的好发人群。

此外，老年人、接受免疫抑制剂治疗者、HIV患者、接受化疗的肿瘤患者、糖尿病、失代偿肝硬化、慢性胰腺炎等免疫力低下患者也是易感人群。

（二）感染的病原菌

1. 常见病原菌及寄生虫感染

临床资料已证实，肠系膜淋巴结炎的主要致病因素是Coxsackie B病毒及其毒素，病毒及其产物经血循环到达回肠系膜引起淋巴结的急性炎症。沿血循环到达该区淋巴结，引起肠系膜淋巴结炎。链球菌、金黄色葡萄球菌、大肠杆菌、拟杆菌、肠球菌也是引起本病的重要致病菌。这些化脓菌及其产物从原发病灶经血行或淋巴途径引起肠系膜淋巴结的急性感染，当病原菌繁殖或患者免疫力下降，则可引发化脓性肠系膜淋巴结炎、淋巴结脓肿。肠道内的细菌及寄生虫如沙门氏菌、梭状芽孢杆菌、血吸虫、阿米巴原虫等，可经肠壁直接侵入肠系膜淋巴结内，引起特殊性炎症，细菌侵及的淋巴结多表现为淋巴结内急性炎症反应、出血及坏死。若形成脓肿可出现腹膜炎症状，但临床上较少见。

2. 结核分支杆菌感染

肠系膜淋巴结结核（tuberculosis of mesentric lymph node）又称结核性肠系膜淋巴结炎（tuberculous mesenteric lymphadenitis）。它主要是由结核分枝杆菌感染所导致，可以为原发，也可以继发于身体其他部位的结核感染，结核分支杆菌（mycobacterium tuberculosis）多通过肠Peger淋巴管进入淋巴结，其中回盲部淋巴结为常见受侵犯部位。病变淋巴结表现为增大、融合呈团块，可形成干酪变或寒性脓肿。同一患者体内可存在肉芽肿性淋巴结炎、干酪样坏死、淋巴结脓肿、钙化等不同病理改变。

3. 耶尔森菌感染

耶尔森鼠疫杆菌（Yersinia pestis）可导致耶尔森菌肠炎（Yersinia enterocolitis），细菌进入肠道后通过肠毒素、细胞毒素及侵袭力致病。小肠结肠炎耶尔森菌首先黏附在回肠下端、盲肠及结肠黏膜，继而侵袭到固有层并引起炎症，形成浅表溃疡。细菌经溃疡通过肠壁直接进入肠系膜淋巴结，发生肠系膜淋巴结炎。此外，鼠疫耶尔森菌以及假结核耶尔森菌（Yersinia pseudo tuberculosis）进入肠道后也可沿回盲部淋巴管，局限在回盲部淋巴结和肠系膜淋巴结，形成化脓性淋巴结炎、淋巴结脓肿和肉芽肿病变，偶尔进入血流。

4. 腹腔内炎性感染蔓延

腹腔脏器炎症直接蔓延可以导致肠系膜淋巴结的化脓性病变，如急性阑尾炎时，感染可直接蔓延至右下腹的肠系膜淋巴结，最终形成脓肿。超声下包块内可见丰富的血流信号，内部见多个结节状低回声，借此与阑尾周围脓肿鉴别。

二、病理

（一）大体所见

可见肠系膜淋巴结多发肿大，充血呈深红色，质软而互相孤立，大小不等，多位于右下腹，其外形光滑、完整，皮髓质分界清。后期受累淋巴结可逐渐变硬，颜色逐渐变深，腹腔内可有少量炎性渗液。少数情况下淋巴结呈化脓性改变，伴脓肿形成，继发溃疡可导致感染性腹膜炎。

（二）镜下所见

淋巴结被膜水肿，白细胞浸润，淋巴窦内可见组织增生和白细胞纤维素渗出，病毒感染者肠系膜淋巴结表现为增生、水肿、充血，但培养结果常为阴性；细菌性感染淋巴结表现为内部急性炎症反应、出血、坏死。起病后白细胞可正常或轻度增高，以淋巴细胞增高为主，无全身中毒症状。淋巴结结核性脓肿累及的淋巴结多呈肿大，粘连成串，质韧，与周围组织多粘连。若形成干酪性坏死后或脓肿时可变软，并有波动，色暗红，淋巴结切面早期可见半透明的灰色斑点，干酪化时可变成脂黄色。淋巴结结核干酪样坏死后可液化形成寒性脓肿，脓液内含有大量的结核菌。脓液有时可潜行至其他部位形成脓肿。

化脓性淋巴结炎含大量渗出的中性粒细胞和脓细胞（变性坏死的中性粒细胞），还含有细菌、被溶解的坏死组织碎片和少量浆液。因渗出物中的纤维素已被中性粒细胞释出的蛋白水解酶所溶解，故脓液一般不凝固。脓肿早期，在病原菌侵袭的局部组织发生坏死和大量的中性粒细胞浸润，随后发生化脓，并形成脓腔。经历一段时间后，脓肿周围可出现肉芽组织增生，包围脓肿形成脓肿膜，脓肿膜具有吸收脓液、限制炎症扩散的作用。

淋巴结结核性脓肿的病理学特征与发生于其他器官的结核灶类似，同样可以渗出性或干酪样坏死为主，亦可为以形成结核结节为特征的增殖性病变。其主要类型可有以下几种：①干酪样结核性淋巴结炎：肿大淋巴结切面呈灰黄色。镜下，淋巴结组织几乎全部陷于干酪样坏死，仅在被膜下还有狭窄带状的淋巴结组织残留，在干酪样坏死物质的边缘，可有少数类上皮细胞和郎罕巨细胞的出现；②增殖性结核性淋巴结炎：以形成增殖性结核结节为主，呈慢性经过，淋巴结逐渐肿大，可达鸡蛋大或更大。镜下可见近圆形的和由于互相融合成为不规则形的增殖性结核结节。类上皮细胞为其主要的构成成分，有的可完全由类上皮细胞构成（类上皮细胞性结核结节），但通常都伴有或多或少的郎罕多核巨细胞，结节中央区域常可发现少量或微量的干酪样坏死物质。陈旧性结节的周边区出现胶原纤维化，有时甚至整个结节可转化为伴随着玻璃样变的瘢痕组织；③混合性结核性淋巴结炎：此型病灶周围常出现一定厚度的结核性肉芽组织，其中甚至可夹杂着结核结节。类上皮细胞增生性反应较干酪样型淋巴结炎时远为显著；④无反应性结核：见于结核病早期，镜下仅见上皮样细胞较少的小肉芽肿，无巨细胞反应或坏死。此病理类型少见。

三、临床表现

（一）症状

化脓性肠系膜淋巴结炎：发病急剧，突然发生腹痛，疼痛位于脐周或右下腹，呈持续性腹痛伴阵发性加重。常伴发热、腹胀、腹泻。可并发肠麻痹，出现腹胀、恶心、呕吐、停止排便排气等不同程度麻痹性肠梗阻症状。肠系膜淋巴结化脓形成肠系膜淋巴结脓肿，则全身症状严重，寒战高热，腹疼加重，一旦脓肿破溃，引起化脓性腹膜炎，则腹痛和腹胀加剧，全身中毒症状明显，甚至出现脓毒血症、感染性休克。

肠系膜淋巴结结核：慢性肠系膜淋巴结结核患者症状隐匿，常表现为脐周或右下腹部隐痛，腹胀、恶心、呕吐、腹泻、大便习惯改变等表现；可伴长期午后低热、盗汗、食欲减退、消瘦、乏力等结核中毒症状。亦可出现腹部包块。肠系膜淋巴结结核性脓肿（tuberculous abscess of mesenteric lymph nodes）则病情加剧，腹痛加重，呈持续性剧痛；可伴中度发热或高热。腹部触诊病灶局部腹肌紧张，压痛、反跳痛阳性。一旦脓肿破裂可导致结核性腹膜炎。

淋巴结脓肿及肿大的淋巴结可压迫腹腔内相邻器官产生相应的症状，如：压迫门静脉可致回流受阻，产生腹水及腹壁静脉曲张；压迫下腔静脉引起下肢水肿；压迫幽门致幽门梗阻；压迫肠道致不完全性肠梗阻。成人可缺乏临床症状，仅表现为脐周触及腹块，剖腹探查时发现。

（二）体征

腹部平坦或局限性隆起，右下腹或脐周有较明显压痛或全腹部压痛及反跳痛，可扪及肿大的淋巴结，无移动性浊音或偶有移动性浊音。肠鸣音减弱或消失。

肠系膜淋巴结结核的患者在脐周或左上腹、右下腹可触及肿大的淋巴结，有压痛，常疑为急性阑尾炎而施行手术。有时可触及团状的肿大淋巴结，一般比较固定，多不易推动。

四、辅助检查

（一）实验室检查

血常规示白细胞计数及中性粒细胞升高。肠系膜淋巴结结核者，行结核分枝杆菌感染 T 淋巴细胞斑点试验（T-SPOT.TB）检测，以判断目前该受试者是否感染结核杆菌（现症感染），可作为早期诊断及治疗的依据。

（二）影像学检查

1. B 型超声检查

高频彩色多普勒超声为首选检查，通常表现为：淋巴结形态较规则，呈圆形或椭圆形，边界清晰，有较完整的包膜，内部呈较均匀的无回声或有少许絮状中低回声，后方回声可增强，内部未及明显血流信号，周边可有少许点状或短棒状血流信号。

2. CT 检查

CT 的应用不仅提高了肠系膜淋巴结的检出率，而且 CT 可以分辨出正常淋巴结的皮髓质，以及淋巴结周围的血管、肠管等结构。但CT的局限性在于其辐射性，不能反复检查，因此儿童使用较少。肠系膜淋巴结结核或脓肿的CT表现具有特征性，在成人多为典型环形强化，若淋巴结融合为团块状，则表现为多房样、蜂窝状增强。

五、诊断及鉴别诊断

（一）诊断

对于年龄小于14岁的儿童，老年人、接受免疫抑制剂治疗者、HIV患者；发病前有或无明显咽喉部疼痛；突然发生脐周或右下腹的疼痛，表现为持续伴阵发性加重；可伴发热、腹胀、恶心、呕吐、腹泻等症状。通过超声检查发现肿大的肠系膜淋巴结表现为化脓性征象，要高度怀疑本病。排除其他腹部常见病，如急性阑尾炎、肠套叠以及淋巴瘤等病后方可诊断本病。

有进食未消毒的牛奶史、结核接触史或者结核病史以及发热、盗汗、食欲不振、消瘦等结核中毒症状，结核菌素试验强阳性或其他免疫学检查阳性可确诊肠系膜淋巴结结核。腹部X线平片可发现肠系膜有干酪样坏死钙化灶，在本病慢性演变及反复恶化过程中，对确诊有帮助。

（二）鉴别诊断

1. 急性阑尾炎

化脓性肠系膜淋巴结炎临床表现与急性阑尾炎极为相似，但前者发病率远低于后者，二者主要鉴别点在于：前者常在上呼吸道感染之后，先发热后腹痛，转移性腹痛不明显，腹痛往往不固定，白细胞计数升高不明显；后者多有转移性右下腹痛，呈持续性，恶心呕吐较为明显，右下腹压痛局限，常伴有腹肌紧张及反跳痛，白细胞数常明显升高。

2. 肠系膜囊肿并发感染

肠系膜囊肿可分为先天性囊肿和新生物类，前者包括肠源囊肿、结肠系膜浆液性囊肿和皮样囊肿等，后者包括囊性淋巴管瘤等。另外还有寄生虫性和外伤性囊肿。上述囊肿继发感染后，可出现腹部隐痛或胀痛。超声检查可区别囊性和实性病变。

3. 肠系膜淋巴瘤

淋巴瘤可引起身体任何部位的淋巴结病变，肠系膜淋巴结是常见受累部位。肠系膜淋巴瘤表现为肠系膜根部的淋巴结增大，并向肠系膜外周扩散。超声表现为淋巴结增大趋向圆形，纵横比<2，累及节段较长，可有融合、中心坏死或点状钙化。

4. 肠套叠

患者多在1岁以内，突然间歇性腹痛哭闹，不久出现呕吐，发病数小时左右可出现血便。查体右上腹可摸到香肠样包块，经空气或钡灌肠X线检查可见杯口状缺损影。

六、治疗

（一）非手术治疗

对确诊为本病者，应积极行抗感染治疗。有条件者应根据细菌类型选择高效抗生素。一般情况下常用抗生素包括半合成青霉素、三代头孢菌素或阿奇霉素。其他治疗包括输液，纠正水、电解质平衡紊乱及酸碱失衡；给予物理降温、营养支持等。

（二）手术治疗

若治疗后病情反而加重，甚至出现腹膜炎体征，则应尽早行剖腹探查，再依据病变性质、病情，进行适当手术治疗。

（田沛荣）

参 考 文 献

[1] CARR J A. Acute fulminant necrotizing mesenteric lymphadenitis causing bowel ischemia [J]. J Surg Case Rep, 2019. 2019 (11): 1-3.

[2] 张莉娜, 金玉. 儿童急性肠系膜淋巴结炎 [J]. 中国实用儿科杂志, 2014, (5): 384-388.

[3] CLARISSA A, FAUZE M, FERES M, et al. Crohn's disease versus Yersinia enterocolitica infection-case report-a difficult differential diagnosis [J]. J Coloproctol, 2018, 38 (4): 343-345.

[4] 刘贵麟. 小儿急性阑尾炎与肠系膜淋巴结炎 [J]. 中华小儿外科杂志, 2004, (4): 75.

[5] 胡亚飞. 彩超诊断急性阑尾炎合并急性化脓性肠系膜淋巴结炎1例 [J]. 中国超声医学杂志, 2006, (9): 703.

[6] 冯文斌, 郭艳. 回盲部肠系膜淋巴结结核并寒性脓肿破裂误诊为急性阑尾炎一例 [J]. 中华普通外科杂志, 2006, (11): 821.

[7] DEBA D, BHARATH C, NANILI G, et al. Isolated splenic cold abscesses in an immunocompetent individual [J]. Oman Med J, 2018, 33 (4): 163-166.

[8] 陈晓春, 李艳茹, 齐红梅. 肠系膜淋巴结炎误诊为急性阑尾炎的临床分析 [J]. 中国实用医药, 2019, (24): 41-43.

[9] 陈飞云, 张正伟, 喻登明. 回盲部淋巴结炎并脓肿形成误诊为急性阑尾炎1例分析 [J]. 中国误诊学杂志, 2011 (6): 1288.

[10] BRĂTUCU E, LAZAR A, MARINCAŞ M, et al. Aseptic mesenteric lymph node abscesses. in search of an answer. a new entity [J]. Chirurgia (Bucur), 2013, 108 (2): 152-160.

[11] WATANABE K, WATANABE N, JIN M, et al. Mesenteric lymph node abscess due to Yersinia enterocolitica: case report and review of the literature [J]. Clin J Gastroenterol, 2014, 7 (1): 41-47.

［12］贾成, 孙敏, 罗彩华, 等. MSCT对肠系膜非肿瘤性病变的诊断 [J]. 中国CT和MRI杂志, 2013 (5): 77-80.

［13］李萍, 王玉水, 赵亚娟. 中西医结合治疗小儿急性肠系膜淋巴结炎疗效观察 [J]. 中国中西医结合外科杂志, 2013 (3): 291-292.

［14］冯卫, 王丽华. 肠系膜淋巴结炎34例超声诊断分析 [J]. 中国实用儿科杂志, 2006 (5): 400.

［15］李士星, 姜爽爽. 超声检查小儿肠系膜淋巴结肿大的临床意义 [J]. 中国实用儿科杂志, 2014 (5): 357-360.

［16］白玉作. 从外科角度谈儿童肠系膜淋巴结肿大的诊治经验 [J]. 中国实用儿科杂志, 2014 (5): 361-362.

［17］杨平. 超声在小儿肠系膜淋巴结炎和急性阑尾炎鉴别中的应用77例分析 [J]. 中国误诊学杂志, 2011 (13): 3196-3197.

［18］刘莉, 李做, 刘都礼, 等. 假结核耶尔森菌肠系膜淋巴结炎 (附1例报告并文献复习) [J]. 华西医学, 2007 (3): 542-543.

［19］朱景德, 方基兴. 肠系膜淋巴结结核28例诊治分析 [J]. 中华普通外科杂志, 1994 (5): 296-297.

［20］许崇永, 赵雅萍, 黄磊, 等. 肠系膜淋巴结结核的CT诊断 [J]. 中国临床医学影像杂志, 2005 16 (2): 113-114.

第三节　肠系膜淋巴结结核

肠系膜淋巴结结核多见于儿童, 是由结核分枝杆菌侵犯肠系膜淋巴结引起的广泛肠系膜淋巴结肿大和干酪样坏死。多与肠结核、结核性腹膜炎同时存在, 单独存在者少见。

一、肠系膜淋巴结结核分型

(一) 原发性肠系膜淋巴结结核

比较少见, 它是腹腔原发综合征的一部分。多由饮用受结核分枝杆菌污染的牛奶或乳制品引起。在小肠发生原发灶, 结核分枝杆菌进入局部引流的肠系膜淋巴结发生干酪样坏死, 形成了腹腔原发综合征。肠内原发灶很快治愈, 而淋巴结内结核病变却继续进展, 肠系膜根部的淋巴结肿大甚至可导致肠梗阻。当淋巴结发生干酪坏死破入腹腔, 则引起腹膜炎, 常因急诊手术方能确诊。

(二) 继发性肠系膜淋巴结结核

较原发性多见。常由肺结核血行播散而来, 或由肠结核、结核性腹膜炎直接蔓延而来, 多数淋巴结肿大不明显, 而淋巴结破溃亦可引起结核性腹膜炎。一般很少单独存在, 多与全身粟粒型肺结核、肠结核、结核性腹膜炎并存。

二、病理

肠系膜淋巴结结核可分为：结核性肉芽肿性淋巴结炎、结核性淋巴结干酪样坏死、结核性淋巴结脓肿和结核性淋巴结钙化。临床常为多种病理改变同时存在。肠系膜淋巴结结核可以单发，也可以多发，多见于小肠系膜处多发性淋巴结肿大，干酪样坏死后可以互相融合成团，并与附近的肠管、腹膜、大网膜粘连成块。淋巴结早期充血、水肿、单核细胞增生，逐渐干酪或钙化。干酪样坏死破溃可引起结核性腹膜炎和继发感染。病变愈合后可散在或广泛地形成钙化斑。

三、临床表现

原发性肠系膜淋巴结结核腹部症状明显，继发性肠系膜淋巴结结核全身症状较重。

（一）全身症状

表现为结核中毒症状如发热、盗汗、消瘦、乏力和食欲减退，当病灶进一步干酪样坏死，并发腹膜炎时则可高热，合并肠梗阻或腹膜炎时全身症状可明显加重。

（二）腹部症状

阵发性或间歇性腹痛，常为隐痛、钝痛甚至绞痛，多发生在脐周、左上腹或右下腹，疼痛多呈局限性、部位相对固定。因肿大淋巴结多位于肠系膜根部，疼痛常放射至腰部。腹泻常与腹痛同时存在，也可见便秘或腹泻与便秘交替。肿大的淋巴结团块可以压迫肠管造成不完全肠梗阻或肠梗阻，并出现相应的症状。

（三）体征

疾病早期或轻症可无阳性体征，后期可有腹部膨隆、脐部凸起，有粘连时可见肠蠕动波，有腹水时腹围增加。触诊腹壁有揉面感，在脐周可触及单个或多个大小不等的肿大淋巴结，有融合或粘连时，可触及不规则的肿块，一般为中等硬度、不移动、有压痛，如合并结核性脓肿并发混合感染，则质地变软、压痛加剧；如并发腹膜炎则有腹肌紧张、显著压痛及反跳痛等一些急腹症表现；并发肠梗阻时，则可出现肠型，肠鸣音亢进或可闻及高调的气过水声。

四、辅助检查

（一）实验室检查

多无特异性改变。一般血象多数正常，少数可有白细胞增多和继发性贫血、红细胞沉降率增加或低白蛋白血症等改变。结核菌素试验可阳性，抗结核抗体和聚合酶链反应可呈阳性。

（二）影像学检查

1. X线检查

平片可发现钙化灶，单个或多个，沿肠系膜走行分布。侧位片病变在脊柱前面，应与输尿管结石或子宫肌瘤鉴别。已愈合的病变，腹部平片可见大小不一、数目不等的淋巴结钙化影。

2. CT和B超

CT能发现较小的淋巴结与钙化灶，并能准确定位；B超对腹部的结节、包块或钙化灶有较高的检出率，可发现1cm大小的病变。CT和B超可明确腹部包块在腹腔内的位置、数量及与周围脏器的关系。肠系膜淋巴结结核有干酪坏死特别是有脓肿形成者B超检查有一定提示作用。肠系膜淋巴结结核引起结核性腹壁窦道者，B超能探测窦道的走行方向及病灶在腹腔内的位置及其周围情况，对外科手术有一定指导意义。

3. 腹腔镜检查

此检查除可直接观察病变外，还可活检病变组织，做细胞学或组织学检查。腹腔镜检查应在一般检查不能确诊时应用。结核性化脓性腹膜炎不宜做腹腔镜检查，结核性脓肿不应取活组织检查。

五、诊断与鉴别诊断

（一）诊断

1. 病史

原发性肠系膜淋巴结结核有饮用未经彻底消毒的牛奶史。继发性病人可伴有活动性肺结核、肠结核、结核性腹膜炎等病史。

2. 症状和体征

可有全身的结核中毒症状和相应的腹部症状。儿童和青少年常生长发育迟缓、营养状况较差。发病较慢，病程长有腹痛、腹泻或便秘。

3. 肠系膜淋巴结结核可为全身结核病的一部分，故颈部、纵隔、肺门等处并发淋巴结结核时，则诊断较易。

（二）鉴别诊断

1. 腹腔肿瘤

腹腔常见的肿瘤有结肠癌、淋巴瘤、网织细胞肉瘤等，与肠系膜淋巴结结核一样，可出现腹痛、腹泻、腹部包块。但腹腔肿瘤如结肠癌以便血为特征，肠镜检查可以明确诊断。淋巴瘤、网织细胞肉瘤有全身淋巴结进行性、对称性、无痛性肿大，浅表淋巴结活检能明确诊断。以腹部包块就诊者临床上常难以与肿瘤区别。

2. 慢性结肠炎

慢性结肠炎与肠系膜淋巴结结核均有腹痛、腹泻表现。但慢性结肠炎多数有急性肠炎或痢疾病史。有饭后腹痛、便前腹痛、便后缓解的胃结肠反射症状，抗生素治疗有效，肠镜检查可以确诊。

3. 慢性阑尾炎

慢性阑尾炎与肠系膜淋巴结结核均可有右下腹痛、压痛，但慢性阑尾炎多有急性阑尾炎病史，急性发作时，腹痛伴有发热、白细胞增多。

4. 肠系膜淋巴结结核急性发作时，尚需与急性肠系膜淋巴结炎、肠蛔虫、风湿热的腹部表现以及有关急腹症鉴别。

六、治疗

（一）内科治疗

无合并症的病人药物治疗可以治愈，治疗方案同肺结核的治疗。

（二）外科治疗

外科手术以治疗因肠系膜淋巴结结核所致的并发症为主。当出现有因粘连引起急性或慢性肠梗阻不能缓解；形成腹腔巨大结核性脓肿不能控制；脓肿穿破肠壁致急性或慢性肠穿孔或肠瘘；引起消化道出血；脓肿穿破腹壁形成窦道经抗结核治疗不愈等，需外科手术治疗。

（刘揆亮）

参 考 文 献

[1] 姜军, 王代科. 肠系膜淋巴结结核的诊断和外科治疗 [J]. 中华结核和呼吸杂志, 1998, (5): 273-275.

[2] 许崇永, 赵雅萍, 黄磊, 等. 肠系膜淋巴结结核的CT诊断 [J]. 中国临床医学影像杂志, 2005, 16 (2): 113-114.

[3] 刘艳, 余卫业, 陆普选, 等. 艾滋病合并肠系膜淋巴结结核11例临床分析 [J]. 中华结核和呼吸杂志, 2009, (11): 835-837.

[4] MEHMOOD A, EHSAN A, MUKHTAR M, et al. Acute mesenteric tuberculous lymphadenitis: a comparative analysis of twenty-one cases [J]. Cureus, 2019, 11 (4): e4454.

第四节　组织细胞坏死性肠系膜淋巴结炎

一、概述

组织细胞性坏死性淋巴结炎（histioneytic necrotizing lymphadenitis，HNL），1972年由日本病理学家菊池昌泓（Kikuehi）和藤本吉秀（Fujimoto）描述。最初称为Kikuehi-Fujimoto disease（KFD），后又简称为Kikuchi病（菊池病，Kikuchi's disease，KD）。它是一种良性、自限性疾病。临床上易与多种淋巴结肿大性疾病相混淆。

菊池病（HNL、KFD、KD）是一种非常罕见的疾病，由于发病率的稀少，因此缺乏有意义的流行病学调查。虽然本病最常见的病例报告来自于亚洲地区，特别是日本，但也可发生于亚洲其他地方、美洲和欧洲等世界各地。已报告本病可发生于不同的年龄组（9～40岁），平均发病年龄为20～30岁，患者多为女性，男女比约为1∶4，但近期的文献报告男性发病率上升，男女发病率接近1∶1。来自于法国自1989年到2011年13家医学中心共91例的报告，中位发病年龄是30±10.4岁，其中77%为女性，种族来源欧洲33%，美洲黑人32%，北非15.4%，亚洲13%。淋巴腺症状一般在几个星期内发生，最长达到六个月。复发率低。罕见死亡病例。

二、病因和病理

（一）病因

HNL的病因尚不清楚，可能涉及病毒感染和自身免疫性因素两种假说。

一方面，通过电子显微镜研究发现，在HNL患者的淋巴和组织细胞胞浆中发现有与系统性红斑狼疮（SLE）以及其他一些自身免疫性疾病患者的内皮细胞和淋巴细胞中相同的管网状结构，因此，有作者认为HNL（KFD）的发生可能是由于病毒感染诱导转染至淋巴细胞而产生的一种自限性的自身免疫的病理状态；也有可能是由于各种非特异性刺激因素对某些易感基因个体产生的一种超敏的T细胞介导的免疫反应。Baenas等报告一例患者临床表现、实验室免疫血清学检查等均符合SLE的诊断标准，而淋巴结活检符合HNL的诊断标准。文献复习截止到2015年的Medline/PubMed资料显示，SLE与HNL的相关性存在三种形式，30%的患者在发生SLE之前患有HNL，47%的患者同时存在SLE和HNL，23%的患者在SLE之后罹患HNL。另外，Zhang等报告一例患者诊断HNL四年后罹患干燥综合征（Sjogren's syndrome，SS），通过复习PubMed和Embase，截止到2015年，英文文献共报告HNL与SS相关的病例共7例，其表现的相关形式仍然为HNL之前或之后发生SS，也可以同时发生HNL与SS。这些临床资料表明，HNL与自身免疫性疾病（如SLE和SS等）具有密切的相关性，在临床上支持自身免疫性病因学说。但是，这些临床资料的数量不多，具有一定的局限性。

另一方面，有关病毒的因素可能主要与EB病毒相关，同时，其他的一些病毒如疱疹病毒6（HHV6）、疱疹病毒8（HHV8）、微小病毒B19也可能与此相关，但对此仍存在争议而不能够被确定；另外，也有HIV和HTLV-1阳性的病例报告。这些根据血清学检查做出的推论，尚无足够的证据证明其为本病的病因。

Huh等对12例HNL患者的淋巴结组织样本用PCR技术分别检测EBV、HSV1、HSV2及CMV病毒DNA，结果显示无一例患者的组织样本中有上述病毒DNA的证据，因此，该作者认为没有证据表明上述病毒在HNL的病理生理过程中发挥任何作用。Cho等对45例诊断HNL患者中的41例患者的病理组织用原位杂交技术检测EBV和HBV的DNA片段，结果也均为阴性。这些研究结果提示，有关HNL的病因仍然是不清楚的，需要更多更长时间更深入的研究和观察。

本病细胞坏死的机制目前尚不清楚，可能和细胞凋亡相关。这种细胞凋亡是由于增殖的CD8阳性的T细胞，作为一种杀伤因子（killers）通过活化FAS-穿孔素通道而介导细胞凋亡过程。

（二）病理特征

由于缺乏特异性的临床表现和实验室检查的标记，HNL的诊断通常是要依靠对于肿大的淋巴结组织的病理活检而确定，但其病理组织形态复杂。

肉眼观察肿大的淋巴结被膜完整，切面灰褐色，部分病例可见明显坏死。在显微镜下，HNL的病理特征为淋巴结的副皮质和皮质周围的坏死区伴有细胞核破裂的碎片；在坏死灶周围有由组织细胞、吞噬细胞、巨噬细胞、淋巴样细胞、泡沫组织细胞和浆细胞样树突细胞组成的单个核细胞包绕；缺乏中性粒细胞和浆细胞；通常淋巴结被膜完整。

HNL的淋巴结腺体周围有斑状坏死灶，多数包括局限性嗜酸性纤维蛋白样的物质，并富含核碎片，这种核碎片分布在有非典型性单核细胞的坏死灶处，并伴有巨噬细胞吞噬核碎片，其他细胞核呈现扭曲，而且常伴反应性免疫母细胞，多数出现泡沫样组织细胞，位于坏死灶周围，邻近正常淋巴基质处很少有反应性滤泡或明显的窦性组织细胞，在坏死灶周围出现反应性免疫母细胞，形成特征性花斑样结构。坏死程度各不相同，坏死局限时，非典型单核细胞与核碎片相混，易被做出恶性淋巴瘤的错误诊断。其共同的特点是：缺乏中性粒细胞和浆细胞，被膜完整，结周脂肪组织包含多形性浸润，但结外无核碎片。

免疫组织化学标记：坏死灶处60%～70%细胞核CD68，30%～40%的细胞Leu2A（＋），提示为抑制性T细胞，少量Leu3A（＋），提示为辅助性T细胞，Leu3/Leu2＝1.5：1。受累细胞主要为CD4（＋），CD8（＋），TCRα/β（＋），溶菌酶（＋），CD3（＋）或TCRα/β主要包括CD8（＋）和CD11b（－）的细胞毒性T细胞，双染法显示CD4（＋）细胞通常Ki-Mlp（＋）（浆细胞样单核细胞的标志物），T细胞标志阴性，尽管有CD4（＋）和溶酶体（＋）细胞同时存在，但绝大多数CD4（＋）细胞溶酶体染色阴性，这说明病变处CD4（＋）细胞主要是浆细胞样单核细胞组成。也有溶菌酶、髓过氧化物酶和CD68等阳性者。也有学者研究表明，病变区域的细胞呈CD20、PAX5、CD56阴性和CD3、CD4（或CD8）、MPO、CD123、颗粒酶B及TIA1阳性的免疫表型对HNL鉴别诊断有很大的帮助。Tabata等学者研究了30例HNL、16例系统性红斑狼疮（SLE）和10例反应性淋巴结增生（RLH）患者淋巴结组织CD30的表达，结果发现，HNL患者CD30阳性的细胞数量要显著高于SLE和RLH，这些阳性的CD30细胞主要围绕在坏死区域周边；另外，通过CD30和CD8细胞毒T细胞双染色表明，CD30阳性细胞毒T细胞将取代CD8阳性细胞毒T细胞在HNL诊断中的价值。他们的研究结果提示，围绕在淋巴结坏死区周边的富含CD30阳性的细胞毒T细胞是HNL特征性的组织学表现。

典型的HNL的组织学特征随病情的发展可分为三个阶段：增殖期、坏死期和脂质硬变期。增殖期为病变的早期，主要表现为淋巴结结构正常或非特异性反应性滤泡和（或）副皮质增生的背景上有多个互不相连的斑片受累区；通常无坏死，但可有包含有细胞核碎片和嗜酸性凋亡碎片的组织细胞、浆细胞样单核细胞和淋巴细胞；病变内不出现中性粒细胞浸润是其诊断要点。坏死期主要显示的是在上述斑片受累区出现不同程度的不规则形或楔形地图状凝固性坏死；病灶外层主要是淋巴细胞和免疫母细胞；此期内中性粒细胞、嗜酸性粒细胞和浆细胞罕见；副皮质区未受累区内由于小淋巴细胞背景中散在一些免疫母细胞和组织细胞呈"星空"样。脂质硬变期（也有称黄色瘤期）是疾病晚期，为疾病消退期，以大量的泡沫样的组织细胞为优势，坏死灶被细胞数量减少的纤维和肉芽组织代替。

三、临床表现及进程

HNL通常以急性、亚急性起病，可在2～3周内不断进展。

区域性淋巴结肿大常常是首发临床表现，其中颈部淋巴结肿大最常见，约占56%～98%，多发性淋巴结肿大占1.3%～22.2%。颈部的淋巴结肿大主要位于颈后区，受累淋巴结质中偏硬，59%的患者有疼痛性淋巴结肿大。受累淋巴结大小约0.5～4cm，也有达到5～6cm者，但罕见超过6cm。HNL罕见累及纵隔、腹部及腹膜后；全身淋巴结肿大者，亦非常罕见。

除淋巴结肿大外，30%～50%的患者可有全身症状，表现为发热，呈稽留热、弛张热、间歇热或不规则发热，为低热或高热，持续1周～8周，甚至更长。同时伴有上呼吸道感染的症状，抗生素治疗无效。

较少见的症状包括体重下降、恶心、呕吐、咽痛、夜间盗汗等，亦可出现疲劳、肌肉骨骼疼痛、头痛、胸痛、腹痛、腹泻、肝脾肿大等表现。

神经系统表现很少见，可有无菌性脑膜炎、急性小脑运动失调、大脑炎、颈静脉阻塞所致的继发性颅内高压等。

结外可侵犯皮肤。大约30%的患者有非特异性皮疹，表现为结节状丘疹、多形性红斑、弥漫性红斑、荨麻疹等。皮肤活检显示为弥漫性皮肤浸润，有凋亡形态的浆细胞样单核细胞。亦可以有眼和骨髓的受累，还可以出现噬血细胞综合征现象。

HNL的腹腔累及非常罕见，资料检索截止到本文完稿为止，全球英文文献报告累及肠系膜淋巴结者不足20例病例，且均为个案报告，因此，对其临床诊断十分困难。大多数病人表现为急性腹痛类似于其他急腹症（如肠系膜血栓、消化道穿孔等）或急性阑尾炎等。临床上多因急性阑尾炎手术，经病理组织学检查而确定诊断。

四、辅助检查

（一）实验室检查

约50%的患者可有白细胞减少，大约三分之一的患者外周血可见异形淋巴细胞；亦可有贫血，乳酸脱氢酶增高，肝功能损害，红细胞沉降率增快（70%的病例大于60mm/h），CD4＋/CD8＋比值降低。

（二）影像学检查

1. CT及MRI检查

CT或MRI检查也仅仅表现为淋巴结肿大，缺乏特异性，与淋巴瘤难以区别，伴有坏死时需排除结核或转移癌等。

2. B型超声检查

Ryoo等用多普勒超声检查，研究77例淋巴结核和135例HNL患者的淋巴结发现，存在门部回声、内部钙化、斑片状内部坏死和门样血管或门样血流是多普勒超声检查用于鉴别淋巴结核和HNL的有意义指标。该研究的结果显示，观察淋巴结门部回声，90%的HNL有淋巴结门部回声；而淋巴结核仅为25%。淋巴结内部坏死，HNL＜10%，多为部分坏死；而淋巴结核其坏死达71%，且多为重度坏死。36.4%的淋巴结核可见淋巴结内部钙化，HNL未见淋巴结内钙化。能量多普勒超声检查淋巴结门部位的血管类型，87%的HNL患者该处为正常门样血管和门样血流；而有78%的淋巴结核患者血管/血流消失，16%血管移位。

这些研究结果表明，HNL患者多普勒超声的门部回声、斑片状内部坏死和门样血管或门样血流正常性显著高于淋巴结核，而内部钙化几乎不存在于HNL患者。

Laufer等研究表明，HNL淋巴结超声检查病变不累及大血管和邻近软组织，也无组织坏死；如果超声检查淋巴结短轴增加，长轴/短轴比小于1.5，提示为恶性病变。

五、诊断

由于HNL的发病率低，以及临床表现和常规实验室检查的非特异性，临床诊断比较困难。结合患者临床表现特征、影像学检查、实验室检查等有助于诊断，但最终确定诊断的依据仍然是组织活检的病理学诊断。

（一）临床特征

①局部淋巴结肿大，以颈部多见；②不明原因发热，持续性或间歇性，抗生素治疗无效，糖皮质激素治疗反应良好；③白细胞减少，外周血可见异形淋巴细胞。

（二）影像学检查

通过影像学检查，可以发现肿大的淋巴组织。超声检查可以发现淋巴结病变不涉及大血管和周围软组织，淋巴结长轴/短轴大于1.5；淋巴结门部、血流、内部钙化、组织坏死等均可与相关疾病相鉴别，但均无特异的诊断意义。

（三）活检组织学特征

HNL的组织学特征在不同的疾病发展阶段表现为不同的病理学特征，其主要表现为受累淋巴组织在副皮质区无规则包含大量细胞核碎片的凝固性坏死，淋巴结结构扭曲，在坏死区周边伴大量的不同类型的组织细胞；这些聚集的细胞核碎片是由不同的细胞类型组成，主要为组织细胞和浆细胞样单核细胞，也可以有免疫母细胞和大小淋巴细胞组成；特异性的缺乏中性粒细胞，浆细胞亦可缺如或极少。围绕在淋巴结坏死区周边的富含CD30阳性的细胞毒T细胞是HNL特征性的组织学表现。重要的是并不常见的非典型的反应性免疫母细胞构成可能被误诊为淋巴瘤。

（四）免疫表型

HNL典型的免疫表型是以T细胞表达为主而很少有B细胞表达，丰富的CD8（＋）T淋巴细胞超过CD4（＋）的细胞。组织细胞也表达与组织细胞相关的抗原如溶菌酶、髓过氧化物酶（MPO）和CD68。浆细胞样单核细胞也可以呈CD68显著阳性但髓过氧化物酶阴性。CD30阳性的细胞毒T细胞在坏死区周边的表达被认为是HNL的组织学特征。也有学者认为HNL中浆细胞样单核（树突）细胞呈CD123和CD68均阳性，CD163和MPO均阴性；而组织细胞呈CD68、CD163和MPO均阳性，CD123阴性为其特征。

（五）超声引导下穿刺针吸细胞学检查

淋巴结的组织活检是最基本的诊断手段，但有时因某些客观原因受到限制。有报告通过针吸获取淋巴组织细胞检查（LCT），取得良好结果。Hong等在超声引导下对42例可疑HNL患者淋巴结进行细胞病理学研究，37例经细胞学确认为HNL，3例为淋巴组织增生，1例为淋巴结核，1例为经典型霍奇金淋巴瘤。37例HNL中有31例（83.8%）经常规细胞学技术确定，37例中有33例（89.2%）经针吸穿刺（FNA）获取的淋巴细胞液技术（LCT）确定诊断。其结论表明，常规的病理细胞学检查和LCT技术检查在确定诊断

HNL方面没有显著的区别。但也有学者对此提出疑义，认为明确诊断仍以淋巴结的组织活检更为可靠。

六、鉴别诊断

虽然HNL并不常见，但由于其临床表现的非特异性以及治疗和疾病转归的不同，需要和各种原因导致的"淋巴结肿大"相鉴别。最主要的是需要和SLE、淋巴瘤、结核等相鉴别。

（一）系统性红斑狼疮（SLE）

SLE与HNL由于有时可表现为相同的临床特征和组织学表现，因而其鉴别有时很困难。已有报告称HNL与SLE具有相关性。对于这类疾病的检查需要进行C3、C4、抗Sm及LE细胞的检测以排除SLE。另外，在病理检测上，SLE伴发坏死性淋巴结炎时有浆细胞、苏木素小体核碎片，DNA沉积于血管壁，大片坏死是一种无细胞形态和核碎片的凝固性坏死，伴有大量浆细胞。形态学上出现苏木素小体是诊断SLE的特征性改变。HNL合并SLE的患者没有苏木素小体，出现凝固性坏死、腺体旁坏死性结节，有组织细胞和免疫母细胞的增生，缺少或不出现组织中性粒细胞，可确诊为HNL。在临床实践中，HNL可以在SLE之前、之后发生，也可以同时发生，因此，需要引起警觉。

（二）川崎病（Kawasaki disease）

皮肤黏膜淋巴结综合征（mucocutameous lymph node syndrome，MCLS）又称川崎病（Kawasaki disease），是一种以全身血管炎变为主要病理的急性发热性出疹性小儿疾病，是一定易患宿主对多种感染病原触发的一种免疫介导的全身性血管炎。其诊断标准应在下述六条主要临床症状中至少满足五条才能确定：①不明原因的发热，持续5天或更久；②双侧结膜充血；③口腔及咽部黏膜弥漫充血，唇发红及干裂，并呈杨梅舌；④发病初期手足硬肿和掌跖发红，以及恢复期指趾端出现膜状脱皮；⑤躯干部多形红斑，但无水疱及结痂；⑥颈淋巴结的非化脓性肿胀，其直径达1.5cm或更大。但如二维超声心动图或冠状动脉造影查出冠状动脉瘤或扩张，则四条主要症状阳性即可确诊。

本病血管炎变可分为四期：Ⅰ期：约1～2周，其特点为：①小动脉、小静脉和微血管及其周围的发炎；②中等和大动脉及其周围发炎；③淋巴细胞和其他白细胞浸润及局部水肿。Ⅱ期：约2～4周，其特点为：①小血管的发炎减轻；②以中等动脉的炎变为主，多见冠状动脉瘤及血栓；③大动脉少见血管性炎变；④单核细胞浸润或坏死性变化较著。Ⅲ期：约4～7周，其特点为：①小血管及微血管炎消退；②中等动脉发生肉芽肿。Ⅳ期：约7周或更久，血管的急性炎变大多都消失，代之以中等动脉的血栓形成、梗阻、内膜增厚而出现动脉瘤以及瘢痕形成。关于动脉病变的分布，可分为：①脏器外的中等或大动脉，多侵犯冠状动脉、腋动脉、髂动脉及颈、胸、腹部其他动脉；②脏器内动脉，涉及心、肾、肺、胃肠、皮肤、肝、脾、生殖腺、唾液腺和脑等全身器官。因而有别于HNL。

（三）恶性淋巴瘤

HNL由于其发热伴淋巴结肿大，在临床上常常与淋巴瘤混淆。由于HNL是一个自限性的良性疾病，而恶性淋巴瘤是一个恶性肿瘤性疾病，二者在治疗和预后上具有显著的差异，其鉴别诊断尤为重要。二者根本的鉴别手段仍然为淋巴结的组织病理活检。HNL缺乏单克隆淋巴细胞，恶性淋巴瘤被膜常被破坏，而且有单一形态的肿瘤细胞，可有核碎片，但较HNL分布均匀；HNL有单核细胞结内浸润，不伴有坏死，伴有核碎片，HNL有明显扭曲核形态。如淋巴结正常结构存在，累及副皮质区的病灶内含有新月形或扭曲核的组织细胞（CD68、MPO均阳性）、CD123阳性的浆样单核（树突）细胞和坏死灶的分带现象，结合临床病史，支持HNL的诊断。

（四）淋巴结结核

淋巴结结核可有发热、夜间盗汗、淋巴结肿大等非特异性表现，与HNL在临床上难以区别，由于HNL少见，常将HNL误诊为结核者。淋巴结结核通常全身中毒性症状较HNL明显，其淋巴结病变初期为孤立结节，较光滑，可活动，以后结节融合成块，不规则，活动度差。肿块可形成脓肿，有波动感，破溃后可形成窦道，随皮肤下部潜行，经久不愈。有些患者可有肺部等结核病史或病变。通过结核菌素试验、结核感染T细胞检测（TB-Spot）可以做出初步诊断。淋巴结活检显示为干酪样坏死或检查到结核分枝杆菌，可明确诊断。

（五）其他

如耶尔森氏菌感染、猫抓病、弓形体性淋巴结炎、传染性单核细胞增多症等，因其各自病理特征可予以鉴别。特别是对于腹部/肠系膜HNL，由于其发病罕见，多被误诊为外科急腹症、急性阑尾炎等而经外科手术病理确诊，需要在临床工作中引起重视。

七、治疗

目前对于HNL尚无统一有效的治疗方案，由于绝大多数人认为本病是病程为数周至数月的自限性疾病，因此不需要特殊治疗，本病治疗的目标就是缓解局部和全身症状。非甾体类抗炎药对退热缓解淋巴结肿痛有益，糖皮质激素被推荐用于结外病变或全身性的HNL，但其疗效也不确定。重症患者可静脉注射免疫丙种球蛋白效果良好。当出现无菌性脑膜炎、小脑共济失调和累及心脏时，应用肾上腺糖皮质激素治疗可获得部分效益。外科手术多仅用于获取淋巴结诊断。

另外，最新的研究成果显示，HNL患者病变的淋巴结内激活的单核细胞释放肿瘤坏死因子-α、白介素-1、白介素-6 以及 γ- 干扰素的作用，促使患者快速进展为弥漫性血管内凝血（disseminated intravascular coagulation，DIC）致死。因此，临床上如患者出现D-二聚体升高、活化部分凝血酶时间和凝血酶原延长以及纤维蛋白原和血红蛋白降低，均应警惕DIC 的发生，应予以积极应对，以免致死。

八、预后

HNL是一个典型的临床自限性疾病，预后良好，多数患者1～6个月自发缓解。复发率较低，大约为3%～4%。复发的时间长短不一，有报道12年后复发者。偶见个别病例预后凶险，死亡者多由于累及肝脏、呼吸系统、心脏所致。

个别患者可能在本病发生后若干年内发生系统性红斑狼疮（SLE）。家族中其他成员与本病无危险相关性。由于本病与SLE相关，因此，HNL患者即使是缓解后也需要随访若干年，以排除SLE。

（吴学宾）

参 考 文 献

[1] BOSCH X, GUILABERT A. Kikuchi-Fujimoto disease [J]. Orphanet J Rare Dis, 2006, 1 (18): 1-3.

[2] HONG L Q, WANG X F, HUANG Z H, et al. Histiocytic necrotizing lymphadenitis diagnosed by conventional cytology and liquid based cytology [J]. Int J Clin Exp Pathol, 2014, 7 (9): 6186-6190.

[3] HUH J, CHI H S, KIM S S, et al. A study of the viral etiology of histiocytic necrotizing lymphadenitis (Kikuchi-Fujimoto disease) [J]. J Korean Med Sci, 1998, 13: 27-30.

[4] CHO K J, LEE S S, KHANG S K. Histiocytic necrotizing lymphadenitis-a clinic-pathologic study of 45 cases with in situ hybridization for Epstein-Barr virus and hepatitis B virus [J]. J Korean Med Sci, 1996, 11 (5): 409-414.

[5] JAMAL A B. Kikuchi Fujimoto disease [J]. Clin Med Insights Arthritis Musculoskelet Disord, 2012, 5: 63-66.

[6] VIJAYARAGHAVAN R, CHANDRASHEKAR R, SARASWATHI A, et al. Kikuchi-Fujimoto's disease involving mesenteric nodes: a report and review of literature [J]. BMJ Case Rep, 2011: 10: 9.

[7] HONG L Q, WANG X F, HUANG Z H, et al. Histiocytic necrotizing lymphadenitis diagnosed by conventional cytology and liquid based cytology [J]. Int J Clin Exp Pathol, 2014, 7 (9): 6186-6190.

[8] YU S C, CHEN C N, HUANG H I, et al. Diagnosis of Kikuchi-Fujimoto disease: a comparison between open biopsy and minimally invasive ultrasound-guided core biopsy [J]. PLOS ONE, 2014, 9 (5): e95886.

[9] RYOO I, SUH S, LEE Y H, et al. Comparison of ultrasonographic findings of biopsy-proven

tuberculous lymphadenitis and Kikuchi disease [J]. Korean J Radiol, 2015, 16 (4): 767-775.

[10] LAUFER L, SCHULMAM H, BARKI Y, et al. CT and US features of cervical lymphadenopathy due to Kikuchi's Disease [J]. IJO & HNS, 1997, 49 (4): 337-340.

[11] BAENAS D F, DIEHL F A, HAYE SALINAS M J, et al. Kikuchi-Fujimoto disease and systemic lupus erythematosus [J]. Int Med Case Rep J, 2016, 9: 163-167.

[12] TABATA T, TAKATA K, MIYATA-TAKATA T, et al. Characteristic distribution pattern of CD30-positive cytotoxic T cells aids diagnosis of Kikuchi-Fujimoto disease [J]. Appl Immunohistochem Mol Morphol, 2016, 6: 16.

[13] 杜华, 师永红, 师迎旭. 组织细胞坏死性淋巴结炎84例的临床病理和免疫表型特点 [J]. 中华病理学杂志, 2016, 45 (2): 86-90.

[14] ZHANG J, YANG J, WENG W W, et al. Kikuchi-Fujimoto disease associated wit h Sjogren's syndrome: a case report and review of the literature [J]. Int J Clin Exp Med, 2015, 8 (10): 17061-17066.

[15] 宋红杰, 马捷. 组织细胞坏死性淋巴结炎的研究进展 [J]. 临床与实验病理学杂志, 2015, 31 (5): 569-571.

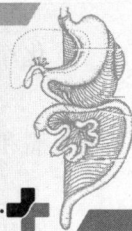

第一节　肠系膜原发性恶性肿瘤

一、概述

原发性肠系膜肿瘤（primary mesenteric tumor）来源于间叶组织演变的各种软组织，故肿瘤类型较多，达20余种。搜索国内万方数据、维普、CNKI及百度文库431例肠系膜肿瘤诊断和治疗报告，肠系膜原发瘤约占胃肠道肿瘤的2%，以良性最为多见，肠系膜实体肿瘤良性占13.05%～58.82%，恶性约占41.18%～86.95%。肠系膜原发性恶性肿瘤中以淋巴瘤最为多见，平滑肌肉瘤次之，纤维肉瘤、神经纤维肉瘤、脂肪肉瘤较偶见，多位于小肠系膜，其次是结肠系膜，二者均累及者再次之。发病年龄2～80岁，平均年龄40～50岁，发病率很低，国内无流行病学报道，男女比（2～3）∶1。

原发性肠系膜肿瘤早期无明显症状，可于体检或其他疾病检查时偶然发现。后期多以腹痛、腹部包块为首发症状就诊。手术前诊断困难。手术切除是原发性肠系膜恶性肿瘤主要治疗手段。由于恶性肿瘤的病理类型不同，其复发率亦不同。复发病例应再次进行手术，甚至行多次手术治疗，方可有效延长患者生存期。

二、病因及发病机制

（一）原癌基因、抑癌基因及基因突变

2018年JAMA Oncology对AACR GENIE数据库中的584名软组织肉瘤患者进行二代测序的横断面研究，结果发现331例（57%）出现复合基因组的变化，114例（25%）基因易位，112例（18%）基因非活性突变和单纯扩增。在451个基因中一共2697种发生变化（1154个基因替换，765个基因扩增，364断片段的插入或缺失，346个基因纯合子缺失，68个基因重排）。统计发生频次，其中20种基因是常见的变化基因：TP53、MDM2、CDK4、RB1、ATRX、CDKN2A、PTEN、NF1、CDKN2B、KMT2D、GLI1、ATM、TERT、PI3KCA、NOTCH1、MAP2K4、ERBB4、ARID1A、TSC2、TNFAIP3。软组织肉瘤存在靶向性基因的突变，为软组织肉瘤靶向药物的选择提供了依据，改变了软组织肿瘤放

化疗治疗收效差的历史，开启了软组织肉瘤的靶向治疗时代。

肠系膜恶性肿瘤中，明确证实与基因及基因突变相关的肿瘤主要是肠系膜恶性淋巴瘤和脂肪肉瘤。

肠系膜恶性淋巴瘤以B细胞非霍奇金淋巴瘤（non-Hodgkin lymphoma，NHL）为主，NHL有两种起源方式，一种是淋巴系共同祖细胞，另一种是更成熟的B细胞，后者通过Ig重排产生异常克隆。对于B细胞淋巴瘤（B cell lymphoma，BL）和弥漫大B细胞淋巴瘤（diffuse large B cell lymphoma，DLBCL）来说，它们的肿瘤干细胞来自于更成熟的生发中心（germinal center，GC）B细胞，尽管进一步的突变与细胞重组也常见于这类淋巴瘤，但中心母细胞或记忆性B细胞及myc过表达的几种淋巴瘤中，淋巴细胞本身具有自我更新能力，因此不需要再进行二次突变。此外，还有一种假说认为，一次打击通过表观遗传学的修饰使失去了干细胞功能的较成熟细胞重新获得干细胞功能，或通过细胞重组回到干细胞阶段，进而通过染色体易位等途径使这些异常细胞产生形成淋巴瘤的能力。分离与鉴定B细胞淋巴瘤的肿瘤起始细胞，不只是研究淋巴瘤发生机制的关键步骤，同时对治疗并最终治愈淋巴瘤也有非常重要的意义。

肠系膜脂肪肉瘤（mesenteric liposarcoma，MLPS）分为高分化/去分化脂肪肉瘤（WDLPS/DDLPS）、黏液/圆细胞性脂肪肉瘤（MLS/RCL）以及多形性脂肪肉瘤（PLS），WDLPS和DDLPS有相同或类似的基因组异常，如环状和/或巨大标记染色体，主要由12号染色体上某些基因扩增所致，而且较为恒定地有12q13-15区域的扩增的鼠双微染色体2（MDM2）基因。MLS/RCL是LPS中第2位最常见者。细胞和分子遗传学研究发现，90%以上的MLS/RCL中存在一种特异性的染色体易位t（12；16）（q13；p11），产生FUS-CHOP融合性mRNA；另外在少数MLS/RCL中存在另一种特异性的染色体易位t（12；22）（q13；p12），形成EWS-CHOP融合基因。PLS是LPS中的少见类型，没有特异性的分子变异。从细胞遗传学上来看，PLS更接近于其他多形性肉瘤，而与WDLPS相差较远。

（二）遗传与环境

化学、农药制剂可能诱发基因突变，同时可以产生系统性免疫抑制效果，可能会干扰正常的免疫监视。某些除草剂（如2,4-二氯苯氧乙酸）和杀虫剂可能增加了患淋巴瘤的风险。除草剂2,4-二氯苯氧乙酸导致了50%～200%淋巴瘤风险，而且在高频繁高剂量暴露的人群中增加了3～8倍的患病风险。Cantor等认为化学制剂（如有机氯）增加了患淋巴瘤的风险。Hayes等研究了至少有10年时间暴露于苯的中国工人后发现，苯暴露与淋巴瘤风险增加具有显著关系。但另外有研究并不支持上述结论。同时使用过染发剂的研究对象同从未使用过染发剂的研究对象相比增加了19%的淋巴瘤患病风险。

世界疾病控制及预防中心已确认NHL为艾滋病相关性疾病。Cones等得出的结论是HIV阳性个体患NHL的风险是普通人的150～250倍。但是仅免疫抑制不大可能解释HIV感染相关性淋巴瘤的高发生率。有数据显示免疫缺陷的程度并不总是与淋巴瘤风险相关。虽然艾滋病与淋巴瘤的发生有关，但是我们还无法充分理解这些淋巴瘤生成的机制。

（三）肿瘤免疫监视机制

肿瘤细胞表达病原相关分子模式（pathogen associated molecular pattern，PAMP）被树突状细胞（dendritic cell，DC）和巨噬细胞膜上的模式识别受体（pattern recognition receptor，PRR）识别，触发趋化因子释放，招募和激活巨噬细胞、自然杀伤细胞（natureal killer，NK）和NKT细胞，溶解肿瘤细胞；凋亡的肿瘤细胞及其所释放的多肽，如热休克蛋白（heat shock protein，HSP）、钙网蛋白等被不成熟DC所吞噬，俘获肿瘤抗原的DC，因此变成成熟DC，它会下调组织特异性趋化因子受体，同时上调趋化因子受体7（chemokine receptor 7，CCR7），由于淋巴结富含CCR7配体趋化因子配体19（chemokine ligand 19，CCL19）/CCL21，因此成熟的DC归巢到淋巴结区，将肿瘤抗原呈递给CD4＋及CD8＋T细胞。激活的T细胞上调CCR5 和CXCR3，响应其瘤内趋化因子配体呼唤，细胞毒性T细胞（cytotoxic lymphocyte，CTL）进入肿瘤组织，杀伤肿瘤细胞。另一方面，肿瘤细胞与肿瘤微环境中的基质细胞相互作用，产生一些抑制免疫应答的分子，如白介素细胞-10（interleukin-10，IL-10）、转化生长因子-β（transforming growth factor-β，TGF-β）等，并衍生趋化因子配体招募体内抑制免疫的细胞，包括调节性T细胞（regulatory T cells，Tregs）、髓系来源的抑制细胞等，抑制机体抗肿瘤免疫。因此，通过机体的免疫监视，及时清除体内恶性肿瘤细胞非常不易，一旦微环境中的负性分子或者负性细胞占上风，就会打破机体和肿瘤免疫间的平衡，肿瘤细胞发生免疫逃逸，导致肿瘤发展。

（四）免疫逃逸机制

在肿瘤组织中，肿瘤细胞、免疫细胞及许多基质细胞间相互作用，构建了一个不利于抗肿瘤免疫的微环境，其中免疫抑制分子及免疫抑制细胞起重要的作用。肿瘤细胞可以直接因为肿瘤抗原表达下调或不表达、主要组织相容性复合体（major histocompatibility complex，MHC）分子的缺失而逃避T细胞的围剿；癌细胞中的一些亚群，如上皮间质转化（epithelial-mesenchymal transition，EMT）、干细胞样肿瘤细胞，天生具有抵抗化疗药物及抗肿瘤免疫的能力。此外，致癌基因的活化，如丝裂原活化蛋白激酶（mitogen activated protein kinase，MAPK）、信号转导与转录激活因子3（signal transducer and activator of transcription 3，STAT3）、核转录因子-kB（nuclear factor-kB，NF-κB）、磷脂酰肌醇3激酶（phosphatidyl inositol 3-kinase，PI3K）/Akt、Wnt/B-caterin的活化，促进Treg、髓系来源的抑制细胞及调节性DC 的聚集与免疫抑制分子的表达，如CCR4、TGF-β、IL-6、IL-10、血管内皮生长因子（vascular endothelial growth factor，VEGF）、CCL22、可溶性MHC-Ⅰ类分子相关蛋白A/B（soluble MHC class I chain-related proteins（sMIC）A and B，sMICA/B）的表达；促进膜蛋白B7家族表达，如程序性死亡配体-1（programmed death ligand 1，PD-L1）、B7-H4、CD200表达，上调细胞内吲哚胺2,3双加氧酶（indoleamine 2,3-dioxygenase，IDO）、环氧酶2（cyclooxygenase 2，COX）、精氨酸酶（arginase）等，从而抑制了机体抗肿瘤免疫细胞的活化与增殖。肿瘤局部微环境抑制抗肿瘤免疫，Treg在其中起重要作用。Treg有多种亚群，研究较多的是CD4$^+$CD25$^+$Tregs，它能够抑制抗原诱导的CD8$^+$T细胞的增殖和分泌IFN-γ、抑制B细胞分泌抗体等。肿瘤组织内肿瘤细胞分泌IL-10和TGF-β等可抑制APC对肿瘤抗原的摄取、加工和递呈能力，阻止其充分的活化。此外，CD4$^+$CD25$^+$Tregs较经典T细胞更易被激活。CD4$^+$CD25$^+$Tregs在功能上高度分化，对抗原刺激较经典T细胞更敏感，低浓度抗原即可激活CD4$^+$CD25$^+$Tregs。CD4$^+$CD25$^+$Tregs具有识别肿瘤细胞表达的自身抗原及非己抗原的能力，一旦被激活后，其免疫抑制效应无组织相容性及抗原特异性，包括针对肿瘤相关抗原免疫应答在内的所有免疫应答都将受到抑制。因此，选择性去除肿瘤微环境中免疫抑制细胞如CD4$^+$CD25$^+$Tregs、封闭微环境中抑制免疫应答的负性分子，提高肿瘤细胞的抗原表达，大量回输具有特异性杀瘤活性的免疫活性细胞，采取措施募集免疫活性细胞到达肿瘤局部等措施，有望提高机体的抗肿瘤免疫应答效果。

机体免疫系统具有免疫监视功能，当体内出现恶变细胞时，免疫系统能够识别并通过免疫机制特异地清除这些"非己"细胞，抵御肿瘤的发生发展。然而，恶变细胞在某些情况下能通过多种机制逃避机体的免疫监视，在体内迅速增殖，形成肿瘤。肿瘤免疫逃逸是指肿瘤细胞通过某种机制逃避机体免疫系统对它的监视与杀伤，从而导致肿瘤的发生、发展、转移和复发的现象。肿瘤的免疫逃逸机制对肿瘤的生长和转移具有重要的意义。调节性T细胞即Treg细胞通过分泌免疫抑制细胞因子（IL-10、TGF-β等）来帮助肿瘤细胞免疫逃逸。研究表明，肿瘤细胞分泌的外泌体能促进调节性T细胞的产生和增强其功能。当CD4$^+$CD25$^-$细胞与肿瘤细胞的上清液中纯化的外泌体共同孵育，它们可以转化成调节性T细胞。并且这些调节性T细胞表现出IL-10、TGF-β和细胞毒T淋巴细胞相关抗原4（cytotoxic T-lymphocyte antigen 4，CT-LA4）表达的升高。

（五）其他机制

平滑肌肉瘤（leiomyosarcoma，LMS）病因和诱发因素尚不明确，在免疫功能严重低下的患者，如艾滋病（AIDS）患者，以及肾、心脏和肝脏移植后的患者，Epstein-Barr病毒（EBV）感染可能与LMS相关。EBV相关性LMS大多发生在儿童和青年，病灶多见于器官。有报道称化疗和雌激素可能与平滑肌肉瘤相关，但具体机制尚不明确。

三、病理

（一）淋巴瘤

非霍奇金淋巴瘤依据细胞来源将其分为三种基本类型：B细胞、T细胞和NK/T淋巴细胞NHL。临床上大多数NHL为B细胞型，占总数70%～80%。NHL在病理学分型上比较复杂。病理特点：①病变部位正常淋巴结构全部或部分被破坏；②呈现大量单一异性淋巴细胞；③异型淋巴细胞可浸润被膜及邻近正常组织；④出现较多病理分裂相。

Burkitt淋巴瘤，手术见肿物无包膜，质地中等，部分小肠被其压迫缺血坏死，肿瘤切面呈鱼肉样，灰黄灰白相间，边界不清。镜下可见肿瘤细胞聚集成团，灶状或弥散分布，细胞中等大小，核圆，有数个小的嗜碱性核仁，胞浆量中等，分裂象多见，并可见"星空现象"。CD20阳性，不表达CD5、CD23和bcl-2，增殖分数几近100%。

（二）平滑肌肉瘤

平滑肌肉瘤大体表现为粉红，圆形，无包膜，表面光滑且凹凸不平，与肠壁分界清楚易剥离。肿物切面实性，粉白，呈鱼肉样，有出血区域呈红色或紫黑色；合并感染者多有囊腔形成，内有脓液。镜下检查：肿瘤由平滑肌瘤细胞构成，束状或弥散分布，可见栅状排列；细胞核丰富且异形性，以钝棱形为主，其次见棒形或不规则形，可见核分裂；少量间质，淋巴细胞侵润，小灶状炎性坏死。

根据细胞形态和分子异型性，平滑肌肉瘤被划分为多种病理亚型，其中包括典型性平滑肌肉瘤、上皮样平滑肌肉瘤和多形性平滑肌肉瘤，由于该类型肿瘤容易发生复发转移，常具有侵袭性的临床特性和不良预后。

免疫表型：2015软组织肿瘤病理诊断免疫组化指标选择，专家推荐平滑肌肉瘤α-SMA、MSA、desmin、h-caldesmon表型阳性。多数软组织平滑肌肉瘤（＞70%）SMA、desmin和h-caldesmon阳性，但这些标记物均不具有平滑肌特异性（是一般的肌性标记物），其中两种阳性比仅一种阳性更支持平滑肌瘤。"去分化"区域可以SMA和desmin阴性，但肿瘤全部区域均阴性时应对平滑肌肉瘤的诊断持有巨大怀疑。至少局灶阳性的标记物有CK、EMA、CD34和S-100蛋白。总之，如果不具备形态特征，不应只根据免疫组化的结果诊断软组织平滑肌肉瘤。

（三）纤维肉瘤

手术中见纤维肉瘤肿块质地较硬或质脆易出血，呈分叶状，有包膜，一般肠管被肿瘤包绕侵犯，周围未见明确肿大淋巴结，镜下见肿物由丰富的梭形细胞组成，瘤细胞主要是成纤维细胞和成肌纤维细胞，排列呈束状或人字形并有异型性改变，中间有坏死。

根据2013年WHO骨与软组织肿瘤病理分型及第八版病理学，分为中间性具有转移性分型和恶性分型：中间性（有转移性）分六型：隆突性皮肤纤维肉瘤、胸膜外孤立性纤维性肿瘤、炎症性肌纤维母细胞性肿瘤、低度恶性肌纤维母细胞肉瘤、黏液炎症性纤维母细胞性肉瘤、婴儿型纤维肉瘤。恶性分成人型纤维肉瘤、黏液纤维肉瘤、低级别纤维黏液样肉瘤、硬化性上皮样纤维肉瘤。

（四）脂肪肉瘤

肠系膜脂肪肉瘤（mesenteric liposarcoma，MLPS）是原发于肠系膜的脂肪肉瘤，来源于脂肪细胞和向脂肪细胞分化的间叶细胞。大体多呈结节状或分叶状，也可呈黏液样或鱼肉样。癌细胞形态多种多样，以出现脂肪母细胞为特点，胞质内可见多少不等、大小不一的脂质空泡，可挤压细胞核，形成压迹。根据肿瘤的组织学和遗传学特点，可将脂肪肉瘤（liposarcoma，LPS）分为高分化/去分化脂肪肉瘤（WDLPS/DDLPS）、黏液/圆细胞性脂肪肉瘤（MLS/RCL）以及多形性脂肪肉瘤（PLS）。以 WDLPS/DDLPS 多见。

肠系膜脂肪肉瘤具体表现为：①黏液型脂肪肉瘤：肿瘤组织可由分化程度不一的脂肪母细胞构成，瘤细胞呈星形或梭形，胞浆较少，散布于大量黏液湖和丛状毛细血管网格中。可见细胞核异型性，可见核分裂；②高分化脂肪肉瘤：镜下见瘤组织大部分为较成熟的脂肪细胞，由纤维组织分隔成小叶状；③圆细胞型脂肪肉瘤中：瘤细胞由均匀一致的圆形或卵圆形细胞构成，胞浆少；黏液性基质和毛细血管网均较黏液型脂肪肉瘤少；④多形性脂肪肉瘤：为高度未分化型，多见于四肢躯干，少见于肠系膜。镜下可见发育各阶段的脂肪母细胞；瘤细胞和细胞核均呈多形性，不含黏液性基质，缺乏脂肪成分；⑤去分化型脂肪肉瘤：具有多向潜能，既可以向脂肪细胞分化，又可以向纤维组织、组织细胞、平滑肌细胞等分化，其特征为分化良好的和分化差的组织在瘤内同时存在。

免疫组化：高分化脂肪肉瘤/去分化脂肪肉瘤MDM2、CDK4阳性，梭形细胞脂肪肉瘤S-100蛋白和CD34阳性，而MDM2、CDK4表达阴性，多形性脂肪肉瘤S-100蛋白表达阳性，而MDM2、CDK4表达阴性。

（五）神经纤维肉瘤

该肿瘤多沿神经生长，一般多发，术中可见肿瘤瘤体大小不等，大者如柚子，小者如鸡蛋，数目达数十个之多。瘤体均位于系膜上。系膜根部有一不规则的长条形瘤体，肠管迂曲在瘤体边缘，有的与瘤体关系密切，瘤体数目较多，根本无法完全切除肿瘤。切下瘤体的切面含大量脂肪组织。免疫表型：肿瘤细胞S-100蛋白恒定阳性，但仅表达于40%～50%的肿瘤细胞。神经纤维肉瘤S-100蛋白、NF、SOXl0、CD34可表达阳性。

四、临床表现

（一）临床症状

肠系膜恶性肿瘤，临床表现多样，依肿瘤病理组织类型、病变部位、肿瘤大小、是否推挤压迫邻近器官及血管，有无并发症而异。

一般情况肿瘤早期可无临床症状，或仅表现为腹胀、进食量减少；中晚期多以腹部肿块和腹痛为主要表现，腹部无痛性包块，常是患者无意中触及。腹部胀痛或持续性隐痛或钝痛，是由于肿块牵拉腹膜或挤压腹内脏器所致，多伴有腹泻；此外，全身症状明显，常有乏力、纳差、恶心、呕吐、发热、体重减轻、贫血等症状，晚期可出现恶病质。发热多见于恶性肿瘤，尤以淋巴肉瘤常见，不明原因的发热可为部分患者首发症状。高度恶性的软组织肉瘤，部分坏死后继发感染以及肿瘤毒素反应等均可导致不规则发热或低热。偶见肠道出现症状，表明肿瘤已侵犯肠道。

（二）并发症表现

肠系膜恶性肿瘤偶可破裂、出血，由于恶性肿瘤生长迅速，因而导致肿瘤相对供血不足，以致出现中心缺血、坏死及液化，坏死累及血管可出现出血。在腹内压突然骤升情况下，如剧烈呕吐、咳嗽、用力排便等，则容易诱发肿瘤破裂出血。如肠系膜平滑肌肉瘤就常以瘤体自发破裂、腹腔内出血为首发症状就诊。临床可出现全腹剧烈腹疼，甚至失血性休克，威胁患者生命。如破溃的瘤体继发感染，可导致腹腔急性感染，引起高热、弥漫性腹痛、腹肌紧张、全腹压痛、反跳痛等急性细菌性腹膜炎表现。

当肿瘤增大，可压迫附近脏器、血管、神经。如压迫肠道可发生腹胀、腹痛、恶心、呕吐及排便障碍，或者排气与排便停止等一系列不同程度肠梗阻症状，严重者可导致肠壁血供障碍，继而发生肠坏死，如不积极治疗，可导致死亡。压迫膀胱输尿管而致肾盂积水，表现为腰酸、腰部胀痛不适、尿频或尿路梗阻。偶有压迫下腔静脉或髂静脉者可产生腹水、腹壁静脉曲张、下肢水肿等症状。

其他并发症，由于肠系膜肿瘤瘤体重力牵拉可引起急性肠扭转。肿瘤浸润肠管可引起肠穿孔、肠出血表现。

（三）体征

腹部查体：腹部平坦或饱满，未见胃肠型、蠕动波，肿瘤大者可见部分肿瘤高于腹部皮肤呈现半球形或不规则凸起，活动度大的肿瘤部位不固定。可触及单个或多个大小不一包块，质硬，表面欠光滑或高低不平，无压痛或有轻压痛。除肿瘤位于肠系膜根部或者伴重度粘连外，肠系膜肿瘤往往活动度较大，小肠系膜肿瘤左右活动度大，上下活动度小（即具有横向推动的特征）；横结肠系膜上下活动度大，左右活动度小。晚期患者可出现腹水征阳性。出现并发症者可见其相应体征。

五、辅助检查

（一）实验室检查

肿瘤合并感染、腹腔继发感染时白细胞总数及中性分类可增高。晚期患者血红蛋白及红细胞计数下降。纤维肉瘤偶见有血小板增多的报道。

（二）影像学检查

1. B超检查检查

超声检查可从肿瘤的体积、边界、回声、密度、肿瘤血供及肿瘤内部回声等进行诊断。恶性肿瘤多表现为形状不规则、密度不均的低回声肿块；可见肠系膜及其内血管向肿瘤伸延，血流丰富。依据超声检查可对肿瘤的良、恶性进行初步判断。

平滑肌肉瘤的声像图表现为肿瘤呈分叶状，包膜不完整，内部回声偏低，分布不均匀、无明显声衰减。

脂肪肉瘤：由于病理组织学亚型不同，脂肪肉瘤瘤体脂肪含量不同，脂肪组织分化程度不同以及瘤内是否有坏死、液化等不同，其B超检查显示亦各有差异。可表现为体积巨大，呈密集中等回声，或中等稍高回声，或者呈低回声肿块，形态不规则，无包膜，其内回声不均匀，有时可见细小光点或光斑，与肠系膜血管关系密切。此外，B型超声还能显示肿瘤毗邻的器官、大血管有无受侵、压迫和移位等情况。

2. CT检查

CT检查可清楚显示肿瘤部位、大小、形态、质地、界限、有无淋巴结转移及其与周围组织的关系，对术前诊断很有帮助。恶性肿瘤多表现为形状不规则、密度不均或低密度肿块，增强后不均匀强化，但又各有其特点。淋巴瘤以球形实质肿块影最多见，肉瘤易出现液化坏死区，增强扫描时显示更为明显。原发性肠系膜肿瘤需与胃、肠、卵巢等转移性恶性肿瘤鉴别，后者累及肠系膜时表现"星状"或"皱褶状"包块，前者当肿块较大或软组织结节融合成巨大肿块时，包绕肠系膜脂肪和血管，形成"夹心饼"征，为其特征性表现。

肠系膜淋巴瘤，CT检查典型表现为"三明治"征，即均匀强化的单个或多个淋巴结肿块部分融合成块，环绕肠系膜上动脉构成所谓的"夹心饼"样改变，可见血管周围的脂肪密度影。另外，影像学评估如果发现腹膜后淋巴结肿大，强烈支持淋巴瘤诊断。非霍奇金淋巴瘤累及腹部淋巴结以直径小于2cm多见。

脂肪肉瘤，CT平扫可见低密度肿块，形态不规则，密度不均，其中可见索条状、结节状影。CT值-20～20HU，边缘部分条索状增厚，厚薄不均，肿物包绕肠系膜动、静脉生长，边界不清；增强检查，病灶内部无强化，边缘部分轻度强化。除分化良好型与脂肪密度相近，有一定特征性，其他类型因脂肪含量、组织学分型不同，而CT可表现出不同密度。

平滑肌肉瘤，腹部螺旋CT检查缺乏相对特异性，但定位较为准确，且在形态、密度方面具有一定的特征，但最终诊断需依靠免疫组织化学检查。

肠系膜孤立性纤维瘤CT表现为巨大分叶状软组织肿块，瘤内可见大片状囊变坏死区，增强后肿瘤明显不均匀强化，肿瘤压迫肠系膜静脉，瘤体周围可见增粗迂曲的静脉。

3. MRI

MRI除了对不同类型脂肪肉瘤的诊断有意义外，其余肠系膜恶性肿瘤的诊断无优势。MRI检查脂肪肉瘤各亚型不同的特点：①黏液型脂肪肉瘤：可见脂肪成分。瘤内非脂肪性实质成分增强后明显强化，与肿瘤富含毛细血管和肿瘤细胞密度较高有关。瘤内可见厚薄不一致的间隔，文献报道间隔主要是由包含胶原纤维的胶原束构成；②高分化脂肪肉瘤：和皮下脂肪信号相似。瘤内还可见不规则的软组织样结节，但瘤内的间隔比较纤细，和黏液型明显不同；③圆细胞型脂肪肉瘤：瘤内最易出现出血和坏死；④多形性脂肪肉瘤：为高度未分化型，MRI没有特征，较难与其他恶性肿瘤鉴别。⑤去分化型脂肪肉瘤：脂肪成分和软组织肿瘤成分间分界清楚，分界处呈突然中断征象。

4. 选择性肠系膜上动脉造影检查

当肠系膜恶性肿瘤伴消化道出血，尤其是以消化道出血为首发症状，选择性肠系膜上动脉造影对肠系膜肿瘤伴出血者有辅助诊断作用，当出血量＞0.5ml/min时，可显示造影剂外溢，X线片表现为紊乱的血管团、斑点状和团块状影，可以提示病变部位。当出血量较大时，邻近肠管呈管状显影。肠系膜肿瘤多为实质性肿瘤，行血管造影时可见团块状影，且可在诊断的同时对出血血管进行介入栓塞治疗，为手术提供充分的准备时间。

5. 腹腔镜检查

腹腔镜可明确肿瘤部位、大小、范围、与周围器官关系，并且可进行活体组织检查，对确诊有帮助，且较易切除的病变可以经腹腔镜切除，避免再次开腹手术。

（三）基因检测

随着基因检测方法的日益成熟，基因检测的成本降低和操作简单可大批量重复，基因检测技术在肿瘤的预防、个体化靶向药物选择及病情进展监测方面都有较大助益。已知肠系膜淋巴瘤及脂肪肉瘤的发生、进展与基因突变、原癌基因激活及抑癌基因失活明确相关，尚有许多未知基因需要临床医生探索。基因检测的方法有蛋白水平和基因水平。病理学中常见的是蛋白水平的检测，主要有免疫组化和FISH。基因水平测序从一代Sanger法进展为现在的单细胞测序、高通量测序，大大提高了基因检测的灵敏性和特异性。

1. 组织基因检测

通过手术或穿刺手段取得的组织进行基因检测依然是肿瘤基因检测的金标准，但是一些晚期肿瘤患者，身体状况差，无法耐受手术或穿刺带来的创伤者，还可进行外周血基因检测，如ctDNA等。还有一些肿瘤生长迅速，内部坏死明显，反复穿刺无法获得明确的细胞学支持，在其他临床、理化及影像学指标明确诊断的情况下，可以选择外周血基因检测，以指导下一步治疗。Doyle L. A.等人研究发现去分化肉瘤中可见频发性染色体12q重排形成NAB2-STAT6融合基因。

2. 外周血基因检测

约47%的Ⅰ期肿瘤患者、55%的Ⅱ期肿瘤患者、69%的Ⅲ期肿瘤患者以及82%的Ⅳ期肿瘤患者可检测到血液中cfDNA，因此早期肿瘤的基因检测检出率低，需结合其他手段寻找精准的治疗方法。体细胞拷贝数改变（SCNA）是淋巴瘤中常见且有重要临床意义的基因组异常，MYC和BCL-2扩增提示预后不良，而程序性死亡受体配体PD-L1（CD274）扩增则提示免疫检查点抑制剂治疗有效，通过cfDNA检测SCNA仍然困难。有研究发现PD-L1扩增在化疗前和复发后淋巴瘤中有差别。循环肿瘤细胞（CTC）的检测对肿瘤转移有早期预警作用。

六、诊断及鉴别诊断

（一）诊断

肠系膜恶性肿瘤初期无明显临床症状，后期以腹胀、腹痛、腹部包块为主要表现，缺乏特异性。影像学检查可以了解肿瘤位置、大小、形态、有无淋巴结转移及其与周围组织的关系，有助于临床诊断。但确诊仍依赖剖腹探查手术，病变部位活检，病理组织学及免疫组化检查。无法手术者，需行B超或CT引导下肿瘤穿刺术取得细胞学证据支持诊断。基因检查可辅助诊断。

（二）鉴别诊断

1. 原发性小肠淋巴瘤

原发性小肠淋巴瘤（primary intestine lymphoma）与原发性肠系膜淋巴瘤临床表现，有时不易区分。而前者肠道出血、肠梗阻发生较早；后者晚期伴肠道侵袭才有便血症状。影像学检查可提供鉴别。原发性小肠淋巴瘤小肠X线钡餐造影，其病变范围广泛，可累及大部，甚至全部小肠；小肠正常黏膜皱襞大部分或全部消失，肠腔内可见到无数小的息肉样充盈缺损，由绿豆大至豌豆大，其大小约0.5～1cm直径；肠腔宽窄不一，沿肠壁可见到锯齿状切迹；肠蠕动消失，小肠受压移位。小肠多排螺旋CT检查能够清楚显示肠壁结构，并能观察肠壁相邻的肠系膜、血管、淋巴结及腹部其他器官情况。MRI检查包括MR小肠灌注造影（MR enteroclysis，MRE）及MR小肠造影（MR enterography，MREG），均有助于小肠淋巴瘤诊断。小肠内镜检查包括电子小肠镜、双腔气囊小肠镜及胶囊内镜是小肠淋巴瘤诊断、鉴别诊断最佳检查措施。

2. 原发性腹膜后肿瘤

位于肠系膜根部的原发性肠系膜肿瘤或原发性肠系膜肿瘤体积较大时易误诊为原发腹膜后肿瘤（primary retroperitoneal tumors）。

腹膜后肿瘤的B超检查有以下特征，可与肠系膜肿瘤相鉴别：①正常主动脉和下腔静脉呈伴随的关系，如腹主动脉、下腔静脉分离挤压，则表明腹膜后有占位病变；②正常肾与背紧贴，当两者间有占位病变，就形成肾背分离开的现象；③肿块固定：肿块不随呼吸、肠蠕动、手推动、体位移动而发生变动；以上均可与肠系膜肿瘤相鉴别。CT/MRI可比较直观地显示腹膜后肿瘤的部位、形态、范围以及与邻近解剖结构的关系，并可进行肿瘤部分成分的分析，以便与肠系膜肿瘤相鉴别。

3. 卵巢肿瘤

女性附件肿瘤以囊腺瘤及囊腺癌常见，肿瘤体积常较大，呈囊实性，可见分隔，增强后不均匀强化。多为卵巢动脉供血，可见增粗的卵巢静脉，实验室检查CAl25、CAl99对附件肿瘤病变具有一定的价值。肠系膜肿瘤多为肠系膜上、下动脉供血。B型超声检查肠系膜实性肿瘤表现内部回声不均匀，瘤体活动范围大，以横向左右活动为特点。卵巢实性肿瘤多表现内部回声相对均匀，瘤体活动范围小，以前后活动为特点。

4. 肠系膜脂膜炎

本病罕见，为累及肠系膜脂肪组织的慢性非特异性炎症，病因尚不清楚，可能与自身免疫反应、腹腔感染、肿瘤、腹部手术、损伤有关。临床表现相似于原发性肠系膜恶性肿瘤，容易误诊。病变主要累及小肠系膜，CT表现为肠系膜肿胀增厚，肠系膜脂肪密度增高。脂肪包绕肠系膜血管生长，形成"脂肪环征"，当肠系膜血管被软组织包绕，形成"假肿瘤征"，部分肠系膜脂肪内可见低密度坏死、钙化，肠系膜周围淋巴结肿大及肠缺血等改变。

七、治疗

治疗原则：肠系膜恶性肿瘤的治疗是以外科手术为主要手段的综合治疗。一般非霍奇金淋巴瘤病理确诊后仅针对引起肠梗阻等严重并发症患者进行手术，其他患者经化疗、靶向治疗均可控制病情。鉴于肠系膜恶性肿瘤的多源性，手术后应根据其病理类型、恶性程度、肿瘤生物学特性、基因突变情况、患者的年龄和全身状况等，而制定精准、个体化的放疗、化疗、激素、靶向治疗、免疫治疗及支持治疗方案。

（一）内科支持

贫血患者经输血快速纠正贫血及稳定生命体征后应尽早手术治疗。其余内科营养支持可以给予葡萄糖、氨基酸及脂肪乳，依据人体每日所需的热量及配比计算给予。胸腺肽类药物可以通过刺激外周血液淋巴细胞丝裂原来促进T细胞的成熟，同时可增加体内T淋巴细胞表面细胞因子受体水平，可适量给予。

（二）外科手术治疗

手术可行肿瘤局部彻底摘除、根治术或部分切除术，必要时连同累及脏器一并切除。恶性肿瘤的病理类型不同，其复发率亦不同。复发病例应再次进行手术，甚至行多次手术治疗，可有效延长患者生存期。

手术原则：①对不明原因的腹腔肿块，高度怀疑本病者，应及早剖腹探查；②外科手术原则是肿瘤如无转移者，尽量干净彻底地将肿瘤切除，而又不损伤肠系膜主要血管；③若肿瘤较大、累及肠管，可适当切除肿瘤周围肠系膜和相应肠段；如肿瘤累及其他脏器如肾脏、脾脏，也可同时切除；④恶性肿瘤无法全部切除，或已有远处转移，则可行肿瘤姑息切除。有淋巴转移，应行淋巴结清扫术。如侵及肠道及其他器官者，也应作病变肠道及邻近器官联合脏器切除。术后再配合化疗和放疗以及其他治疗；⑤肿瘤与周围脏器粘连应谨慎，耐心细致地进行分离，保护肠管的血液供应，避免切除过多肠管；⑥由于原发性肠系膜淋巴瘤的结节常融合而形成大的肿块，因此也要遵循肠系膜恶性肿瘤治疗原则，不同的是对淋巴瘤病例，在寻求根治性切除的同时，要高度重视手术的安全性，为术后行化疗、放疗、免疫治疗等综合治疗创造条件。

（三）化疗

1. 原发性肠系膜淋巴瘤

原发性肠系膜淋巴瘤（primary mesenteric lymphoma）中以非霍金淋巴瘤（non-Hodgkin lymphoma，NHL）为主，且多为弥漫大B细胞淋巴瘤（diffuse large B cell lymphoma，DLBCL）。

CHOP（环磷酰胺、阿霉素、长春新碱、泼尼松）仍是晚期中高恶性NHL的标准治疗方案，可治愈30%～35%的晚期中高度恶性淋巴瘤。但仍然有部分患者会复发，利妥昔单抗＋CHOP（R-CHOP）方案缓解率可明显提高。通常首选6个疗程的R-CHOP方案，继之以局部放疗方案。不能选择R-CHOP方案，可选择R-CEOP：利妥昔单抗＋ 环磷酰胺＋ 依托泊苷＋ 长春新碱＋ 泼尼松，R-CDOP：利妥昔单抗＋环磷酰胺＋脂质体阿霉素＋长春新碱＋泼尼松，以及R-COPP、R-DA-EPOCH等方案。

对CHOP方案耐药或CHOP方案治疗后复发患者治疗，采取利妥昔单抗的免疫治疗，可以提高复发患者缓解率及再次诱导缓解率，故仍然可以采用利妥昔单抗治疗，如化疗± 利妥昔单抗，或来那度胺± 利妥昔单抗、CDOP± 利妥昔单抗（多美素®、环磷酰胺、长春新碱、泼尼松± 利妥昔单抗）。随后，可行外周血造血干细胞移植。帕博利珠单抗（PD-1）对该症有效率在33%左右，但是花费较高。

2. 软组织肉瘤

有儿童肠系膜脂肪肉瘤患者手术后顺铂腹腔灌洗后未再复发的病例报道，但大多数脂肪肉瘤对化疗及瘤体化疗药物注射无效。AI（阿霉素＋异环磷酰胺）方案较GD（吉西他滨＋多西他赛）耐受性好，但GD方案DFS较长。单臂试验索拉菲尼联合达卡巴嗪对特定的平滑肌肉瘤有一定的疗效，耐受剂量为达卡巴嗪850mg/m^2，18周的疾病控制率在46%。

（四）放疗

放化疗不仅可以诱导肿瘤细胞凋亡，改变肿瘤局部血管结构，清除体内抑制性免疫细胞，诱导肿瘤微环境中炎症介质的释放，促进趋化因子高表达，促使肿瘤抗原重新暴露，上调肿瘤细胞表面分子CD95、细胞间黏附分子-1（intercellular cell adhesion molecule-1，ICAM-1）的表达及热休克蛋白（HSP）、肿瘤坏死因子相关的凋亡诱导配体（tumor necrosis factor-related apoptosis-inducing ligand，TRAIL）的表达，利于肿瘤细胞被识别和清除。近期有研究发现放疗对放疗野远隔器官的转移灶具有治疗作用，机理与放疗后大量肿瘤抗原释放，激活全身肿瘤免疫反应有关。

原发性肠系膜淋巴瘤放疗：手术切除后病例应酌情进行放射治疗，放疗是综合治疗中不可缺少的重要辅助治疗之一。

软组织肉瘤（soft tissue sarcoma，STS）放疗：对于肿瘤广泛切除困难的病例，或手术后复发病例，依据病情可选择术前、术中放射治疗，可取得较好局部控制率。对于已经发生转移以及不能耐受手术的年老患者，给予放射治疗亦可获得一定疗效。对于腹腔内肉瘤的患者，不鼓励在手术以后行术后放疗。如果在手术切除前没有做过放疗，考虑随访并在局部复发的时候行可能的术前EBRT。对于经过高度筛选的考虑术后EBRT增量的患者，鼓励术中在复发风险高或预期为R1/R2切除的区域放置夹子。当外放疗用于这些罕见的情况时，可使用IMRIIGRT和/或质子的高精治疗计划来提高治疗比。

（五）靶向治疗

肠系膜淋巴瘤靶向治疗（targeted drug therapy）：利妥昔单抗（商品名美罗华）。美罗华只特异性针对B细胞，与正常的和恶性的B细胞表面黏合，通过这种黏合作用，帮助人体的免疫系统识别并杀死癌细胞；正常B细胞取代被杀死的癌细胞，于是免疫系统重新注入了健康的细胞。其主要适应证是CD20阳性的B细胞淋巴瘤。单独用于非霍奇金淋巴瘤（non-hodgkin's lymphoma，NHL）治疗率为43%，侵袭性NHL为31%，在低度恶性滤泡性NHL中联合CHOP总有效率高达100%。在过去的20年里，美罗华已成为治疗侵袭性非霍奇金淋巴瘤的重要药物，全面提高患者总生存率，仅伴有极小的毒副作用。有研究采用美罗华联合ICE方案（异环磷酰胺、卡铂、依托泊苷）治疗复发非霍奇金淋巴瘤，临床总有效率为65.0%，不良反应可耐受，远期疗效尚无报道。美罗华联合吉西他滨方案是有较好的姑息治疗效果，不良反应较少，为老年淋巴瘤患者提供了治愈率及延长生存期的机会。

软组织肉瘤靶向治疗，近年来，分子靶向药物的应用进展迅速，在个体化治疗和提高患者生存质量等方面优势明显，为不宜手术和不能接受常规化疗的软组织肉瘤患者提供了新的治疗手段。①舒尼替尼（sunitinib），是一种多靶点小分子酪氨酸激酶抑制剂。舒尼替尼在临床研究中显示出了治疗多种软组织肿瘤的潜能，目前已用于血管肉瘤的治疗；②帕唑帕尼（pazopanib，votrient），是特异性靶向血管生成和肿瘤细胞增殖相关受体的小分子酪氨酸激酶抑制剂，可强效抑制血管内皮生长因子和血小板衍生生长因子受体。临床试验发现该药对平滑肌肉瘤和滑膜肉瘤有效。2012年4月获美国FDA和欧盟批准用于治疗成人晚期软组织肉瘤。

（六）免疫治疗

CAR-T，全称是chimeric antigen receptor T-cell immunotherapy，嵌合抗原受体T细胞免疫疗法治疗非霍奇金淋巴瘤有效。在肿瘤过继性免疫治疗中，T细胞能否特异性识别并杀伤肿瘤细胞将直接影响生物治疗疗效。将能够识别某种肿瘤抗原的单链抗体可变区（single chain variable fragment，scFv）基因序列和T细胞活化相关基因序列拼接，构成嵌合抗原受体（chimeric antigen receptor，CAR）基因；利用逆转录病毒、慢病毒或转座子将CAR基因转染到T细胞内，使其表达融合蛋白，制备成CAR-T；当CAR-T输注患者体内后，CAR修饰的T细胞则能够靶向表达特定抗原的肿瘤细胞，并持久活化增殖、以非MHC限制性方式特异性杀伤肿瘤细胞。基于CAR的免疫治疗策略无疑给肿瘤免疫治疗带来了新的曙光，它既能克服肿瘤细胞免疫中MHC分子的限制性，同时又能特异性杀伤肿瘤细胞。然而，针对恶性实体肿瘤，特异的肿瘤抗原的鉴定是CAR-T治疗的关键，但花费较高。

CTLA-4单抗及PD-1单抗可以封闭T细胞表面的负性分子CTLA-4和PD-1，促使T细胞在肿瘤局部发挥高效细胞毒作用。T细胞表面检查点抑制剂的加入是恶性肿瘤生物治疗的转折点，它们的研发开创了恶性肿瘤生物治疗的新时代，提示在恶性肿瘤的生物治疗中，不仅要关注肿瘤生物治疗中的"正能量"，肿瘤微环境中的负性介质的封闭也是肿瘤治疗的新途径。

CAR-T技术是将抗原抗体的高亲和性和T淋巴细胞的杀伤作用相结合，通过基因合成和分子克隆手段构建特异性嵌合抗原受体，经慢病毒载体、电穿孔、启动子、转座子及直接转入mRNA或蛋白等方法进行基因转导，使T淋巴细胞表达该种嵌合抗原受体。经体外扩增纯化至一定细胞数后回输至患者体内，从而在机体内特异性识别靶抗原、分泌细胞因子，以非MHC限制性的方式特异性杀伤靶细胞。对于DLBCL而言，构建淋巴瘤相关抗原（如CD19、CD20）嵌合抗原受体，转入T细胞后使其表达嵌合抗原受体，可以特异性识别DLBCL表面的抗原，从而激活T淋巴细胞，发挥细胞免疫作用，清除淋巴瘤细胞，实现抗肿瘤的目的。

2010年，Kochenderfer通过CD19-CAR-T细胞过继免疫治疗使得一名难治复发型淋巴瘤患者获得长期明显缓解。美国宾夕法尼亚大学Porter等展开的CD19-CAR-T细胞过继免疫治疗白血病患者的临床试验展示出颠覆性的治疗效果。而Chenderfer等近来完成的一项临床试验入组了15例进展期B细胞恶性肿瘤患者。其中9例DLBCL，2例惰性淋巴瘤（indolent lymphomas，IL）和4例慢性淋巴细胞白血病（chronic lymphocytic leukemia，CLL），所有患者均接受环磷酰胺和氟达拉滨预处理。治疗后8例获得完全缓解（complete response，CR），4例部分缓解（partial response，PR），1例疾病稳定（stable disease，SD），2例未予评价；获得CR的患者中4例为化疗失败的DLBCL，缓解已达9～22个月。

2014年美国FDA批准PD-1单抗上市，用于治疗黑色素瘤。几年来，帕博利珠单抗（PD-1单抗）在肺腺癌、尿路上皮癌、肝癌及胃癌等肿瘤的治疗上均取得了很好的疗效。有个案报道，PD-1单抗对某种细胞类型的肉瘤疗效佳，但缺乏大宗研究结果。也有研究发现MDM2基因扩增的患者应用帕博利珠单抗会引起肿瘤爆发进展。

八、预后

其预后因素包括脂肪肉瘤的组织学分级、大小、部位、浸润深度及外科处理方式等。手术切除率60.9%～71.1%不等，术后平均生存4.2年，综合治疗后5年生存率29.6%，最长达6年。肠系膜血管功能不全者，病死率较高。

（邸　岩）

参 考 文 献

［1］ 郑树. 小肠肿瘤//吴在德, 吴肇汉. 外科学. 7版. 北京: 人民卫生出版社, 2008: 463.

［2］ LUCCHESI C, KHALIFA E, LAIZET Y, et al. Targetable alterations in adult patients with soft-sarcomas insight for personalized therapy [J]. JAMA Oncology, 2018, 4 (10): 1398-1404.

［3］ 张辉, 莫日根. 多发性肠系膜脂肪肉瘤侵及小肠一例 [J]. 当代医学, 2009, 15 (17): 380.

［4］ DROOS A J, ZAHM S H, WEISENBTTRGER D D, et a1. Integrative assessment of multiple pesticides as risk factors for non-Hodgkin's lymphoma among men [J]. Occup Environ Med, 2003. 60 (9): E11.

［5］ QUINTANA P J, DELFINO R J, KORRICK S, et al. Adipose tissue levels of organochlorine pesticides and polychlorinated biphenyls and risk of non-Hodgkin's lymphoma [J]. Environ Health Perspect, 2004, 112 (8): 854-861.

［6］ FRANCISZKIEWICZ K, BOISSONNAS A, BOUTET M, et al. Role of chemokines and chemokine receptors in shaping the effector phase of the antitumor immune response [J]. Cancer Res, 2012, 72 (24): 6325-6332.

［7］ YAGUCHI T, SUMIMOTO H, KUDO-SAITO C, et a1. The mechanisms of cancer immunoescape and development of overcoming strategies [J]. Int J Hematol, 2011, 93 (3): 294-300.

［8］ ANTONY P A, RESTIFO N P. CD4+CD25+T regulatory cells, immunotherapy of cancer, and interleukin-2 [J]. J Immunother, 2005, 28 (2): 120-128.

［9］ LIU Y, GU Y, CAO X. The exosomes in tumor immunity [J]. Onco Immunology, 2015, 4: e1027472.

［10］ 韩安家, 阎晓初, 王坚, 等. 软组织肿瘤病理诊断免疫组化指标选择专家共识 (2015) [J]. 临床与实验病理学杂志, 2015, 31 (11): 1201-1204.

［11］ 陈晓东, 韩安家, 赖日权. 解读2013版WHO软组织肿瘤分类变化 [J]. 诊断病理学杂志, 2013, 20 (11): 730-732.

［12］ 李玉林. 病理学. 8版. 北京: 人民卫生出版社, 2013: 99-101.

［13］ 谢勤, 万泽铭, 罗燕娜, 等. 脂肪肉瘤的超声表现和病理分析 [J]. 中华临床医师杂志 (电子版), 2013, 7 (6): 2693-2695.

［14］ MINDELZUN R E, JEFFREY R B Jr, LANE M J, et a1. The mistery mesentery on CT: differential diagnosis [J]. AJR Am J Roentgenol, 1996, 167 (1): 61-65.

［15］ 张英豪, 雷鸣. 原发性肠系膜肿瘤16例诊治体会 [J]. 中国普通外科杂志, 2003, 12 (4): 309-310.

［16］ 葛全序, 许东, 姜华伟. 肠系膜脂肪肉瘤一例 [J]. 临床放射学杂志, 2001, 20 (11): 54.

［17］ 胡金妹, 杨伟斌. 螺旋 CT 在腹部平滑肌肉瘤诊断中的应用价值 [J]. 中国基层医药, 2015, 22 (13): 2058-2059.

［18］ 曹颖丽, 周建军. 腹膜后脂肪肉瘤病理亚型与CT和MRI诊断 [J]. 实用肿瘤杂志, 2013, 28 (5): 463-468.

［19］ DOYLE L A, TAO D, MARIÑO-ENRÍQUEZ A, et al. STAT6 is amplified in a subset of dedifferentiated liposarcoma [J]. Mod Pathol, 2014, 27 (9): 1231-1237.

［20］ DE SMITH A J, WALSH K M, HANSEN H M, et al. Somatic mutation allelic ratio test using ddPCR (SMART-ddPCR): an accurate method for assessment of preferential allelic imbalance in tumor DNA [J]. PLOS One, 2015, 17;10 (11): e0143343.

［21］ KOENIGSMANN M, CASPER J, KAHL C, et al. Risk-adapted, treosulfan-based therapy with auto- and allo-SCT for relapsed/refractory aggressive NHL: a prospective phase-Ⅱ trial [J]. Bone Marrow Transplant, 2014, 49 (3): 410-415.

［22］ 何其武. 儿童肠系膜巨大脂肪肉瘤 1 例 [J]. 现代医药卫生, 2003, 19 (7): 836.

［23］ DAVIS E J, CHUGH R, ZHAO L, et al. A randomised, open label, phase Ⅱ study of neo/adjuvant doxorubicin and ifosfamide versusgemcitabine and docetaxel in patients with localised, high-risk, soft tissue sarcoma [J]. Eur J Cancer, 2015, 51 (13): 1794-1802.

［24］ KAUR P, ASEA A. Radiation-induced effects and the immune system in cancer [J]. Front Oncol, 2012, 2: 191.

［25］ PANIS C, LEMOS L G, VICTORINO V J, et al. Immunological effects of taxol and adryamicin in breast cancer patients [J]. Cancer Immunol Immunother, 2012, 61 (4): 481-488.

［26］ 刘松玲, 张琳, 杨健. 原发性腹膜后软组织肉瘤术后复发再手术的综合治疗 [J]. 中国临床研究, 2012, 25 (8): 778-779.

［27］ 中国抗癌协会肉瘤专业委员会, 中国临床肿瘤学会. 软组织肉瘤诊治中国专家共识 (2015年版) [J]. 中华肿瘤杂志, 2016, 38 (4): 310-320.

［28］ KITA A, MITSUOKA K, KANEKO N, et al. Sepantronium bromide (YMl55) enhances response of human B-cell non-Hodgkin lymphoma to rituximab [J]. J Pharmacol Exp Ther, 2012, 343 (1): 178-83.

［29］ HORN J, KLEBER M, HIEKE S, et al. Treatment option of bendamustine in combination with rituximab in elderly and frail patients with aggressive B-non-Hodgkin lyrephoma: rational, efficacy, and tolerance [J]. Ann Hematol, 2012, 91 (10): 1579-86.

［30］ 戴秋新, 徐昕, 孟文俊, 等. 美罗华联合ICE方案治疗复发非霍奇金淋巴瘤疗效观察 [J]. 实用临床医药杂志, 2012, 16 (21): 73-74.

［31］ 古健, 陈焯文. 美罗华联合吉西他滨方案治疗老年复发难治CD20+非霍奇金淋巴瘤的疗效 [J]. 中国老年学杂志, 2013, 7 (33): 3256-3257.

［32］ 高天, 樊征夫, 方志伟. 软组织肉瘤分子靶向治疗进展 [J]. 中国肿瘤临床, 2017, 44 (1): 7-13.

［33］ BEATY G L, HAS A R, MAUS M V, et al. Mesothelinspecific chimeric antigen receptor mRNA-engineered T cells induce antitumor activityin solid malignancies [J]. Cancer Immunol Res, 2014, 2 (2): 112-120.

［34］ MELENHORST J J, LEVINE B L. lnnovation and opportunity for chimeric antigen receptor targeted T cells [J]. Cytotherapy, 2013, 15 (9): 1046-1053.

［35］ KOCHENDERFER J N, WILSON W H, ROSENBERG S A, et al. Eadication of B-lineage cells and regresion of lymphoma in a patient treated with autologous T cells geneticalyenginered to recognize

CD19 [J]. Blood, 2010, 116 (20): 4099-4102.

[36] PORTER D L, LEVINE B L, KALOS M, et al. Chimeric antigen receptor-modified T cells in chronic lymphoid leukemia [J]. N Engl J Med, 2011, 365 (8): 725-733.

[37] KATO S, GOODMAN A, WALAVALKAR V. Hyperprogressors after immunotherapy: analysis of genomic alterations associated with accelerated growth rate [J]. Clin Cancer Res, 2017, 23 (15): 4242-4250.

[38] 张明, 邓长生, 陈晓娟. 肠系膜疾病114例临床分析 [J]. 中国实用内科杂志, 2004, 1 (24): 30-31.

[39] 邱红根, 杨家英, 胡文科. 原发性肠系膜肿瘤42例诊治体会 [J]. 现代中西医结合杂志, 2003, 12 (3): 277-278.

[40] PARK W M, GLOVICZKI P, CHERRY K J, et al. Contemporary management of acute mesenteric ischemia factors associated with survival [J]. J Vasc Surg, 2002, 35 (3): 445-452.

第二节　肠系膜继发性恶性肿瘤

肠系膜继发性恶性肿瘤（secondary malignant tumor of the mesentery）常继发于腹、盆腔脏器恶性肿瘤进展期或复发后，如胃癌、十二指肠癌、结直肠癌、胰腺癌、肝癌、腹腔淋巴瘤、胃肠间质瘤、腹盆腔脏器软组织间叶肿瘤、原发性腹膜癌、卵巢癌、子宫内膜癌或宫颈癌等肿瘤。发病率较高，几乎所有腹、盆腔肿瘤晚期均会累及肠系膜。

一、病因及转移途径

肠系膜继发恶性肿瘤的病因是上皮-间质转化（epithelial-mesenchymal transition, EMT），肿瘤细胞由上皮向间质转化，从而具有转移至其他部位的能力。TGF-β1诱导细胞发生上皮间质转化过程中，线粒体的合成与功能受到影响，并由此促进了EMT的发生。FOXC2是属于forkhead或winged helix家族"C"亚族的一个转录因子。目前，对FOXC2基因功能的研究主要集中在FOXC2基因表达及突变与人类疾病（如肿瘤侵袭与转移、血管与淋巴管生成、糖尿病与肥胖、代谢综合征）和发育的关系上，它主要通过诱导细胞由许多蛋白分子和信号通路介导的EMT来实现肿瘤的侵袭和转移。

以往认为消化道肿瘤腹腔转移是腹腔种植转移。1889年Steven Paget提出的肿瘤转移"种子与土壤学说"被普遍认为是腹膜种植转移的发生机制。按上述理论，腹腔转移灶应是无规律的散发病灶。但有研究发现，腹腔转移灶明显沿小肠系膜血管或肠管边缘呈规则性排列，并在血管壁内发现腺体样癌灶，是血行转移的直接证据。一部分患者在肿瘤早期就发生肠系膜转移，脱落的癌细胞来源于何处，众说纷纭。最早Ishida等提出了转移至淋巴结后的癌细胞穿透被膜脱落进入腹腔而发生种植转移的"二次转移"机制；Marutsuka等提出术中淋巴结清扫破坏了淋巴结结构，开放了淋巴管道导致结内癌细胞进入腹腔形成种植转移的过程。但这些都是基于种植学说提出的假设，并没有事实依据。胃癌、结直肠癌、卵巢癌都是腹腔脏器恶性肿瘤，一旦肿瘤侵犯浆膜层都会有种植转移的概率，但腹腔肠系膜转移率较低。故这种差异用种植学说很难解释。

有研究推测肠系膜血行转移的可能来源是肿瘤干细胞血行转移。早在2005年Pachmann等将循环肿瘤细胞（circulating tumor cells，CTCs）正式定义为自发或因诊疗操作由实体瘤或转移灶释放进入外周血循环的肿瘤细胞。近年研究发现大量CTCs进入血液后，大部分会凋亡或被免疫系统清除，极少部分幸存的肿瘤细胞可能构成种子，扩增后转移到不同的组织。这些肿瘤细胞高度增殖、逃避凋亡、无限更新、具有分化潜能和多药耐药等特性均与干细胞相似，被称为肿瘤干细胞（cancer stem cells，CSCs）。我们认为CSCs的转移是归巢过程：消化道肿瘤细胞脱离原发病灶，外渗到细胞外基质，促进血管的生成并内渗进入循环系统。逃避宿主的防御机制，通过趋化作用迁移到特定的肠系膜血管位点，黏附于血管壁并外渗出血管归巢到特定的微环境，形成转移灶。CSCs的归巢是一个多种趋化因子和多种黏附因子参与的过程。用CSCs血行转移的理论解释消化道肿瘤的腹腔转移可能更具说服力。

二、病理

其病理与原发肿瘤的病理特点及免疫组化染色表达一致。显微镜下，继发肿瘤的细胞浸润状态为散点状、散团状或大块种植，中间可夹杂正常细胞团或正常细胞板层。除个别分化程度较差的原发肠系膜恶性肿瘤的细胞可以以单个细胞或小细胞团的形式散发于正常细胞间以外，原发性肿瘤与正常细胞的界限多非常清晰。

三、临床表现

（一）原发肿瘤表现

胃肠道癌：胃肠道癌原发肿瘤可表现为原发性胃肠道肿瘤的腹痛、腹胀、呕吐、梗阻、出血、黑便、血便等。肿瘤标志物CEA增高。

卵巢癌：卵巢癌转移至肠系膜者较多见，早期可无特异性症状，晚期可有腹水和腹股沟淋巴结肿大。卵巢癌相关肿瘤标志物CA153及CA125异常增高。

胰腺癌：因胰头恶性肿瘤表现为早期黄疸，生存期极短，很少引起继发性肠系膜恶性肿瘤。故而继发性肠系膜恶性肿瘤多继发于胰体和胰尾，初期可仅有非特异性消化道症状，晚期累及肠系膜可有腹胀等症状。肿瘤标志物CEA及CA199增高。

肝癌：继发性肠系膜恶性肿瘤继发于肝脏的很少见，国内仅有1例报告，肝脏上并没有发现原发病灶，术后病理证实为原发性肝癌转移至肠系膜。早期可无明显症状，多于肿瘤定期检查时发现。后期多以腹胀、腹水和腹部包块为主要症状。正常人腹腔内游离性液体不会超过200ml，恶性腹水超过1500ml会引起腹胀；其次，肠系膜受累后，肠道蠕动下降，也会加重腹胀。腹部包块压迫肠管，可出现不同程度的肠梗阻症状。

四、诊断

（一）实验室检查

主要是肿瘤标志物的增高，增高的肿瘤标志物与原发性肿瘤升高一致，如继发性肠系膜恶性肿瘤来源于原发性肝癌，则会表现为AFP增高；如继发胰腺癌，CA199增高。

乳酸脱氢酶同工酶LDH4、LDH5增高，腺苷酸脱氨酶ADA增高，腹水肿瘤标志物依据肿瘤种类不同，分别表现为AFP、CEA、CA199、CA153及CA125增高。对腹水进行病理细胞检查的，结果可与原发肿瘤细胞学特点一致。腹水DNA倍体流式细胞学检查和腹水细胞免疫组化检查可有助于分辨继发性肠系膜肿瘤的来源。

（二）影像学检查

1. B型超声检查

B型超声检查：可发现肝脏、胰腺等处原发恶性肿瘤病灶；可显示肠系膜低回声转移包块；可判断腹腔积液及淋巴结肿大情况。B超检查应用方便，可用于动态观察病情及复查，但其不足之处是受肠道积气干扰及操作者专业水平影响。

2. CT检查

腹部增强CT检查肠系膜转移病灶呈污垢状、结节状改变，肠系膜病灶融合呈饼状或呈肿块状。

3. MRI检查

腹部增强核磁检查肠系膜转移病灶表现为肠系膜增厚、结构模糊、血管毛糙，呈污垢状改变，伴肠系膜淋巴结肿大。

4. B超引导下腹腔肿块穿刺活检

B超引导下肠系膜肿块穿刺活检可明确肠系膜继发恶性肿瘤的病理组织类型及其原发病灶。

（三）腹腔镜检查

该检查可直视下观察肠系膜受累的表现，并可以有针对性地直接取活检以确诊。创伤小，但是需提前评估病人的心肺功能，高龄或有原发性心肺疾病的患者无法进行静脉全麻下腹腔镜检查。

腹腔镜下观察发现继发性肠系膜恶性肿瘤表现为肠系膜增厚、白色，表面可有结节散在分布、大小不一。直接取结节进行病理学检查，检出率较高。

五、诊断

详细询问病史；注意观察原发性肿瘤的症状；患者有腹痛、腹胀，腹部包块及腹水等临床表现；实验室检查包括血清肿瘤标记物和腹水生化检查有利于原发肿瘤寻找；影像学检查尤其是腹部CT扫描检查，是重要辅助诊断手段；确诊赖于病理组织学检查及免疫组化或基因检查判断。

六、治疗

由于恶性肿瘤的病理类型不同，其发生率亦不同。除原发肿瘤为盆腔肿瘤外，多无法再经手术治疗。妇科肿瘤治疗原则可多次手术进行减瘤术。

治疗以针对原发肿瘤的放化疗、靶向治疗及免疫治疗为主。肿瘤细胞减灭术（cytoreductive surgery，CRS）＋腹腔热灌注化疗（hyperthermic intraperitoneal chemotherapy，HIPEC）可减少腹水量，改善患者的症状，延长生存期。目前应用较多的化疗药物有奥沙利铂、卡铂、顺铂、丝裂霉素、吡柔比星、紫杉醇、吉西他滨等药。上述药物可依据患者病情，单一给药或联合序贯给药。

靶向药物多为贝伐单抗和西妥昔单抗，但该类药物可引起消化道出血，故手术1个月内的患者或伴有消化道出血的患者不宜使用。

（邸　岩）

参 考 文 献

［1］ 张佳欣, 刘颖, 张伟, 等. TGF-β1诱导上皮间质转化过程中线粒体合成与功能的改变 [J]. 癌变·畸变·突变, 2017, 29 (6): 411-417.

［2］ 王秉文, 朱蒙蒙, 邓伟国, 等. FOXC2在上皮间质转化过程中作用的研究进展 [J]. 中国妇幼保健, 2014, 29 (30): 5016-5018.

［3］ 蒋松松, 陈骏, 陈刚, 等. 胃癌和结肠癌伴小肠系膜规则性转移四例的转移途径分析 [J]. 中华普通外科杂志, 2015, 8 (30): 663-664.

［4］ MARUTSUKA T, SHIMADA S, SHIOMORI K, et al. Mechanisms of peritoneal metastasis after operation for non-serosa-invasive gastric carcinoma: an ultrarapid detection system for intraperitoneal free cancer cells and a prophylactic strategy for peritoneal metastasis [J]. Clin Cancer Res, 2003, 9 (2): 678-685.

［5］ KOPPE M J, BOERMAN O C, OYEN W J, et al. Peritoneal careinomatosis of colorectal origin: incidence and current treatment strategies [J]. Ann Surg, 2006, 243 (2): 212-222.

［6］ 崔景利, 邓靖宇, 刘宏根, 等. Borrmann Ⅳ型胃癌的临床病理特点及预后分析 [J]. 中华普通外科杂志, 2014, 29 (2): 89-92.

［7］ PACHMANN K, CLEMENT J H, SCHNEIDER C P, et al. Standardized quantification of circulating peripheral tumor cells from lung and breast cancer [J]. Clin Chem Lab Med, 2005, 43 (6): 617-627.

［8］ PADÍN-IRUEGAS M E, LÓPEZ LÓPEZ R. Stem cells as a tool for breast imaging [J]. J Oncol, 2012, 2012: 814014.

［9］ 刘杰, 王锦波, 齐庆安. 肝癌肝移植术后肠系膜转移癌1例 [J]. 临床与病理杂志, 2018 , 38 (1): 216-218.

［10］ 董鹏, 卢春燕, 闵鹏秋, 等. 小肠系膜、横结肠系膜和乙状结肠系膜继发恶性病变的CT表现 [J]. 实用医学杂志, 2013, 29 (20): 3379-3381.

［11］ 葛艳明, 李耀武. 横结肠病变累及横结肠系膜的CT表现 [J]. 中国中西医结合影像学杂志, 2007, 5 (2): 126-129.

［12］ 王志龙, 肖学红, 黄晓星, 等. 卵巢癌腹膜转移的MRI诊断 [J]. 实用放射学杂志, 2015, 31 (10): 1657-1660 .

［13］ 佟元涛, 任克. 腹膜转移癌的 CT、MRI影像学诊断 [J]. 国际医学放射学杂志, 2012, 35 (5): 26-28.

［14］ 王志龙, 肖学红, 洪桂, 等. 腹膜转移瘤的MRI诊断 [J]. 影像诊断与介入放射学, 2014, 23 (2): 129-134.

［15］ ZHANG G, ZHU Y, LIU C, et al. The prognosis impact of hyperthermic intraperitoneal chemotherapy (HIPEC) plus cytoreductive surgery (CRS) in advanced ovarian cancer: the meta-analysis [J]. J Ovarian Res, 2019, 12 (1): 33.

第三节 肠系膜良性肿瘤

一、概述

肠系膜肿瘤临床少见，该部位肿瘤可起源于肠系膜的所有组织，如腹膜、淋巴组织、脂肪和结缔组织等，因此组织学类型具有多样性。从大体表现上分，肿瘤可分为囊性或实性肿瘤。依据病理学性质，可分为良性或恶性肿瘤，其中良性肿瘤多见，而且囊性肿瘤多为良性，实性肿瘤多为恶性。多数患者没有临床症状，仅在查体时发现。影像学检查，尤其是增强CT可帮助进行诊断，但最终诊断需要依赖肿物穿刺活检或手术切除病理检查。依据病变的不同类型，可采用观察、药物或手术等治疗方式，而肠系膜良性肿瘤仅需要行肿瘤剥除术即可，预后较好。

肠系膜良性肿瘤中最常见的是淋巴起源的囊性淋巴管瘤。囊性肠系膜肿瘤的发病率约为1/10万，其中50%为囊性淋巴管瘤（cystic lymphangioma）。硬纤维瘤（desmoid tumor）也是一种肠系膜良性肿瘤，其人群发病率约为2.4～4.3/10万，有报道称4%～32%的家族性息肉病患者可出现硬纤维瘤，其中8%发病在肠系膜。其他类型的肠系膜良性肿瘤，如良性囊性间皮瘤（benign cystic mesothelioma）、腹膜孤立性纤维性肿瘤（solitary fibrous peritoneal tumors）、纤维瘤（fibroma）、良性脂肪瘤（benign lipoma），则更加少见，仅有个案报道。

二、不同组织来源的肠系膜良性肿瘤

（一）肠系膜囊性淋巴管瘤

囊性淋巴管瘤是最常见的肠系膜囊性肿瘤，为先天性畸形，多见于儿童。由于胚胎形成时期部分肠系膜淋巴管未能引流入全身的淋巴循环中，进而导致肠系膜局部淋巴管扩张，最终形成淋巴管囊肿。有作者认为成年人发生在腹腔内大网膜、肠系膜囊性淋巴管瘤多为继发性，可继发于腹腔感染伴淋巴结感染、手术、腹部外伤、放射治疗，导致淋巴管损伤，淋巴引流受阻，淋巴管扩张所致。肠系膜囊性淋巴管瘤多为良性，也有作者认为本病发生可能与基因突变有关，有潜在恶性可能，约3%可转变为恶性。

病理所见：肿瘤大体表现为表面光滑，外观淡黄或苍白、半透明状，切面呈多囊性，囊内充满液体（浆液性或乳糜性，少见血性或脓性）。镜下可表现为淋巴管增生、结构紊乱，向周围组织推挤或浸润生长，管腔扩张，部分腔内含粉红染均质的淋巴液及少量淋巴细胞。

本病多见于颈部、腋部，亦可发生在纵隔、腹股沟、腹膜后、肠系膜、腹腔。肠系膜囊性淋巴管瘤（cystic lymphangioma of the mesentery）可出现腹痛、腹胀、腹部包块等症状。偶可并发囊肿感染、出血，巨大囊肿亦可压迫肠道合并不同程度肠梗阻，甚至出现急腹症表现。触诊腹部有大小不等包块，质软，轻压痛，活动度差。

影像学检查：彩超下表现为网格状囊性占位，并可明确肿瘤大小、数量、部位及周围的关系。CT影像多表现为肠系膜内光滑的囊状物，可呈分叶状，密度低、均匀，可见分隔，囊肿内见"血管穿行征"，病变有沿组织疏松间隙蔓延趋势，"呈爬行性生长"为本病影像学特征性表现。囊性淋巴管瘤可分为单房或多房，增强扫描囊壁及间隔呈渐进性强化而囊腔内囊性或囊实性成分不强化。磁共振成像（MRI）则表现为囊内容物的液性信号，类似于CT的表现。

治疗：囊性淋巴管瘤是一种良性肿瘤，晚期可因其体积增大可压迫周围脏器引起出血、感染，甚至肠道梗阻及扭转等急腹症，需要及时处理。也有报道显示其细胞增殖活跃，具有侵袭性生长的特点。手术完整切除病变组织成为首选治疗方案，并且在手术切除病变过程中应注意保持肿瘤及周围结构的完整性，尽量减少囊液外溢和血管的损伤，必要时采用广泛、根治性切除，将肿瘤与周围血管鞘一并切除，避免肿瘤复发。

（二）肠系膜良性囊性间皮瘤

此病多见于女性，与恶性间皮瘤不同的是良性间皮瘤与石棉暴露无关，此病则与腹部手术或炎性疾病相关。患者大多数无明显临床症状或仅有轻微的恶心、呕吐、腹泻、腹胀等症状，因此肿块不易被发现。术前B超、CT、MRI等检查仅能提示囊性病变，无法确切诊断。主要靠在病理检查可见囊壁内被衬单层或多层扁平或立方形细胞，肿瘤细胞未见明显增生及异型性。免疫组化染色显示囊腔内衬肿瘤细胞标志物CK和MC呈阳性，表明肿瘤来源于间皮细胞。尽管该肿瘤命名为良性肿瘤，但是呈现恶性肿瘤的生物学行为，手术切除后局部复发率可高达50%～75%。术前诊断困难，与其他类型的囊性肿瘤难以鉴别。

（三）肠系膜孤立性纤维性肿瘤

孤立性纤维性肿瘤（solitary fibrous tumor，SFT）大多发生于胸膜。胸膜外SFT是一种少见的间叶性肿瘤，可发生在全身多个部位，如四肢、头颈部、胸壁、纵隔、心包、腹膜后、腹部，罕见发生在肠系膜，亦偶见发生于其他部位。可发生于任何年龄，多见于成年人。无明显性别差异。可伴发低血糖。过去认为该肿瘤起源于胸膜间皮细胞，随着免疫组织化学及电镜的进步，目前认为其来源于CD34$^+$的树突状间质细胞。

病理检查提示瘤细胞呈梭形或圆形，瘤细胞多无异型性，胞浆少或不清，核分裂相少或无。瘤细胞排列方式多种多样，有席纹状、条束状，但多表现为结构紊乱，胶原纤维穿行于瘤细胞间。存在交替分布的细胞丰富区和稀疏区，稀疏区的间质有不同程度的胶原变性，呈蟹足肿胀，明显者呈瘢痕分布于纤维间质中。免疫组织化学显示vimentin和CD34阳性。

肠系膜SFT多为生长缓慢的无痛性包块，界限清楚，有纤维性假包膜。该肿瘤生物学行为多为良性，切除术后很少复发或转移，但亦有形态学为良性，术后出现复发的病例报道。一般认为，肿瘤直径>10cm，肿瘤无包膜或包膜不完整，有周围组织浸润，细胞丰富，核异型性明显，出现坏死，可以考虑为恶性肿瘤。

（四）肠系膜硬纤维瘤

起源于筋膜及腱膜的纤维母细胞增生，有局部浸润及复发的潜能。腹腔或肠系膜发病约占该病的10%～20%。好发于女性，该肿瘤病因目前认为可能与雌激素、局部创伤及遗传因素有关。病例可散发，但部分病例可合并家族性腺瘤性息肉病或Gardner综合征。

病理可为良性或低度恶性，无包膜，并且浸润性生长，有明显的恶性生物学行为，易顽固多次复发，但极少出现远处转移，瘤体大小可从数厘米到完全占据腹腔不等。

CT可表现为边界清晰的软组织病灶，无明显包膜。β-catenin核阳性表达只见于肠系膜纤维瘤病，是该肿瘤的特异性免疫组织化学诊断指标。

治疗以手术彻底切除为主，保证切缘阴性是减少复发的关键。因有恶性生物学行为，故无法手术者可考虑行放疗或药物治疗。

（五）肠系膜纤维瘤病

起源于肠系膜纤维组织，在肠系膜原发性肿瘤中较多见。腹部手术、局部炎症刺激、内分泌因素可能与其发病有关。本病呈良性或低度恶性，有向邻近局部组织浸润性、侵袭生长和局部复发的特征，但无淋巴和血液远处转移现象。

该肿瘤为界限清楚的良性肿瘤，但可出现缺乏包膜和呈现侵袭性生长特性，具有局部复发的特征，但不转移。家族性腺瘤性息肉病（Gardner综合征）患者常合并肠系膜纤维瘤。

肠系膜纤维瘤可以是单发或多发。家族性腺瘤样息肉合并肠系膜纤维瘤时常常为多发性，或者肿瘤巨大，或者侵袭小肠及周围组织，甚至威胁生命。

CT表现为均质且界清的肿块，偶有囊性成分。最常见的是小肠环固定、包绕、受压和推移。可侵犯邻近组织及器官。

病理学表现为分化良好的纤维母细胞，有时可见车辐样结构；无明显异型性，无病理学核分裂象；间质内可见数量不等的胶原纤维，可发生黏液变性，多含有扩张的薄壁血管，肿瘤局部呈侵袭性生长。免疫组织化学存在细胞核β-catenin阳性，该特点对诊断纤维瘤病具有很高的特异性和敏感性。

外科手术治疗是首选治疗，手术完整切除肿瘤和受累的肠管及其他邻近组织。对于肿瘤不能完全切除者、手术后复发患者，依据个体病情采取药物治疗，如激素疗法（三苯氧胺、他莫西芬）、非甾体类抗炎药物、低剂量干扰素以及系统性化疗；此外，依马替尼、阿霉素在治疗肠系膜纤维瘤病中也有重要的作用。但肠系膜纤维瘤病术后放疗的作用仍未取得共识。文献亦有应用环磷酰胺、丝裂霉素、长春新碱化疗有效的病例报道。

手术彻底切除肿瘤者预后良好，但容易复发，局部复发病例应再次手术。提示肿瘤预后不良的因素包括：肿瘤多发；肿瘤直径大于10cm；或肿瘤广泛侵袭小肠或输尿管等脏器。

（六）肠系膜脂肪瘤

脂肪瘤为良性肿瘤，可发生于任何年龄，以皮下多见。肠系膜脂肪瘤少见，临床中多数患者起病隐匿，缓慢生长，早期可无明显临床症状，易漏诊和误诊。肠系膜原发的脂肪瘤可有相关危险因素，包括肥胖、高胆固醇血症、糖尿病及脂肪瘤家族史。病理特征为均质的分化良好的脂肪细胞。CT表现为形态不规则的低密度肿块影，密度均匀，有完整的薄壁围绕，其内尚见细线状分隔，可压迫周围组织，无侵犯表现，无明显强化。CT值呈明显负值。

（七）肠系膜卡斯尔曼病

卡斯尔曼病（Castleman's disease，CD）称为巨淋巴结增生症（giant lymph node hyperlasia），或称为血管滤泡淋巴组织增生病（vascular follicular lymph node hyperplasia）。该病

是一种病因不明的良性淋巴细胞增生性疾病，以深部或浅表淋巴结显著肿大为特点。好发年龄8～70岁，以中年患者多见，男女无差别。多见于胸部（纵隔）、颈部、腋下、腹部、盆腔。腹部病灶多位于腹膜后及肠系膜。

病理类型分为透明血管型、浆细胞型、混合型三种。其中，透明血管型多见，约占80%～90%。组织学上透明血管型以淋巴滤泡增生伴生发中心形成及大量小血管增生、玻璃样变为特征，无层状排列的成熟浆细胞。浆细胞型较少见，病理特点为淋巴滤泡生发中心出现层状或片状排列的成熟浆细胞，部分浆细胞中可见Russel小体，浆细胞中无或仅有少许管壁毛细血管呈玻璃样变。免疫组织化学染色有助于本病病理诊断及分型。

单中心型或局灶型（localized CD），可累及肠系膜淋巴结。青年人多见，其病理类型90%为透明血管型。肠系膜卡斯尔曼病症状隐匿，早期诊断困难，后期往往以腹部包块就诊。由于临床表现无特异性，常被误诊为肠系膜肿瘤。部分病例（多中心型，multicentric CD）可伴全身症状和（或）多系统多中心损害。

CT表现为动脉期强化和中心区边界清楚的钙化。CT增强扫描：动脉期明显强化，门静脉期及延迟期仍明显强化，其中心区边界清楚的钙化和分支状钙化，是本病的特征，具有一定诊断意义。

单发者以手术切除为主，必要时术后辅以放射治疗或化疗，预后较好。而多发者一般预后不良，甚至演变为淋巴瘤。

三、临床表现

多数肠系膜良性肿瘤缺乏典型症状，因此临床中易出现漏诊及误诊。肠系膜肿瘤根据肿瘤生长的部位、大小、病理类型、与周围组织器官的关系等表现出不同的症状，因肠系膜位置较隐蔽，肿瘤早期或体积较小时症状不明显，诊断困难。随着肿瘤的增大及肿瘤压迫或侵犯周围脏器而表现出临床症状。文献报道可有19.4%的患者表现为急腹症的症状，有的表现为发热、贫血、乏力、消瘦等非特异性的全身症状。进展期肿瘤逐渐增大，多表现为腹部肿块或局部压迫症状，如肠梗阻，浸润肠道引起黑便等。肠系膜远端游离，位于系膜缘的肿瘤，因其重力作用坠入盆腔，易误诊为妇科肿瘤。

四、辅助检查

（一）实验室检查

实验室检查多无特殊，合并出血、感染等并发症时可出现白细胞升高和贫血等检查异常。

（二）影像学检查

一部分肠系膜良性肿瘤可通过影像学诊断，但大多数肿瘤无法通过影像学资料区分具体肿瘤类型，必要时需要行超声引导下的包块穿刺活检。

1. X线检查

全消化道造影或钡剂灌肠：肠系膜的良性肿瘤体积较大时可导致周围肠管受压改变。全消化道造影或钡灌肠检查可发现肠管外压性改变，无肠黏膜的改变，能明确肠管受压的部位和程度，有利于术前的评估和制定手术方案。

2. B型超声检查

肠系膜良性肿瘤包括囊性和实性病变，超声下会有相应的特点。囊性淋巴管瘤和良性囊性间皮瘤呈多囊状无回声肿物，壁薄，囊性淋巴管瘤内部可见内出血等。肠系膜孤立性纤维性肿瘤、硬纤维瘤、纤维瘤、脂肪瘤、卡斯尔曼病等实性肿瘤表现为边界清晰的实性肿物。硬纤维瘤、纤维瘤、脂肪瘤、卡斯尔曼病为均一回声的肿物，卡斯尔曼病可伴有钙化，纤维瘤内可见到无回声的囊性区。肠系膜孤立性纤维性肿瘤可见到坏死区和低回声的囊性区，可伴有钙化。

3. CT检查

强化CT检查是进行临床诊断、术前评估、术后随访的重要检查方式，能明确肿瘤的大小、囊性或实性、与周围组织的关系、有无转移等。除非存在CT检查的禁忌，一般是必需的检查之一。增强CT的特点：肠系膜孤立性纤维性肿瘤门脉期明显强化；硬纤维瘤门脉期轻度强化；纤维瘤门脉期肿物边缘强化；脂肪瘤强化表现和皮下脂肪一致；卡斯尔曼病动脉期明显强化。

4. 磁共振检查

MRI检查无放射性，并且组织分辨力较高。T2WI相能够较好地分辨脂肪、水和出血等成分。有学者报道可基于MRI的检查来辅助诊断，制定临床治疗策略。

5. 穿刺活检

针吸细胞学或穿刺活检有助于明确病理诊断，该操作可在CT或超声引导下进行。穿刺活检的主要目的是鉴别肿瘤的良恶性，其次是指导制定治疗策略。穿刺活检过程有2%～3%的并发症发生率。

五、诊断及鉴别诊断

（一）诊断

肠系膜良性肿瘤起病缓慢，具有隐匿性，初期无明显症状，后期以腹痛、腹胀等消化系统症状为主，缺乏特异性。临床表现与肠系膜恶性肿瘤、卵巢肿瘤及腹腔其他慢性炎性疾病类似。肠系膜肿瘤术前诊断正确率仅为9.38%～40.2%。钡剂灌肠、B超、CT是诊断本病的重要方法。钡剂灌肠造影可区分肠内肠外，可显示肿瘤的大小、部位、密度，以及肠管侵犯情况。B超、CT诊断价值较大，特别是CT，可以鉴别肿瘤的大小，有无转移，是否是囊性或囊实性、实性，以及与周围组织的关系，对术前诊断很有帮助，并可作术后随诊，便于早期发现复发。MRI具有良好的软组织分辨力且没有放射性，能够很好地判断肠系膜肿物的组织学组成，为随访和治疗提供重要信息。但是绝大多数的肠系膜肿瘤，影像学检查一般难以区分其具体类型，因此肠系膜肿瘤的组织学评价尤为重要。可考虑B超或CT下进行肿物的穿刺活检，因B超能够实时进行监测及无放射性暴露问题，优于CT引导的穿刺活检。肿瘤细胞免疫组织化学染色表型有助于诊断及鉴别诊断。

（二）鉴别诊断

1. 肠系膜恶性肿瘤

原发性肠系膜恶性肿瘤包括恶性淋巴瘤、平滑肌肉瘤、纤维肉瘤等。囊性病变多为良性，而恶性病变多数为实性，恶性肿瘤一般呈侵袭性生长，生长迅速。

2. 卵巢肿瘤

肠系膜肿瘤往往生长较大，导致无法判断器官来源；卵巢肿瘤可伴有囊性改变，与较大的肠系膜良性肿瘤亦发生混淆；卵巢囊性肿瘤多为多囊性，老年女性多见。

六、治疗

治疗方法依据肿瘤有无症状、肿瘤具体性质，采用不同的治疗策略。无症状的纤维瘤和脂肪瘤，当诊断明确时，可考虑密切观察随诊；如患者存在症状，且诊断为囊性淋巴瘤、良性囊性间皮瘤、腹膜孤立性纤维性肿瘤、肠系膜硬纤维瘤时，手术切除是重要的治疗手段。文献报道有肠系膜囊性淋巴管瘤破裂的病例。良性肿瘤一般可作完整切除，如果位于肠系膜根部且与肠系膜血管粘连，不能分离，则行相应肠段系膜一并切除以达到R0切除的目的，如无法达到R0切除，则在R1切除术后辅以放疗或化疗，防止复发。对于复发病例多次手术是必要的。

七、预后

囊性淋巴瘤、纤维瘤、脂肪瘤等良性肿瘤术后复发率低，手术远期效果好。而对于良性囊性间皮瘤、腹膜孤立性纤维性肿瘤、肠系膜硬纤维瘤，术后存在较高复发率，需要定期的随诊复查，发现复发，可考虑再次手术切除。

肠系膜良性肿瘤临床少见，同时肠系膜组织复杂，导致肠系膜肿瘤组织学类型多样，不同类型肿瘤影像学特点不同，需要充分行影像学评估进行定性及可切除行判断，必要时需要行影像学引导下的穿刺活检明确病理性质，并根据病理性质决定其最佳的治疗方案，术中根据肿瘤生长情况，行肿瘤切除、扩大切除，甚至行联合脏器切除，根据术后病理决定辅助治疗手段。肠系膜良性肿瘤通常预后尚好。

（刘立国　谭海东）

参 考 文 献

［1］ 赵东兵, 邵永孚, 单毅, 等. 原发性肠系膜实性肿瘤82例的诊断和治疗 [J]. 实用癌症杂志, 2005, 15 (1): 68-70.

［2］ DUFAY C, ABDELLI A, LE PENNEC V, et al. Mesenteric tumors: diagnosis and treatment [J]. J Visc Surg, 2012, 149 (4): e239-e251.

［3］ DE PERROT M, BRÜNDLER M, TÖTSCH M, et al. Mesentericcysts. toward less confusion [J]. Dig Surg, 2000, 17 (4): 323-328.

［4］ SHETH S, HORTON K M, GARLAND M R, et al. Mesenteric neoplasms: CT appearances of primary and secondary tumors and differential diagnosis [J]. Radiographics, 2003, 23 (2): 457-473.

［5］ MONTAGLIANI L, DUVERGER V. Desmoid tumors [J]. J Chir (Paris), 2008, 145 (1): 20-26.

［6］ 李健, 李正荣, 李映良, 等. 腹腔淋巴管瘤临床分析18例 [J]. 世界华人消化杂志, 2013, 21 (25): 2617-2619.

［7］ TAN J J, TAN K K, CHEW S P. Mesenteric cysts: an institution experience over 14 years and review of literature [J]. World J Surg, 2009, 33 (9): 1961-1965.

［8］ 文阳, 王伯胤, 沈训译. 成人腹部囊性淋巴管瘤的表现 [J]. 中国医学影像学杂志, 2009, 17 (3): 183-186.

［9］ 郭丽萍, 郭晨光, 李文菲, 等. 少见成人腹部淋巴管瘤的CT表现及临床特点 [J]. 现代肿瘤医学, 2016, 24 (11): 1812-1816.

［10］ 董志谦. 良性多囊性腹膜间皮瘤一例 [J]. 中华病理学杂志, 1998, 27 (5): 399-400.

［11］ 段正凡, 罗自金, 李珊, 等. 腹腔良性多囊性大网膜间皮瘤1例 [J]. 实用放射学杂志, 2014, 30 (2): 366-367.

［12］ 苏向前, 崔明, 冷家骅, 等. 腹膜后孤立性纤维性肿瘤的诊断和治疗 [J]. 中国实用外科杂志, 2007, 27 (4): 313-314.

［13］ 张子兰, 顾学文, 肖芹, 等. 孤立性纤维性肿瘤11例临床病理分析 [J]. 肿瘤研究与临床, 2015, 27 (2): 107-108, 112.

［14］ 朱延美, 李虹. 孤立性纤维性肿瘤临床病理学分析 [J]. 山西医药杂志, 2008, 37 (11): 1049-1050.

［15］ 肖文波, 王照明, 叶彤. 孤立性纤维性肿瘤的影像学及病理学分析 [J]. 临床放射学杂志, 2002, 21 (12): 947-950.

［16］ PAKSOY Y, SAHIN M, AC, IKGÖZOGLU S, et al. Omental fibroma: CT and US findings [J]. Eur Radiol, 1998, 8 (8): 1422-1424.

［17］ CHAUDHARY P. Mesenteric fibromatosis [J]. Int J Colorectal Dis, 2014, 29 (12): 1445-1451.

［18］ 金冬梅, 王晖. 肠系膜纤维瘤病1例 [J]. 诊断病理学杂志, 2014, 21 (8): 487, 504.

［19］ 江瑞康, 刘爱东, 王玉玲. 肠系膜纤维瘤病1例 [J]. 临床与实验病理学杂志, 2015, 31 (9): 1079-1080.

［20］ 朱敦年, 叶倩. 肠系膜纤维瘤病1例 [J]. 中国普通外科杂志, 2004, 13 (12): 923.

［21］ 高丽娟, 全冠民, 赵宁, 等. 小肠系膜Castleman病1例 [J]. 实用放射学杂志, 2010, 26 (4): 607-608.

［22］ 易文君, 唐中华. 表现为急腹症的原发性肠系膜肿瘤6例分析 [J]. 中国实用外科杂志, 2001, 21 (12):

759-760.

［23］ 李程. 原发性肠系膜肿瘤的诊断和治疗 [J]. 中国普通外科杂志, 2004, 13 (5): 395-396.

［24］ EZHAPILLI S R, MORENO C C, SMALL W C, et al. Mesenteric masses: approach to differential diagnosis at MRI with histopathologic correlation [J]. J Magn Reson Imaging, 2014, 40 (4): 753-769.

［25］ SOUZA F F, MORTELÉ K J, CIBAS E S, et al. Predictive value of percutaneous imaging-guided biopsy of peritoneal and omental masses: results in 111 patients [J]. AJR Am J Roentgenol, 2009, 192 (1): 131-136.

［26］ ZHAPILLI S R, MORENO C C, SMALL W C, et al. Mesenteric masses: approach to differential diagnosis at MRI with histopathologic correlation [J]. J Magn Reson Imaging, 2014, 40 (4): 753-769.

［27］ 李桂萍. 肠系膜脂肪瘤合并小肠扭转超声误诊为卵巢肿瘤蒂扭转一例 [J]. 中华医学超声杂志 (电子版), 2013, 10 (7): 604.

［28］ RAUH J L, MILLER-OCUIN J L, GAFFLEY M, et al. Emergency surgical management of a ruptured mesenteric cyst [J]. Am Surg, 2020, 86 (3): e122-e123.

第四节　肠系膜囊肿

一、概述

肠系膜囊肿（mesenteric cyst）是指发生于肠系膜、具有上皮衬里的囊状肿块，内含淋巴液/乳糜液、浆液，是罕见的腹腔良性肿瘤。1507年意大利解剖学家Benevenni通过一个8岁男孩的尸检发现，第一次报道了肠系膜囊肿。1880年Tillaux第一次成功进行了肠系膜囊肿切除手术。

多数肠系膜囊肿患者往往缺乏特异性的临床症状，约40%的患者是偶然发现的。囊肿增大到一定程度时，则出现一系列临床症状与体征。临床表现以间歇性反复发作性腹痛为主。并发症有肠梗阻、肠扭转、囊肿感染、破裂、出血等。并发症常以急腹症就诊，可威胁患者生命，应高度重视。影像学检查有重要诊断价值。

肠系膜囊肿的发病率较低，在成人约为1/10 000，在儿童约为1/20 000，女性发病率高于男性，且往往在50岁左右发病。

由于肠系膜囊肿的发病原因、生长情况、病理性质及形态学改变复杂多样，因而有不同的分类方法：

形态学分类：①单发性囊肿；②多发性囊肿；③弥漫性囊肿。

病因分类：①先天性囊肿；②创伤性囊肿；③感染性囊肿；④肿瘤性囊肿。

病理结构分类：①真性囊肿：如皮样囊肿、浆液性囊肿、表皮样囊肿、肠源性囊肿等。②假性囊肿：如创伤性血肿、乳糜囊肿等。

病理性质分类：①良性囊肿；②恶性囊肿：包括囊性肉瘤及腺癌。

囊液性质分类：分为乳糜性囊肿、浆液性囊肿。

二、病因及发病机制

肠系膜囊肿的病因尚未明确，目前比较公认的理论认为是由于异位增生的肠系膜淋巴管与其余部分淋巴系统缺乏交通所致，而创伤、感染和肿瘤则是肠系膜淋巴系统交通障碍及淋巴管梗阻的促成因素。

（一）先天性囊肿

常见为肠源性囊肿与结肠系膜浆液性囊肿。其病因多数认为来自于先天性胚胎淋巴管发育异常或是异位淋巴管组织的不断生长发展所致。肠源性囊肿是胚胎期肠道发育残留。

（二）创伤性囊肿

腹部外伤导致肠系膜创伤伴淋巴管损伤，淋巴液外溢，而被纤维组织所包裹即可形成囊肿；或因肠系膜钝挫伤使两层分离，淋巴液潴留而形成的囊肿。腹部手术可引起淋巴管粘连、阻塞、扩张，淋巴液淤滞，从而形成囊肿。

（三）感染性囊肿

如细菌感染、结核杆菌感染、寄生虫性囊肿。其中以结核性囊肿最多见。结核性囊肿的形成是肠系膜淋巴结核发生液化后所致。

寄生虫囊肿以包虫囊肿多见，其分布以肝脏为主，其次为肺脏，肠系膜与网膜约占10%，其他如胸腔、脾、脑等亦可累及。此外，肠系膜与网膜包虫囊肿亦可能来源于肝包虫囊肿破裂感染。肠系膜寄生虫囊肿病程较长，表现为腹部肿物进行性增大，多在无意中发现。

其他感染性囊肿可因细菌经血行、淋巴道、肠源性等途径感染至肠系膜淋巴管，炎性梗阻或局限性淋巴结退化而形成囊肿，感染还可导致淋巴管粘连、狭窄、淋巴液潴留，形成囊肿。

（四）肿瘤性囊肿

多为淋巴管瘤，病因尚未明确，可能为淋巴管发育异常，或淋巴组织异位生长而导致淋巴管梗阻和扩张所致。此外，还有囊性平滑肌瘤、淋巴管内皮细胞瘤、淋巴管肉瘤及恶性畸胎瘤的报道，后两者为肠系膜囊性恶性肿瘤。

三、病理

（一）发病部位

肠系膜囊肿可以发生于自十二指肠至直肠任何部位的肠系膜，一般多发生于小肠系膜，以空、回肠系膜为多，少数发生于盲肠、乙状结肠及横结肠系膜。

（二）大体所见

肠系膜囊肿多为单发、单房，少数为多发或多房，呈圆形或椭圆形，靠近肠管者多呈哑铃状，囊内填充淋巴液或浆液。单房性囊肿：较大，囊壁薄而无张力，多局限于一段肠系膜；多房性囊肿：由数个囊腔组成，囊腔之间相通或不相通，局限于一段肠系膜；弥漫性囊肿：由数十至上百个小囊肿组成，广泛累及肠系膜，多靠近肠系膜根部，包绕肠系膜血管。

浆液性囊肿：多单发，呈圆形或椭圆形，表面光滑，囊壁薄，内含类似血浆的浆液。

乳糜囊肿（chymous cyst）：多发生在小肠系膜，近系膜缘。囊内液呈乳糜状，苏丹Ⅲ染色及乳糜试验阳性。

（三）显微镜下所见及各类囊肿病理特征

1. 先天性囊肿

常见为肠源性系膜囊肿与结肠系膜浆液性囊肿。肠源性肠系膜囊肿：内壁被覆有分泌功能的肠黏膜上皮，故囊内常含有无色黏液。囊肿多为单发，呈球形或椭圆形，囊肿大小不一，由数厘米至20cm不等。结肠系膜浆液性囊肿：多发于横结肠与乙状结肠系膜，多单发，囊壁覆盖间皮细胞，囊内为黄色透明浆液，但并发出血或感染时则为暗红或脓样浑浊液体。肠系膜皮样囊肿罕见。

2. 创伤性囊肿

创伤性囊肿的特征是囊壁常无上皮细胞结构，或仅有少数上皮细胞及大量增生纤维组织。常为单房性。因淋巴液并少许血液积聚而形成的囊肿也称为乳糜性囊肿。

3. 感染性囊肿

以结核性囊肿和寄生虫性囊肿为例。结核性囊肿的形成是肠系膜淋巴结核发生液化后所致；寄生虫性囊肿则见于肝包虫囊肿破裂后，头节或子囊散播于系膜表面而成。

4. 肿瘤性囊肿

多为淋巴管瘤，肿瘤由无数扩张的淋巴管组成，肉眼见大小不等的乳白色囊状结构。囊壁由单层淋巴管内皮细胞与纤维结缔组织组成，偶见少量平滑肌纤维。少数囊肿壁可并发慢性炎症或钙化。常为多房性囊肿，多位于肠系膜根部，并向周围蔓状生长。囊内多含有黄色透明的淋巴液或乳糜液，伴出血者为血性。

四、临床表现

（一）囊肿一般表现

肠系膜囊肿一般没有明显的症状及体征，当囊肿增长到一定程度时，则会出现一系列的临床症状与体征。最常见的为腹部包块与腹痛。

腹痛多由于囊肿重力关系牵拉肠系膜根部或引起肠道痉挛或导致肠道移位引起；较大的囊肿挤压肠系膜，使肠系膜张力增加所致；巨大囊肿挤压周围组织器官亦可引起腹痛。腹痛多为间歇性，可反复发作，常伴腹胀。如并发肠管被压或扭转时则出现急腹症表现。

腹部包块可自行触及，亦可能在体检时偶尔发现。体检腹部可触及光滑、圆形、半圆形包块，无明显疼痛及压痛。当囊肿合并出血或感染时，可有局部压痛、反跳痛。除肿物与周围组织粘连外，通常活动性较大。由于固定于后腹壁的肠系膜根部是从左上走向右下、纵向固定的，故肠系膜根部囊肿的活动度以横向为大，沿右上至左下轴心活动，而上下活动受限；若囊肿位于非肠系膜根部者，则上下及左右活动范围均大。

（二）并发症

1. 肠梗阻、肠扭转

巨大的肠系膜囊肿压迫肠管可导致肠梗阻，亦可因胃肠功能紊乱引起肠套叠，出现完全、不完全性肠梗阻症状；肠系膜囊肿由于重力作用并随体位变动可发生肠扭转；较大的肠系膜囊肿亦可伴胃肠功能紊乱，引起肠套叠。以上并发症起病急、病情重，表现为腹痛剧烈、频繁呕吐、便血，或排便、排气减少或停止等症状，常以急腹症就诊。

2. 压迫其他脏器组织

囊肿压迫输尿管、膀胱可出现肾盂积水、尿频、尿急、排尿不畅等表现。巨大囊肿偶可压迫腹腔血管引起下肢水肿。

3. 囊肿破裂、出血

肠系膜囊肿破裂较少见，囊肿破裂者腹腔内可出现黄色透明腹水、黏液性腹水或乳糜腹水。部分伴血管破裂者则有出血，出现血性腹水。视出血量多少而异，患者可有轻重不等失血表现，如头晕、心悸、乏力、贫血等症状，严重者发生失血性休克。

4. 囊肿感染

肠系膜囊肿可发生囊内感染，感染向周围逐渐扩散，可引起局限性或弥漫性腹膜炎。临床表现发热、囊肿迅速增大、局部疼痛，体检腹肌紧张，有局部或全腹压痛、反跳痛，等。

五、辅助检查

（一）实验室检查

并发急腹症时，大多数患者血液常规检验可出现白细胞及中性粒细胞计数升高。囊肿破裂患者腹腔穿刺可抽出黄色透明的淋巴液、乳糜液或血性腹水。

（二）影像学检查

1. 线检查

立位腹平片可见软组织阴影；钡餐及钡剂灌肠可见肠道受压移位等表现。X线检查虽对于诊断意义有限，但有助于鉴别诊断。

2. B超检查

超声检查由于定位及定性准确、简便及无创等优势，可作随访观察。超声检查可见有完整包膜的圆形或半圆形肿物，边界清楚，肠系膜局部可见液性暗区，有明显压缩性。

3. CT检查

可提供最佳的囊肿影像诊断，部分无症状患者可通过CT检查发现病灶，并可提供囊肿准确的位置、与周围组织的关系，对肿物定性有一定帮助。CT表现肠系膜单纯囊肿，多位于肠系膜根部。囊壁薄且均匀、边界清晰，囊内呈均匀水样密度影，可为单房或多房，增强后未见强化。

肠系膜囊肿CT特征：肠系膜单纯囊肿CT表现为腹腔内肠外囊性低密度影，单发多见，呈圆形、类圆形改变，囊内呈水样密度影，增强后囊壁及囊腔无强化。病变体积较大可推移、压迫周围肠管，肠管壁无增厚，与肠腔不相通。肠系膜囊肿伴感染或出血时，囊内密度升高，囊壁厚不均匀，周围可有渗出，增强后囊壁强化，囊壁可有钙化。

4. MRI检查

MRI可以更准确地显示囊肿与周围软组织的关系，MRI/MRCP能够提供更多关于囊肿大小、位置及囊性成分的信息。

（三）腹腔镜检查

腹腔镜检查可以直接观察囊肿的部位、大小及与周围组织的关系。

六、诊断及鉴别诊断

（一）诊断

肠系膜囊肿多为良性肿瘤，一般没有明显的症状与体征，患者多因其他原因体检发现，或出现并发症以急腹症就诊。影像学检查在肠系膜囊肿的诊断中具有重要意义。超声检查可明确肿瘤的囊实性、位置、大小、单多房、密度及活动度；CT检查能够发现囊肿的结构特点、囊液密度、与周围组织、血管毗邻关系及是否合并囊内出血、感染等并发症。此外，腹腔镜检查可直接观察病灶，明确具体位置，又可同时行手术治疗。术后病理检查可确诊。囊壁免疫组化染色D2-40阳性，常提示其来源于淋巴管上皮，对确诊本病也具有一定的指导意义。

（二）鉴别诊断

1. 大网膜囊肿

一般来说大网膜囊肿较大，而肠系膜囊肿较小，且位于肠管之间，CT可见囊肿与前腹壁之间有小肠影，可作为鉴别诊断依据。

2. 腹膜后囊性淋巴管瘤

腹膜后的淋巴管瘤一般为多囊腔，囊壁薄，边界清楚，但囊性淋巴管瘤外形不规则，有向脏器间隙蔓延生长的趋势，可同时累及多个间隙，对周围组织压迫不明显。肠系膜囊肿与某段肠管关系较密切，肠管的变形、牵拉、移位明显，且形态较规则。

3. 囊性畸胎瘤

多见于儿童及青少年，CT可见囊壁较厚，囊内密度不均匀，可见钙化，有时可见脂肪成分，CT值低于水，一般来说较容易与肠系膜囊肿鉴别。

4. 卵巢囊肿

当肠系膜囊肿位置较低，需与卵巢来源囊肿鉴别。卵巢囊肿位于宫底两侧的附件区，多为单发，边界光滑、壁薄。

七、治疗

（一）治疗原发病

积极治疗原发病，如外伤性囊肿、结核感染性囊肿、寄生虫性囊肿。

（二）囊肿硬化治疗

对于不能行外科手术的患者，可采用彩色多普勒超声引导下囊肿穿刺，囊内液全部抽吸完毕后，注入无水乙醇行硬化治疗。术后可迅速缓解症状，痛苦小，无明显并发症。无水酒精是一种硬化剂，在抽吸干净囊肿内的囊液之后，通过无水酒精注入囊内，破坏囊壁，并使其粘连，从而达到消除囊壁的作用，是一种较好的姑息疗法。但其远期疗效仍有待于大宗样本资料的随访研究。

（三）手术治疗

1. 手术适应证

肠系膜囊肿的首选治疗是外科手术完整切除肿物。由于肠系膜囊肿具有生长趋势并可并发急腹症，同时尚有恶性囊肿病例，故一旦诊断明确，在不影响肠道血供情况下，应早期手术完整切除治疗。

2. 手术方式

有囊肿摘除术、囊肿局部切除术、有关组织和囊肿加局部肠管切除三种方法。由于肠系膜囊肿有复发倾向，其又常有完整的包膜，单纯孤立囊肿应行完整摘除术；在囊肿切除有困难时，可同时切除相应肠管及实行肠吻合术，以免囊肿复发；如巨大囊肿与周围重要脏器及血管粘连无法完整切除时，可考虑行囊肿部分切除，剩余囊壁予以破坏，如采用石炭酸烧灼或用3%～5%碘酊涂拭残囊内膜，或电烙烧灼其囊壁等，使之完全破坏，减少其分泌。亦可酌情行囊肿外引流术。

3. 手术并发症

囊肿切除后，肠管血供受损，而术中未予察觉或判断失误，可导致术后发生肠坏死；较大囊肿可能合并一定程度的肠扭转，在术中和术后应注意观察；如同时做肠切除，术后可能发生吻合口渗漏、出血及梗阻等并发症。

（四）腹腔镜治疗

除了开腹手术，肠系膜囊肿还可以通过腹腔镜手术的方法。凡能耐受开腹手术的患者，原则上均可耐受腹腔镜手术。对于囊肿表浅，体积不大，手术视野暴露良好，能完整切除者建议腹腔镜手术切除；对于囊肿较大且位置较深，囊肿不易完整切除，不排除术后囊肿残腔引流不畅，残腔闭合导致术后复发，术后预后不佳者可先予腹腔镜探查，必要时中转开腹手术。腹腔镜手术的优点是创伤较小，住院时间较短，但手术时间较长，对技术要求较高。

八、预后

预后主要取决于肠系膜囊肿的性质，大多数为良性病变，通过手术行囊肿完整切除的患者复发率一般较低，预后较好。弥漫性囊肿多数彻底切除困难，易于复发。恶性囊肿预后差。

（朱昱冰　丁　磊）

参 考 文 献

［1］　MOHANTY S K, BAL R K, MAUDAR K K. Mesenteric cyst—an unusual presentation [J]. J Pediatri Surg, 1998, 33 (5): 792-793.

［2］　PRUDNICK C, TURNBULL J, JAROSZ S, et al. Benign mesothelial mesenteric cyst: case report and literature review [J]. W V Med J, 2015, 111 (3): 20-21.

［3］　LIEW S C, GLENN D C, STOREY D W. Mesenteric cyst [J]. Aust N Z J Surg, 1994, 64 (11): 741-744.

［4］　MEMMO L, BELHAJ A, MEHDI A. Feasibility of laparoscopic resection of mesenteric cysts: two case reports [J]. Acta Chir Belg, 2013, 113 (1): 43-46.

［5］　PAYAN H M, GILBERT E F. Mesenteric cyst-ovarian implant syndrome [J]. Arch Pathol Lab Med,

1987, 111 (3): 282-284.

[6]　GURAYA S Y, SALMAN S, ALMARAMHY H H. Giant mesenteric cyst [J]. Clin Pract, 2011, 1 (4): e108.

[7]　WEEDA V B, BOOIJ K A, ARONSON D C. Mesenteric cystic lymphangioma: a congenital and an acquired anomaly? two cases and a review of the literature [J]. J Pediatr Surg, 2008, 43 (6): 1206-1208.

[8]　PITHAWA A K, BANSAL A S, KOCHAR S P. Mesenteric cyst: a rare intra-abdominal tumour [J]. Med J Armed Forces India, 2014, 70 (1): 79-82.

[9]　王志伟, 高守利, 蔺建章, 等. 肠系膜囊肿11例分析 [J]. 中国现代医药科技, 2004, 4 (3): 18-19.

[10]　MASON J E, SOPER N J, BRUNT L M. Laparoscopic excision of mesenteric cysts: a report of two cases [J]. Surg Laparosc, Endosc Percutan Tech, 2001, 11 (6): 382-384.

[11]　SAVIANO M S, FUNDARO S, GELMINI R, et al. Mesenteric cystic neoformations: report of two cases [J]. Surg today, 1999, 29 (2): 174-177.

[12]　BARUT I, TARHAN O R, CIRIS M, et al. Intestinal obstruction due to a mesenteric cyst [J]. Yonsei Med J, 2004, 45 (2): 356-358.

[13]　张浩然, 刘家旭, 马计超, 等. 小儿肠系膜囊肿30例分析 [J]. 航空航天医药, 2010, 21 (5): 677.

[14]　SANTANA W B, PODEROSO W L, ALVES J A, et al. Mesenteric cyst—clinical and pathological aspects [J]. Revista do Colégio Brasileiro de Cirurgioes, 2010, 37 (4): 260-264.

[15]　PRAKASH A, AGRAWAL A, GUPTA R K, et al. Early management of mesenteric cyst prevents catastrophes: a single centre analysis of 17 cases [J]. Afr J Paediatr Surg, 2010, 7 (3): 140-143.

[16]　CHANG T S, RICKETTS R, ABRAMOWSKY C R, et al. Mesenteric cystic masses: a series of 21 pediatric cases and review of the literature [J]. Fetal Pediatr pathol, 2011, 30 (1): 40-44.

[17]　TAN J J, TAN K K, CHEW S P. Mesenteric cysts: an institution experience over 14 years and review of literature [J]. World J Surg, 2009, 33 (9): 1961-1965.

[18]　李乐, 武林枫, 王刚, 等. 肠系膜囊肿的诊断与治疗 [J]. 中华消化外科杂志, 2013, 12 (6): 469-471.

[19]　汪心同. 肠系膜囊肿26例分析 [J]. 中原医刊, 1999, 26 (12): 31.

[20]　王洁. 超声诊断肠系膜囊肿 [J]. 实用医技杂志, 2012, 19 (11): 1160-1161.

[21]　SHAMIYEH A, RIEGER R, SCHRENK P, et al. Role of laparoscopic surgery in treatment of mesenteric cysts [J]. Surg Endosc, 1999, 13 (9): 937-939.

[22]　IIDA S, FURUKAWA K, TERADA Y, et al. A case of a mesenteric cyst in the sigmoid colon of a 3-year-old girl [J]. J Nippon Med Sch, 2009, 76 (5): 247-252.

[23]　于超. 27例肠系膜囊肿患者的CT诊断资料分析 [J]. 齐齐哈尔医学院学报, 2013, 34 (16): 2390-2391.

[24]　冀宾, 吴雄娟, 郭奕龙, 等. 不典型肠系膜囊肿的CT表现与病理分析 [J]. 医学影像学杂志, 2016, 26 (4): 687-690.

[25]　江向武, 杨冬华. 无水乙醇治疗肠系膜囊肿一例 [J]. 中华消化杂志, 2007, 27 (11): 767.

[26]　VU J H, THOMAS E L, SPENCER D D. Laparoscopic management of mesenteric cyst [J]. Am Surg, 1999, 65 (3): 264-265.

[27]　O'BRIEN M F, WINTER D C, LEE G, et al. Mesenteric cysts—a series of six cases with a review of

the literature [J]. Ir J Med Sci, 1999, 168 (4): 233-236.

[28] 岑峰, 张国雷, 倪俊, 等. 腹腔镜治疗肠系膜囊肿的价值及临床应用 [J]. 浙江创伤外科, 2014, 19 (6): 919-920.

[29] 刘加尉. CT检查对肠系膜囊肿患者的临床诊断价值探讨 [J]. 影像研究与医学应用, 2018, 2 (8): 149-150.

第五节　肠系膜炎性肌纤维母细胞瘤

一、概念

炎性肌纤维母细胞瘤（inflammatory myofibroblastic tumor，IMT）是一种以梭形肌纤维母细胞为主要组成成分，常伴有大量浆细胞和（或）淋巴细胞的少见而独特的软组织肿瘤。IMT的病因不明，以往多认为是一种良性病变，但近年来诸多报道证明其有恶性潜能，具有侵袭生长、发生局部浸润，局部复发，甚至远处转移的特征。2002 年 WHO 已将 IMT 定义为"由分化的肌纤维母细胞性梭形细胞组成，常伴大量浆细胞和/或淋巴细胞的一种间叶性肿瘤"。为一种独立的低度恶性的间叶性肿瘤。

IMT 临床少见。身体各处均可发生，多见于肺部，也见于肺外各种组织器官。肺外 IMT 病变中，43% 发生于肠系膜和网膜。肠系膜及网膜 IMT 过去称为肠系膜及网膜黏液样错构瘤、炎性假瘤等。盆腔、躯干等部位也可发生。各个年龄段均可发病，以中青年多见，发生在腹腔者多为 20 岁以下青少年及儿童。女性发病略高于男性。本节重点叙述肠系膜炎性肌纤维母细胞瘤（inflammatory myofibroblastic tumor of the mesentery）。

二、病因及发病机制

本病的病因至今尚不清楚。有学者认为与 EB 病毒感染有关，也有研究发现人类疱疹病毒 8 型病毒在肿瘤细胞中复制。肿瘤也与人类免疫缺陷病毒感染的患者和慢性肉芽肿性疾病感染有关。IMT 也被报告为脑室 - 腹腔分流手术并发症和血吸虫病。在染色体 2p23 上的间变性淋巴瘤激酶（anaplastic lymphoma kinase，ALK）被发现在这些病变中发生突变，故可能与 2p23 染色体的 ALK 基因的重组有关，也可能与手术、创伤、炎症、异常修复相关。

三、病理学

（一）肿瘤大体所见

IMT 为局限性或多结节的实性肿块或息肉样肿物，切面实性多结节状或分叶状，颜色灰白或黄褐，时呈黏液样外观，或混杂灶性脂肪及灰白色纤维条索的编织状外观。一般无出血、坏死及囊性变。肿瘤直径从<1.0cm到20.0cm以上不等，发生于腹部者最大。

（二）显微镜下各型所见

肿瘤无包膜，由增生的纤维母细胞和肌纤维母细胞组成。细胞呈梭形，胞浆淡嗜酸性，可见核仁。细胞有轻度或灶状异型性，核分裂数量不等，缺乏不典型核分裂。肿瘤中散在大量炎症细胞，多为淋巴细胞、浆细胞，也有组织细胞及嗜酸性粒细胞、嗜中性粒细胞。

1. 黏液型

间质明显水肿及黏液样变，其间穿插肥胖的梭形纤维母细胞/肌纤维母细胞松弛排列，伴浆细胞、淋巴细胞、嗜酸性粒细胞及各种炎细胞和黄素化组织细胞浸润，核分裂易见。类似肉芽组织或结节性筋膜炎。

2. 梭形细胞密集型

在黏液样或胶原化区域内，梭形纤维母细胞/肌纤维母细胞常排列成人字形或旋涡状，并见周围围绕血管生长现象，可见正常核分裂，浆细胞散在分布，并见组织细胞样细胞浸润，其他炎细胞聚集成团。该细胞形态类似节细胞或R-S细胞，具有丰富的双嗜性细胞质、囊状核、嗜酸性核仁，可与浆细胞、嗜酸性粒细胞和淋巴细胞浸润的炎性区域相分离。此型与纤维组织细胞瘤、平滑肌肿瘤和胃肠道间质瘤等梭形细胞肿瘤相似。细胞密集异型性明显时还极似梭形细胞肉瘤/癌。

3. 少细胞性纤维型

此型肿瘤细胞较少，富含片状纤维化间质中见淋巴细胞和浆细胞浸润，即所谓浆细胞肉芽肿样图象。致密成片的胶原纤维类似疤痕或带状纤维瘤病。镜下肿瘤组织均无明显边界，呈浸润性生长，侵犯周围组织。

（三）免疫组化表型

梭形细胞表达间叶细胞标志：波形蛋白（vimentin）和肌源性标志，如平滑肌肌动蛋白（smooth muscle actin，SMA）、肌特异性肌动蛋白（muscle-specific actin，MSA）。波形蛋白通常强阳性，胞质弥漫着色，偶尔为灶性。SMA、MSA反应为灶性或弥漫性。近年发现IMT中的间变性淋巴瘤激酶-1（anaplastic lymphoma kinase-1，ALK-1）表达率高，免疫组化阳性率可达89%，并与ALK基因重排存在良好相关性。提示可作为一项诊断指标。

肿瘤细胞不同程度表达结蛋白（desmin）、钙调蛋白（calponin），后者被认为是肌纤维母细胞的一种敏感标志但非特异性标志。肿瘤中组织细胞样细胞可表达CD68。约1/3的病例中，肿瘤细胞表达上皮角蛋白。通常肿瘤细胞不表达h-caldesmon（h-钙调素结合蛋白）等平滑肌标志物，依此可与平滑肌肿瘤相鉴别。

四、临床表现

肠系膜炎性肌纤维母细胞瘤起病多较隐匿，早期一般无明显临床症状。后期常由于自行触及或偶尔行B超检查发现无痛性腹部肿块而就诊。临床症状有腹痛、腹胀、纳差，多由肿瘤本身引起。约33%的患者有全身症状如发热、盗汗、消瘦、乏力、贫血、淋巴结肿大等。

儿童处于发育期间可伴生长障碍。症状和体征往往在肿瘤切除后消失。症状的再现通常与肿瘤复发有关。

发生在肠系膜的炎性纤维母细胞瘤，肿瘤体积常较大，可压迫周围脏器，出现相应临床症状。压迫肠道可出现肠梗阻，甚至发生肠穿孔、腹膜炎；压迫泌尿系统出现肾盂积水，或尿频尿急症状；此外，由于肿瘤较大中心部位供血不足，可有液化和坏死，出现发热、局部疼痛加剧；伴发瘤体感染，则表现腹膜炎症状，发生瘤体破裂出现急腹症症状。

腹部检查，可触及大小不等包块，质硬，无明显压痛，活动度较大，可随患者体位改变而移至另一侧。

五、辅助检查

（一）实验室检查

红细胞沉降率增高、高丙种球蛋白血症、血小板升高等，部分患者有红细胞减少、血色素降低。

（二）细针穿刺活检

超声引导下肠系膜肿块细针穿刺活检，细胞学检查显示梭形细胞、中性粒细胞和浆细胞。但在大多数的情况下，细针穿刺细胞学检查特异性较差，不易做出确切诊断。

（三）影像学检查

1. B型超声检查

超声显示形态规整，边界清楚，或呈分叶状，回声不均质，或以低回声为主肿块。或团块中心呈"麻团"样中低回声。当肿物生长过快、瘤体最大径>5cm时，则可见液化、坏死，其声像图多表现为囊实混合回声形态。彩色多普勒血流显像示蒂内较丰富的动静脉血流信号，为源自肠系膜的动静脉小血管，团块内可测及点状、条状血流信号。

2. CT检查

CT能精准显示病灶的血供及解剖结构特征。CT病灶形态可呈圆形、类圆形、"花瓣"

形或"葫芦"形肿块。平扫大多数腹部IMT呈低密度肿块，其密度不均匀。CT增强扫描呈均匀/不均匀中度强化至明显强化，较大病变显示中心坏死，可出现钙化。

3. 磁共振成像检查

磁共振成像检查可明确肿块位置及侵犯周围器官组织的深度、范围等。肌纤维母细胞瘤表现有一定的特征性，形态多样，多呈圆形、椭圆形、类三角形、不规则形；病变直径多小于3cm；T1WI图像上表现为低信号、等信号，T2WI像上表现为等信号或稍高信号。增强扫描动脉期通常无强化，门脉期多无强化或结节样强化。

六、诊断及鉴别诊断

（一）诊断

①肠系膜炎性肌纤维母细胞瘤临床表现无特异性，主要有腹部包块、腹痛、发热、体重减轻、头晕、乏力等表现；②腹部触及包块、无压痛、活动度大；③实验室检查：血沉加快，高丙种球蛋白血症，血小板升高，红细胞、血红蛋白降低；④影像学检查，有益于诊断；⑤免疫组织化学表达：Vim、SMA、MSA阳性，尤其是ALK-1阳性有重要诊断价值；⑥最后确诊仍依靠B型超声引导下肠系膜肿块穿刺活检、剖腹探查活检，病理组织学证实。

（二）鉴别诊断

1. 肠系膜囊肿

肠系膜囊肿（mesenteric cyst）是指位于肠系膜、具有上皮衬里的囊肿。绝大多数为良性病变，多因先天性畸形或异位的淋巴管组织发展而成，也有因腹部外伤、炎症、腹部手术、淋巴管炎性梗阻或由寄生虫感染造成，或局限性淋巴结退化而形成。

临床表现缺乏特征性症状。腹部触及囊性包块、表面光滑、边界清楚，活动度大，具有柔韧感，无明显触痛。B超不仅可以定位，而且可以定性，能为诊断提供重要依据。肠系膜囊肿超声声像图表现为形态规则的单房囊性团块或边缘不规则、囊腔大小不一、形态不一的多房囊性团块，具有明显的可压缩性。囊内回声因成分不同而异，当囊内容物主要是液体或为脱落物形成的均质凝块，声像图上表现为甚少或缺乏内回声；当脱落物分散悬浮于液体内，则有较多的回声光团或光点，分布不均匀。如囊肿内出血囊腔张力增高，透声减低；囊肿继发感染，则显示囊肿壁增厚、周围见低回声索。CT检查可确定肠系膜囊肿的发生部位、结构特点、与周围器官组织的关系，并可发现有无继发感染或腹腔脓肿等并发症。有益于鉴别诊断。

2. 肠系膜恶性淋巴瘤

肠系膜恶性淋巴瘤少见。各年龄段均可发病。男性发病多于女性，男女之比为2∶1。肿瘤可结节性融合成为大的肿块。临床表现有发热、腹痛、腹胀、消瘦、腹泻、贫血等症状，亦可出现肠梗阻、肠穿孔、肠道出血等并发症。并且可在腹膜种植、腹腔扩散，多有腹腔淋巴结肿大。恶性淋巴瘤CT表现为单个的、多发的，圆形稍强化的密度均匀肿块，可融合成为巨大分叶状肿块，有时因坏死而出现低密度区。肿块常推移周围小肠袢，包绕肠系膜重要血管形成所谓"夹心饼"征。可伴腹腔淋巴结肿大。

3. 肠系膜畸胎瘤

肠系膜畸胎瘤可见于任何年龄，但以新生儿、婴儿多见，亦有报道多见于儿童。女性略高于男性。临床表现复杂，但缺乏有诊断价值症状。影像学检查具有重要诊断意义，B型超声检查肿瘤内高强回声斑，光块后方伴典型声影图像，是由畸胎瘤内牙齿、骨片、钙化形成；含毛发和油脂物也出现强回声团，含脂肪越多，回声越强；因此，B型超声检查可根据瘤体内不同高强度回声图像，对肿瘤轮廓、形态、囊实性作出判断。CT检查可清楚显示囊内脂肪、牙齿、骨骼、钙化等，增强扫描实性部分更明显强化。故CT检查不仅可明确畸胎瘤部位、大小、性质，还可进一步了解肿瘤与周围组织脏器关系（有无粘连、浸润）。不难鉴别。

七、治疗

（一）外科手术治疗

肠系膜炎性肌纤维母细胞瘤治疗，首选外科手术治疗，手术应尽早进行，尽可能完整切除病灶。局部复发患者可再次行手术治疗。根治性手术是首选治疗，术后根据病灶的生长方式及部位，对具有浸润生长和复发倾向者应辅以放化疗等治疗，并密切随访。

（二）化疗

对于有转移患者、有手术禁忌证患者、无法彻底切除肿瘤患者或手术前后需辅助化疗患者，均应设计个体化化疗方案，进行系统治疗。化疗药物以顺铂、阿霉素、甲氨蝶呤、长春新碱、环磷酰胺、氮烯咪胺为主。

（三）放疗

放疗效果不肯定，可适当应用于手术前后辅助治疗。

（四）其他治疗

激素及非甾体消炎药治疗有一定疗效。此外，近年针对ALK阳性的IMT采用ALK靶向药物辅助治疗已显示出良好的应用前景。克唑替尼（crizotinib）是一种ALK受体酪氨酸激酶抑制剂，通过与腺嘌呤核苷三磷酸（adenosine triphosphate，ATP）竞争性结合ALK受体，阻断ALK融合蛋白的表达，从而阻断ALK病理信号的传递，抑制肿瘤细胞扩增。

八、预后

肿瘤完整切除后，手术后长期随访至关重要，术后局部复发率高，肺外IMT约25%的局部复发。IMT的复发可能与病灶无法被完全切除，病灶为多结节性，累及浸润相邻重要器官，瘤细胞表达TP53和表达ALK蛋白，以及细胞的异型性等有关。

不良预后的相关因素是病理显示有丝分裂次数的增加，高细胞密度和增生组织学类型。细胞异型性与不良结局相关。死亡患者的病理检查可见，高细胞密度和具有典型的奇异形细胞伴夹杂的圆形细胞增生，而不是梭形细胞增生，且具有核多形性，浸润性边界特性。在Coffin等人的研究中显示，IMT预后良好的标志是，有丝分裂在0~2/50个高倍视野；与不良预后相关的是，有丝分裂的范围从1~7/50个高倍视野，在某些方面类似于纤维瘤。

（张秋月　丁　磊）

参 考 文 献

［1］ SAWANT S 1, KASTURI L, AMIN A. Inflammatory myofibroblastic tumor [J]. Indian J Pediatr, 2002, 69 (11): 1001-1002.

［2］ 邵越霞, 谢晓恬, 蒋莎义, 等. 儿童腹腔内炎性肌纤维母细胞瘤的诊治 [J]. 同济大学学报, 2009, 30 (1): 97-100.

［3］ GÓMEZ-ROMÁN J J, SÁNCHEZ-VELASCO P, OCEJO-VINYALS G, et al. Human herpesvirus-8 genes are expressed in pulmonary inflammatory myofibroblastic tumor (inflammatory pseudotumor) [J]. Cancer, 2001, 25 (5): 624-629.

［4］ ABOULAFIA DM. Inflammatory pseudotumor causing small bowel obstruction and mimicking lymphoma in a patient with AIDS: clinical improvement after initiation of thalidomide treatment [J]. Clin Infect Dis, 2000, 30 (5): 826-831.

［5］ PURDY D J, LEVINE E J, FORSTHOEFEL K J, et al. Periampullary pseudotumor secondary to granulomatous disease [J]. Am J Gastroenterol, 1994, 89 (11): 2087-2088.

［6］ KEEN P E, WEITZNER S. Inflammatory pseudotumor of mesentery: a complication of ventriculoperitoneal shunt. case report [J]. J Neurosurg, 1973, 38 (3): 371-373.

［7］ SEGUN A O, ALEBIOSU C O, AGBOOLA A O, et al. Schistosomiasis-an unusual cause of abdominal pseudotumor [J]. J Natl Med Assoc, 2006, 98 (8): 1365-1368.

［8］ BARNES L, EVESON J W, REICHART P, et al. 头颈部肿瘤病理学和遗传学 [M]. 刘红刚, 高岩, 主译. 北京: 人民卫生出版社, 2006: 173-176.

［9］ 赖日权, 熊敏. 纤维性肿瘤及瘤样病变//范钦和. 软组织病理学. 南昌: 江西科技出版社, 2003: 25-86.

[10] WILLIAMSON R A, PAUEKSAKON P, COKER N J. Inflammatory Pseudotumor of the temporal bone [J]. Otol Neurotol, 2003, 24 (5): 818-822.

[11] 曹海光, 刘素香. 炎性肌纤维母细胞瘤 [J]. 中国肿瘤临床医学, 2007, 34 (13): 776-779.

[12] CHAN J K, CHEUK W, SHIMIZU M. Anaplastic lymphoma kinase expression in inflammatory pseudotumors [J]. Am J Surg Pathol, 2001, 25 (6): 761-768.

[13] TURINA J, MAURER R, HOLLINGER A, et. al. Abdominal inflammatory pseudotumor (plasma cell granuloma) with anemia and hypergammaglobulinemia [J]. Cell, 1986, 116 (15): 473-478.

[14] COFFIN C M, WATTERSON J, PRIEST J R, et al. Extrapulmonary inflammatory myofibroblastic tumor (inflammatory pseudotumor). a clinicopatholgic and immumohistochemical study of 84 cases [J]. Am J Surg Pathol, 1995, 19 (8): 859-872.

[15] 李刚, 解丽梅, 刘守君, 等. 21例炎性肌纤维母细胞瘤的超声表现分析 [J]. 生物医学工程与临床, 2014, 18 (2): 137-140.

[16] 钱民, 柏瑞, 李小荣, 等. 腹部炎性肌纤维母细胞瘤 C T 表现 [J]. 放射学实践, 2012, 27 (11): 1238-1241.

[17] 谢瑞峰, 宋冬喜, 董素萍, 等. DWI结合MRI动态增强扫描在肝脏炎性肌纤维母细胞瘤鉴别诊断中的应用 [J]. 中国中西医结合影像学杂志, 2013, 11 (5): 504-506.

[18] 李明信. 10 例腹腔炎性肌纤维母细胞瘤的诊治分析 [J]. 广东医学, 2011, 32 (6): 776-778.

[19] COFFIN C M, HORNICK J L, FLETCHER C D. Inflammatory myofibroblastic tumor: comparison of clinicopathologic, histologic, and immunohistochemical features including ALK expression in atypical and aggressive cases [J]. Am J Surg Pathol, 2007, 31 (4): 509-520.

[20] COFFIN C M, WATTERSON J, PRIEST J R, et. al. Extrapulmonary inflammatory myofibroblastic tumor (inflammatory pseudotumor). a clinicopathologic and immunohistochemical study of 84 cases [J]. Am J Surg Pathol, 1995, 19 (8): 859-872.

[21] 丁一, 杨合英, 张大, 等. 儿童及青少年炎性肌纤维母细胞瘤临床分析 [J]. 中华儿科临床实用杂志, 2019, 34 (8): 624-626.

第六节　肠系膜纤维瘤病

一、概述

肠系膜纤维瘤病（mesenteric fibromatosis, MF）是属于韧带样纤维瘤病（desmoid-type fibromatosis）的一个类型。韧带样纤维瘤病也称韧带样瘤（desmoid tumor）、硬纤维瘤（desmoid tumor）或侵袭性纤维瘤病（aggressive fibromatosis, AF），是一种少见的间叶组织来源的肿瘤，发病率为每年2/100 万～ 4/100 万，约占所有软组织肿瘤的3%。肠系膜纤维瘤病是属于纤维瘤病的腹内型纤维瘤病的一个亚型，更为少见，占纤维瘤病的8%。本病是发生于深部软组织的克隆性纤维母细胞过度增生，其生物学行为介于良性纤维组织增生和纤维肉瘤之间，有向邻近局部组织浸润性、侵袭生长和局部复发的特征，但无淋巴和血液远处转移现象，属交界性病变。

韧带样纤维瘤病通常按发生部位分为腹外型纤维瘤病、腹壁型纤维瘤病、腹内型纤维瘤病。腹外型常见于头颈部、肩部、胸部、四肢；腹壁型多见于育龄女性，可继发妊娠和妇科手术后，肿瘤多位于腹直肌鞘内，或切口瘢痕内，位置较浅；腹内型主要包括肠系膜、腹膜后纤维瘤病，偶见发生在胃结肠韧带及网膜，其中，腹腔内和肠系膜发病率较低，仅占10%～20%。男女发病之比大约为5∶7。可发生于1～60岁间的任何年龄，以10～40岁为发病高峰。

肠系膜纤维瘤病在1954年首先由Stout提出，是属于纤维瘤病腹内型的一个亚型，更为少见，占纤维瘤病的8%。肠系膜纤维瘤病多发生于小肠系膜，尤其是回盲部系膜，结肠系膜亦可发病。肠系膜纤维瘤病偶尔侵及相邻肠段的肠壁、肠系膜根部及邻近器官。可单发或多发。临床表现以腹痛、腹部包块为主，与腹腔其他肿块症状类似，诊断、鉴别诊断困难，手术前误诊率高。外科手术是主要治疗手段，但术后容易复发，须长期密切随访。

根据肠系膜纤维瘤病的诱因及预后倾向，大致可将其分为三种类型：①肠系膜纤维瘤病伴多发结肠息肉病、骨肿瘤、皮肤囊肿，即Gardner综合征，为常染色体显性遗传病，此种类型预后极差，术后复发率高达90%～100%；②肠系膜纤维瘤病以创伤、手术史、服用激素、放疗等因素为诱因发病，术后复发率10%；③肠系膜纤维瘤病原因不明，称为自发性孤立性肠系膜纤维瘤病（spontaneous isolated fibromatosis of mesentery），较为罕见，术后复发率约10%。

二、病因及发病机制

本病病因尚不清楚，可能与以下因素有关：①损伤因素：妊娠、分娩，因腹肌长期受到过度牵拉可造成腹壁慢性损伤，为腹壁纤维瘤病发生的诱因。此外，腹壁或腹部钝挫伤，腹壁或腹部手术，均可造成直接切断腹壁肌肉或分离牵拉导致肌肉撕裂出血，腹壁钝挫伤造成肌纤维破坏，局部出血或形成血肿；腹腔手术、外伤同样可导致肠系膜损伤、出血、血肿等病变，均可引起纤维组织过度反应增生，为腹壁纤维瘤病及肠系膜纤维瘤病的发生提供条件。②内分泌因素：本病多见于生育期的女性，常发生于妊娠期或在分娩后数年发生，绝经后发病者少见，提示有内分泌因素参与，长期服用雌激素药物者，发病率高，可能与女性激素平衡失调有关。③染色体异常，即Y染色体丢失及8/20号染色体出现三体型。④遗传因素及Gardner综合征与本病有关，Gardner综合征者存在本病的高发风险，尤其是肠系膜纤维瘤病，提示本病亦有遗传学基础。约1/3 Gardner综合征患者将继发腹腔内韧带样纤维瘤。

三、病理学

(一)肿瘤大体所见

肠系膜纤维瘤病好发于小肠系膜、后腹膜，结肠系膜、胃结肠韧带、网膜亦可发生。多为单个结节状肿块，少数为多灶性、界限清楚、病变质地韧，直径3～45cm，平均14cm。切面粗糙，灰白或有灰红色，有编织状纹理，部分发生囊性变。

(二)显微镜下所见

镜下见肿瘤由增生的梭形纤维母细胞和肌纤维母细胞组成，呈平行状、波浪状或束状交错排列。肿瘤细胞呈梭形或类圆形，两端较尖，胞质粉染，胞界不清，细胞形态较一致，胞质丰富粉染，胞界不清，细胞核染色质稀疏或呈空泡状，核分裂象少见，无明显异型性。无间质内可存在大量胶原纤维束，肿瘤边缘呈蟹爪样侵袭周围肠壁及周围脂肪组织，呈浸润性生长。肿瘤较大时可出现局灶区间质疏松，黏液变性，血管扩张，淋巴细胞浸润。部分区域间质疏松，出现黏液样变性。超微结构：大部分细胞有纤维母细胞的特征，一部分细胞有肌纤维母细胞的特征。

总之，纤维瘤病的病理特征有：(1)肿瘤细胞为分化良好的纤维母细胞；(2)呈侵袭性生长；(3)间质含有数量多少不等(通常为大量)的胶原；(4)细胞无异型性，核分裂象少见或无；(5)局部呈侵袭性生长，有局部复发倾向但不发生远处转移。腹内纤维瘤病(深部纤维瘤病)是位于深部软组织的纤维母细胞克隆增生性病变，远较浅表纤维瘤病少见。腹内的纤维瘤病好发于小肠系膜，也可发生于结肠系膜、胃结肠韧带、大网膜及后腹膜等处。本病可为单发或伴Gardner综合征。

(三)免疫组化表型

肠系膜纤维瘤病免疫组化表型，为波形蛋白(vimentin)强阳性，β-链蛋白(β-catenin)核阳性表达只见于肠系膜纤维瘤病。胃肠道间质瘤、平滑肌瘤、炎性肌纤维母细胞瘤、非特异性纤维组织增生中未见β-catenin表达。因此β-catenin是诊断肠系膜纤维瘤病的首选指标。部分表达结蛋白(desmin)、肌特异性肌动蛋白(muscle-specific actin，MSA)和平滑肌肌动蛋白(smooth muscle actin，SMA)，阳性表达强弱不一；少数细胞酸性钙结合蛋白(S-100，是酸性钙结合二聚体一种)、CD117表达弱阳性。

Gardner纤维瘤(Gardner fibroma)免疫组化表型：Gardner纤维瘤内梭形细胞CD34阳性，SMA、MSA和desmin阴性，也常见灶性核β-catenin阳性。

自发性孤立性肠系膜纤维瘤病免疫表型：vimentin阳性、desmin阳性，罕见CD34/或CD117阳性。

四、临床表现

（一）肠系膜纤维瘤病表现

大多数患者发病隐匿，病程长。早期无症状，后期表现有腹痛、无痛性腹部包块，亦缺乏特异性症状特征。肿瘤生长过程中牵拉、推挤、压迫、浸润周围脏器、组织，可出现腹部疼痛、腹胀、纳差、便秘、恶心呕吐、体重下降等症状；肿瘤增大至一定程度患者可因自行触及腹部包块而就诊。包块可压迫、浸润周围脏器、组织、神经，出现相应并发症的临床表现，如压迫肠道时可发生不同程度肠梗阻；肿瘤影响、压迫泌尿系统，可出现膀胱刺激症状或肾盂积水；肿瘤侵及肠壁可表现为肠瘘、胃肠道出血或继发肠穿孔引起的急腹症；由于腹腔内压骤然增加或在外力作用下，可引发肿瘤破裂。肿瘤并发感染出现发热、腹部疼痛加重。

腹部检查：腹部平坦、腹软、无压痛或局部轻压痛，部分病例可触及大小不等质硬、无明显压痛、边界清楚或不清楚、活动度小的包块。并发肠梗阻、肠穿孔、肿瘤破裂、感染者可出现相应的急腹症体征。

（二）伴发 Gardner 综合征表现

Gardner 综合征表现（结肠息肉、软组织肿瘤和骨瘤三联征），并可伴发家族性腺瘤息肉及克罗恩病。①结肠息肉：均为腺瘤性息肉，癌变率高。息肉广泛存在于整个结肠，亦多见胃和十二指肠，少见于空肠和回肠中。息肉通常在青壮年后出现症状。初期仅有稀便和便次增多，伴重度腹泻或黏液血便者，可能息肉已恶变；②软组织肿瘤：上皮样囊肿好发于面部、四肢及躯干，是本征的特征表现；纤维瘤常在皮下，表现为硬结或肿块，也有合并纤维肉瘤者。硬纤维瘤通常发生于腹壁外、腹壁及腹腔内，亦可发生于手术创口处和肠系膜；③骨瘤：骨瘤多为良性。常见于颅骨，上、下颌骨，亦可发生在四肢长骨，伴牙齿畸形。骨瘤及牙齿异常可在发现大肠息肉前出现。由于肠系膜纤维瘤病常继发于 Gardner 综合征，因此，患者常同时兼有两者临床表现。合并 Gardner 综合征患者容易并发肠穿孔、肠出血、感染，故 Gardner 综合征患者有相对高的复发率及肿瘤相关的死亡率。并发家族性腺瘤息肉及克罗恩病，则可出现相关表现。

（三）自发性孤立性肠系膜纤维瘤病表现

此类型罕见。发病年龄10个月～60岁，多见于中老年人。好发于男性。临床表现有腹痛、呕吐、便血，可伴发热、消瘦。患者可自行触及腹部包块或在影像学检查中偶尔发现腹部包块。亦可发生不全肠梗阻、肿瘤感染等并发症。

五、辅助检查

（一）实验室检查

1. 免疫组化表型

β-catenin、vimentin 表达阳性，β-catenin 呈细胞核阳性表达，肿瘤细胞 CD34 表达呈阴性。联合检测 β-catenin 和 CD34 可辅助纤维瘤病的诊断、鉴别诊断。

2. 染色体检测

纤维瘤病的遗传学研究发现，韧带样纤维瘤病存在一定的遗传因素，许多病例均带有染色体异常表现。其中，可发现 Y 染色体丢失和 8/20 号染色体三体型，推测三体型可能在许多病理性纤维增生中促进了异常的细胞增殖。

（二）影像学检查

1. B 型超声检查

超声检查能明确显示肠系膜纤维瘤病病灶，准确描述病灶位置、大小、范围，可动态观察肿瘤形态、边界、内部结构、肿瘤供血情况，并可提供肿瘤与邻近脏器、组织关系。超声声像图通常表现为形态规则、边界清楚、低回声实性包块，无钙化，体积大者可出现液化。

2. CT 检查

肠系膜纤维瘤病 CT 表现特征为：体积较大、单发肿块；CT 平扫呈低密度、等密度和高密度影，而以稍低密度为主；浸润周围组织，或者肠管，边界不清；肠系膜血管包绕病灶，是本病最具有特征性 CT 表现。增强 CT 扫描早期，肿瘤呈均匀或不均匀轻、中度强化，其中以不均匀强化为主，并可出现相对延迟期强化的特征，为临床诊断提供了重要信息。

3. 磁共振成像检查

MRI 对软组织有较高分辨率，与 CT 相比，它对侵袭型纤维瘤病具有更重要价值。其显像表现：①肿瘤边界不光整；②以纤维母细胞为主的区域，T1WI 呈低信号，T2WI 呈高信号；以纤维细胞和胶原母细胞成分为主的区域，T1WI、T2WI 均呈略低信号，表明肿瘤信号强度与病灶内细胞成分和胶原纤维成分比例有关；③增强扫描提示肿瘤血管丰富，并易累及周围血管。

分析各检查序列，MR 短时间反转恢复序列（STIR）与增强效果相仿，可精确显示肿瘤范围，尤其是较小肿瘤。动态增强多呈持续强化或进行性延迟强化，强化持续时间长。增强扫描可清楚显示肿瘤不规则形态和模糊边缘。肿瘤不同强化方式与瘤内血管、细胞密集度和致密胶原纤维的分布密切相关。

六、诊断鉴别诊断

（一）诊断

任何年龄均可发病，以育龄妇女多见；临床表现主要是腹痛、腹部包块，可压迫、浸润邻近脏器，出现肠梗阻、肠出血、肠穿孔、肿瘤自发破裂、感染等并发症；如患者伴 Gardner 综合征或并发家族性腺瘤息肉及克罗恩病，应考虑本病；影像学检查，MRI 对软组织有较高分辨率，是首选检查；CT 检查显示肠系膜血管包绕病灶的特征，MRI 结合 CT 增强扫描检查对诊断、鉴别诊断更有帮助；免疫组化染色：β-catenin 呈核阳性表达，CD34 呈阴性表达，有益于本病诊断、鉴别诊断。确诊仍需剖腹探查术活检，病理组织学证实，必要时联合免疫组织化学法、遗传学检测。

（二）鉴别诊断

1. 胃肠道间质瘤

中老年人胃肠道间质瘤（gastrointestinal stromal tumor，GIST）发病率较高。GIST 是好发于胃肠道壁间质来源肿瘤，通常位于胃肠壁肌层内或黏膜下层，向腔内突出生长，而肠系膜纤维瘤病位于肠系膜，向肠壁内、外浸润性生长。GIST 约20%～30%为恶性，主要转移到肝和腹腔。常见症状有腹痛、包块及消化道出血及胃肠道梗阻等，部分病人因瘤性溃疡穿孔而就诊。CT 消化道三维重建可显示 GIST 位置、大小、局部浸润状况、转移等，有助于诊断。提示恶性间质瘤的 CT 表现有：直径>10cm；密度不均匀，肿瘤中央常因为缺血坏死或出血导致囊性变而显示低密度灶。以外向性生长为主，形状欠规则，呈分叶状；腔面侧溃疡大而深并形成气液平，向周围组织浸润以致与周围组织分界不清；瘤旁常伴成簇状或线状排列的小血管，极少钙化。提示良性间质瘤则有：密度均匀、形状规则，边缘清楚、直径小于5.0cm，可伴钙化。超声内镜（endoscopic ultrasonography，EUS）检查有利于判断肿瘤来源，定位准确率高。胃镜、小肠镜检查，并行病理组织学活检证实，可明确 GIST 诊断，并进一步依据指标区分良性、恶性、交界性 GIST。免疫表型：CD117（KIT）在大多数 GIST 中呈强阳性表达，其多表达于胞质，有时在核周高尔基区呈点状增强。CD117 表达阴性的 GIST 病例，DOG1 抗体检测具有敏感性和特异性高的优势。而大网膜纤维瘤病表达 β-catenin。免疫组织化学表达也可为鉴别诊断提供参考。

2. 腹膜后平滑肌肉瘤

平滑肌肉瘤是腹膜后常见恶性肿瘤，肿瘤容易发生囊变、坏死，其内有广泛而不规则的水样低密度灶，甚至呈囊性表现。临床表现平滑肌肉瘤病情进展快，除腹腔局部症状外，常伴发热、乏力、贫血、消瘦等全身症状。平滑肌肉瘤除局部浸润邻近器官和组织外，容易发生血行播散远处转移，转移至肺部多见。CT 检查：可见巨大的腹膜后肿块，多呈分叶状，与周围结构分界不清，常与下腔静脉关系密切，肿块中央可见囊变坏死区，增强扫描边缘环状延迟性不均匀强化。免疫表型：大多数软组织平滑肌肉瘤SMA、desmin和h-caldesmon阳性，其中2个免疫表型阳性具有参考价值，而KIT（CD117）阴性。总之，如果不具备形态特征，不应只根据免疫组织化学的结果诊断软组织平滑肌肉瘤。最后确诊仍依赖病理组织学检查结果。

3. 腹膜后脂肪肉瘤

腹膜后最多见的原发性恶性肿瘤，发病年龄多在55～75岁，男性略多于女性。临床表现主要为腹痛、腹部包块及腹腔脏器受压症状，缺乏特异性。CT检查分辨率高，可清晰显示肿瘤部位、边界，以及肿瘤与周围脏器的关系，同时对肿瘤的定性有一定的参考价值。在CT图像中高分化的脂肪肉瘤均为脂肪密度，血运不丰富，强化不明显；去分化脂肪肉瘤为软组织密度，强化时提示血运丰富，有助于诊断。

按影像表现分为实体型、假囊肿型和混合型，肿瘤常呈侵袭性生长，CT扫描增强后呈不均匀强化，病灶内如出现脂肪性低密度灶，则有助于诊断。

免疫表型：尽管有明确的脂肪性分化，但只有不到一半的病例S-100阳性。超过一半的病例至少局灶表达CD34和SMA，Pan-CK、EMA、desmin和HMGA2也可阳性，MDM2和CDK4则为阴性。

4. 腹膜后恶性淋巴瘤

腹膜后恶性淋巴瘤（retroperitoneal lymphoma）以青年、儿童发病为主。在发现腹部症状、出现腹部肿块前或同时可出现发热、瘙痒、盗汗及消瘦等全身症状。体格检查：可触及颈部、锁骨上或腋下淋巴结肿大，腹部可触及包块，多可触及脾脏肿大，亦可触及肝脏肿大。

腹膜后淋巴瘤的CT表现主要为腹膜后多个圆形、类圆形或软组织密度影，易融合后呈团块，推移、包埋肠系膜动脉、腹主动脉及下腔静脉等，形成"血管包埋"征；又由于腹膜后恶性淋巴瘤主要发生于腹主动脉旁故易出现"主动脉淹没"征，伴有周围组织器官受压征象。增强后呈轻度强化，液化、坏死少，多发、易融合及轻度强化，常伴脾脏、肝脏受累，有助于鉴别诊断。外周肿大淋巴结穿刺活检，在B型超声引导下腹部包块穿刺活检，或在剖腹探查手术中活检经病理组织学证实可确诊。

七、治疗

（一）外科手术治疗

彻底切除肿瘤为本病唯一根治方式，手术治疗原则为：①早期诊断，早期手术；②完整切除原则，须将瘤体全部切除，周围部分正常肌肉、腱膜、腹膜及周围受累脏器等一并切除；③遵循无瘤手术原则，一般需距肿瘤边缘2～3cm，术中应快速活检，有助于明确肿瘤、性质及切除范围。对于体积较大、较深或侵犯邻近大血管、神经、关节和骨骼等重要组织的肿瘤，预计一期手术难以达到根治切除，而对化、放疗相对敏感的肿瘤，需要术前放化疗和介入治疗等手段使肿瘤体积缩小，再行手术治疗。

（二）放射治疗

放疗可作为较大肿瘤手术前后的辅助治疗，或作为手术切除范围不足、切缘阳性者以及肿瘤无法切除时的补救方法。术后常规应用放疗有利于减少复发风险，或能延长复发时间。

（三）化疗

对于手术禁忌证患者、手术治疗或其他治疗复发者、手术前后辅助治疗可以应用化疗。有研究表明小剂量甲氨喋呤、柔红霉素、长春新碱、环磷酰胺能有效治疗本病。

视患者情况，一线化疗可以使用单药或联合用药，如AI方案（阿霉素＋异环磷酰胺）、AD方案（阿霉素＋达卡巴嗪）或MAID方案（美司钠＋阿霉素＋异环磷酰胺＋达卡巴嗪）等同步放化疗。阿霉素（ADM）±异环磷酰胺（IFO）方案或MAID方案（美司钠＋阿霉素＋异环磷酰胺＋达卡巴嗪）。二线化疗可使用达卡巴嗪（DTIC）。

（四）其他药物应用

以下药物在肠系膜纤维瘤病治疗过程中亦起着重要作用：①三苯氧胺，又称为他莫西芬（tamoxifen），属于化学合成的非甾体抗雌激素类抗癌药。对于无法手术治疗，或手术后复发患者有一定效果。②非甾体类抗炎药物。③干扰素（interferon，IFN），具有抑制细胞分裂、调节免疫、抗病毒、抗肿瘤等多种作用。其本质是蛋白质，类型可分为α、β、γ、ω等几种。IFN能诱导细胞对病毒感染产生抗性，它通过干扰病毒基因转录或病毒蛋白组分的翻译，从而阻止或限制病毒感染，是目前最主要的抗病毒感染和抗肿瘤生物制品。低剂量干扰素在治疗肠系膜纤维瘤病中有一定作用。④分子靶向治疗：依马替尼（imatinib），甲磺酸依马替尼为苯氨嘧啶的衍生物，是Bcr-Abl酪氨酸激酶抑制剂，是一种小分子蛋白激酶抑制剂，它具有阻断一种或多种蛋白激酶的作用，在治疗肠系膜纤维瘤病中有一定疗效。

（五）复发病例治疗

复发转移的软组织肉瘤患者，首先需要全面评估一般状况，明确复发和转移灶的部位、大小、数量以及与邻近重要组织器官的关系，明确治疗目的后，再制订个体化治疗方案。①对于有可能获得第二次完全缓解的病例，应在系统化疗等全身治疗基础上积极采取手术等局部治疗。化疗敏感或既往化疗获益的肿瘤，可以先全身化疗或局部动脉灌注化疗等，待病灶缩小、病情稳定后再行手术。②多发性转移、已经无法治愈的患者以延长生存期、提高生活质量为治疗目的。对于预期能够从化疗中获益的患者，可以使用二线化疗，以延缓疾病进展。对于有可能导致严重疼痛的病灶应积极开展姑息性手术、放疗和射频消融等局部治疗，提高患者的生活质量。③对于病理低级别、生长缓慢、化疗不敏感或既往化疗未能获益且全身广泛转移的患者，姑息化疗。

八、预后

肠系膜纤维瘤病术后复发率为25%～57%。复发时间多在术后1个月至1年，甚至可达10年以上，所以这类肿瘤又称侵袭性纤维瘤病。完整切除预后是良好的，局部复发也应通过再次手术进行切除。腹腔内脏广泛受累是致死的远期原因之一。

（张秋月 丁 磊）

参 考 文 献

［1］ BATORI M, CHATELOU E, MARIOTTA G, et al. Giant mesenteric fibromatosis [J]. Eur Rev Med Pharmacol Sci, 2005, 9 (4): 223-225.

［2］ 方薛泉, 张太平, 赵玉沛. 肠系膜纤维瘤病11例诊治分析 [J]. 国际外科学杂志, 2010, 37 (7): 460-463.

［3］ STOUT A P. Juvenile fibromatoses [J]. Cancer, 1954, 7 (5): 953-978.

［4］ CHOI J Y, KANG K M, KIM B S, et al. Mesenteric fibromatosis causing ureteral stenosis [J]. Korean J Urol, 2010, 51 (7): 501-504.

［5］ 高金莉, 张明智. 肠系膜纤维瘤病2例临床病理分析 [J]. 临床与实验病理学杂志, 2014, 30 (4): 450-452.

［6］ 郑金榆, 张丽华, 吴鸿雁, 等. 肠系膜纤维瘤病的形态及免疫表型特征 [J]. 临床与实验病理学杂志, 2007, 23 (1): 104-105.

［7］ 李勇, 金晓龙. 自发性孤立性肠系膜纤维瘤病2例报道及文献复习 [J]. 诊断病理学杂志, 2004, 11 (2): 84-86.

［8］ 杨吉龙, 王坚, 朱雄增. 韧带样纤维瘤病的病理学和遗传学研究进展 [J]. 中华病理学杂志, 2005, 34 (8): 537-539.

［9］ 李文波, 张波, 杨筱, 等. 肠系膜纤维瘤病的超声与病理特征对照研究 [J]. 中华医学超声杂志 电子版, 2015, 12 (4): 34-38.

［10］ 毛新峰, 沈健, 黄小燕, 等. 腹腔内韧带样型纤维瘤病的CT表现与病理特点 [J]. 医学影像学杂志, 2013, 23 (2): 213-216.

［11］ 徐晓霞, 邢伟, 陈杰, 等. CT增强扫描对肠系膜纤维瘤病的诊断价值 [J]. 实用放射学杂志, 2016, 32 (3): 377-379.

［12］ CHUGH R, MAKI R G. A SARC phase II multicenter trial of imatinib mesylate (IM) in patients with aggressive fibromatosis [J]. Clin Oncol, 2006, 17 (24): 95-105.

［13］ SELTER K, KEMENY N. Successful treatment of a desmoids tumors with doxorubincin [J]. Cancer, 1993, 71 (7): 2242-2245.

［14］ CHAO A S, LAI C H. Successful treatment of recurrent pelvic desmoids tumor with tamoxifen [J]. Case

Eport Hum Reprod, 2000, 15 (2): 311-313.

［15］ 储萍萍, 吴叔明. 肠系膜纤维瘤病2例合并文献复习 [J]. 胃肠病学, 2011, 16 (2): 125-126.

［16］ 中国抗癌协会肉瘤专业委员会, 中国临床肿瘤学会. 软组织肉瘤诊治中国专家共识 (2015年版) [J]. 中华肿瘤杂志, 2016, 38 (4): 310-320.

［17］ MENDENHALL W M, ZLOTECKI R A, HOCHWAID S N, et al. Retroperitoneal soft tissue sarcoma [J]. Cancer, 2005, 104 (4): 669-675.

［18］ 王鹏, 周海涛, 梁建伟, 等. 肠系膜纤维瘤病误诊为早期直肠癌根治术后复发1例报道及文献复习 [J]. 实用肿瘤学杂志, 2018, 32 (5): 63-68.

第二十七章
局灶性卡斯尔曼病

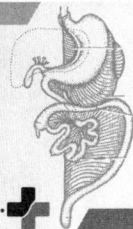

第一节 卡斯尔曼病概述

卡斯尔曼病（Castleman's disease，CD）属原因未明的反应性淋巴结病之一，临床较为少见。其病理特征为淋巴滤泡、血管及浆细胞呈不同程度的明显增生，临床上以深部或浅表淋巴结显著肿大为特点，部分病例可伴全身症状和（或）多系统损害，多数病例手术切除肿大的淋巴结后效果良好。

本病于19世纪20年代首先被描述。1954年，Castleman等正式报道一种局限于纵隔的肿瘤样肿块，组织学显示淋巴滤泡及毛细血管明显增生的疾病称为血管滤泡性淋巴样增生（vascular follicular lymph node hyperplasia）。1969年，Flendring和Schillings提出CD的另一形态学亚型，以浆细胞增生为特征，常伴全身症状。由于本病淋巴结肿大常十分明显，有时直径达10cm以上，故又名巨大淋巴结增生。卡斯尔曼病病名繁复，又称巨淋巴结增生、血管滤泡性淋巴组织增生病、血管瘤性淋巴样错构瘤等。

由于卡斯尔曼病的发病率很低，导致流行病学调查非常困难，目前国内外尚无确切的系统性的评估资料。根据国内学者刘宁等对中国生物医学文献数据库和中国知网等中文期刊自1984年至2008年间公开发表的有关卡斯尔曼病的245篇文章737例患者的报道进行回顾性分析显示，在中国大陆，卡斯尔曼病发病的男女比为1：1.01；平均发病年龄为40.4岁（2.5岁～76岁），大多数在10～45岁；按照我国7个地区划分，其地区发病率依次分别为：华北地区1/62.6万人、华东地区1/118.4万人、华南地区1/147.9万人、东北地区1/628.8万人、西南地区1/641.3万人、华中地区1/645.1万人、西北地区1/709.1万人。考虑到人口因素，我国的CD仍然以华北和华东地区发病率最高，两地区占全国总发病例的74%。国外学者Mylona等通过Medline检索自1966年到2008年间发表的有关"巨大淋巴结增生症"或"血管滤泡性淋巴结增生症"或"卡斯尔曼病"与"HIV"相关的英文文献共173篇，分析发现与HIV感染相关的多中心CD（MCD）的中位发病年龄为40.70（21～67）岁，以男性为主，占90.47%，且80%为高加索人种；而HIV阴性的MCD的中位发病年龄为56岁；从检查出HIV阳性到诊断MCD的中位时间为33个月。Roca通过文献资料复习认为普通人群CD的发病男女无差别，也无种族性发病优势；单中心透明血管型CD最常见，约占总病例的三分之二。各年龄组均可发病，但以30岁组为最常见，而浆细胞型则以60岁年龄组为多见。HIV感染患者则以男性多见，且发病年龄在40岁左右。

从临床分型来看，局灶型以年轻人多见，发病的中位数年龄为20岁；而多中心型则中年以上多见，中位年龄为57岁。本病儿童罕见。

卡斯尔曼病在临床上表现缺乏特异性，最主要的临床表现是不同程度和不同部位的淋巴结肿大。资料显示，在外周、腹部和纵隔淋巴结肿大的发生率分别为100%、53%和47%，而肝脾肿大的发生率分别为63%和79%。48%的患者有水肿或胸腔积液，有37%的患者在疾病过程中出现皮疹，24%有神经系统病变包括末梢神经炎等。根据肿大淋巴结的分布和器官受累情况，临床上将卡斯尔曼病分为单中心CD（unicentric Castleman's disease，UCD）或称局灶型CD（localized CD，LCD）和多中心型CD（multicentric Castleman's disease，MCD）。而局灶型CD约占CD患者的90%，典型病例以青年人多见，发病中位年龄约20岁。患者呈单个淋巴结无痛性肿大，生长缓慢形成巨大肿块，直径自数厘米至20厘米，可发生于任何部位的淋巴组织，但多累及横膈上淋巴组织，以纵隔淋巴结最为多见，其次为颈、腋及腹腔淋巴结。

第二节　卡斯尔曼病病理学

卡斯尔曼病具有独立的组织学特征，镜下共同的病理特征为：①淋巴结基本结构保持完整；②滤泡增生明显；③血管增生明显（PC型除外）。又根据其各自的淋巴结病理改变的特征，将其分为三种病理类型。

一、透明血管型（hyaline vascular variant，HVV）

约70%~90%的单中心型CD病例为透明血管型，多中心型CD中此型罕见。透明血管型CD是以发育异常的滤泡、滤泡间区大量小血管增生和淋巴窦消失为特点，发育异常的滤泡可见外套层淋巴细胞呈同心圆样围绕生发中心排列，显示出"洋葱皮样"外观，透明变血管穿过外套层进入生发中心。病变淋巴结直径通常较大，平均直径约6~7cm（1~25cm），淋巴滤泡增生，生发中心萎缩，中心内淋巴细胞减少，树突状细胞和组织细胞增多；滤泡间有广泛的伴有透明玻璃样变的毛细血管增生并向滤泡中央呈放射状插入，伴有少数浆细胞、嗜酸性粒细胞浸润。有病理学家根据淋巴结内滤泡和滤泡间区面积比例的大小，将透明血管型又分为滤泡型、经典型和间质增生型3种亚型。滤泡间区增生的间质细胞呈束状、席纹状或片状排列，导致间区面积扩大超过滤泡面积，称其为间质增生型。在间质增生型卡斯尔曼病中，增生的细胞有3种类型：血管肌样细胞即纤维母细胞性网状细胞（fibroblastic reticular cell，FBRC）、滤泡树突细胞（follicular dendritic cell，FDC）和组织细胞样网状细胞。这些细胞异型性小，核分裂相少见，形态学不易区分，用免疫组织化学处理这类细胞，FBRC表达肌动蛋白，组织细胞样网状细胞表达CD68，而CD21、CD35和簇集蛋白或丛生蛋白（clusterin）是FDC的特异性标志物。

二、浆细胞型（plasma cell variant，PCV）

80%～90%的多中心型CD为此病理类型，而仅有10%～20%的单中心型CD为此病理类型。生发中心明显，滤泡间区中以大量成熟浆细胞为主，血管增生少，还有少数淋巴细胞、免疫母细胞浸润，部分浆细胞中有Russell小体存在。与透明血管型相比，血管增生和洋葱皮样改变不明显，生发中心无透明变性的血管。

三、混合细胞型（mixed cellularity，MC）

在同一淋巴结内同时有HVV和PCV两型的形态学改变，一般认为是PCV型向HVV型的转化过程。

由于卡斯尔曼病病灶组织细胞成分复杂，细胞免疫组化、遗传学和基因分析等检查结果显示，其淋巴细胞缺乏单克隆性表达，为多系细胞的多克隆性增生，提示这种克隆性增生涉及基质细胞的紊乱。细胞遗传学研究显示绝大部分病例为正常核型，缺乏特征性的染色体核型异常，也有病例报道透明血管型可有t（1；6）（p11；p11),del（7）（q21；q21）和del（8）（q12；q12）等异常表现，其他的染色体异常有add（1）（q21），der（6）t（6；12）（q23；q15），add（7）（p22），-9，inv（9）（p11；q13），del（12）（q15）以及t（7；14）（p22；q22）等，但均无特异性。DNA分析少见免疫球蛋白基因重排。CD45RO、CD45RA、CD20抗原以及κ、λ轻链染色，HVV型和PCV型各例均有不同程度阳性表现，也有滤泡树突状细胞表达CD21阳性，这些发现也缺乏特异性诊断价值。

第三节 腹部卡斯尔曼病

腹部卡斯尔曼病（CD）比较少见。卡斯尔曼病常见的发病位置在胸部为63%～70%，腹部为12%，可涉及所有腹部脏器。也有文献报告腹膜后CD的发生率仅为7%，通常发生在左侧腹部，左侧与右侧的发生率比值为13∶4。在122例腹膜后CD的回顾性报告中，有20%是在肾周围区域发现的。另一篇回顾荟萃分析195例腹部CD的报告，122例（63%）发生在腹膜后［其中20%（24例）发生在肾周围区］，73例（37%）发生在腹腔。腹部病变的位置可在肠系膜、腹膜后、胰腺、盆腔以及直肠等，也可以在肝脏和脾脏，而最常见的病变部位是肠系膜和肾周围。

一、腹部卡斯尔曼病的临床特征

腹部CD以局限性CD为主，且多为透明血管型（HVV）。其临床表现多和疾病侵及部位和肿块大小有关。一组195例腹部局灶型透明血管型CD荟萃分析结果显示，肿瘤侵及的腹部器官及频度分别为：腹膜后97例，肾周围区24例，肠系膜27例，大网膜3例，胃2例，胰周围区5例，胰腺3例，肝脏5例，肾上腺1例，盆腔27例，脾脏1例。

大约51%的局限性腹部CD病例是无症状的，仅仅是在行相关检查如腹部超声检查时发现淋巴结肿大或肿块。腹膜后CD的临床表现通常与周围器官的受压程度相关，可表现为腹痛、进食后腹部不适或者腰痛、恶心、呕吐、体重下降等；临床表现与病理类型有关，透明血管型多为单中心型，临床表现不明显，可与周围器官组织粘连；而浆细胞型常为多中心型，则更具侵袭性，可出现系统性的临床表现，如发热、盗汗、疲劳、关节痛、贫血、白细胞增多、血沉加快、多克隆高丙球蛋白血症、脾大以及骨髓浆细胞增多等。偶见患者并发副肿瘤天疱疮（paraneoplastic permphigus，PNP）。

有作者认为，腹腔和腹膜后的局灶型CD的肿块通常变化较大，诊断发现时通常大约在5～15cm。对于腹膜后肿瘤只有当发展迅速或形成巨大肿块（20×15cm）时，则可出现消化道症状或者背痛等表现；而对于小肠系膜的肿瘤，当肿块达5～7cm时就可出现系统性症状如肌肉痛、关节痛、感觉异常以及实验室检查的异常，如血沉增快、贫血以及白细胞介素-6增高等。

原发性肠系膜CD的发生率非常罕见，仅约为腹部CD的10%左右。一组195例腹部CD的荟萃分析资料显示，该组病例中，肠系膜CD为27例，占13.85%。由于肠系膜CD的发病率极低且临床表现又无特异性，因此，常常不能够获得及时诊断，有肠系膜CD临床表现类似于肠系膜上动脉瘤、炎性肠病等的报道，也常常会被误诊为纤维瘤、脂肪瘤、脂肪肉瘤、纤维肉瘤以及更多见的淋巴瘤、转移癌等。

这些系统性的临床症状可以通过手术切除肿瘤后消失。由于腹部CD发病率低且病变位置较深，临床表现无特异性，需要和肠系膜结核、淋巴瘤、肉芽肿性疾病、腹膜后肉瘤、腹腔转移癌、神经瘤、副脾以及其他的血管增生性损害相鉴别。

二、腹部卡斯尔曼病的影像学特征

（一）X线检查

腹部平片可见条状、绒毛状或树枝样钙化。

（二）腹部超声波检查

超声显示为单发肿块，呈类圆形、分叶状，界限清晰，包膜完整。超声为低回声或等回声包块，但以低回声为主，伴钙化者肿块内可见点条状强回声，后方伴声影。血管丰富。

（三）CT检查

CT平扫示软组织肿块，边缘清楚，周围有点条状影，增强肿块与周围点条状影呈明显均匀强化。增强CT检查表现为延迟扫描，可见点状或条纹性增强和边缘性增强影；也可表现为星形钙化影，该影像在增强扫描前的图像上是相当清晰的，而在CT增强后IV期扫描图像上，则可呈块状的密度增强影，也可呈中央星状疤痕影。特别是对于浆细胞型CD，由于其血管增生较少，因此在CT检查上仅表现为轻到中度的对比性增强影。

（四）MRI检查

CD的MRI特征为：与肌肉相比，在T1加权信号上呈低到中等密度肿块，而在T2加权图像上呈高致密度病灶，有时候也可伴有星形钙化病灶。与其他腹部肿瘤相比较，CD在腹部的MRI通常表现为局限性的伴有星状分布的团块影，可有亦可无中心性星状瘢痕，周围血管影可显著增生，无组织水肿，大约10%～31%有呈多样性树枝样钙化，罕见有侵袭性改变。文献资料显示，MRI在腹部CD的检查中，可显示其不同比例及强度的团块密度影，T1加权信号低密度团块影为13例，等密度团块影为1例；而T2加权信号显示高密度影为11例，高密度影伴区域性低密度影为2例，中心低密度影伴外周高密度影为1例，等密度影伴区域性高密度影为1例。FDG-PET检查显示FDG在病灶区域有浓集影，但是与淋巴瘤大多数呈低到中等强度的SUV值相比，CD的SUV值更低。这些资料显示，腹部CD影像学检查具有更多的复杂性和不确定性。

三、腹部卡斯尔曼病的诊断

由于腹部CD发病率较低，病程较隐匿，临床表现无特异性，影像学及生化检查等对诊断仅有辅助意义，在临床上常常与其他腹部肿瘤如淋巴瘤、肠系膜结核、腹膜、腹膜后及腹腔肿瘤等相混淆，术前确诊困难。因此，腹部CD的诊断主要依靠淋巴组织的病理活检。对于拟诊断腹部CD者，宜应尽可能地获取病理组织以明确诊断。

第四节　治　　疗

一、手术治疗

局灶型CD均应手术切除，腹部卡斯尔曼多是单中心型透明血管型，绝大多数患者可长期存活，复发者少。病理上为浆细胞型的局灶性CD，如伴发全身症状，在病变的淋巴结切除后也可迅速消失。多中心型CD，如病变仅侵及少数几个部位者，也可手术切除，术后加用化疗或放疗。

二、放疗

既往认为虽然瘤体对放射线不敏感，放疗效果不肯定，但确有小剂量照射获得病情缓解的报告。新近总结32例首次放射治疗的CD患者，其中透明血管型10例，浆细胞型6例，混合细胞型3例，另有3例组织细胞学不明确，经首次放射治疗完全缓解率为43.8%，部分缓解率43.8%，无反应率12.4%，总反应率约为88%，首次放射治疗的放射剂量为12～50GY。这些资料提示，放射治疗对于CD患者确有一定的疗效，对于单中心型CD，先予以辅助性放射治疗后，再选择外科手术治疗，是目前认为较为良好的治疗策略。因此，放射治疗在CD的治疗中可用于手术不能切除的巨大肿瘤或手术难以切除或切除不净的肿瘤的补充治疗手段，以及术前的辅助治疗，或与药物治疗联合使用。

三、药物治疗

病变广泛的多中心型CD只能选择全身性药物治疗，或主要病变部位再加局部放疗，大多仅能获部分缓解。

（一）糖皮质激素

早期病人可用糖皮质激素治疗，可以显著改善患者的临床症状。常用剂量为泼尼松0.5～1mg/（kg·d），有效后逐渐减量至最小有效剂量，维持或停药。

（二）化疗

化疗是治疗MCD的主要方法之一，通常选用治疗恶性淋巴瘤的联合化疗方案。目前常用的方案如COP（环磷酰胺、长春新碱、泼尼松）方案、CHOP（COP加阿霉素）方案、ABVD（阿霉素、博来霉素、长春花碱、氮烯脒胺）方案等。联合化疗初治效果反应良好，反应率达90%，完全缓解率达50%以上，但疗效通常不能够巩固，易复发。复发后再次化疗，部分患者仍有效。

（三）抗病毒治疗

对于HIV感染的MCD患者，进行抗病毒治疗如更昔洛韦（ganciclovir）也取得了一定的成功，特别是使用高度活性抗病毒治疗（HHART）方法疗效更为显著。有资料显示，单独用抗病毒药物泰诺福韦-恩曲他滨（TRV）（tenofovir-emtricitabine，truvada）＋LOP（lopinavirritonavir，kaletra，一种新的抗艾滋病药物），或加奈韦拉平（nevirapine）或依法韦仑（efavirenz）或者是阿巴卡韦-拉米夫定（KVX）（abacavir-lamivudine，Kivexa）＋nevirapine治疗4例HIV感染的MCD患者，分别随访19～38个月，均获得了持续缓解。

（四）干扰素

干扰素α在治疗CD中也获得了一定的疗效。常用剂量为1天300～450×10^{4}U，隔天一次，单用或与地塞米松合用，连续用药3个月。也可与系统化疗协同或用于维持治疗。

（五）新的治疗药物

1. 免疫调节剂沙利度胺

沙利度胺（thalidomide，反应停）是一种合成性的谷氨酸衍生物，具有良好的镇静催眠作用、抗血管新生作用和免疫调节作用。在肿瘤治疗中分别通过抗VEGF和抗TNF效应，抑制肿瘤组织血管内皮增生，进行免疫调节和抑制肿瘤生长。另外，也可通过抑制整合素的合成和分泌以及调节黏附分子的表达而发挥抗肿瘤作用。剂量为每天100mg，可视病情及患者耐受情况，增加或减少剂量，可长期维持治疗，也可间断使用。孕妇禁用。

2. CD20单抗

CD20单克隆抗体-利妥昔单抗注射液[rituximab injection，商品名美罗华（MabThera）]在治疗CD上无论单用或与化疗方案联合使用（如R-CHOP方案）均取得了良好的效果。应用美罗华375mg/m^2，每周一次，连用4周治疗CD，其临床持续缓解可达14个月以上。一项对24例HIV相关的MCD患者的前瞻性研究，所有入组病例均经过化疗至少3个月，而且在停止化疗后复发，美罗华375mg/m^2，静脉滴注，每周一次，连续使用4周，美罗华使用前至少停止化疗6～10天，抗病毒治疗持续使用，1例患者在第15天死于疾病进展，23例完成了4周的治疗周期。结果显示，22例患者在停止治疗后第60天仍获得持续缓解，占92%，从第60天到第365天，1例患者死于急性呼吸衰竭，4例患者复发，71%患者在第365天仍然无特殊治疗持续缓解存活，总体生存率（OS）为92%。美罗华治疗耐受性良好，主要副反应是轻到中度的感染，12例前期有Kaposi肉瘤的患者有8例轻度恶化。因此，美罗华在治疗HIV相关的MCD中具有良好的疗效和安全性，值得关注。

3. 抗白细胞介素6抗体

Tocilizumab是由Roche公司联合开发的人源性抗白细胞介素6受体的单克隆抗体，首先在日本（商品名为：ACTEMRA®）用于治疗CD和严重的关节炎，目前欧洲也用于治疗慢性的中至重度的类风湿性关节炎（moderate-to-severe rheumatoid arthritis），最近，美国FDA也对此药密切关注。该药也被用于治疗IL-6相关紊乱导致的疾病如Crohn病。从初期和二期对卡斯尔曼病的临床研究资料显示，该药无显著的剂量限制毒性，从累积剂量最低的410mg到最高的4561mg，均未发现明显的毒副作用，也未发现中和抗体的产生。通过治疗，患者的临床症状以及实验室的各项检查结果都得到了显著的改善。目前二期临床研究的用法是8mg/kg，每2周一次，共16周。

4. 硼替唑咪（bortezomib，Velcade，万珂）

蛋白酶体抑制剂硼替唑咪通过阻断NF-κB信号通道，下调细胞因子如IL-6的生物活性，从而抑制细胞增殖、血管增生、组织侵润以及促进细胞凋亡，在多发性骨髓瘤（MM）的治疗中具有非常重要的作用。Yuan等首先报告用硼替唑咪治疗一例70岁MCD合并MM的患者，取得非常好的缓解，随访18个月仍然获得临床持续改善，他认为用硼替唑咪联合地塞米松治疗MCD具有良好的疗效。

四、自体造血干细胞移植

有报告对侵袭性MCD患者用自体造血干细胞移植治疗，其持续缓解达15个月以上。用大剂量化疗加自体造血干细胞移植支持，无病生存达4年。

五、其他治疗

有报告用全反式维甲酸治疗MCD取得一定疗效。也有用烷化剂如马法兰、硫唑嘌呤以及血浆置换治疗等。

第五节　疗 效 标 准

局灶型及受累部位并不广泛者，如手术能完全切除，则预后良好，大多可以根治；反之，只能进行化疗和放疗，多数仅能取得暂时的疗效。有关疗效标准分述于下：

1. 完全缓解

病变完全消失，临床症状和体征也全部消退，并持续1个月以上。

2. 部分缓解

病灶缩小达50%及以上，临床症状及体征明显好转，并持续1个月以上。

3. 未缓解

未达部分缓解标准者。

完全缓解者及部分缓解者尚需计算缓解时间，前者自完全缓解至疾病复发的时间，称为完全缓解期；后者自部分缓解起至病变扩大的时间，称为部分缓解期。

生存时间也是判断疗效的重要指标，指开始治疗至死亡或末次随诊时间。完全缓解者还应统计生存时间，即完全缓解起至复发的时间，或未复发但因其他疾病等原因死亡的时间。无病生存达5年以上者，可能已治愈。

第六节　预　　　后

本病的预后很大程度上依据组织学的病理类型和疾病的基本状况，而具有完全不同的结果。

局灶性病变且疾病局限，预后较好，通过手术加用或不加用放疗就可以治愈。

多中心型并伴单克隆高丙球蛋白血症时，预后较差。

通常认为透明血管型和浆细胞型预后良好，而混合细胞型和与HHV-8感染相关的CD

预后不良。

也有认为男性、纵隔淋巴结肿大、复发者预后差，尤其浆细胞型一般预后不良。多中心型CD自诊断起中位生存时间是14～30个月。多中心型卡斯尔曼病临床转归有三种：进行性致死、慢性迁延性和恢复；死亡率50%，平均存活27个月，患者可能由于合并感染导致多脏器功能衰竭，约20%～30%的患者进展为恶性淋巴瘤或Kaposi肉瘤，于数月至数年内死亡。

（吴学宾）

参 考 文 献

［1］ 刘宁, 邱法波, 李奉达. Castleman's病流行病学及临床特征 [J]. 世界华人消化杂志, 2008, 16 (30): 3469-3473.

［2］ WATERSTON A, BOWER M. Fifty years of multicentric Castleman's disease [J]. Acta Oncol, 2004, 43 (8): 698-704.

［3］ CASPER C. The aetiology and management of Castleman disease at 50 years: translating pathophysiology to patient care [J]. Br J Haematol, 2005, 129 (1): 3-17.

［4］ SHRINGARPURE S, SIVARAMAN P B, PARMESWARAN A. Castleman's disease: a rare differential diagnosis for retroperitoneal tumors [J]. Urol Ann, 2010, 2 (1): 44-45.

［5］ GRECO L G, TEDESCHI M, STASOLLA S, et al. Abdominal nodal localization of Castleman disease: report of case [J]. Int J Surg, 2010, 8 (8): 620-622.

［6］ KARAMI H, SAHEBPOUR A A, GHASEMI M, et al. Hyaline vascular-type Castleman's disease in the hilum liver: a case report [J]. Case Journal, 2010, 3 (74): 1-6.

［7］ OIDA Y, SHIMIZU K, MUKAI M, et al. FDG-PET and diffusion-weighted MR imaging appearance in retroperitoneal Castleman' disease: a case report [J]. Clinical Imaging, 2008, 32 (2): 144-146.

［8］ 孙伟英, 袁建华, 周俊, 等. Castleman病的CT表现 [J]. 放射学实践, 2007, 22 (2): 154-157.

［9］ MADANA R, CHENB J H, DICKENSONC B T, et al. The spectrum of Castleman's disease: mimics, radiologic pathologic correlation and role of imaging in patient management [J]. Eur J Radiol, 2012, 81 (1): 123-131.

［10］ CHUNG E M, BIKO D M, ARZAMENDI A M, et al. Solid tumors of the peritoneum, omentum, and mesentery in children: radiologic-pathologic correlation: from the radiologic pathology archives [J]. Radiographics, 2015, 35 (2): 521-546.

［11］ FOSSATI F, BANDRÉS F, MORRIS C, et al. Primary tumor of the mesentery. Castleman's disease [J]. Medicina (B Aires), 2014, 74 (5): 427-428.

［12］ DEMELLAWY D E I, HERATH C, TRUONG F, et al. Localized early mesenteric Castleman's disease presenting as recurrent intestinal obstruction: a case report [J]. Diagn Pathol, 2009, 4: 42.

［13］ 单渊东. Castleman病//张之南. 沈悌. 血液病诊断及疗效标准 [M]. 北京：科学出版社, 2007: 228-229.

［14］ LEE S M, EDWARDS S G, CHILTON D N, et al. Highly active antiretroviral therapy alone may be an effective treatment for HIV-associated multicentric Castleman disease [J]. Haematologica, 2010, 95 (11): 1979-1981.

［15］ LEE H R, KIM M H, LEE J S, et al. Viral interferon regulatory factors [J]. J Interferon Cytokine Res, 2009, 29 (9): 621-627.

［16］ GANTI A K, PIPINOS I, CULCEA E, et al. Successful hematopoietic stem-cell transplantation in multicentric Castleman disease complicated by POEMS syndrome [J]. Am J Hematol, 2005, 79: 206-210.

［17］ VRIES I A D, ACHT M M V, DEMEYERE T B, et al. Neoadjuvant radiotherapy of primary irresectable unicentric Castleman's disease: a case report and review of the literature [J]. Radiat Oncol, 2010, 5 (1): 1-5.

［18］ YUAN Z G, DUN X Y, LI Y H, et al. Treatment of multicentric Castleman's disease accompanying multiple myeloma with bortezomib: a case report [J]. J Hematol Oncol, 2009, 2 (19): 1-4.

［19］ GÉRARD L, BÉREZNÉ A, GALICIER L, et al. Prospective study of rituximab in chemotherapy-dependent human immunodeficiency virus-associated multicentric Castleman's disease: ANRS 117 Castleman Trial [J]. J Clin Oncol, 2007, 25 (22): 3350-3356.

第二十八章
急性肠系膜缺血

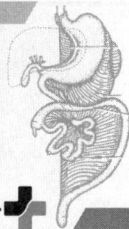

第一节　急性肠系膜缺血概论

急性肠系膜缺血（acute mesenteric ischemia，AMI）是指各种原因导致的肠系膜血管闭塞引起的急性肠道组织缺血性病变。急性肠系膜缺血起病急，病情发展迅速，病死率极高。急性肠系膜缺血的临床表现容易与其他急腹症混淆，常常误诊。在15世纪，意大利Annio Beniviene医生首先描述了肠系膜血管闭塞性疾病。随后该病逐渐得到认识。20世纪50年代，Klass报道动脉取栓和内膜剥脱治疗肠系膜上动脉栓塞和肠系膜上动脉血栓形成，提高了肠系膜缺血的手术成功率。随着动脉造影技术的应用，以及腔内技术以及杂交手术的发展，治疗的成功率得到一定的提高，但总体病死率仍维持在50%～70%的高水平。病死率高除了与发病年龄趋向老龄化、患者常合并有其他心血管等严重疾病有关，与临床医师对AMI认识不足，导致在急性腹痛的鉴别诊断中忽略AMI的诊断而延误治疗也有关系。

早期诊断是提高疗效的关键，但实际上，急性肠系膜缺血的临床表现缺乏特异性，从怀疑肠系膜缺血到接受影像学检查最后确诊，时间往往是治疗的关键。当患者出现明显酸中毒、低血压、腹膜炎体征时，肠道缺血已到非常严重的程度。目前解决早期诊断的问题在于接诊医师对肠系膜缺血有较深的认识，并能及时对急性肠系膜缺血进行影像学快速诊断。肠系膜动脉造影、电子计算机断层血管成像（CTA）、核磁共振血管成像（MRA）均能提供确诊依据，尤其是CTA和MRA不仅可同时对肠系膜动脉和静脉进行检查，还可同时对肠道情况进行评估，已成为替代传统动脉造影的急诊影像学检查。在高度怀疑AMI的患者，动脉造影仍具有重要的意义。动脉造影可同时进行血管扩张剂的注射、导管溶栓、机械性消栓、球囊扩张和支架植入等腔内治疗。动脉造影确诊后进行腔内治疗可使患者得到更为快速、简便的救治。需要指出的是，非闭塞性肠系膜缺血（nonocclusive mesenteric ischemia，NOMI）是伴随反应性血管痉挛的肠系膜动脉低灌注引起的肠道缺血，虽然不引起主干的阻塞，但可引起大面积的不可逆肠坏死。NOMI多为高龄、血流动力学不稳定的重症患者，难以及时、早期诊断，更不容易做出诊断，常需结合全身状况来评估。体液丢失，致血容量下降，体外循环心脏术后心输出量降低，肾上腺素、抗利尿剂的使用，长期透析，均可导致NOMI。对存在相关危险因素的高龄患者，应警惕注意NOMI的可能性。

随着腔内血管技术的发展和器材的改进，使用腔内血管技术治疗AMI越来越多，特别是对于高龄、并发症较多的患者，它可避免开腹手术带来的创伤，或减少肠切除的范围。但在患者已有腹膜炎、出现小肠坏死时仍需开腹手术。开放手术的优势是可同时解决血管闭塞和切除坏死肠组织。结合腔内血管技术和开放手术优点的"杂交"手术是目前新发展的技术，将会应用得越来越普遍。

总之，急性肠系膜缺血的病死率依然保持在较高水平。AMI的预后与诊断和恢复小肠灌注所需的时间、AMI的部位和病因以及患者的年龄和相关并发症有关。迅速作出诊断和正确的治疗是决定预后的最关键因素，但如何早期诊治仍是目前临床的难点。虽然我们现在具有先进的影像学检查方法，但还缺乏简捷、准确、经济的早期确诊手段。相信随着医学技术的进步，这一问题能得到更好的解决。

（罗小云）

第二节　急性肠系膜上动脉栓塞

一、概念

急性肠系膜上动脉栓塞（acute superior mesenteric artery embolization，SAME）是指由于各种病因导致栓子进入肠系膜上动脉阻塞血管，导致肠道血运障碍，发生肠缺血和坏死，引发急性消化系统症状及全身表现的急性肠缺血性疾病。SAME约占急性肠系膜血管缺血性疾病的40%～50%，是临床少见的危重急腹症。

近年来随着我国老龄人口增加，老年人SAME发病率有增多趋势；又由于我国人民饮食结构及年轻人生活习惯改变，高血压、糖尿病发病年轻化，本病发病年龄也有年轻化趋势。

本病发病男性多于女性。发病年龄以老年人多见，60岁以上高发。庞永平等报告51例急性肠系膜动脉闭塞患者平均年龄61.2 ± 12.4岁。鲁猛等报告36例急性肠系膜动脉闭塞患者平均年龄70.2 ± 10.48岁。患者多伴有心房纤颤、高血压、糖尿病。肠系膜动脉发生急性完全性闭塞而导致肠管急性缺血坏死，亦多发生于老年人，故伴有各类基础疾病的老年人预后差。

SAME具有发病急骤，症状体征不典型，进展迅速，病情凶险，死亡率高的特点。由于本病发病率低，缺乏特异性的临床症状和体征，临床医师对本病认识不足、警惕性不高，早期诊断率很低，常常病情发展到广泛小肠坏死后经剖腹探查确诊。近年来，随着医师对本病的了解以及疾病诊断方法的进展，使该病的早期诊断率较前提高。

二、病因及发病机制

（一）病因

既往本病多见于风湿性心脏病二尖瓣闭锁不全。近年来，风湿性心脏病发病率有下降趋势，目前该病多见于心房纤颤、动脉硬化性心脏病和心肌梗死后并发室壁瘤的患者。肠系膜上动脉栓塞的栓子来源如下所述：

1. 心源性栓塞

心脏疾病是栓子的主要来源，如心肌梗死后的附壁血栓，亚急性细菌性心内膜炎的瓣膜赘生物、充血性心力衰竭和室壁动脉瘤（chagas）、风湿性心脏瓣膜病变处的赘生物和左右心耳附壁血栓的脱落等。在风湿性心脏病中，尤其是二尖瓣狭窄时，心房内血流滞缓加上内膜的风湿病变，血液中纤维易附着心房壁形成血栓。冠状动脉心脏病，特别当心肌梗死，左心室扩大，收缩乏力，血液不能排空时，更易发生血栓形成。

2. 血管源性栓塞

第二位栓子来源为血管源性栓子，如大动脉粥样硬化的附壁血栓或粥样斑块的脱落，大的栓塞可来源于大的动脉粥样物质、血栓和胆固醇结晶的混合物，脱落到动脉循环。小的栓塞由于胆固醇结晶的释放，还有动脉瘤附壁血栓脱落，孤立性肠系膜上动脉夹层瘤，瘤内血栓形成等。

3. 医源性栓塞

心脏人工瓣膜置换术、人造血管移植术、安置心脏起搏器、血管腔内介入治疗、数字减影血管造影、血液透析的动静脉瘘、大动脉反搏气囊导管应用等，均可能导致栓子脱落，引起动脉栓塞。

4. 其他因素性栓塞

较少见，如肺脓肿、脓毒血症的细菌栓子，恶性肿瘤的瘤栓，外伤所致血栓等。以上这些栓子可发生自发脱落。

（二）发病高危因素

1. 年龄

年龄大于60岁，男性患者多于女性。

2. 心脑血管疾病患者

栓子源于心脏病的患者占到80%～90%。故有心律失常，尤其是心房纤颤，瓣膜性心脏病，心肌缺血、近期心肌梗死患者，Chagas（查加斯）心脏病等，要提高警惕。

有动脉粥样硬化或高血压病、糖尿病、高脂血症、风湿热等基础疾病患者；既往有脑梗死、外周血管栓塞等其他动脉栓塞病史患者；或发病前有慢性肠系膜缺血病史者。

3. 血管腔内治疗

有血管腔内介入检查或治疗史，由于抗凝治疗不到位或导管在动脉内留置时间过长，致大量纤维蛋白沉积形成栓塞，或由于导管材料操作引起管壁斑块脱落。

4. 长期大量吸烟

大量吸烟会导致血液中低密度脂蛋白氧化增加，引起的氧化应激、一氧化氮生成减少和一氧化氮生物利用度降低，而导致血管内皮功能紊乱或者造成血管内皮缺氧性损伤；吸烟可诱导内皮素产物的增加，内皮素可导致血管收缩进而导致冠状动脉硬化；烟内含有一种糖蛋白，可激活凝血因子Ⅻ及某种致突变物质，后者可引发血管壁平滑肌细胞增生；吸烟可导致血小板聚集功能增强及血液中儿茶酚胺浓度升高，引起不饱和脂肪酸及高密度脂蛋白水平降低。这些都会促进动脉粥样硬化的发生。

三、发病机制

（一）肠系膜上动脉解剖

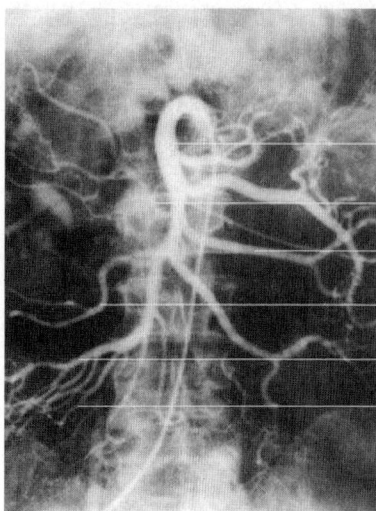

肠系膜上动脉
中结肠动脉
空肠动脉
右结肠动脉
回结肠动脉
回肠动脉

图 28-2-1　肠系膜上动脉影像解剖

肠系膜上动脉栓塞的发生，与肠系膜上动脉（superior mesenteric artery）的解剖结构有关（图28-2-1）。肠系膜上动脉从腹主动脉（abdominal aorta）呈锐角分出，与主动脉走行几乎平行，管腔较粗，又与腹主动脉血流的方向一致，因此，脱落的栓子极易进入肠系膜上动脉，在血管狭窄处或分叉处导致血管栓塞。故肠系膜上动脉栓塞约50%发生在肠系膜上动脉第一分支（即结肠中动脉开口远心端），30%发生在肠系膜动脉起始部位。

当栓子进入到结肠中动脉远端与回结肠动脉近侧之间，从而阻碍了腹腔动脉与肠系膜上动脉侧支循环供应小肠与右半结肠，引起空肠以下小肠，除横结肠、远端结肠以外的结肠缺血。

臧金林等报告肠系膜上动脉栓塞，主要发生在肠系膜上动脉主干，其次为结肠中动脉。如果胰十二指肠动脉弓和肠系膜动脉弓两支侧支循环代偿不足时，将导致肠管坏死。

肠系膜动脉栓塞的部位不同则肠管缺血区域的范围亦不同。栓塞发生在肠系膜上动脉入口处，可引起Treitz韧带以下全部小肠和右半结肠的缺血坏死；在结肠中动脉分支以下发生栓塞，引起大部分小肠坏死；发生在肠曲的一个分支动脉而侧支循环良好时，则不发生坏死；但边缘动脉栓塞发生梗死，其所供应区域肠管发生节段性坏死。

（二）病理生理

在静息状态下供应内脏的血流量相当于心输出量的25%，进餐后增加至35%。而肠系膜70%血流供应肠壁黏膜层及黏膜下层，其余血流供应肌层、浆膜层。而此时仅1/5肠系膜毛细血管是开放状态。因此，肠管有一定耐缺血能力，而且肠管缺血首先受影响的是黏膜、黏膜下层。

SMA中供应每一肠绒毛中心的小动脉和小静脉呈一发夹襻式的结构，使得动脉血在流向绒毛顶端时氧气不断扩散到静脉血中，使得到达绒毛顶端的血氧含量较低，导致肠黏膜对缺血缺氧非常敏感。有研究报道肠系膜血流减少到75%时，小肠能维持12h，不会出现严重受损。但当肠系膜血管完全闭塞，6h内肠就可以发生不可逆损伤。早期干预能阻止、逆转病变过程，甚至可以康复。故早期诊断、及时重建血运是治疗的关键。

肠系膜血管一旦栓塞，侧支循环不能代偿，受阻塞动脉供应区的肠管发生血运障碍，肠管缺血、缺氧使肠管失去光泽，颜色苍白，此时为贫血性梗阻。

当肠黏膜上皮细胞缺血10min后显微镜下出现变化，栓塞后出现组织学变化，炎细胞浸润，毛细血管通透性增加，黏膜水肿，肠腔内液体增多；3～4h后肠上皮坏死脱落，溃疡形成并出现早期消化道出血；4～8h后出现平滑肌松弛、坏死和肠黏膜坏死，肠蠕动消失，肠管扩张；数小时后血凝块由近端向远端延伸，并可出现静脉血栓形成；肠袢可见片状青紫，最后出现绞窄性肠梗阻的一系列表现。大量血浆渗出至腹腔及肠腔内，循环血容量锐减，电解质紊乱，酸碱平衡失调，肠腔内细菌大量繁殖，以及肠管缺血缺氧，细胞无氧代谢，乳酸增加，酸中毒，肠坏死后毒性代谢产物不断被吸收，导致低血容量休克、中毒性休克、感染性休克。

总之，短暂轻度缺血仅损伤肠黏膜，血流恢复后两周即可愈合；中度缺血损伤肌层，治愈后，可遗留疤痕，形成肠狭窄；重度肠缺血则可出现不可逆的肠坏死，嗣后，发生肠穿孔、急性弥漫性腹膜炎，生命垂危。

四、临床表现

急性肠系膜上动脉栓塞缺乏典型的临床表现，其症状可随栓塞的部位，受累血管数量、程度，栓塞时间长短，侧支循环状况，以及受累肠道代谢情况而异。

本病发生急骤，栓塞早期，导致小肠、右半结肠肠壁肌肉强烈痉挛，可引起脐周或右上腹部阵发性绞痛，或者剧烈的不能定位的疼痛。早期腹部检查无明显膨隆，触诊腹尚软，压痛轻，听诊肠鸣音活跃或亢进。表现剧烈腹痛的症状与体征不相符，故易误诊为其他疾病，以致延误最佳手术时机。

6～12小时后肠肌因缺氧而麻痹，转为持续性全腹胀痛、明显腹胀；又由于此时病变从缺血向坏死进展，腹痛转为全腹弥漫性绞痛，可向背部或肋腹部放射，一般止痛药无效；常伴强烈的胃肠道排空症状，出现频繁恶心、呕吐和腹泻。腹部检查，可见腹部膨胀，腹肌紧张和腹部压痛、反跳痛阳性，叩诊移动性浊音阳性或阴性，听诊肠鸣音减弱或消失。腹腔穿刺有血性液体。此时若解除血管梗阻，肠缺血部分尚可回逆。

病情进一步发展至透壁梗死常伴肠坏死、肠黏膜坏死或溃疡。临床表现有腹痛加剧、发热、血性腹泻或呕吐咖啡样肠内容物、意识障碍，甚至可导致血管源性肠梗阻、急性腹膜炎。同时，大量晶体液、胶体液渗出，导致血容量减少、电解质紊乱、酸碱平衡失调，加之坏死毒素吸收，随之出现低容量休克、脓毒血症和中毒性休克、感染性休克，以及MODS等表现而危及生命。

1975年，Bergan等曾提出具有下列表现者：①有器质性心脏病和并发房颤的心脏病；

②出现剧烈而没有相应体征的上腹和脐周疼痛；③剧烈的胃肠排空障碍表现如频繁恶心、呕吐、腹泻，则称为Bergan三联征，此三联征可作为急性肠系膜上动脉栓塞早期表现的临床诊断依据。

五、辅助检查

（一）实验室检查

1. 血常规检查

白细胞及中性粒细胞显著升高常提示存在肠缺血性坏死可能。

2. 血生化检查

可出现血液浓缩、代谢性酸中毒。Willson指出，当出现高磷酸血症，伴发白血病升高及代谢性酸中毒时，高度提示肠系膜上动脉栓塞。

3. 肠缺血的血清标志物

肠型脂肪酸结合蛋白（intestinal fatty acid binding protein，I-FABP），是主要分布在空肠和回肠等胃肠道黏膜的一种水溶性蛋白质，具有较好的器官特异性。研究表明，肠型脂肪酸结合蛋白在肠道黏膜组织细胞质中含量丰富。当肠缺血早期，仅有黏膜受累时，即可因细胞渗透性增加，而使I-FABP早期释放入血，并经尿液排出。故血清、尿液中I-FABP升高。I-FABP对急性缺血性肠病的诊断具有较高的特异性和灵敏性。王康康在其研究中发现，缺血性肠病组I-FABP、缺血修饰白蛋白（ischemia modified albumin，IMA）水平明显高于非缺血性肠病组及健康组（$P<0.05$），二者联合检测时阳性率为88.89%，显著高于单项指标检测阳性率，差异有统计学意义（$P<0.05$）

谷胱甘肽S移换酶（glutathione S-transferase，GST）是一种胞质酶。在小肠黏膜及肝脏中保持高度活性。当细胞损伤时可从细胞内释放入血。其敏感性68%、特异性85%。

二胺氧化酶（diamine oxidize，DAO）是小肠上皮黏膜细胞内高活性特异性结构酶。肠道低灌注所致肠上皮细胞损伤时，大量DAO释放入血，血中浓度升高，具有特异性。

血浆D-乳酸检测：肠道多种细菌均可产生D-乳酸（D-lactic acid），当肠黏膜缺血、缺氧时，D-乳酸可以通过受损伤黏膜吸收入血，故血中D-乳酸不同程度升高，提示肠黏膜轻重不一的损伤及细菌异位。

其他：肌酸激酶（creatine kinase，CK），在胃肠道平滑肌层含少量，主要存在于细胞质和线粒体中，肠道肌细胞损伤肌酸激酶可以释放入血。但特异性较差。血浆D-二聚体（D-dimer，DD），是纤维蛋白单体经过活化因子交联后，再经过纤维溶解酶水解所产生的。肠系膜血管阻塞时由于继发性纤溶活性增强，故肠系膜缺血时常有DD升高，敏感性高，但特异性仅40%。可作为排除诊断用。此外，碱性磷酸酶（ALP）、γ-谷氨酰转移酶（GGT）、乳酸脱氢酶（LHD）等，肠道缺血可升高，但特异性差。

以上检测以来源于肠黏膜、肌层、浆膜层的血清酶谱更具有器官特异性，对于肠缺血早期诊断有重要临床价值，同时也可反映缺血-再灌注损伤的程度。

4. 腹腔穿刺液检查

可穿刺出血性腹水，有利于诊断。

（二）影像学检查

1. X线检查

X线检查，早期无明显异常，但可鉴别其他原因的急腹症。后期改变是肠壁增厚，小肠及右侧结肠扩大、积气，而从结肠中段开始气体突然消失或减少。当肠壁或门静脉内存在气体时，常提示病变已属晚期。

2. B型超声检查

B型超声检查可依据肠壁局部改变、回声异常及彩色多普勒血流信号等，作出临床诊断。B型超声检查表现：肠管壁局限性增厚，动脉性缺血增厚肠壁为低回声，肠壁结构显示不清；局部肠腔缩窄，肠蠕动消失；局部肠管张力减低，肠管缺乏膨胀性，呈下陷现象；肠黏膜皱襞消失。

多普勒超声对怀疑有肠系膜动脉栓塞缺血的患者有较大的诊断意义。多普勒超声可以反复进行，能够了解肠系膜上动脉和腹腔动脉血流情况，显示动脉的梗阻部位，还可以判断阻塞是静脉还是动脉。但当病变进入晚期，出现麻痹性肠梗阻时，扩张充气的肠管会对检查结果产生干扰。因为肠系膜上动脉是门静脉的主要灌注者，所以门静脉血流在肠系膜上动脉阻塞时减少。如果肠系膜上动脉阻塞时有门静脉血流改变，则多普勒超声诊断更有价值。

3. CT检查

CT检查：平扫显示肠壁增厚。CT血管成像（CTA）技术对肠系膜血管栓塞诊断的特异性和敏感性有显著提高，不仅可以观察到肠系膜血管情况，还可反映肠管、腹腔内脏器、周围组织的变化。影像学表现除肠系膜上动脉（SMA）主干因栓塞而充盈缺损外，尚可见肠壁强化减弱，肠壁增厚，肠管弥漫性积气扩张，肠系膜水肿和腹水。

CT血管造影（computed tomography angiography，CTA）检查：可以分析肠系膜血管狭窄或闭塞的范围和特征以及与周围分支血管的关系。此外，CTA可以检测与肠系膜血管病变有关的其他胃肠道病变，如肠壁增厚，肠管扩张后肠壁变薄，腹内游离气体，肠积气和门静脉积气。三维CTA在肠系膜血管的任何平面都可以产生具有最佳可视化的高空间分辨率的图像，特别是在评估小动脉和远端动脉以及复杂的血管解剖结构方面。

多层螺旋CT（multi-slice spiral CT，MSCT）检查：随着多层螺旋CT血管成像（multi-slice spiral CT angiograph，MSCTA）迅速发展，MSCTA已应用于肠系膜血管病变诊断。MSCT血管成像较以往CT具备更高的时间分辨率和空间分辨率、更短的扫描时间、更有效的对比剂效用，强大快捷的后处理功能为检查出临床无症状的血管疾病提供可能，并且可一次同时显示大范围内的多支血管，在肠系膜动脉栓塞性疾病检查中更具优势。此外，还可显示病灶结构，病灶与邻近解剖结构的关系。故MSCTA不仅可明确诊断肠系膜动脉栓塞，并可结合临床表现等对病情进行分期、分级，为选择合理的治疗方案和手术方案提供依据，提高临床治愈率。由于其检查为非侵袭性，成像快速，影像质量和分辨率高，可以与DSA相媲美，已成为肠系膜血管疾病重要诊断手段，受到临床医师青睐。2016年欧洲创伤与急诊外科协会急性肠系膜缺血指南推荐双期多层螺旋计算机断层扫描（DSCT）静脉增强对比检查，其诊断肠系膜缺血性疾病具有较高特异性、敏感性，甚至可以取代DSA检查。

多层螺旋CT血管成像和多层螺旋CT双向对比造影多平面重建等检查技术使SMAE诊断的特异性和灵敏性越来越高。强化检查可显示肠系膜动脉阻塞。近10年，CT对肠缺血诊断的敏感度有了显著的提高，已由过去的39%提高到近期的82%。CT不仅能显示肠壁改变，对其他急腹症的鉴别诊断准确性也很高。

4. MRA检查

磁共振血管造影（magnetic resonance angiography，MRA）对于腹腔干、肠系膜动脉主干血运情况评估有较高价值，有助于急性肠系膜上动脉栓塞的诊断。但由于其检查过程耗时较长，故急性肠系膜缺血重症患者应用受到一定限制。在急性肠系膜缺血疾病的检查中，与CTA相比，MRA的分辨率较低，腹腔动脉和肠系膜上动脉的远端分支和肠系膜下动脉较细的血管检测欠准确；MRA对于钙化检测的敏感性较低。

5. 数字减影血管造影（DSA）

数字减影血管造影（digital subtraction angiography，DSA）检查是确诊急性肠系膜上动脉栓塞的金标准，对SMA栓塞的敏感性为100%，可清晰显示栓子位置、有无侧支循环及血管痉挛，是唯一在肠坏死前对NOSMAI进行诊断的方法。DSA不仅有助于早期诊断、鉴别栓塞病因，同时有助于早期治疗，为治疗选择有效的治疗方案提供可靠依据；更可以通过导管行血管内治疗。

SAME病变早期，选择性动脉造影在距离肠系膜上动脉起点3～10cm内及大的分支起点处可见造影剂突然中断，出现半月型充盈缺损，形成"新月征"。后期因继发血栓形成而使梗阻影像不典型，可能给诊断造成困难。由于此检查为有创性检查，且目前其他检查方式（CTA、MSCT、DSCT）发展，本检查已经不再作为首选的检查方式，对于高度怀疑肠系膜动脉栓塞，又无法及时进行其他检查的患者，方可进行造影检查以明确诊断。

六、诊断及鉴别诊断

（一）诊断

除老年患者，亦需重视伴危险发病诱因的中青年患者；常伴瓣膜性心脏病、房颤、心律不齐、高血压、糖尿病，或有血管介入检查、治疗史，及存在其他发病高危因素；起病急骤；临床出现Bergan三联征；实验室检查，出现血液浓缩，代谢性酸中毒。肠型脂肪酸结合蛋白，缺血修饰白蛋白，谷胱甘肽S移换酶，血浆D-二聚体、血浆D-乳酸、碱性磷酸酶（ALP）、乳酸脱氢酶（LHD）等肠道特异性或非特异性缺血性标志物阳性，有助于诊断；CTA、MSCT、MSCTA检查及DSA检查对于诊断、鉴别诊断及选择合理的治疗方案有重要价值；最后确诊有赖于剖腹探查或腔内介入治疗。

此外，临床上伴有房颤的心脏病患者，出现突发性不明原因的腹痛时，应想到肠系膜上动脉栓塞的可能，然后，再进一步检查。

（二）鉴别诊断

1. 肠系膜上动脉血栓形成

与肠系膜上动脉血栓形成（superior mesenteric arterial thrombosis，SMAT）的鉴别诊断详见表28-2-1。

2. 急性胰腺炎

急性胰腺炎（acute pancreatitis，AP）发作前多有酗酒、暴饮暴食或胆道疾病史。多数为突然发病，表现为剧烈的中上腹痛，并多向肩背部放射，病人自觉上腹及腰背部有"束带感"。弯腰或前倾坐位可减轻，常有腹胀、恶心呕吐、腹泻症状，亦常伴发热、黄疸。重症患者可以并发一个或多个脏器功能障碍，也可以伴有严重的代谢功能紊乱，甚至休克。腹部检查：上腹部明显的压痛、反跳痛、肌紧张、肠鸣音减弱或消失等。可以有腹部包块，偶见腰肋部皮下瘀斑征（Grey-Turner征）和脐周皮下瘀斑征（Cullen征）。测定血、尿淀粉酶及血清脂肪酶活性高于正常上限值的三倍；血清钙下降。对比增强CT呈现急性胰腺炎特征性表现可以确诊。

3. 消化道穿孔

上消化道穿孔（upper enteron perforation）患者多有胃、十二指肠溃疡病史。由于溃疡不断加深，穿透肌层、浆膜层，最后穿透胃或十二指肠后壁而发生穿孔。最主要症状是突然发生剧烈腹痛。疼痛常始于上腹部或穿孔的部位，常呈刀割或烧灼样痛，为持续性，或阵发生性加重。疼痛迅速弥散至全腹部，可放射到肩部呈刺痛或酸痛感觉。病情继续进展可出现细菌性腹膜炎、肠麻痹、中毒性休克。体格检查：腹肌紧张呈板状腹，全腹部压痛、反跳痛，肝浊音区缩小或消失。腹腔穿刺抽出含胆汁、食物残渣、脓性液体，诊断较为明确。X线检查：腹部立位平片，可见膈下游离气体。不难鉴别。

4. 肠扭转

肠扭转（intestinal volvulus）是肠管的某一段肠袢沿一个固定点旋转而引起。病因有肠袢及其系膜过长。当肠管运动异常或肠内容物增多以及饱餐后体力劳动或剧烈运动突然改变体位后易发生肠扭转。肠扭转后肠腔受压而变窄，引起梗阻、扭转与压迫影响肠管的血液供应，因此，肠扭转所引起的肠梗阻多为绞窄性。大多数肠扭转发生在小肠。小肠扭转好发于20～40岁间的青壮年。临床表现为突然发作的腹部剧烈绞痛，多在脐周围，常为持续性疼痛阵发性加重；腹痛常牵涉腰背部，病人喜取胸膝位或蜷曲侧卧位；呕吐频繁，或停止排气排便。病情发展迅速，可在短时间内发生绞窄性肠梗阻、弥漫性腹膜炎及休克。腹部有时可扪及压痛的扩张肠袢。

腹部X线检查符合绞窄性肠梗阻的表现，另外，还可见空肠和回肠换位，或排列成多种形态的小跨度蜷曲肠袢等特有的征象。CT检查，表现为肠系膜根部呈漩涡状或靶状肿块。增强扫描可见肠系膜血管呈漩涡状排列，肠管呈螺旋状分布。MSCT平扫显示肠袢呈C形，扭转肠袢积液、积气，"鸟啄征"，周围肠管见液气平面。

表28-2-1　急性肠系膜上动脉栓塞和肠系膜上动脉血栓形成的鉴别

项目	急性肠系膜上动脉血栓形成	急性肠系膜上动脉栓塞
病因	肠系膜动脉粥样硬化或全身动脉硬化	心源性栓子较多，主动脉粥样硬化斑块脱落少见
年龄	老年多见	40~60岁年龄段多见
腹痛特点	长期慢性腹痛，进食后加重	常见持续性剧烈腹痛
腹泻特点	慢性腹泻，血便较少	急性腹泻，甚至血便
营养状况	慢性营养不良	营养正常
CT表现	可见动脉硬化改变，合并有局部血流中断，多可见其他动脉的动脉硬化狭窄改变	肠系膜上动脉主干显影中断，动脉硬化不明显。
造影表现	动脉充盈缺损，可见邻近血管毛糙，多节段动脉硬化狭窄改变	肠系膜主干的显影突然中断，邻近血管平滑，无动脉硬化改变

七、治疗

治疗原则：早期的血运重建（early revascularization）是改善预后的重中之重。快速去除栓塞，尽早抢救复苏（resuscitate），稳定循环系统，减少肠道切除范围，避免短肠综合征。目前急性肠系膜上动脉栓塞的治疗仍以开放手术治疗为主。如果有条件，临床又无需要立即进行手术干预情况下（无肠坏死、腹膜炎征象），可考虑采取腔内介入治疗，而在需要剖腹探查确诊时应进行开放性栓子摘除手术。药物及支持治疗主要是用于术前的准备、术中及术后的治疗。

《2016年欧洲创伤和急诊外科学会急性肠系膜缺血指南》指出，在不需要立即进行手术干预（尚未出现肠坏死）及心血管、循环系统平稳情况下，是否进行血管内、血管外开放性手术，应由外科医生根据医院条件及自身情况而定。

（一）紧急治疗

1. 急诊处理

供氧及胃肠减压：依据病情采取平卧或半卧位，有效吸氧，用氧气面罩或者鼻吸管法吸氧，或者短时间给予高浓度氧，需要采取呼吸机。通过给氧，提高动脉血氧分压、动脉血氧饱和度，增加动脉血氧含量，纠正缺氧状态，促进组织的新陈代谢，维持机体生命活动。禁食、禁水，持续胃肠减压，减低胃肠道内压力，减少胃肠扩张，改善胃肠血液循环，改善临床症状。

液体复苏（fluid resuscitation）：根据患者心功能状态，快速建立静脉通路，评估容量状态，估算补充液体量，尽早建立足够静脉通路，快速补充晶体平衡盐溶液1000~2000ml，或者再输注血浆代用品或血液制品。尽快补充有效血容量，恢复组织、器官灌注。继续维持水与电解质以及酸碱平衡，注意预防或治疗高钾血症。在复苏过程中应避免使用羟乙基淀粉，避免使用血管收缩药。注意维护心、肺功能。避免使用能引起内脏血管痉挛药物，如α-肾上腺素能药物、洋地黄（能直接作用于肠系膜血管平滑肌使其收缩）、肾上腺素等。房颤、房扑患者不宜使用洋地黄。房颤所致的肠系膜动脉栓塞治疗首先应及时血管重建，挽救缺血的肠道功能；同时要重视房颤的规范的抗凝治疗。有条件尽量行介入手术治疗（纠正电生理紊乱或左心耳封堵）。

营养支持：补充足够能量，首先是肠外静脉高营养，与预后密切相关。适时配合肠内营养，进而单纯肠内营养。纠正贫血、低蛋白血症。积极营养支持能减轻慢性炎症反应，减少蛋白质分解，促进蛋白质合成，维持正氮平衡，加快组织愈合。

抗生素应用：SAME早期即侵袭肠黏膜层，肠屏障功能发生障碍，早期即可发生细菌移位，故应尽早使用广谱抗生素或者联合应用抗生素，抗生素主要应覆盖致病菌、革兰阴性致病菌和厌氧菌的混合感染。

治疗原发病：在急救治疗过程中应重视治疗原发病，纠正心律失常，治疗心功能不全，控制血糖及血压在正常范围内。

复苏抢救期间，患者应进入外科重症监护室监护。严密、全面地监测心、肝、肾、肺重要脏器功能及生命体征。监测血气、电解质。监测凝血酶原时间、出凝血时间及血小板计数。监测病情变化，记录液体出入量，注意尿量，必要时监测中心静脉压，以指导输液。

2. 抗凝治疗

无论肠系膜上动脉栓塞发生在任何部位、任何血管，确诊后首先都应立即进行肝素或低分子肝素（LMWH）抗凝治疗。病情稳定2周后可考虑改用口服抗凝剂。对于出院患者，应根据个体情况给予适当时间华法林治疗；对于房颤患者，应给予华法林长期治疗。在没有禁忌证情况下，动脉栓塞患者均应长期服用抗凝药，以降低复发风险。

肝素、低分子肝素是凝血酶间接抑制剂；华法林是维生素K抑制剂；新型口服抗凝药（NOACs）代表性药物有达比加群、利伐沙班、阿哌沙班和依度沙班。NOACs的有效性及安全性均高于传统的维生素K拮抗剂，并且不需要常规检测凝血功能，同时药物与食物相互反应较少。临床医师依据患者具体病情、药源、药物适应证、禁忌证、副作用以及本人用药习惯，选择应用。

3. 扩血管药应用

待血液循环系统稳定后，应根据病情选择静脉滴注或者导管注入血管扩张药，如罂粟碱、硝普钠、硝酸甘油、前列腺素E、酚苄明等。

4. 抗血小板药

对于伴心肌缺血冠心病、动脉硬化、高血压病患者，需长期应用拜阿司匹林（100mg/每日）或氯吡格雷（75mg/每日）治疗。

（二）腔内介入治疗

腔内治疗技术主要包括腔内血栓切除、吸取术及导管溶栓术、经皮血管成形术，专用器械机械性清除血栓、球囊扩张、支架置入（裸支架、药物涂层支架）、灌注扩血管药物等。

1. 介入溶栓治疗适应证

患者血流动力学稳定，临床无肠穿孔、肠坏死、腹膜炎表现；可溶解的、小的新鲜血栓；开放手术禁忌证者。

溶栓时机，发病后即刻至6h内为最佳时机，发病后12～24h仍可能有救治机会。血管内局部接触溶栓效果优于外周静脉溶栓，全身不良反应少。随着介入治疗发展，具有手术操作简便、创伤小、疗效好等优势的血管内溶栓治疗，已受到临床医师的青睐。

2. 介入溶栓治疗禁忌证

中枢神经系统肿瘤，半年内有缺血性脑卒中或脑出血，近四周内有活动性内脏出血，难以控制的高血压，近三周内有外科大手术史。目前正在使用治疗剂量的抗凝药患者，妊娠妇女。房颤患者尤其心脏超声检查提示有血栓的情况下不建议溶栓治疗，因为血栓脱落出现脑血管意外，则弊大于利。

3. 溶栓治疗通常经肱动脉或股动脉穿刺，导丝导管选择进入肠系膜上动脉，留置溶栓导管，经导管泵入爱通立（阿替普酶）尿激酶20～60万单位，12～24h后造影观察溶栓效果（图28-2-2）。

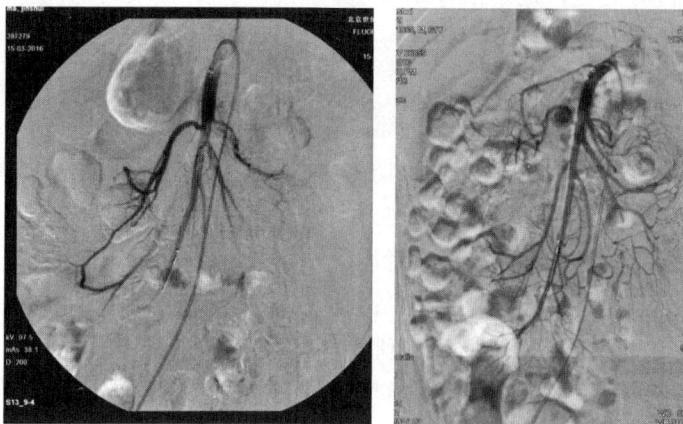

图28-2-2 肠系膜上动脉造影示肠系膜动脉内充盈缺损及溶栓后肠系膜动脉恢复通畅

对于溶栓后的残余狭窄使用球囊扩张（percutaneous transluminal angioplasty，PTA）。必要时行支架植入术。如血栓无明显溶解，肠系膜上动脉末稍显影差，甚至溶栓期间腹部症状持续加重或出现腹膜炎表现，应立即中转开腹探查，行肠系膜上动脉开放取栓手术。

（三）外科手术治疗

外科手术包括肠系膜上动脉切开取栓术、坏死肠切除术、血管重建术。

1. 肠系膜上动脉切开取栓术

开腹后，除观察肠壁色泽外，要特别注意肠系膜上动脉及其分支的搏动情况，根据搏动消失范围来追踪栓塞部位。提起横结肠及其系膜，找到Treitz韧带，在其内侧即可找到肠系膜上动脉。也可在肠系膜根部以双合诊法来触摸肠系膜上动脉的搏动，常可在搏动消失处触及质地较硬的栓子和在肠系膜动脉的分支内观察到继发性血栓。沿动脉方向切开小肠系膜，分离出肠系膜上动脉干，周身肝素化后（静脉注射肝素60～100U/kg），阻断其近、远侧，在动脉干前壁做6～8mm长的纵切口，以Fogarty取栓导管分别取出近、远端动脉内的栓子和血栓（多使用3F及4F取栓导管），直至近侧搏动性喷血和远端返血良好，最后以5-0Prolene血管缝线缝合动脉切口（图28-2-3）。当伴行静脉有血栓时，提示病变已属晚期。如肠管尚未坏死，应同时经静脉取栓，缺血可回逆，肠管一般在血运恢复数分钟后恢复色泽，但常恢复不完全。取栓后一般以温热等渗盐水纱布覆盖肠管5～10min后观察其色泽、蠕动和动脉搏动是否恢复，作为肠管血运恢复的指标。此外，有条件时也可应用Doppler血流测定方法、荧光素技术定性定量法、表面血氧测定法等，均可较准确地判断肠管的可活性。

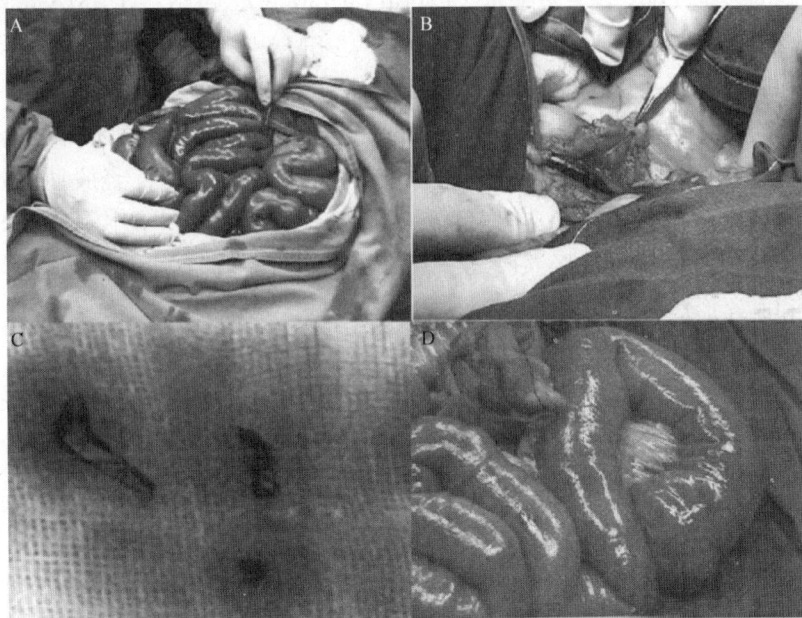

图28-2-3　肠系膜上动脉切开取栓
A. 肠系膜上动脉栓塞开腹所见；B. 肠系膜上动脉切开取栓；C. 取出的栓子；D. 取栓后肠管恢复供血

2. 坏死肠切除术、吻合术

如肠袢已有坏死，肠切除是唯一有效的治疗方法。在切除时，至少应该包括坏死肠袢上、下端各15～30cm，同时将已有栓塞的系膜一并切除。在小范围坏死不影响肠道功能的情况下，可适当放宽肠切除的范围；而当小肠受累及范围广泛，则须慎重对待，准确判断肠管生机，尽量保留可能存活的肠管，缩小切除的长度。对少量线状或点状肠管坏死，可做坏死上、下端的正常浆肌层缝合，使坏死部位翻入肠腔内。

经上述方法判断肠管活性后，对行肠切除和吻合后肠袢存活性仍有疑问时，可行肠造瘘，肠外置，暂时关闭腹腔，将患者转至外科ICU病房，继续经肠系膜上动脉行抗凝、溶栓，以提高小肠生机。同时应密切观察病情变化，待24～48小时，第二次开腹探查，以观察肠管活力，区别坏死或存活的小肠，根据具体情况再行肠切除、肠吻合手术。损伤控制外科理念在本病运用将明显减少发生短肠综合征的风险。

有观点认为保留空肠至少65cm，行空、结肠吻合；或者保留35cm回肠，行空肠回肠吻合；避免长期依赖TNP。但剩余100cm空肠做空肠造瘘，则可能导致永久性肠衰竭。当剩余残留小肠不足200cm时，再行肠切除手术，风险极大。

3. 血管重建术

肠系膜上动脉切开取栓后，肠系膜上动脉上段无血或血流量少，应行人工血管或自体大隐静脉，在腹主动脉、髂总动脉与肠系膜上动脉之间行吻合搭桥手术。

（四）杂交手术治疗

急诊CTA证实后DSA下杂交手术（hybrid operation），包括：①SMA导管溶栓、取栓；②SMA经皮球囊扩张成形及内支架置入；③SMA导管溶栓、取栓联合开腹手术。当传统手术和腔内介入治疗均难以有效治疗肠系膜上动脉缺血病变，可行杂交手术。

逆行肠系膜动脉支架植入术（retrograde open mesenteric stenting，ROMS），即在剖腹探查的基础上游离肠系膜上动脉，穿刺血管远段，开通阻塞近段，经股动脉或肱动脉引出导丝，进行阻塞近段的扩张和支架植入。逆行SMA支架植入术能快速恢复SMA血流，其优点是不但可以开通病变的肠系膜动脉，又能直接观察肠管，可及时行肠切除。适用于动脉狭窄和血栓形成所致肠系膜缺血。

1. 术后处理

术后立即送入ICU病房治疗至关重要，需要严密监测心、肝、肾、肺重要脏器功能及生命体征。监测血气分析、出凝血时间及血小板计数。密切关注病情变化，观察腹部症状和体征，注意手术后并发症发生，特别是进行消化道重建手术的患者。若出现肠瘘，可经瘘口在其远端肠袢内置管，进行肠内营养。

溶栓治疗患者应监测：血浆D-二聚体（DD）、血浆纤维蛋白原测定（Fg）、优球蛋白溶解时间、凝血酶时间（TT）、血浆纤维蛋白降解产物（FDP）、纤溶酶原（PLG）活性等。抗凝治疗应监测：凝血酶原时间（PT）、活化的部分凝血活酶时间（APTT）、凝血酶原时间比值（PTR）、国际标准化比值（INR）、血浆肝素浓度等。

继续供氧，纠正缺氧，提高动脉血氧分压和氧饱和度的水平，改善脏器、组织缺氧状态。继续禁食、持续有效的胃肠减压；减轻胃肠扩张，改善临床症状。积极营养支持，肠外营养，是降低急性肠系膜缺血病死率最重要的保护性因素。依据病情必要时应用肠外营养联合肠内营养，而后进入单纯肠内营养，在肠道恢复排气、排便后逐渐开始进流食。继续输液补充有效血容量，维持血流动力学稳定，维持水、电解质及酸碱平衡；纠正低蛋白血症及贫血。术后继续抗凝，扩血管剂治疗以及继续抗生素治疗。

八、预后及随访

预后：肠系膜动脉栓塞的发病率较低，但症状往往凶险，进展迅速，死亡率高。及时恢复肠系膜上动脉的血液循环是提高疗效的关键。近年来，随着诊断技术的提高，该病的早期诊断率较前明显提高，并且，随着介入技术的进步及溶栓治疗的发展，微创治疗进一步降低了该病的死亡率。但是，本病仍然是外科急症中死亡率较高的疾病，早期诊断，早期干预，适时尽早开腹探查手术，运用损伤控制外科观念，联合溶栓、抗凝、扩血管药物应用等治疗，能有效改善患者预后。

Ding W. 等报告，与进行一期腹膜闭合术比较，腹部开放手术以及损伤控制手术辅助治疗可提高急性肠系膜上动脉闭塞伴腹膜炎患者的生存率。降低并发腹腔内脓毒症、腹腔内高压症、急性肾功能衰竭的发生率，短肠综合征发生率也较低。Yun W. S. 等总结了32例急性肠系膜上动脉闭塞治疗结果，首次成功治疗后的1年、3年和5年总生存率分别为96%、73%和44%。

ASMAI患者，行介入治疗具有较好的近期疗效，而手术治疗的远期疗效则更佳，单纯药物保守治疗可以为无法进行其他治疗时的替代治疗或辅助治疗方案。

随访：出院前患者应复查血管超声或腹部血管CTA，了解肠系膜血管是否通畅。所有病例出院后，均应定期随访。对于长期服用抗凝药患者，要监测INR、TT、PT等出血、凝血指标。对于安装支架及行血管旁路手术患者要进行血管B型超声监测，或通过螺旋CT扫描，或CT成像随访检查支架，早期发现和治疗狭窄、闭塞。

（张　欢）

参 考 文 献

[1]　ZHANG F, MA B, LIANG G, et al. Analysis of serum enzyme levels in a rabbit model of acute mesenteric ischemia [J]. Mol Med Rep, 2011, 6: 1095-1099.

[2]　张福先, 张昌明, 胡路. 血清酶谱检查在家兔急性肠系膜缺血性疾病诊断中的作用 [J]. 中华外科杂志, 2005, 7 (43): 430-432.

[3]　张福先, 张昌明, 胡路, 等. 急性肠系膜缺血性疾病的诊断与治疗 [J]. 中国实用外科杂志, 2006, 8 (26): 616-617.

[4]　张福先. 肠系膜静脉血栓的诊治进展 [J]. 临床外科杂志, 2009, 5 (17): 301-302.

[5]　汪忠镐, 张福先. 血管外科手术并发症的预防与处理 [M]. 北京: 科学技术文献出版社, 2005.

第三节　急性肠系膜上动脉血栓形成

一、概述

急性肠系膜上动脉血栓形成（acute superior mesenteric artery thrombosis，AMAT）是在严重动脉硬化基础上逐渐发生的，由于受损伤的动脉内膜变得粗糙、不平，使血小板易于聚集、黏附于胶原纤维上，逐渐形成血栓。由于肠系膜上动脉内血栓形成，造成血管完全性或部分性堵塞，肠系膜上动脉血供不同程度减少，而出现相应的、轻重不一的临床表现。本病多发生于老年人。患者多有动脉硬化及高血压、高血脂、糖尿病等高危因素。其发病率约占急性肠系膜缺血的25%～30%。

急性肠系膜上动脉血栓形成起病隐匿，因长期慢性肠系膜动脉缺血导致侧支循环建立，所以临床上急性缺血症状较轻、症状不典型，易于漏诊，但随病情恶化可逐渐出现少尿和代谢性酸中毒。当出现腹膜炎症状和体征时，患者多已发生肠坏死和穿孔。多发生于严重的动脉硬化狭窄区，最常见的部位是肠系膜上动脉起始处。少数患者起病急骤，临床出现急腹症表现，常误诊为胆囊、胰腺、阑尾等急腹症，手术前确诊困难，往往延误治疗。围术期死亡率高。

二、病因及发病机制

（一）病因

1. 血管病变

肠系膜上动脉血栓形成多发生在动脉粥样硬化（atherosclerosis，AS）的基础上。肠系膜上动脉粥样硬化导致动脉狭窄、闭塞是其主要病因。这类病人常合并弥漫性动脉硬化，如冠状动脉硬化、脑动脉硬化、严重外周动脉硬化和腹主动脉与髂动脉粥样硬化等疾病。以上心、脑、外周血管硬化可与肠系膜动脉硬化并存。

其他少见的血管病变，血栓闭塞性脉管炎、大动脉炎、结节性动脉周围炎及系统性红斑等累及肠系膜上动脉，如狼疮肠系膜血管炎（lupus mesenteric vasculitis，LMV），均可导致肠系膜上动脉血栓形成。少数患者由于主动脉夹层、孤立性肠系膜上动脉夹层导致血栓。

2. 腹部手术、外伤

医源性损伤，如腹部手术造成血管损伤，肠系膜血管移植术后血管损伤，腹部外伤所致血管创伤。

3. 其他因素

高血压、糖尿病、高脂血症、抗磷脂综合征、血液凝固状态的改变亦可促使血栓形成。此外，缺血性心脏病也是危险因素。

血容量严重不足：由心力衰竭、急性心肌梗死或严重心律失常导致的心输出量急剧下降，循环血容量不足，或重度烧伤伴脱水、快速利尿、大量放腹水等所致有效循环血容量减少，致血液浓缩状态。还有应用强力血管收缩药、长期服用口服避孕药等。

（二）发病机制

1. 血管壁病变

动脉粥样硬化时，动脉内膜变得粗糙、不平，使血小板易于聚集、黏附于胶原纤维上，逐渐形成血栓。还有一个重要的机制是当动脉粥样硬化斑块破溃或内皮细胞受到损伤、发生变性、坏死脱落时，则可以激活内源性凝血系统的ⅩⅡ因子，内源性凝血系统被激活。损伤的内膜可以释放组织凝血因子，又可激活外源性凝血系统。而内皮细胞损伤时的产物血小板活化因子（PAF），既是促进血管收缩剂，又是血小板聚集诱导剂，促使血小板在局部损伤处发生聚集、黏附，造成管腔狭窄，并且可使局部积蓄有效浓度的凝血酶，凝血酶使纤维蛋白原转变成纤维蛋白而形成血栓。

2. 局部血流动力学变化

管腔逐渐狭窄变细，血流变慢和血流产生漩涡等，血栓易于形成。加之动脉粥样硬化时，动脉内膜变得粗糙、不平，使血小板易于聚集、黏附于胶原纤维上，逐渐形成血栓。

3. 血液高凝状态

指血液凝固性增高，见于血小板和凝血因子增多，或见于有效血容量严重不足，血液黏稠度增高，血凝增加，易致血栓形成。

三、病理生理

血栓形成在肠系膜上动脉的近段，几乎都是发生于有病变的节段，常因腹主动脉硬化延伸至肠系膜上动脉近段2~3cm处引起的局部狭窄。此时引起的血栓形成多位于肠系膜上动脉起始部，且血栓形成范围广泛，一旦肠管坏死，可自十二指肠至左半结肠均可累及，死亡率更高。

由于AMAT病变进展较为缓慢，在肠系膜上动脉和腹腔动脉及肠系膜下动脉之间可形成侧支循环，部分代偿其狭窄导致的肠管血供减少，可避免肠管的即刻坏死；但在维持消化功能需要更多的血液供应的过程中会出现肠缺血的症状。在血栓形成后，肠坏死即可发生。

本病基本病理生理改变是由于供应小肠和右半结肠的血流急剧减少，导致不能满足肠道代谢的基本需求而引发的一系列病变。肠系膜上动脉急性闭塞后，小肠和（或）右半结肠缺血相应区域的肠管强烈痉挛，从而出现剧烈腹痛及肠道排空的表现；肠壁因缺血而呈苍白色，此时为血运性肠梗阻。此后，肠壁平滑肌因缺血、缺氧而逐渐松弛，数小时后，苍白的肠壁转而出现片状青紫。肠管黏膜耐受缺氧的能力最差，在缺血早期即可发生糜烂和溃疡，故病程早期即可出现消化道出血。不到10h，缺血的肠管张力逐渐丧失，转为肠壁全层坏死，表现为肠壁充血、水肿，肠腔和腹膜腔内出现血性渗液，肠蠕动消失，肠管浆膜层失去光泽，最后变薄、发黑甚至穿孔。当病变肠壁出现肠坏死，大量蛋白、晶体液渗出到肠管内及腹腔内，引起严重的脱水、血容量减少、电解质紊乱和酸碱失衡，继而很快出现心动过速、低血压等低血容量性休克的表现。同时由于肠管缺血坏死后代谢产物和细菌毒素的吸收，可迅速导致中毒性休克。此时因广泛的肠管坏死，患者获得救治的机会较少，即使少数患者在被迫行广泛肠管切除后存活，也需要长期胃肠外营养维持生命。

显微镜下所见：主要由积聚呈珊瑚状的血小板小梁构成，表面有许多中性粒细胞黏附，含少量纤维蛋白。外观呈白色，与血管壁紧密相连，称为白色血栓。急性动脉血栓形成或者栓塞的时候可以用溶栓药物或抗凝药物。因为急性动脉血栓或栓塞后会出现的继发静脉血栓，往往是红血栓，因此抗凝是预防纤维蛋白沉积的手段，作为辅助治疗。

四、临床表现

（一）临床症状

肠系膜上动脉血栓形成常发生在动脉硬化狭窄病变的基础上，因此多数患者在急性发病前，往往具有长期慢性肠道缺血的症状或体征。而由于长期病变导致侧支循环开放，所以在急性发病时，相较于肠系膜上动脉急性栓塞，AMAT的发病和进展程度稍缓；但由于影响肠管范围较广，死亡率更高，预后较差。

1. 慢性期症状

肠系膜上动脉急性血栓形成的患者，常常在发病前已有慢性肠系膜动脉缺血性病变存在，常见症状包括进餐后腹痛、体重减轻、排便习惯改变三联征。餐后腹痛，多为绞痛，疼痛发作与进食量呈正相关，每次发作持续2～3h，患者往往因惧怕腹痛而厌食。由于肠道供血不足致肠道吸收功能障碍，多伴有慢性腹泻，粪便量多，粪便中排出大量的脂肪，营养大量丢失导致患者体重减轻和营养不良。偶可伴发恶心呕吐。随病情逐步发展，症状日益加重，发作频繁，疼痛持续时间逐渐延长。而这些患者既往就诊时常常会被误诊，甚至接受了不适当的治疗，如质子泵抑制剂、激素或抗生素等，导致症状迁延、反复，病情复杂而不典型，这更加剧了急性血栓性病变出现时的诊断困难。

2. 急性期症状

急性肠系膜动脉血栓形成引起的急性肠缺血比较少见，约占急性肠缺血的5%～15%。肠系膜上动脉急性血栓形成完全堵塞血管，而侧支循环开放不良时，则临床表现与急性肠系膜上动脉栓塞引起的急腹症相类似。如急性胰腺炎、急性胆囊炎、急性阑尾炎、急性憩室炎、急性肠梗阻等，因而早期诊断困难，容易延误治疗，造成严重的后果。

早期症状是突发剧烈的腹部绞痛，而腹部检查见腹部柔软、压痛轻微，即特征性的"症状与体征分离"现象；值得注意的是，约20%~25%的患者缺乏以上典型的临床特征，易于漏诊。若肠缺血继续加重，可出现急性血运性肠梗阻（acute mesenteric vascular obstruction）。病情进展出现肠透壁梗死，则腹痛加剧，腹胀亦加重，伴有频繁的恶心、呕吐，呕吐物为血性，或者排出血样大便，甚至出现肠穿孔、急性腹膜炎等急腹症。此时，可伴有发热、腹泻，直至出现少尿、脱水、心动过速、血压下降、意识不清等休克的表现。

（二）体征

慢性发病患者，消瘦、贫血貌；腹部检查，无压痛或有轻压痛，偶尔在上腹部听诊闻及收缩期血流杂音。

急性发病，早期腹部检查无腹肌紧张，有不定位压痛，反跳痛阴性，肠鸣音活跃。后期出现腹肌紧张、全腹部压痛及反跳痛，甚至可触及痛性包块，腹水征阳性，肠鸣音减弱或消失。

五、辅助检查

（一）实验室检查

血常规检查：白细胞增高、中性粒细胞计数及比例升高。红细胞比容升高。

血液生化检查：转氨酶、血淀粉酶、乳酸脱氢酶非特异性升高。在重症患者可有酸中毒。

腹水检查：急性重症患者可穿刺出血性腹水。

急性肠系膜缺血指标：肠系膜缺血时，血浆D-二聚体（D-dimer，DD）常有升高，敏感性高，但特异性差。肠型脂肪酸结合蛋白（intestinal fatty acid binding protein，I-FABP）、α-谷胱甘肽S转移酶（α-glutathione S-transferase，α-GST）、D-乳酸、二胺氧化酶，肠缺血时均升高。其中肠型脂肪酸结合蛋白、α-谷胱甘肽S移换酶、二胺氧化酶等，源自于肠黏膜的血清酶谱，特异性强，对于肠缺血早期诊断有重要辅助诊断意义。

（二）影像学检查

1. 腹部X线检查

腹部X线平片是急腹症诊断中非常重要的影像学检查，尤其是在肠系膜上动脉血栓形成病人中，X线平片异常表现是预后差的征象。

在病变早期，腹部X线平片多数表现为"肠梗阻"的征象；但应当注意，约25%的AMI患者早期腹部X线片是正常的。在病变后期则表现为肠管积气和肠壁水肿，且随着病情进展，出现典型的征象是肠壁因黏膜下水肿、增厚或出血形成的"拇指印痕征"。具有一定的诊断、鉴别诊断意义。

X线平片在与其他原因引起的腹痛相鉴别具有重要的意义，如肠梗阻或肠穿孔等。当急性腹痛原因不明时，行腹部X线平片检查是必要的。

2．彩色多普勒超声

彩色多普勒超声是无创、简便、快速的检查方法，对于肠系膜上动脉狭窄及血栓性病变的敏感性和准确性较高，有助于诊断和制定治疗方案。

急性肠系膜缺血的彩色多普勒超声声像图表现为：肠壁水肿增厚，肠管扩张；病变段肠壁血流信号消失；病变肠段肠蠕动消失。彩色多普勒超声能显示肠系膜血管血流情况及肠壁血供，直接观察到肠系膜上动脉开口及主干内充满实性回声，彩色多普勒未探及血流信号，可提示肠系膜上动脉内血栓形成并闭塞可能。但该检查技术对于肠系膜上动脉远端分支血栓的检查，可受到肠道积气的影响，阳性率不理想。

3．CTA及MSCT检查

CTA即CT血管成像（CT angiography，CTA），可清晰、直观显示肠系膜上动脉血栓，显示血栓部位、范围及管腔狭窄程度，并观察动脉分支受累情况。可见肠系膜上动脉起始部血栓形成，管腔狭窄轻重不一。还可反映肠管、腹腔内脏器、周围组织变化。目前CTA技术已基本替代了诊断性的DSA，成为肠系膜缺血性病变的首选影像学检查方法。CTA检查对于全面评估肠系膜上动脉血栓形成及肠道缺血的范围和程度有较高价值，可大幅提高诊断的敏感性和准确性。

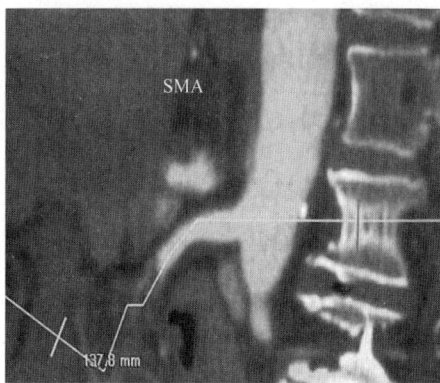

图28-3-1　典型肠系膜上动脉血栓形成
CT影像

MSCT：肠系膜血管栓塞的多层螺旋CT（multi-slice spiral computed tomography，MSCT）表现包括直接征象和间接征象。直接征象指MSCT显示肠系膜血管内血栓或栓塞，是诊断肠系膜缺血最可靠的征象（图28-3-1）。间接征象包括下列7项。①肠壁增厚是最常见的AMI CT征象，占26%～96%。肠壁增厚程度取决于肠腔扩张的程度。肠管蠕动或收缩状态下，结肠壁厚度＞5mm即为异常；结肠扩张时，肠壁厚度＞3mm即为异常。因肠壁出血或感染，肠系膜上静脉栓塞所致的肠壁增厚较动脉栓塞所致的肠壁增厚更明显，且常伴肠腔扩张和积液。肠系膜上动脉栓塞急性发病但无感染时可无肠壁异常，若壁间神经和肌肉结构被破坏，肠壁可薄如纸。②肠腔扩张积液。③缆绳征：由肠系膜血管充血水肿所致，表现为肠系膜血管增粗，边缘毛糙，呈缆绳样改变。④肠系膜积液：表现为肠系膜弥漫性密度增高。⑤肠壁和门静脉积气：提示肠系膜静脉栓塞，肠壁明显增厚，强化消失，壁内可见小泡样或环形气体影。条带状肠壁积气合并门静脉积气与肠壁全层坏死相关，小泡样肠壁积气或单独门静脉积气多为部分肠壁缺血。肠壁和门静脉积气较少见，门静脉积气常表现为门静脉分支积气，

MSCT图像上表现为肝内枯枝状低密度影，类似肝内胆管积气，该征象是因肠腔气体穿破脆弱的缺血肠壁进入肠黏膜肌层内或浆膜下所致，诊断肠系膜血管栓塞的特异度可达100%。⑥肠壁密度改变：MSCT可分辨出病变肠壁的3层结构，较低密度层是水肿的黏膜下层，较高密度层是出血的黏膜层。注射造影剂后黏膜层、肌层及浆膜层可获强化，水肿的黏膜下层未获强化故呈低密度，肠管横断面呈"面包圈"征。⑦腹腔积液。

4. MRA

MRA（magnetic resonance angiography，MRA）是一项不断发展的技术，其利用血液的流空效应和组织信号的不同，可直接显示血管的部位和形态，由于其非侵入性和无放射性，以及其增强对比剂较之CTA的含碘对比增强剂无过敏、低肾毒性等，故更为安全。三维增强MR血管成像（3D CF-MRA）成像速度快，具有更高的时间与空间分辨率，在诊断SMA狭窄性病变敏感度为100%，特异度为87%。但由于其三维分辨率的限制，MRA对肠系膜动脉主干病变诊断价值较高；此外，由于MRA显示动脉钙化斑块较差，对动脉硬化引起的肠系膜上动脉血栓形成甄别价值逊于CTA。

5. 数字减影血管造影（digital subtraction angiography，DSA）

由于CTA技术的不断进步，目前AMAT病变的诊断不再以DSA作为金标准。随着血管外科医师腔内介入技术的快速提高，在DSA检查进一步明确诊断的同时，还可以进行相应的治疗，比如注入血管解痉、扩张药物或溶栓药物，进行血栓清除、置入溶栓导管或对狭窄、闭塞性病变作球囊扩张或支架植入术。这就解决了过去困扰临床医生的一大难题，即如何平衡动脉造影带来明确诊断的优势和因造影延误手术时间可能带来的风险。动脉造影的价值还体现在鉴别诊断上，如鉴别肠系膜上动脉栓塞和血栓形成，对非闭塞性肠系膜缺血是更具价值的诊断方法。目前如患者血流动力学状态稳定、无明确开腹探查指征，诊断需要进一步鉴别排除其他疾病时，应考虑动脉造影。

侧位摄片观察所见：肠系膜上动脉起始段特别重要，AMAT血栓往往形成在肠系膜上动脉的开口处，造影剂显示在肠系膜上动脉起始段狭窄，或在距主动脉3cm以内即发生中断；如果此部位发现短段的充盈缺损，应高度怀疑血栓形成。有时通过延迟摄片可观察到开放的侧支血管，造影剂通过侧支循环可逆向充盈动脉缺损部位。此外，如果发现主动脉和肠系膜上动脉内壁不光整，提示动脉硬化对动脉血栓形成的诊断也有帮助。

六、诊断及鉴别诊断

（一）诊断

①老年人；有动脉硬化基础病，伴高血压、糖尿病或有腹部手术史；②缓慢起病，常出现进餐后腹痛、体重减轻，而后病情进展，腹痛加重，腹部绞痛，发热、腹泻。故动脉硬化患者，出现餐后综合征时应怀疑本病，尽快行CT、DSA检查；③CTA检查可见肠系膜上动脉起始段狭窄、中断，或者充盈缺损，有重要诊断价值；④DSA检查，血管内介入治疗，既可确诊又能进行治疗；⑤有外科手术指征者，剖腹探查，活检病理检查可最后确诊。

对于临床高度怀疑本病患者，尽快行CT、DSA检查，多数病例可以确诊。及早、准确的诊断和治疗，是改善AMAT患者预后的关键。

（二）鉴别诊断

1. 急性肠系膜上动脉栓塞

急性肠系膜上动脉栓塞（acute superior mesenteric artery embolization，AMAE），当肠系膜上动脉血管完全阻塞时，临床上与肠系膜上动脉栓塞难以区别。动脉血栓形成多见于动脉粥样硬化的老年人，而动脉栓塞常见于风湿性心脏病伴心房纤颤的病人；两者起病的部位不同，动脉血栓形成常发生在肠系膜上动脉的起始部，而动脉栓塞则多见于肠系膜上动脉入口处；腹腔动脉造影可予以鉴别。

2. 上消化道穿孔

上消化道穿孔（perforation of the upper digestive tract）患者有胃、十二指肠溃疡病史。发病前有酗酒、暴饮暴食诱因。本病起病急骤，患者常突然发生剧烈腹痛，疼痛开始于上腹部或穿孔的部位，呈刀割或烧灼样痛，多为持续性，有时阵发性加重。疼痛迅速扩散至全腹，可伴恶心、呕吐。由于胃酸、胆汁、胰液和食物流入腹腔，患者很快出现化学性腹膜炎、细菌性腹膜炎和肠麻痹、中毒性休克。体格检查：腹肌紧张如板状，全腹弥漫性压痛、反跳痛，肝浊音区缩小或消失，肠鸣音减弱、消失。腹腔穿刺抽出食物残渣、胆汁或脓性液体。腹部站立位片，可见膈下有游离气体，呈新月形透亮区。CT检查对腹腔游离气体的发现率明显提高，还可发现腹腔积液、软组织肿块、脓肿、肠壁增厚等征象，游离气体在腹腔内可以表现为单个或多个气泡，也可表现为新月型、半弧形或不规则形。根据病史、临床症状、影像学检查，可以进行诊断和鉴别诊断。

3. 急性机械性肠梗阻

机械性肠梗阻（mechanical intestinal obstruction）是由于肠内、肠壁和肠外各种不同机械性因素引起的肠内容通过障碍。发病急剧，临床出现急性腹痛，多为阵发性绞痛；呕吐，早期呕吐呈反射性，吐出物为食物或胃液，梗阻部位越高，呕吐出现越早、越频繁；而低位梗阻和结肠梗阻，呕吐出现迟而少，吐出物可呈粪样；腹胀，高位肠梗阻腹胀不明显，低位肠梗阻腹胀明显；肛门停止排气、排便。腹部检查：可见非对称性腹胀，可出现肠型、蠕动波，听诊肠鸣音亢进。

X线立位腹平片检查：梗阻发生后的4~6h，腹平片上即可见胀气的肠袢及多数气液平面。如立位腹平片表现为一位置固定的咖啡豆样积气影，应警惕有肠绞窄的存在。CT扫描在梗阻近段肠腔扩张，而远端肠腔萎陷；扩张的肠腔内可见气液平。靶征、鸟嘴征、缆绳征等具有诊断价值。增强后梗阻段肠壁异常强化。影像学检查有助于诊断及鉴别诊断。

七、治疗

治疗原则，急性发病患者，应尽快复苏。治疗首选扩张血管药物；在肠道黏膜无损伤情况下，血管腔内技术应作为肠系膜动脉血栓形成的一线治疗。在介入前成功行切除缺血性肠管者，或首次血管腔内治疗失败，需要二次手术者，建议使用逆行开放肠系膜支架术。

（一）内科治疗

1. 一般治疗

去除病因和诱因，吸氧，胃肠减压，补充血容量，纠正水、电解质紊乱和酸碱平衡失调，全胃肠外营养支持治疗，补充足够热量。密切监测各项生命体征，观察腹部症状和体征，特别是进行消化道重建手术的患者。若出现肠瘘，可经瘘口在其远端肠袢内置管，进行胃肠内营养。全胃肠外营养支持治疗，改善中毒症状。

2. 药物治疗

（1）抗凝治疗

尽早使用肝素抗凝可减少血栓的蔓延及术后血栓复发。同时，因为急性动脉血栓形成，栓塞后会出现的继发血栓，往往是红血栓，因此抗凝也是预防纤维蛋白沉积的手段。

（2）扩血管药治疗

可早期给予扩血管药物，以缓解血管痉挛，改善受累肠管血运。扩血管药有罂粟碱、前列腺素E1、妥拉苏林、硝酸甘油、硝普钠、酚苄明等。应酌情选用，目前临床多用罂粟碱。

（3）抗血小板药

动脉血栓形成患者常伴冠状动脉硬化，也存在冠状动脉血栓形成危险，故应长期应用抗血小板药、抗凝药、降脂药，以降低风险。

（4）抗生素应用

选择覆盖肠道革兰阴性菌及厌氧菌的广谱抗生素。如第三代头孢菌素类药物、硝基咪唑类药物，或第三代喹诺酮抗生素。抗生素治疗要依据病情采取及早、联合、足量、足疗程原则。

3. 重症治疗

给予100%氧气吸入，必要时应用辅助呼吸。

禁水、禁食，持续有效的胃肠减压，减轻患者胃肠道压力和膨胀程度以缓解临床症状。对胃肠穿孔患者可防止胃肠内容物继续从穿孔部位漏入腹腔。

根据患者心功能状态，快速建立静脉通路，尽早建立足够静脉通路，快速补充晶体平衡盐溶液，或再输注血浆代用品或血液制品。迅速补充有效血容量，纠正水、电解质紊乱和酸碱平衡失调。

积极营养支持：全胃肠外营养支持，适时配合肠内营养，必要时可添加含谷氨酰胺强化的肠内营养，补充足够能量。纠正贫血、低蛋白血症。

进入重症监护室，密切监测各项生命体征及观察腹部症状和体征。监测心、肺、肝、肾功能，进行血气分析及检测各项出血、凝血指标。

（二）介入治疗

随着临床医生对肠系膜血栓形成疾病认识的不断加深，以及血管腔内技术的飞速发展，腔内血管治疗技术逐渐成为治疗肠系膜上动脉血栓形成的主要方法之一。

介入治疗适应证：患者临床症状出现在12h以内，或者＞12h但临床症状、体征及影像学检查无腹膜炎、无肠坏死表现者。

介入治疗包括：急性期行动脉造影，进一步明确诊断，同时可经导管介入溶栓治疗，局部血栓处注入尿激酶、肝素、罂粟碱治疗；经导管的碎栓、吸栓术；球囊扩张动脉成形及支架植入术等。

溶栓治疗注意事项：对于中枢神经系统肿瘤，近期出血性卒中，胃肠道出血和难以控制的高血压患者、孕妇以及近期大手术史患者，均不宜溶栓治疗。

但值得注意的是，腔内治疗并不能取代传统开放血管重建手术，而是作为有效的辅助手段，提高疗效的方法。

（三）手术治疗

出现肠穿孔、肠坏死、急性腹膜炎征象者；急性血运性肠梗阻，经抗凝治疗无效者；严重腹主动脉与髂动脉粥样硬化疾病时由于肠系膜上动脉起始部狭窄，很难进行选择性动脉插管，局部输入溶栓剂，故腹腔动脉和肠系膜动脉出口处已有明显狭窄变化，病人一般情况较好，应积极手术治疗。

手术方案：剖腹探查术、坏死肠管切除术；动脉取栓术、取栓联合坏死肠管切除术；血管重建手术（用自体静脉或人造血管行搭桥转流术；将肠系膜动脉狭窄段切除，然后将该动脉再植入腹主动脉）；肠切除＋血运重建手术。

未发生肠坏死者应行开腹血管重建术，如动脉血栓清除、腹主动脉或髂动脉与肠系膜上动脉的转流术，尽早恢复肠管血运，可避免或减少切除肠管；若已发生肠坏死，应尽早切除其坏死肠段及病变系膜，术中切除范围至少应包括坏死肠段上下各15～30cm范围，但应尽量保留未坏死的小肠，以防发生术后短肠综合征；对于肠管活性难以确定的，可考虑肠外置或24～48h后再次开腹探查，以观察肠管活性，决定是否行肠切除术。

（四）手术后治疗

①手术后应立即进入外科重症病房监护；②继续积极营养支持，特别是进行消化道重建手术的患者。若出现肠瘘，可经瘘口在其远端肠袢内置管，进行胃肠内营养。其他患者应采取全胃肠外营养支持治疗，积极的营养补充可以防止负氮平衡，增强免疫功能，改善中毒症状，减少其他并发症的发生；③继续应用广谱、高效抗生素治疗，以防感染；④原已置有动脉导管者可经导管继续给予抗凝药与血管扩张药，并在24h后造影观察血管是否通畅；⑤对于无动脉导管者，术后宜立即预防再发生栓子与肠系膜血管术后栓塞。可根据病情选择应用低分子右旋糖酐、肝素，必要时术后较长时间应用华法林

（warfarin）以减少再次发生栓子；⑥基础病有动脉硬化、高血脂、高血压、糖尿病的患者，应个体化选用他汀类药物、阿司匹林、氯吡格雷、抗凝药物继续治疗。

八、预后

本病发病率低但较凶险，症状和体征常不典型，多数患者诊断、治疗不够及时，所以预后很差。早期发现和早期诊断、治疗仍是改善预后的关键。当今对本疾病的研究和认识不断加深，腔内技术和材料、设备的快速进展，为快速、微创地恢复肠管的血供提供了保障，但术后缺血再灌注损伤和肠管大量切除后的短肠综合征仍然是困扰血管外科医生的难题，有待外科医生不断研究和攻克。

（冯亚平）

参 考 文 献

［1］ 林永辉, 田华, 张法红, 等. 国内177例肠系膜上动脉血栓性疾病诊治特点分析 [J]. 浙江实用医学, 2008, 6 (13): 166-168.

［2］ 中华医学会老年医学分会. 老年人缺血性肠病诊治中国专家建议 (2011) [J]. 中华老年医学杂志, 2011, 30 (1): 1-6.

［3］ 狄聪, 孙勇, 张颖雪, 等. 肠系膜上动脉血栓致急性血运性肠梗阻一例及文献复习 [J]. 世界最新医学信息文摘, 2016, 16 (29): 168-168.

［4］ 王博, 宋晓敏. 老年肠系膜上动脉血栓形成误诊一例原因分析 [J]. 临床误诊误治, 2013, 26 (8): 37-39.

［5］ 陈广树, 冯烈. 老年肠系膜上动脉血栓形成1例 [J]. 广东医学, 2016, 37 (9): 1421.

［6］ 秦少华, 刘萍, 郝庭嘉, 等. 急性肠系膜上动脉血栓形成的腔内溶栓治疗: 附24例报告 [J]. 中国普通外科杂志, 2019, 28 (6): 673-678.

［7］ 黄荣姬. 系统性红斑狼疮并发肠系膜血管炎5例临床分析并文献回顾 [J]. 齐齐哈尔医学院学报, 2017, 38 (6): 677-679.

［8］ 廖明芳, 景在平, 丁茹. 动脉粥样硬化血栓形成疾病的发病机制进展 [J]. 国际病理科学与临床杂志, 2006, 26 (2): 106-109.

第四节　肠系膜上静脉血栓形成

一、概述

肠系膜上静脉血栓形成（superior mesenteric venous thrombosis, SMVT）是指由于原发或继发性致病因素，导致肠系膜上静脉及其分支血栓形成，肠系膜上静脉回流受阻，急性血循环障碍，引发肠管坏死以及临床出现相应表现的缺血性疾病。肠系膜血栓形成极少累及肠系膜下静脉。

1895年Elliot等学者首先发现肠系膜静脉血栓，可通过影响静脉回流，而导致肠梗死。1935年，Warren和Eberhard指出急性肠系膜上静脉血栓形成是不同于肠系膜动脉闭塞的另一种疾病。临床流行病学调查显示，MVT约占整个肠系膜缺血性疾病的5%～15%。

SMVT是一种临床少见的肠缺血性疾病，多发生在40～60岁的中老年患者，男性多于女性。SMVT病因复杂，通常起病隐匿，少数亚急性起病病情逐渐进展，腹痛加剧；极少数急性起病类似急腹症，与其他腹部脏器急腹症不易鉴别。一般情况下初期无特异性症状和体征，故早期诊断困难，往往延误诊断，失去最佳治疗时机，死亡率高。手术取栓、切除坏死肠管的同时，积极的抗凝治疗是提高患者生存率、减少血栓再发的有效措施。如能及时诊断，及时腔内治疗，往往能取得较好的治疗效果。

二、病因及发病机制

（一）病因

肠系膜静脉血栓形成由于病因不同，而分为原发性（primary）和继发性（secondary）两类。原发性或特发性病因目前尚未阐明，发病率占10%～20%。继发性病因明确，发病率约占90%。

1. 原发性肠系膜上静脉血栓形成

病因至今不明。但近年来的研究发现，近半数的原发性或特发性MVT患者曾患过周围静脉炎如游走性静脉炎等，或有血栓栓塞家族史，故认为MVT可能是血栓性静脉炎（thrombophlebitis）的一个特殊类型。

2. 继发性肠系膜上静脉血栓形成

（1）肝硬化门静脉高压

继发于肝硬化（cirrhosis）、门静脉高压（portal hypertension），由于门静脉高压导致肠系膜静脉血流缓慢，或血液瘀滞，故易导致血栓形成。

（2）门静脉高压症外科手术后

门脉高压症断流、门-腔分流、脾-肾分流等手术术后。因为在手术中血流缓慢易于形成血栓。脾切除后血小板数量的明显增多和功能活化增加血栓形成概率；手术中钳夹、挤压脾静脉，导致静脉内皮损伤，激活凝血系统，亦可促进血栓形成；脾静脉残端内的血液容易凝固形成血栓，并逐渐波及肠系膜上静脉。

赵俊宏总结200例接受门静脉高压症外科手术的患者，有76例术后发生静脉系统血栓。其中脾切除加贲门周围血管离断术发生血栓的概率为61.11%；单纯脾切除术发生血栓的概率为27.27%；脾切除加脾肾静脉分流术发生血栓的概率为7.14%；脾切除加门腔静脉分流术发生血栓的概率为18.18%。

（3）腹腔内感染

如重症胰腺炎、急性胆囊炎、腹腔脓肿、化脓性阑尾炎等。这些严重炎性感染，可以直接影响肠系膜静脉血流；可以损伤血管内膜，或与细菌毒素及其释放的凝血因子有关。炎症和其他局部因素可导致较大的肠系膜静脉血栓形成。

（4）腹部手术或腹部创伤

肠系膜血管移植术、肝脏移植手术、结肠癌手术等可以损伤肠系膜静脉，也可导致肠系膜静脉血栓形成。同时，腹部手术时血流缓慢，也是肠系膜静脉血栓诱因之一。还有腹部创伤亦可以损伤门静脉系统。此外，腹腔镜行结肠直肠手术，也容易并发肠系膜静脉血栓，可能与血管损伤、腹腔内压增高有关。

（5）腹腔恶性肿瘤

肿瘤的生长会造成血管壁损伤，释放凝血物质（如少数胰腺癌、结肠癌），肿瘤体积较大也可直接压迫门静脉阻断肠系膜静脉血流，产生局部压迫而阻滞血流，使发生静脉血栓的概率明显增高。

（6）某些血液疾病

如真性红细胞增多症、原发性血小板增多、阵发性血红蛋白尿等使血液处于高凝状态。全身高凝状态更多导致较小的血管形成血栓。

（7）遗传性易栓症

如高纤维蛋白原血症、同型半胱氨酸血症、遗传性抗凝血酶Ⅲ缺陷症、遗传性蛋白C缺陷症、遗传性蛋白S缺陷症等。

（8）药物因素

口服避孕药（雌激素、孕酮），避孕药中含有大量雌激素，可使血管内膜增生，血液中促凝血因子升高，抗凝因子减少，使血液处于高凝状态。长时间服用避孕药副作用所致肠系膜上静脉栓塞占年轻女性患者的9%～18%。

总之，静脉血栓发生与患者血液高凝状态、静脉壁内皮损伤以及静脉血流缓慢三因素有关。继发于肝硬化、门静脉高压症、腹腔肿瘤、腹部手术及腹部创伤等血管损伤因素，引起的血栓部位起自于肠系膜上静脉主干（主干型），常先在梗阻部位形成血栓，然后向外周蔓延，其病变范围广泛，几乎导致全部小肠坏死，该类患者预后十分凶险，但临床上少见。而高凝状态形成血栓则由肠系膜上静脉小分支向主干蔓延（分支型），早期仅累及部分肠管，而后范围逐步扩大。因左侧结肠、直肠与脾静脉、肾静脉、奇静脉及半奇静脉间有众多的侧支循环，因此，肠系膜上静脉血栓很少累及肠系膜下静脉。

（二）病理生理学

1. 门静脉系统解剖

门静脉（portal vein）是一个短而粗的静脉干，长约6cm，直径约1.5cm。门静脉系统是肝的机能血管集合的统称，收集了消化道、脾、胰、胆囊的血液，携带丰富的营养物质输送入肝脏，门静脉是肝脏血液的主要来源（约占70%）。除作为肝本身的代谢能源外，还合成新的物质，供给全身组织的需要。门静脉是由消化道（胃、肠、胰、脾等）的毛细血管汇集、从肝门处入肝的一条粗大静脉。门静脉入肝后，逐渐分支形成肝窦（肝的毛细血管），然后经肝静脉注入下腔静脉。特点是两端都与毛细血管相连。门静脉是导引腹腔非成对脏器胃、脾、胰、肠（直肠后段除外）血液入肝的静脉干。门静脉由脾静脉、肠系膜上静脉、肠系膜下静脉和胃十二指肠静脉等侧支汇合而成。肠系膜上静脉（superior mesenteric vein）位于同名动脉的右侧并与之伴行，除收集同名动脉分布区的血液外，还收纳胃、十二肠动脉分布区的血液。脾静脉（splenic vein）由脾的数支静脉汇聚而成，在胰腺后方走行，除收集同名动脉分布区的血液外，还接受肠系膜下静脉的汇入。肠系膜下静脉（inferior mesenteric vein）收纳同名动脉分布区的血液，居于同名动脉的左侧，在胰腺后面汇入脾静脉，有时汇入肠系膜上静脉或直接汇入门静脉（在脾静脉和肠系膜上静脉汇合的交角处）。

门静脉内没有瓣膜，因此当门静脉高压时，血液可经属支逆流。因此，脾静脉血栓可逐渐波及肠系膜上静脉和/或门静脉。而肠系膜上静脉内的血栓形成亦可向门静脉或脾静脉蔓延。

2. 病理生理

正常肠系膜静脉引流与肠系膜动脉循环相伴。在静息状态下，肠能耐受严重的血流减少，仅需要20%的毛细血管就可提供组织需要的氧。甚至在应激状态下，肠黏膜还可以增强氧提取。然而，血栓阻塞导致持续性缺血情况下，肠毛细血管提供氧的能力耗竭。当周围弓形血管和直小血管受累或侧支循环不足时才发生肠梗塞。炎症反应可以导致肠黏膜坏死，最终破坏黏膜屏障。肠道细菌移位，进入血流和腹腔，导致全身性感染，血流动力学障碍及多器官系统衰竭。

临床试验研究表明，静脉瘀滞缺氧性损害和肠道微循环障碍是导致SMVT肠损伤的主要始动因素。大量微血栓可以使毛细血管中血液流动更加紊乱，最终结果是肠道的不可逆性坏死。SMVT导致TXA2/PGI2比例失调，加重肠道微循环障碍。氧自由基在SMVT发生、发展过程中起着重要的作用。

急性肠系膜静脉血栓形成，伴周围弓形血管和直小血管受累或侧支循环建立不足时，才发生肠梗塞。其血栓形成的特征是节段性肠缺血，多数只累及一段空肠或回肠静脉，少数累及回十二指肠，较少造成全小肠坏死。亚急性肠系膜静脉血栓形成，静脉阻塞导致缺血，但足够的静脉侧支循环使血流恢复。慢性肠系膜静脉血栓形成，侧支血管在一定时间后开放，成为静脉引流的替代途径。良好的侧支循环延缓了缺血的发生。

MVT早期，静脉回流受阻，受累的小肠静脉瘀血、水肿，或伴浆膜下点状出血，毗邻的肠系膜由红变白，动脉供血仍存在，肠系膜上动脉（SMA）及其分支可触及搏动。有时静脉返流滞留，可引起动脉痉挛及血栓形成，难于区分原发病灶在静脉还是动脉。此时，清除血栓后，肠管活力仍可恢复。随着瘀血加重，肠系膜静脉压力升高，直至与动脉灌注压相当，此时，动脉血管完全阻断，肠壁高度水肿并渗出，肠管完全缺血达15min，小肠黏膜屏障破坏；3h就发生黏膜脱落，如果这时恢复血供，肠黏膜尚可再生。

随着血栓向远近端蔓延，病情继续发展，直至肠管出现坏死，这时大量血性液体从肠壁和肠系膜渗出至肠腔和腹腔，导致血容量减少、血液浓缩，同时，肠黏膜屏障破坏，细菌移位，大量毒素、无氧代谢产物进入血液，引发低血容量休克、感染性休克、心肺功能不全。

此外，部分患者由于大量液体聚集第三间隙，肠麻痹肠道积气，可引起严重腹胀，腹内压增高，导致腹腔间室综合征（abdominal compartment syndrome，ACS），血栓易再形成，因此易复发，有时需行多次手术治疗。

三、临床表现

临床表现多取决于血栓范围、累及血管口径、部位以及肠壁缺血深度。依据其起病快慢又分为急性、亚急性、慢性临床过程。

（一）急性起病

多见于继发性血栓形成。当血栓栓塞肠系膜上静脉主干或及侧支，可因侧支循环建立不良而发生肠梗死，并可迅速进展至透壁性肠梗死。临床出现突发性上腹部、脐周或全腹部痉挛性疼痛、恶心、呕吐、腹泻、发热等症状。并迅速出现肠梗阻、腹膜炎等急腹症表现。由于大量血性液体从肠壁和肠系膜渗出至腹腔、肠腔，有效循环血容量锐减，导致急性周围循环衰竭，严重地影响心、脑、肾的血液供应，终于形成不可逆转的休克。一旦并发感染，又可发生感染性休克、中毒性休克。

（二）亚急性起病

起病隐袭。通常有持续数天或数周（4周以内）的前驱期。多有隐匿性腹痛，腹痛部位不固定，伴腹部不适、纳差、腹泻等前驱症状。此期患者症状无特异性，腹部检查仅有不定位的深压痛，实验室检查、影像学检查亦未见明显异常，诊断常困难。病程继续发展，症状加重，腹痛剧烈，呈持续性或阵发性，定位仍不确切，一般止痛药物不能缓解。常伴有腹胀、恶心、呕吐。此时症状重，但体征不明显，即具有症状与体征不相符特点。当病变进展至肠梗死时，表现为发热、全腹部疼痛、绞痛或剧痛，频繁恶心呕吐，或有呕血、血水便，或停止排便、排气症状。出现肠梗阻、弥漫性腹膜炎表现。由于肠腔或腹腔内大量积液，患者可能出现血流动力学不稳定、脓毒症休克。腹部检查：腹部膨胀、腹肌紧张，全腹有压痛和反跳痛，移动性浊音阳性，肠鸣音减弱或消失。腹腔穿刺可抽出血性液体。

约75%的患者就诊前腹部疼痛、消化系统症状已持续48h以上。15%的患者可能出现呕血、便血或黑便。50%的患者便潜血阳性。1/3～2/3的患者可能出现腹膜炎体征。

（三）慢性肠系膜血栓形成

肝硬化门静脉高压导致肠系膜上静脉回流缓慢，血液瘀滞，加上脾脏切除血小板增多，血液呈高凝状态，从而慢慢形成肠系膜上静脉血栓。由于形成过程较长，常有侧支循环建立，故临床上仅有轻度腹痛、腹胀、纳差、腹泻等表现。症状往往被原发病掩盖，难以发现。

此外，门静脉血流缓慢及门静脉系统的上腹部手术尤其是脾切除术后，由于血小板数量的明显增多和功能活化，脾静脉残端内的血液容易凝固形成血栓，并逐渐波及肠系膜上静脉和/或门静脉，而肠系膜上静脉内的血栓形成亦可向门静脉或脾静脉蔓延。故临床除见单纯肠系膜上静脉血栓以外，还可见到门静脉血栓＋肠系膜上静脉血栓或门静脉血栓＋肠系膜上静脉血栓＋脾静脉血栓。多重血栓给临床诊断、治疗带来了新的挑战。

又由于慢性肠系膜血栓形成患者常伴肝硬化门静脉高压症，因此，在病程中要高度警惕食管、胃底静脉曲张出血。

四、辅助检查

（一）实验室检查

1. 血常规检查

血常规：白细胞计数显著升高。血红蛋白和红细胞比容升高，提示血液浓缩。

2. 血生化检查

AST、ALT有非特异性升高。血气分析：pH下降、SB下降、BE呈负值，二氧化碳结合力下降，提示有代谢性酸中毒的发生。

3. 肠缺血相关检查

肠型脂肪酸结合蛋白（I-FABP）、谷胱甘肽S移换酶（GST）、二胺氧化酶（DAO）等存在于肠黏膜上皮细胞的酶，与肠缺氧、缺血密切相关，在急性肠系膜缺血的早期就出现升高现象，对于SMVT早期诊断及肠损伤严重程度的判断具有重要意义。血浆D-二聚体（DD）是反映体内高凝状态和纤溶亢进的分子标志物，对于肠系膜上静脉血栓形成诊断、鉴别诊断有辅助作用。

此外，肌酸激酶同工酶（CK-MB）、超氧化酶歧化物（SOD）、碱性磷酸酶（ALP）、谷酰转酞酶（γ-GT）、乳酸脱氢酶（LHD）等在急性肠系膜缺血性疾病均有非特异性升高。可供诊断参考。

4. 其他检查

由于MVT患者广泛存在遗传性血栓形成倾向，推荐进行以下筛查：V因子突变、凝血酶原基因突变、蛋白质C缺乏、蛋白质S缺乏和抗凝血酶缺乏以及抗心磷脂抗体等检查有利于明确病因。

5. 腹腔穿刺液检查

穿刺液为浆液性血腹水，提示肠坏死。

（二）影像学检查

1. X线检查

腹部平片多数患者出现非特异性肠梗阻表现。可显示小肠及结肠积气，受累小肠肠壁增厚，肠管扩张积气，有阶梯状液平面，或者数个小液平。透视时肠蠕动消失。肠腔出现"指压征"提示肠黏膜缺血；肠壁气肿、门静脉游离气体提示发生肠梗死。

2. 腹部B型超声检查

可见扩张的肠系膜上静脉内低-无回声，其内血流信号充盈缺损，或无血流信号。亦可以见到血管中絮状血栓影，肠管扩张，肠壁增厚，并且可显示腹腔积液及盆腔积液。同时也能显示门静脉宽度、血流速度；或显示门静脉起段及部分主干内，血流信号充盈缺损，甚至无彩色血流。有助于门静脉高压症及其血栓诊断。但受肠道气体及腹部肥胖干扰。

3. 腹部CT检查

CT平扫见管腔内等密度或高密度血栓，增强后显示管腔内不同程度充盈缺损。亦可见肠壁水肿增粗和积液、积气。

多层螺旋CT（multislice spiral CT，MSCT），如64层螺旋CT（64-slice spiral CT）平扫可显示肠系膜上静脉管径扩张，管腔内有高密度或低密度影。64排螺旋CT增强扫描显示病变段管腔内不同程度充盈缺损；肠壁水肿增厚，表现为"指压痕"征。伴肠梗阻时可见肠管扩张、积气、积液；如出现肠壁及门脉、肠系膜上静脉积气，则提示肠坏死、穿孔可能；而腹腔游离气体是肠穿孔直接征象，提示需紧急手术治疗。亦可见腹腔积液或盆腔积液。

少数病例示受累段肝脏灌注不良，门静脉期供血减少。肠系膜周边脂肪密度增高，边缘毛糙。亦可见增强扫描见门静脉和肠系膜上静脉管壁环形强化；肠管管壁分层增强，呈"靶环"征。

64层螺旋CT具有扫描速度快、覆盖容积范围广的优势，可清晰显示肠系膜上静脉主干及其分支的解剖，能较好地显示腔内血栓位置、形态。增强CT扫描，是急性门静脉和肠系膜上静脉血栓形成的早期诊断主要手段，具有重大临床价值。

多层螺旋CT肠系膜血管成像（mesenteric multi-slice spiral CT angiography，MMSCTA）平扫显示肠系膜上静脉（SMV）管腔增粗、密度增高，小肠肠壁密度增高、积气；增强扫描见管腔偏心性、铸型充盈缺损合并管腔不同程度狭窄至闭塞，管壁呈环形轻中度强化；血管重建后处理技术见SMV狭窄、中断、不显影；MMSCTA多种图像后处理方式相结合可多方位、立体显示MV病变的部位、血管的起点、走行、范围、血栓程度等多方面信息，以及与周围组织脏器关系。具有全面清晰的腹部血管解剖图像，对肠系膜动脉缺血性疾病诊断特异性、敏感性均在90%以上，尤其对于肠系膜上静脉血栓形成的诊断优于DSA，对于外科手术医师更有帮助。

4. MRI、MRA检查

MRI、MRA检查均能将重叠的肠道与血管分开，进而能通过清晰的三维血管图像早期发现肠系膜静脉内的血栓。MRA尤其对门静脉系统血栓诊断准确率更高。

5. 数字减影血管造影（DSA）检查

选择性肠系膜血管造影（selective mesenteric angiography），可选择经皮经肝门静脉穿刺造影、经脐静脉、门静脉穿刺造影等直接造影方法。直接造影可显示阻塞范围及侧支血管情况，如门静脉不显影或延迟显影，肠系膜静脉不显影或显影缓慢，广泛动脉痉挛，肠旁动脉弓不显影或对比剂瘀滞，对比剂反流到主动脉，肠段动脉相延长等。

选择脾动脉、肠系膜上动脉等间接造影方法。间接造影多数表现为静脉期末显影或静脉期延迟，少数可显示门静脉、肠系膜上静脉、脾静脉主干内充盈缺损以及肝内属支变化。

五、诊断及鉴别诊断

（一）诊断

①年轻人多见，男性；生育期女性，服用避孕药者；②有腹部手术、腹部损伤史，有易栓性疾病史，有深静脉血栓形成或肺栓塞病史；③起病快慢不一，多起病隐袭，常有数日或数周的前驱期，具有症状、体征分离特征；后期肠梗死，可出现急腹症表现。故具有高凝状态病人，出现症状较轻，持续数日的腹痛，要考虑肠系膜上静脉血栓形成的可能。④实验室检查，脂肪酸结合蛋白（IFABP）、α-谷胱甘肽S转移酶（α-GST）、乳酸脱氢酶（LDH）、血浆D-乳酸、肌酸激酶同工酶（CK-MB）、血浆D-二聚体等检查反映肠缺血程度、病变严重度；而进行遗传性易栓症某些特异性项目筛选，则更有助于找寻病因；⑤影像学检查，CTA检查、MSCTA检查有助于确诊；⑥剖腹探查或血管腔内介入治疗可确诊。

（二）鉴别诊断

1. 急性胆囊扭转

急性胆囊扭转（acute torsion of gallbladder）病因是胆囊解剖变异、先天性胆囊系膜过长，以至于胆囊活动度增大；老年人，尤其是驼背女性，腹壁松弛，腹内脂肪减少，内脏下垂，胆囊下垂，使得原有的胆囊系膜松弛，导致胆囊活动度增加。胆囊扭转不超过180度为不完全型，此时胆囊管可发生梗阻，但无血运障碍，病情发展缓慢，症状轻，有时会自然复位。扭转超过180°为完全型，胆囊管和胆囊动脉常扭曲引起梗阻，胆汁淤积在胆囊内，同时胆囊因缺血、缺氧而发生出血、坏死和穿孔。临床有急腹症表现。B型超声检查，胆囊肿大，胆囊壁水肿呈双边征，胆囊内积液明显；胆囊下垂，离开胆囊窝，游离于肝下呈移位漂浮征；胆囊颈部可见螺旋状强光带反射并与胆囊壁相连而与胆总管不相通，后方无声影者。CT检查发现胆囊肿大积液，或者胆囊呈双腔表现，另见一环形高密度影，为扭曲水肿的胆囊管。患者病史及影像学检查可以鉴别。

2. 特发性大网膜节段性梗死

特发性大网膜节段性梗死（idiopathic segmental infarction of greater omentum）主要表现为大网膜的急性血液循环障碍，病因不明，诊断困难，是临床上少见的急腹症。本病可发生于任何年龄，但以中青年较多，男性较女性多2～3倍。肥胖者发病机会较多。本病的发生与大网膜的血管病变有关。能促使大网膜血循环发生急性障碍的因素中，静脉病变多于动脉病变。临床表现为腹痛、但以右侧腹部疼痛为甚，伴恶心呕吐、腹泻或便秘。有时有低热、腹膜刺激征，均与肠系膜静脉血栓形成类似。B型超声检查：可在腹部压痛最明显处探查到不规则、不均量回声团块，但回声强于附近脂肪组织，团块紧贴前腹壁，不被压缩。CT平扫显示腹腔内紧贴前腹壁，有密度不均匀、不规则块影，团块多位于右侧前腹壁与肠管之间。以上影像学检查或者进一步行CTA、DSA检查以鉴别。

3. 腹内疝

肠系膜裂孔疝（mesenteric hiatal hernia）因肠袢穿过肠系膜裂孔而发病。本病临床少见，多以肠梗阻为主要表现。因其无疝囊支托，疝入肠系膜裂孔的肠管非常容易发生扭转、绞窄、坏死和穿孔，重者可危及生命。疝入的肠袢未发生嵌顿、绞窄时，临床症状多较轻，疝入的肠袢一旦发生绞窄，临床上即有完全性肠梗阻的症状和体征，并在短时间内出现急性弥漫性腹膜炎和中毒性休克。急性完全性肠梗阻，腹部X线透视或平片可显示肠腔内积气、积液，"肠闭袢"影、团块致密（假肿瘤）影等。CT检查，部分小肠位于腹膜后，增强CT小肠系膜血管扭曲呈漩涡状。选择性血管造影更有益于诊断和鉴别诊断。

六、治疗

（一）治疗原则

输注足够的液体，尽快使患者复苏，尽快明确诊断。早期血管再通是治疗的要领。一旦确诊，需立即开通系统性抗凝治疗。此时，连续输注肝素或低分子肝素为一线治疗；在药物治疗过程中，病情加重但尚无腹膜炎体征者，可行经导管接触溶栓等治疗；已出现腹膜炎体征、呕吐物、排泄物为血性或腹穿抽出血性渗出物者，应尽早行外科手术探查治疗。

（二）内科支持治疗

1. 治疗原发病

控制腹腔感染，如为化脓性阑尾炎、化脓性胆囊炎，可在手术中一并切除。肿瘤压迫肠系膜血管应做相应处理。停止服用避孕药；治疗真性红细胞增多症及原发性血小板增多。

2. 复苏救治

ICU病房监测：治疗全过程均应密切监测生命体征，如脉搏、呼吸、血压、体温、出入量，肝肾功能、电解质，监测血糖变化及血气分析。保守治疗期间应严密观察症状和体征变化，持续评估腹部体征，测量体温，每天测量C反应蛋白和白细胞，必要时做增强CT，以评估变化。若患者无明显缓解或出现肠坏死表现，应立即急诊手术探查。保守治疗也可以作为术前准备的一部分。

患者吸入充足氧气，病情需要可给予辅助呼吸器；禁食、禁水，持续胃肠减压，使肠道得到充分休息；尽快液体复苏，快速输注晶体液，补充有效血容量，恢复重要脏器、组织血液供应；维持水与电解质、酸碱平衡，纠正酸中毒。

积极给予肠外营养支持，病情允许可酌情添加肠内营养，充分补充机体所需能量。纠正贫血及低蛋白状态，增强免疫力。

抗生素应用，选择对肠道革兰阴性菌及厌氧菌高效的广谱抗生素，早期给药并持续应用至手术后。

（三）抗凝、溶栓及血管扩张药应用

1. 抗凝治疗

抗凝治疗是本病最重要治疗。抗凝剂以低分子肝素为首选，肝素5000～7000单位，每8h一次，用7～10天，使凝血时间维持在正常2～3倍，持续至术后6～8周。使INR（international normalized ratio）维持在2.0～3.0之间，凝血酶原时间控制在较正常延长3～6s，活动度控制在50%。对于大多数无腹膜炎的MVT患者，初期应用抗凝治疗已足够。抗凝可以抑制血栓蔓延，降低血栓再发风险，并降低总体死亡率。术后口服华法林（5mg/d），持续6～12月。有高凝状态者需终身抗凝。

肝素、低分子肝素是凝血酶间接抑制剂，肝素可与抗凝血酶Ⅲ的一个赖氨酸残基结合，使抗凝血酶Ⅲ与凝血酶的亲和力极大增加，致凝血酶立即失活，从而产生抗凝作用。而加强或激活抗凝血酶Ⅲ（AT-Ⅲ）的作用，可以灭活凝血因子Ⅱa、Ⅸa、Xa、Ⅺa、Ⅻa，而发挥抗凝血作用；华法林是维生素K抑制剂；新型口服抗凝药（NOACs）中直接Xa因子抑制剂有阿哌沙班（apixaban，ELIQUIS）、利伐沙班（rivaroxaba）、依度沙班（edoxaban）；凝血酶（凝血因子Ⅱa）抑制剂有达比加群（dabigatran）。新型口服抗凝药起效快、半衰期短，在围术期或有创操作前调整凝血功能及药物桥接时具备优势；同时，其有效性及安全性均高于传统的维生素K拮抗剂；而且不需要规律地监测凝血功能及根据INR值频繁调整用药，它还具有较少的药物-食物相互反应等优势。需掌握其适应证、禁忌证，谨慎选用。

在抗凝期间应监测出血、凝血指标，并密切观察病情变化。如病情进展但尚无腹膜炎征象者，可考虑介入治疗。具有肠坏死征象者，立即转剖腹探查手术治疗。不论是介入治疗或手术治疗过程中，一定要坚持术中、术后抗凝治疗。

2. 静脉溶栓治疗

尿激酶60～120万U/d静脉滴注，联合肝素静脉或皮下应用抗凝治疗，可取得良好效果。抗凝时间应控制在2周以内，溶栓时间5～7天。用药期间要监测患者的血小板和活化部分凝血激酶时间。

3. 血管扩张药治疗

当血液循环平稳时，行经皮经肝肠系膜静脉取栓和/或溶栓，同时可联合肠系膜上动

脉灌注罂粟碱而扩张血管治疗，缓解血管痉挛，改善肠灌注。

（四）血管腔内介入治疗

经全身抗凝治疗2～3天后，患者病情无缓解，或有加重趋势，但尚未出现肠坏死征象时，可选择血管内介入治疗。

血管腔内介入治疗包括：经颈静脉肝内门体分流术（TIPS）联合机械性抽吸血栓清除术和导管接触性溶栓术、经皮肝穿刺机械性血栓清除术、经皮肝穿刺导管接触性溶栓、经SMA溶栓和通过手术置入的肠系膜静脉导管溶栓。通过这些技术可以快速清除或溶解血栓，尤其是TIPS与支架植入后可建立一个低压流出道。各种血栓清除设备进行机械性血栓清除，对急性血栓病例最有效。

血管腔内介入溶栓有三条途径，即经颈内静脉穿刺门静脉置管溶栓、经皮经肝门静脉置管溶栓、经股动脉、肠系膜上动脉置管溶栓。前两者是通过门静脉进入肠系膜上静脉，是直接途径。①经皮经肝门静脉置管溶栓，可以配合碎栓、取栓，如门静脉机械取栓＋置管溶栓，有利于血栓溶解和清除，恢复血液供应，从而减少受累肠管坏死，但有腹腔出血风险；②经颈内静脉门静脉穿刺置管溶栓，或门静脉机械取栓＋置管溶栓，抽取血栓较前者方便，适用于大量腹水或凝血机制障碍者；③选用肠系膜上动脉置管进行间接溶栓，以Seldinger技术穿刺股动脉置入导管鞘，导管通过导管鞘置入肠系膜上动脉中，造影观察肠系膜静脉显影情况，更换溶栓导管，置入肠系膜上动脉中进行间接溶栓，治疗肠系膜静脉主干血栓疗效不如直接途径，但对肠系膜小静脉血栓疗效较佳。经SMA间接溶栓需要较长的溶栓时间和较大的溶栓药物剂量，此方法简单，相对较安全，但应注意溶栓药物剂量过大时可能增加出血风险。

介入溶栓：尿激酶40万单位导管注入，然后20～40万单位/天，低分子肝素4000单位，皮下注射，1天2次。

溶栓治疗的禁忌证：绝对禁忌证有中枢神经系统肿瘤、近期出血性卒中、胃肠道出血和难以控制的高血压；相对禁忌证包括怀孕、有胃肠道出血的远期病史及近期大手术史。

（五）手术治疗

当MVT患者有明确的临床恶化征象，出现肠穿孔坏死、腹膜炎征象；增强CT出现肠管壁内积气，提示肠坏死；消化道出血伴血性呕吐物及血便；应迅速行剖腹探查手术治疗。手术前、手术全过程以及手术后均应坚持抗凝治疗。

1. 剖腹探查

由于肠系膜静脉血栓形成更常发生于外周的属支而非主干，因此通常受累肠段较短，故一般可切除失活的肠管并行一期端端吻合。为减少毒素吸收，手术中可首先切除坏死肠管。因为急性肠系膜上静脉血栓形成的肠坏死为出血性梗死，坏死段与正常肠管之间有中间过渡带，界限并不十分清楚。在过渡带中仍有动脉搏动存在。因此，在术中除观察该段肠袢的边缘动脉搏动外，应同时观察肠管颜色、光泽、弹性，刺激后肠管蠕动，切口是否出血等征象，必要时温盐水纱布湿敷20min，再观察肠管变化。

在受累小肠长度不足1/2时，可将受累小肠及其系膜全部切除。而当小肠坏死超过1/2时，则须慎重对待，准确地判断肠管生机，尽量保留可能存活的肠管。小肠广泛切除的预后极差。为了最大限度地保留有潜在生机的肠管，避免术后短肠综合征，可将生机可疑的肠管暂时保留，术后24~72小时后再次剖腹，将有坏死的部分予以切除。

2. 肠系膜上静脉血栓切除术

血栓延伸常超过肉眼可见的梗死区，肠系膜上静脉主干和门静脉内常都有血栓存在，而后者是术后再发肠坏死的重要原因。因此，在肠切除时，除将系膜残端血管内的血栓彻底清除外，还需在肠系膜上静脉或门静脉做切口，将其内的血栓取出。

3. 坏死肠切除

出现肠坏死时，最佳的治疗是行恰当、合理的肠切除术。肠切除范围取决于病变的范围。切除范围应包括周围一部分外观正常的肠袢及其系膜，原则上应将含静脉血栓的组织完全切除，否则常因术后血栓蔓延而复发。对于肠切除吻合口血运有疑问时，可将肠外置或再次探查腹腔。

术后12h内即应开始用肝素抗凝，而后改为口服抗凝药物3~6个月，继发性肠系膜上静脉血栓形成伴高凝状态者，应接受终身抗凝治疗。

七、预后及随访

肠系膜上静脉血栓形成的死亡率曾高达50%，近年来由于CT技术的发展，MMSCTA、MDCT的应用，多数患者可得到早期诊断，同时腔内治疗技术飞速进步，目前该病的死亡率降至20%左右。

有学者对46例肠系膜上静脉血栓形成患者进行多因素预后分析，显示肝硬化、门静脉高压病史、脾脏切除手术、发病到治疗时间＞72h，是预后危险因素。

（牛鹿原）

参 考 文 献

［1］ 段志泉, 孙成林. 肠系膜静脉血栓形成的诊断与治疗 [J]. 中华医学杂志, 2004, 84 (18): 1572-1574.

［2］ 陈强谱, 刘云建. 急性肠系膜静脉血栓形成的诊断与治疗 [J]. 中华普通外科学文献, 2008, 2 (5): 4414-4416.

［3］ 黄开红, 曹志勇. 急性缺血性肠病26例临床分析及文献复习 [J]. 广州医药, 2000, 31 (1): 26-27.

［4］ 黄必润, 李震. 多因素评估肠系膜上静脉血栓患者手术干预指征 [J]. 血管与腔内血管外科, 2015 (2): 131-135.

［5］ 王东春, 张玉顺. 肠系膜静脉血栓形成77例分析 [J]. 腹部外科, 2000, 13 (3): 177-178.

［6］ 庞冲, 刘彤, 戚峰, 等. 肠系膜上静脉血栓形成48例诊治分析 [J]. 天津医药, 2011, 39 (2): 136-138.

［7］ 杨玲飞, 许俊, 刘小孙, 等. 急性肠系膜上静脉血栓形成的治疗及预后因素分析 [J]. 中华普通外科杂志, 2016, 31 (2): 100-103.

［8］ 周志强, 汪忠镐, 张小明. 急性肠系膜上静脉血栓形成的诊治分析 (附19例报告) [J]. 中国实用外科杂志, 2000 (8): 471-472.

［9］ 王茂春, 李澍, 朱继业, 等. 门静脉高压症外科手术后门静脉系统血栓形成的原因及防治 [J]. 中华外科杂志, 2004, 42 (5): 269-27.

［10］ 陈海淼, 马晓丹, 马履翔. 彩色多普勒超声诊断急性肠系膜上静脉血栓形成临床意义 [J]. 中国实用医药, 2014, 26: 129-130.

［11］ 薛少伟, 李岩密, 费翔, 等. 彩色多普勒超声在肠系膜上静脉血栓诊断中的应用价值 [J]. 海南医学, 2018, 29 (2): 221-223.

［12］ 童英, 张闯, 董辉. 肠系膜静脉血栓形成性缺血性肠病临床病理观察 [J]. 诊断病理学杂志, 2007, 14 (4): 302-304.

［13］ 郝东侠, 于容至. 急性肠系膜缺血性疾病的临床诊治 [J]. 中国医师临床杂志, 2018, 46 (1): 3-6.

［14］ 戴晶, 金红旭. 2016年欧洲创伤与急诊外科协会急性肠系膜缺血指南解读 [J]. 中华急诊医学杂志, 2017, 26 (2): 141-145.

［15］ 刘凯, 丁威威, 吴性江, 等. 血清学指标在早期诊断急性肠系膜缺血性疾病的研究进展 [J]. 中华胃肠外科杂志, 2015 (10): 1068-1070.

［16］ 王康康. 肠脂肪酸结合蛋白及缺血修饰白蛋白联合检测对缺血性肠病的早期诊断价值 [J]. 中国医学工程, 2017, 25 (12): 41-43.

［17］ 朱玉春, 王建良, 周伟, 等. 64层螺旋CT对急性门静脉和肠系膜上静脉血栓的诊断价值 [J]. 临床放射学杂志, 2010, 29 (8): 1077-1080.

第五节 非闭塞性肠系膜缺血

一、概念

急性肠系膜缺血（acute mesenteric ischemia，AMI）是指由于突然发生肠系膜动脉、静脉血管闭塞或血液循环系统压力降低，所致肠系膜血流量不足，肠缺血缺氧，导致肠道新陈代谢障碍，而引发一系列生理、病理改变，以及临床症状的一种综合征，严重的甚至发生肠坏死的一种疾病。急性肠系膜缺血性疾病约占同期住院病例的1%，但死亡率高达60%～100%。导致缺血的原因可能是肠系膜血管的狭窄、闭塞，也有可能是全身的血流动力学改变引起的肠系膜血管痉挛。Ottinger L. W. 于1967年提出急性肠系膜缺血的四种分型：肠系膜动脉栓塞、肠系膜动脉血栓形成、肠系膜静脉血栓形成、非闭塞性肠系膜缺血。

非闭塞性肠系膜缺血（non-occlusive mesenteric ischemia，NOMI）是指由于有效循环血容量下降、心输出量剧减等原因，所致外周循环低灌注状态，并且伴有反应性肠系膜动脉痉挛，导致急性肠缺血及一系列临床表现的一种少见病。约占急性肠系膜缺血性疾病20%～30%，国内报告较少，多见于老年人。NOMI是在大血管供血仍然存在的情况下，微动脉对肠管的不同程度供血减少，常继发于心肌梗死、心力衰竭、肾衰竭，或其他疾病（如缺血再灌注损伤）等。由于本病症状多不典型，往往被原发病掩盖，所以早期诊断比较困难，在手术探查时，肠系膜动脉或静脉主干多未发现明显的闭塞，而一旦出现肠缺血坏死，往往继发肠穿孔、腹膜炎，预后不良，病死率高达70%以上。

二、NOMI的病因及发病机制

（一）病因

1. 血容量不足

重度脱水、严重感染、重症胰腺炎、脓毒血症、消化道大出血、大量利尿、长期透析、大面积烧伤、创伤、腹部及心脏大手术等，均可导致有效循环血容量下降，出现低血压现象，肠系膜血管灌注量不足，引起肠道缺血；同时，内脏血管发生代偿性痉挛、收缩，肠系膜血管床持续性收缩也可促进肠缺氧、缺血。

体外循环心脏手术后腹部并发症中，肠系膜缺血发生率0.06%～0.5%，占体外循环后发生腹部并发症的11%～27%，死亡率约85%～94%。其机制可能与主动脉阻断时间过长及使用大剂量升压药有关。

2. 心输出量降低

Ende于1958年首次提出NOMI的概念，他在对充血性心力衰竭合并肠系膜缺血坏死的病例进行尸体解剖后，推测肠缺血是由于肠系膜血管痉挛、血流灌注不足而引起。NOMI是一种全身性的"低流量综合征"，低血流状态通常继发的肠系膜血管的收缩，导致肠道供血障碍。

年龄＞50岁的老年危重病患者，应用呼吸机通气患者，合并充血性心力衰竭、心律失常、房颤，近期心肌梗死、主动脉瓣关闭不全等患者，由于长久的心输出量减少，形成低血流状态，引发肠系膜血流灌注不足，肠系膜动脉持续性痉挛，引起肠管血供急剧下降，发生肠壁急性缺氧。文献报道，当肠血压低于40mmHg时，就会出现肠缺血，损伤的严重程度主要取决于缺氧的持续时间。肠道黏膜是肠管代谢最活跃的部分，其上皮细胞对缺血的耐受性很差，急性缺血后10min，上皮细胞的超微结构即发生变化；缺血1h，即可见组织学上的变化。当肠黏膜发生急性缺血后，肠道的水、电解质交换等功能受到严重影响，大量的水、电解质在肠道内发生吸收障碍，导致肠管进一步扩张，当缺血进一步加重后，由黏膜开始逐渐发展为肠壁全层的广泛性的坏死，就会出现严重的腹膜炎，随之而来的就是穿孔、败血症、多器官功能衰竭，甚至死亡。

3. 血管收缩药应用

长期使用一些内脏血管收缩药物如α-肾上腺素能药物、洋地黄、麦角胺、血管加压素、垂体后叶素等，由于它们能够引起小血管收缩，增加外周内脏血管阻力，导致血流灌注不足，也是发生NOMI的高危因素；几种血管活性药物如胰高血糖素、血管活性肠肽、促甲状腺激素释放激素、前列腺素及高剂量的血清素等，也都被认为与肠系膜血管痉挛有关。

此外，可卡因、环孢菌素、某些口服避孕剂或非甾体类抗炎剂等也有诱发NOMI的风险；长期口服利尿药，在肾脏血流灌注增加的同时，也减少了肠系膜血管的血流，专家们推测这可能与血管紧张素介导的血管收缩有一定的关系。

4. 其他因素

其他疾病引发的缺血再灌注损伤、肠道新陈代谢增加、终末期肾衰竭、腹部和心血管大手术等，也被认为与NOMI的发生有密切的联系。

（二）发病机制

1958年Ende在充血性心力衰竭并发肠梗塞患者尸检中发现有小肠坏死，而动脉或静脉未见明显闭塞性改变，故推测肠梗塞发生与肠系膜血管收缩，血流量降低，组织缺血有关，并首次提出非闭塞性肠系膜缺血概念。

当血压低于40~70mmHg时，机体交感肾上腺髓质系统兴奋，儿茶酚胺增加，内脏血管收缩，血管床关闭20%，保证重要脏器供血；此时，肾素-血管紧张素-醛固酮系统被激活，体液中肾素、血管紧张素、血管加压素、内皮素、儿茶酚胺进一步使肠道血管被收缩，使内脏小动脉括约肌收缩、肠道血管痉挛等，导致肠道血流量减少，肠壁缺血、缺氧；局部代谢产物腺苷、阳离子、血小板活化因子、5-羟色胺、缓激肽等，使血管通透性增高。

NOMI最常发生于右半结肠及回肠末端，这可能是由于其供血动脉是肠系膜上动脉的终末动脉，血管长，侧支血供差，一旦血流灌注减少，缺血发生时往往最先受累。

非闭塞性肠系膜血管缺血的病变基础为内脏血管的代偿性持久收缩，通过小动脉的血流减慢、红细胞凝聚和血液瘀滞，结果发生肠缺氧和梗死。休克病人使用缩血管药物可延长血管收缩状态而加速肠坏死的发生。当肠系膜上动脉血流降低一半时，最早调节反应是血管扩张，减少血管阻力，以增加肠系膜血流量，但供血减少达数小时后，血管出现收缩、阻力增高，血管持续收缩引起血管局部闭塞，造成肠道缺血、缺氧加重，肠黏膜损伤，导致非闭塞性肠系膜缺血。由于肠系膜血管痉挛是以微血管为主，故肠缺血呈片状，局限于黏膜。病理特点为黏膜广泛缺血性坏死伴有溃疡形成，黏膜下层血管扩张有大量的红细胞沉积，浆膜面呈点状坏死，晚期可发生穿孔。

当快速大量扩容，应用扩血管药使血流恢复后，生成大量自由基，引发的缺血再灌注损伤，也参与了本病发病过程。

非闭塞性肠系膜缺血多出现在严重的微血管收缩时，很少有大血管闭塞，主要是因为在大动脉内有持续搏动的血流，而肠系膜血循环具有自动调节功能，所以这些病人的急性症状发展缓慢，通常患者在疾病晚期才就诊，因而延误诊断，死亡率较高。

三、临床表现

（一）原发病表现

危重病如心功能不全、消化道大出血、重症胰腺炎、重症肺炎，以及透析、机械通气患者等出现的严重症状。

（二）非闭塞性肠系膜缺血临床表现

本病与栓塞和血栓性急性肠系膜缺血引起的突发性、剧烈的腹痛不同。NOMI患者临床症状进展缓慢、隐匿，常被危重的原发病掩盖。其腹痛症状通常模糊不清，尤其在早期临床阶段，常被患者忽略，甚至直到发展成肠坏死和腹膜炎而就诊。

早期患者首先出现腹部隐痛，渐转为持续性疼痛，疼痛性质及部位不明确，但可进行性加重；肠梗死后转为持续性剧烈腹痛，并伴有发热、乏力、恶心、呕吐、腹泻，呕吐物多为咖啡样物，或鲜血样便。而主诉的症状严重程度往往与体征不平行，即"症状和体征不相符合"现象。

查体多见腹肌柔软，腹部压疼点不固定，肠鸣音存在；当病情进展，肠壁全层发生坏死后，腹膜刺激症状较为明显，肠鸣音减弱或消失。再进一步可出现肠坏死、肠穿孔、血运性肠梗阻，甚至感染及中毒性休克等表现。

四、辅助检查

（一）实验室检查

常规检查可见大多数患者的血液浓缩，白细胞计数升高，多高于$1.5×10^9$/L；大便潜血阳性；

肠系膜缺血性指标：①二胺氧化酶（diamine oxidize，DAO）活性与肠黏膜绒毛细胞合成核酸蛋白密切相关，正常机体血清（血浆）DAO活性很低，肠黏膜损伤时，导致血清（血浆）DAO活性增高。故血清（血浆）DAO活性，是反映肠黏膜完整性及损伤程度指标；②肠型脂肪酸结合蛋白（intestinal fatty acid binding protein，I-FABP）存在于肠道黏膜组织细胞中，黏膜损伤时，细胞渗透性增加，I-FABP则早期释放入血而升高；③谷胱甘肽S移换酶（glutathione S transterase，GST）是一种胞质酶，在小肠黏膜中保持高度活性，当细胞损伤时可从细胞内释放入血，能早期反映肠道缺血。上述检查是肠缺血早期诊断的特异性指标；④血浆D-二聚体（DD）检测可反映体内高凝状态和纤溶亢进状态；⑤其他检查：C反应蛋白及降钙素原均可反映全身炎症反应的程度，对NOMI的诊断无明显特异性，但可以作为反映疾病严重程度及指导术后进一步治疗的指标。

（二）影像学检查

1. X线检查

腹部平片：可见肠壁水肿增厚、肠腔内积气、肠梗阻征象，但缺乏特异性。

2. B型超声检查

可显示肠管增厚、肠腔扩张、腹腔积液等改变，特别是腹部彩超可直接观察肠系膜血管近端的狭窄或闭塞，有利于排除肠系膜静脉、门静脉血栓。腹部脂肪堆积、肠道积气等使得其应用受到一定限制。

3. CT检查

CT及CTA检查是目前应用最为广泛的检查方法。NOMI的CT征象主要有以下几点：①肠壁增厚：可表现为环状向心性均匀增厚，肠壁分层，形成双环征或三环征，肠壁厚度>5mm为异常，肠管扩张时，肠管厚度>3mm即为异常；②缺血肠段局部扩张，有气体或液体积存；③肠壁内气体：肠腔内压力增大，肠壁黏膜损伤后气体可进入肠壁黏膜、肌层或浆膜下，是肠壁坏死不可逆的标志，常提示预后不良；④肠壁密度的改变：注射造影剂后，黏膜层、肌层和浆膜层均可获得强化，而水肿的黏膜下层未获得强化，故而CT上呈现低密度，肠管横断面表现为"面包圈"征。Woodhams等研究指出，NOMI患者的肠系膜上动脉痉挛或节段性变窄后，其内径为3.4±1.1mm，而正常肠系膜上动脉内径为6.0±1.5mm。通过观察血管的形态及内径，可对NOMI做出早期诊断。

4. MRA

MRA对远端较细的血管检测不准确，MRA的分辨率也无法检测到非闭塞性的肠系膜血管缺血。

5. 数字减影血管造影（DSA）

血管造影是诊断NOMI的金标准，Siegelmann等提出了肠系膜痉挛的4个诊断标准：①肠系膜上动脉数个分支起始部狭窄；②肠系膜上动脉的分支血流不规则，扩张与狭窄交替出现，典型呈串珠样改变；③肠系膜血管弓痉挛；④肠壁间血管充盈障碍。

血管造影是NOMI早期诊断的一种有效途径，对于高度可疑的NOMI患者，且平片及CT检查未见明显异常时，应行血管造影检查，在诊断的同时，还可进行选择性血管内药物灌注治疗，它具有其他诊断方式不可比拟的优势。

五、诊断及鉴别诊断

（一）诊断

①年龄>50岁；②有引起内脏血流灌注量降低的病因，实质性心脏病，或应用缩血管药物、利尿药物的病史；或见于机械通气、透析患者；③患者入院时即有休克、低血

压、严重贫血或心力衰竭等心输出量不足的情况；④起病隐匿，早期"症状和体征不相符合"，病情进行性加重，有持续剧烈腹痛、便血，呕吐咖啡样内容物，或血运性肠梗阻及急性腹膜炎的表现；⑤影像学检查：彩色多普勒超声有利于鉴别诊断。CTA有助于诊断，肠系膜血管造影为诊断NOMI的金标准；⑥剖腹手术可见肠管广泛扩张，呈缺血性外观，肠道浆膜有不规则的斑块出现。术中需仔细探查肠系膜上动静脉血管主干和分支，如动脉搏动性血流存在，静脉内无血栓形成，可确定诊断。

《2016年欧洲创伤与急诊外科协会急性肠系膜缺血指南》提出NOMT诊断标准：在危重病人中出现以下三项：肠梗阻或腹痛；需要应用儿茶酚胺药物；突发低血压或转氨酶升高。可供临床医生参考。

（二）鉴别诊断

1. 急性肠系膜上动脉栓塞

急性肠系膜上动脉栓塞（acute superior mesenteric artery embolization，AAME）多数病人有可形成动脉栓子的心脏病史，如心肌梗死后形成心肌室壁瘤、房性心律失常、风湿性瓣膜疾病、主动脉粥样硬化等。部分患者伴有肢体或脑血管栓塞史。临床症状如腹痛、恶心呕吐、腹泻以及腹痛剧烈而腹部体征轻微等，与NOMI雷同，但本病起病急骤，病程发展迅速，出现肠坏死、肠梗阻、肠穿孔、急性腹膜炎、脓毒血症和中毒性休克、感染性休克、低容量休克以及MODS等表现。CTA、MSCT、MMSCTA检查对于诊断、鉴别诊断有重要意义。DSA检查可以确定诊断。

2. 成人肠套叠

肠套叠（intussusception）是指一段肠管套入与其相连的肠腔内，并导致肠内容物通过障碍。绝大多数肠套叠是近端肠管向远端肠管内套入。肠套叠占肠梗阻的15%～20%。有原发性和继发性两类。原发性肠套叠多发生于婴幼儿，继发性肠套叠则多见于成人。

成人肠套叠病因，绝大多数与良性或恶性肿瘤相关，其他因素有息肉、梅克尔憩室、结核、粘连等。慢性复发性肠套迭，多见于成年人，以回盲型多见。临床表现为反复发作的不完全性肠梗阻。临床出现持续性或阵发性腹痛及腹部包块，呕吐少见，可伴黏液便、黏液性血便。超声探测及混合型肿块，按压疼痛，横切面显示中央为高回声圆形中心，周边为环状低回声包绕，典型"同心圆"或"靶环征"，纵切面呈多层平行的高低相间的回声带，呈"套筒征"对诊断有帮助。钡剂灌肠、纤维结肠镜检查则对回结型和结结型肠套叠具有诊断价值。

3. 肠系膜上动脉综合征

肠系膜上动脉综合征（superior mesenteric artery syndrome，SMAS）是指肠系膜上动脉与腹主动脉两者之间的夹角较小，压迫十二指肠水平段引起的十二指肠近端狭窄和梗阻，从而引发临床上消化道相应症状的综合征。SMAS的发生可以由先天因素、肠系膜上动脉变异及后天因素引起，为各种疾病引起的显著消瘦与脂肪消耗，导致夹角内脂肪垫消失，两动脉间夹角缩小，而使十二指肠受压梗阻。本病多见于瘦长型青年人。一般起病缓慢，病程迁延，且间歇反复发作慢性梗阻。其主要表现为餐后上腹饱胀、疼痛、恶心呕吐；呕吐物中可含胆汁及食物，但随着上述症状的出现，患者开始出现少食、厌食，致使体重下降。该病的特征性表现是患者采取左侧卧位或膝胸位等体位时症状可缓解。腹部检查：上腹部膨隆，有振水音和高调肠鸣音。影像学检查可以确诊，如CT检查，梗阻端可见肠系膜上动脉与腹主动脉的夹角变小。血管造影检查：肠系膜上动脉造影可显示肠系膜上动脉与主动脉解剖角度的关系，通常肠系膜上动脉与主动脉夹角小于25°。

六、治疗

NOMI的主要病因在于循环衰竭以及血管收缩。因此，其治疗主要有两个方面：一是纠正任何可能存在的病因；二是迅速复苏，稳定血液循环系统。首选肠系膜血管造影和通过对肠系膜上动脉直接使用血管扩张剂，使缺血痉挛的肠系膜血管状况得以纠正，从而改善肠系膜灌注。明确梗死的肠道应当尽快手术切除。

（一）治疗原发病

积极治疗原发疾病，去除致病诱因，改善心脏功能，纠正心力衰竭，控制心律失常，增加心输出量，维持血流动力学稳定；积极控制感染，停止应用利尿药、麦角胺、垂体后叶素等。

（二）ICU积极支持治疗

紧急救助：充分给予氧供；禁水、禁食；持续胃肠减压；积极补充有效血容量，优先选择晶体液，避免使用羟乙基淀粉，稳定循环系统，维持重要脏器、组织灌注；维持水与电解质及酸碱平衡，纠正酸中毒。

积极营养支持：先给予足够能量的肠外营养，随之，尽可能采取肠内营养，以维持肠屏障功能。总之，根据临床实际情况，尽早在肠外营养基础上联合肠内营养，制定个性化的营养支持方案，并且根据病情变化及时调整，是肠系膜缺血性疾病营养支持的基本策略。

抗生素应用：根据原发病感染部位，选择应用高效、覆盖面广的广谱抗生素，必要时兼顾革兰阳性、阴性细菌及厌氧菌，如三代头孢菌素类（cephalosporins）、硝基咪唑类抗生素（nitromidazole antibiotics）。

升压药应用：慎用收缩血管药物和洋地黄药物。在补充足够有效循环血容量基础上，如仍然需要应用血管活性药物患者，可以给予多巴酚、多巴酚丁胺、小剂量多巴胺、米力农。

重症患者、介入治疗者在手术治疗过程中应进行重症监护。全面地监测心、肝、肾、肺等重要脏器功能。监测血压、脉搏、心率及血氧饱和度。依据病情随时行血气分析、电解质检测。密切观察病情变化，记录液体出入量，注意尿量，必要时监测中心静脉压。

（三）血管腔内治疗

对于病情相对平稳，无腹膜炎征象NOMI患者而言，一线治疗是经肠系膜上动脉直接泵入扩血管药。采用血管舒张药降低心脏前、后负荷，解除肠系膜血管痉挛，恢复肠血运，挽救肠坏死。文献报道，早期NOMI患者经过原发病的积极治疗和经动脉内直接灌注扩血管药物，是可以治愈的。目前临床上常用的扩血管药是罂粟碱（papaverine）、前列腺素E1（prostaglandin E1）。

罂粟碱经肠系膜上动脉给药，首剂一次推注60mg，此后以30～60mg/h速度持续滴入。在用药过程中，根据患者病情，进行调整剂量。动脉导管要留在肠系膜上动脉内，从导管持续滴入罂粟碱，至少24h，之后滴入生理盐水，重新动脉造影检查，如显示肠系膜缺血持续存在，再滴入24h的罂粟碱，直至造影显示血管痉挛缓解、缺血消失。经保守治疗后症状好转，病变肠管血运恢复，无肠梗阻的证据，可继续用药维持，有可能减少不必要的手术。罂粟碱作用机制是直接作用于平滑肌细胞，抑制磷酸二酯酶，增加细胞内环磷酸腺苷（cAMP）的浓度，cAMP将血管平滑肌中的触酶移出细胞质，引发缺乏神经参与的直接的平滑肌松弛效应，也就是非特异性平滑肌松弛效应，特别是对肺动脉、窦动脉、大血管产生非特异性的平滑肌松弛和动脉扩张。

PGE1（前列地尔）是一种重要的内源性生理活性物质，具有舒张血管平滑肌、抑制血小板聚集、改善微循环、抑制活性氧产生以及免疫调节等多种生理作用。每日经肠系膜动脉导管输注60μg，连续输注3d。采用罂粟碱和/或前列腺素E1进行血管扩张剂治疗，可以有效降低非闭塞性肠系膜缺血患者院内死亡率和减低腹部手术率。其他扩张血管药物尚有妥拉苏林（tolazoline）、硝酸甘油（nitroglycerin）、硝普钠（sodium nitroprusside）等，可依据具体情况选择应用。

七、外科手术治疗

对于NOMI治疗，外科手术通常是放在第二位的。在稳定循环系统及脏器功能基础情况下，对诊断不明确，或经积极内科治疗症状无改善或加重的患者，出现肠坏死、肠穿孔、腹膜刺激征症状体征的患者，可行剖腹探查进行确诊治疗。手术中应正确判断肠管活力，切除持续性缺血坏死的肠管，同时术中和术后应该继续输注血管扩张药。

在剖腹探查术中需仔细观察肠系膜末梢动脉搏动、肠管色泽、刺激后肠管反应、切口出血等方法以判断肠管活性。必要时可以用温盐水湿敷20min后，再次观察。

对于小范围局限的肠坏死，可以选择彻底的切除吻合术。但是对于大面积的肠管坏死，要准确判断肠管活性，以防将仍有活性的肠管行广泛肠管切除，避免造成术后短肠综合征。

对肠管的活性判断有困难时，可以采用肠外置术，24h后再观察肠管活性，若肠管活性恢复正常则保留，关腹；若肠管坏死，则切除，再次吻合或造瘘。也有部分外科医生主张有计划的再剖腹探查，由于NOMI患者多数为高龄患者且合并症较多，很难承受二次手术打击，所以不应把这种计划性再剖腹探查作为常规治疗方法。

随着腹腔镜的广泛应用和普及，对于手术中不能准确判断其活性的肠管可先还纳入腹腔，24~48h内再行腹腔镜探查有无进展性肠坏死，这是一种创伤小而可靠的治疗措施。术后应继续输注血管扩张药物。

八、预后

由于NOMI是在严重原发病基础上发生，诊断难以确定，治疗不及时，术中判断肠缺血损伤程度和范围有困难，术后肠缺血损伤可继续发展，病情难以控制，预后不佳。

总之，NOMI是一种容易被误诊，而且比较凶险、死亡率极高的复杂疾病，外科医师对该病应有充分的认识，并引起足够的重视。其病因复杂，临床表现缺乏特异性，血管造影可以早期诊断，同时选择性导管内注入血管扩张剂又可以作为早期治疗的有效手段。对于有明显肠坏死、腹膜炎的患者，则需及时剖腹探查，做出相应的处理。

（赵　辉）

参 考 文 献

［1］ OTTINGER L W, AUSTEN W G. A study of 136 patients with mesenteric infarction [J]. Surg Gynecol Obstet, 1967, 124 (2): 251.

［2］ MITSUYOSHI A, OBAMA K, SHINKURA N, et al. Survival in nonocclusive mesenteric ischemia early diagnosis by multidetector row computed tomography and early treatment with continuous intravenous high-dose prostaglandin E1 [J]. Ann Surg, 2007, 246 (2): 229-235.

［3］ BASSIOUNY H S. Nonocclusive mesenteric ischemia [J]. Surg Clin North Am, 1997, 77: 319-325.

［4］ ENDE N. Infarction of the bowel in cardiac failure [J]. N Eng J Med, 1958, 258: 879-881.

［5］ CHANG J B, STEIN T A. Mesenteric ischemia: acute and chronic [J]. Ann Vasc Surg. 2003, 17 (3): 323-328.

［6］ TROMPETER M. Non-occlusive mesenteric ischemia: etiology, diagnosis, and interventional therapy. Eur Radiol, 2002, 12 (5): 1179-1187.

［7］ YU C C, HSU H J, WU I W, et al. Factors associated with mortality from non-occlusive mesenteric ischemia in dialysis patients [J]. Ren Fail, 2009, 31 (9): 802-806.

［8］ BAILEY R W, BULKLEY G B, HAMILTON S R, et al. Protection of the small intestine from nonocclusive mesenteric ischemic injury due to cardiogenic shock [J]. Am J Surg, 1987, 153: 108-116.

［9］ LANDRENEAU R J, FRY W J. The right colon as a target organ of nonocclusive mesenteric ischemia [J]. Arch Surg, 1990, 125: 591-593.

［10］ SCHELLHAMMER F, KRÖMEKE O, POLL L, et al. Nonocclusive ischemia of the right colon [J]. Radiology, 2007, 47 (8): 721-724.

［11］ GRAEBER G M, CAFFERTY P J, REARDON M J, et al. Changes in serum total creatine phosphstc (cpk) and its isoenzymes caused by experimental legation of the superior mesenteric artery [J]. Ann Surg, 1981, 193: 499.

［12］ GRAEBER G M, CAFFERTY P J, REARDON M J. Elevations of serum creatine phosphate in experimental mesenteric infarction [J]. Surg Forum, 1980, 31: 140.

［13］ WIESNER W, KHURANA B, JI H. CT of acute bowel ischemia [J]. Radiology, 2003, 226: 635-650.

［14］ BARRETT T, UPPONI S, BENAGLIA T, et al. Multidetector CT findings in patients with mesenteric ischaemia following cardiopulmonary bypass surgery [J]. Br J Radiol, 2013, 86 (1030): 232-238.

［15］ 杨艳丽, 李铭, 任庆国, 等. 急性肠系膜缺血的诊断和治疗进展 [J]. 中华消化杂志, 2012, 32 (12): 876-887.

［16］ WOODHAMS R, NISHIMAKI H, FUJII K, et al. Usefulness of multidetector-row CT (MDCT) for the diagnosis of non-occlusive mesenteric ischemia (NOMI): assessment of morphology and diameter of the superior mesenteric artery (SMA) on multi-planar reconstructed (MPR) images [J]. Eur J Radiol, 2010, 76 (1): 96-102.

［17］ SIEGELMANN S S, SPRAYREGEN S, BOLEY S J. Angiographic diagnosis of mesenteric arterial vasoconstriction [J]. Radiology, 1974, 112: 533-542.

［18］ 许颖, 李俊霞, 王化虹, 等. 急性非闭塞性肠系膜缺血一例报道并文献复习 [J]. 中国全科医学, 2013, 16 (24): 2908-2910.

［19］ 傅积薪, 李世宽, 王东飞, 等. 非闭塞性肠系膜缺血致肠坏死的临床分析 (附11例报道) [J]. 现代生物医学进展, 2014, 14 (11): 2110-2114.

［20］ BOLEY S J, KALEYA R N, BRANDT L J. Mesenteric venous thrombosis [J]. Surg Clin North Am, 1992, 72: 183-199.

［21］ SIEGELMAN S S, SPRAYREGEN S, BOLEY S J. Angiographic diagnosis of mesenteric arterial vasoconstriction [J]. Radiol, 1974, 112: 533-541.

［22］ TROMPETER M, BRAZDA T, REMY C T, et al. Non-occlusive mesenteric ischemia: etiology, diagnosis, and interventional therapy [J]. Eur Radiol, 2002, 12 (5): 1179-1187.

［23］ AAKHUS T, BRABAND G. Angiography in acute superior mesenteric arterial insufficiency [J]. Acta Radiol Diagn, 1967, 6: 1-12.

［24］ BOLEY S J, SPRAYREGEN S, SIEGELMANN S S, et al. Initial results from an aggresive roentgenological and surgical approach to acute mesenteric ischemia [J]. Surgery, 1977, 82: 848-858.

［25］ YANAR H, TAVILOGLU K, ERTEKIN C, et al. Planned second-look laparoscopy in the management of acute mesenteric ischemia [J]. World J Gastroenterol, 2007, 13 (24): 3350-3353.

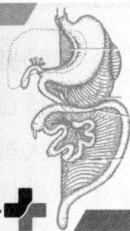

慢性肠系膜缺血（chronic mesenteric ischemia，CMI）是指在肠系膜血管粥样硬化或其他血管病变基础上，出现慢性间断性或持续性肠道灌注不足，肠系膜血液流动不能满足内脏器官代谢需求，而引发的肠道缺血性病变，导致临床上出现反复发作的餐后腹部绞痛，并伴有体重明显减轻、腹泻和营养不良等表现的综合征，又称"腹绞痛"（abdominal angina）或"肠绞痛"（intestinal angina）。胃肠道系统的各级别血管中具有丰富的侧支循环，因此CMI是一种罕见的情况，1918年首次被Goodman描述为"腹部绞痛"。由于CMI发病是渐进的，经常在其过程的后期被诊断出来。

CMI一般发生在年龄60岁以上的患者，女性发病率是男性的3倍多。据统计，美国住院患者中CMI患病率低于十万分之一，在胃肠道疾病患者中患病率低于2%，约占肠系膜缺血性疾病的5%。慢性肠系膜缺血可由单支或多支血管狭窄引起。传统观点认为需要二支或二支以上的主干供血血管狭窄或闭塞才会出现CMI症状，但也有观点认为一支主干血管出现重度狭窄或闭塞也会出现CMI的症状。Barret等研究发现，CMI患者多支血管受累占70.4%，有29.6%的患者出现CMI症状时只伴有一支内脏血管狭窄。Wilson等在一项对553名65岁以上患者的随机前瞻性研究中发现，97名（18%）患者腹腔干或肠系膜上动脉狭窄，然而，狭窄与任何疼痛、体重减轻、缺血性并发症、全因死亡，甚至心血管疾病都没有关联。很有可能，这些患者会顺利度过余生而没有诊断内脏动脉狭窄。

在我国，近年来随着动脉粥样硬化症的增多，由动脉硬化闭塞引起的慢性肠系膜缺血性疾病明显增加。本病发病隐匿、病程较长。临床表现多样，早期无明显症状，有症状者也与消化道其他疾病雷同，鉴别困难，直到出现典型的三联征，才引起重视。CMI必须及时诊断和治疗，从而改善患者生活质量，防止急性肠系膜缺血的发生，后者常导致严重的并发症及较高病死率。

第一节　病因及发病机制

一、病因

（一）动脉粥样硬化

95%的CMI病例是因弥漫性动脉粥样硬化所致。动脉粥样硬化（atherosclerosis）是动脉内膜非炎症性增生性病变，动脉管壁增厚、变硬、失去弹性和管腔缩小；动脉的附壁血栓和粥样斑块形成致管腔狭窄甚至使之闭塞。动脉粥样硬化病变累及体循环系统的大型肌弹力型动脉（如主动脉）和中型肌弹力型动脉（以冠状动脉和脑动脉罹患最多，肢体各动脉、肾动脉和肠系膜动脉次之，下肢多于上肢）。因此，老年患者，除出现慢性肠系膜缺血症状外，常伴有冠状动脉硬化、脑血管硬化、周围动脉闭塞疾病等表现。

（二）动脉炎性疾病

系统性红斑狼疮、白塞病（Betch's disease，BD）、结节性多动脉炎（polyarteritis nodosa，PAN）、血栓闭塞性脉管炎（Buerge's disease）、大动脉炎（Takayasu's disease）、变应性肉芽肿性脉管炎、Wegner肉芽肿、Cogan综合征（Cogan syndrome，CS）、克隆病等病，亦可累及中小动脉。累及肠系膜血管壁发生炎症或/和纤维素样坏死，导致血管狭窄或闭塞。Cogan综合征是一种累及眼、听觉-前庭系统的综合征，主要表现为基质性角膜炎、前庭功能障碍、突发听力下降以及系统性血管炎等。

（三）动脉发育异常

如血管壁纤维肌肉发育不良、先天性动脉狭窄、先天性肠系膜动脉缺陷、肠系膜上动脉平滑肌增生症、肠系膜动脉自发性内膜增生等。

（四）动脉外在压迫

如腹腔恶性肿瘤压迫，肠腔内压增高如肿瘤性梗阻、顽固性便秘，正中弓韧带综合征（median arcuate ligament syndrome，MALS）等。后者是指正中弓韧带或膈肌脚以及神经组织等压迫腹腔动脉导致的一系列临床综合征，是引起孤立性腹腔动脉狭窄的最常见的原因。

（五）慢性非闭塞性肠系膜缺血

其特征是具有CMI的症状，但缺乏血管狭窄的证据，在CMI病人中占13%～16%。与心脏前向衰竭、肺动脉高压、严重慢性阻塞性肺病、肠系膜动脉血管痉挛、低血流量状态（如慢性肾脏病透析治疗患者）和严重贫血有关。

（六）其他

腹部外伤、腹部放射病等，可以破坏肠系膜上、下动脉侧支循环或与腹腔动脉沟通支，随之，易于发生肠系膜缺血。腹部放射治疗还可发生放射性动脉炎。

血液呈高凝状态，是导致腹腔血管血流缓慢，血栓易于形成的高危因素；如抗磷脂抗体综合征（antiphospholipid syndrome，APS）就是一种常见的获得性易栓症，所有血管均可发生血栓。肠系膜上静脉血栓较上动脉血栓多见。当肠系膜上动脉血栓形成过程缓慢时，则可出现CMI症状。

胸腹主动脉动脉瘤（thoracoabdominal aortic aneurysm，TAA）常累及腹腔动脉、肠系膜上动脉及双肾动脉。当主动脉及其分支阻塞，或所累及内脏动脉分支也阻塞，可出现腹腔动脉综合征和肠系膜上动脉供血不足症状，肾动脉狭窄致肾性高血压；如并发肠系膜上动脉夹层，则可使真腔缩小，狭窄，导致CMI。

CMI通常是以上多因素协同作用的结果，腹腔动脉和肠系膜上动脉多同时受累。

（七）高危因素

吸烟、糖尿病、高血压、高胆固醇血症、冠心病、脑血管病、慢性肾功能不全等是CMI的高危因素。

二、发病机制

肠道血供的绝大部分来自腹主动脉腹侧的3个主要分支，即腹腔动脉（celiac artery）、肠系膜上动脉（superior mesenteric artery）和肠系膜下动脉（inferior mesenteric artery）。腹腔动脉起于腹主动脉的前壁，长约2～3cm，发出胃左动脉、肝总动脉和脾动脉等三支。肠系膜上动脉呈扇形展开，沿途分支有：胰十二指肠下动脉，空肠动脉，回肠动脉，回结肠动脉，右结肠动脉，中结肠动脉。空肠动脉与回肠动脉行于肠系膜内，有13～18支，反复分支，形成3～5级动脉弓，动脉弓间互相吻合连通，在各弓之间还有侧支沟通，从最后一级动脉弓发出细小动脉经肠系膜缘进入肠壁，形成肠壁血管网。在三主支中，肠系膜上动脉的管腔最大，肠系膜下动脉为三主支中最小者，肠系膜下动脉经左输尿管内侧入于乙状结肠系膜，末端下降移行为直肠上动脉，沿途发出降结肠动脉、乙状结肠动脉，并有分支经Riolan动脉弧（由横结肠系膜形成）及Drummond边缘动脉与肠系膜上动脉连接，这是肠系膜上、下动脉之间主要侧支循环。此外，另有分支与髂内动脉中、下直肠动脉连接（体循环）（图29-1-1）。腹腔动脉血供应胃、肝、脾、胰、十二指肠等脏器，并经胰十二指肠动脉与肠系膜上动脉连通，此主支分支众多，供血丰富，各支如网络样吻合沟通，故极少发生缺血梗死。

腹腔动脉、肠系膜上动脉和肠系膜下动脉3个内脏动脉之间有丰富的侧支循环。一般肠管对缺血的耐受性较大，当肠系膜上动脉的腔径减少80%或供血量减少75%时，12h内肠壁可无外观改变。因此，至少有两根内脏血管狭窄或闭塞程度大于50%时，侧支循环无法满足肠道生理需要时，才出现临床症状。如果血管阻塞过程缓慢，还可以通过髂、腰、膈动脉侧支循环代偿，部分病例仍然可以不出现明显症状。如果侧支循环尚未充分建立，极少数患者仅单独累及一支血管也可发病。

赵欣等通过MSCTA显示肠系膜动脉间吻合支成像，观察到胰十二指肠前、后动脉弓，上部发自胃十二指肠动脉，下部通常发自胰十二指肠动脉，这是腹腔动脉与肠系膜上动脉交通支。正常生理情况下，两者之间侧支循环可呈半开放状态，在十二指肠前后壁呈网状吻合。当以上两支血管主干发生狭窄、闭塞时，该动脉弓增粗，血管扩张，血

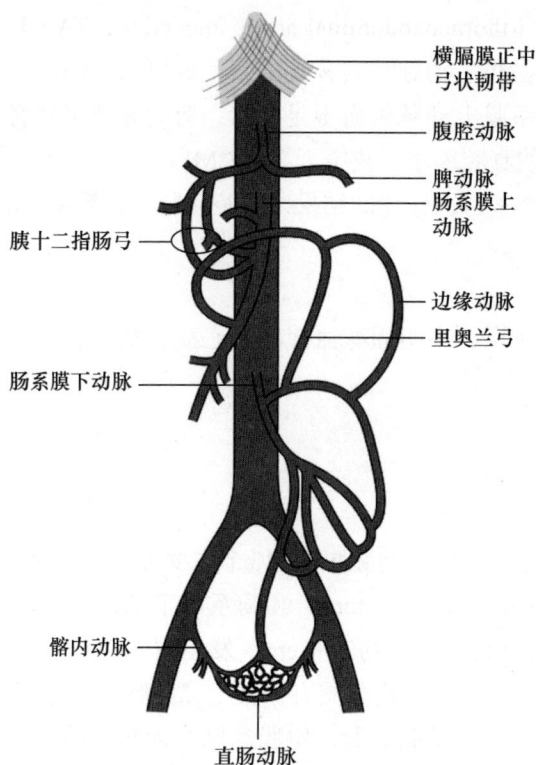

图29-1-1　肠系膜动脉循环的解剖

流既可顺向，亦可逆向，证明侧支循环在慢性肠系膜缺血时的临床意义及发病过程中的重要作用。

第二节　病 理 生 理

一、生理变化

小肠肠壁分为浆膜、肌层、黏膜下层、黏膜等4层。小肠主要有消化、吸收、分泌和运动功能。小肠黏膜有皱襞和小肠绒毛，小肠绒毛上有微绒毛，在小肠绒毛内布满了成网状的微血管和微淋巴管。小肠绒毛壁、微血管壁、微淋巴管壁都仅由一层上皮或内皮细胞构成，极大地增大了小肠与食物的接触面积，便于营养吸收。小肠是消化和吸收的主要场所，小肠绒毛上皮细胞将消化道中的氨基酸、葡萄糖、无机盐等吸收进血液，肠系膜缺血极易损害该部位。结肠除具有传输和贮存食物残渣、排泄粪便及提供微菌群的生长环境等功能外；结肠还有吸收水分和电解质（Na^+、Cl^-），并能调节电解质浓度的功能；同时结肠可分泌碱性黏液，以润滑黏膜。肠系膜缺血、缺氧等因素可以降低结肠对水和钠离子的吸收能力。

为了保证肠道正常功能的顺利完成，就必须有足够的血液供应。消化道血容量占心脏排血量的20%～30%。小肠每单位组织的血流量大约是胃的5倍和结肠的2倍。肠系膜血管舒张在进食后3～5min开始，持续4～6h，具体取决于膳食成分，最大反应发生在30～90min内。在饭后期间，小肠的血流量增加30%～130%，这有利于黏膜和黏膜下层的血液重新分配，以执行其消化吸收功能。90%的CMI累及动脉起始处，表现为该处动脉狭窄、闭塞，导致肠系膜动脉缺血。

动脉氧分压与肠系膜的血流量和肠系膜血管的压力成正比，而与肠系膜血管的阻力成反比。随着肠系膜的血流量减少、氧输送量下降，不能满足内脏器官代谢需要，肠系膜血管对于缺血最早反应是血管舒张，但随着缺血时间逐渐延长，导致肠系膜血管收缩，这种收缩反应持续时间很长，可以维持到肠管血运恢复正常后。一般认为黏膜的血流量占肠道总血流量的70%。由于肠道的黏膜代谢功能最为活跃，因此对低氧就最敏感。肠黏膜血流量减少这一现象，首先引发肠绒毛顶端上皮脱落，如果此部位受损将影响上述营养物质的吸收，则粪便中可检测到可溶性糖等营养物质；进一步的肠黏膜及黏膜下层损伤，可导致肠黏膜通透性增加，肠黏膜屏障功能下降及肠道菌群失调，容易发生细菌易位；若继续存在供血供氧不足，肠道生理功能运行减弱，临床可出现肠功能紊乱、消瘦、营养不良；若病情逐步发展，则肠壁损伤可进一步加重、加深，甚至在慢性肠动脉闭塞的基础上发生急性肠系膜血栓形成和肠梗死。

二、病理所见

（一）肠系膜血管的病理改变

血管方面可表现为腹腔干、肠系膜动脉粥样硬化狭窄或者是血管炎、肌纤维发育不良、放射性损伤和血管畸形。在非选择性尸解病例中，6%～10%CMI病人存在明显的内脏动脉粥样硬化性阻塞，在行腹主动脉造影的人群中，14%～24%存在腹腔干、肠系膜上动脉或两者同时明显狭窄。

（二）肠道重度缺血时的病理改变

1. 肠壁水肿

缺血发生后肠壁有不同程度水肿、瘀血，尤以黏膜层及黏膜下层水肿明显。黏膜下层水肿是X线诊断中"指压征"的病理基础。静脉性阻塞病变水肿更明显，但动脉性或小血管性疾病则水肿不甚明显。

2. 糜烂及溃疡

黏膜对缺血最敏感，首先黏膜上皮脱落，形成糜烂，毛细血管通透性增加，血液成分漏出至肠壁、肠腔，继而发生缺血坏死，形成大小、深浅、形状及数目不一的溃疡，甚至引起肠出血、肠穿孔，出现急腹症。

3. 坏死、出血

由于缺血引起的严重损害，坏死可轻可重，常为凝固性坏死或出血性坏死。可表现为孤立性、局灶性、多灶性、节段性、大片状黏膜层坏死、肌层灶状坏死以及穿透性坏死等，表浅大片坏死可形成伪膜；由静脉阻塞引起的坏死，常有明显瘀血、出血及水肿，而且坏死常不彻底；严重坏死可表现为坏疽。几乎100%病例都有程度不同的出血，特别是静脉性阻塞常无明显坏死，主要为水肿及出血。出血严重者临床上表现为血便，可发生失血性休克。

4. 上皮及间质的修复

肠道可表现为黏膜上皮细胞和间质的修复及反应性增生、肉芽组织形成及纤维化，可引起肠壁增厚或肠腔狭窄。

第三节　临床表现及辅助检查

一、临床表现

本病起病缓慢，病程可长达数月至数年，故早期诊断困难，由于肠系膜血管狭窄部位及程度不等、侧支循环代偿和耐受性不同，其临床表现各异，只有16%～22%的CMI患者会表现为典型的三联征：餐后腹痛、畏食和体重下降、腹部血管杂音。

（一）症状

1. 餐后腹痛

由于在胃消化时相内，肠血流转流向胃而致肠灌注减少，继发组织中氧含量下降，因而不能满足饭后肠分泌、消化、蠕动增强等高代谢状态的需求，导致肠壁平滑肌痉挛而引起腹痛。进餐后腹痛主要表现为反复发作与进食有关的腹痛，腹痛可为持续性钝痛，或痉挛性疼痛，疼痛程度不一，定位不明确，以脐周或左下腹多见（与缺血的肠段有关），偶可向腰背部放射；多发生于餐后15～30min，1～2h达高峰，随后腹痛逐渐减轻，蹲坐位或俯卧位可使部分患者腹痛缓解。进食量越多，疼痛越重，尤以进油腻食物为甚。随病情发展，可转为持续性腹痛，类似于动脉硬化闭塞症的静息痛。重者为缓解疼痛，多呈屈曲抱膝位，甚至彻夜难眠。体力活动可促发腹部疼痛，可能与供应下肢的血流部分来自于内脏循环有关，肠系膜下动脉在直肠通过其吻合支和髂内动脉中、下直肠动脉连接而与体循环相沟通，行走及活动时代谢加快，致使内脏血流减少，随之出现腹痛。此外，还可伴腹泻或脂肪泻、腹胀、恶心呕吐、便秘等肠道功能紊乱、吸收功能障碍等症状。

疼痛的严重程度与食物中所含热卡和脂肪的多寡及血管狭窄的程度相一致。疾病早期或系膜动脉轻度阻塞，少量进食并不引起腹痛；而疾病后期或严重阻塞，即使少量进食也可能引起剧烈和持续性腹痛。非典型症状包括恶心、呕吐和腹泻，可能与缺血性胃病有关，提示预后不佳。腹腔动脉阻塞易引起恶心、呕吐、腹胀等上消化道症状；IMA阻塞常引起腹泻或便秘；而SMA阻塞缺乏上述表现。

2. 畏食和体重减轻

随着血管狭窄的进展，进食引起腹痛，因而患者开始惧怕进食（恐食症），常仅少量进餐或拒绝进餐。因为长期进食量减少，加上缺血导致肠道黏膜损害，营养吸收下降，患者逐渐出现体重锐减（多数体重下降10千克以上）、明显消瘦、营养不良甚至恶液质表现，常被疑有腹部恶性肿瘤。此外，内脏缺血导致吸收不良也是消瘦的原因。消瘦的程度与腹痛的严重程度和持续时间相平行。

3. 并发症表现

缺血严重时可出现肠壁坏死、出血，严重者临床上表现为血便，可发生失血性休克，甚或肠穿孔、肠梗死等并发症。

（二）体征

患者体态消瘦，可见贫血外貌。腹部外观呈舟状，触诊有轻压痛，位于左下腹部、脐周，或呈弥漫性，无肌卫及反跳痛。半数患者腹部可闻及血管杂音，呼气时明显，对怀疑本病者常规腹部听诊，有利于早期诊断。部分患者伴脉搏减弱、颈动脉杂音等周围血管病体征。

二、辅助检查

（一）实验室检查

1. 血常规、血清学检查

血常规显示贫血、白细胞增多症，或者营养不良导致的慢性白细胞减少或淋巴细胞减少。血清学检查可发现电解质异常和慢性营养不良继发的低蛋白血症。实验室检查还应包括凝血酶原时间/国际标准化比率、活化部分凝血活酶时间。鉴于CMI是由进食诱发的一过性的缺血状态，空腹检测指标如白细胞计数、D-二聚体、CRP、乳酸对于诊断CMI没有帮助。

2. 吸收不良实验室检查

D木糖试验、维生素A耐量试验及^{131}I三油酸甘油酯吸收试验异常和血清维生素B_{12}及β-胡萝卜素水平下降，但无特异性。疑有脂肪泻的病人，粪便苏丹Ⅲ染色显示脂肪球。24h粪便脂肪定量，当粪便中脂肪量一天大于7g时，有诊断意义。

3. 脂肪酸结合蛋白检测

肠脂肪酸结合蛋白（intestinal fatty acid binding protein，I-FABP）属于细胞质脂肪酸结合蛋白家族成员，广泛分布于哺乳动物的心肌、小肠、肝、脂肪、脑和表皮等组织细胞中，不同的组织有不同的类型。I-FABP是首次从肠道中分离出的，它占肠道蛋白的2%。I-FABP对于缺血性肠病的诊断具备良好的敏感性，在缺血性肠病早期，即肠黏膜炎症时I-FABP即可升高，而且能够评估肠黏膜细胞损害程度，对于疾病进展和预后有一定价值。

（二）功能检查

1. 可见光光谱检查

可见光光谱（visible light spectroscopy，VLS）是一种相对较新的技术，在内镜检查时可以无创测量上消化道黏膜的血氧饱和度。这项技术使用光纤导管通过内镜的附属通道与VLS血氧定量计相连，因此光纤探头传输的白光直接测量黏膜内血红蛋白饱和度，这种饱和度反映了黏膜灌注的充分性，取决于氧合和脱氧血红蛋白吸收光谱的明显差异，因此，理论上，缺血性肠病中应该更低。VLS诊断CMI的敏感性及特异性分别为90%及60%。LS在临床上可重复测量，具有相当好的观察者内和观察者间可靠性。

2. 压力测定法

压力测定法（tonometry）是另外一种功能检查方法，通过附在二氧化碳描记器上的鼻胃和鼻空肠导管测量腔内二氧化碳的分压，肠系膜缺血期间腔内CO_2分压升高。CO_2的增加源于无氧代谢中局部乳酸的升高。压力测定包括运动测压法及24小时测压法，前者是在蹬自行车期间进行测试，灵敏度、特异性分别为78%、92%，后者是使用试餐作为激发，灵敏度、特异性分别为76%、94%，对于诊断CMI都具有良好的准确性。对于有典型症状和多支血管病变的CMI患者不需要进行功能测试，然而，对于单支血管病变患者，功能测试还是很有必要的。

有研究显示：49例疑诊CMI患者中，24小时测压异常者与24小时测压正常者比较，餐后1h、2h、4h的I-FABP水平明显升高，提示胃肠道测压检测到的一过性餐后黏膜缺血与提示上皮损害的I-FABP水平升高是相关的。

（三）影像学检查

1. X线检查

（1）腹部平片：早期无异常所见，但可排除胃肠道穿孔、胆囊结石、泌尿系统结石及梗阻。血管钙化可能提示动脉粥样硬化性疾病，这可能是诊断的线索，但检查正常不排除CMI。

（2）X线钡餐检查：有些病例可见小肠蠕动异常，肠袢扩张并因肠系膜增厚而彼此分离明显；有的可见肠狭窄；部分病例表现为炎性病变、单个或多个溃疡，提示急性肠系膜上动脉阻塞后，侧支循环充分，肠未坏死。

2. 经腹多普勒超声检查

经腹多普勒超声（transabdominal doppler ultrasound，T-DUS）检查肠系膜动脉狭窄的程度可以通过超声测定血流速度来确定，狭窄愈严重，则血流速度愈快。空腹时肠系

膜上动脉收缩期峰值速度≥275cm/s，腹腔动脉收缩期峰值速度≥200cm/s，是血管狭窄
≥70%可靠指标。也有作者采用其他的诊断标准，包括收缩期峰值速度>200cm/s及舒张
末期速度>55cm/s来诊断明显腹腔干狭窄（>50%）；收缩期峰值速度>300cm/s及舒张
末期速度>45cm/s来诊断明显肠系膜上动脉狭窄。

3. 消化道内镜

胃肠镜检查在怀疑患有慢性肠系膜缺血患者的检查中是必不可少的，主要用于排除
诊断。慢性肠系膜缺血患者胃镜检查可发现胃黏膜水肿（35%）、红斑（42%）、十二指
肠黏膜萎缩、胃和十二指肠溃疡（非幽门螺杆菌或非甾体抗炎药引起的）。一项前瞻性研
究，比较了56例慢性肠系膜缺血患者和26例无肠系膜缺血的患者内镜组织活检，没能发
现有鉴别诊断意义的组织学变化，推断活检在慢性肠系膜缺血的确定诊断方面没有价值。
正常的胃肠道内镜检查结果不能排除慢性肠系膜缺血。

4. 超声内镜

随着超声内镜（endoscopic ultrasonography，EUS）技术的快速发展，EUS利用其超
声和内镜结合的优势，既能深入观察消化道内腔，又能利用超声在腔内进行近距离检查，
从而对消化道表面黏膜及消化道附近血管都能有针对性的检查，同时相比经腹多普勒超
声（T-DUS），排除了呼吸肌运动、腹腔气体、剖腹手术史、肥胖等因素的影响，更加有
效提高准确率。EUS对于慢性肠系膜上动脉缺血的首诊正确率为92.6%，明显高于T-DUS
（44.4%，$P<0.05$）。

5. CT检查

CT血管造影（computed tomography angiography，CTA）：计算机断层扫描血管造影
的敏感性为96%，特异性为94%，不仅能准确反映动脉病变部位、范围、严重程度，还
能显示肠系膜上动脉与肠系膜下动脉之间粗大侧支循环——Riolan动脉以及腹腔动脉与
肠系膜上动脉开放的交通支，还可以诊断潜在的并发症，如严重或急性肠梗塞，以及提
供鉴别诊断，特别是与慢性胰腺炎和腹膜后肿瘤相鉴别的依据。因此美国放射学学院目
前建议将计算机断层扫描血管造影作为CMI的一线探查方法，鉴于CTA的诊断价值，已
在很大程度上取代了动脉导管造影作为诊断的"金标准"。

6. 磁共振血管成像

磁共振血管成像（magnetic resonance angiography，MRA）能清楚显示肠系膜血管走
行及是否狭窄、闭塞，并且根据三维血管重建成像，显示狭窄部位、长度等，可以为下
一步治疗提供选择。MRI在新旧血栓、肠缺血性质的判断上有独特的地位。MRI/MRA的
优点之一是可以非侵入性评估肠系膜血管狭窄，另一优点是没有放射性；其缺点是可能
无法准确评估肠系膜下动脉。

7. 数字减影血管造影

数字减影血管造影（digital subtraction angiography，DSA），对疑有本病者行主动脉
造影，选择性腹腔动脉、肠系膜上动脉及肠系膜下动脉造影术，能明确血管狭窄、闭塞
的性质、部位、轻重程度和范围以及侧支循环建立的血流动力学改变情况等。在主动脉

根部1~2cm内常见动脉粥样硬化病变，多见2~3支肠系膜动脉管腔不规则狭窄或闭塞，狭窄程度超过50%，有向腹主动脉的血液反流现象，同时伴粗大蜿蜒迂曲的侧支供血动脉。血管造影有时还可显示腹主动脉迂曲、管腔不规则改变。肠系膜血管DSA能直接显示内脏血管，还可同时行动脉内置管溶栓术、扩血管药输注以及血管腔内介入治疗术。动脉造影曾是诊断肠系膜动脉狭窄或闭塞的"金标准"。然而，由于其他侵入性较小的成像方式的发展（如CTA）以及基于导管手术相关的并发症（如血管穿孔、出血、外周栓塞等），动脉造影作为诊断手段已经显著减少。然而，当其他侵入性较小的成像方式不能确定诊断（例如广泛的血管钙化、先前的支架、其他金属伪影）时，或者计划行经皮介入治疗时，动脉造影还是很有意义的。

第四节　诊断及鉴别诊断

一、诊断

根据发病年龄、性别特点，结合病史及现在并存病，具有发病高危因素，满足下列3条中的2条并且排除餐后腹痛的其他潜在原因，即可疑诊CMI：①餐后腹痛；②不能解释的体重下降（大于5%）；③影像学证实一支以上的供血动脉有明显的狭窄。

单支内脏血管狭窄最常见于腹腔动脉，大多由动脉粥样硬化或外部隔膜压迫所致，由于存在丰富的侧支循环，单支血管狭窄很少引起症状。单支血管狭窄诊断CMI时必须满足下列条件：①超声或血管造影证实血管狭窄>70%；②临床病史符合CMI；③功能测试显示内脏缺血。

在多支血管狭窄时，临床表现可以类似消化不良、腹胀满、胃轻瘫、无法解释的腹泻等。也有血管造影显示二支或三支动脉阻塞的患者可无任何症状，因此仅根据动脉造影不能诊断CMI。

2020年美国血管外科协会（SVS）的CMI诊治指南对于CMI的诊断推荐意见认为，具有相应的临床表现，CA及SMA同时存在70%以上的狭窄，或者CA或SMA单支血管存在70%以上的狭窄，可诊断为CMI。

有相应的症状和阳性的功能检查结果，但是缺乏肠系膜动脉狭窄的证据，需要考虑慢性NOMI的诊断。

二、鉴别诊断

（一）胃肠道肿瘤

慢性肠系膜缺血患者经常表现为餐后腹痛、体重减轻，首先需要与胃肠道肿瘤相鉴别，需行胃肠镜、腹部CT或者超声检查明确诊断。

（二）慢性胆囊炎

多有急性胆囊炎、胆绞痛病史，可于饱食或进油腻食物后发作；疼痛多位于右上腹，可向右肩背部放射，常伴有恶心，少数有呕吐、发热及黄疸；右上腹有压痛，Murphy征阳性，有时可触及肿大并有触痛的胆囊；B超检查可见胆囊壁增厚或萎缩，胆囊内有结石和沉积物，有时胆囊积液者可见胆囊增大。

（三）胃溃疡

虽然上腹痛在餐后 0.5～1h 出现，经 1～2h 后逐渐缓解，但疼痛发作有周期性，易在秋末至初春季节发病，并且服抗酸剂可缓解疼痛，胃镜检查可确诊。

（四）慢性胰腺炎

有进食后腹痛、体重减轻、消化不良等症状，与本病相似，需鉴别。慢性胰腺炎可有胆道疾病史或急性胰腺炎病史；可有上腹饱胀、食欲不振、脂肪泻、糖尿病等胰腺外、内分泌不足的表现；B型超声、CT、ERCP显示胰管变形、扩张、结石、钙化和囊肿以及胆道系统病变等，有助于鉴别。

（五）胰腺癌

胰腺癌有进食后腹痛、体重减轻、营养不良等症状，与本病相似，需鉴别。胰腺癌腹痛为持续性、进行性加重，夜间尤为明显，身体屈曲可稍缓解；胰头癌病人可有进行性加重的黄疸，晚期病人有时可触及上腹部包块；B超、CT、ERCP可显示癌肿征象，细针穿刺活检病理有助于诊断。

（六）乳糜泻

在所有体重减轻的患者中，乳糜泻应该被考虑并排除。乳糜泻也称麸质过敏性肠病（gluten sensitive enteropathy，GSE）。是一种易感个体由于食入含麸质的谷类所触发的自身免疫性肠病。麸质谷类中的麸质片段和其他谷类中所含的脂溶性蛋白的相似物是导致小肠黏膜损害发展的环境因素。该病和HLA等位基因也有关联；临床表现多样，典型症状为消化道表现，主要有不明原因的慢性或间歇性腹泻、脂肪泻、腹痛、腹胀等；同时患者还多伴因小肠吸收障碍导致的贫血、体重减轻、生长发育迟缓等问题；幼儿可表现为嗜睡、易激惹等精神症状；青少年可表现为矮小、缺铁性贫血、青春期闭经等症状；部分患者可出现疱疹样皮炎、代谢性骨病、牙釉质缺损、肝功能异常、周围神经病、共济失调及癫痫等神经性疾病等异常；典型的小肠损害是吸收绒毛的缺失和隐窝的增生，而患者服用无麸质饮食可康复，抗麦胶蛋白抗体（AGA）、组织型转谷氨酰胺酶抗体（TTG）和肌内膜抗体（EMA）阳性有助于诊断。

第五节 治　疗

一、治疗目标及原则

（一）CMI治疗目标

首先应改善或重建肠道血运，解除腹痛等临床症状；改善营养不良状况；预防突发肠系膜血管堵塞，预防急性肠梗死。

（二）治疗原则

治疗方式的选择应根据患者年龄、心肺功能、供血血管狭窄程度、病变范围、风险承受力、近期及远期疗效等因素。

《美国血管外科协会（SVS）指南》强烈建议血运重建以改善CMI患者的临床症状和整体生活质量。欧洲指南则明确症状性CMI患者，同时合并2支或以上肠系膜血管病变，强烈推荐进行血运重建。两个指南都强烈建议SMA作为血运重建的最主要的靶血管，而CA和IMA作为第二选择，特别是在SMA无法成功开通的情况下，同时在腔内治疗和开放手术血运重建的选择，均建议首选腔内治疗。在SVS指南中，对于治疗指征有多个推荐意见，都提到了需要医生和患者共同决定是否采取血运重建的治疗方案，主要包括：①单支肠系膜血管病变，尤其是单支SMA导致的CMI；②无症状患者合并严重的肠系膜血管动脉硬化性病变；③合并累及SMA的严重动脉硬化性病变，需要行主动脉重建（无论开放手术或腔内治疗），是否需要同时重建SMA。该指南也建议为病变不适合血管内治疗，血管内治疗失败，以及更年轻、更健康的慢性肠系膜缺血患者保留开放式手术行血运重建，在这些患者中，长期的益处可以抵消围手术期风险的增加。

二、治疗原发病

积极采取措施降压、降脂、降糖。有效地治疗系统性红斑狼疮、白塞病、结节性多动脉炎等原发病。手术治疗正中弓韧带综合征等。

三、内科治疗

CMI的治疗主要是外科手术。药物治疗作为唯一治疗方法只是针对手术风险大于潜在获益的患者。

（1）积极纠正贫血、低蛋白血症，补充多种维生素及微量元素，增强免疫力，为肠系膜血管重建术做好准备。

（2）严格戒烟，少食多餐，休息、避免餐后活动，服用血管扩张药物等。虽然禁食、戒烟、使用血管扩张药，并不能缓解疾病进展。

（3）动脉粥样硬化的二级预防。动脉粥样硬化是一种系统性疾病，二级预防可以降低所有心血管事件的风险，因此在治疗动脉粥样硬化性慢性肠系膜缺血患者时，二级预防非常重要。专家小组建议动脉粥样硬化性慢性肠系膜缺血的诊断一旦确立，即应开始二级预防，使低密度脂胆固醇（LDL-C）、舒张压和收缩压治疗达到目标水平。血管重建术后，建议抗血小板治疗（阿司匹林肠溶片100mg/d，氯吡格雷75mg/d）至少维持3个月至6个月。接受血管腔内治疗的患者，建议长期抗血小板治疗。对于存在房颤、肠系膜静脉血栓形成病史、患有易栓症的血栓高危患者，则建议长期接受抗凝治疗。

（4）肝素和华法林可预防急性血栓/栓塞事件，动脉内输注罂粟碱作为术前血管扩张剂，可以降低动脉痉挛的风险，硝酸盐治疗可以短期缓解症状。

（5）营养支持：最近的指南认为，对于慢性肠系膜缺血的患者，由于存在临床恶化、肠梗死和导管相关并发症的风险，不建议血运重建前的患者进行全肠外营养。推荐等级：1级（强），证据质量：B级（中等）。在没有慢性肠系膜缺血的患者，术前营养支持可改善预后［术后并发症比值比（OR）0.64（95%CI 0.53～0.84）］。但是经口、经管饲营养支持治疗或胃肠外营养，可能对慢性肠系膜缺血患者不利。压力测定法研究证实，经口营养支持可导致或加重慢性肠系膜缺血患者胃及空肠的缺血。

四、外科开放手术治疗

开放手术一直是CMI的标准治疗手段。传统开放手术治疗方式包括：①肠系膜动脉内膜剥脱术：包括经肠系膜上动脉内膜切除术和经主动脉切开肠系膜上动脉内膜剥脱术等，主要适用于肠系膜动脉起始端闭塞病变。该方式需要术中充分游离目标动脉，暴露内膜剥脱范围的远端，故对术者解剖能力要求高。②肠系膜动脉旁路术：适用于肠系膜动脉起始端外1～2cm处的闭塞性病变。该方式是利用自体静脉或者人工血管，进行顺行性旁路手术（移植物起自腹腔干上方腹主动脉）或者逆行性旁路手术（移植物起自肾动脉以下主动脉或者髂动脉）

手术适应证：①慢性肠系膜动脉闭塞性疾病，内科保守治疗无效。②任何形式的肠系膜动脉缺血性疾病出现剧烈腹痛、腹部压痛、腹肌紧张、腹腔抽出血性液体者均应急诊手术。一旦怀疑或确诊即应早期手术治疗，下列因素可作为早期诊断的参考因素：突然剧烈的持续性腹痛，并伴有不同程度的休克；有栓子来源的证据，例如左心心脏病、二尖瓣或主动脉瓣的关闭不全、心肌梗死、动脉瘤、血栓形成或心脏手术病史；腹痛的程度和循环状态与腹部体征不一致，周围循环白细胞计数与腹部体征不符，常常超过20×10^9/L；恶心、呕吐而后伴有便血，肠道刺激症状和腹膜刺激征。若有腹膜刺激征同时伴有难以纠正的代谢性酸中毒和低血容量性休克，说明肠管已经坏死，此时不应为诊断而诊断，应急诊进行手术治疗。③具有典型的症状及动脉造影确定肠系膜上动脉或腹腔干显著狭窄或闭塞者。④主动脉造影明确肾动脉和肠系膜上动脉狭窄病变同时存在，而施行肾动脉重建时，为预防肠梗死的发生，可考虑预防性主动脉肠系膜上动脉旁路术。

传统开放手术治疗的相对禁忌证包括：①年龄超过80岁，伴严重肺功能障碍、心功能不全、肾功能不全等疾病；②预期寿命小于5年；③营养状态较差。

手术并发症：①淋巴漏和胰漏：SMA取栓及动脉内膜剥脱术虽然是保留原有动脉解剖结构的治疗方法，但存在着明显的缺点，如对小肠系膜根部、胰腺骚扰较大，容易导致淋巴漏、胰漏，且不能处理SMA开口处的闭塞病变等，所以该方法比较适合应用于处理病变位置与SMA开口有一定距离，特别是病变段较长的病例。对于血管条件较差、钙化严重、血管直径较细者不适宜。②肾功能衰竭：经主动脉的内脏动脉内膜剥脱术可处理动脉开口处病变，并可处理多个内脏动脉病变，但需胸腹联合切开，且需阻断腹主动脉，易造成内脏缺血尤其是肾功能衰竭。

五、经皮血管腔内治疗

血管腔内治疗的最大优势是其微创性，局部麻醉下即可施行。处理动脉狭窄具有较高的成功率，可作为慢性肠系膜缺血的一线治疗手段。血管内介入治疗的方法有：①球囊扩张术；②经皮腔内血管成形术（percutaneous transluminal angioplasty，PTA）；③经皮支架置入手术（percutaneous stent placement）。

介入治疗的适应证：①主要为肠系膜上动脉主干重度狭窄或闭塞，伴有肠道缺血症状，且肠系膜上动脉病变远端存在通畅的流出道；②外科治疗风险高、有外科治疗禁忌证或作为外科手术的过渡性治疗；③外科治疗后再狭窄；④3支血管病变、外科治疗难度大；⑤对无症状的CA、SMA狭窄患者是否需要治疗，目前存在争议，一般认为，对无症状的CA狭窄多无须处理，而对无症状的SMA狭窄，手术再通治疗仅限于直径狭窄率超过70%的重度狭窄患者，因为SMA狭窄是急性血栓形成的基础，最终有15%～20%患者血栓形成；⑥正中弓韧带综合征为腹腔动脉及其相邻的神经结构受膈肌中脚压迫所致，其临床症状类似于CMI。因属于外压性病变，多数学者对MALS的介入治疗持否定态度。但外科治疗风险大（如合并冠心病）或有外科治疗禁忌证者、外科治疗后CA再狭窄及合并SMA阻塞者，可能从介入治疗中受益。

介入治疗禁忌证：①存在肠管坏死或腹腔炎症；②肠系膜动脉主干狭窄合并多发末梢分支病变；③肠系膜动脉狭窄，病变同时累及多支空、回肠动脉开口；④大动脉炎引起的肠系膜动脉狭窄，动脉炎处于活动期；⑤存在其他不适宜做血管造影和介入治疗的情况。

血管腔内治疗相对禁忌证包括：①血管解剖条件差：血管弯曲度大，导丝难以到达病灶；病灶长度超过3cm或者肠系膜动脉内径小；存在严重钙化斑块。②正中弓状韧带综合征致肠系膜缺血。③一般情况较好，预期寿命较长的患者，建议开放手术治疗。

血管腔内治疗是非常有效且微创的治疗方法，可有效缓解大部分病人（约95%）的初始症状，与开放手术比较严重并发症的发生率低，其不足之处是远期效果不理想，症状复发快，再狭窄发生率可达40%，其中20%～50%的患者需要再次手术治疗。Lima等对4150例大样本慢性肠系膜缺血病例的回顾性研究发现，3206例（77.2%）行血管腔内治疗，944（22.8%）例行外科手术治疗。行血管腔内治疗者与手术者比较，住院时间较短，花费较少，并发症少。目前的临床研究和指南推荐均更倾向于覆膜支架，而非裸支架，在选用覆膜支架时，一定要首先评估长度，避免覆盖主要分支。

血管腔内治疗并发症：①再灌注综合征（reperfusion syndrome，RS）：值得注意的是，在技术上即使血管重建很成功，也会发生严重的并发症。尽管血流恢复对改善患者预后至关重要，但自相矛盾的是，再灌注可能导致有害影响，甚至可能导致多器官衰竭和死亡。在再灌注阶段，由于内脏局部缺血，在长时间缺氧后氧被重新灌注到组织时，上皮中的黏膜层会发生大量损伤，导致肠屏障完整性丧失，伴随着管腔内病原体和内毒素显著向循环转移，可能导致随后的严重炎症不能得到缓解，患者腹部不适甚至会加重。通常情况下，再灌注综合征在几天内是可以自限的，不需要额外的措施。然而，在严重的情况下，它也可能导致胰腺炎、肝衰竭，甚至伴有相当高死亡率的多器官功能衰竭。因此，识别再灌注综合征至关重要；必须排除再次缺血，了解再灌注过程和充分治疗（全身性）并发症也至关重要。肠系膜充血可提示再灌注综合征，表现为门静脉增强（动脉期扫描），伴有腹水、胰腺血管扩张，甚至胰腺炎。Claire等报道一例CMI患者技术上成功行血管内血运重建后发生再灌注综合征，在手术过程中，患者感到腹部疼痛和恶心。然而，血管造影显示，SMA和腹腔干未闭，靶血管远端没有栓塞、夹层或血栓形成。即使在初次手术后超过50h，症状仍没有减轻。再次重复CTA，显示内脏动脉未闭。然而，肝脏和脾脏出现令人印象深刻的高灌注状态且伴有腹水，此后的几天症状逐渐自行消失，因此认为该患者术后出现的症状是由内脏再灌注引起的。②靶血管远端栓塞、夹层和/或闭塞：可导致靶器官坏死。

六、复合手术治疗

即动脉内膜剥脱、取栓术联合腔内治疗。复合手术成为复杂CMI病例的一种综合治疗选择，其基本范畴包括开放手术治疗和腔内治疗两部分。复合手术治疗的总原则应该是尽量减小创伤、缩短手术时间、避免内脏缺血、提高闭塞动脉开通率。复合手术中行内膜剥脱可远离胰腺和肠系膜根部，剥除部分内膜后逆行置入导丝行腔内治疗解决近端病变，适合于开口处闭塞导丝无法顺行进入者、长段闭塞者、病变质地较硬导丝无法通过者。复合手术避开了需要解剖腹腔干以上腹主动脉、SMA根部的损伤问题及腔内治疗导丝无法进入SMA或无法通过闭塞段的问题，同时由于剥除了部分内膜，远期再狭窄、再闭塞的问题得到了一定程度的缓解。在老龄化日益严重，患者年龄偏大、体质较差的情况下，如果腔内治疗无法成功，复合手术无疑具有很大优势。

七、随访

因复发率很高，行血运重建的慢性肠系膜缺血患者应接受关于症状复发的教育和咨询，特别是考虑到支架内再狭窄引起的症状复发的规律性和支架闭塞的潜在严重后果，肠系膜动脉血运重建后的第一年临床随访很重要，主动随访的好处是能够预防急性肠系膜梗死的发生。指南建议，慢性肠系膜缺血患者血运重建后定期超声检查肠系膜血管，以确定狭窄的复发。监测计划包括：手术后一个月内，前两年一年两次，然后每年一次。如果超声检测到的任何再狭窄与慢性肠系膜缺血症状一致时，建议患者进行CTA或基于导管的动脉造影来证实。对患有严重肠系膜动脉闭塞性疾病的无症状患者亦需要密切随访，包括每年度的肠系膜血管超声评估。

（高培良　高炳霞　漆德芳）

参 考 文 献

［1］　HOHENWALTER E J. Chronic mesenteric ischemia: diagnosis and treatment [J]. Semin Intervent Radiol, 2009, 26 (4): 345-351.

［2］　MITCHELL E L, MONETA G L. Mesenteric duplex scanning [J]. Perspect Vasc Surg Endovasc Ther, 2006, 18 (2): 175-183.

［3］　BARRET M, MARTINEAU C, RAHMI G, et al. Chronic mesenteric ischemia: a rare cause of chronic abdominal pain [J]. The Am J Med, 2015, 128 (12): 1363. e1-1363. e8.

［4］　CLIFTON W L, KNEITZ A, COHN W E, et al. Weight loss caused by visceral artery disease [J]. Tex Heart Inst J, 2013, 40 (3): 320-2.

［5］　VAN DIJK L J, VAN NOORD D, DE VRIES A C, et al. Clinical management of chronic mesenteric ischemia [J]. United European Gastroenterol J, 2019, 7 (2): 179-188.

［6］　TERLOUW L G, MOELKER A, ABRAHAMSEN J, et al. European guidelines on chronic mesenteric ischaemia [J]. United European Gastroenterol J, 2020, 8 (4): 371-395.

［7］　赵欣, 戎祯祥, 刘东旭, 等. MSCTA在肠系膜动脉间吻合支成像上的应用价值 [J]. 影像诊断与介入放射学, 2013, 22 (4): 273-277.

［8］　CLAIR D G, BEACH J M. Mesenteric ischemia [J]. N Engl J Med, 2016, 374 (10): 959-968.

［9］　HUBER T S, BJÖRCK M, CHANDRA A, et al. Chronic mesenteric ischemia: clinical practice guidelines from The Society for Vascular Surgery [J]. J Vasc Surg, 2021, 73 (1S): 87S-115S.

［10］　廖松林. 缺血性肠病的病理学 [J]. 诊断病理学杂志, 1996, 3 (3): 160-163.

［11］ 张靖博, 刘振生, 李澄. 慢性肠系膜缺血的影像学诊断及介入治疗 [J]. 放射学实践, 2008, 23 (9): 1052-1054.

［12］ 王成交, 张浩. 慢性肠系膜缺血综合征的诊断与外科治疗四例 [J]. 中华普通外科杂志, 2006, 21 (9): 686.

［13］ 刘玉婷, 齐健. 缺血性肠病的诊断与鉴别诊断 [J]. 医学新知杂志, 2015, 25 (5): 309-311.

［14］ PILLAI A K, KALVA S P, HSU S L. et al. Quality improvement guidelines for mesenteric angioplasty and stent placement for the treatment of chronic mesenteric ischemia [J]. J Vasc Interv Radiol, 2018, 29 (5): 642-647.

［15］ 周宪华, 刘风芝. 慢性肠系膜缺血诊治进展 [J]. 中国临床医学, 2003, 10 (1): 106-107.

［16］ 崔春吉. 慢性肠系膜缺血的诊断与治疗 [J]. 医学理论与实践, 2007, 20 (6): 648-650.

［17］ 吴本俨. 肠脂肪酸结合蛋白在缺血性肠病中的研究进展 [J]. 中华老年多器官疾病杂志, 2011, 10 (6): 556-559.

［18］ VAN NOORD D, SANA A, BENARON D A, et al. Endoscopic visible light spectroscopy: a new minimally invasive technique to diagnose chronic GI ischemia [J]. Gastrointest Endosc, 2011, 73 (2): 291-298.

［19］ VAN DIJK L J D, VAN DER WEL T, VAN NOORD D, et al. Intraobserver and interobserver reliability of visible light spectroscopy during upper gastrointestinal endoscopy [J]. Expert Rev Med Devices, 2018, 5 (8): 605-610.

［20］ BJÖRCK M, KOELEMAY M, ACOSTA S, et al. Editor's choice-management of the diseases of mesenteric arteries and veins: clinical practice guidelines of The European Society of Vascular Surgery (ESVS) [J]. Eur J Vasc Endovasc Surg, 2017, 53 (4): 460-510.

［21］ MENSINK P B, HOL L, BORGHUIS-KOERTSHUIS N, et al. Transient postprandial ischemia is associated with increased intestinal fatty acid binding protein in patients with chronic gastrointestinal ischemia [J]. Eur J Gastroenterol Hepatol, 2009, 21: 278-282.

［22］ 刘智尚, 彭侠彪, 阮巍山, 等. 超声内镜对慢性肠系膜上动脉缺血的诊断价值 [J]. 现代诊断与治疗, 2013, 24 (8): 1870.

［23］ OLIVA I B, DAVARPANAH A H, RYBICKI F J, et al. ACR appropriateness criteria imaging of mesenteric ischemia [J]. Abdom Imaging, 2013, 8 (4): 714-719.

［24］ 袁凤仪, 朱峰, 刘德军, 等. 缺血性肠病的诊治进展 [J]. 中国临床保健杂志, 2016, 19 (3): 324-328.

［25］ WALKER T G. Mesenteric ischemia [J]. Semin Intervent Radiol, 2009, 26, (3): 175-178.

［26］ 王歆琼, 许春娣. 乳糜泻诊断与治疗进展 [J]. 中华实用儿科临床杂志, 2017, 32 (19): 1452-1455.

［27］ 张玮, 陈喜阳. 急慢性肠系膜缺血的诊治 [J]. 中华血管外科杂志, 2021, 6 (3): 147-151.

［28］ 常光其, 陈逸钿. 慢性肠系膜动脉缺血的治疗 [J]. 中华血管外科杂志, 2016, 1 (3): 137-139.

［29］ MASTORAKI A, MASTORAKI S, TZIAVA E, et al. Mesenteric ischemia: pathogenesis and challenging diagnostic and therapeutic modalities [J]. World J Gastrointest Pathophysiol, 2016, 7 (1): 125-130.

［30］ 罗光泽, 戴向晨. 慢性肠系膜缺血的治疗方法选择 [J]. 中国血管外科杂志, 2018, 10 (3) 169-173.

［31］ 严祥. 慢性肠系膜缺血 [C]. 第四届全国老年动脉硬化与周围血管疾病专题研讨会, 2010, 9-13.

［32］ LIMA F V, KOLTE D, KENNEDY K F, et al. Endovascular versus surgical revascularization for chronic mesenteric ischemia: insights from the national inpatient sample database [J]. JACC Cardiovasc Interv, 2017, 10 (23): 2440-2447.

［33］ LEENARTS C A, HAAGMANS M J, BOUWMAN L H, et al. Severe abdominal complaints after technical successful endovascular treatment of chronic splanchnic ischemia [J]. J Nat Sci Biol Med, 2018, 9 (1): 100-102.

第三十章
缺血性结肠炎

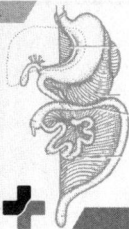

第一节 概 述

缺血性结肠炎（ischemic colitis，IC）是指由结肠血管闭塞性或非闭塞性等各种原因所致的结肠供血减少，不足以维持细胞正常代谢功能，从而引起局部肠壁缺血性损伤及继发炎症为主要表现的一组综合征。由于临床上部分患者在疾病过程中并无炎症期证据，国内外最新的临床实践指南中也将该疾病状态定义为结肠缺血。

该病最早于1963年由Boley等提出，1966年Marston等报告16例腹痛、便血病例，同时命名该病为缺血性结肠炎，并将IC分为一过型、坏疽型、狭窄型三型；后根据结肠缺血的严重程度，又将其分为坏疽型和非坏疽型。非坏疽型又分为一过性可逆型（即一过型）、慢性不可逆型（即狭窄型）两类。

IC是胃肠道最为常见的缺血性损伤，可占肠道缺血的75%，也是下消化道出血的常见原因之一。研究显示，在因急性下消化道出血而住院的患者中，有9%～24%是因结肠缺血所致。大型研究中，57%～76%的患者为女性。IC的早期诊断较为困难，其发病率由于很多患者症状轻微或者呈一过性损害而常被低估。随着人们的认识不断提高以及人口老龄化，其发病率呈逐年上升趋势。近年国际上报道IC总体发病率为16.3/100 000人/年，该数据较34年前增长了近4倍。

临床上IC可出现轻重各异的复杂症状。可表现一过性结肠炎、结肠坏死、穿孔、狭窄和慢性结肠炎等一系列的疾病过程。常以腹痛、腹泻、便血等三联征为主要表现。但多数患者病情较轻属于一过性，经过及时、合理的内科治疗预后良好；少数病情严重患者，可出现肠道坏死、穿孔、弥漫性腹膜炎，甚至发生感染性休克，可危及患者生命。又由于本病缺乏特异性症状、特征，早期诊断、鉴别诊断困难，易于误诊、漏诊。

在我国，60岁以上患者约占该病总人数的90%以上，多伴有动脉硬化、高血压、冠心病、糖尿病等原发病，故IC临床症状复杂、不典型；加之老年人病情常诉说不清，更不利于确定诊断。

第二节　病因及发病机制

一、病因

（一）血管因素

1. 肠系膜动脉狭窄及栓塞

高血压、冠心病、高血脂、糖尿病等与动脉粥样硬化密切相关。动脉粥样硬化时动脉管壁表面突起的斑块，可使动脉发生管腔变硬、狭窄。肠系膜动脉粥样硬化斑块脱落的微小栓子可造成肠管末端动脉闭塞；另外，来源于风湿性心脏瓣膜病病变处的赘生物和附壁血栓的脱落、心肌梗死后的附壁血栓与人工瓣膜置换术后形成血栓脱落，均可引起肠系膜动脉的阻塞。

2. 肠系膜静脉血栓形成

某些血液病，如真性红细胞增多症、原发性血小板增多症，或服用含雌激素的避孕药导致的血液高凝状态，容易形成静脉血栓。一旦肠系膜静脉栓塞发病较急，侧支尚未建立，对肠道血循环也会产生严重影响。而当伴有门静脉及其分支阻塞时，则容易导致静脉回流受阻。肠道静脉回流受阻和静脉血栓形成可引起肠壁的瘀血、水肿，结肠供血障碍，结肠缺血、出血，甚至肠管坏死；多发生于右半结肠，前者是中青年病人的易患因素，后者则是女性易发因素。

3. 血管炎

系统性红斑狼疮、结节性多动脉炎、类风湿性关节炎、白塞病（Betch's disease，BD）、干燥综合征等自身免疫性疾病，均可累及肠系膜血管，发生小血管炎及微小血栓形成，导致供应肠道小血管狭窄。尤其是狼疮性肠系膜血管炎发生率较高。

（二）血流动力学改变因素

①血液高血凝状态，不仅容易发生静脉血栓，同时血液黏稠度增高，血流缓慢、停滞亦可影响肠壁血供；②有效循环量不足，消化道大出血、脱水、大量利尿、大面积烧伤等导致低血压或休克状态，此时有效循环血容量均明显下降，体循环处于低灌注状态时，机体神经-体液系统进行自发的保护性调节，促使血液重新分布，肠道血管痉挛，诱发缺血性结肠炎；③心输出量显著减少，心律失常、房颤、心肌梗死、心肌病、心力衰竭等，患者心输出量显著减少，外周血管灌注不足，肠道血流灌注下降，当引起肠道终末动脉的血流减少时，肠壁内就会出现动静脉分流，使黏膜发生缺血。

（三）肠道内压增高因素

如肠道感染（包括志贺氏菌、肠出血性大肠杆菌和艰难梭菌）、长期严重便秘、疝气、结肠肿瘤、肠粘连、肠梗阻、高压灌肠等，引起肠腔内压急剧升高，肠壁血管受压，血流量明显下降，肠道缺血。

（四）相关药物因素

有可导致便秘的药物、免疫调节药物（抗肿瘤坏死因子α抑制剂、干扰素等）、违禁药物（可卡因、安非他命等）、抗生素（致抗生素相关性腹泻）、某些化疗药物（紫杉醇、顺铂等）、利尿剂、伪麻黄碱、雌激素、孕激素、降压药物、抗精神病药物、治疗偏头痛的麦角类药物、血管加压素、非甾体类消炎药等。以上药物诱发肠缺血机制各异。例如致便秘的药物、抗精神病药物、降压药物美卡拉明，均可引起肠道平滑肌松弛，肠蠕动减弱，发生顽固性便秘，增加肠道内压；利尿剂、严重腹泻等，可造成失水低血容量状态；避孕药不仅使血液呈高凝状态，同时外源性雌激素还可致动静脉特有的上皮和内膜增生，易形成血栓或栓子而堵塞肠道血管；血管加压素、伪麻黄碱、麦角类药物具有收缩血管、升高血压等作用。

（五）其他相关因素

1. 腹部放疗及腹部手术

腹部放疗术后、近期腹部手术史（如左侧结肠癌手术，腹部血管手术），尤其是腹部血管手术，可损伤肠系膜血管，致肠道供血不足。近年来，伴发于腹主动脉手术后的缺血性结肠炎已越来越引起人们的重视；又如腹部钝性伤时，如果肠系膜血管受到损伤和有血栓形成或腹膜后血肿形成，都可能引起结肠缺血。

2. 剧烈运动

马拉松长跑、负重越野跑等长时间剧烈运动，可诱发上消化道出血。其原因可能是由于剧烈运动全身血流再分配，肠系膜及胃肠道黏膜血流量减少，处于应激状态所致；也可能与胃肠道黏膜血管痉挛，致胃肠道供血不足，缺血、缺氧引发黏膜糜烂、出血有关。

3. 吸烟

烟草中焦油、尼古丁、一氧化氮可引起机体发生一系列变化，促进动脉硬化，成为肠道缺血的危险因素。

4. 高尿酸血症

有研究表明，高尿酸能促进低密度脂蛋白胆固醇氧化，参与炎性反应，促进血小板集聚，可能与动脉硬化、血栓形成相关。

5. 内镜检查

由于内镜检查前肠道准备过程发生大量腹泻，可导致有效血容量下降；注入气体过多、肠痉挛、粗鲁的反复进退牵拉操作，均可造成机械性肠壁血管阻断及肠壁动静脉氧梯度降低而诱发结肠缺血。

6. 年龄及性别

与衰老相关的内脏血管异常，如小血管狭窄、结肠动脉的迂曲、直肠上动脉纤维肌性发育不良等，也可能与老年人 IC 发病相关。

年轻女性发病通常多与雌激素、孕激素相关，且病变多位于右半结肠。老年人 IC 的高危因素与高血压、动脉粥样硬化、冠心病、糖尿病、慢性阻塞性肺部疾病、肾病乃至肾功能不全等有关。年轻人发病则与吸烟、高尿酸血症有关。

二、发病机制

内脏循环正常情况下接受 25% 的心输出量的血液，餐后为 35% 或更多。大约 70% 的血流进入黏膜，故该处肠道新陈代谢最活跃，绒毛顶端也最容易受缺血损伤的影响。肠壁血压下降低于 40mmHg 即导致结肠缺血，损伤程度与低血压和随后的组织缺氧时间成正比。

肠系膜上动脉是腹主动脉分出的脏支之一。此动脉在腹腔动脉稍下方起于腹主动脉，发出后在胰和十二指肠之间进入小肠系膜根部，并发出胰十二指肠下动脉、空回肠动脉、回结肠动脉、右结肠动脉、中结肠动脉等。肠系膜上动脉营养的脏器有胰、十二指肠以下至横结肠中段的肠管。此动脉在十二指肠与腹腔动脉的分支吻合；在横结肠中段与肠系膜下动脉的分支吻合。肠系膜下动脉沿途发出左结肠动脉、乙状结肠动脉和直肠上动脉。它们分布于横结肠左半、降结肠、乙状结肠和直肠上 2/3 部。以上分支在分布于结肠之前，均先分支吻合成边缘动脉弓，再从弓上发出分支至结肠的管壁。直肠上动脉与直肠下动脉和肛门动脉吻合。髂内动脉发出直肠中动脉、直肠下动脉，供应直肠中部、直肠下部。肠系膜静脉由肠系膜上静脉（superior mesenteric vein）和肠系膜下静脉（inferior mesenteric vein）组成。前者主要收集小肠血液，后者主要收集大肠血液，在胰脏附近注入脾静脉，然后脾静脉和肠系膜上静脉汇合成肝门静脉，行于肝十二指肠韧带中入肝门。正常情况下，血管吻合存在于主要血管的分支，如果一支动脉血流受阻，一些血流可以通过侧支血管供给，当一支主要动脉闭塞，侧支循环立即开放以回应阻塞导致的末梢动脉压力下降。结肠脾曲是肠系膜上动脉分支的中结肠动脉与肠系膜下动脉分支的左结肠动脉吻合处（Griffith's point），该处侧支循环少，最易产生缺血损伤，是 IC 好发部位；另外，乙状结肠动脉和直肠上动脉交界处（Sudeck's point）存在血管侧支稀少或缺如，也是缺血经常发生的部位。

结肠黏膜微血管发育不完善，且嵌入于较厚的黏膜肌层中。结肠的直小血管，是为肠壁供应血液的终末血管，容易痉挛，故结肠更易于发生缺血。严重的微血管收缩而无血管闭塞被称为局部血管非闭塞性缺血，在这种情况下大的动脉搏动保持血流量，然而，血容量不足或交感反应，导致血管收缩和终末动脉血流减少。

多数情况下，缺血后再灌注可使组织器官功能得到恢复，损伤的结构得到修复，患者病情好转康复；但有时缺血后再灌注，不仅不能使组织、器官功能恢复，反而加重组织、器官的功能障碍和结构损伤。这种在缺血基础上恢复血流后组织损伤反而加重，甚至发生不可逆性损伤的现象称为缺血再灌注损伤（ischemia-reperfusion injury）。缺血再灌注损伤的机制与自由基过氧化损伤、钙超载、能量衰竭、补体激活、促炎性介质释放、细胞凋亡、一氧化氮、内皮素以及一些信号系统激活参与有关。肠缺血再灌注损伤（intestine ischemia-reperfusion injury）时可使肠缺血导致的毛细血管通透性增加更加严重，间质水肿及肠黏膜损伤加剧，主要表现为广泛的上皮与绒毛分离，上皮坏死，固有层破损，出血及形成溃疡。这可导致肠道的吸收功能障碍及黏膜的通透性升高，黏膜屏障功能受损，引起肠道菌群失调、细菌及内毒素移位，并可诱发全身炎症反应及多脏器功能衰竭。

　　总之，全身循环改变或局部血管结构及功能变化，可导致结肠血供减少，供血不足是IC发病的基础；缺血缺氧导致的黏膜、黏膜下层乃至肠壁全层的坏死而产生的炎症反应是其继发性改变，肠道致病菌的入侵可加重炎症的发生；缺血后再灌注损伤可以加重因单纯缺血所导致的结肠损害。事实上在临床工作中，大多数患者找不到缺血的明确病因，为局部血管非闭塞性缺血（小血管病变），此类患者称之为有Ⅰ型疾病者；而病因比较明确，如继发于低血压、心输出量下降或大动脉手术等情况，此类患者称之为有Ⅱ型疾病者。

第三节　病理变化

一、大体所见

　　病理改变取决于缺血损伤的时间和程度。轻型病例，可见黏膜和黏膜下层出血和水肿，轻微的坏死或溃疡形成；中度缺血可有节段性慢性溃疡、隐窝脓肿和假性息肉；缺血持续时间长，病变累及固有肌层，大量纤维组织形成，环形黏膜破坏消失，肠腔狭窄成管状；最严重度缺血性损伤，可见黏膜全层透壁梗死、坏疽和穿孔。

二、镜下所见

　　镜检可见黏膜下有慢性炎性细胞浸润及肉芽组织形成、增生的毛细血管、成纤维细胞和巨噬细胞；黏膜下动脉中可有炎症改变和纤维蛋白栓子；尤其是黏膜下层有大量纤维素血栓和含铁血黄素沉着的巨噬细胞为此病特征；黏膜固有层出血、可呈透明样变性。慢性期表现为病变部位与正常黏膜组织相间的黏膜腺体萎缩、损伤和腺体再生。肠腔狭窄病例则有肉芽组织增生，大量纤维组织形成，黏膜萎缩，溃疡区域由肉芽组织、新生毛细血管覆盖。

第四节　临床表现

一、临床表现

　　IC表现多样，可以为可逆的一过性结肠炎（约占50%～60%），也可以呈重症如肠坏疽（10%～15%）和爆发性全结肠炎（<5%），有时，IC也可表现为慢性节段性结肠

炎（20%）和狭窄（10%）。值得注意的是，孤立性右半结肠缺血（isolated right-colon ischemia，IRCI）约占全部病例的25%，与其他部位的病变相比，患者的腹痛更为严重，而便血则相对少见；上述患者原有房颤、冠状动脉疾病和慢性肾病的比例明显高于其他部位病变的患者；正在接受透析治疗、出现脓毒血症和低血压状态或者休克的患者也是右半结肠缺血的高危人群。特别强调IRCI患者应注意与急性肠系膜缺血（acute mesenteric ischemia，AMI）鉴别。

（一）一过型

最为多见。症状持续的长短因缺血时间和程度而异。大多数患者病变为可逆性，症状不严重，约持续2～3天。病初可出现阵发性、轻中度痉挛性腹痛，疼痛多位于左下腹或脐部；随之出现腹泻，在24h内解出少量鲜红色或紫褐色血性粪便或者单纯的血便，少数伴恶心、呕吐、纳差或低热表现。症状持续数日后，由于侧支循环建立，肠壁供血改善，结肠病变1～2周可以愈合，愈合期患者通常无症状。如果肠壁缺血较重，愈合时间可达6周，这一时段腹痛可能消失，腹泻和便血虽可持续数周，并无加重趋势。患者通常在及时、有效的保守治疗后症状缓解，但可复发，并且随着时间的推移，IC的复发率逐年增加。临床上由于一过性IC患者病程比较短，症状又较轻，许多患者在发病时，由于各种原因尚未行结肠镜检查，故容易漏诊。体格检查：左下腹或脐部轻中度压痛，肠鸣音活跃。

（二）坏疽型

少数病例发病急，进行性加重，病程多超过2周。患者出现剧烈的、持续性腹痛，疼痛部位由局部转至全腹；并有恶心呕吐，重度腹泻，大量血便等症状。但坏疽型病例中亦偶有不伴直肠出血的急性腹痛及非血性腹泻病例，对此类表现患者应提高警惕。通常患者后期可出现麻痹性肠梗阻表现，或伴有高热、神志模糊等全身症状，甚至出现肠穿孔、弥漫性腹膜炎，导致全身性炎症反应综合征（SIRS）、感染中毒性休克，往往需急诊手术治疗。如果不适当治疗，可能导致多器官功能衰竭，死亡率高。体检：腹肌紧张，全腹压痛及反跳痛，肠鸣音开始亢进，后逐渐减弱甚至消失。有时左髂窝可触及"肿块"。重症者可有神志不清、面色苍白、大汗淋漓，脉搏微弱、血压下降。肛指检查指套带有血迹。

（三）狭窄型

由于病变部位有纤维化和瘢痕形成，大部分患者的梗阻发生于发病后2～4周。此时腹痛、腹泻等临床症状已逐渐缓解，而出现反复发作的纳差、腹胀、恶心、呕吐、便秘、消瘦等不全肠梗阻症状。

二、临床疾病严重程度分类和治疗

目前国际上推荐将结肠缺血分为轻、中、重三型，并据此给予相应的推荐治疗建议，具体见表30-4-1。

表30-4-1 缺血性结肠类疾病严重程度分类和治疗

疾病严重程度	标准	治疗
轻型	有典型IC症状的节段性结肠炎，非右半结肠病变，并且没有在中型病患中所见的与不良预后相关的常见危险因素	观察 支持治疗
中型	IC患者，具备下列任意3个与预后不良相关的危险因素者： 　　男性 　　低血压（收缩压<90mmHg） 　　心动过速（>100次/分） 　　有腹痛、无便血 　　BUN>20mg/dl 　　Hgb<12g/dl 　　LDH>350U/L 　　血钠<136mEq/l（mmol/l） 　　WBC>15 cells/cm^3（×10^9/L） 　　内镜下可见结肠黏膜溃疡形成	纠正心血管异常（如：补充血容量） 广谱抗生素治疗 外科会诊
重型	IC患者，具有超过上述危险因素3项以上者，或者出现以下任一情况： 　　体检时发现腹膜刺激征 　　影像学发现肠壁或门静脉积气 　　结肠镜检查发现肠坏疽 　　影像或结肠镜发现全结肠病变或孤立性右半结肠缺血	请外科急会诊（很可能采取外科手术） 转运至重症监护病房 纠正心血管异常（如：补充血容量） 广谱抗生素治疗

轻型可逆的结肠缺血性病变的症状在2~3天内缓解，结肠损伤在1~2周内愈合。重症病例，结肠损伤愈合需要6个月以上。症状持续2周以上的患者发生急性并发症和不可逆性病变（如坏死、穿孔、节段性溃疡性结肠炎和狭窄等）的概率明显增高。重症患者并不一定出现典型的腹痛、便血等症状。

第五节 辅 助 检 查

一、实验室检查

虽然实验室检查不能早期诊断IC，但有助于判断IC的严重程度。对于怀疑有IC的患者，应进行血液和粪便检查。血液检查包括：血常规、电解质和酸碱平衡、血浆D-二聚体（plasma D-dimer，DD）、血清白蛋白、肌酐、淀粉酶、肌酸激酶、乳酸和乳酸脱氢酶等，粪便检查包括：粪便培养、寄生虫检测、难难梭菌毒素检测等。

血常规可发现血白细胞总数轻度到中度增高，以中性粒细胞计数增多为主，C反应蛋白增高。血红蛋白降低、血清白蛋白低和代谢性酸中毒预示结肠缺血程度严重。大便常规检查可见大量红细胞，大便潜血阳性，大便培养阴性。血浆D-二聚体检查，有助于判断是否有血栓形成，血液是否存在高凝状态。

二、影像学检查

（一）X线检查

1. 腹部平片

可出现肠壁水肿增厚、结肠充气、腹腔积液等征象。用于排除结肠穿孔、肠梗阻等急腹症。现渐被腹部CT所替代。

2. 钡剂灌肠检查

钡灌可以显示"拇指压痕征"，提示黏膜下出血或水肿，此征一般在病后72h出现，持续2～4周；结肠息肉样变，因病变发展形成许多炎性息肉所致；"锯齿征"，伴有广泛结肠溃疡者，溃疡边缘不规则，则可呈锯齿样改变；部分病例可见结肠节段性狭窄，或囊状扩张，对于IC诊断有一定辅助意义。该项检查具有诱发中毒性巨结肠、升高肠腔内压、加重肠缺血等副作用，同时有不能直接窥视肠腔病变之不足，故临床医师更青睐于先进的结肠镜检查。

（二）腹部B型超声

腹部血管超声多普勒检查是临床怀疑肠系膜动脉疾病的患者首选检查手段，血管超声多普勒能较好地判断肠系膜上动脉主干有无阻塞、狭窄，其敏感性、特异性可达80%，有较高的诊断价值。

一般情况下，肠系膜上动脉的分支病变和非阻塞性肠系膜上动脉缺血病变的诊断价值有限。但有作者报道超声对缺血性结肠炎患者病变范围、分布、肠壁厚度与彩色血流等可作出判断。部分可见肠壁全周性均匀增厚、血流信号减少，有助于诊断。

（三）腹部CT检查

1. 腹部CT

腹盆腔CT扫描已作为临床怀疑结肠缺血性病变的首选检查。对怀疑IC者，应静脉或口服造影剂CT检查以评估病变的分布和范围。怀疑有右半结肠缺血的患者或者是不能除外AMI的患者，应该进行多相CT血管造影（CTA）检查。对于出现结肠缺血症状，并且其表现提示可能存在急性肠系膜缺血（AMI）的患者，如果CT检查未发现血管闭塞性病变，可考虑采用传统的肠系膜血管造影以进一步评估。

腹部CT扫描可以显示病变部位、范围、程度，判断潜在的并发症，并排除其他疾病

（如憩室病），但其表现是非特异性的。常见改变有：肠系膜水肿，呈缆绳征，肠腔明显扩张；根据病因和检查时间不同肠壁厚薄不一，当动脉闭塞时，可表现为肠壁变薄，呈薄纸样改变，而当静脉闭塞时，则表现为肠壁均匀对称性增厚、增强后黏膜层强化，与黏膜出血及炎症相关。急性期患者表现为肠黏膜下肿，在增强扫描时，黏膜和浆膜层的增强幅度高于黏膜下层和肌层，轴位上显示呈"靶眼征"，即肠壁各层密度差异显示为同心圆征象（晕轮征，halo sign）。可出现肠周脂肪间隙模糊，结肠周围游离液体。非急性期间质组织增生及纤维化，所以肠壁分层改变不明显，肠周脂肪间隙清晰，黏膜下层CT值较急性期高。CT发现患者结肠气囊肿、门静脉-肠系膜静脉积气和巨结肠，高度提示透壁结肠坏死。此外，增强CT可以发现肠系膜血管狭窄、闭塞、充盈缺损，也可见动脉或静脉栓子。

CT检查出现的"拇纹征"、"靶眼征"、"晕轮征"、肠腔扩张、系膜的条束状影和血管瘀血等表现，亦可见于其他肠病，属于非特异性现象，仅可提示结肠缺血改变，进一步确诊需行结肠镜检查。遗憾的是，目前尚无关于IC的CT诊断标准。

2. CTA检查

CTA在诊断肠系膜动脉栓塞和肠系膜静脉栓塞（主要是急性肠系膜缺血）有重要价值。故任何可疑IRCI或IC患者无法排除AMI诊断时均应接受CTA检查。CT造影剂的副作用尤其是对老年人肾功能的影响需要重视。应权衡利弊，增强CT检查前要注意评估患者肾功能。

（四）肠系膜血管造影

由于结肠供血常在出现临床症状时已恢复正常，IC又常因微小血管阻塞及非闭塞性血管病变所致，肠系膜动脉造影检查难以发现动脉阻塞的征象，由此，即便肠系膜血管造影阴性，亦不能排除本病；另外，造影剂有可能进一步引起血栓形成，故通常IC患者不需要行肠系膜血管造影术。但当临床不能排除急性肠系膜缺血（AMI），或者当病变单独累及右半结肠，需要排除急性肠系膜上动脉阻塞时，经多排CT排除血管闭塞性疾病的患者，应考虑行肠系膜血管造影术进一步检查。

（五）腹部核磁共振检查

MRI检查优势是患者不接受电离辐射、安全，在诊断肠壁改变及肠系膜静脉异常以及血管成像方面更有诊断意义。适用于肾功能不全患者。但因MRI成像时间较长，不宜于急诊检查，临床应用受限，不推荐核磁血管造影作为结肠缺血的常规检查。

（六）结肠镜检查

1. 早期结肠镜检查

结肠镜可以直接观察黏膜，并取活检，是目前诊断IC的最佳方法。怀疑IC的患者可在发病后48h内进行结肠镜检查，对于本病的早期诊断非常重要。

　　IC患者早期行结肠镜检查是相对安全的，因为多数IC患者病变发生在左半结肠，进镜不需太深。事实上，在临床工作中，对于疑似IC的患者进行结肠镜检查前不需要进行肠道准备，以防止多次腹泻引起的低灌注状态；其次操作时应尽可能减少注气，避免注气过多，结肠过度扩张导致的肠腔内高压，加重缺血性损伤和肠穿孔。对于重症IC患者，用CT评估病变的范围后，适度的内镜检查是可行的，常只需确认病变部位，不必超越病变肠管。对于排除的肠坏疽性病例，应进行结肠黏膜活组织检查。如结肠镜检查中发现肠壁为黑色，提示肠壁坏疽者，应立即停止肠镜并行剖腹探查诊疗。具有急性腹膜炎征象或有不可逆缺血性损伤证据的患者，切不可进行结肠镜检查。

　　另外，由于IC黏膜病变恢复快，有作者建议若治疗后1~2周复查结肠镜，见黏膜基本恢复正常者更有助于IC确诊。定期复查结肠镜（3个月-6个月-12个月）还可以应用于药物治疗的疗效监测，以及患者随访观察，以便尽早发现复发病例。

　　2. 结肠镜表现

　　内镜下表现：结肠镜表现取决于缺血持续时间及缺血严重程度。

　　（1）一过型：可见肠黏膜充血、水肿、糜烂、瘀斑，黏膜下出血，黏膜呈暗红色，血管网消失，可有部分黏膜坏死，继之黏膜脱落，形成散在溃疡。溃疡沿肠系膜呈纵行发展，少数呈环形浸及肠壁。病变也可呈节段性分布，病变处与正常肠段之间界限清晰。并可见局部黏膜严重水肿，皱襞增厚呈隆起性改变，形态如肿块，称"假瘤征"，偶见全周性病变。一旦缺血改善，其症状消失快、病变恢复快的"两快"特征亦是与其他肠炎相鉴别的关键之一。内镜下所见出血性结节是缺血性结肠炎的特征性表现，由黏膜下出血或水肿形成所致。黏膜下出血在48h后可以被溃疡所替代，随后可以修复。

　　（2）坏疽型：斑片状出血，巨大溃疡，暗紫色坏死、青紫黏膜结节。

　　（3）狭窄型：黏膜无坏死，肠壁增厚，肠腔明显狭窄，结肠袋消失，可见环形隆起或结节状改变。

第六节　诊断和鉴别诊断

一、诊断

　　①老年患者伴高血压、冠心病、糖尿病、动脉硬化；青年患者有累及肠系膜下动脉的外科手术史；年轻男性患者有吸烟、高尿酸病史；青年女性有服用女性激素病史；②临床表现轻重不一，症状各异，但以腹痛、腹泻、便血症状多见，也可出现相应的体征；③实验室检查，血浆D-二聚体升高，对高凝状态和血栓性疾病判断有一定意义；④影像学检查有助于诊断，腹部增强CT更有诊断价值；⑤早期结肠镜检查、活检可确诊；⑥少数急诊手术患者，经病理组织学证实而确诊。

二、鉴别诊断

（一）溃疡性结肠炎

溃疡性结肠炎发病年龄以中青年为主，罕见伴随基础疾病者；起病缓慢，多呈慢性、迁延性，反复发作性，少数突发起病，呈持续进展或暴发性过程。临床腹痛和腹泻最为常见，而腹泻以黏液脓血便最常见，每日数次至10次不等，常伴里急后重。常伴关节炎、结节性红斑、慢性活动性肝炎、口腔溃疡等肠道外表现。内镜下典型表现为结肠黏膜病变为非间断性病变，常常累及直肠，并由结肠远端开始，向结肠近端发展，向上蔓延可累及降结肠，甚至全结肠。具有弥漫性、表浅性、连续性的特点。可见黏膜充血、水肿、糜烂，黏膜表面呈颗粒状，肠壁脆而易接触出血，有多数细小浅表溃疡，黏膜分泌物增多，溃疡可融合呈地图状。最早的病理变化发生在肠腺基底的隐窝上皮，大量中性粒细胞浸润而形成隐窝小脓疡，进而相互连接形成溃疡，严重时溃疡蔓延全结肠，发生中毒性结肠扩张。溃疡侵入肌层及浆膜层可并发穿孔。溃疡愈合后黏膜再生可致假息肉，少数患者可癌变。以上特征可以与IC鉴别诊断。

（二）结直肠癌

发病年龄以40～50岁为主，男性多于女性。患者有肠道腺瘤、息肉及炎性肠病病史，或一级亲属有结肠癌病史。临床表现：右侧结肠癌患者偶有腹部疼痛、不适；通常出现不明原因低热、乏力、消瘦、贫血；晚期大部分患者右下腹可触及坚硬、不活动肿块、无明显压痛。左侧结肠癌患者早期就有排便习惯改变，多以便血、腹痛、便急便频为主要表现，亦有伴便秘，或腹泻、便秘交替，或大便性状改变，大便变细、扁平。后期可因肿瘤生长堵塞并发急性、慢性肠梗阻表现。X线检查的主要发现是病变部位有钡剂充盈缺损，但涉及范围较局限，不累及回肠。结肠镜检查可窥见肿瘤，在直视下取活检及细胞刷涂片均可证实结肠癌诊断。

（三）肠结核

青壮年发病率高，患者多有肠外结核，尤其是开放性肺结核病史。多数起病缓慢，病程较长。肠结核的临床表现在早期多不明显而被忽视。临床表现有腹痛，疼痛多位于右下腹，因肠结核好发于回盲部。常有上腹或脐周疼痛，系回盲部病变引起的牵涉痛。腹泻是溃疡型肠结核的主要临床表现之一。排便次数因病变严重程度和范围不同而异，一般每日排便2～4次，病变严重者则腹泻次数增多，每日达10余次。不伴有里急后重。粪便呈糊样，一般不含黏液或脓血，溃疡涉及乙状结肠或横结肠时，大便可含黏液、脓液，但便血者少见。此外，尚有便秘，腹泻与便秘交替表现。增生型肠结核多以便秘为主要表现。患者常有全身结核毒血症表现，多为午后低热，伴有盗汗、纳差、倦怠、消瘦、贫血、营养不良等症状。结核菌素试验强阳性。结肠镜检查发现回盲部的炎症、溃疡、息肉或肠腔狭窄。活检组织找到干酪性坏死肉芽肿，病变组织病理切片找到抗酸杆菌，可以确定诊断。

第七节 治 疗

对IC的处理方式视疾病的严重程度而定。大多数IC患者（约60%）经保守治疗后预后良好，在1~2周后可恢复正常。肠道休息、静脉补液、胃肠外营养，维持水、电解质及酸碱平衡，应用抗生素，是最为常用和有效的处理方法。但部分患者需要手术治疗，预后较差。出现下述情况提示需要外科干预：腹膜炎、透壁性坏死、对药物治疗无效、慢性症状性结肠炎或者狭窄。

一、消除病因

停止应用任何能导致肠系膜血管收缩或者血流下降的药物，如利尿剂、降压药等；纠正严重心律紊乱，予以心电监护、超声心动图检查，以排除心源性栓塞；积极纠正心力衰竭以确保有效的心输出量；治疗休克病因，纠正低血容量状态。

二、内科治疗

（一）内科支持治疗

吸氧，禁食、禁水，减轻肠道缺血、缺氧，持续胃肠减压，使肠道充分休息。也可应用肛管排气以缓解结肠扩张，降低肠腔内压。

充分补充有效血容量，维持水与电解质及酸碱平衡。给予足够热量，依据病情给予肠外、肠内高营养。补充维生素、微量元素，积极纠正贫血及低蛋白血症。

对于重症患者积极进行抗休克治疗，充分补充有效循环血容量，稳定血液动力学。并密切观察病情变化，有肠穿孔或腹膜炎体征，及早行剖腹探查术。同时监测血压、脉搏、每小时尿量，必要时测中心静脉压或肺毛细血管楔压。动态监测血白细胞、血红蛋白、电解质等指标，直至患者病情稳定。

（二）扩血管药物应用

静脉应用血管扩张药物，如罂粟碱、前列地尔或丹参，疗程3~7天，少数患者需2周。持续监测血常规和血生化指标，直到病情稳定。

（三）抗生素应用

对于中重型的IC患者应该使用抗生素治疗。抗生素需要覆盖革兰氏阴性菌（如环丙沙星、头孢曲松或庆大霉素）和厌氧菌（如甲硝唑或克林霉素），一般给予抗厌氧菌抗生素＋喹诺酮类或第三代头孢菌素联合应用。目前尚缺乏标准治疗疗程，7～10天的治疗是合理的。抗生素应用可预防肠道菌群移位，减轻内毒素血症，减少败血症发生。

（四）抗凝治疗

慎用抗凝药，仅用于诊断明确的高凝状态所致重症及反复发作IC病例。

三、外科治疗

重型IC需要外科干预，中型IC需要请外科会诊。肠坏死患者如果不手术治疗，死亡率为100%，而手术后的死亡率仍高达37%～47%。目前推荐的手术适应证见表30-7-1。

四、介入治疗

经选择性血管造影导管注入血管扩张剂，如罂粟碱可缓解血管痉挛，减轻临床症状，可获得良好的疗效。

表30-7-1　结肠缺血的手术适应证

急诊手术适应证
腹膜炎
大量出血
弥漫性爆发性结肠炎，伴/不伴中毒性巨结肠
影像发现门静脉气体和/或结肠壁积气
患者的临床状况恶化
限期手术适应证
急性节段性缺血性结肠炎在治疗2～3周后仍无改善
症状持续或者出现蛋白丢失性肠病
表面上看已经治愈，但反复发作脓毒血症
择期手术适应证
有症状的结肠狭窄
有症状的节段性缺血性结肠炎

五、内镜治疗

对于因缺血性病变导致的肠腔狭窄，经内镜球囊扩张和/或金属支架置入术是一种行之有效的治疗手段，是替代手术的一种选择。

第八节　预　　后

半数以上IC患者呈可逆转的、非透壁性病变，保守治疗有效。伴有休克、心肌梗死、心力衰竭或严重脱水的患者，则预后差。一些大型研究显示结肠缺血的病死率为4%～12%。肠系膜血管粥样硬化是IC远期死亡的独立预测因素。慢性肾脏疾病和慢性阻塞性肺病可以增加IC的死亡风险。结肠病变的范围并不提示预后差，但右半结肠病变预示疾病严重，右半结肠缺血是IC手术或死亡的独立风险因素。与其他部位病变相比，局限于右半结肠者需要手术处理的可能性增加5倍，死亡率增加2倍。

附缺血性结肠炎病例图

病例1

（1）影像学检查（图30-附-1）

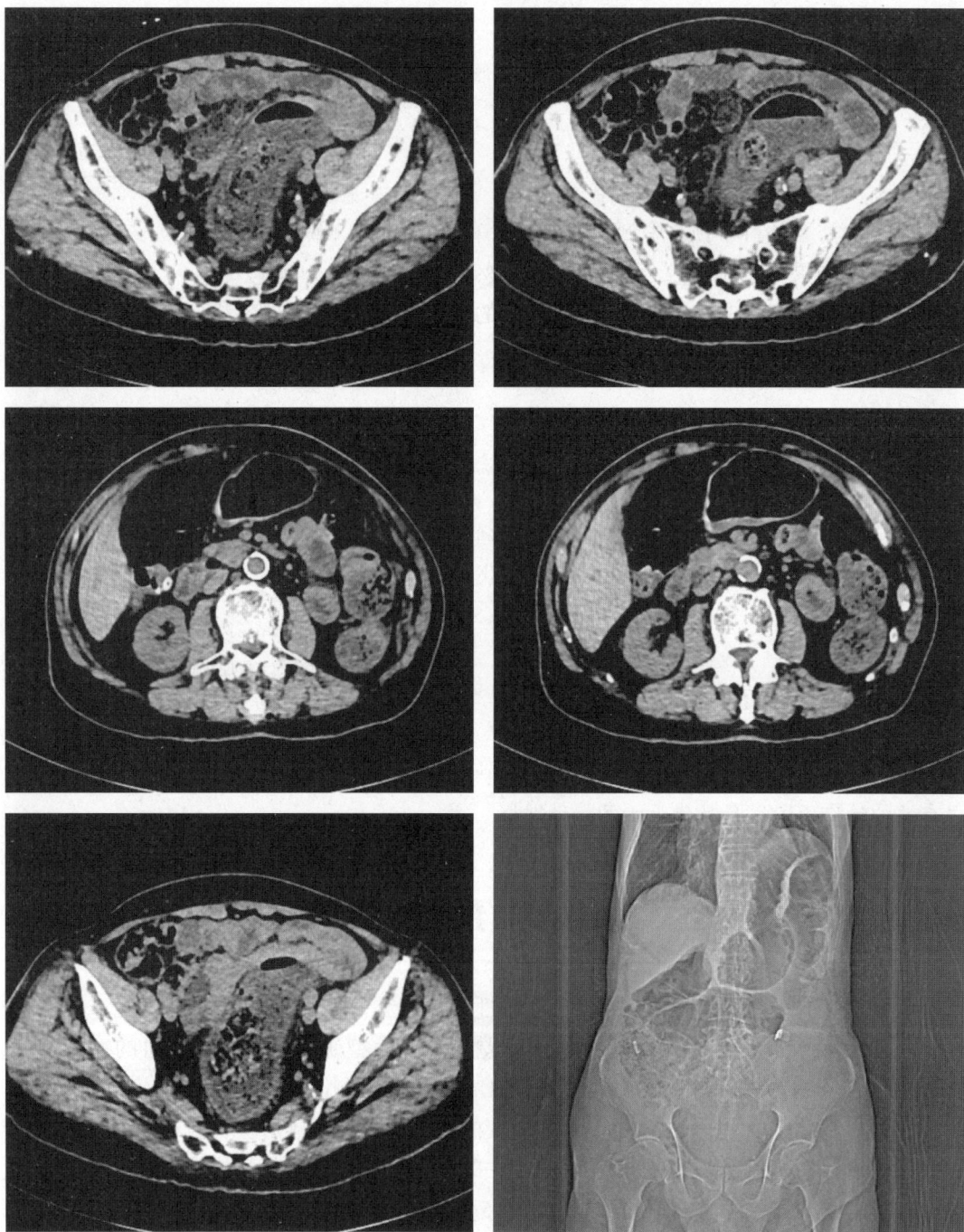

图30-附-1　病例1影像学检查结果

（2）内镜检查（图30-附-2）

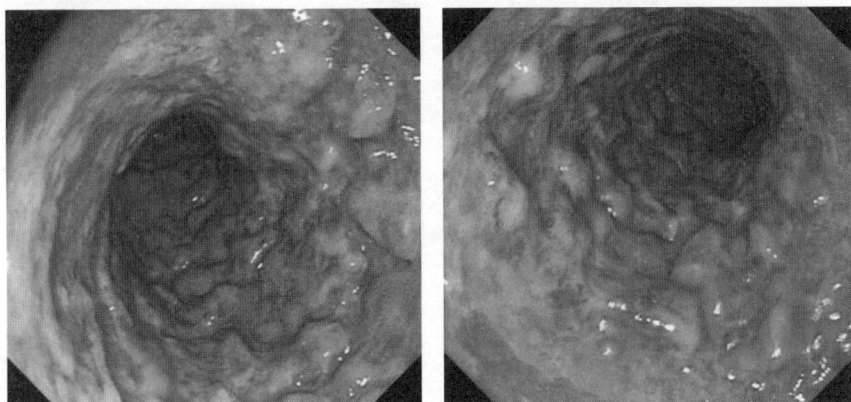

治疗前

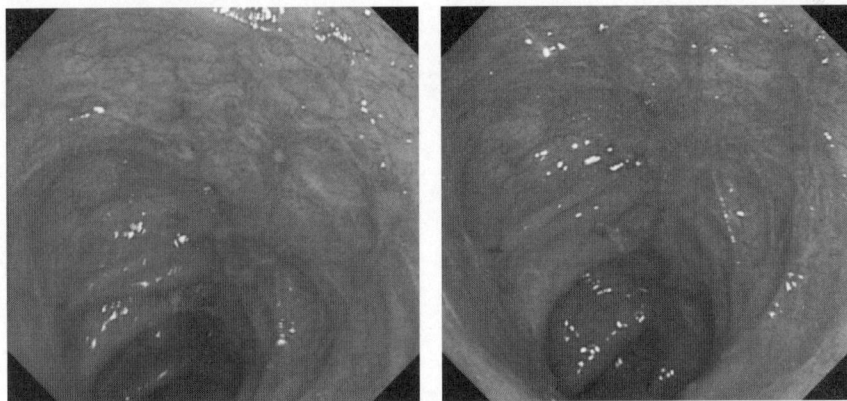

治疗一月后复查结果

图30-附-2 病例1治疗前后内镜检查结果对比

病例2

（1）影像学检查（图30-附-3）

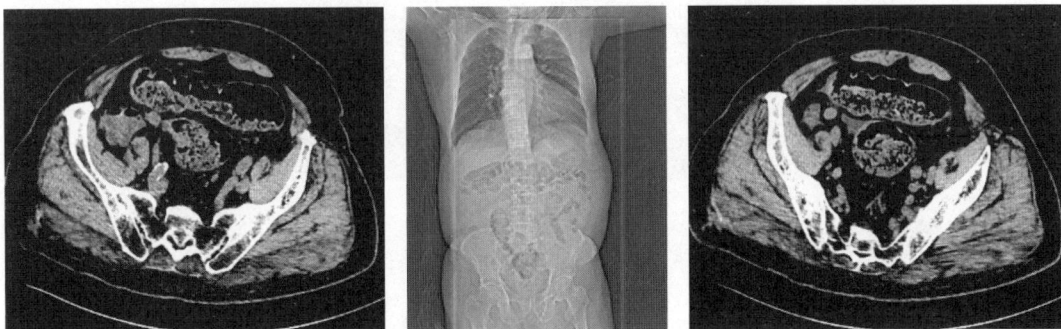

图30-附-3 病例2影像学检查结果

（2）内镜检查（图30-附-4）

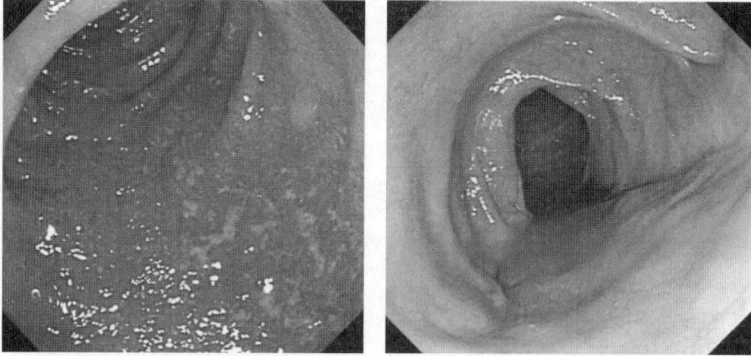

治疗前　　　　　　　　　治疗后

图30-附-4　病例2治疗前后内镜检查结果对比

病例3

内镜检查（图30-附-5）

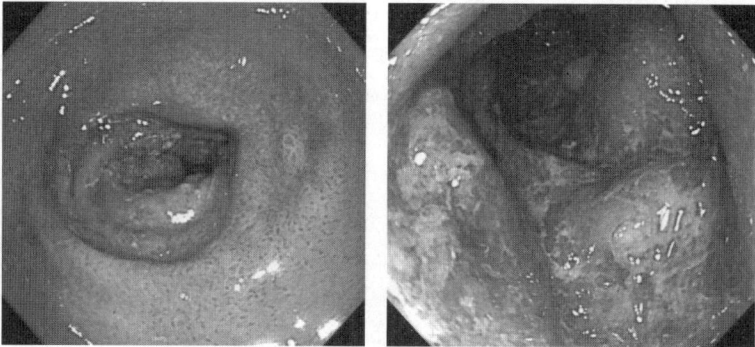

急性期

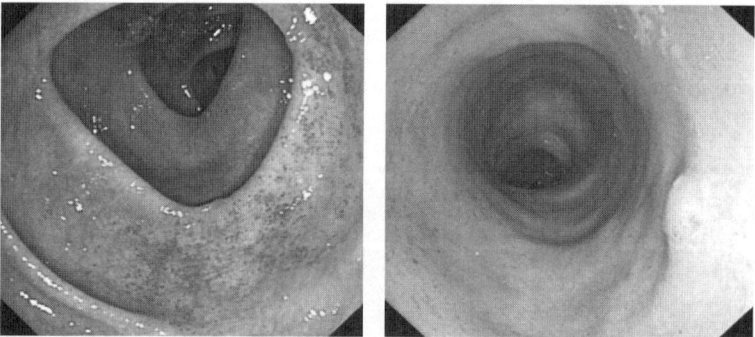

恢复期

图30-附-5　病例3治疗前后内镜检查结果对比

（王刚石　王志强）

参 考 文 献

［1］ 中华医学会消化病学分会老年消化协作组, 国家老年疾病临床医学研究中心 (解放军总医院). 老年人结肠缺血诊治中国专家指导意见 [J]. 中华内科杂志, 2023, 62 (6): 639-646.

［2］ MARSTON A, PHEILS M T, THOMAS M L, et al. Ischaemic colitis [J]. Gut, 1966, 7: 1-15.

［3］ BRANDT L J, FEUERSTADT P, LONGSTRETH G F, et al. ACG clinical guideline: epidemiology, risk factors, patterns of presentation, diagnosis, and management of colon ischemia (CI) [J]. Am J Gastroenterol, 2015, 110 (1): 18-44.

［4］ FEUERSTADT P, BRANDT L J. Update on colon ischemia: recent insights and advances [J]. Curr Gastroenterol Rep, 2015, 17 (12): 1-9.

［5］ ZHOU H B. Colonoscopy induced ischemic colitis: a case report and literature review [J]. J Cytol Histol, 2015, S3: 29.

［6］ WALLACE A B, RAPTIS C A, MELLNICK V M. Imaging of bowel ischemia [J]. Curr Radiol Rep, 2016, 4 (6): 1-11.

［7］ 黄筱玲, 黄银山. 超声图像表现在缺血性结肠炎中的临床诊断价值 [J]. 现代消化及介入诊疗, 2016, 21 (2): 215-217.

［8］ TADROS M, MAJUMDER S, BIRK J W. A review of ischemic colitis: is our clinical recognition and management adequate? [J]. Expert Rev Gastroenterol Hepatol, 2013, 7 (7): 605-13.

［9］ O'NEILL S, YALAMARTHI S. Systematic review of the management of ischaemic colitis [J]. Colorectal Dis, 2012, 14 (11): 751-763.

［10］ BRANDT L J, FEUERSTADT P, BLASZKA M C. Anatomic patterns, patient characteristics, and clinical outcomes in ischemic colitis: a study of 313 cases supported by histology [J]. Am J Gastroenterol, 2010, 105 (10): 2245-2252.

［11］ REISSFELDER C, SWEITI H, ANTOLOVIC D, et al. Ischemic colitis: who will survive? [J]. Surgery, 2011, 149 (4): 585-592.

［12］ O'NEILL S, ELDER K, HARRISON S J, et al. Predictors of severity in ischaemic colitis [J]. Int J Colorectal Dis, 2012, 27 (2): 187-191.

［13］ 袁凤仪, 吴本俨. 266 例老年缺血性结肠炎临床特点分析 [J]. 中华保健医学杂志, 2016, 18 (2): 117-119.

［14］ 张艳飞, 顾芳. 缺血性肠病 224 例临床分析 [J]. 实用老年医学, 2017, 24 (6): 536-539.

［15］ 袁媛, 于静, 兰玲, 等. 缺血性结肠炎的危险因素及肠镜表现 37 例 [J]. 世界华人消化杂志, 2015, 23 (17): 2830-2833.

［16］ COTTER T G, BLEDSOE A C, SWEETSER S. Colon ischemia: an update for clinicians [J]. Mayo Clin Proc, 2016, 91 (5): 671-677.

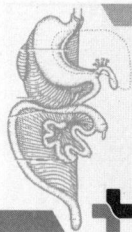

第三十一章
老年缺血性肠病

第一节　概　述

缺血性肠病（ischemic bowel disease，IBD）又称肠道缺血综合征，是指由于肠道急性、慢性血液灌注不足或血液回流障碍引起肠道结构破坏和功能障碍，而导致一系列临床表现的综合征。该类病症多见于患有心血管系统疾病的老年人。2011年中国专家建议，将缺血性肠病分为急性肠系膜缺血（acute mesenteric ischemia，AMI）、慢性肠系膜缺血（chronic mesenteric ischemia，CMI）和缺血性结肠炎（ischemic colitis，IC）。急性肠系膜缺血包括肠系膜上动脉栓塞或血栓形成、肠系膜上静脉血栓形成和非闭塞性肠系膜缺血（non-occlusive mesenteric ischemia，NOMI）；慢性肠系膜缺血主要包括肠系膜上动脉狭窄或闭塞，以及慢性肠系膜上静脉血栓形成。

美国在过去几十年中，因腹痛而住院的病人中缺血性肠病发病率已经从1/1000增加到1/200。在AMI中，大约50%的病例由急性肠系膜动脉栓塞（acute mesenteric artery embolism，AMAE）引起，25%由NOMI所致，10%的病例由急性肠系膜动脉血栓形成（acute mesenteric artery thrombosis，AMAT）引起，肠系膜静脉血栓（mesenteric venous thrombosis）占10%，局灶性节段性缺血者占5%。AMAE发病率约2～3例/10万人。瑞典学者Acosta对23 446例临床尸检研究发现997例符合缺血性肠病，尸检证实致命性NOMI的总体发病率是每年2.0/10万，随着年龄的增长而增加，80岁以上老年人发病率可达到每年40/10万人，有肠系膜上动脉狭窄者（$n=25$）年龄比没有者（$n=37$）年龄要大（$P=0.002$），而且常常伴有腹腔干狭窄（$P<0.001$），其中1/5的患者同时合并肝、脾、肾梗死。据统计，美国住院患者中CMI患病率低于1/10万，在胃肠道疾病患者中患病率低于2%。CMI通常发生在60岁以上的患者，女性发病率是男性的3倍。在CMI患者中15%～20%的病例没有症状，随着时间的推移、血管阻塞过程的进展，慢性隐匿性腹痛接踵而至。

IC发病率逐年增加，国外文献表明发病率从1976—1980年间的发病率为每年6.1/10万，上升到2005—2009年间每年22.9/10万。

中华医学会消化病学分会老年消化协作组对国内18家医院462例住院治疗的缺血性肠病患者的调查表明，IC占比接近60%，女性患者更为多见，男女比例约1∶2。老年患者占我国IC患者的90%，这与老年人的动脉粥样硬化、罹患心血管疾病以及服用影响血黏度的药物等有关。Newman等对124例下消化道出血患者的分析显示IC患者平均年龄为66.5岁。晁冠群等报道的IC患者平均年龄为66.2岁,50岁以上者占91.7%,60岁以上者占66.7%。老年患者常有基础疾病或并发症,肠道缺血症状不典型,临床上更易误诊。阮水良等对324篇出版时间从1982—2013年的缺血性结肠炎文献分析结果显示:共报告病例9202例,其中男3973例,女5229例,男女性别比为1∶1.32;年龄范围4~98岁,校正平均年龄63.6±7.8岁。以10年为间隔进行分析,20世纪80年代病例数仅有6例;1990—1999年252例,平均年龄60.7±7.5岁,2000—2009年3782例,平均年龄63.0±4.9岁,2010—2013年5162例,平均年龄64.4±5.1岁。IC发病率的上升与我国高血压近50年来发病趋势相似。

总之,缺血性肠病的临床表现差异很大,疾病早期或轻症患者症状及体征无特异性,诊断困难,误诊率高达63.4%。而部分病例尤其是急性肠系膜栓塞患者很快发展成肠梗死、腹膜炎、广泛中毒性结肠炎、中毒性或感染性休克,甚至导致多器官功能衰竭,预后极差,死亡率高达93%。我国已经步入老年社会,以上海为例,2017年上海户籍老年人口比例已经达到31.6%。由于老年患者不能提供正确的主诉,无法获得足够的病史资料,以及解剖的差异,老年患者对疾病反应能力降低,胃肠道功能减退及伴有多种影响胃肠道动力的基础疾病,因此,与中青年相比,老年患者临床表现缺乏特异性,腹痛可能更轻,更易出现恶心、呕吐等症状,所以误诊率更高,预后更差。因此,提高对老年缺血性肠病的早期认识及诊治水平十分必要。

第二节 病因及发病机制

一、病因

(一)血管病变

慢性肠系膜缺血的主要病因是动脉粥样硬化导致的血管狭窄。此外,肠道血管畸形和多种病因导致的血管炎,如系统性红斑狼疮、白塞病(Betch's disease,BD)、结节性多动脉炎(polyarteritis nodosa,PAN)、血栓闭塞性脉管炎(Buerge's disease)、大动脉炎(Takayasu's disease)、变应性肉芽肿性脉管炎、Wegner肉芽肿等,都可引起缺血性肠病。另外全身性血管病变累及腹腔血管导致肠管供血不足也会有缺血性改变。节段性动脉溶解(segmental arterial mediolysis,SAM)是非动脉硬化非炎症性血管疾病,主要侵犯中型内脏动脉的分支,病理表现为动脉壁外膜平滑肌的溶解,一般发生在没有潜在疾病的中老年中。

在急性肠系膜缺血中,肠系膜上动脉栓塞为缺血性肠病最常见的病因。栓子多来源于心脏附壁血栓,也可来自主动脉壁上粥样斑块,多见于风湿性心脏瓣膜病、心肌梗死后、心房纤颤、心内膜炎的瓣膜赘生物以及人工瓣膜置换术后形成的血栓脱落,少数病例也可由于肺脓肿或脓毒血症的细菌栓子引起。国内文献报道尚有肿瘤形成的瘤栓以及外伤所致血栓导致栓塞。栓子可顺血流进入肠系膜上动脉，发生急性闭塞。肠系膜上动脉栓塞的部位不同，肠管缺血坏死受累的范围也明显不同。栓塞如果发生在肠系膜上动脉出口处，可引起Treitz韧带以下全部小肠和右半结肠的缺血坏死。如栓塞发生在结肠中动脉分支以下，可以引起Treitz韧带和回盲瓣之间的大部分小肠坏死。栓塞发生在肠曲的某个分支动脉而侧支循环良好时，则不发生坏死，但肠曲的边缘动脉发生栓塞，其所供应区域肠管也会发生节段性坏死。肠系膜动脉血栓形成的几乎所有患者都有动脉粥样硬化病史。肠系膜静脉血栓形成主要发生在肠系膜上静脉，很少发生于肠系膜下静脉。肠系膜静脉血栓形成多为静脉炎所致，也可继发于能引起血流滞缓的疾病，如手术创伤、腹腔感染、真性红细胞增多症、恶性肿瘤等；或服用某些药物造成血液处于高凝状态，如避孕药、洋地黄类、加压素等；也有巨细胞病毒感染发生血管炎引起肠系膜上静脉血栓形成的病例报道。肠缺血的严重程度及进展或结局，与缺血持续时间、范围、程度、受损血管及侧支循环、肠内压、肠功能、肠对缺血缺氧的耐受性，以及肠内过度生长细菌的毒力等有关。

（二）血管外因素

血管外因素包括腹腔嵌顿性疝、肠扭转、肠套叠、腹腔粘连带压迫以及腹腔内肿瘤等，可压迫血管，导致肠黏膜血供减少。Assenza报道一例88岁女性，因IA G2期囊性卵巢肿瘤（20×40cm）压迫肠系膜引起小肠梗阻及缺血。

（三）肠壁灌注不足

10%～20%AMI患者由NOMI所致，最常见于严重系统性疾病导致心输出量减少的老年患者，常发生在术后、ICU病人中。其他诱发因素包括创伤、使用某些药物（如可卡因、麦角衍生物类的血管收缩剂、利尿剂、地高辛、α肾上腺素能等药物）、心力衰竭、心肌梗死、导致血管收缩的休克、脱水、低血压状态，以及血液透析与心脏外科手术或腹部大手术后等。

血液透析患者经常会有严重的动脉硬化，且每次血透都要脱水，因此血透患者是NOMI的高危人群。在接受透析治疗的人群中，大多数病例表现出非闭塞性肠系膜病变特点。缺血时的低灌注及血流恢复后的再灌注损伤在组织损伤中起到很重要的作用。血管收缩、氧自由基的释放是引起再灌注损伤的重要因素。Picazo报道了11例经剖腹手术证实为肠系膜缺血的血液透析患者，均因腹痛，尤其是右侧腹疼痛（64%）而就诊，其中10例（91%）患心血管疾病，5例患缺血性心脏病。7名患者（64%）在肠系膜缺血之前的血液透析期间出现动脉性低血压，11例中有10例（91%）肠壁坏死。回肠是最常受累的部位。5例（45%）患者仅表现为有限的回肠损伤，2例（18%）出现整个小肠和部分右半结肠广泛的损伤。8例（73%）行肠切除，其中只有3例（27%）在肠系膜缺血手术治疗后存活。生存的关键因素是在抵达急诊室8h内就接受了手术治疗。因此，在血液透析中出现腹痛的患者，尤其是在前一次透析期间曾经发生过动脉低血压时，一定要想到肠系膜缺血的诊断。紧急手术不仅能诊断，而且早期外科治疗可以降低其高死亡率的风险。

瑞典学者Acosta的研究发现，致死性心力衰竭［OR2.9（1.7～5.2）］、房颤病史［OR2.2（1.2～4.0）］及近期手术［OR3.4（1.6～6.9）］是致命性NOMI的危险因素。房颤既可引起心脏血栓脱落，也可导致肠系膜动脉处于低流量状态，无论心率快慢，是否有心力衰竭，房颤都会引起左室功能下降也就是射血分数降低。老年人动脉粥样硬化患者较多，肠系膜动脉及腹腔干狭窄，使得老年患者更容易出现内脏低灌注和缺血。近期手术是NOMI的另一危险因素，与老年患者无法识别的液体损失及术后低血压有关。

心脏外科术后发生NOMI的主要危险因素为70岁以上，使用反搏球囊、血液透析，出血后手术再探查，术后至少需要输注1单位红细胞，术后血清乳酸超过5mmol/L，术后使用左西孟旦、去甲肾上腺素，术后丧失窦性心律。Klotz推荐心脏外科术后出现以下4种情况需行肠系膜血管造影以便及时发现NOMI：心脏手术后3天以上没有排便、严重腹胀、临床和影像学支持的动力性肠梗阻及血清乳酸水平升高。

（四）肠腔压力增加

随着年龄增长，老年人肠道的功能发生变化，唾液腺、胃肠和胰的消化酶随着年龄增加而分泌减少，消化功能降低，故进食量相对减少。又因老年人牙齿不健全，饮食过于精细、单调，缺乏麸糠及粗纤维食物，同时饮水量少，形成的粪块不足以使直肠黏膜产生足够的充盈扩张的机械刺激。其次，老年人体力活动减少，或长期卧床，肠管的张力和蠕动减弱；上腹部肌肉萎缩、腹腔及盆底肌肉乏力、直肠肌肉萎缩、肛门内外括约肌减弱；胃结肠反射减弱，直肠敏感性下降，使食物在肠内停留过久，水分过度吸收致使大便干燥、坚硬、难以排出。此外，老年人服用一些影响肠蠕动的药物，也可减少胃肠蠕动。部分老年人因老年性痴呆或精神抑郁症而失去排便反射，引起便秘。部分老年人有糖尿病、尿毒症、脑血管意外、帕金森病等，亦容易发生便秘。因此，老年人便秘的患病率较青壮年明显增高，约1/3的老年人出现便秘，严重影响老年人的生活质量。便秘可导致肠蠕动过快、强度过大时会引起肠腔内压力升高，以及局部肠黏膜血流减少，从而造成一过性肠黏膜缺血性损害；长期严重便秘患者肠腔内大量粪块嵌塞，也会使肠腔压力增加。如果结肠腔内压力上升到30～40mmHg，肠黏膜会出现可逆的循环损害；如果结肠腔内压力超过50mmHg，则可能会发生不可逆的损害；当肠腔压力升高至90～120mmHg时，肠血流只有正常时的20%～35%，肠壁血供减少，最终导致肠黏膜缺血性损害。

（五）血液高凝状态

随着年龄增长，血管硬化及内皮损伤导致血小板黏附、聚集及释放作用亢进，凝血因子及FIB有不同程度的增高，临床上出现血液高凝状态。高凝状态下容易形成微血栓阻塞毛细血管，导致缺血。血栓弹力图（TEG）曲线（描绘从最初的级联反应到纤维蛋白形成，再到血凝块溶解的全过程）能准确反映出血、血栓形成和纤维蛋白溶解的全过程。安立红等研究发现，普通人群与高龄人群血栓弹力图主要数据检测水平差异有统计学意义（$P<0.01$）。对高龄人群中出现高凝状态的183例进一步分析发现，酶动力型高凝状态有77例，占42%，这种高凝状态形成的原因为凝血因子活性增强或数量增多，血栓弹力图 R 值缩短（$<4min$），容易形成血栓；血小板型高凝状态有70例，占38.1%，这种高凝状态形成的原因为血小板功能亢进使血凝块硬度增大，自身抗凝系统不能使其溶解，血栓弹力图 MA 值 $>73mm$ 时，容易形成血栓；酶动力型和血小板型高凝状态有36例，占19.9%，这种高凝状态包括凝血因子和血小板两种因素，要抗凝、抗血小板同时进行，以预防血栓形成。

尚亮等分析13例机械心脏瓣膜置换术（mechanical heart valve replacement，MHVR）后并发缺血性肠病的病例资料显示，患者病史中均于术后不同时间出现腹痛、便血等临床症状，行结肠镜检查发现结肠节段性黏膜充血、糜烂、溃疡。经内科对症治疗后，12例恢复良好，1例行外科剖腹探查术，切除部分坏死小肠。本组13例患者入院后的D-二聚体均升高，PT-INR检查指标显示在1.3～1.78之间，其中6例在1.5～2.0之间，其余7例尚不能达到目标抗凝强度，总体属于低强度抗凝。而抗凝不达标，或低强度抗凝治疗的患者，出现血栓并发症的风险则相对增加。美国胸科医师协会在2008年推荐的指南中提出瓣膜性心脏病术后INR的范围应控制在2.5～3.5。基因因素是华法林代谢的重要影响因子，国内学者提出中国人术后的抗凝强度控制在1.5～2.5则较为理想。对于曾行MHVR，术后低强度抗凝治疗的患者，突然出现腹痛、便血，应考虑缺血性肠病的可能，尽早进行相关检查，明确诊断，指导治疗。

通常认为特发性IC可能与血液高凝状态有关。Midian-Singh等对18例IC患者行血液高凝状态评估，发现5例（28%）患者存在凝血异常，显著高于一般人群的凝血异常患病率8.4%。

（六）医源性因素

医源性肠系膜血管损伤虽不常见，但仍应引起足够的重视，特别在外科手术范围日趋扩大和介入医学飞速发展的今天，该类损伤亦有增多的趋势。腹部手术如肝移植手术、肾移植手术、冠状动脉搭桥术、肠切除手术、主动脉手术，尤其腹主动脉瘤手术，均可引发结肠缺血病变。在腹主动脉瘤手术中，选择开放性修复方式时肠缺血的发生率为1%～3%，选择血管内修复方式肠缺血的发生率0.5%～3%。甚至结肠镜检查注气过多、灌肠压力较大等亦可成为结肠缺血诱因。但凡损伤涉及肠系膜动脉主干或累及较大范围的肠系膜动脉弓以远的直支血管，均影响肠壁的血液供应，甚至造成所属肠段的坏死。介入治疗造成的肠系膜血管内皮损伤容易造成系膜血管内血栓形成，引发肠缺血等一系列病变。血管内皮损伤在早期可无明显的病理变化，最终会出现小肠供血不良或小肠瘀血、肠屏障功能下降，甚至肠坏死，造成严重的迟发性腹腔感染。使用腹腔镜期间的一些生理变化会增加肠系膜循环受损的风险：气腹造成的腹内高压减少了肠系膜灌注、心输出量和肠系膜流出，直接吸收气腹的二氧化碳进入循环，也可能导致肠系膜血管收缩。然而，绝大多数病人都能耐受气腹的这些不良生理效应。腹腔镜手术后出现的肠缺血是一种非常罕见的并发症，一旦发生，会是一种致死性的并发症。文献报道14例腹腔镜术后肠缺血患者中有11例死亡，总死亡率为79%。长时间腹腔镜检查，可能会使患者已经存在的肠系膜循环受损情况进一步加重，术后发生肠梗阻与全身炎症反应综合征可能在此并发症的发展中起着触发作用。

肠道是手术应激的中心器官。心脏作为供氧的发动机，直接影响其他器官的功能。心肾综合征就是心脏病学中的典型例子。越来越多的证据显示，在心脏和肠道之间也存在对话。严重心脏病，如严重心脏瓣膜疾病或冠状动脉疾病，在术前表现为肠灌注不足或充血，在手术过程中，体外循环、血管活性药物的使用和外科手术的应激会进一步加重胃肠道损伤，因此，术后会发生胃肠道损伤，甚至胃肠道功能不全。

Mangi对7年（1997—2003年）间做过心脏手术的8709例患者进行研究发现，46例（0.53%）发生了需要外科介入的胃肠道并发症，其中31例（67%）发生肠系膜缺血。术前并发症的预测因素为脑血管意外（CVA）、慢性阻塞性肺疾病（COPD）、各型肝素所致血小板减少、房颤、心肌梗死、肾功能不全、高血压、主动脉内球囊反搏等。纽约心脏协会Ⅲ级和Ⅳ级心脏功能（优势比为12.1）和吸烟（优势比为4.69）是胃肠道并发症后死亡的最强有力的独立预测因素。

Ohri等人证明，在低温体外循环下虽然SMA的流量通常没有变化，但空肠黏膜的血流量减少了40%，浆膜的血流量减少了近50%，同时注意到氧气输送和消耗相应减少。然而，在复温过程中，氧气输送量进一步下降约50%，而耗氧量则急剧增加，从而导致肠黏膜pH值下降。Tao等人在常温体外循环中也证实了类似的现象，并认为部分原因可能是血液从回肠和结肠分流至前肠。这些血流模式的改变伴随着体外循环引起的肠系膜内皮细胞功能障碍，并随之对α受体激动剂产生高反应。

二、高危因素

（一）老年人存在多种高危因素，如高血压、糖尿病、高血脂、心脑血管疾病等基础疾病

廖亮等研究证实，原发性高血压、糖尿病、血脂代谢障碍、心功能不全、外周动脉疾病并发症与IC的发病密切相关，是患者发病的高风险因子。值得注意的是，尽管老年患者是高危人群，其中却只有2.8%的患者需要手术，2.8%的患者住院期间死亡。刘仲满等研究显示，老年组缺血性结肠炎100%合并动脉硬化相关疾病，高血压、高脂血症、糖尿病的发生率均高于非老年组，88.3%老年组缺血性结肠炎患者合并两种及以上基础疾病。高血压可造成红细胞变形性降低，血黏度增高，导致血循环阻力增加，血流缓慢，组织

呈现血流灌注不足。高血脂患者血液中一般存在过多大分子脂蛋白，导致脂质过氧化产物的异常增高。脂质过氧化作用使红细胞膜硬度增加，导致红细胞变形能力下降，从而使血液黏稠度升高。高血糖环境可以使红细胞脂质过氧化，血红蛋白非酶糖基化，造成红细胞膜内黏度升高，刚性增强，胞膜僵硬，变形能力降低，继而造成微循环障碍。高危人群应尽量控制好基础疾病，尤其是合并心血管基础疾病的老年患者，应避免高脂饮食，控制体重，保持血糖、血压在正常水平，以免诱发IC。

（二）老年人肠黏膜变化因素

老年人小肠重量减轻，黏膜变短、变粗；小肠绒毛变宽、弯曲；黏膜上皮细胞数减少，黏膜纤维化增多，表面积减少；淋巴细胞减少等，肠功能降低。纪小龙等在无症状的老年人大肠黏膜的研究中发现以下变化：①大肠腺体数目上的变化（增多或减少）；②固有膜内炎症细胞的浸润，其中包括淋巴细胞、嗜酸性白细胞、组织细胞（泡沫细胞）、嗜中性白细胞；③炎细胞破坏固有组织致吞噬细胞碎片的出现；④间质改变如水肿、纤维组织增生。上述改变提示老年人大肠微生态学可能发生了一定程度的变化，引起了一系列的病理组织学改变。

（三）老年人肠道血供与缺血性肠病

随着人口老龄化，冠心病、高血压、糖尿病、血脂代谢异常等导致动脉粥样硬化的疾病也可同时引起肠系膜动脉粥样硬化，粥样硬化致血管管腔狭窄，在血管狭窄的基础上由于各种基础疾病病程日久导致各种代谢紊乱，使红细胞聚集性增强，变形能力降低，血小板黏附性、聚集性增高，使血液呈高凝状态，从而导致循环障碍和缺血，损害血管内皮，造成血管阻塞，从而形成微血栓，导致肠壁供血减少。当侧支循环不能满足肠道血供时，造成肠壁组织的缺血性损伤及缺血再灌注损伤。

第三节　病　　理

一、AMI

AMI肠黏膜组织病理学检查呈非特异性，常表现为水肿、黏膜隐窝结构破坏、黏膜及黏膜下出血、固有层炎性细胞浸润、颗粒样组织伴隐窝脓肿、血管内血小板血栓及坏死。NOMI所致的肠坏死与肠系膜血栓形成所致的肠坏死有明显的区别，前者是小肠的广泛坏死，是非连续性的节段性坏死，而后者肠系膜及肠坏死是从血栓的部位开始形成该动脉供血区域的蝶形坏死区，是连续坏死。Shirai等报道一例结节性多动脉炎患者MPO-ANCA抗体弱阳性，发生广泛性非连续性节段性肠坏死，考虑由结节性多动脉炎所致非阻塞性肠系膜缺血。结节性动脉炎患者中13%～31%会发生消化道缺血。

二、CMI

CMI肠黏膜组织病理学检查显示黏膜萎缩、颗粒样组织、含铁血黄素巨噬细胞及炎症纤维化。

三、IC

1963年Boley等首次提出IC。1966年Marston等报道了16例IC患者并根据其程度分3型：一过型、狭窄型及坏疽型。后来又重新划分为2型：坏疽型（起病凶险，多有急性腹膜炎）和非坏疽型，其中非坏疽型包括一过性IC、可逆性IC和非可逆性IC，其中非可逆性IC又分为慢性和狭窄性IC。

依据血管阻塞与否IC可分为：血管阻塞型结肠缺血、非血管阻塞型结肠缺血。

依据病程，内镜下将本病分为三个阶段（分期）：急性期，亚急性期及慢性期。①急性期（72h内）表现为黏膜苍白、水肿、瘀斑、出血、糜烂，严重者可有浅溃疡形成。显微镜下可见水肿、黏膜下出血、炎症细胞浸润、腺体破坏、毛细血管血栓形成，无增生性改变；②亚急性期（72h～7d）表现为纵型或葡匐型溃疡。显微镜下周边间质及上皮反应性增生，可有纤维素血栓和含铁血黄素沉着；③慢性期（2周以上）表现为黏膜慢性炎症，肠壁增厚，可有肉芽组织和瘢痕组织形成及肠腔狭窄，少数可有溃疡形成，甚至纵型大溃疡。显微镜下为慢性非特异性炎、间质肉芽组织增生及纤维化。内镜下缺血性结肠炎的突出特点是病变呈节段性分布，病变与正常黏膜分界清楚，黏膜活检切片中有大量纤维素血栓及含铁血红素沉着，此为本病的特征，也是与其他肠病鉴别的关键。

第四节　临床表现

一、AMI临床表现

AMI的症状和体征与急腹症相似，缺乏特异性。Bergan等在1975年提出AMAE三联征：剧烈而没有相应体征的上腹和脐周疼痛、并发房颤的心脏病、胃肠道排空症状（肠鸣音亢进、恶心、呕吐和腹泻），是早期诊断的依据。该病早期表现为剧烈腹痛，呈绞痛或持续性钝痛，定位不确切，药物难以缓解；腹痛部位可以是全腹性，也可以是脐旁、上腹、右下腹或耻骨上区，同时伴不明原因腹胀、腹泻、血便、剧烈呕吐等消化道症状，呕吐物可为血水样。近1/4的病人有腹泻，排出暗红色血液。随之由于肠壁低灌注状态导致疼痛受体下降而出现间歇性腹痛程度的减轻，使该病在早期不会被诊断为血管急症，导致诊断及治疗的延误。随着病情进展，肠壁由于黏膜屏障的破坏，伴随细菌移位可以出现肠梗阻、肠坏死、肠穿孔、腹膜炎、脓毒症及多器官功能衰竭。当出现明显的腹膜刺激征、肠鸣音消失、高热、脉细快、血压不稳定等休克表现，往往已经出现肠管坏死，错过最佳治疗时机，即使手术切除病变肠管，也难以达到良好的预后，病死率极高，可高达50%～70%。

体检，早期腹部检查无明显腹膜刺激征，症状和体征分离，这是AMI早期诊断的重要线索。后期腹部检查则可有腹肌紧张、全腹压痛、反跳痛、肠鸣音减弱等体征。

Alhan等对30年间107例急性肠系膜缺血患者研究显示，严重腹痛者占90.6%，恶心、呕吐者占48.5%，腹泻者占13%，便血12%，呕血10.2%。其中腹膜炎占89.7%，22.4%的患者出现休克。死亡率55.1%，死亡原因主要为多器官功能衰竭。Duran对一项14年间诊治的54例AMI进行的研究显示，总体生存期60.54个月，在70岁以上年龄亚组中，生存期仅为9.5个月（$P=0.035$），70岁以上年龄患者预后差。

值得注意的是，由于老年人反应性差，其临床表现更不典型。虽然老年急性缺血性肠病病例大都有腹痛，但腹膜刺激症状不明显。林霖等报道1例高龄以小肠出血为首发表现的肠系膜动脉栓塞患者，反复胃镜和肠镜检查均未明确原因，因怀疑小肠出血而完善小肠仿真CT并且行肠系膜血管造影时，发现肠系膜上动脉主干远端中断闭塞，遂行急诊剖腹手术，术中可见部分肠管坏死，遂切除一段小肠。病理结果为肠壁全层可见血管增生扩张出血，部分肠黏膜上皮缺失，伴溃疡形成，可见慢性炎性细胞及中性粒细胞浸润。该患者术后恢复良好，未再出现腹痛、腹胀及发热。该患者病程中虽然没有出现典型的剧烈腹痛，但是结合患者有风湿性心脏病、慢性心房颤动病史，超声心动图结果为可疑左心耳陈旧性血栓并机化，推测其肠系膜动脉栓塞的栓子可能来源于心脏的附壁血栓。

老年AMI患者初诊误诊率明显高于中青年组，可能与老年人生理功能减退，对疾病的反应性出现不同程度的降低及老年患者往往有多种疾病同时并存等因素有关。误诊为急性肠梗阻最常见，其余包括急性弥漫性腹膜炎、急性胰腺炎、急性阑尾炎、消化道穿孔、消化道出血、结肠肿瘤。闫静等对104例AMI患者研究中显示，急性肠系膜上动脉血栓栓塞51例，急性肠系膜静脉血栓形成49例，NOMI 4例。AMI初诊误诊48例，其中急性肠梗阻21例，急性弥漫性腹膜炎14例，急性胰腺炎6例，急性阑尾炎4例，消化道穿孔、消化道出血和结肠肿瘤各1例。老年组初诊误诊率高于中青年组，老年组以误诊为急性肠梗阻及急性弥漫性腹膜炎为主，中青年组以误诊为急性肠梗阻及急性胰腺炎为主。腹痛、恶心、呕吐为主要的临床表现，其中恶心及呕吐更多见于老年组。

肠系膜上静脉血栓形成者较动脉性缺血症状轻且起病缓慢，可有腹胀、恶心、呕吐、腹泻、便秘及便血等症状。典型病例镜下可见肠壁重度水肿，发展到晚期形成出血性梗死。

二、CMI临床表现

CMI主要表现为三联征：①餐后腹痛：主要表现为反复发作与进食有关的腹痛。腹痛可为持续性钝痛，程度不一，定位不明确。以脐周或左下腹多见（与缺血的肠段有关），多发生于餐后15～30min，1～2h达高峰，随后腹痛逐渐减轻，蹲坐位或卧位可使部分患者腹痛缓解。随病情发展，可转为持续性腹痛，类似于动脉硬化闭塞症的静息痛；②畏食和体重减轻：随着血管狭窄的进展，进食会引起腹痛，因而患者开始惧怕进食（恐食症）。因为长期缺血导致肠道黏膜损害，营养吸收不良，患者逐渐出现体重减轻、消瘦；③血管杂音：半数患者腹部可闻及血管杂音，呼气时明显，对怀疑本病者常规腹部听诊，有利于早期诊断。

三、IC临床表现

IC肠道损伤类型多样，包括轻度短暂结肠缺血、一过性结肠炎、慢性结肠炎、肠腔狭窄、肠壁坏疽、暴发性全结肠炎等。按损伤程度，IC可分为非坏疽性和坏疽性两类，两者有不同的临床过程。非坏疽性IC约占IC病例总数的80%～85%，主要累及黏膜和黏膜下层。可进一步分为损伤相对较轻的短暂可逆性IC，以及损伤相对较重的慢性不可逆性IC。后者可发生肠腔狭窄。坏疽性IC约占IC病例总数的15%～20%，肠道损伤严重，表现为急性暴发性缺血伴透壁性梗死，可进展至结肠坏死甚至致死。

非坏疽性IC临床表现相似，2/3以上的患者为突然起病的轻至中度腹部绞痛、腹泻或便血。腹痛多位于左下腹，为突发性绞痛，轻重不一，进食后加重。腹痛时多伴有便意、腹泻。部分患者可在24h内排出与粪便相混合的鲜红色或暗红色血便，出血量少。其他症状有厌食、恶心、呕吐、低热等。此时体检可发现腹部受累结肠处（以左下腹、脐周为主）有轻中度压痛、低热、心率加快。以后随着自身侧支循环建立，或者经内科有效的药物治疗，以上症状可在数日内好转或消失，通常在1～2周内组织学上和功能上均可完全恢复。

慢性非坏疽型缺血性结肠炎少见，肠壁损伤的范围较大，损伤深度可达肌层。一般经数周或数月才恢复。病程长，症状可反复发作，腹痛常因进食而诱发或加重。

狭窄性非坏疽型缺血性结肠炎罕见。临床出现反复发作的低位不全肠梗阻症状，如反复发作腹痛、腹胀，停止排气、排便等。体检：腹部触诊可能触及大小不等包块。

少数坏疽型患者，则起病凶险。腹痛症状48h不缓解，反而进行性加重，伴频繁腹泻、便血、发热、腹胀、呕吐。体检：腹肌紧张，全腹显著压痛、反跳痛，肠鸣音逐渐减弱甚至消失等腹膜炎的体征。由于坏死组织和细菌毒素的大量吸收，微循环血管广泛开放，有效血容量不足，患者可发生低容量性和/或中毒性休克。

单独性右半结肠缺血（isolated right colon ischemia，IRCI）是IC的特殊形式，预后差，需手术治疗者和死亡率分别为病变累及其他结肠区域者的5倍（54.9%对10.9%）和2倍（22.5%对11.9%）。右半结肠IC通常与肠系膜上动脉狭窄或闭塞有关，主要表现为腹痛，次要表现为便血，病情常较重，临床上应高度重视并予积极治疗。如患者出现发作性腹痛伴非血性腹泻或腹痛剧烈不伴便血，应警惕右半结肠IC可能。病情严重出现肠坏死或以右半结肠缺血为主者，可有腹部压痛、反跳痛，肌紧张，听诊肠鸣音减弱甚至消失。有较多腹水时腹部移动性浊音可为阳性。

1984年Speakman和Turnbull首次报道缺血性结肠炎罕见表现为肠型样黏膜的排出，至今只有25例。此为肠循环受损导致。Mantas报道一例男性69岁因息肉行手术治疗的患者，术后15天出现发热、腹泻，行保守治疗，术后18天排便时排出80cm长的肠型样黏膜，组织病理学显示，只有黏膜层和黏膜下层受累，腹部CT显示肠型样黏膜从降结肠延伸至肛门口，在受累结肠壁和肠型样黏膜之间，有气体存在，经保守治疗2天后出院，此后发作几次腹泻，未再发热，未再排出肠型样黏膜。该文作者认为，在大多数情况下，排出肠型样黏膜的原因是结直肠癌手术或腹主动脉瘤修补术中肠系膜下动脉或肠道的供血血管被结扎所致，症状的轻重取决于受累肠管缺血的程度。

总之，老年人是IC的高危人群，半数以上的老年患者由于漏诊、误诊而延误治疗，从而继发腹膜炎、结肠穿孔、坏疽、中毒性休克，甚至死亡。因此临床上具有下列特点患者：①年龄大于55岁的中老年患者，特别是中老年女性；②合并有高血压、冠心病、糖尿病、高脂血症、习惯性便秘等基础疾病；③急性起病，病程短，突发腹痛、便血、腹泻。近半数患者存在腹痛、便血、腹泻三联征；④腹痛重，腹部体征轻；应考虑缺血性结肠炎可能，应48h内早期结肠镜检查，做到早诊断、早治疗，改善患者预后。

第五节　辅助检查

一、实验室检查

（一）三大常规检查

血常规白细胞计数多增高，大便潜血试验阳性，部分病人可出现血红蛋白下降。

（二）血清学检查

1. 血清乳酸

非特异性血清乳酸检测可以作为一项诊断指标，乳酸水平大于2.2mmol/L反映了AMI晚期肠管坏死导致细菌移位，使得无氧代谢产生乳酸进入血流。乳酸检查不能反映AMI的早期。D-乳酸是小肠细菌自然的降解产物，是L-乳酸的异构体，具有相对较高的特异性，可能是肠缺血检测的早期指标。

2. D-二聚体

该指标在疾病早期敏感性高，但特异性低。有研究显示，在缺血性肠病的患者中，D-二聚体有较高的阳性率，D-二聚体血浆水平升高，提示体内有微小血栓形成并继发纤溶活性增加，可作为无创伤性的体内高凝及新鲜血栓形成的标志之一。有报道指出，D-二聚体在急性肠缺血患者的诊断测试中的敏感性和特异性分别为94.7%和78.6%。因此D-

二聚也可作为早期诊断缺血性肠病的理想指标。Block 等的研究指出D-二聚体＞0.9mg/L时，对于本病诊断的特异性为92%。当D-二聚体＞3.17mg/L时，其敏感性和特异性可接近CT血管造影。因此D-二聚体升高对本病诊断有一定意义，但其升高程度与病情严重程度的关系仍需进一步研究。2017年欧洲血管外科协会（European Society of Vascular Surgery，ESVS）建议：对于急性腹痛的患者，推荐筛查D-二聚体排除AMI的可能（IB级）。因为D-二聚体对于AMI具有很高的敏感性，但是特异性不强，D-二聚体正常的患者几乎可以排除AMI的可能。

3. 肠脂肪酸结合蛋白（intestinal fatty acid binding protein，I-FABP）

I-FABP是一种小的胞浆蛋白，存在于与摄取和消耗脂肪酸有关的组织中。它在小肠腔侧的细胞中高表达，在健康的个体循环中水平很低，但在肠细胞损伤后会迅速释放到全身并且循环，因此被认为是肠细胞损伤早期和有用的标志物。

4. α-谷胱甘肽S转移酶（alpha-glutathione S transferase，α-GST）

α-GST是AMI的早期标志物之一。这是一种参与解毒的胞浆酶家族，在细胞膜损伤后从多种细胞中释放出来，GST与谷胱甘肽结合，参与细胞内一系列有毒化合物的解毒。α-GST在肝脏和小肠黏膜中都具有高度的活性。α-GST诊断AMI的敏感性和特异性分别为68%和85%，α-GST的一个局限性是，伴有多器官功能衰竭和肝缺血的低血压患者，也可能存在伴随ASAT和ALAT异常的α-GST升高。

5. 严重的代谢性酸中毒

Pang的研究显示，心脏手术后肠缺血是一种罕见（0.31%）但严重的并发症，死亡率超过50%（71.0%）。严重的代谢性酸中毒可发生在广泛的肠梗塞的情况下，其预后极差。该研究中37.0%的肠缺血患者发生持续性代谢性酸中毒，而未出现相关腹部征象或影像学异常。因此，心脏手术后发生不明原因和持续代谢性酸中毒的患者必须排除肠缺血，这可能是肠系膜缺血最早也是唯一的诊断线索。诊断肠缺血时代谢性酸中毒的严重程度与肠坏死的严重程度相关。在广泛性肠梗塞的病例中观察到曾经发生过严重的代谢性酸中毒，且预后不好。

6. 降钙素原（procalcitonin，PCT）

PCT被认为是肠道缺血相关组织损伤的一种新的生物标志物。它是一种分子量为12.6kDa、有116个氨基酸（AA）的降钙素前体，1993年由Assicot等人首次描述。在健康受试者中，PCT是从甲状腺的C细胞释放出来的；在疾病背景下，创伤、细菌内毒素、促炎细胞因子肿瘤坏死因子-α（TNF-α）和白细胞介素-6（IL-6）或心源性休克均可刺激PCT的产生，认为这种PCT是由肝实质释放的。PCT的半衰期为18～24h，肾功能衰竭患者的半衰期为24～30h（高峰期为24h）。血清PCT的动力学不受年龄、性别或肾功能的影响（因为只有一部分PCT是由肾脏排出的）。临床数据支持使用PCT作为诊断肠缺血的阈值为1～2ng/mL（无论病因）。

7. 肌钙蛋白

Ascota等报道，肌钙蛋白的升高水平与肠系膜血管阻塞有关。

二、影像学检查

（一）腹部平片

早期无明显改变，但腹平片可排除腹痛的其他原因，如内脏穿孔伴随的腹腔内游离气体。病程晚期可出现肠梗阻、肠壁水肿增厚、肠道积气和肠壁积气征，但不具特异性。肠壁指压征和门静脉的气体都是晚期表现。门静脉积气的腹部平片的特征性表现为肝包膜下2cm以内的分支放射状气体（即气体多位于外周）。这是因为门静脉血液的离心流动，使得门静脉血中气体是向外输送的（而胆汁的向心运动则使胆汁中的气体趋向于集中聚集，即气体多位于肝脏中心部分）。

（二）超声检查

不仅可以显示近端血管的狭窄或闭塞程度，还可观察肠壁的结构及血供情况，可用于缺血性肠病的筛查和鉴别。对于诊断肠系膜血管闭塞具有高特异度（92%～100%）、低敏感度（70%～89%）。由于受腹腔积液、积气、体型肥胖、腹部手术史等因素影响，其准确度较低。在评估非闭塞性肠系膜缺血及远端血管闭塞方面存在局限性。

超声多普勒可测定血流速度、血流量。超声多普勒显示狭窄处血流速度明显增高，狭窄处远端频谱阻力下降。肠系膜上动脉收缩期峰值速度达到275cm/s，腹腔干动脉收缩期峰值速度达到200cm/s，或者是探测不到血流，与血管造影显示的血管狭窄70%相关。超声检查其他征象有：肠壁增厚、腹水、膈下积气、门静脉-肠系膜静脉内积气。

张龙方等对23例缺血性肠病声像图像分析显示：直接征象为肠壁增厚，增厚肠壁的厚度均>0.5cm，呈均匀性、全周性增厚，累及病变范围多>10cm，层次结构多不清晰，彩色多普勒血流显像示增厚的肠壁内仅见点状或短条状的稀疏血流信号或无血流信号。间接征象为邻近肠管间或下腹部可见少量腹水及腹腔、腹膜后肿大的淋巴结。

（三）选择性血管造影

选择性血管造影（DSA）是AMI诊断的金标准，可以在肠梗死及剖腹探查术前明确诊断。肠系膜上动脉血管造影是最有价值的检查，不仅能显示病变部位的缺血情况、侧支循环的建立，且可经动脉药物灌注及介入治疗。文献报道其灵敏度可达90%～100%，特异度为100%。主要影像学表现为肠系膜上动脉或分支突然中断、半月征、充盈缺损、肠壁强化减弱。应用DSA对非闭塞性肠系膜缺血进行诊断和治疗，可使病死率降低18%～53%。但老年患者在选择此项检查时需慎重。有学者指出，所有合并有危险因素及不明原因腹痛的病人，均应行肠系膜血管造影。血管造影对非闭塞性肠系膜缺血的诊断有着显著优势，是诊断肠系膜动脉痉挛导致的非闭塞性肠系膜缺血的唯一方法。

NOMI的影像学有如下特征：肠系膜上动脉增厚及不规则，造影剂反流入腹主动脉

（静脉闭塞的迹象）。KLOTZ建议心脏术后出现以下4种情况需行肠系膜血管造影检查：心脏手术3天后出现肠管运动减弱或消失，严重的腹胀，临床及影像提示动力性肠梗阻，血浆乳酸水平升高。血管造影表现伴随以下4项临床及辅助检查其中2项即可以诊断：少尿或无尿，腹胀、肠鸣音的缺乏，血清乳酸含量超过5mmol/L，代谢性酸中毒（碱剩余低于5mmol/L）。

DSA属有创侵入性检查，费时且检查费用昂贵，还具有高侵袭性、潜在的肾脏毒害性和放射线的损害等缺点。从对动脉的潜在损伤而言，行DSA时导管可能引起正常动脉内膜损伤，诱发动脉夹层、斑块形成、脱落，因此DSA很难成为常规检查手段。

（四）计算机体层摄影术（CT）检查

增强螺旋CT检查是目前缺血性肠病较直接的诊断手段：一类表现是肠壁异常，肠壁水肿；肠腔扩大即小肠肠管横断面直径＞3cm，结、直肠管腔横径＞5cm；另一类是肠系膜水肿，表现为脂肪密度不均匀增高，成索条状影或呈片状、扇状的密度增高；血管增粗呈"缆绳"状、血管增多和血管排列异常，形成较为特殊的"梳状"或"栅栏样"。

（1）肠壁增厚：正常肠壁厚度取决于肠管扩张程度，一般在3～5mm，急性肠系膜缺血最常见的CT表现为肠壁增厚，一般的标准是小肠壁超过3mm，结肠壁超过5mm，约26%～96%的病例会出现肠壁增厚。急性肠系膜缺血中肠壁增厚或变薄与病因有关，肠系膜静脉阻塞所致者较肠系膜动脉阻塞者肠壁增厚更明显。这是由于肠系膜静脉阻塞发病比较慢，且与肠壁出血，水肿和/或继发感染有关，可导致大小肠的肠壁增厚可至15mm。肠壁增厚的程度与缺血性肠病的严重程度无关。由于黏膜及浆膜层血管丰富，壁层血管较少，增强后黏膜及浆膜层呈高密度，而中间呈低密度，又称之为"靶征"或"双晕征"。

（2）薄纸样肠壁：在动脉阻塞或透壁梗死的病例中，肠壁增厚不明显，这是由于肠系膜动脉闭塞引起肠缺血较急及缺乏重复感染，以及壁内神经和肠壁肌受损，梗死的肠段表现为典型的扩张、积液，或表现为"薄纸样肠壁"，即表现为肠壁极度变薄并伴有积气积液的肠袢，此为肠壁弹性完全丧失和扩张所致。

（3）肠壁密度改变：可以表现为低密度或高密度，其中肠壁水肿呈低密度；偶见肠壁内高密度，是肠壁内出血所致。

（4）肠壁积气：表现为壁层内呈弧形线状或串珠状的透亮影，少量积气呈小气泡样，严重时胃壁、十二指肠及小肠壁内都有积气。肠壁气肿来源于：①产气细菌（细菌理论），尤其是全身感染时；②肠腔极度扩张时肠腔内压力增加造成的直接创伤，导致气体被推入肠壁（力学理论），或者是某些干预后，如结肠镜检查或移植；③黏膜破裂是主要的原因，细菌或气泡很容易渗透到肠壁，后者常伴有肠缺血、炎症和癌症化疗史或类固醇治疗史。Treyaud对149名经MDCT证实的肠壁积气的急诊病人的研究显示，引起肠壁积气的最常见原因是肠缺血（$n=80$，53.7%），其次是感染（$n=18$，12.1%）、肠梗阻（$n=12$，8.1%）、非肠梗阻（$n=10$，6.7%）、不明原因肠扩张（$n=8$，5.4%）、药物（$n=8$，

5.4%）、炎症（$n=7$，4.7%）、其他（$n=6$，4%）。肠壁积气分布和程度与肠缺血的程度均无显著相关性。总死亡率为41.6%（$n=62$），主要与肠缺血有关（$P=0.003$）。

（5）肠系膜静脉及门静脉积气（hepatic portal venous gas，HPVG）：导致门静脉系统积聚气体的可能原因包括：①在肠腔内或脓肿中产气菌产生的气体通过门脉进入肝脏；②门静脉系统中存在的产气菌产生的气体进入循环。Liebman等报道，HPVG最常见于肠坏死（72%），其次是溃疡性结肠炎（8%）、腹腔脓肿（6%）、小肠梗阻（3%）和胃溃疡（3%）。肠缺血是HPVG的主要病因（70%），与肠壁坏死有关的占91%，死亡率高（占85%）。这些事实表明，在肠系膜缺血的情况下，HPVG是手术的绝对指征。Treyaud的研究发现，门静脉、肠系膜静脉积气与肠缺血显著相关（$P=0.009$），与门静脉、肠系膜静脉积气的解剖分布有显著的相关性（$P=0.015$）。

当肠壁积气与门静脉肠系膜静脉积气同时存在时，对于缺血性肠病的诊断特异性接近100%。在动脉闭塞性肠系膜缺血中，节段性肠系膜脂肪模糊以及肠系膜皱襞之间游离液体存在，伴有肠壁强化不良，高度提示有肠梗死。肠穿孔和腹膜炎是死亡率很高的肠梗死的并发症。

（五）腹部CT血管造影术（CTA）

CTA诊断肠系膜动脉闭塞可以与血管造影媲美，可观察肠系膜动脉主干及其二级分支的解剖情况，但对观察三级以下分支不可靠。影像可见动脉血栓形成、狭窄、栓塞、夹层及肠静脉血栓形成等。

AMI直接征象为肠系膜上动脉不显影、腔内充盈缺损、平扫可为高密度（亚急性血栓），肠系膜血管内的血栓CT值较正常血管密度为高，其密度约为50~57Hu，正常动静脉血管CT值约为37Hu；间接征象有肠系膜上动脉钙化，肠腔扩张、积气、积液；门静脉-肠系膜静脉内积气，肠系膜水肿，肠壁增厚。肠壁积气、腹水等则提示肠管坏死。

CMI直接征象为动脉狭窄、动脉不显影、腔内充盈缺损等；间接征象有血管壁钙化、侧支形成、肠腔扩张、肠系膜水肿、肠壁增厚。同DSA比较，CTA的优势在于具有微创性及多视角观察、高灵敏度、高特异性和更安全的特点，不仅能够观察急性肠系膜上动脉的管腔，还能够提供管壁的病理表现。其缺点是无法进行血管内药物灌注治疗，且对非闭塞性肠系膜缺血敏感性较差。

（六）MRI检查

虽然磁共振血管造影可以显示肠系膜血管，但它对肠系膜动脉的评价主要局限于腹腔干动脉和肠系膜上动脉的近端，对CMI诊断的敏感度为100%、特异度为95%，对腹腔干和肠系膜上动脉起始处的重度狭窄或闭塞有高度敏感性和特异性，但不能有效评估上述血管远端、肠系膜下动脉狭窄情况及非闭塞性肠系膜缺血。因耗时较长，故不作为急症检查方法。

非对比度增强7特斯拉磁共振成像（7T-MRI）是最近发展起来的一种诊断方法。对体大鼠肠系膜缺血模型的研究表明，7T-MRI可以鉴别缺血性结肠炎的病理表现和组织学相关性。但需要进一步的研究，以证实它在人类的临床中的有效性。

（七）钡灌肠检查

可以显示"拇指压痕征"，反映黏膜下出血和水肿，是本病的特征性X线表现，但在消化道出血期不宜进行，因这种检查有引起结肠过度扩张、病情恶化的危险。

（八）肠镜检查

近年来肠镜检查对缺血性肠病的诊断得到了广泛认可，结肠镜和活检组织病理学检查是诊断缺血性结肠炎的金标准。镜下可见肠黏膜充血、水肿、瘀斑，黏膜下出血，黏膜呈暗红色，血管网状结构消失，严重者可见黏膜坏死、脱落、溃疡形成，为纵形、环形或不规则溃疡。由于系膜侧肠管血供最差，纵形溃疡多沿肠系膜侧分布，病变肠管呈节段性分布，与正常肠壁界限清晰，一旦缺血改善，症状消失快，病变恢复快。镜下所见，出血结节是IC的特征性表现，由黏膜下出血或水肿形成所致。此外，IC罕见累及直肠。AMI如累及结肠，内镜改变与IC大致相同；CMI内镜检查无确切意义，但可排除其他疾病。

（九）同位素检查

近年来，同位素^{99m}Tc和^{111}In扫描技术已逐步用于临床，能显示急性肠系膜闭塞的缺血区，可作为缺血性肠病的辅助诊断措施。白蛋白-钴结合试验作为急性肠缺血新的有用诊断指标，其灵敏度可达100%，特异度为85.7%。

第六节　诊断与鉴别诊断

一、诊断

①发病年龄在60岁以上，IC多>70岁，女性略多于男性；②具有发病高危因素：绝大多数患者有动脉粥样硬化、风湿性心脏病、房颤、糖尿病、高血压、脑血管疾病、周围血管疾病、弥漫性血管病变、血栓等基础病，甚至一人兼有2～3个高危因素；有腹部手术、外伤史，有低血容量、休克病史；③临床表现：AMI：突发剧烈腹痛，消化系统功能紊乱，症状和体征不符，体征多较轻。CMI：主要症状为反复发作腹痛，病程较长，患者有畏食、消瘦、腹泻表现。上腹部常可闻及血管杂音。IC：无明显诱因出现腹痛、血便、腹泻及急腹症的老年患者应警惕本病；④影像学检查：B型超声检查，肠系膜血管彩色多普勒超声检查，可提供病变肠段大致位置，显示缺血肠壁特征性表现，多普勒超声可提供肠壁血供、肠系膜血管血流状态。该检查无创、简单、方便，可作为缺血性肠病初筛的重要手段。选择性血管造影不但是诊断缺血性肠病的金标准，而且可行血管内药物灌注及其

他介入治疗。CTA对于闭塞性缺血性肠病，敏感性、特异性都较高，在肠系膜血管主干及二级分支显示方面，与DSA不相上下。MRA检查，对于主动脉、髂动脉疾病诊断价值高于DSA，对于慢性缺血性肠病诊断的敏感性、特异性与DSA相似。肠镜检查，是诊断缺血性结肠炎的重要手段，它能确定病变程度、范围及病变的分期，还能进行组织学检查。病情变化快是IC的一个特征，如在发病48h行结肠镜检查，更有利于鉴别诊断。

　　符合以上①～③项条件患者应想到老年缺血性肠病，再有影像学检查或结肠镜检查支持，排除其他原因所致急腹症以及结肠炎性疾病，可以诊断为老年缺血性肠病。

二、鉴别诊断

　　AMI：诊断过程中需与急性胰腺炎、急性肠梗阻、消化道穿孔、重症阑尾炎、急性出血性局限性肠炎和某些绞窄性疾病，如绞窄性腹外疝、肠扭转、肠套叠和卵巢囊肿扭转等鉴别。

　　CMI：需与肿瘤、结核、克罗恩病或其他肉芽肿性疾病等区别。

　　IC：需与溃疡性结肠炎（尤其是直肠受累的IC）、结肠癌、急性胃肠炎、艰难梭菌结肠炎、急性胰腺炎、肠梗阻等相鉴别。

（一）急性胰腺炎

　　急性上腹痛、恶心、呕吐、发热、血清和尿淀粉酶显著升高，CT检查有助鉴别。

（二）急性肠梗阻

　　有腹痛、腹胀、呕吐、肛门停止排便排气四项主要症状，腹部检查可见肠型，腹部压痛，肠鸣音亢进或消失。X线腹部透视或摄片检查可见肠腔明显扩张与多个液平面。

（三）消化道穿孔

　　有典型的溃疡病史，腹痛突然加剧，腹肌紧张，肝浊音界消失，X线透视下见膈下有游离气体。

（四）肠扭转

　　具有一般肠梗阻症状，但发病急骤，疼痛剧烈、辗转不安，休克可早期出现。肠扭转以顺时针方向旋转多见，扭转程度轻者在360°以下，严重者可达2～3转。其症状因小肠或乙状结肠扭转略有差异。扭转与压迫影响肠管的血液供应，因此，肠扭转所引起的肠梗阻多为绞窄性。

（五）溃疡性结肠炎

　　腹泻，多伴脓血便。内镜检查溃疡浅，充血，出血明显。可有假息肉，病变分布连续，绝大多数直肠受累。

（六）肠结核

有肺结核或淋巴结核史，伴全身结核中毒症状，病变好发于回盲部，以增殖性病变为主，溃疡多呈环形浸润，病理可见干酪性肉芽肿。

第七节　治　疗

一、内科治疗

（一）一般治疗

大多数IC具有自限性，不需要特殊治疗。①对怀疑肠系膜缺血的患者应立即禁食，必要时胃肠减压、静脉营养支持。应用葡萄糖、氨基酸或氨基酸双肽等，注意补充电解质、微量元素、维生素等；②密切监测血压、脉搏、每小时尿量；③监测血液流变学及凝血各项指标；④监测血容量，出入量，必要时测中心静脉压或肺毛细血管楔压；⑤在药物保守治疗中，应严密观察患者的病情变化，准确把握手术时机，以免延误治疗。

（二）治疗原发病

对于老年患者更应积极治疗原发病，控制基础病，消除诱因，尽可能改善其心血管状况，纠正低血压、低血容量和心律失常，维持水电解质平衡。急性期可用阿司匹林（200～300mg/d）或氯吡格雷（150～300mg/d）抗血小板治疗，期间应密切观察，防止出血。

（三）药物治疗

（1）扩血管药：应用血管扩张剂如动脉内灌注罂粟碱，在介入治疗或外科围术期间使用可以优化肠灌注，也是治疗非阻塞性肠系膜缺血的重要方法。IC患者可予罂粟碱30mg肌肉注射，1次/8h，必要时可静脉滴注；前列地尔10μg静脉滴注，1次/d；或丹参30～60ml加入250～500ml葡萄糖注射液静脉滴注，1～2次/d，疗程3～7d，少数患者需2周。

（2）抗凝治疗及溶栓治疗：抗凝及溶栓治疗主要适用于肠系膜静脉血栓形成，确诊后尽早使用尿激酶溶栓治疗，并给予肝素抗凝治疗，抗凝治疗不能溶解已形成的血栓，但能抑制血栓蔓延。

（3）抗生素应用：早期使用广谱抗生素预防菌血症。在肠系膜静脉血栓形成情况下，患者有感染革兰阴性菌和厌氧菌发生脓毒性血栓性静脉炎的风险，美国胃肠病学会建议中重度IC患者可使用广谱抗生素，并推荐使用抗厌氧菌类抗生素联合氟喹诺酮类或氨基糖苷类或三代头孢类抗生素。不推荐糖皮质激素用于IC，对于由血管炎引起的IC患者，结合患者全身情况可考虑使用。

二、血管内介入治疗

无论选择血管内介入治疗还是手术治疗，对于AMI都是有效的，但对于老年患者，血管内介入治疗创伤小、住院时间短，可能是优选的治疗方案。国内指南建议AMI介入治疗的适应证包括：①肠系膜上动脉主干阻塞、无明确肠管坏死证据、血管造影能够发现肠系膜上动脉开口者；②存在外科治疗的高风险因素（如心脏疾病、慢性阻塞性气肿、动脉夹层等），确诊时无肠坏死证据；③外科治疗后再发血栓、无再次手术机会、有进一步治疗价值者，包括机械性血栓切除术、选择性支架植入的经皮腔内血管成形术（PTA/S）。一旦怀疑有肠坏死的患者需立即进行外科手术治疗。

三、外科手术治疗

急性肠系膜缺血的患者严重时会危及生命，需要联合多学科医师，如胃肠外科、血管外科、放射科、重症监护室的专家参与共同制定治疗方案，提高生存率。肠系膜缺血的标准外科手术是及时行肠系膜动脉血运重建，如有需要的话，切除坏死的肠段。考虑到NOMI中非坏死性病变的可复性，对诊断较明确的早期、不伴腹膜炎的病例首选扩管药物治疗，如输注罂粟碱，有可能减少不必要的手术。对于诊断不明、伴有明显腹膜炎的病例应迅速施行剖腹探查术，包括判断病变肠管的活性，切除已坏死的肠段，并决定是否需要术后早期（24小时）再次探查。美国胃肠病学会建议IC的急诊手术指征包括：①急性腹膜炎体征；②内科无法控制的大出血；③暴发性结肠炎伴或不伴中毒性结肠炎；④影像学发现肠壁或者门静脉积气；⑤临床症状不断恶化者。亚急性手术指征包括：急性节段性结肠炎经2~3周的内科保守治疗临床症状无改善；病情好转但出现复发性脓毒血症的患者。若出现结肠狭窄，可考虑结肠切除术。肠镜下行狭窄扩张或支架植入是手术治疗的替代治疗，但在老年患者的治疗经验尚有限。

决定存活率的最重要因素是肠坏死和腹膜炎发生前的诊断能力。死亡率高的主要原因之一是坏死前诊断的困难和延迟。虽然血管造影是诊断AMI的金标准，但在实际应用中受到限制。这一限制有两个主要原因：①在大多数中心不能做选择性肠系膜血管造影；②病人通常不适合做这个手术。Bradbury等人建议，这些病人必须直接手术。对于肠系膜动脉栓塞，剖腹手术和栓子切除术仍然是最好的治疗方案。然而，对于不适合立即手术的患者，血管造影血管重建技术可以作为替代方法，特别是当AMI被快速诊断时。当怀疑有AMI时，如果没有影像学技术的支持，腹腔刺激表现就足以显示肠缺血或坏死，并提示剖腹急诊手术。

第八节 预 后

年龄是一个影响预后的负面因素，研究发现，65岁以上患者的死亡率更高（$P=0.001$）。尽管在诊断和治疗方面取得了一些进步，AMI仍是多见于老年人的发病率和死亡率都比较高的一种疾病。高龄、高白细胞水平、症状出现至手术经过的时间超过24小时、结肠受累对死亡率都有很大的影响，是负性预后因素，早期手术至关重要。

Akıyıldız对104例AMI患者进行回顾性研究，单因素分析显示，死亡率与肾功能不全（$P=0.004$）、年龄大于70岁（$P=0.02$）、伴发疾病（$P=0.001$）、白细胞计数>18 000/mL（$P=0.04$）、小肠坏死>100cm有关（$P<0.0001$）。Logistic回归分析显示，小肠坏死长度（超过100cm，$P<0.0001$）和肾功能不全（肌酐超过2mg/dL，$P=0.04$）是导致AMI患者预后不良的主要因素。及时的诊断评估和早期的治疗干预可以帮助预防这些致命的预测因子的发展。在接受急性肠系膜缺血手术的患者中，可观察到至少25%的患者会出现大段的肠坏死。在回顾性研究的局限下，休克、血液浓缩和血清淀粉酶水平升高可能被认为是致死性肠坏死的独立预测因素。Peixoto等经过单因素分析发现，LDH、尿素、肌酐升高、住院时间的长短、男性、心房颤动、肠梗阻、近期血管介入、内镜严重程度、手术干预、血管紧张素支持、肠外营养、经验性抗生素治疗和入住ICU与住院死亡率高相关，在多元回归分析中，只有血管紧张素支持（$P<0.001$）、入住ICU（$P<0.001$）和心房颤动（$P=0.03$）是预测住院死亡率的重要独立因素，90天的死亡率有类似的危险因素，贫血严重程度和慢性肾衰竭是额外的独立危险因素。

IC常为自限性，多数患者可恢复正常，20%的患者因发展为急性腹膜炎或经保守治疗病情恶化而需手术治疗。预后取决于肠道血供恢复情况，并与基础疾病、并发症以及是否早期诊断和治疗有关。

（高培良 高炳霞）

参 考 文 献

［1］ 潘晓莉, 熊枝繁. 缺血性肠病的诊治进展 [J]. 中华老年医学杂志, 2008, 27 (8): 633-635.

［2］ 缺血性肠病诊治中国专家建议 (2011) 写作组. 老年人缺血性肠病诊治中国专家建议 (2011) [J]. 中华老年医学杂志, 2011, 30 (1): 1-6.

［3］ COSSE C, SABBAGH C, KAMEL S, et al. Procalcitonin and intestinal ischemia: a review of the literature [J]. World J Gastroenterol, 2014, 20 (47): 17773-17778.

［4］ JEICAN I I, MOCAN M, GHEBAN D. Intestinal infarction through arterial vascular obstruction case series from 1st and 3rd surgery clinics Cluj-Napoca [J]. Chirurgia, 2016, 111: 33-42.

［5］ ACOSTA S, OGREN M, STERNBY N H, et al. Fatal nonocclusive mesenteric ischaemia: population-based incidence and risk factors [J]. J Intern Med, 2006, 259 (3): 305-13.

［6］ 常光其, 陈逸钿. 慢性肠系膜动脉缺血的治疗 [J]. 中华血管外科杂志, 2016, 1 (3): 137-139.

［7］ 贾明磊, 胡晓娜, 庄艳, 等. 不同年龄层次老年缺血性结肠炎患者临床特征分析 [J]. 老年医学与保健, 2018, 24 (3): 299-301, 318.

［8］ 袁凤仪, 吴本俨. 266 例老年缺血性结肠炎临床特点分析 [J]. 中华保健医学杂志, 2016, 18 (2): 117-119.

［9］ 沈峰, 范建高. 缺血性结肠炎研究现状 [J]. 胃肠病学, 2010, 15 (12): 764-766.

［10］ 阮水良, 顾小江, 官俏兵. 缺血性结肠炎流行病学和临床特征国内文献分析 [J]. 中华老年医学杂志, 2015, 34 (5): 565-569.

［11］ 范建高, 沈峰. 提高缺血性肠病的临床认识 [J]. 胃肠病学和肝病学杂志, 2011, 20 (6): 491-494.

［12］ GÜN B, YOLCU S, DEĞERLI V, et al. Multi-detector angio-CT and the use of D-dimer for the diagnosis of acute mesenteric ischemia in geriatric patients [J]. Ulus Travma Acil Cerrahi Derg, 2014, 20 (5): 376-381.

［13］ 梁金, 甘华田. 老年人缺血性肠病的特点及治疗进展 [J]. 临床内科杂志, 2017, 34 (10): 666-669.

［14］ 袁凤仪, 朱峰, 刘德军, 等. 缺血性肠病的诊治进展 [J]. 中国临床保健杂志, 2016, 19 (3): 324-328.

［15］ SAKURABA S, ORITA H, UEDA S, et al. A case of segmental arterial mediolysis presenting as mucosal gastric hematoma [J]. Case Rep Gastrointest Med, 2017, 2017: 3634967.

［16］ 吴本俨. 重视老年人急性缺血性肠病的诊断 [C]. 中华医学会第四届全国老年消化专业学术会议, 2008: 134-137.

［17］ 杨艳丽, 李铭, 任庆国, 等. 急性肠系膜缺血的诊断和治疗进展 [J]. 中华消化杂志, 2012, 32 (12): 876-878.

［18］ ASSENZA M, CAMPANA G, CENTONZE L, et al. Abdominal emergency in elderly: a case of small bowel obstruction and ischemia caused by bulky IA ovarian cancer [J]. Clin Ter, 2013, 164 (5): 383-386.

［19］ KAZUI T, YAMASAKI M, ABE K, et al. Non-obstructive mesenteric ischemia: a potentially lethal complication after cardiovascular surgery: report of two cases [J]. Ann Thorac Cardiovasc Surg, 2012, 18 (1): 56-60.

［20］ TANAKA A, ITO Y, SUGIURA Y, et al. Non-occlusive mesenteric ischemia in a hemodialysis patient [J]. Intern Med, 2011, 50 (5): 523.

［21］ HARA K, YASUDA H, ARAI T, et al. A case of an elderly patient with slowly progressive type 1 diabetes who developed severe nonocclusive mesenteric ischemia without predisposing events [J]. Intern Med, 2012, 51 (9): 1065-1068.

［22］ PICAZO M, CUXART M, SANS R, et al. Mesenteric ischemia in hemodialysis patients [J]. Nefrologia, 2008, 28 (2): 198-202.

［23］ GOLEANU V, ALECU L, LAZAR O. Acute mesenteric ischemia after heart surgery [J]. Chirurgia, 2014, 109: 402-406.

［24］ 陈雪, 文保钢. 缺血性肠病的研究进展 [J]. 中国医学创新, 2016, 13 (2): 145-148.

［25］ FOLSOM A R, ALEKSIC N, PARK E, et al. Prospective study of fibrinolytic factors and incident comnary heart disease. the athemsclerosis risk in communities (ARIC) study [J]. Arterioscler Thromb Vasc Biol. 2001, 21 (4): 611-617.

［26］ 尚亮, 左利平, 闫媛, 等. 心脏瓣膜置换术后合并缺血性肠病13例临床分析 [J]. 胃肠病和肝脏病学杂志, 2016, 25 (12): 1436-1439.

［27］ 沈峰, 范建高. 缺血性结肠炎研究现状 [J]. 胃肠病学, 2010, 15 (12): 764-766.

［28］ ULTEE K H, ZETTERVALL S L, SODEN P A, et al. Incidence of and risk factors for bowel ischemia following abdominal aortic aneurysm repair [J]. J Vasc Surg, 2016, 64 (5): 1384-1391.

［29］ WASSENAAR E B, RAYMAKERS J T, RAKIC S. Fatal intestinal ischemia after laparoscopic correction of incisional hernia [J]. JSLS, 2007, 11 (3): 389-393.

［30］ ZOU L, SONG X, HONG L, et al. Intestinal fatty acid-binding protein as a predictor of prognosis in postoperative cardiac surgery patients [J]. Medicine (Baltimore), 2018, 97 (33): e11782.

［31］ MANGI A A, CHRISTISON-LAGAY E R, TORCHIANA D F. Gastrointestinal complications in patients undergoing heart operation an analysis of 8709 consecutive cardiac surgical patient [J]. Ann Surg, 2005, 241: 895-904.

［32］ 廖亮, 吴本俨. 心血管相关疾病在缺血性结肠炎发病过程中的作用 [J]. 中华保健医学杂志, 2012, 14 (6): 439-440.

［33］ 刘仲满, 戴晚华. 老年缺血性结肠炎的特点及临床表现探讨 [J]. 中外医疗, 2014 (19): 1-3.

［34］ 谢晓玲, 张丽, 敖先伟. 老年缺血性结肠炎患者血液流变学改变临床观察 [J]. 临床和实验医学杂志, 2013, 12 (6): 459-461.

［35］ 吴本俨. 老年人消化系统衰老改变 [J]. 中华老年医学杂志, 2007, 26 (1): 76-78.

［36］ 纪小龙, 富桂华, 王孟薇. 正常老年人大肠黏膜的病理改变 [J]. 新消化病学杂志, 1995 (3): 154-155.

［37］ SHIRAI T, FUJII H, SAITO S, et al. Polyarteritis nodosa clinically mimicking nonocclusive mesenteric ischemia [J]. World J Gastroenterol, 2013, 19 (23): 3693-3698.

［38］ 刘玉婷, 齐健. 缺血性肠病的诊断与鉴别诊断 [J]. 医学新知杂志, 2015, 25 (5): 309-311.

［39］ 冯健, 屈振亮. 急性肠系膜动脉栓塞的诊疗现状 [J]. 中国中西医结合外科杂志, 2018, 24 (1): 125-127.

［40］ AKYILDIZ H, AKCAN A, OZTÜRK A, et a1. The correlation of the D-dimer test and biphasic computed tomography with mesenteric computed tomography angiography in the diagnosis of acute mesenteric ischemia [J]. Am J Surg, 2009, 197 (4): 429-433.

［41］ ALHAN E, USTA A, ÇEKIÇ A, et al. A study on 107 patients with acute mesenteric ischemia over 30 years [J]. Int J Surg, 2012, 10 (9): 510-513.

［42］ DURAN M, POHL E, GRABITZ K, et al. The importance of open emergency surgery in the treatment of acute mesenteric ischemia [J]. World J Emerg Surg, 2015, 10: 45.

［43］ 林霖, 郭凯, 周荣斌, 等. 老年肠系膜动脉栓塞致小肠出血患者的急诊诊治分析: 附一例报道 [J]. 中国全科医学, 2016, 19 (21): 2614-2616.

［44］ 闫静, 杨昆, 甘华田. 老年人急性肠系膜缺血的临床特征 [J]. 中华老年医学杂志, 2016, 35 (2): 190-

194.

［45］ 王成交, 张浩. 慢性肠系膜缺血综合征的诊断与外科治疗四例 [J]. 中华普通外科杂志, 2006, 21 (9): 686.

［46］ 汪泳, 张方信, 高峰, 等. 慢性非坏疽型缺血性结肠炎误诊1例 [J]. 第四军医大学学报, 2008, (1): 8.

［47］ 甘少光, 陈健. 老年患者缺血性肠病的临床分析 [J]. 齐齐哈尔医学院学报, 2015, 36 (30): 4568-4569.

［48］ 付婷婷, 翁丽媚, 王炳元. 缺血性肠病的临床特点及死亡危险因素分析 [J]. 中国临床医生杂志, 2017, 45 (11): 21-25.

［49］ 吴本俨, 徐世平. 老年人缺血性结肠炎的特点和处理策略 [J]. 胃肠病学, 2018, 23 (6): 327-329.

［50］ MANTAS D, DAMASKOS C, BAMIAS G, et al. Colonic casts: unexpected complications of colonic ischaemia [J]. Ann R Coll Surg Engl, 2016, 98: e109-e110.

［51］ BJÖRCK M, KOELEMAY M, ACOSTA S, et al. Editor's choice - management of the diseases of mesenteric arteries and veins: clinical practice guidelines of The European Society of Vascular Surgery (ESVS) [J]. Eur J Vasc Endovasc Surg, 2017, 53 (4): 460-510.

［52］ 张玮, 陈喜阳. 急慢性肠系膜缺血的诊治 [J]. 中华血管外科杂志, 2021, 6 (3): 147-151.

［53］ VAN DEN HEIJKANT T C, AERTS B A, TEIJINK J A. e t al. Challenges in diagnosing mesenteric ischemia [J]. World J Gastroenterol, 2013, 19 (9): 1338-1341.

［54］ PANG P Y, SIN Y K, LIM C H, et al. Outcome and survival analysis of intestinal ischaemia following cardiac surgery [J]. Interact Cardiovasc Thorac Surg, 2012, 15: 215-218.

［55］ ACOSTA S, BLOCK T, BJÖRNSSON S, et al. Diagnostic pitfalls at admission in patients with acute superior mesenteric artery occlusion [J]. J Emerg Med, 2012, 42 (6): 635-641.

［56］ 付婷婷, 王炳元. 缺血性肠病研究进展 [J]. 中国临床医生杂志, 2016, 44 (12): 12-16.

［57］ BAKER A C, CHEW V, LI C S, et al. Application of duplex ultrasound imaging in determining in stent stenosis during surveillance after mesenteric artery revascularization [J]. J Vasc Surg, 2012, 56 (5): 1364-1371.

［58］ 邓彦东, 甄宇治, 王金锐, 等. 彩色多普勒超声检查在缺血性肠病诊断中的价值 [J]. 临床荟萃, 2011, 26 (22): 1958-1960.

［59］ 张龙方, 韩全利, 邵芙玲, 等. 经腹超声联合肠镜检查在老年人缺血性肠病诊断及治疗中的应用 [J]. 中华老年多器官疾病杂志, 2014, 13 (1): 37-40.

［60］ 吴长才, 舒建昌. 缺血性肠病诊断方法的研究进展 [J]. 医学综述, 2013, 19 (17): 3158-3160.

［61］ 胡亚飞, 杨兵. 肠系膜上动脉影像学检查及进展 [J]. 中华临床医师杂志 (电子版), 2012, 6 (1): 158-160.

［62］ 李学彦, 林朝胜. 老年缺血性肠病的新认识 [J]. 中华老年心脑血管病杂志, 2005, 7 (6): 423-424.

［63］ FLORIM S, ALMEIDA A, ROCHA D, et al. Acute mesenteric ischaemia: a pictorial review [J]. Insights Imaging, 2018, 9 (5): 673-682.

［64］ TREYAUD M O, DURAN R, ZINS M, et al. Clinical significance of pneumatosis intestinalis-correlation of MDCT-findings with treatment and outcome [J]. Eur Radiol, 2017, 27 (1): 70-79.

［65］ ABBOUD B, EL HACHEM J, YAZBECK T, et al. Hepatic portal venous gas: physiopathology, etiology, prognosis and treatment [J]. World J Gastroenterol, 2009, 15 (29): 3585-3590.

[66] DHATT H S, BEHR S C, MIRACLE A, Radiological evaluation of bowel ischemia [J]. Radiol Clin North Am, 2015, 53 (6): 1241-1254.

[67] CARLOS R C, STANLEY J C, STAFFORD-JOHNSON D, et al. Interobserver variability in the evaluation of chronic mesenteric ischemia with gadolinium-enhanced MR angiography [J]. Acad Radiol, 2001, 8 (9): 879-887.

[68] 项平, 周鋆, 季大年, 等. 老年缺血性结肠炎的内镜及临床特点 [J]. 老年医学与保健, 2009, 15 (1): 52-53+64.

[69] 刘书花, 王健, 焦清海. 缺血性结肠炎误诊原因分析及文献复习 [J]. 临床误诊误治, 2015, 28 (1): 66-68.

[70] POLK J D, RAEL L T, CRAUN M L, et al. Clinical utility of the cobalt—albumin binding assay in the diagnosis of intestinal ischemia [J]. Trauma, 2008, 64 (1): 42-45.

[71] 秦耿, 赵洪川. 缺血性肠病的诊治现状及进展 [J]. 中日友好医院学报, 2012, 26 (2): 112-114.

[72] 谢晓玲, 张丽, 敖先伟. 老年缺血性结肠炎患者血液流变学改变临床观察 [J]. 临床和实验医学杂志, 2013, 12 (6): 459.

[73] 鲁赛红. 非阻塞性肠系膜缺血诊断和治疗 [J]. 世界最新医学信息文摘, 2014, 14 (24): 90.

[74] ALIOSMANOGLU I, GUL M, KAPAN M, et al. Risk factors effecting mortality in acute mesenteric ischemia and mortality rates: a single center experience [J]. Int Surg, 2013, 98: 76-81.

[75] AKYILDIZ H Y, SÖZÜER E, UZER H, et al. The length of necrosis and renal insufficiency predict the outcome of acute mesenteric ischemia [J]. Asian J Surg, 2015, 38: 28-32.

[76] ACOSTA-MÉRIDA M A, MARCHENA-GÓMEZ J, CRUZ-BENAVIDES F, et al. Predictive factors of massive intestinal necrosis in acute mesenteric ischemia [J]. Cir Esp. 2007, 81 (3): 144-149.

[77] PEIXOTO A, SILVA M, GASPAR R, et al. Predictive factors of short-term mortality in ischaemic colitis and development of a new prognostic scoring model of in-hospital mortality [J]. United European Gastroenterol J, 2017, 5 (3) 432-439.

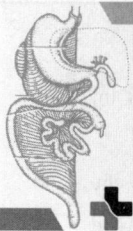

第三十二章
肠系膜血管炎

第一节 概 述

一、血管炎

血管炎（vasculitis）是指血管壁炎症和坏死导致多系统损害的一组自身免疫性疾病，分为原发性和继发性两类。原发性血管炎是指不合并有另一种已明确的疾病的系统性血管炎。继发性血管炎是指继发于另一确诊的疾病，如感染、肿瘤、弥漫型结缔组织病等的血管炎。

原发性血管炎根据受累血管大小不同分类，大血管通常指主动脉及其分支（包括大动脉炎、巨细胞动脉炎），中血管指比主动脉小，但仍具有内膜、连续的弹力内层、肌层和外膜（结节性多动脉炎、血管闭塞性脉管炎等）等结构；小血管的血管炎包括所有肉眼无法观察到的血管病变［包括免疫复合物介导的抗基底膜病、过敏性紫癜等及抗中性粒细胞胞浆抗体（ANCA）相关性血管炎，后者包括肉芽肿性多血管炎、显微镜下多血管炎、变应性肉芽肿性血管炎］。继发性血管炎包括结缔组织病（类风湿关节炎、系统性红斑狼疮、干燥综合征、炎症性疾病）、炎症性肠病、副肿瘤综合征、感染和药物诱导的血管炎等。

肠系膜血管炎为血管炎的一种，常见于风湿免疫性疾病，可见于系统性红斑狼疮（systemic lupus erythematosus，SLE）、类风湿关节炎（rheumatoid arthritis）、干燥综合征（Sjogren's syndrome）等疾病，但最主要见于系统性红斑狼疮。本章将重点叙述SLE所致肠系膜血管炎。

二、系统性红斑狼疮与肠系膜血管炎

狼疮肠系膜血管炎（lupus mesenteric vasculitis，LMV）既往也被称为"狼疮性肠炎""胃肠道血管炎""肠系膜动脉炎"或"急性胃肠综合征"等，是SLE血管炎累及肠系膜血管，从而引起消化道一系列表现的继发性疾病，常发生于SLE活动期，出现缺血性肠坏死。LMV是系统性红斑狼疮少见，但严重的并发症之一。如果不能获得早期诊断、及时治疗，可造成严重并发症，甚至危及患者生命。

LMV在SLE患者中的发病率约为0.2%～9.7%，且儿童SLE患者的发病率高于成人SLE患者。在SLE急性腹痛的患者中，LMV发生率约为29%～65%。一项队列研究显示，

有62%的SLE患者腹痛是由狼疮疾病本身引起，其中LMV占45.5%，肝脏、胆管疾病占18.8%，急性胰腺炎占10.8%，假性肠梗阻占3.3%。

LMV可发生在食管至直肠任何一段消化道，但好发于以肠系膜上动脉供血的空肠、回肠。LMV的临床表现依其血管狭窄或闭塞程度、累及血管范围、有无并发症等，而出现轻重缓急各异的症状。轻者消化系统症状类似于慢性胃炎、慢性胃肠炎或溃疡病，重症者可导致肠道缺血性坏死、穿孔，易与其他急腹症相混淆。由于LMV临床表现缺乏特异性，目前又无统一的诊断标准，故误诊率较高。

第二节　肠系膜血管炎病因及发病机制

一、病因

肠系膜血管炎常由系统性红斑狼疮、类风湿关节炎、干燥综合征等疾病引起，目前病因不完全清楚。有资料表明，SLE患者第1代亲属中患SLE者8倍于无SLE患者家庭，单卵双胞胎SLE者5倍于异卵双胞胎，但大部分病例不显示遗传性。紫外线会使皮肤上皮细胞凋亡，新抗原暴露而成为自身抗原。药物、化学试剂、微生物等病原体也可诱发疾病。女性发病率明显高于男性，雌激素可能与该病有关。MHC-Ⅱ抗原、各种炎症介质、细胞因子、趋化因子在类风湿关节炎发病过程中有许多研究，但其病因尚不清楚。大多数学者认为感染、遗传、内分泌等多因素参与了干燥综合征的发生和延续。

二、发病机制

LMV的具体病因及发病机制尚不明确，目前认为其发病机制为免疫复合物沉积在血管壁，炎症细胞浸润导致的血管炎，或者抗体直接侵袭导致血管炎形成；另外，部分患者为抗磷脂抗体沉积导致的肠系膜血管血栓生成，继之肠系膜小动脉管壁增厚和闭塞，从而引起局部肠段水肿、溃疡、坏死、穿孔等一系列病理改变。

白细胞或补体C3动态下降可能与LMV有关；目前亦有报道LMV患者抗U1RNP抗体（即U1核糖核蛋白，属于可提取性核抗原）有高表达。

第三节　病理生理及病理

一、病理生理

LMV是由于肠系膜小血管的免疫复合物沉积或抗体直接侵袭而出现血管壁的炎症和

坏死，继而导致肠系膜小动脉管壁增厚和闭塞，继发的血栓使管腔狭窄，从而引起一系列消化系统功能及运动功能障碍，进而发生肠缺血、溃疡、出血、肠梗阻、梗死及穿孔等急腹症表现。

二、病理所见

LMV的病理表现为肠壁节段性水肿，散在分布溃疡、坏疽、穿孔。然而，肠壁不同层受累可表现出不同的病理和临床表现，如：浆膜层和浆膜下层血管受累的病理表现为纤维素样坏死、血管壁白细胞碎裂、纤维蛋白性血栓形成，临床表现为浆膜腔积液；肌层受累的病理表现为小静脉内纤维蛋白性血栓形成和管周出血，临床表现为假性肠梗阻、腹胀和液体潴留；黏膜下层受累的病理表现为小血管和毛细血管内及血管周围纤维蛋白样沉积，临床表现为黏膜下水肿或假性肿瘤；黏膜受累可表现为溃疡、出血、腹泻等症状。

光镜下主要表现为黏膜轻度水肿伴单核细胞渗出，可发现肠道黏膜下层和肌层水肿伴单核巨噬细胞浸润，血管纤维素样坏死，白细胞破碎，围绕小血管周围可见纤维素性血栓及出血。部分患者可直接在显微镜下观察到血管炎改变，肠道黏膜下层、肌层、浆膜层血管以及肠系膜血管均可累及，包括动脉和静脉。部分患者可观察到微血管血栓形成，或肠道血管和基底膜免疫复合物沉积。但由于LMV患者肠道病理标本难以获得，因此很难依据病理检查做出诊断。

第四节　临床表现

一、全身临床表现

狼疮肠系膜血管炎患者，约85%以上的在病程中有不同程度发热，尤其低中度热常见；也常见疲倦、乏力、纳差、体重消瘦等SLE的非特异性全身症状。此外，狼疮肠系膜血管炎患者，仅少数为单纯消化道受累，多伴发其他系统损害，如皮肤损害、皮疹、胸腔积液、心包积液、关节疼痛、血尿、蛋白尿、肺间质纤维化、神经精神等多系统症状。

二、消化道临床表现

LMV临床症状多种多样，主要表现为肠系膜血管炎症引起胃肠道血供不足而导致缺血性肠病的表现。绝大多数患者以慢性腹痛为首发症状，或以腹痛为主要表现，可伴有腹泻、腹胀、恶心、呕吐等；少数以顽固性腹泻及恶心呕吐为主要表现，其特征是同一消化道症状反复发生，随后肠道病变亦可能完全愈合或者形成狭窄。但病情较重时肠道有深浅不一的溃疡，可出现消化道出血表现，病情再进一步发展可致肠坏死、肠穿孔等严重并发症，此时，腹痛常突然发生，呈持续性、刀割样、难以忍受的剧痛，深呼吸与咳嗽时加重，疼痛迅速扩散全腹。可并发急性腹膜炎、脓毒血症、感染性休克，严重者威胁患者生命。

体格检查：慢性腹痛者腹部仅有轻压痛；并发肠坏死、肠穿孔者，则可出现腹肌紧张、全腹压痛、反跳痛，肝浊音界缩小或消失，肠鸣音减弱或消失等急腹症体征。

三、相关并发症表现

LMV患者多并发腹腔积液。临床表现为腹胀、纳差；腹水量大或同时有胸水，可出现胸闷、气短乃至呼吸困难。腹水多为非感染性炎性渗出液，偶尔为漏出液，可能为狼疮性腹膜炎或LMV引起。

蛋白丢失肠病（protein-losing enteropathy）也是LMV严重的并发症。患者出现腹胀、腹痛、腹泻症状，常伴有下肢水肿、腹水、胸水；出现与肾脏蛋白丢失不成比例的重度低蛋白血症，是造成低蛋白血症的主要原因之一。其发生机制可能与肠系膜、肠道血管炎引发肠道毛细血管通透性增加有关。

LMV偶可出现假性肠梗阻（intestinal pseudo-obstruction，IPO）。患者临床上有肠梗阻症状和体征，而无肠内外机械性梗阻存在证据。其症状表现为亚急性发作或慢性反复发作的腹痛、腹胀，伴有恶心、呕吐、便秘或腹泻。体格检查：视诊腹部膨隆，未见肠型、蠕动波；触诊全腹压痛，反跳痛较轻，肠鸣音正常、减弱或消失，但未闻气过水声。

SLE并发IPO时常伴有输尿管扩张或间质性膀胱炎，其发病机制尚不清楚，可能与平滑肌受累、肠道神经或自主神经受累、血管炎等有关。文献报道LMV易与IPO、输尿管肾盂积水并存，故有作者将狼疮肠系膜血管炎（LMV）、假性肠梗阻（IPO）、假性尿路梗阻（pseudo obstruction of the urinary tract）三者同时存在称为三联征。

四、其他脏器损伤表现

（一）肾脏病变表现

系统性红斑狼疮患者40%～70%合并肾脏病变，狼疮肾病通常在SLE前2年内发生，5年后发生率明显减低。几乎一半的患者表现为无症状的尿液异常，如血尿和蛋白尿；30%的患者表现为肾病综合征或肾炎综合征；少数患者（＜5%）会出现慢性肾功能不全、快速进展的肾小球肾炎或肺-肾血管炎综合征。其中不同程度的蛋白尿是狼疮性肾炎最主要的表现，常伴有肾小球性血尿。

（二）血液系统表现

血液系统异常较为常见，可为SLE患者的主要症状。其主要临床表现为贫血、白细胞减少、血小板减少和抗磷脂综合征。SLE出现贫血的机制多样，其中一个常见原因是慢性炎症引起的红细胞生成抑制。少数患者发生自身免疫性溶血性贫血，但溶血不明显时患者也可出现Cooms试验阳性。SLE患者白细胞减少可由免疫机制、药物、骨髓抑制和脾功能亢进引起。SLE患者血小板减少最常见的原因为免疫介导的血小板减少。

（三）呼吸系统表现

SLE最常发生的胸膜肺临床表现是胸膜炎，胸膜炎性疼痛见于45%~60%的患者，可伴或不伴胸腔积液。临床上明显的间质性肺病在SLE患者中发生率为3%~13%，病情多不严重，无症状者更为多见，重度肺间质纤维化极为少见。狼疮性肺炎表现为咳嗽、呼吸困难、胸痛、低氧血症和发热，在SLE患者中发生率为1%~4%。肺出血是SLE患者少见但具有潜在致死性风险的并发症。

（四）心脏病变表现

心脏病变临床表现有心肌炎、心肌病、心内膜炎、心律失常、肺动脉高压和心脏传导障碍等。其中心包炎是最常见的心脏病变，约发生于1/4的患者，心肌受累少见（<5%患者）。慢性心包病变有心包纤维增厚，急性心包炎常有心包积液，并可引起心包填塞症状。患者亦可有发热、呼吸困难、心动过速及充血性心力衰竭症状。心电图及超声心动图异常，80%以上患者有左心室功能异常、非特异性ST/T改变、阶段性室壁运动异常及射血分数降低等。

第五节　辅助检查

一、实验室检查

（一）一般检查

血常规检查：白细胞计数<$4×10^9$/L，约20%的患者发生淋巴细胞减少，淋巴细胞计数≤$1.5×10^9$/L或血小板计数<$100×10^9$/L，红细胞计数减少，血红蛋白下降。

血清学检查：伴溶血性贫血者（约占10%），直接Coomb试验阳性，网织红细胞升高，血红蛋白下降，LDH升高，IBIL升高。

（二）自身抗体

患者血清中可能会检测到多种自身抗体，可以协助SLE的诊断、评估疾病活动度。

1. 抗核抗体

抗核抗体（ANA）见于几乎所有SLE患者，其染色分型（如均质或弥漫型、斑点型、周边型、核仁型或着丝点型）取决于靶抗原的位置，不同类型对应于针对不同核抗原的自身抗体，这些不同的核型对下一步的检测和临床诊断有重要的参考价值，如均质型和斑点型对红斑狼疮的诊断价值更大。ANA抗体也可出现在硬皮病、多发性肌炎、皮肌炎、类风湿关节炎、自身免疫性甲状腺炎、感染、肿瘤及部分正常人群中，故ANA阳性并不能作为SLE与其他结缔组织病鉴别的依据。2017年欧洲、美国风湿病学会共同推出了SLE新的分类标准，该分类标准最基本的入选条件之一是抗核抗体（ANA）阳性（Hep2间接免疫荧光法滴度≥1：80）。

2. 抗双链脱氧核糖核酸体抗

抗双链DNA抗体（anti-double stranded DNA antibody，anti-dsDNA）是诊断SLE的特异性标记抗体之一。约70%的SLE患者在病程的某时段可检测到dsDNA抗体，多出现在SLE的活动期，抗dsDNA抗体的滴度与疾病活动密切相关。

3. 抗ENA抗体

抗可提取性核抗原抗体（anti-extractable nuclear antigen，anti-ENA），可提取性核抗原的抗体是抗小分子细胞核核糖核蛋白（snRNPs）和小分子细胞浆核糖核蛋白（scRNPs）的自身抗体。包括抗酸性核蛋白（Sm）抗体、抗核糖核蛋白抗体（RNP）、抗SSA（Ro）抗体、抗SSB（La）抗体、抗rRNP抗体等多种自身抗体。有助于早期及不典型SLE的诊断和回顾性诊断。其中抗Sm抗体见于10%~30%的患者，是诊断该病的高度特异性抗体，具有辅助诊断意义，但与疾病的活动无关。

4. 其他

抗心磷脂抗体（anticardiolipin，ACA）、狼疮抗凝物、抗B2-GP1抗体、梅毒血清试验假阳性等自身抗体，可协助诊断继发性抗磷脂综合征。抗磷脂综合征的确证试验是指狼疮抗凝物阳性、抗心磷脂抗体（IgG≥40GPL单位）和（或）抗β2GPI IgG≥40单位。少数患者可出现类风湿因子及抗中性粒细胞胞浆抗体阳性。

（三）补体

常用补体检测包括总补体（CH50）、C3、C4的检测，补体低下，尤其是C3的低下常提示SLE的活动。LMV患者约88%处于低补体水平，且呈进行性降低，甚至可出现不可检测的补体C3和C4。有研究分析发现，93%的补体C3降低与LMV病情进展明显相关，补体C4降低可能与补体激活和肠系膜血管病变相关。

（四）疾病活动度指标

除抗dsDNA抗体、补体与SLE活动度相关外，还包括炎症指标的升高，如红细胞沉降率、血清C反应蛋白、类风湿因子阳性、血小板计数增加等。上述指标检测在以胃肠道表现为首发症状的SLE患者中尤其重要，多数LMV发生在SLE活动时，有学者提出部分SLE活动患者出现抗ApoA1抗体（IgG）及抗HDL抗体（IgG）显著升高。

病情轻重SLEDAI评分内容如下：抽搐（8分）、精神异常（8分）、脑器质性症状（8

分）、视觉异常（8分）、脑神经受累（8分）、狼疮性头痛（8分）、脑血管意外（8分）、血管炎（8分）、关节炎（4分）、肌炎（4分）、管型尿（4分）、血尿（4分）、蛋白尿（4分）、脓尿（4分）、新出现皮疹（2分）、脱发（2分）、发热（1分）、血小板减少（1分）、白细胞减少（1分）。根据患者前10天内是否出现上述症状而定分，凡总分在10分或10分以上者考虑疾病活动。多数在SLEDAI＞8分发病，低活动状态下罕见发病。我国报道的多数SLEDAI≥10分，平均（17±5）分。国外近年也有SLEDAI＜4分发病的病例报道，同样也有关于SLEDAI评分在非LMV与LMV所致腹痛患者没有区别的报道。

二、影像学检查

（一）X线检查

腹部立位平片检查可了解有无肠梗阻及肠穿孔存在。

（二）B型超声检查

腹部B超不仅能发现肝、胆、胰、脾等病变及肾脏大小形态，还能了解有无肠系膜血管炎易合并的输尿管肾盂积水及腹腔积液等。部分病例腹部B超检查可见节段性肠管增厚、水肿、扩张。有文献描述典型的LMV腹部超声显示出弥漫性肠壁增厚（或类似折叠现象）、肠壁水肿、肠管扩张及腹腔积液甚至呈"琴键"样改变等征象。

（三）CT检查

腹部CT检查，特别是CT增强扫描是目前诊断LMV最有效的检查手段。肠系膜小血管及肠管壁增厚等表现可在CT图像上清楚的显示。具体表现主要包括：①节段性肠管扩张（直径超过3cm），肠壁增厚水肿（超过3mm），较典型表现为肠管呈"靶形"改变；"靶形征"是由于黏膜层和浆膜层出现增厚、强化，而两者之间的肌肉层强化不明显，形如靶子而得名；②肠系膜血管充盈增粗，典型表现为"梳齿状"排列；③肠壁囊样积气为该病后期征象，表明肠缺血或梗死，是辅助诊断主要线索。但上述表现并非LMV的特异性表现，急性胰腺炎、机械性肠梗阻、腹膜炎、炎性肠病等均可出现肠管及肠系膜异常表现，仅依靠影像学表现，鉴别较为困难，需结合临床仔细鉴别诊断。

LMV伴发的其他阳性CT征象，如脾肿大、腹膜后淋巴结肿大、浆膜腔积液等，与缺血性肠病无关，而与SLE造成的多脏器、系统受累有关。

（四）消化道内镜检查

内镜检查可观察黏膜有无缺血性改变及溃疡等。但内镜下活检不易获得理想的组织标本。有病例报道显示，胶囊内镜可观察小肠黏膜有无糜烂、溃疡，可协助LMV的诊断。

第六节　诊断及鉴别诊断

一、诊断

①依据SLE诊断标准，确诊为SLE病史，当前处于活动期；或者临床出现多系统病变症状；②临床有反复发作的慢性腹痛，伴腹胀、恶心、呕吐、便秘、腹泻等症状，或有急性发作性剧烈腹痛伴急腹症等消化系统表现。此外，患者常有不同程度发热、乏力、消瘦等全身症状；③临床出现多系统损伤症状；临床出现反复发作腹痛并胃肠道症状，同时具有假性肠梗阻、假性尿路梗阻表现，则高度提示为狼疮肠系膜血管炎并发的三联征表现；④抗dsDNA抗体阳性、低补体或抗Sm抗体阳性对诊断伴有相关临床表现的SLE具有高度预测性；⑤影像学检查，尤其是腹部增强CT出现肠管呈"靶形"改变；肠系膜血管表现为"梳齿状"排列对于临床上有LMV症状患者有重要意义；⑥经有效的激素、免疫抑制剂治疗症状缓解；⑦部分出现急腹症经手术治疗者，最后确诊可获得病理组织学证明。

目前尚无LMV统一诊断标准，LMV的诊断通常需要兼顾SLE病史、临床症状、实验室检查（特别是免疫学指标）及腹部（增强）CT的表现，同时排除机械性肠梗阻、腹膜炎、消化性溃疡、急性胰腺炎等其他消化道疾病，除外药物导致的消化道症状，结合激素治疗后的反应，综合分析而诊断。

二、鉴别诊断

（一）急性胰腺炎

肠系膜血管炎以上腹痛症状为主时，应注意与急性胰腺炎鉴别。急性胰腺炎腹痛初为间歇性，后可转为持续性，平卧位时加重，前倾坐位、弯腰、侧卧卷曲时疼痛可减轻，腹痛常因饮酒、饱食或高脂饮食诱发；急性发作时常伴血淀粉酶及脂肪酶升高，患者无光过敏、脱发、皮疹、关节疼痛等相关症状；通常抗dsDNA、抗Sm抗体等免疫指标阴性；经抑酸、生长抑素等治疗可好转。

（二）系统性血管炎

系统性血管炎也可出现发热、体重减轻、关节疼痛等症状，累及肠系膜血管时也可出现肠系膜血管炎。但各种系统性血管炎累及部位不同，病理特征及实验室检查亦各异。

1. 肉芽肿性血管炎

肉芽肿性血管炎（granulomatosis with polyangiitis，GPA），又称为韦格纳肉芽肿（Wegener's granulomatosis，WG），主要侵犯上、下呼吸道和肾脏，通常以鼻黏膜和肺组织的局灶性肉芽肿性炎症为开始，继而进展为血管的弥漫性坏死性肉芽肿性炎症。临床常表现为鼻和副鼻窦炎、肺病变（哮喘）和进行性肾功能衰竭。因此，将上呼吸道、肺和肾病变称为GPA三联征。实验室检查：血清补体正常或升高，抗核抗体和狼疮细胞阴性，胞浆型抗中性粒细胞胞浆抗体（c-antineutrophil cytoplasmic antibody，C-ANCA）阳性和（或）抗蛋白酶-3抗体阳性是韦格纳肉芽肿病的特异性免疫学指标。

2. 过敏性紫癜

过敏性紫癜（allergic purpura）又称急性血管性紫癜或Henoch-Schonlein紫癜。是由血管变应性炎症引起的皮肤及黏膜病变。过敏性紫癜绝大多数发生于4～7岁的儿童，成年发病的较少。症状复杂，仅累及皮肤者，皮疹往往较轻，称为单纯型。并发关节症状者，称为关节型。如累及胃肠道者，称为腹型（或胃肠型）。当肾脏受累时，称为肾型，两个部位受累者为混合型。但临床多以皮肤紫癜、消化道黏膜出血、关节肿胀疼痛和肾炎等症状为主要表现，少数患者还伴有血管神经性水肿。部分病人再次接触过敏原可反复发作。实验室检查，毛细血管脆性试验阳性；血清IgA、IgM显著升高，IgG正常或轻度升高；C3、C4正常或升高；抗核抗体及RF阴性。皮肤活检，微动脉、微静脉血管壁有颗粒细胞浸润。免疫荧光检查显示有IgA和C3在真皮层血管壁沉着。肾脏受累是本病最常见的并发症之一，肾脏活检病理学检查亦可确诊。

（三）上消化道穿孔

急性胃、十二指肠溃疡病穿孔患者，虽然急腹症表现与LMV肠坏死、穿孔相似，但前者大多有溃疡病史，穿孔部位在上消化道。常在冬春季发病，且在穿孔数日前溃疡症状加剧。穿孔多在夜间空腹或饱食后突然发生，叩诊肝浊音界缩小或消失。腹腔穿刺抽得黄色混浊液体，可见食物残渣，pH呈酸性反应。站立位X线腹部透视、腹部立位平片检查、腹部CT检查，均可见膈下游离气体。

（四）机械性肠梗阻

机械性肠梗阻（occlusive ileus）是由机械性阻塞或受压导致肠内容物通过完全受阻或严重障碍所致的肠梗阻。LMV并发假性肠梗阻虽有肠梗阻症状、体征，但缺乏机械性肠梗阻的特征表现，同时进一步检查又无引起机械性阻塞肠病因证据。此外，SLE并发IPO，经大量激素及免疫抑制剂治疗有效。

而机械性肠梗阻有肠粘连、腹内疝、腹腔或肠道肿瘤、异物（包括胆结石）、炎症性肠病（克罗恩病）、巨结肠病、粪便嵌塞及肠扭转等明确病因。临床表现多为急骤发生的剧烈腹痛，逐渐加重，或由阵发性绞痛转变为持续性腹痛，疼痛的部位较为固定，可伴便血。其病情呈进行性发展，全身情况急剧恶化，毒血症表现明显，可出现休克。腹部检查：腹肌紧张强直，有明显压痛及反跳痛。呕吐物、胃肠减压引流物、腹腔穿刺液含血液。腹部立位透视或摄片可见肠腔扩张，有阶梯宽度不等液气平面；完全性梗阻时，近侧肠管扩张明显，远侧肠腔不显示。泛影葡胺口服胃肠造影、CT、螺旋CT检查均有诊断、鉴别诊断价值。

第七节 治 疗

肠系膜血管炎目前尚不能根治，治疗要个体化，经合理治疗后可达长期缓解。肾上腺皮质激素加免疫抑制剂是主要的治疗方案。治疗原则是急性期积极用药诱导缓解，尽快控制病情活动；病情缓解后调整用药，并维持治疗使其保持缓解状态。

（一）一般治疗

需要在综合评估疾病的活动度及脏器受累情况后，再根据脏器受累及严重程度，慎重调整治疗方案。此外，对SLE患者，特别是新诊断的患者，进行健康教育也是治疗的一个方面。

病情严重者首先需禁食、水，胃肠减压，使胃肠道得到充分的休息；充分补充有效循环量，纠正水、电解质及酸碱平衡紊乱；补充足够热量，可给予肠外营养支持；必要时给予抗生素预防感染。

（二）药物治疗

随着LMV病情的进展，可出现肠缺血坏死、肠出血、肠穿孔等严重并发症，因其病死率高，一旦诊断需立即进行抗炎和免疫抑制治疗；但治疗方案目前尚缺乏随机对照试验（RCT）证据，还需大规模前瞻性临床研究进一步验证。

1. 糖皮质激素

在诱导缓解期，大部分患者给予1～2mg/（kg·d）糖皮质激素治疗有效，病情稳定后2周或疗程6周内，逐渐减量。如果病情允许，以小于每日10mg泼尼松的小剂量长期维持。效果不佳者或病情严重者，可给予大剂量糖皮质激素冲击治疗（甲泼尼龙160～500mg/d）。注意糖皮质激素应用引发感染、骨质疏松、低钾血症等并发症。

2. 免疫抑制剂

大部分患者尤其是在病情活动时需选用免疫抑制剂联合治疗，加用免疫抑制剂能更好地控制活动，保护脏器功能，减少复发，以及减少长期激素的需要量和副作用，建议至少应用6个月以上。

（1）羟氯喹

目前认为羟氯喹应作为SLE的背景治疗，可在诱导缓解和维持治疗中长期应用，但其要警惕羟氯喹的眼底病变，其他不良反应还包括胃肠道反应、神经系统症状、偶有肝功能损害。

（2）环磷酰胺

环磷酰胺0.4g，每周1次；或0.5～1g/m²（体表面积），每3～4周1次；口服剂量为每日1～2mg/kg。主要不良反应为胃肠道反应、脱发、骨髓抑制、诱发感染等。Fotis等报道1例LN合并LMV患者初始治疗以甲泼尼龙500mg/次，每日2次静脉滴注，随后改为泼尼松2mg/（kg·d）口服，同时接受环磷酰胺750mg/m^{2}静脉滴注，连续12个月，泼尼松逐渐减量，胃肠道症状彻底消失，没有复发。

（3）霉酚酸酯

霉酚酸酯（mycophenolate mofetil，MMF）是霉酚酸（mycophenolic acid，MPA）的酯类衍生物（商品名：骁悉CellCept），具有独特的免疫抑制作用和较高的安全性。MPA经肝代谢，绝大部分代谢产物随胆汁排入小肠，在肠道细菌作用下重新转化为MPA，经门脉入血形成肝肠循环。霉芬酸酯每日1.5～2g。目前还不能确定霉酚酸酯比环磷酰胺更为优越。霉酚酸酯被应用于多种其他的SLE临床表现，包括膜性肾病、皮肤病、难治性血小板减少和肺出血。

（4）硫唑嘌呤

硫唑嘌呤起始剂量1mg/（kg·d），常用维持量2～3mg/（kg·d），分1～3次与食物同时服用。主要不良反应为骨髓抑制、胃肠道反应等。对曾接受大剂量激素与环磷酰胺规律治疗失败的难治性LMV患者，Shirai等以激素联合他克莫司治疗后，其血清补体水平逐渐改善直至正常，随后以泼尼松龙18mg/d和他克莫司3mg/d维持，随访10个月未复发。

3. 生物制剂

生物制剂是治疗LMV的一种新手段，可考虑用于激素或其他免疫抑制剂治疗无效、复发的难治性LMV患者。Fotis等成功地将利妥昔单抗（美罗华）（2次）用于1例LMV患者的治疗中，随后予羟氯喹200mg/d、硫唑嘌呤100mg/d和小剂量泼尼松维持，连续15个月处于缓解状态。Waite和Morrison对激素反应良好但在1年中频繁复发（9次）的LMV患者，予激素与利妥昔单抗500mg（375mg/m^2）和环磷酰胺500mg联合治疗（B细胞耗竭疗法），连续2个周期，获得成功。生物制剂治疗LMV是有前途的，目前个案报道居多，随机、对照、双肓的临床研究及其他有利的循证医学证据少见，故尚需进一步验证。

4. 其他药物

静脉用丙种球蛋白可用于治疗多种严重的SLE临床表现。已提出的作用机制包括封闭Fcr受体、通过抗独特型抗体下调免疫反应、减少抑制性T细胞、促进免疫球蛋白分解以及中和C3a和C5a。静脉用法是400mg/kg，连用5天。药物的不良反应包括发热、肌痛、头痛、关节痛，极少数情况会出现无菌性脑膜炎。

5. 合并抗磷脂抗体综合征的治疗

需根据抗磷脂抗体滴度和临床情况，应用阿司匹林或华法林抗血小板、抗凝治疗。对于反复血栓患者，可能需长期或终身治疗。

（三）外科手术治疗

如果LMV患者对激素和免疫抑制剂治疗反应欠佳或症状反复，则需尽快行外科手术治疗，避免肠缺血坏死、肠穿孔等并发症的发生。需要注意的是，大剂量激素和免疫抑制剂的使用可能会掩盖LMV患者肠梗死、肠穿孔的临床症状和体征从而延误手术。有研究显示，24～48h内行外科手术的LMV患者死亡率明显低于48h后进行手术的患者。因此，对于保守治疗无效的腹痛患者，应尽快行开腹探查，早发现、早治疗，改善患者的预后，降低病死率。

（四）介入治疗

治疗局灶性闭塞或动脉瘤时可选择介入治疗，但多病灶的治疗方法仍然具有挑战性。

第八节　预　后

LMV对激素治疗反应良好，尽早使用激素极大地改善了患者预后。LMV主要的死亡原因多是合并重度感染，这可能与LMV患者本身存在免疫功能紊乱及大剂量激素治疗后对免疫功能的抑制有关。若出现肠穿孔、肠坏死等外科急腹症，病死率亦高。

（王玉华　罗俊丽）

参 考 文 献

［1］　HALEGUA D S, WALACE D J. Gastrointestinal manifestations of systemic lupus erythematosus [J]. Cur Op Rheumatol, 2000, 12: 379.

［2］　FOTIS L, BASZIS K W, FRENCH A R, et al. Mesenteric vasculitis in children with systemic lupus erythematosus [J]. Clin Rheumatol, 2016, 35 (3): 785-793.

［3］　JU J H, MIN J K, JUNG C K, et al. Lupus mesenteric vasculitis can cause acute abdominal pain in patients with SLE [J]. Nat Rev Rheumatol, 2009, 5 (5): 273-281.

［4］　YUAN S, YE Y, CHEN D, et al. Lupus mesenteric vasculitis: clinical features and associated factors for the recurrence and prognosis of disease [J]. Semin Arthritis Rheum, 2014, 43 (6): 759-766.

［5］　JU J H, MIN J K, JUNG C K, et al. Lupus mesenteric vasculitis can cause acute abdominal pain in patients with SLE [J]. Nat Rev Rheumatol, 2009, 5: 273.

［6］　KANEKO Y, HIRAKATE M, SUWA A, et al. Systemic lupus erythematosus associated with recurrent lupus enteritis and peritonitis [J]. Clin Rheumatol, 2004, 23 (4): 351-354.

［7］　黄鹤, 田昭涛, 崔云亮, 等. 系统性红斑狼疮伴肠系膜血管炎、假性肠梗阻 [J]. 临床误治, 2015, 28 (12): 20-22.

［8］　文钟, 姚承佼, 朱丹, 等. 系统性红斑狼疮伴发肠系膜血管炎临床分析 [J]. 风湿病与关节炎. 2017, 6 (1): 26-29.

［9］　JANSSENS P, ARNAUD L, GALICIER L, et al. Lupus enteritis: from clinical findings to therapeutic management [J]. Orphanet J Rare Dis, 2013, 8: 67.

［10］ KOO B S, HONG S, KIM Y J, et al. Lupus enteritis: clinical characteristics and predictive factors for recurrence [J]. Lupus, 2015, 24 (6): 628-632.

［11］ KIM Y G, HA H K, NAH S S, et al. Acute abdominal pain in systemic lupus erythematosus: factors contributing to recurrence of lupus enteritis [J]. Ann Rheum Dis, 2006, 65 (11): 1537-1538.

［12］ LEE C K, AHN M S, LEE E Y, et al. Acute abdominal pain in systemic lupus erythematosus: focus on lupus enteritis (gastrointestinal vasculitis) [J]. Ann Rheum Dis, 2002, 61 (6): 547-550.

［13］ 陈珊宇, 徐建华, 帅宗文, 等. 狼疮肠系膜血管炎30例临床分析 [J]. 中华内科杂志, 2009, 48 (2): 136-139.

［14］ KOO B S, HONG S, KIM Y J, et al. Lupus enteritis: clinical characteristics and predictive factors for recurrence [J]. Lupus, 2015, 24 (6): 628-632.

［15］ DE CARVALHO J F. Mesenteric vasculitis in a systemic lupus erythematosus patient with a low sledai: an uncommon presentation [J]. Clinics (Sao Paulo), 2010, 65 (3): 337-340.

［16］ PASSAM F H, DIAMANTIS I D, PERISINAKI G, et al. Intestinal ischemia as the first manifestation of vasculitis [J]. Semin Arthritis Rheum, 2004, 34 (1): 431-441.

［17］ LIAO W C, YAUN W H, SU C W, et al. Vomiting and diarrhea in a woman with systemic lupus erythematosus [J]. J Chin Med Assoc, 2015, 78 (2): 133-135.

［18］ FOTIS L, BASZIS K W, FRENCH A R, et al. Mesenteric vasculitis in a juvenile systemic lupus erythematosus patient [J]. Clin Rheumatol, 2013, 52 (2): 219-222.

［19］ MACARI M, BALTHAZAR E J. CT of bowel wall thickening: significance and pitfalls of interpretation [J]. AJR Am J Roentgenol, 2001, 176 (5): 1105-1116.

［20］ 程瑾, 刘慧君, 杜湘珂. 狼疮肠系膜血管炎的CT表现 [J]. 临床放射学杂志, 2010, 29 (10): 1376-1379.

［21］ JANSSENS P, ARNAUD L, GALICIER L, et al. Lupus enteritis: from clinical findings to therapeutic management [J]. Orphanet J Rare Dis, 2013, 8: 67.

［22］ ENDO H, KONDO Y, KAWAGOE K, et al. Lupus enteritis detected by capsule endoscopy [J]. Intern Med, 2007, 46 (18): 1621-1622.

［23］ 中国系统性红斑狼疮研究协作组. 2014糖皮质激素在系统性红斑狼疮患者合理应用的专家共识 [J]. 中华内科杂志, 2014, 53 (6): 502-504.

［24］ FOTIS L, BASZIS K W, FRENCH A R, et al. Mesenteric vasculitis in children with systemic lupus erythematosus [J]. Clin Rheumatol, 2016, 35 (3): 785-793.

［25］ SHIRAI T, HIRABAYASHI Y, WATANABE R, et al. The use of tacrolimus for recurrent lupus enteritis: a case report [J]. J Med Case Rep, 2010, 24 (4): 150.

［26］ WAITE L, MORRISON E. Severe gastrointestinal involvement in systemic lupus erythematosus treated with rituximab and cyclophosphamide (B-cell depletion therapy) [J]. Lupus, 2007, 16 (10): 841-842.

［27］ 姚明珠, 李文根, 曾远娟, 等. 静注人免疫球蛋白辅助治疗系统性红斑狼疮的可行性分析 [J]. 中国医学创新, 2017, 14 (23): 73-76.

［28］ MEDINA F, AYALA A, JARA L J, et al. Acute abdomen in systemic lupus erythematosus: the importance of early laparotomy [J]. Am J Med, 1997, 103 (2): 100-105.

[29] GONZALEZ A, WADHWA V, SALOMON F, et al. Lupus enteritis as the only active manifestation of systemic lupus erythematosus: a case report [J]. World J Clin Cases, 2019, 7 (11): 1315-1322.

[30] ANGLE J F, NIDA B A, MATSUMOTO A H. Managing mesenteric vasculitis [J]. Tech Vasc Interv Radiol, 2015, 18 (1): 38-42.

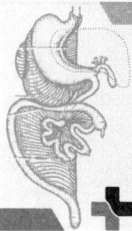

第三十三章
肠系膜上动脉综合征

第一节 概　述

肠系膜上动脉综合征（superior mesenteric artery syndrome，SMAS）是由于肠系膜上动脉（superior mesenteric artery，SMA）或其分支（如结肠中动脉）压迫十二指肠水平段引起的不同程度十二指肠急性或慢性间歇性肠梗阻，而出现的一组临床病症。1842年奥地利病理学家Rokitansky首次提出肠系膜上动脉解剖走行可压迫十二指肠第3段，引起十二指肠梗阻症状，当时未获得重视。Wilkie于1927年收集报道75例SMAS，并对该病做了详细叙述，提出十二指肠空肠吻合术为最确切的治疗方法，此后该病才引起临床广泛关注，故该病又称威尔基综合征（Wilkie's syndrome）或威尔基病（Wilkie's disease），亦称为良性十二指肠淤积综合征（benign duodenal stasis syndrome）。在此期间，1878年Willatt首先报道1例因使用髋人字石膏后出现十二指肠淤积并发急性胃扩张症状，后被命名为石膏综合征（cast syndrome）。1971年Evarts报告未用石膏治疗脊柱侧弯或后突畸形的患者亦可发生SMAS，故现在已渐少应用此名称。

本病好发于中青年，发病年龄位于15～50岁之间，以20～30岁多见，偶见儿童及老年人发病报道。女性多于男性，女：男发病比例报告不一，约为1：1或2：1或3：2。病程较长，6～18月或3～24月，甚至有长达13～16年的报道。确切发病率尚不清楚，基于一系列上消化道钡餐的研究结果估计发病率为0.013%～0.3%。美国上消化道钡剂造影研究发病率约0.013%～0.78%。近年来，随着医学影像学技术日新月异的发展，SMAS诊断水平有极大提高，因此，其检出率也有上升的趋势。SMAS患者临床表现以反复发作的餐后恶心、呕吐、腹痛和腹胀为主。轻症患者检查无特殊体征，重症患者出现十二指肠梗阻表现。本病较少见，临床症状缺乏特异性，又常与其他消化道疾病症状相重叠，故在文献中屡有漏诊或误诊的报道。上消化道X线钡餐造影、腹部CT检查对于SMAS具有较高的诊断价值，尤其是CT血管成像被认为是SMAS诊断的金标准。因此，腹部CT结合钡餐造影检查是目前SMAS首选的诊断方法。彩色多普勒超声检查不仅简便、快捷，而且近年来准确率也有很大提高，也具有重要的临床意义，但因受胃肠道气体干扰，其应用受到一定限制。治疗以内科为主，多数患者采取保守治疗后，病情可逐渐痊愈。内科治疗失败者，或急性十二指肠梗阻具有手术指征者，则行外科手术治疗，亦可获得满意疗效。

值得注意的是，影像学测量较正常人狭窄的SMA与AA夹角，而无临床症状时，不足以做出SMAS诊断。因为偶尔见BMI较低的患者，尤其是儿童，可以不出现临床表现，称为无症状性、具有狭窄SMA角者。对于有此现象儿童应密切随访观察。

第二节　病因及发病机制

一、肠系膜上动脉、腹主动脉及十二指肠水平段解剖

（一）解剖学

肠系膜上动脉（superior mesenteric artery，SMA）是消化系统最重要的动脉，通常SMA在腹腔动脉下方1.0cm处，相当于第一腰椎平面由腹主动脉（abdominal aorta，AO）前壁分出，并与肠系膜上静脉（superior mesenteric vein，SMV）、神经一起包裹在血管鞘内，然后向前进入肠系膜根部并向下斜行，该动脉在胰腺下通过，分出结肠中动脉后跨越十二指肠，呈弓状向下向右行走于小肠系膜内，其前方为脾静脉和胰体，后方凭借十二指肠水平段、左肾静脉与腹主动脉分开。SMA与AO形成一夹角。

在正常情况下，十二指肠水平段多从腰3椎体前穿行，位于腹主动脉及其肠系膜上动脉的夹角之中，其远端又被Treiz韧带所固定，其上方为左肾静脉横跨，其后方为腔静脉、椎体和腹主动脉，其前方被肠系膜根部内的肠系膜上血管神经束所骑跨。因此，事实上压迫十二指肠第三段的不仅仅是肠系膜上动脉，还有同行的静脉、神经鞘和/或肠系膜。

由于正常情况下SMA和AO形成的间隙为锐角，两者夹角间隙有肠系膜脂肪、淋巴结、腹膜等组织填充，故十二指肠并不受压。但因十二指肠水平部在腹膜后位置比较固定，如果SMA与腹AO之间角度过小，或者SMA和AO两者间距缩短，则可使SMA、SMV及伴行的其他组织将十二指肠水平部压迫于椎体或腹主动脉，导致十二指肠肠腔狭窄和梗阻（图33-2-1，图33-2-2）。

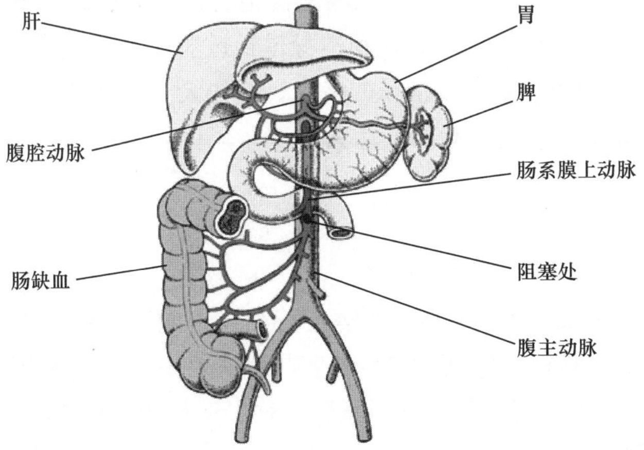

图33-2-1　SMA与AO夹角变小，SMA压迫十二指肠水平段示意图

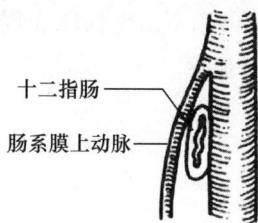

图 33-2-2　SMA 与 OA 夹角变小，SMA 压迫十二指肠

十二指肠

肠系膜上动脉

（二）正常成人 SMA 与 AO 夹角及 SMA 和 AO 之间距离检测

国内文献大宗报告有应用多层螺旋 CT 血管成像（multislice spiral computed angiography，MSCTA）、64 排螺旋 CT 血管成像（CT angiography，CTA）、磁共振血管成像（magnetic-resonance angiography，MRA）等测量正常人 SMA 与 AO 之间的夹角和距离的研究，前两者测量结果分别为：SMA 与 AO 夹角平均为 $53\pm17°$、$55.6\pm23.6°$。后者（MRA）测量结果，男性 SMA 与 AO 夹角平均为 $61.57\pm21.78°$，SMA 与 AO 距离为 $18.34\pm9.77mm$；女性平均夹角为 $48.39\pm19.57°$，两者距离 $16.12\pm8.96mm$。

从上述资料看，目前国内 SMA 与 AO 之间角度及两者距离文献报告不一。这些差异可能由于夹角本身变异，也可能与检测方法、位置等有关，故作为 SMAS 诊断标准尚未取得共识。但通常正常两者夹角平均为 40～60°；两者之间距离为 10～28mm。

国外资料肠系膜上动脉与腹主动脉（AO）之间夹角为 45～60° 或 38～56°；两者之间距离 10～20mm。

二、病因及发病机制

（一）先天性因素

①十二指肠水平段靠近肠系膜根部或十二指肠升部过短，Treiz 韧带过短或附着位置过高等均可使十二指肠悬吊于较高位置，导致十二指肠水平部接近 SMA 和 AO 夹角间隙的根部而受压；②SMA 从 AO 分出位置过低，使十二指肠水平部接近 SMA 和 AO 夹角间隙最小的根部，从而使十二指肠容易受压；③SMA 本身的变异导致肠系膜上动脉对十二指肠的压迫增加；④瘦长型、内脏下垂和腹壁松弛者由于肠管重量牵引肠系膜根部，形成 SMA 对十二指肠的纵向压迫；⑤肠系膜本身过长过短，可造成肠系膜向下牵拉，使两者夹角变小，亦可形成 SMA 对十二指肠的夹压；⑥先天脊柱前凸畸形导致 SMA 和 AO 之间的角度过小，形成 SMA 对十二指肠的钳夹。

（二）后天性因素

1. 腹腔炎性疾病

十二指肠周围炎症和粘连、结核性腹膜炎伴粘连可能牵拉十二指肠上移，SMA 压迫十二指肠。肠系膜上动脉根部附近淋巴结非特异性炎性肿大、肠系膜淋巴结结核及系膜纤维组织增生、肥厚、粘连等，均可使肠系膜下移，SMA 与 AO 的间隙缩小。

2. 重度营养不良

重度烧伤患者分解代谢旺盛，代谢率是正常人群的 2 倍以上，如摄入不足，未及时补充营养，身体长期处于负氮平衡，引起脂肪分解以补充能量不足，导致患者极度消瘦，使肠系膜与腹膜后脂肪减少，十二指肠和血管之间脂肪垫丧失，SMA与AO之间夹角变小；此外，长期卧床不能活动，可导致患者胃、十二指肠的张力降低和动力障碍，使得排空延迟，更加重SMAS症状。烧伤后并发肠系膜上动脉综合征的发病时间大多数在发病后3～4周，也可发生在伤后10天左右。

脑性麻痹、截瘫、脊髓损伤、创伤性脑损伤、糖尿病、甲状腺功能亢进、吸收不良综合征、神经性厌食、HIV感染、结核病等慢性消耗性疾病或长时卧床者，引起的显著消瘦和伴严重营养不良，以及减肥后体重急速下降者，均可削弱肠系膜和腹膜后的脂肪对十二指肠水平部的支撑作用；加上长期卧床胃肠运动功能减弱，或糖尿病并胃轻瘫更易发生SMAS。青少年身高快速增长，而体重不增加或者增加很少者，属于瘦长体型，也是SMAS的常见诱因。

3. 腹腔肿瘤

恶性肿瘤伴恶液质、极度消瘦以及腹膜后肿瘤均可使SMA与AO夹角减小。肠系膜恶性、良性肿瘤能使肠系膜移位，改变SMA与AO间距及夹角引发SMAS。腹主动脉瘤、霉菌性巨大腹主动脉瘤、肠系膜上动脉瘤或外伤性假性血管瘤则可直接压迫十二指肠水平段，出现十二指肠部分患者轻度、重度梗阻症状。

Au-Yong曾报告一例外伤所致假性肠系膜上动脉瘤，压迫十二指肠升段（第四段）引发肠系膜上动脉综合征，称之为变异型SMAS的病例。实属罕见。

4. 腹腔手术后粘连

腹腔内手术，如胆囊切除、胃大部切除、腹茧症术后粘连牵拉肠系膜，可造成肠系膜上动脉对十二指肠水平部的明显压迫。食管癌术后（胃代食管）可能因解剖关系改变，十二指肠受牵拉致位置上移而受SMA压迫，产生SMAS。腹腔镜缩胃手术或称为袖状胃切除（laparoscopic sleeve gastrectomy）手术后，患者体重、腹部脂肪和摄食量显著下降，随后腹膜后脂肪垫消失，致SMA与AO夹角减小而发生SMAS。

5. 脊柱侧凸矫形术后

早期报道骨科脊柱手术后常常行躯干石膏固定，SMAS并发率较高，近年来得益于脊柱侧凸矫形术术式及围术期治疗的进展，此并发症逐渐降低。但脊柱侧凸矫形术后，由于躯干延长多，脊柱伸展，纠正百分比高，胸椎后突畸形纠正，腰椎前突增加，使脊柱与肠系膜血管间隙变小，十二指肠水平部易受压。此外，脊柱手术后颅骨-骨盆牵引、Halo-Vest架固定，患者持续仰卧，均可使SMA与AO之间夹角缩小，亦易于诱发SMAS。邱勇等报告采用三维去旋转矫形技术矫治各种脊柱侧凸430例，共发生肠系膜上动脉综合征5例，3例发生在脊柱侧凸前路松解术后颅骨-骨盆牵引过程中，2例发生在后路矫形术后。Marecek报告脊柱畸形矫正后肠系膜上动脉压迫综合征发生率约为0.5%～2.4%。也有作者提出体重指数（body mass index，BMI）≤18，行脊柱侧凸矫形术后有发生SMAS的风险。

6. 家族遗传因素

Ortiz报告一罕见病案，在一家8个成员中，父亲和4个女儿都确诊为SMAS。推测这种家族聚集现象，可能与遗传易感性有关。但缺乏循证医学证据。

7. 其他

Goto报告一例慢性肾功能衰竭患者由于十二指肠水肿而引发肠系膜上动脉综合征的罕见病例。

徐琳等通过前瞻性巢式病例对照研究方法，在973例顽固性便秘患者中确诊SMAS 26例，累计发病率为2.7%，并且提出体质指数（又称体重指数，body mass index，BMI）<18kg/m^{2}和结肠传输时间延长是顽固性便秘患者发生SMAS的危险因素。

第三节　临床表现

一、慢性型

此型是临床上最常见的类型，典型者起病缓慢，常表现为餐后2～3h发作上腹部胀痛，或隐痛，有时呈痉挛性疼痛。部分病人疼痛性质与十二指肠溃疡相似，偶呈绞痛（类似胆绞痛），易于误诊。疼痛可呈持续性，亦可为阵发性、一过性。疼痛位于右上腹、脐上或脐周，有时可放射至剑突下、后背部，改变体位疼痛可缓解。疼痛呈间歇性，症状持续数日后可自行缓解，经数日或数十日，乃至数月后再反复发作。

呕吐也是本病主要症状，甚至是首发症状，呕吐多发生于进餐后数分钟或数小时，进食后仰卧位、站立位或坐位易发生呕吐。而采取俯卧位、左侧卧位或胸膝位（knee-chest position）可缓解呕吐及腹部胀痛症状。呕吐时常伴有腹痛，呕吐后腹部胀痛减轻，呕吐为非喷射性，但颇顽固、反复发作。呕吐物多为混有胆汁的宿食，无粪臭味。此外，临床症状还有腹部不适、腹胀、纳差、呃逆、反酸、嗳气、恶心、早饱等消化不良或慢性胃炎症状。

长期频繁呕吐，害怕进食或不能进食，久之可出现消瘦、乏力、贫血、营养不良，甚至出现水、电解质及酸碱平衡紊乱，恶液质。

体格检查，发作间隙期患者无明显特征，仅见患者消瘦，呈贫血貌，腹壁松弛，有时可触及下垂的右肾或肝脏。发作期则上腹部饱满，可见胃蠕动或逆蠕动波，局部轻压痛，可触及扩张的十二指肠，振水音阳性。

二、急性型

此型罕见，偶可发生在大型石膏固定和仰卧于过度伸展的支架后，过度牵引以及儿童SMAS病人。急性起病，多无胃肠道前驱症状。主要表现有急性胃扩张（acute dilatation of stomach）征象。临床症状有重度腹胀，上腹或脐周胀痛，阵发性加重，偶有剧痛；伴恶心和持续的呕吐，呕吐物量大，开始为食物、胃液和黄绿色胆汁，后转为暗褐色、咖啡色液体。发病初期可有少量排便、排气，但后期大多排便停止。严重者胃内大量液体潴留，频繁呕吐。在发病后，如未能及时治疗导致水、电解质、酸碱平衡紊乱，可并发低钾、低氯、低钠血症和低氯低钾性碱中毒；有效循环血容量的锐减和门脉系统压力的增高，可致血流动力学异常，病人精神萎靡，极度口渴，呼吸浅而短，头晕，手足麻木，面色苍白，出冷汗，脉搏快。严重者出现嗜睡、浅昏迷。病人尿少，可发生低血容量性休克及急性肾功能衰竭、心功能障碍，以致循环呼吸功能衰竭，此为胃扩张病人致死的主要原因。此外，胃壁长时间过度伸张变薄，或因血运障碍，胃黏膜、胃壁可发生坏死、穿孔，引起腹膜炎。甚至有急性胃扩张伴胃壁破裂横结肠坏死的罕见报道。胃壁破裂多见于胃小弯处，一旦发生常常威胁患者生命。

突出的体征为腹部膨隆，有时可见胃轮廓，无胃蠕动波。触诊有广泛压痛和轻度肌紧张。脐右偏上出现局限性包块，外观隆起，触之光滑而有弹性，轻压痛，其右下边界较清，此为极度扩张的胃窦，称"巨胃窦症"，是急性胃扩张特殊的体征。叩诊依据胃内容物性质不同呈鼓音或浊音。听诊闻及振水音，肠鸣音减弱或消失。

三、并发症及并存疾病

（一）消化系统合并症

1. 溃疡病

由于胃排空延缓，胃酸分泌增加；大量胆汁及胰液反流入胃内直接破坏胃黏膜屏障，导致胃、十二指肠溃疡。国内文献报告SMAS合并胃、十二指肠溃疡约20%～28.8%；国外文献SMAS合并胃酸过多达50%，合并溃疡病为25%～45%。

2. 上消化道出血

胃、十二指肠溃疡并上消化道出血；或剧烈呕吐致腹内压骤然增加，造成胃贲门、食管远端的黏膜和黏膜下层撕裂，即食管贲门黏膜撕裂综合征（又称Mallory-Weiss综合征），而出现呕血。刘益民报告66例SMAS中伴发上消化道出血5例（占7.5%）。

3. 胆道感染和胆囊炎

由于十二指肠降段扩张、壅滞，肠腔内细菌过度生长，细菌上行感染引发胆道感染和胆囊炎。上述报告66例SMAS合并胆管感染7例（占10.6%）。

4. 急性胰腺炎

十二指肠内容物及大量细菌反流入胰管可致急性胰腺炎。

5. 其他

慢性胃炎、十二指肠炎、食管裂孔疝（hiatal hernia，HH）。

（二）胡桃夹综合征

胡桃夹综合征（nutcracker syndrome，NCS），即左肾静脉受压综合征（left renal vein

entrapment syndrome）又称胡桃夹现象（nutcracker phenomenon）（图33-3-1）。正常解剖右肾静脉直接注入下腔静脉行程短而直，而左肾静脉经腹主动脉与肠系膜上动脉之间夹角跨越腹主动脉前方注入下腔静脉，故左肾静脉远较右肾静脉长。正常腹主动脉与肠系膜上动脉之间构成40～60°夹角，被腹膜后脂肪、十二指肠第三段、淋巴结及腹膜所填充，使左肾静脉不至受到压挤。任何原因引起SMA与AO之间夹角过小或SMA起点过低时，SMA可以压迫十二指肠水平段，同时可以压迫左肾静脉，既可导致SMAS，又可发生NCS。本病好发于儿童、青少年，体型瘦长者。临床出现血尿、直立性蛋白尿。

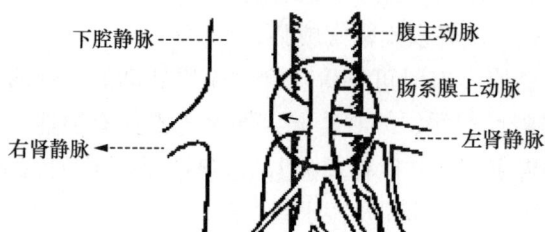

图33-3-1　胡桃夹综合征（左肾静脉受压）示意图

　　血尿的原因是左肾静脉受压导致回流受阻引起左肾及其相关静脉属支内压增高，所引流的输尿管周围静脉与生殖静脉瘀血，与肾集合系统发生异常交通，或部分静脉壁变薄破裂，引起非肾小球性血尿。绝大部分NCS患者是无症状镜下血尿，也有不少因肉眼血尿而就诊，并且在病程中可有数次和/或反复性肉眼血尿，甚至有的可持续数月或更久。多在感冒时、剧烈运动后出现血尿。可伴有全身倦怠、左侧腹痛、左腰部不适和腰部疼痛等，男性左精索静脉曲张，女性发病率较低，表现为盆腔瘀血综合征（PCS），小腹部疼痛、痛经或排尿困难。病情进展可出现高血压、失血性贫血、肾功能不全等。

　　直立性蛋白尿的机制，多数学者认为当患者直立时脊柱前突更易压迫左肾静脉，引起左肾静脉压升高而导致肾瘀血，肾小球对蛋白的滤过增高，超过了肾小管重吸收能力所致。故临床上表现为直立性蛋白尿。而卧位时，下腹部的肠管相对上移，SMA起始段与AO的夹角相对较大，SMA起始段对LRV的机械性压迫相对较轻。同时，卧位时心率减慢，心输出量减少，肾动脉的灌注减少，肾静脉的回流较直立时更顺畅。本病突出的特点为症状与体位有关，仰卧位时由于向后压迫症状加重，而俯卧位、膝胸位、左侧位时可使症状缓解。

　　实验室检查：血尿镜检红细胞形态绝大多数正常，排除肾小球出血；尿中钙排泄量比正常（Ca/Cr<0.2）。腹部B型超声检查不仅可检测SMA与AO夹角度数，测量LRV狭窄处内径、扩张处内径，而且可测量二者血流峰值流速，同时可以不同体位观察LRV受压情况，有助于诊断。左肾静脉造影显示左肾静脉回流障碍，左肾静脉下腔静脉压力梯度>4mmHg以上。多层螺旋CT血管造影（MSCTA）以及增强磁共振血管成像（enhanced magnetic resonance angiography，CE-MRA）、数字减影血管造影（DSA）等检查可提供清晰、直观的影像学依据，对于确定诊断及治疗选择有重要意义。

刘小琨报告MSCTA表现：SMA与AO之间夹<20°；LRV主干受压、狭窄，肾门侧扩张；LRV属支扩张及肾周侧支循环形成。有学者利用MSCTA研究肠系膜上动脉近段与腹主动脉的夹角<35°及左肾静脉与SMA开口部下缘间的距离<30mm时，左肾静脉受压，更易出现胡桃夹现象。

（三）胃食管反流病及十二指肠胃食管喉气管反流

胃食管反流病（gastro-esophageal reflux disease，GERD），亦称为胃食管反流（gastro-esophageal reflux，GER）。SMAS引发GERD的机制是十二指肠水平段被钳夹后，近端出现不同程度梗阻。梗阻近端有大量食物、分泌物、液体潴留，腔内压升高和频繁地逆蠕动以及胃扩张诱发的一过性下食管括约肌松弛（transient lower esophageal sphincter relaxation，TLESR）等因素，促使胃食管反流，这是SMAS容易发生的并发症。GER典型症状是反酸、胃灼热及反流胸痛。严重病例可出现食管外其他系统表现，如反流性哮喘综合征、反流性咳嗽综合征、反流性喉炎综合征和咽炎，甚至并发鼻窦炎、中耳炎等。

十二指肠胃食管喉反流（duodeno-gastroesophago-laryngotracheal reflux）又称为胃食管喉反流（gastroesophago-larygotracheal syndrome，GELT）。汪忠镐等报告了两例以咳嗽、咳痰和夜间憋醒、咽喉部发紧为表现的病例，最终确诊为SMAS，提示SMAS可以引起GER及胃食管喉气管反流，是SMAS伴胃食管反流进一步发展出现反流源性呼吸系统症状，随病情加重还可出现呼吸窘迫表现，并首次提出十二指肠-胃食管-喉气管反流的概念。同时指出GELT患者反流物除含有胃酸、胃蛋白酶外，还有十二指肠中胆盐、胰液等碱性反流物，二者共同作用，严重损伤消化道黏膜。随后，朱广昌等又报告6例SMAS并发胃食管反流病伴咳嗽、哮喘、鼻塞、咽痛、喉痒等症状的病例，并且当SMAS治愈或者病情好转后，呼吸道症状亦显著改善。此并发症虽罕见，但容易误诊，应引起临床医生高度关注。

（四）胃壁积气及门静脉积气

急性梗阻型SMAS病人的急性胃巨大扩张时，胃壁变薄、缺血。如发生局限性胃黏膜或胃壁浅层撕裂或坏死，则可见胃壁积气、门静脉积气。

第四节 辅 助 检 查

一、实验室检查

血常规、尿常规、大便常规，肝功能、肾功能等一般化验检查无特殊变化。伴重度营养不良者，出现贫血、低蛋白血症。顽固性呕吐者可有代谢性碱中毒。

二、影像学检查

（一）X 线检查

1. 腹部平片检查

站立位腹部平片，部分病例可见梗阻部位以上十二指肠及胃扩大、积气、积液，或者有双泡征。

2. 上消化道钡餐造影检查

肠道X线造影，在缓解期多无异常发现，在发作期上消化道钡餐造影能直接观察到对比剂通过胃及十二指肠整个过程，了解其受阻严重程度和受压征象以及十二指肠蠕动动态变化，是SMAS诊断的关键手段。

上消化道气-钡双重造影典型X线征象：①对比剂通过十二指肠水平或升段时受阻，可在该部位见到边缘光滑整齐的纵行"笔杆征"（penholder sign）压迹，或斜行压迹；②受阻以上的十二指肠扩张，并出现反复强烈的逆蠕动波，或出现明显的顺逆蠕动交替存在的"钟摆样"运动征，对比剂可反流入胃内；③胃腔扩大，约20%病例伴有胃扩张。幽门管通畅或增宽；④胃、十二指肠对比剂滞留及排空延迟4～6h；⑤采取俯卧位或胸膝位，或加压按摩后症状可缓解，对比剂容易通过。

（二）腹部 B 型超声检查

1. 腹部彩色多普勒超声检查

腹部彩色多普勒超声检查可直接清晰地显示SMA和AO间所形成的夹角，并准确测量其角度，观察血管与十二指肠水平部解剖关系，了解SMA周围脂肪组织的厚薄，动态观察十二指肠蠕动时肠腔内径变化及内容物流动状态。因此，超声显像诊断SMAS有较高的价值。虽然腹部B型超声检查受肠腔气体、腹壁脂肪厚度的干扰，临床应用受到一定影响，但由于超声检查简便、经济、实用、可重复性等优势，临床常作为初筛的首选方法。

周平等在1995年对50例正常人及41例肠系膜上动脉压迫综合征患者进行了超声显像研究，首次提出本病的超声诊断标准：①饮水后肠系膜上动脉与腹主动脉夹角内十二指肠横段最大宽度<10mm；②十二指肠降段扩张>30mm；③显示"漏斗形""葫芦形"图像；④肠系膜上动脉与腹主动脉的夹角<13°；⑤具有十二指肠梗阻的临床症状与体征。

2. 超声双重造影检查

超声双重造影（double contrast-enhanced ultrasound，DCUS）、是口服胃充盈造影联合静脉造影的超声检查技术。DCUS不仅能测量SMAS-AO夹角大小、十二指肠管腔内径，能动态观察胃、十二指肠内容物通过过程和肠道运动方式以及十二指肠与SMA的解剖关系，同时还可以了解夹角间隙及腹膜后脂肪组织分布状况。

江文婷等对23例SMAS患者和25名健康成人进行随机配比，进行DCUS检查。结论：以SMAS-AO夹角＜15°为诊断SMAS的标准，正确率为73.91%。以D夹（是指夹角内十二指肠内径）＜10mm为标准，正确率为91.30%。以D前（是指夹角前十二指肠近端内径，即十二指肠下水平部内径）＞30mm为标准，诊断正确率为82.61%。以D前/D夹＞2.7为标准，诊断SMAS的正确率为100%。

（三）腹部CT检查

1. CT检查

腹部CT检查可观察腹主动脉、肠系膜上动脉、十二指肠三者之间的解剖关系，清晰显示十二指肠受压情况，并可经三维重建测量肠系膜上动脉与腹主动脉之间的夹角及夹角之间的距离，还可以评估整个腹腔、后腹膜、肠系膜脂肪，进一步明确诊断SMAS。

王斌等利用多层螺旋CT（multilayer spiral CT，MSCT）上腹部增强扫描的动脉期图像及MPR重组技术，对13例SMAS患者与对照组进行对比研究。患者SMA与AO的夹角平均为$19.1 \pm 3.4°$；十二指肠水平段通过层面SMA与AO的间距平均为$7.1 \pm 2.0mm$。祖大报等用MSCT检查11例SMAS患者，其CT直接征象表现为：肠系膜上动脉与腹主动脉间夹角变小（平均为13.7°）；十二指肠受压呈扁平状。在十二指肠水平段跨越腹主动脉平面测量肠系膜上动脉与腹主动脉间平均距离为4.6mm；间接征象主要表现为：胃和十二指肠近端不同程度的扩张；或伴左肾静脉受压、扩张及左侧侧支循环建立。

Unal等总结出MSCT诊断SMAS的特征为胃、十二指肠有不同程度扩张；在十二指肠通过肠系膜上动脉后，十二指肠肠腔显著缩小或消失，呈截然分界现象；十二指肠腔内及周围无软组织肿块；肠系膜上动脉与腹主动脉距离≤8mm，其夹角≤22°。

2. CT血管成像检查

CT血管成像（computed tomography angiography，CTA）、多层螺旋CT血管成像（multi-slice spiral computed tomography angiography，MSCTA）技术能清晰显示扩张的胃及十二指肠肠腔的同时，可观察测量SMA和AO之间的夹角及两者之间的距离，并能显示SMA、十二指肠水平段、AO三者关系以及周围解剖结构的关系，同时排除其他病变。MSCTA检查无创、快捷、操作简单、可重复性强，是一种理想的方法，可以与数字减影血管造影术（digital subtraction angiography，DSA）相媲美。

陈宏等对26例SMAS患者行CTA检查，其中SMA走行为径直型（SMA自AA发出后径直向腹部下降而未见走行明显转折，即径直型）22例，占85%；SMA走行为转折型（SMA自从发出后向前走行，在LRV水平上下走行有显著转折，然后向腹部下降，即转折型）4例，占16%。26例患者SMA与AO平均夹角为25.4°，两者平均距离为5.3mm。因此提出夹角＜25°、距离＜5.3mm，可诊断为肠系膜上动脉综合征。

（四）磁共振（MRI）检查

磁共振血管造影（magnetic resonance angiography，MRA）可直接清晰地显示肠系

膜上动脉与腹主动脉间所形成的夹角和从该夹角中通过的十二指肠水平段的解剖关系，MRA诊断SMAS的特征：胃、十二指肠有不同程度扩张；在十二指肠通过肠系膜上动脉后，十二指肠肠腔显著缩小或消失，呈截然分界现象；十二指肠腔内及周围无软组织肿块；肠系膜上动脉与腹主动脉距离≤8mm，其夹角≤22°。

对比增强法磁共振血管造影（contrast enchanced magnetic resonance angiography，CE-MRA）检查，已广泛应用于动脉瘤、肾血管狭窄等大血管评估。当疑及腹主动脉瘤导致的SMAS时有特殊意义，尤其能准确诊断SMAS伴随的胡桃夹综合征。具有无创伤、无辐射优势。

（五）胃镜检查

常规胃镜检查可见十二指肠球部及胃内有大量黄绿色潴留液和/或有胃、十二指肠球部炎症、糜烂、溃疡。如内镜前端继续深插，进入十二指肠水平段，则可见该处肠腔受压，对SMAS诊断及鉴别诊断有一定价值。

（六）超声内镜检查

超声内镜（endoscopic ultrasound，EUS）对十二指肠梗阻部位行实时超声扫描，可明确十二指肠外压原因，并且可探查外压的血流信号，测量SMA和AO之间夹角度数。适用于儿童和消瘦年轻人。

（七）血管造影检查

肠系膜上动脉造影可显示肠系膜上动脉与主动脉解剖角度的关系。若同时行十二指肠低张造影，更能清楚地显示血管与十二指肠的关系。此操作为有创性，并且接受放射线量较多，现逐渐被CTA、MSCTA或MRA所代替。

第五节　诊断及鉴别诊断

一、诊断

①中青年人，尤其是女性；②有腹部手术、外伤史，慢性消耗性疾病或长期卧床史，或营养不良者，体型瘦长者；③有反复发作上腹部饱胀、疼痛、恶心、呕吐，吐出内容物含胆汁，症状可随体位改变而缓解；④发作时表现出高位不全肠梗阻体征；⑤腹部B型超声检查显示SMA和AO间所形成的夹角并准确测量其角度，观察血管与十二指肠水平部解剖关系，了解SMA周围脂肪组织的厚薄，动态观察十二指肠蠕动时肠腔变化状态。可作为初筛有益于诊断、鉴别诊断。上消化道钡餐造影联合CT血管成像检查，结合临床表现，可以确诊SMAS。

二、鉴别诊断

（一）先天性巨十二指肠症

先天性巨十二指肠症（congenital megaduodenum）是一种罕见的先天畸形，是由于先天发育因素导致十二指肠黏膜下层和肌层缺乏神经节细胞，使肠壁失去张力而发生十二指肠无力排出食物残渣，食物通过障碍、梗阻，导致十二指肠巨大扩张。常在1岁以内发病。可合并先天性巨结肠、先天性巨食管、总导管囊肿等先天畸形。多见于幼儿由流质改进普食之后，表现为进食后不久出现腹胀、呕吐等症状。偶见于青壮年。成人症状亦以腹胀痛、呕吐为主，呕吐物含大量胆汁，朝食暮吐，甚至吐出隔夜食，重者伴消瘦、脱水征、电解质及酸碱平衡紊乱。症状与SMAS有交叉，但改变体位症状无减轻。体检见腹部饱满，但无蠕动波或逆蠕动波。钡餐检查：站立位，上腹两个液平面；食管测压：食管蠕动功能消失，食管下段静息压降低。上消化道钡餐造影：站立位，上腹两个液平面，可见十二指肠明显扩张，不见蠕动，排空十分缓慢，但无真正的机械性阻塞。腹部B型超声检查、腹部CT检查可以排除肠道外压性其他病变。

（二）环状胰腺

环状胰腺（annular pancreas）是一种胰腺组织部分或全部环绕十二指肠降部，引发十二指肠不同程度梗阻及其相应并发症症状的先天性畸形病。依据其发病年龄、临床表现、诊断时间，分为儿童型、成人型。前者发病早，可在生后1周内发病，并且高位肠梗阻症状重，呈间歇性反复发作，腹痛、呕吐，呕吐物含胆汁，上腹部膨隆，有振水声等均雷同SMAS，而部分患者可出现黄疸。后者多见于20~40岁，男性多见。临床表现消化系统症状轻重不一，取决于环状胰的畸形程度和十二指肠受累的情况。本病可并发消化性溃疡、胰腺炎、梗阻性黄疸。

腹部CT检查显示胰头增大变形，环行包绕或钳型包绕十二指肠降部，相应十二指肠结构消失或狭窄。经内镜逆行胆胰管成像（endoscopic retrograde cholangiopancreatography，ERCP）镜下造影能使环状胰管显影，对诊断极有帮助。由于环状胰腺引起的十二指肠狭窄常在主乳头的近侧，若内镜不能通过狭窄则无法造影，有时可因环状胰腺压迫胆总管末端出现胆总管狭窄像。磁共振胆胰管成像（magnetic resonance cholangiopancreatography，MRCP）可很好地显示环状胰管影。MRCP为无创性、无放射线辐射，患者无痛苦，较简单方便。本病易于与SMAS区别。

（三）胰腺癌

胰腺癌（pancreatic carcinoma）发病年龄在40岁以上中老年人，是消化道常见的恶性肿瘤之一，多发生于胰头部。胰头癌的常见症状是无痛性、进行性加重的黄疸。胰腺癌还常伴有腹胀、纳差、乏力、消瘦、腹泻、发热等表现。部分患者出现顽固性上腹痛，疼痛放射至腰背部，夜间明显，仰卧时加重，而蜷曲或前倾坐位可使疼痛减轻。B型超声检查、腹部CT检查可确诊。

（四）十二指肠癌

十二指肠癌（adenocarcinoma of duodenum）最常见肿瘤位于十二指肠降部（包括乳头上下区或乳头区），极少数可发生在球部、球-降交界处、水平部或升部。临床表现有轻度或重度十二指肠梗阻、消化道出血和黄疸。腹部CT检查，低张十二指肠造影，酌情选择ERCP或MRCP检查，但纤维十二指肠镜检查及活检是确诊手段。

（五）乏特壶腹部癌

乏特壶腹部癌（carcinoma of the papilla of Vater）发病年龄以60～80岁老年人多见。主要症状是黄疸，约90%患者早期出现梗阻性黄疸，其黄疸特征是时轻时重，呈波动性表现。伴不同程度的上腹、右上腹疼痛、纳差或体重下降，上消化道出血。腹部CT检查、纤维十二指肠镜检查及ERCP、MRCP等，对胰头或乏特壶腹部肿瘤具有重要的诊断价值。

环状胰腺伴黄疸的患者，尤其是老年人，应与胰头或十二指肠乳头肿瘤鉴别，后者胃肠造影可见十二指肠环扩大，降部内缘受压变形，黏膜皱襞破坏，并有充盈缺损、倒"3"字征、双边征等。

第六节　治　　疗

一、原发病治疗

去除病因，积极治疗恶性肿瘤、腹部细菌感染、腹腔结核、糖尿病、甲状腺机能亢进等诱因。大型石膏固定后脊柱过伸，而并发SMAS的患者，应该拆除石膏，改换其他方案固定。营养不良、高度消瘦患者则给予营养支持治疗。

二、内科治疗

本病目前尚无统一的诊疗指南，但多数学者认为确诊为SMAS慢性梗阻型后，首先应给予内科治疗，必要时再行外科手术。

（一）一般治疗

1. 对症治疗

SMAS慢性型患者梗阻症状发作期，应采取半卧位，给予禁食、禁水，持续胃肠减压。必要时可用等渗盐水洗胃，直至吸出正常胃液为止。注意纠正水、电解质紊乱及酸碱平衡失调。静脉给予抑制胃酸分泌药物以减少胃肠内分泌物、积液，减轻梗阻症状，改善胃肠壁血运，恢复胃肠功能。

2. 维持水、电解质与酸碱平衡

根据患者临床表现、生化检验及血气分析结果，计算患者每日生理液体需要量、积累丢失液量和胃肠减压液，以及需要热量，制定合理的输液计划。输液遵循先快后慢、先盐后糖、见尿补钾的原则，积极补充有效循环量，并且给予钾、钠、氯、镁、钙等电解质，多种维生素及微量元素，纠正水、电解质和酸碱失衡。

3. 营养支持

营养支持治疗目的是补充营养和增加体重，营养状态得到改善，使SMA与腹主动脉夹角之内的脂肪组织填充增多，夹角扩大，可以解除十二指肠受压引起的症状。尤其适合于各种病因所致重度营养不良，内脏下垂和瘦长体型患者。

营养支持是SMAS内科治疗的关键。重度营养不良伴腹痛、腹胀、频繁呕吐者，需行禁食、胃肠减压，并及早行全胃肠外营养（total parenteral nutrition，TPN）治疗，以补充足够能量，维持机体代谢正氮平衡。一旦胃肠功能改善，给予肠内营养（enteral nutrition，EN）；如EN供应热量不足，可联合肠外营养（parenteral nutrition，PN）；当肠内营养能满足代谢需要时，即转为全肠内营养；症状缓解后，开始给予经口流质饮食，逐渐过渡到全量经口流食、半流质直至正常饮食。

此外，病情需要时应少量输入血浆、全血、红细胞或白蛋白，纠正低蛋白血症、贫血，改善病人全身情况及增强机体免疫力。

施行肠内营养有留置鼻空肠饲养管（nasal jejunal feeding tube，NJFT）法和近几年来开展的经皮内镜下胃造口空肠置管技术（percutaneous endoscopic gastrostomy mouth jejunum catheter technique，PEJ）。前者需将NJFT在透视下推送通过受压的狭窄部位，到达梗阻段以下空肠；后者则经胃造口处直接置入空肠。无论是NJFT或者是PEJ肠内营养，都是将营养液直接输注至梗阻部位以下的正常肠管，营养液可直接经肠吸收、利用，更符合生理、给药方便、经济高效。既避免了中心静脉插管可能带来的风险及肝内胆汁淤积，又有助于维持肠黏膜结构和屏障功能完整性，减少了肠道细菌和毒素易位，防止肠源性感染的发生。因此，当SMAS患者胃肠道功能允许时，应首先肠内营养支持。

张少一等报告15例SMAS患者行PEJ肠内营养支持6个月后，10例（66.67%）体重明显增加（＞5kg），13例（86.67%）患者复查上消化道钡餐，可见十二指肠第三段切迹消失，钡剂顺利通过原有十二指肠梗阻部分。张伟等报告15例SMAS患者经鼻肠管行EN或经PEJ行EN，置管减压引流1周内症状明显减轻，经鼻肠管行EN的患者约3～4周症状消失，经PEG/J管行EN的患者约4～8周症状消失。复查CTA显示SMA与AO夹角增大。EN治疗2周后，所有病人的体重、体重指数（body mass index，BMI）和体脂百分数（total body fat%，TBF%）明显增加，其中TBF%与症状消失显著相关。

4. 缓解期治疗

慢性梗阻型患者缓解期宜少量多餐，以易消化食物为主。餐后采取膝胸位、左侧卧或俯卧位，减轻SMA对十二指肠压迫，促使食物通过水平段。加强腹部肌肉锻炼，改善内脏下垂。加强营养，增加体重，增强体质。SMA与AO夹角间隙的脂肪垫厚度逐渐增加，夹角增大，加之腹壁肌肉的力量不断增加，腹壁张力加大，从而减轻十二指肠的压迫症状。对于伴胃肠运动功能减弱缓解期的患者，可给予胃肠动力药治疗。

5. 急性十二指肠梗阻伴急性胃扩张

①应予禁食、禁水，以免加重胃扩张；②持续胃肠减压，直至呕吐、腹胀症状消失，肠鸣音恢复为止；③洗胃，可用等渗盐水洗胃，直至吸出正常胃液；④要积极进行液体复苏，纠正低血容量休克；⑤纠正水、电解质紊乱及酸碱平衡失调，特别注意补钾和氯离子；⑥应用高效抗生素预防或治疗继发感染；⑦密切监测生命体征及病情变化。内科治疗8～12h效果不佳，或怀疑有胃壁缺血、坏死、穿孔等并发症者，应立即行手术治疗。

（二）并发症治疗

1. 并发胃、十二指肠球部溃疡

可给予胃酸抑制剂（质子泵抑制剂-PPI、H2受体拮抗剂）、胃黏膜保护剂；根除幽门螺杆菌（helicobacter pylori，HP）。根除幽门螺杆菌则可采取四联疗法（铋剂＋PPI＋两种抗生素，疗程10～14d）。消化性溃疡并上消化道出血，在积极液体复苏、静脉给予大剂量PPI治疗基础上，尽早进行胃镜检查，行内镜下直接止血治疗。

2. 合并胃食管反流症

药物治疗：应服用抑酸制、胃黏膜保护剂、促胃肠动力药。餐后采取有益体位，减轻胃、十二指肠内压，减少胃食管反流。其他注意事项：①忌酒戒烟，避免由尼古丁、乙醇进一步降低食管下段括约肌压力，使其处于松弛状态；②注意少量多餐、低脂饮食，可减少进食后出现反流症状的频率；③餐后易致反流，故睡前不宜进食，白天进餐后亦不宜立即卧床；④为减少卧位及夜间反流，可将床头整体抬高15～20cm；⑤尽量减少增加腹内压的活动，如过度弯腰、穿紧身衣裤、扎紧腰带等。

3. 并发胡桃夹综合征

对于无症状性血尿、显微镜下血尿或/和直立性蛋白尿者，尤其是瘦长型青少年，应先行内科保守治疗。随着营养改善、体重增加，或随着年龄增长，身体发育良好，SMA与AA夹角处脂肪组织、结缔组织充填增多，SMA与AA夹角增大，SMAS病情好转；或者左肾血管侧支循环建立，部分患者左肾静脉受压减轻，瘀血改善，血尿等临床症状可缓解，甚至消失。保守治疗期间应避免剧烈运动，防止感冒，睡眠时采取侧卧位。同时应定期复查尿常规、肾脏功能及B型超声检查。

经内科保守治疗24个月，血尿、直立性蛋白尿等临床症状无缓解，甚至加重者；症状严重，出现腰腹疼痛、贫血、自主神经功能失调者；并发肾功能损伤、慢性疲劳综合征、精索静脉曲张并影响生育者，可行手术治疗，手术目的是解除LRV受压，改善瘀血，

恢复肾脏正常血流。传统的手术方式繁多，有肠系膜上动脉移位术、左肾静脉旁路术、左肾静脉移位术、肾固定术、自体肾脏移植术等。近几年新开展的左肾静脉血管内支架植入术、左肾静脉外支架固定术，避免了复杂的血管重建术，具有手术创伤小、恢复快的优势。前者不适合青少年NCS患者，是成人患者有效的治疗方法；后者可在腹腔镜下行左肾静脉外支架术，简单易行，是治疗胡桃夹综合征的有效方式。其中一种方法治疗失败后，另一种方法可以作为补救措施。

三、外科治疗

（一）手术治疗宗旨及适应证

1. SMAS手术目的

手术治疗目的是解除十二指肠压迫与梗阻，恢复胃肠道通畅，祛除病因。

2. 手术适应证

①急性十二指肠梗阻伴急性胃扩张内科治疗8～12h效果不明显；合并胃缺血、坏死、穿孔；伴发大量胃出血，内科治疗失败者。②经非手术疗法失败者，如病程长、周而复始反复发作，不能进食，消瘦、身体处于消耗状态；③症状严重，合并消化性溃疡，反复出血经内科治疗无效，病情逐渐加重，有穿孔趋势患者；④十二指肠中、重度扩张者。

（二）外科治疗方式

外科手术术式较多，应根据患者病因、临床表现、病理解剖变化及术中所见酌情分别采用不同的手术方式，选择合理的方案。手术方案力求简易、安全、低风险、损伤小、并发症少，以期得到满意的疗效。

手术方式包括：十二指肠空肠吻合术、十二指肠血管前移术、十二指肠环行引流术、胃大部切除、Billroth Ⅱ式胃空肠吻合术，胃空肠吻合术以及Treitz韧带松解术等。近年来有些专家认为，行十二指肠空肠吻合术的同时加用Treitz韧带切断松解术得到良好效果。

邹小明荟萃国内1994年7月至2005年12月报道SMAS文献60篇，共791例患者。791例中非手术治疗220例。手术治疗571例，其中Treitz松解术69例，胃空肠吻合术18例，胃大部切除BillrothⅡ式样吻合术45例，十二指肠空肠吻合术325例，血管前移术49例，环行引流术65例。外科手术病例中有56.9%的病人行十二指肠空肠吻合术，但该术式未能从解剖学解除SMA对十二指肠的压迫，特别是十二指肠扩张明显、逆蠕动强烈者，术后效果不良。因此，建议十二指肠空肠吻合术另加Treitz松解术。杨维良等采用十二指肠空肠吻合术治疗88例SMAS患者，其中70例（75.9%）效果优良，18例（18.9%）效果差，术后症状复发。钡餐造影吻合口虽然通畅，但十二指肠逆蠕动强烈，钡剂反流入胃，而胃扩张无力。随后18例均经十二指肠环行引流术，改变十二指肠内容物引流方向而使症状消失。

综上所述以及近年来多数专家观点，认为行十二指肠空肠吻合术的同时，加用Treitz韧带切断松解术治疗SMAS，可获得良好疗效。

四、腹腔镜手术

1998年Gersin等报告了首例应用腹腔镜行十二指肠空肠吻合术治愈一例SMAS患者的成功经验。此后，随着腹腔镜设备快速发展和腹腔镜技术日益成熟，微创手段在SMAS治疗中的地位也逐步上升。腹腔镜手术治疗SMAS具有创伤小、出血少、操作简捷、恢复快、住院时间短、术后并发症少等优势。Kirby G. C. 等单中心经验提示腹腔镜十二指肠空肠吻合术作为首选手术。也有作者认为腹腔镜下十二指肠空肠吻合术加Treitz韧带松解术是安全、简单、有效的手术方法。

五、血管内介入治疗

对于肠系膜上动脉瘤、腹主动脉瘤导致的SMAS，可行血管内介入治疗，以祛除病因。Au-Yong报告一例外伤性假性肠系膜上动脉瘤所致SMAS病例，经血管介入放置支架成功治疗肠系膜上动脉瘤及SMAS。

第七节 预 后

SMAS为十二指肠不同程度良性梗阻，预后良好。SMAS急剧起病伴急性胃扩张，并发胃壁缺血、坏死、穿孔而致死病例罕见。

（漆德芳　袁大晋）

参 考 文 献

[1] WELSCH T, BUCHLER M W, KIENLE P. Recalling superior mesenteric artery syndrome [J]. Dig Surg,. 2007, 24: 149-156.

[2] MANDARRY M T, ZHAO L, ZHANG C, et al. A comprehensive review of superior mesenteric artery syndrome [J]. Eur Surg, 2010, 42 (5): 229-236.

[3] ZARAKET V, DEEB L. Wilkie's syndrome or superior mesenteric artery syndrome: fact or fantasy? [J]. Case Rep Gastroenterol, 2015, 9 (2): 194-199.

[4] RECORD J L, MORRIS B G, ADOLPH V R. Resolution of refractory superior mesenteric artery syndrome with laparoscopic duodenojejunostomy: pediatric case series with spectrum of clinical imaging [J].

Ochsner J, 2015, 15 (1): 74-78.

［5］　汪珍元, 王彩云, 张秀萍, 等. 肠系膜上动脉夹角的多层螺旋CT成像研究 [J]. 实用医学影像杂志, 2012, 13 (4): 257-259.

［6］　郭水英, 靳嵘, 朱明华, 等. 人肠系膜上动脉与腹主动脉间夹角和距离的测量及其临床意义 [J]. 河北医科大学学报, 2015, 36 (9): 1082-1084.

［7］　姜洪标, 崔磊, 崔海燕, 等. 腹主动脉与肠系膜上动脉夹角和距离的磁共振血管成像测量 [J]. 交通医学, 2012, 26 (6) 639-541.

［8］　KOTHARI T H, MACHNICKI S, KURTZ L. Superior mesenteric artery syndrome [J]. Can J Gastroenterol, 2011, 25 (11): 599-600.

［9］　李梅. 严重烧伤合并肠系膜上动脉压迫综合征的治疗探析 [J]. 医学综述, 2014, 20 (4): 744-746.

［10］　GAILLARD F, LUCAS C, ROBINEAU S, et al. Superior mesenteric artery syndrome and denutrition [J]. Ann Phys Rehabil [J]. Med, 2013, 56S: e100.

［11］　AU-YONG I, WATSON N F S, BOEREBOOM C L, et al. Endovaseular treatment of a superior mesenteric artery syndrome variant secondary to traumatic pseudoaneurysm [J]. World J Emerg Surg, 2010, 5 (7): 1-5.

［12］　BARRETT A M, HARRISO D J, PHILLIPS E H, et al. Superior mesenteric artery syndrome following sleeve gastrectomy: case report, review of the literature, and video on technique for surgical correction [J]. Surg Endosc, 2015, 29 (4): 992-994.

［13］　段绍坤, 马健, 曹约明, 等. 胆囊切除术后并发肠系膜上动脉综合征一例报告 [J]. 腹部外科, 2000, 13 (2): 88.

［14］　董海生, 于建江, 于华. 腹茧症术后并发肠系膜上动脉综合征1例报告 [J]. 中国综合临床, 2002, 18 (7): 610.

［15］　MARECEK G S, BARSNESS K A, SARWARK J F. Relief of superior mesenteric artery syndrome with correction of multiplanar spinal deformity by osterior spinal fusion [J]. Orthopedics, 2010, 33 (7): 519.

［16］　OVALLE-CHAO C, HINOJOSA-MARTINEZ L M, GUTIERREZ-CASTILLO A, et al. Acute-onset of superior mesenteric artery syndrome following surgical correction of scoliosis: case report and review of literature [J]. J Pediatri Surg Case Rep, 2017, 19: 31-33.

［17］　ORTIZ C, CLEVELAND R H, BLIEKMAN J G, et al. Familial superior mesenterie artery syndrome [J]. Pediatr Radiol, 1990, 20 (8): 588-589.

［18］　GOTO S, OOKAWARA S, SUGAI M, Superior mesenteric artery syndrome due to duodenal edema in a chronic renal failure patient: a case report [J]. CEN Case Rep, 2014, 3 (1): 14-17.

［19］　徐琳, 虞文魁, 姜军, 等. 顽固性便秘并发肠系膜上动脉综合征的危险因素和营养支持治疗效果分析 [J]. 中华胃肠外科杂志, 2014, 17 (10): 972-976.

［20］　SATO H, TANAKA T. Acute gastric dilatation due to a superior mesenteric artery syndrome: an autopsy case [J]. BMC Gastroenterol, 2014, 14: 3723.

［21］　马向涛, 余力伟, 张芳, 等. 表现为急性胃扩张伴胃壁破裂横结肠坏死的肠系膜上动脉综合征 [J]. 中华消化杂志, 2006, 26 (7): 472.

［22］刘益民.肠系膜上动脉综合征66例报告 [J].黑龙江医学, 2004, 28 (5): 364-365.

［23］孙颖, 谢鹏雁.肠系膜上动脉综合征17例临床分析 [J].中国医刊, 2003, 38 (2): 33-35.

［24］王捷, 刘晓平, 刘超, 等.肠系膜上动脉综合征继发食管裂孔疝1例报告 [J].中国实用外科杂志, 1990, 19 (8): 482-482.

［25］INAL M, DAPHAN B U, BILGILI M Y K. Superior mesenteric artery syndrome accompanying with nutcracker syndrome: a case report [J]. Iran Red Crescent Med J. 2014, 16 (10): e14755.

［26］马继远, 陈栋.胡桃夹综合征诊疗进展 [J].医学研究杂志, 2014, 43 (5): 177-179.

［27］张卫星.胡桃夹综合征的诊治进展 [J].现代泌尿外科杂志, 2014, 19 (1): 10-14.

［28］刘小琨, 杨红兵, 陆华萍, 等.成人胡桃夹综合征的MSCT表现 [J].中国中西医结合影像学杂志, 2013, 11 (3): 311-312.

［29］AGRAWAL S, PATEL H. Superior mesenteric artery syndrome [J]. Surgery, 2013, 153 (4): 601-602.

［30］汪忠镐, 王利营, 李震.肠系膜上动脉综合征引起十二指肠胃食管喉气管反流二例报道 [J].临床误诊误治, 2008, 21 (10): 1-4.

［31］朱广昌, 汪忠镐, 卞策, 等.肠系膜上动脉综合征致胃食管反流性咳喘: 附6例报告 [J].中国普通外科杂志, 2015, 24 (12): 1732-1736.

［32］LIM J E, DUKE G L, EACHEMPATI S R. Superior mesenteric artery syndrome presenting with acute massive gastric dilatation, gastric wall pneumatosis and portal venous gas [J]. Surgery, 2003, 134 (5): 840-843.

［33］于永夫.肠系膜上动脉压迫综合征的诊断 [J].实用心脑肺血管病杂志, 2011, 19 (6): 985.

［34］刘士明, 康莹, 张娟.肠系膜上动脉压迫综合征的X线诊断 [J].医药前沿, 2014, 5: 103-104.

［35］周平, 王华, 谭建平, 等.肠系膜上动脉压迫综合征的超声显像研究 [J].中华超声影像学杂志, 1995, 4 (4): 161-164.

［36］江文婷, 杨舒萍, 佘火标, 等.超声双重造影诊断肠系膜上动脉综合征 [J].中国医学影像技术, 2012, 28 (12): 2197-2200.

［37］王斌, 刘军, 黄东平, 等.肠系膜上动脉压迫综合征多层螺旋CT的诊断价值 [J].解剖与临床, 2013, 18 (5): 379-382.

［38］祖大报, 李建瑞, 唐春香, 等.肠系膜上动脉综合征的CT及临床表现 [J].淮海医药, 2015, 33 (3): 225-227.

［39］UNAL B, AKTAS A, KEMAL G, et al. Superior mesentetic artery syndrome: CT and ultrasono-graphy findings [J]. Diagn Interv Radiol, 2005, 11 (2): 90-95.

［40］陈宏, 王长岭, 贾欣.16排螺旋CT增强扫描及CT血管成像对肠系膜上动脉压迫综合征的诊断价值 [J].职业卫生与病伤, 2014, 29 (2): 96-98.

［41］张少一, 王剑, 赵炳超, 等.15例肠系膜上动脉压迫综合征的影像诊断及PEJ肠内营养支持治疗的分析报告 [J].现代生物医学进展, 2013, 13 (8): 1493-1497.

［42］张伟, 朱维铭, 顾立立, 等.肠内营养治疗肠系膜上动脉综合征的前瞻性研究 [J].肠外与肠内营养, 2012, 19 (3): 142-145.

［43］TAKEHARA K, SAKAMOTO K, TAKAHASHI R, et al. Superior mesenteric artery syndrome improved by enteral nutritional therapy according to the controlling nutritional status score [J]. Case Rep Gastroenterol, 2017, 11 (3): 729-735.

［44］ 郭水英, 靳嵘, 朱明华, 等. 肠系膜上动脉综合征的临床诊断研究进展 [J]. 河北医科大学学报, 2016, 37 (1): 112-115.

［45］ 张书峰. 小儿肠系膜上动脉压迫综合征的研究进展 [J]. 中华实用诊断与治疗杂志, 2017, 31 (7): 625-627.

［46］ 邹小明. 手术治疗肠系膜上动脉综合征的术式探讨 [J]. 中国实用外科杂志, 2006, 26 (6): 471-472.

［47］ 杨维良, 张新晨, 孙东升, 等. 十二指肠空肠吻合术治疗肠系膜上动脉综合征的评价 [J]. 中国现代普通外科进展, 2014, 17 (9): 673-677.

［48］ 王钊, 王群, 王佳辰, 等. 腹腔镜十二指肠空肠吻合术治疗肠系膜上动脉压迫综合征 [J]. 中华普通外科杂志, 2016, 31 (6): 468-471.

［49］ KIRBY G C, FAULCONER E R, ROBINSON S J, et al. Superior mesenteric artery syndrome: a single centre experience of laparoscopic duodenojejunostomy as the operation of choice [J]. Ann R Coll Surg Engl, 2017, 99 (6): 472-475.

［50］ 张豫峰, 刘成远, 郭永强, 等. 肠系膜上动脉压迫综合征的腹腔镜手术治疗 [J]. 中华普通外科杂志, 2017, 32 (9): 763-765.

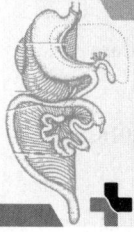

第三十四章
肠系膜血管瘤及其他

第一节　肠系膜上动脉瘤

肠系膜上动脉瘤（superior mesenteric artery aneurysm，SMAA）是指肠系膜上动脉主干及其分支动脉瘤样扩张、向外膨出，形成永久性的局限性扩张，比正常该动脉直径增大50%以上，称为动脉瘤。其占所有腹腔内脏动脉瘤发生率的6.9%，国内报道为5.5%，位列于脾动脉瘤和肝动脉瘤之后。SMAA的好发部位为胰腺后下方的主干，多位于肠系膜上动脉开口近端5cm以内。

动脉瘤是由于动脉壁的病变或损伤，形成动脉壁局限性或弥漫性扩张，以膨胀性、搏动性肿块为主要表现，可以发生在动脉系统的任何部位。如果动脉瘤接近5cm，或者说动脉瘤不到5cm，但扩大速度比较快，半年增加7mm，就需要积极治疗。

依据动脉瘤病理结构不同分为真性动脉瘤（true aneurysms）和假性动脉瘤（pseudoaneurysm）以及夹层动脉瘤（dissecting aneurysm）三类。真性动脉瘤是因动脉管壁病变、弹性减低、结构薄弱而形成的局限性动脉异常扩张，此种动脉瘤之瘤壁完整，由动脉内膜、中膜和外膜三层结构构成。假性动脉瘤是动脉壁全层结构破坏，血液溢出血管腔外，被周围组织包裹；假性动脉瘤瘤壁无完整动脉壁结构，为纤维组织覆盖的搏动性血肿。夹层动脉瘤为动脉内膜撕裂，血流经破裂口进入和分离血管内膜和血管中层，撕裂之动脉内膜和动脉中层间形成假腔，导致血管真腔受压；血流可经动脉夹层内膜口进入假腔，然后经另一破口返回血管真腔。

本病较少见，发病率男女基本相似，有文献报道肠系膜上动脉瘤男女发病比例约为3∶2。剖检发现率为1/1200。肠系膜动脉破裂发生率为13%。

一、病因及发病机制

（一）真性动脉瘤病因及发病机制

1. 先天性动脉壁结构异常

年轻人多见。如遗传性马方综合征（Marfan syndrome），在大血管存在硫酸软骨素A或C等黏多糖堆积，从而影响了弹力纤维和其他结缔组织纤维的结构和功能，使心血管及其他相应的器官发育不良及出现功能异常。此外，遗传性疾病如马方综合征、特纳综合征（Turner syndrome）等均可有囊性血管中层坏死。

埃勒斯 - 当洛综合征（Ehlers-Danlos syndrome，EDS）是一种少见的遗传性疾病，以结缔组织胶原纤维发育异常为临床病理基础。Ⅳ型为血管型或动脉型，或称为皮下出血型 EDS。由于Ⅲ型胶原蛋白主要分布在血管壁等组织中，而此型患者Ⅲ型胶原蛋白常减少或蛋白异质，导致血管壁出现病理变化，从而使血管脆性增加，引发动脉瘤或动脉瘤破裂出血及相应的临床症状。此型患者可形成主动脉夹层动脉瘤，并且夹层动脉瘤容易自发性破裂，发生和破裂的部位主要在腹部血管。也可出现腹主动脉根部扩张，而造成主动脉瓣反流。

2. 动脉粥样硬化

动脉粥样硬化（atherosclerosis）常伴有高血压、冠状动脉硬化性心脏病。由于内膜脂质沉积、营养障碍，造成内膜损伤；粥样斑块侵蚀动脉壁，破坏中层成分，弹力纤维发生退行性变。中层弹性纤维断裂，局部的血管壁变薄，弹性减弱，在动脉内血流压力作用下出现了局部的膨隆，而形成动脉瘤。

3. 自身免疫性疾病

非感染性动脉瘤多由自身免疫性疾病引起。①结节性多发性动脉炎（polyarteritis nodosa）特点是主动脉及其主要分支（肾动脉、腹腔动脉或肠系膜动脉）的多发性、非化脓性炎症性疾病，病变常累及数处血管，使受累血管发生慢性、进行性闭塞性炎症，少数可引起扩张或形成动脉瘤。基本病变为弥漫性纤维组织增生伴有圆形细胞浸润，而以增生性病变为主。②白塞病（Behcet's disease，BD）累及小动脉、小静脉、微血管为主。病损的血管和周围组织中可见到淋巴细胞和单核细胞浸润，血管壁坏死、扩张、破裂、腔内血栓形成或纤维增生造成管腔狭窄，病变可累及全身血管。③巨细胞动脉炎（giant cell arteritis，GCA）炎症反应集中于动脉内弹力膜，罕见引致主动脉弓壁层分离，产生动脉瘤或夹层动脉瘤。

4. 重度感染

如结核感染、真菌感染、细菌性心内膜炎、局部组织坏死或脓毒症时的细菌栓子可栓塞动脉滋养血管，细菌亦可经血循环侵袭动脉管壁，导致动脉中膜薄弱形成感染性动脉瘤；急性胰腺炎漏出的消化酶对血管壁进行自我消化；梅毒螺旋体侵袭动脉壁发生动脉炎，使肌层胶原纤维和弹力纤维变性后产生梭形动脉瘤。

5. 血管壁损伤

常由锐性或钝性损伤所致，锐器伤多为刀刺伤，钝器伤可见于挫伤或骨折所致。多见于青年人。随着介入技术的开展，医源性血管壁损伤也有增多的趋势。多数由于动脉管壁中层损伤，肌组织和弹力组织变薄，在管腔内动脉血流的压力和不断冲击下，管壁逐渐形成局限性扩张。

6. 其他

门静脉高压症引起动脉壁肌层变薄、撕裂形成动脉瘤；静脉注射甲基苯丙胺亦可损伤心血管系统；妊娠期高水平雌激素，抑制胶原蛋白及弹力纤维形成，从而使得动脉中层退化，弹性下降。此外，妊娠期、产褥期血流动力学改变，血流对于血管壁的切变应力增强，血管壁损伤加重，增加了动脉瘤的危险。

（二）假性动脉瘤病因及发病机制

假性肠系膜上动脉瘤常继发于腹部创伤、重度感染（胰腺炎、胆道感染、细菌性心内膜炎）、医源性肠系膜血管损伤、动脉粥样硬化和肿瘤等。创伤包括锐性创伤和钝性创伤，前者更为常见。腹部外伤引起肠系膜动脉部分受损形成假性动脉。其中重度感染引起为最多见，约占57%。感染以细菌性心内膜炎、急性胰腺炎、血管周围炎多见。近年来，医源性动脉壁创伤（手术、激光消融动脉粥样硬化斑块术、球囊扩张术、针灸等）所致的假性动脉瘤报道日渐增多。

其发病机制是动脉在上述某种因素的作用下，导致动脉壁全层破裂出血。由于血管周围有较厚的软组织，继而被周围的软组织包绕，在血管破口周围形成血肿，因动脉搏动的持续冲击力，使血管破口与血肿相通形成搏动性血肿。约在伤后一个月后，血肿机化形成外壁，血肿腔内面为动脉内膜细胞延伸形成内膜，血囊腔腔内为凝血块、血栓及血液，形成假性动脉瘤。

（三）自发性孤立性肠系膜上动脉夹层瘤病因及发病机制

自发性孤立性肠系膜上动脉夹层（spontaneous isolated superior mesenteric artery dissection，SISMAD），是指不包括主动脉夹层累及肠系膜上动脉，而单独出现肠系膜动脉夹层者。系少见血管疾病，尸检中发病率0.06%。本病是指各种病因（主要是动脉粥样硬化）所致动脉壁中层结构薄弱、破坏，进而形成壁内血肿，或者肠系膜上动脉内膜局部撕裂，血流冲击，经损伤的内膜破口，血液注入动脉壁导致动脉中层与外膜分离，逐渐向动脉长轴扩展，从而使动脉壁形成真、假两个腔，称之为夹层。

自发性孤立性肠系膜上动脉夹层第一破口距肠系膜上动脉开口1.5～3cm，该位置恰好是SMA由固定段移行至活动部位，比较弯曲，受到血液冲击力及血流剪切力更大，容易发生内膜撕裂，血液从破口进入血管壁，造成管壁中膜、外膜隔离，这也是肠系膜上动脉夹层形成的一个因素。另外，通常真腔较小，血流较快；假腔较大，血流较慢，故可继发形成血栓。如假腔继续扩大，形成瘤样扩张，突向真腔，压迫其变狭窄、变扁，导致小肠供血障碍，肠壁缺血、缺氧。当假腔向动脉外壁破裂发生腹腔大出血，威胁病人生命。如假腔向真腔破裂，则形成真腔、假腔双通道。

二、病理生理

1. 正常动脉解剖结构

动脉管壁比静脉厚，弹性强，能适应心脏收缩时射出血液的压力，并在心脏舒张时，使血管壁回缩，以保持血流持续。小动脉具有收缩和舒张功能，可以调节器官的血液供给及血压。动脉管壁较厚，分为内膜、中膜、外膜。内膜位于血管壁的最内层，最薄，由内皮、结缔组织等构成。中膜最厚，由平滑肌和弹性纤维等构成。外膜较厚，由结缔组织等构成。

2. 肠系膜上动脉瘤病理生理

遗传性疾病所致动脉壁结构异常引发的动脉瘤多在30～40岁发病，动脉硬化性动脉瘤多在50岁以上发病。感染性和外伤性动脉瘤多发生在青壮年。

常合并肠系膜上动脉与腹腔干动脉、脾动脉等主要血管共干情况。但无论何种病因所致动脉瘤主要病理改变是动脉壁平滑肌减少；弹力纤维分解变性，断裂或坏死，丧失弹性；动脉中层缺乏等因素，导致局部脆弱。由于动脉血流的冲击，使动脉局部向外膨出扩大，形成动脉瘤。有学者观察到接近SMA开口处血液的涡流运动以及从SMA的后壁到SMA前壁的加速流动，从而佐证了这一观点，认为SISMAD的发展似乎更有可能是血管起始处凸曲率引起。

病变多为局限性梭形改变。动脉瘤大小不同，瘤壁厚薄不一。动脉硬化性动脉瘤外形多不规则，瘤壁厚、可有钙化，腔内多有血栓，有时栓子脱落并发动脉栓塞；马方综合征和先天性动脉瘤的外形较规则，管壁薄、很少有钙化，腔内多无血栓；以上动脉瘤与周围组织粘连较轻。而感染和外伤性动脉瘤多与周围组织粘连紧密，无完整动脉组织形成瘤壁，腔内多有大量血栓。动脉瘤逐渐扩大，压迫周围组织或器官时，可产生持续性腹部疼痛，或引起不同程度肠梗阻症状，压迫胆道则可出现黄疸。瘤体的继续扩大，可在瘤壁薄弱部位穿破，发生腹腔内大出血，造成病人死亡。

动脉瘤内血栓形成：血管内皮细胞损伤，激活血小板和凝血因子Ⅻ，启动了内源性凝血系统，促使血小板彼此粘集。另外，形成动脉瘤后血流经过就会产生漩涡，增加了血小板与内膜的接触机会和黏附于内膜的可能性，同时被激活的凝血因子和凝血酶在局部易达到凝血所需的浓度，这样就逐渐形成了由不溶性纤维蛋白、沉积血小板、集聚的白细胞、陷入的红细胞组成的白色血栓。瘤内血栓脱落栓塞动脉，可造成肠管缺血、坏死。

三、临床表现

（一）肠系膜上动脉瘤临床表现

1. 肠系膜上动脉瘤一般临床表现

常出现慢性肠道缺血症状，如腹部不适，进食后腹痛、腹胀、呕吐；随着肠管缺血逐渐加重，症状亦明显，出现持续性腹痛、阵发性的绞痛，伴腹泻、食欲不振，甚至出现便血、尿色深黄、体重下降、不明原因发热等。腹部检查：一般情况下腹部仅有轻压痛，瘤体较大时可触及腹部搏动性肿块，偶尔闻及收缩期血管杂音。

2. 肠系膜上动脉瘤急性缺血表现

肠系膜上动脉瘤可因瘤腔内血栓形成、血栓脱落，导致动脉远端栓塞，当侧支尚未充分建立，则可引起急性肠系膜缺血、肠梗死。临床表现有突发性腹痛加剧，频繁恶心、呕吐，此时，虽症状重而没有相应体征，表现症状与体征分离现象。嗣后，出现发热、血性腹泻或呕吐咖啡样肠内容物、意识障碍，甚至可导致血管源性肠梗阻、急性腹膜炎、休克。

3. 肠系膜上动脉瘤并发症表现

动脉瘤自发性破裂：血压或腹压骤然升高，可致动脉瘤破裂出血，形成急性腹膜后大出血和腹腔内出血。出血量大者可出现血压下降、脉搏细速、面色苍白、大汗淋漓、神志模糊等出血性休克症状，甚至死亡。文献报道，约38%~50%的SMAA患者以动脉瘤破裂为首发表现。

继发内瘘表现：肠系膜上动脉瘤继发消化道、胆道内瘘，可引起消化道出血或胆道出血。

压迫周围脏器表现：动脉瘤进一步扩大可压迫邻近器官，如压迫胆道出现梗阻性黄疸，压迫胃、十二指肠导致排空障碍，出现不同程度的高位梗阻症状。

（二）自发性孤立性肠系膜上动脉夹层临床表现

发病年龄40~60岁，男性多于女性。患者常突然出现腹痛剧烈，初期定位模糊，同时无相应体征；而后疼痛固定在上腹部，或中腹部，可向背放射，但仍无腹膜刺激征，可伴进餐后疼痛加重、恶心、呕吐、腹泻、血便等症状。腹痛发生机制，可能与夹层形成后真腔受压，引起肠道缺血血管痉挛有关；或与动脉瘤破裂出血有关；此外，假腔本身在肠系膜上动脉周围形成炎性反应，刺激腹腔神经丛，亦可导致腹痛。

一旦真腔受压严重，而侧支循环代偿不佳；或继发血栓，则可发生肠道缺血、坏死。临床出现腹部刀割样疼痛、频繁呕吐、呕出咖啡样物，或伴腹泻、排血水便或血便。如并发肠穿孔，则出现急性腹膜炎征象或中毒性休克表现。若夹层破裂大出血，引起失血性休克，常危及生命。

（三）肠系膜上动脉分支瘤临床表现

可发生在肠系膜上动脉任何分支，以结肠中动脉瘤多见。本病症状隐匿，偶在腹腔动脉造影中发现。多因动脉瘤破裂，发生出血性休克而就诊。动脉瘤破裂出血后，血液首先聚集在横结肠系膜内形成血肿或血凝块，当血肿内压继续增加，突破后腹膜发生大出血，出现失血性休克。结肠中动脉起始部的动脉瘤，因血栓阻塞或因动脉夹层，容易导致肠管缺血，甚至肠坏死，亦可以急腹症就诊。

（四）假性肠系膜上动脉瘤临床表现

临床症状依假性动脉瘤部位、大小而异。假性肠系膜上动脉瘤瘤体扩张压迫血管，出现肠道缺血症状；压迫消化道出现梗阻症状；形成内瘘出现消化道出血；但患者多以瘤体破裂出血就诊。腹部检查：可扪及搏动性肿块，固定，无移动，有轻压痛，闻及或未闻及血管杂音。

四、影像学检查

（一）腹部多普勒超声检查

1. 肠系膜上动脉瘤

为该疾病首选的诊断方法，通常可发现带有血流信号的腹部肿块。可判断其位置、大小、了解动脉壁有无钙化，还可观测到瘤体内血流情况。

彩色多普勒表现内部出现明显涡流；频谱多普勒可测及明显的收缩期湍流信号，为明显的正负双向血流信号。但由于肠道气体及肥胖患者腹部脂肪的干扰。超声检查难以明确动脉瘤与其周边血管的关系，应用受限。

2. 孤立性肠系膜上动脉夹层动脉瘤

腹部B型超声能清晰显示肠系膜上动脉增宽。彩色多普勒显示：血流信号频谱正常，但前方呈现部分彩色充盈缺损，肠系膜上动脉内异常回声。亦有作者报告超声能清晰显示夹层的部位、范围、真假腔、剥离的内膜及血流动力学情况，或显示假腔内血栓，但无法显示动脉瘤与周边血管关系。又由于受肠道积气及腹部脂肪干扰，也影响其观察效果。

3. 肠系膜上动脉假性血管瘤

腹部B型超声，病灶区域可见大小不等、形态不规则的囊实性肿块。彩色多普勒超声显像瘤腔内呈涡流的彩色血流信号，并且可见动脉壁破裂口，血液经此进入肿物内。

（二）腹部CT检查

1. 肠系膜上动脉瘤

CT血管造影（computed tomography angiography，CTA）检查：腹部CTA对于SMAA的诊断具有很高的价值。CTA分辨率高，可以在后台进行血管重建，不仅能准确显示瘤体大小，更能明确动脉瘤与周围结构之间的关系，显示瘤体内部有无血栓，以及动脉瘤的血管来源，同时能对瘤体及血管腔的相关系数进行测量，为制定治疗方案提供重要依据。此外，CTA对发现和诊断无症状体征的血管瘤，突显其优越性；对瘤体直径≥15mm且有临床症状或增大趋势的内脏动脉瘤可做出准确的术前评估，有利于临床制定精准治疗方案。

多层螺旋CT血管造影（multi-slice spiral CT angiography，MSCTA）检查：是动脉瘤的首选检查，其重组图像能从多角度观察血管壁、血管腔内情况，能清晰显示动脉瘤来源、数目、形态、大小，瘤体与周围动脉及组织关系。MIP对小血管显示更佳。

2. 孤立性肠系膜上动脉夹层动脉瘤

CT平扫：SMA增粗，周围脂肪间隙模糊。增强扫描SMA呈双腔影，并可见真假腔内血栓影。在动脉期可见肠系膜上动脉内充盈缺损影，在横断假腔呈"新月形"或"环形"低密度影包绕真腔。真假腔之间可清楚显示弧形内膜片影。

多层螺旋CT血管造影：320排CT可直接显示肠系膜上动脉夹层的真、假腔，并清晰显示掀起的内膜瓣破裂口位置；对于评估夹层的部位和范围有着更为直观的显示，可准确诊断SISMAD并对其分型。其间接征象有肠系膜上动脉（SMA）管径增粗，SMA周围脂肪间隙模糊等。

孤立性肠系膜上动脉夹层的CT诊断分型：Sakamoto分型，Ⅰ型假腔有近、远端破口；Ⅱ型假腔有近端破口，无远端破口；Ⅲ型假腔有血栓形成，并可见溃疡样龛影由真腔突向假腔；Ⅳ型假腔内完全由血栓充填，真腔血流存在。Yun分型，Ⅰ型假腔有流入道、流出道；Ⅱa型假腔无流出道，假腔无血栓形成；Ⅱb假腔无流出道，假腔内有血栓形成；Ⅲ型肠系膜上动脉真腔主干血栓栓塞。

3．肠系膜上动脉假性动脉瘤

CT提示腹部包块，强化期包块内含造影剂血溢出，向下蔓延形成洋葱层样外观。

（三）MRI

MRI检查：假性动脉瘤瘤体形态及瘤壁不光整，使得腔内血液流动形成湍流，在T2W上表现为瘤腔内信号不均匀，减弱的血流低信号与增强的高信号同时存在，此现象具有特征性。同时，供血动脉与瘤体直接相通，为诊断提供依据。

MRA检查：能显示肠系膜间血肿，间接提示肠系膜上动脉的出血。但其空间分辨率不足，对于小血管显示有一定局限性。

（四）数字减影血管造影

数字减影血管造影（digital subtraction angiography，DSA），可避免非血管组织重叠，单独显示血管结构，甚至其中一些小病灶。选择腹主动脉、腹腔干动脉、肠系膜上动脉血管DSA：多角度选择性DSA检查，可以动态地全过程显示动脉瘤形态、部位、大小范围及其与荷瘤动脉关系，清晰显示瘤蒂以及周围血管和邻近脏器的关系，还可提供动脉瘤与动脉起始部距离，准确发现出血部位。可明确肠系膜上动脉瘤诊断，指导下一步治疗方案，并且可以立即行血管腔内介入治疗。但DSA检查是有创操作，具有一定风险，应注意手术安全。

五、诊断及鉴别诊断

（一）诊断

①患者常有发病诱因，如高血压、动脉粥样硬化病史，或有腹腔严重感染、腹部手术、损伤病史，或有相关免疫系统、遗传病等基础疾病；②初期表现慢性缺血性肠病症状，后期瘤体增大压迫附近脏器，出现相应症状，可并发动脉瘤内血栓脱落，栓塞远端

动脉，出现急性肠系膜缺血症状，也可并发动脉瘤破裂大出血；③腹部多普勒超声检查有助于诊断，CTA具有较高诊断价值，DSA检查可行诊断、鉴别诊断；④手术治疗、腔内介入治疗既可确诊又可进行治疗。

（二）鉴别诊断

1. 缺血性结肠炎

缺血性肠病（ischemic bowel disease）是由于多种原因引起肠壁血液灌注不良，或回流受阻，所致结肠缺血性疾病。其早期病变局限于黏膜层和黏膜下层，严重者可导致肠坏死、穿孔、腹膜炎及感染性休克。临床表现以腹痛、血便、腹泻三联征为主。

缺血性结肠炎分为3个类型：一过性肠炎型，突然发病，腹痛，继而腹泻、便血。持续数日，症状消失，多在两周恢复，不复发；狭窄型：反复发作的三联征，常可自行缓解，可反复发作。肠管狭窄严重者，可发生不同程度梗阻；坏疽型，起病急剧，腹痛迅速扩展至全腹，腹泻、便血，有腹膜刺激征，早期就可出现休克。

X线钡灌肠检查可见"指压征"及黏膜粗糙、不规则，"假瘤征"肠管局限性痉挛，结肠袋消失。纤维结肠镜检查及活检可确诊，早期有重要意义。禁用于坏疽型。选择性血管造影能判断动脉狭窄部位、范围及程度。诊断、鉴别诊断不困难。

2. 卵巢囊肿蒂扭转

卵巢囊肿蒂扭转（torsion of the pedicle of ovarian cyst）是指供应卵巢囊肿的血管，发生了扭曲，卵巢囊肿缺血，甚至坏死破裂，引起临床剧烈的腹痛的妇科急腹症。多见于瘤蒂长、中等大小、活动度大、重心偏向一侧的囊性肿瘤，发病诱因是体位急骤变动，腹内压猛然增加。有盆腔或附件包块史的患者，常突发一侧下腹剧痛，伴恶心、呕吐，甚至休克。当扭转蒂部自然复位时，腹痛可减轻。如卵巢囊肿缺血持续，临床症状加重，神志不清。卵巢囊肿坏死破裂，可出现腹膜炎、中毒性休克。腹部检查时患侧腹壁肌紧张，压痛显著，腹部触及张力较大肿块。盆腔检查宫颈有举痛和摇摆痛，子宫正常大小，一侧附件区扪及肿物，张力高，有压痛，以蒂部最明显。

B型超声检查能测知肿块的部位、大小、形态及性质，提示肿瘤囊性或实性，良性或恶性，对卵巢肿瘤的诊断、鉴别诊断有重要意义。多普勒超声检查显示囊肿基底部（蒂）扭转，根部无明显血流通过，或者可显示血管蒂呈漩涡征。阴道超声检查联合腹部超声检查更可提高诊断准确率。CT探及肿大卵巢并可能伴有血供障碍。多普勒超声检查结合CTA检查可以确诊。

3. 肠系膜上动脉栓塞

肠系膜上动脉栓塞（superior mesenteric artery embolism）患者多有风湿性心脏病、房颤、心内膜炎、心肌梗死、瓣膜疾病和瓣膜置换术等病史。肠系膜上动脉栓塞起病急骤，病情进展迅速。常为突发性剧烈腹部绞痛，不能用药物缓解。早期腹软，肠鸣音活跃，症状与体征不相符合。如缺血继续发展，侧支循环建立不足，则肠黏膜坏死、溃疡。出现腹痛加剧，呕吐频繁，可呕吐咖啡样物，或腹泻血水便或血便，并逐渐出现腹膜刺激征，腹水征阳性。如肠管坏死或伴穿孔，随之出现高热、脉搏细速、血压不稳等中毒性休克、弥漫性腹膜炎表现。CTA、MRA、DSA检查可确诊，并且可与肠系膜上动脉瘤鉴别。

六、治疗

治疗原则：鉴于SMAA易并发出血或栓塞远端动脉引起肠供血障碍，因此一旦发现就应积极治疗。腔内技术和器械的发展使得更多的SMAA应用腔内治疗，但在处理重要分支血管或出现肠缺血等并发症时，仍需借助于传统的开放手术治疗。传统开放手术仍是治疗SMAA的主要手段。针对不同的患者，不应拘泥于单一的治疗方案，应根据具体情况制定针对性的治疗措施。

介入治疗也是重要的微创治疗手段。对于分支较少的部位，可以考虑放置覆膜支架隔绝动脉瘤。对于侧支多的部位，如果无法进行手术治疗，可选择进行裸支架治疗，使瘤体内缓慢形成血栓，同时增加侧支循环，保证小肠供血。

（一）原发病治疗

动脉硬化高血压，应积极控制血压；真菌、细菌感染所致者，控制血糖基础上，增强患者免疫力，依据细菌、真菌培养菌类及药敏试验结果选择高效抗生素治疗；对自身免疫性疾病可应用副作用小的糖皮质激素治疗。

（二）保守治疗

1. 肠系膜上动脉瘤

适用于非感染性真性动脉瘤，其瘤体较小，无临床症状，亦无并发症者，或者假腔内血栓已经完全形成，或远近端均有破口、动脉扩张不明显，此情况对动脉血流动力学影响较小、破裂概率小，可以采用保守治疗。动态观察，长期随访。

2. 孤立性肠系膜上动脉夹层动脉瘤

适用于真腔通畅，夹层无破裂出血，无肠道缺血坏死征象，临床症状平稳的患者。治疗措施包括禁食、肠道休息；静脉补液，维持水与电解质、酸碱平衡；肠外营养支持；镇痛、控制血压和心率。必要时应用肝素、低分子肝素抗凝，罂粟碱或前列地尔扩张血管，或给予拜阿司匹林、氯吡格雷抗血小板治疗。保守治疗期间密切观察病情，定期复查CTA，长期随访。

3. 失血性休克救治

对于瘤体破裂出现腹腔大出血伴失血性休克（hemorrhagic shock）患者，应立即保持呼吸道通畅。给予氧气吸入。应尽快建立多条血管通道，尽早进行液体复苏。迅速输入1～2L的等渗平衡盐溶液，随后补充经交叉配血的红细胞血，积极补充有效血容量，维持水与电解质及酸碱平衡，积极纠正酸中毒，维持血液循环系统稳定，保证器官、组织灌注和氧供。近年来的研究表明，高渗氯化钠溶液复苏可以迅速改善循环功能，增加血流灌注，减轻组织损伤，降低急性呼吸窘迫综合征（ARDS）和MODS的发生率，具有一定的脏器保护作用，可依据患者心、肺功能等情况选择应用。在补足血容量后血压仍低时，可使用升压药物如多巴胺。积极营养支持，应用肠外营养，补充足够能量。尽早应用广谱抗生素防治感染。在补充血容量的同时尽快完善手术前准备，如放置胃管行持续胃肠减压，安置尿管，备皮，抽血行必需的各项检查等。力争尽早外科手术治疗或血管腔内介入。

在抢救过程中，应进入重症监护室，密切观察患者病情变化；严密监测患者生命体征；监测心、肺、肝、肾等脏器功能；动态观察血气分析、电解质，记录尿量、出入量。必要时根据中心静脉压调整液体用量及输注速度。

（三）血管腔内介入治疗

腔内介入主要技术手段包括经导管动脉瘤栓塞（transcatheter arterial embolization）及覆膜支架腔内隔（endovascular stent-graft isolation）、裸支架（bare stents）。

原则上，若供血动脉血流阻断后其所供氧组织、器官不会出现梗死的动脉瘤，均可采用栓塞的治疗方法，如脾动脉瘤；而对于必须保持供血动脉血流通畅的动脉瘤，则适合覆膜支架植入或瘤囊填塞的办法，如肠系膜上动脉主干动脉瘤、肾动脉瘤。

对于侧支多的部位，如果无法进行手术治疗，可选择放置裸支架治疗，使瘤体内缓慢形成血栓，同时增加侧支循环，保证小肠供血。

1. 邻近主干的SMAA治疗

多选择覆膜支架植入治疗，覆膜支架植入不仅可以隔绝动脉瘤，同时能够保证动脉管腔的通畅。据文献报道，SMAA腔内修复术后早期生存率可高达90%，死亡率约0～8%，并发症率约10%～20%，其效果可与开放手术相媲美，并且对患者创伤小、并发症发生率低、平均住院日缩短、患者生活质量增高。引起出血的SMAA治疗：则普遍选择栓塞治疗。陈在中等在2007年报道3例SMAA病例的腔内治疗，其中1例保守治疗，2例行栓塞治疗，其中1例在术后2日后行动脉瘤所在肠管切除，术后1年随访患者病情稳定。由于SMAA的腔内治疗技术出现时间尚短，其远期疗效尚不确定，支架内血栓形成、闭塞，栓塞不完全、栓塞物脱落等因素，仍制约着这项技术的发展。

2. 分支较少部位的肠系膜动脉瘤治疗

可以考虑放置覆膜支架隔绝动脉瘤。对于侧支多的部位，如果无法进行手术治疗，可选择进行裸支架治疗，使瘤体内缓慢形成血栓，同时增加侧支循环，保证小肠供血。

3. 孤立性肠系膜上动脉夹层动脉瘤治疗

腔内治疗SISMAD的目的是贴附夹层内膜，减少假腔血流使之血栓化，同时开放真腔，增加或恢复肠道血供。孤立性肠系膜上动脉夹层动脉瘤腔内治疗适应证：真腔狭窄，患者有临床症状，但无出血及肠坏死征象者；或无临床症状，而假腔形成瘤样扩张者；或Sakamoto分型Ⅰ型经保守治疗疗效不佳者。

治疗SISMAD可选用自膨式裸支架和覆膜支架相结合方式，或覆膜支架单用方式，或裸支架、双重裸支架载瘤动脉腔内血管重建术治疗，或弹簧圈栓塞假腔治疗，或支架联合假腔弹簧圈栓塞治疗。术后继续给予抗凝、抗血小板治疗。

当前对于SISMAD的治疗尚无诊疗规范或指南，采取何种治疗方式主要依据病程以及分型。Sakamoto Ⅰ型和Ⅳ型对SMA的血流动力学改变以及夹层破裂风险均较小，可尝试保守治疗；Sakamoto Ⅱ型、Ⅲ型恰相反，必须密切观察患者的病情变化，必要时及时行手术治疗。

4. 肠系膜上动脉假性动脉瘤治疗

继发于创伤、手术后等假性动脉瘤破裂出血者，应首选血管腔内栓塞治疗。继发于严重真菌、细菌感染的假性动脉瘤，栓塞仅是姑息治疗，其后，对于具备手术条件患者，应择期手术治疗。假性动脉瘤大于2cm，随访中瘤体扩大，存在瘤体破裂的高危因素。

（四）开放手术治疗

1. 肠系膜上动脉的动脉瘤

手术指征：肠系膜上动脉的动脉瘤保守治疗症状无缓解者；瘤腔内血栓形成或栓塞远端动脉引起肠供血障碍，导致急性肠系膜缺血、肠坏死者；动脉瘤破裂急性出血者；或由于瘤体位于动脉主干，其解剖及生理特点，治疗棘手，栓塞后器官坏死，后果严重者，需行手术治疗。

手术治疗原则是切除动脉瘤，重建肠系膜血管，恢复肠道血供。肠系膜上动脉瘤行动脉瘤切除、血管重建为最佳手术方式。仅有1/3的肠系膜上动脉瘤病例采用动脉瘤近远端血管结扎后不需做肠切除，因此在切除动脉瘤的同时必须重建血供，一般采用自体大隐静脉间位或旁路移植的方法。

对于未破裂SMAA手术方式的选择，因其供血范围较大，加之其解剖生理特点，一般认为动脉瘤切除＋血管重建为最佳手术方式，但手术难度较大。动脉瘤近、远端直接结扎是较为常用的手术方式。Ghariani等报道了一组78例内脏动脉瘤开放手术的远期结果，其中包括了11例SMAA，其术后10年生存率可高达80%～90%，但并发症较多，破裂性SMAA的并发症主要以肠缺血坏死为主，而择期手术的患者，则以心、肺等系统性并发症为主。

对于破裂的SMAA，可选择剖腹探查，以结扎动脉瘤供血血管进行止血或切除瘤体，根据肠管的血流供应情况决定是否行肠系膜上动脉重建，重建血管可选择自体大隐静脉或人工血管。Stone等曾报道了8例破裂SMAA，其中7例剖腹探查后直接结扎动脉瘤，1例死亡（死亡原因为循环衰竭），而其中的3例在术中发现已存在肠缺血、坏死，需要同时行肠切除术。

若为感染性SMAA，需要重建血管时应尽量选择自体大隐静脉，避免人工血管感染引起的致命性并发症。

对于肠系膜动脉分支动脉瘤，若术前评估侧支循环良好，可切除动脉瘤或行动脉瘤远近端动脉结扎术；若侧支循环不足，则需将动脉瘤及该动脉血供肠段一并切除。

2. 孤立性肠系膜上动脉夹层动脉瘤

手术指征：保守治疗症状不缓解；夹层进展、假腔扩大、夹层扩张大于2cm；夹层动脉瘤夹层破裂出血；肠系膜上动脉真腔内血栓形成，导致急性肠系膜缺血、肠梗死；夹层病变不适于腔内治疗。

孤立性肠系膜上动脉夹层动脉瘤手术是动脉瘤切除、肠系膜动脉重建。肠系膜上动脉-腹主动脉自体大隐静脉搭桥，行腹主动脉-肠系膜上动脉旁路转流术、动脉内膜切除术＋人造血管补片成形术、动脉瘤缩缝术等。

3. 肠系膜上动脉假性动脉瘤

继发于严重真菌、细菌感染的假性动脉瘤，破裂出血风险极高，假性动脉瘤大于2cm，随访中瘤体扩大，存在瘤体破裂的高危因素者，一旦确定诊断需立即进行手术治疗。同时尽早根据原发感染病灶细菌特性，选择应用针对性广谱抗生素以预防和治疗感染。假性动脉瘤破裂出血者，在液体复苏、循环稳定同时，立即行破裂肠系膜动脉修补术。

（成　龙）

参 考 文 献

［1］ 常光其, 王冕. 肠系膜动脉瘤诊治进展 [J]. 中国实用外科杂志, 2013, 33 (12): 1059-1061.

［2］ 郭伟, 张宏鹏. 肠系膜血管性疾病的诊治现状与展望 [J]. 中国实用外科杂志, 2006 (6): 465-468.

［3］ SHANLEY C J, SHAH N L, MESSINA L M. Uncommon splanchnic artery aneurysms: pancreaticoduodenal, gastroduodenal, superior mesenteric, inferior mesenteric, and colic [J]. Ann Vasc Surg, 1996, 10 (5): 506-515.

［4］ 蒋米尔, 张培华. 临床血管外科学 [M]. 3 版. 北京: 科学出版社, 2010.

［5］ STONE W M, ABBAS M, CHERRY K J, et al. Superior mesenteric artery aneurysms: is presence an indication for intervention? [J]. J Vasc Surg, 2002, 36 (2): 234-237.

［6］ 陈在中, 刘鹏程, 余宏建, 等. 肠系膜上动脉瘤的影像诊断与介入治疗: 3例报道并文献复习 [J]. 罕少疾病杂志, 2007, 14 (5): 30-33.

［7］ 王玉琦, 叶建荣. 血管外科治疗学 [M]. 上海科学技术出版社, 2003.

［8］ 黄新天. 内脏动脉瘤常见病因及诊治 [J]. 中国实用外科杂志, 2009, 29 (11): 894-896.

第二节　肠系膜下动脉瘤

肠系膜下动脉瘤（inferior mesenteric artery aneurysm）是发生在肠系膜下动脉壁局限性或弥漫性扩张或膨出的血管疾病。1861年由Peakock首先报道。肠系膜下动脉瘤发病率非常低，占内脏动脉瘤的比例小于1%。随着影像学技术的发展，肠系膜下动脉瘤的发现率增加。因为患者大多数无症状，确切的发病率无法得知，临床大多为个案报道。肠系膜下动脉瘤有潜在的破裂风险，有时可危及生命。

由于动脉瘤的结构不同，分为真性动脉瘤（true aneurysm）和假性动脉瘤（pseudoaneurysm，PSA）。

真性动脉瘤是指动脉管壁病变、弹性减低、结构薄弱形成的局限性动脉异常扩张，其瘤壁完整、保留血管壁三层结构。

假性动脉瘤是指动脉管壁被撕裂或穿破，血液自此破口流出而被主动脉邻近的组织包裹而形成血肿，因动脉搏动的持续冲击力，使血管破口与血肿相通，形成的一个搏动性病变，多由外伤或医源性损伤所致。约在伤后1个月后，血肿机化形成外壁，血肿腔内面为动脉内膜细胞延伸形成内膜，称为假性动脉瘤。与真性动脉瘤的区别在于，它不像真性动脉瘤那样具有动脉血管的外膜、中层弹力纤维和内膜三层结构，假性动脉瘤无完整的动脉血管的外膜、中层弹力纤维和内膜三层结构。

一、病因和发病机制

肠系膜下动脉瘤是各种病理因素作用下，导致血管壁结构薄弱向外膨出或动脉破裂而导致。大多与下列因素有关：

（一）动脉粥样硬化

大多合并高血压、高血脂，与年龄相关，为动脉的退行性变。动脉粥样硬化可导致动脉中膜弹力蛋白降解，弹力和胶原纤维减少，动脉壁薄弱，从而导致动脉扩张，引起动脉瘤。但目前有文献报道，动脉硬化性肠系膜下动脉瘤可继发于肠系膜上动脉和腹腔干狭窄，导致肠系膜下动脉代偿性流量增高，引起管壁退行性变而导致动脉瘤。

（二）感染性疾病

多种细菌可导致动脉瘤，以往沙门氏菌报道较多，近年来链球菌、葡萄球菌多见。葡萄球菌包括金黄色葡萄球菌、溶血性葡萄球菌、表皮葡萄球菌、凝固酶阴性葡萄球菌，链球菌包括肺炎链球菌、草绿色链球菌等，马尔他布鲁氏杆菌、多形拟杆菌甚至真菌如热带念珠菌也可致病。感染性肠系膜下动脉瘤可继发于感染性心内膜炎、心脏瓣膜置换术后。通过动脉硬化等造成的内膜损伤部位，或通过滋养血管进入血管壁，引起动脉壁的感染性坏死，形成动脉瘤。邻近部位的感染灶直接侵蚀或通过淋巴引流导致动脉瘤，或远处感染病灶的细菌定植于肠系膜下动脉，导致动脉壁侵蚀破坏，或最后形成假性动脉瘤。

（三）外伤或医源性损伤

外伤或手术及医源性有创性诊断、治疗操作，损伤血管后，继发的感染也可导致感染性动脉瘤；或者创伤、手术损伤血管发生破裂出血，而形成局部血肿，继而被周围的软组织包绕，逐步形成的含血囊腔，腔内为凝血块、血栓及血液。囊壁无正常动脉壁的内膜、中层及外膜三层结构，而完全由纤维结缔组织构成的假性动脉瘤。

（四）血管炎性疾病

血管炎、结节性多动脉炎、白塞氏病、大动脉炎、抗中性粒细胞胞浆抗体血管炎等各种血管炎可导致肠系膜下动脉壁的炎症，动脉壁破坏变薄，形成真性动脉瘤，或形成导致动脉破裂的假性动脉瘤。

（五）遗传性结缔组织疾病

Ⅰ型神经纤维瘤病、纤维肌性发育不良、埃勒斯-当洛综合征（Ehlers-Danlos syndrome）、马方综合征（Marfans syndrome）等，可导致肠系膜下动脉瘤，但很罕见。Ⅰ型神经纤维瘤病可导致动脉狭窄或动脉瘤，发病机制尚不明确，但Ⅰ型神经纤维瘤病基因功能的受损可引起血管内皮细胞增殖和生长加快。

（六）其他

腹部外伤或手术可损伤肠系膜下动脉，导致肠系膜下动脉瘤，以假性动脉瘤多见。

二、病理

肠系膜下动脉瘤的病因有多种，其病理并不一致。动脉硬化性为动脉的退行性变包括内膜动脉硬化斑块形成，中膜纤维结缔组织破坏。血管炎导致的动脉瘤可包括中膜和外膜小血管炎，管壁纤维化，大量淋巴细胞、单核细胞浸润。感染性动脉瘤可见病变灶大量病原菌、中性粒细胞、单核细胞、巨噬细胞等浸润，局部管壁组织细胞坏死，渗液可形成脓肿。转为慢性炎症时，可有周围纤维结缔组织包裹。

三、临床表现

本病大多无症状，少数急性起病。临床表现大多无特异性。依据动脉瘤的直径、是否破裂以及不同的发病原因，临床表现可不相同。如果动脉瘤巨大或增长迅速，破裂则有可能有症状。主要有腹部局部症状和全身症状两大方面症状。肠系膜下动脉瘤的临床表现包括全身表现和腹部临床表现。

（一）腹部临床表现

大多数患者无症状或腹部出现搏动性肿块。腹部症状有腹痛，或腰部疼痛。瘤体巨大可压迫肠道等周围脏器出现恶心、呕吐，甚至肠梗阻的症状。持续腹痛多提示动脉瘤增长迅速或濒临破裂。动脉瘤破裂可出现失血性休克，危及生命。

（二）全身症状

感染性和炎性动脉瘤可出现发热、全身乏力、体重减轻，严重感染可引起腹膜炎，出现腹痛剧烈、腹肌紧张、反跳痛等急腹症表现。血管炎性动脉瘤还伴有全身肌肉、关节疼痛等临床表现。

四、辅助检查

（一）实验室检查

感染性动脉瘤患者白细胞及中性粒细胞计数增高。动脉瘤破裂患者血红蛋白、红细胞下降。

感染性动脉瘤患者血细菌培养可培养出致病菌。血管炎性动脉瘤如处于疾病活动期可出现红细胞沉降率、C反应蛋白升高，免疫球蛋白升高，一些自身抗体如抗中性粒细胞胞浆抗体阳性，或抗内皮细胞抗体阳性等。动脉硬化性动脉瘤患者血脂水平可出现异常。

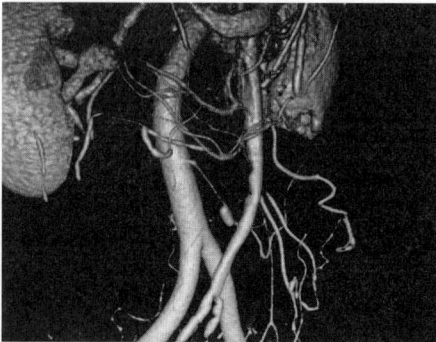

图34-2-1　肠系膜下动脉瘤影像学检查

（二）影像学检查

超声、计算机断层血管成像、核磁共振血管成像、动脉造影等多种影像学检查可协助诊断。随着影像学技术的不断发展，肠系膜下动脉瘤的发现率不断升高。超声、计算机断层血管成像、核磁共振血管成像等可清楚显示肠系膜下动脉瘤的特征、部位、形态以及消化道血供情况，不仅具有重要诊断价值，而且对于制定手术方案有极大参考意义（图34-2-1）。数字减影动脉造影（DSA）检查动脉，在诊断的同时可直接进行血管腔内介入治疗。

五、诊断

因为大多数肠系膜下动脉瘤无症状或仅出现腹部搏动性肿块，许多是在行计算机断层扫描、核磁共振检查时而被发现。临床诊断应包括详细的病史询问、仔细的体格检查，实验室检查包括血细胞计数、C反应蛋白等检测，但更多的是依赖影像学检查。对于全身症状不可忽视，全身临床表现有助于动脉瘤性质的判定，如对于原因不明的发热，反复菌血症以及腹部出现搏动性肿块，同时伴有心内膜炎或瓣膜病的患者，应考虑感染性动脉瘤的可能性。

首先应详细询问病史，寻找发病诱因，如高血压、动脉粥样硬化，全身或腹部严重感染、手术、外伤、血管腔内介入治疗病史，或伴遗传性结缔组织疾病、血管炎性疾病；临床症状无特异性，仔细的体格检查下腹部可触及搏动性、较软的肿块，是临床诊断有力的依据；此外，密切关注全身临床表现，亦有助于动脉瘤性质的判定，如伴有心内膜炎或瓣膜病的患者，出现原因不明的发热、反复菌血症以及腹部出现搏动性肿块，则应考虑感染性动脉瘤的可能性；实验室检查，伴发血管炎性疾病或伴遗传性结缔组织疾病患者，行特殊项目实验室检查，可出现相应项目阳性，也可作为诊断的线索；影像学检查如CTA、MRA、DSA检查，是诊断的重要手段；剖腹探查、行血管腔内治疗可最后确诊。

六、治疗

治疗原则：对于有症状的肠系膜下动脉瘤或直径大于2cm，应考虑积极处理。感染性动脉瘤如未能及时诊断和治疗，可迅速导致动脉破裂或不可控制的感染，病死率高。破裂动脉瘤需急诊处理，尽早作出诊断，迅速处理，往往是抢救生命的关键。

（一）全身支持治疗

一般治疗：依据患者病情需要给予禁食、禁水，胃肠减压，给氧。维持水与电解质、酸碱平衡。给予足够能量，必要时进行肠外、肠内营养支持。及早应用覆盖大肠埃希菌、肺炎克雷伯菌的抗生素防治感染，或与抗厌氧菌药物联合应用。

并发动脉瘤破裂大出血治疗：当出现失血性休克时，患者应置于严密监护之下，密切观察生命体征，最好能测中心静脉压以指导输液，并且尽快建立至少两条静脉通路，快速滴注等渗盐水或平衡盐溶液，45min内输入1000～2000ml，补充有效血容量，纠正休克状态，必要时进行输血，以维持血液循环稳定。对难以控制的出血，则应在补充血容量的同时进行手术根本止血。

原发病治疗：感染性动脉瘤在血培养、局部病灶细菌培养和药敏试验的基础上，选用有效的抗生素，并给予足够的抗炎治疗时间。在病灶切除和充分引流的情况下，至少应给予抗生素抗炎治疗6周。免疫性血管炎导致的动脉瘤如处于疾病活动期，应给予糖皮质激素和免疫抑制剂控制疾病的活动期，否则手术后动脉瘤容易复发或移植血管易闭塞。

（二）手术治疗

手术切除动脉瘤、重建肠系膜下动脉是治疗肠系膜下动脉瘤的标准治疗方式。单纯动脉瘤切除有导致结肠缺血的可能性，手术方案应考虑肠道的血供和侧支循环如肠系膜上动脉、髂内动脉以及Riolan弓等的情况，原则上行血管重建。如切除范围较大，可采用自体静脉或人工血管进行血管重建。动脉瘤破裂紧急手术时，可考虑先行肠系膜下动脉瘤远近心端的结扎和动脉瘤切除，以达到止血目的。对于巨大动脉瘤患者，先行肠系膜上动脉栓塞或球囊阻断，有助于手术切除动脉瘤时控制失血。手术方案的确定与动脉瘤的性质相关，感染性动脉瘤应充分抗生素治疗，否则手术后极易复发或失败；免疫性血管炎引起的动脉瘤，如果是择期手术，最好在疾病的非活动期进行。如急诊手术需在手术前后给予激素和免疫抑制剂控制炎症反应，减少并发症的发生，否则容易出现动脉瘤复发或移植血管闭塞。

（三）血管腔内治疗

随着血管腔内技术的发展，腔内治疗肠系膜下动脉瘤的报道越来越多。尤其在处理动脉瘤破裂时，腔内治疗具有更大的优势。限于肠系膜下动脉直径小，腔内治疗以动脉瘤的栓塞为主。有效的动脉瘤的栓塞应包括瘤体远近心端、瘤体的栓塞。

（罗小云）

参 考 文 献

［1］ PEACOCK J. Aneurysm of the inferior mesenteric artery, with small sacs in the ascending aorta illustrating the mode of formation [J]. Trans Pathol Soc London, 1861, 12: 73-75.

［2］ MESSINA L M, SHANLEY C J. Visceral artery aneurysm [J]. Clin North Am, 1997, 77: 425-442.

［3］ EDOGAWA S, SHIBUYA T, KUROSE K, et al. Inferior mesenteric artery aneurysm: case report and literature review [J]. Ann Vasc Dis, 2013, 6: 98-101.

［4］ TROISI N, ESPOSITO G, CEFALÌ P, et al. A case of atherosclerotic inferior mesenteric artery aneurysm secondary to high flow state [J]. J Vasc Surg, 2011, 54: 205-207.

［5］ TSUKIOKA K, NOBARA H, NISHIMURA K. A case of inferior mesenteric artery aneurysm with an occlusive disease in superior mesenteric artery and the celiac artery [J]. Ann Vasc Dis, 2010, 3 (2): 160-163.

［6］ ABISSEGUE Y, LYAZIDI Y, ARACHE W, et al. Multiple visceral artery aneurysms: an uncommon manifestation of antineutrophil cytoplasmic antibody vasculitis [J]. Ann Vasc Surg, 2016, 271: e9-e13.

［7］ KORDZADEH A, WATSON J, PANAYIOTOPOLOUS Y P. Mycotic aneurysm of the superior and inferior mesenteric artery [J]. J Vasc Surg, 2016, 63 (6): 1638-1646.

［8］ KERGER L, TOMESCOT A, CHAFAI N. Ruptured inferior mesenteric artery aneurysm in a patient with a type 1 neurofibromatosis [J]. Ann Vasc Surg, 2012, 26 (6): 858. e1-e2.

［9］ HEMP J H, SABRI S S. Endovascular management of visceral arterial aneurysms [J]. Tech Vasc Interv Radiol, 2015, 18 (1): 14-23.

［10］ PULLI R, DORIGO W, TROISI N, et al. Surgical treatment of visceral artery aneurysms: a 25-year experience [J]. J Vasc Surg, 2008, 48: 334-342.

［11］ 钟井松, 陈君坤. 活体巨大肠系膜下动脉瘤一例 [J]. 中华临床医师杂志 (电子版), 2013, 7 (7): 3216-3217.

［12］ 张英民. 肠系膜下动脉瘤 [J]. 国外医学. 外科学分册, 1985 (6): 42.

第三节　肠系膜上动脉静脉瘘

一、定义

动静脉瘘（arteriovenous fistula）是指动脉和静脉之间存在异常通道，压力高的动脉血，经两者之间存在的瘘口进入压力低的静脉，动脉与静脉之间出现不经过毛细血管网的异常短路通道。长期存在的动静脉瘘可导致瘘的局部血管病变和瘘局部及周围循环和全身系统的血流动力学变化，从而引发相应的系列临床表现。

根据病因不同，动脉静脉瘘可分为原发性动静脉瘘（primary arteriovenous fistula）和继发性动静脉瘘（secondary arteriovenous fistula），或称为先天性动静脉瘘（congenital arteriovenous fistula）与后天性动静脉瘘（acquired arteriovenous fistula）两类。先天性动静脉瘘又称为海绵状动脉瘤（cavernous aneurysm）、葡萄状动脉瘤（botryoidalis aneurysm），继发性动静脉瘘多由于创伤引起，故又称为创伤性动静脉瘘（traumatic arteriovenous fistula）。病因以继发性为主，原发性动静脉瘘为少数。

临床上肠系膜上动脉静脉瘘（superior mesenteric arteriovenous fistula，SMAVF）罕见，自 Mobitz 和 Finnel 于 1960 年报道首例以来，全世界报道的例数不多，国内文献报道的也仅数例。其特征是高压肠系膜上动脉（SMA）和低压肠系膜上静脉（SMV）之间存在异常的直接交通。这种分流使血液绕过肠毛细血管床，在门静脉循环中产生高压。依据其相通方式不同可分为 U 型、H 型。前者多为医源性，肠系膜上动脉及其分支直接与静脉相通；后者创伤性多见，肠系膜上动脉及其分支局部形成假性动脉瘤与静脉相通。

肠系膜上动脉静脉瘘发病以中年多见。男性多于女性。

二、病因及发病机制

（一）病因原发

1. 原发性动静脉瘘

原发性动静脉瘘为先天性，形成于胚胎发育期。在胎儿血管发育的中期，动脉不仅与伴随静脉同行，且与周围的毛细血管间有广泛的吻合。出生后，上述吻合支逐渐闭合，代以动、静脉各行其道的主干。如果原始的丛状血管结构残存，即成大小、数目和瘘型不一的动、静脉间异常通道。在婴幼儿期呈隐匿状态，至学龄期后，随着活动量增加和进入发育期则迅速发展和蔓延。病变可发生于人体任何部位，一般多见于四肢，常累及许多细小动静脉分支，瘘口具多发性，病变常呈弥漫性。先天性原发性动静脉瘘虽属良性病变，但有恶性肿瘤的生物学特征，病变不断蔓延和发展，常累及邻近的组织和器官，如侵犯邻近的肌肉、骨骼及神经等组织。无自愈倾向，治疗十分棘手。原发性肠系膜动静脉瘘罕见。

2. 继发性肠静脉瘘

继发性肠系膜动静脉瘘较多见，其中以外伤性和医源性动静脉瘘为主。肠系膜动静脉瘘外伤多见于刀刺贯通伤、挤压伤，腹腔内动脉破裂，腹腔炎性感染性疾病、肿瘤和腹部手术后。

（1）贯通伤

绝大多数后天性动静脉瘘是贯通伤引起，如各种穿刺伤，特别是高速子弹、钢铁和玻璃碎片飞击伤。一般贯通伤外口很小。在受伤的当时，同一鞘内的动脉和静脉同时受损伤，闭合性骨折由于尖锐的骨折端或碎骨片刺破邻近血管。经皮穿刺动脉造影和手术时创伤是最常见的病因。第四、五腰椎间盘靠近髂血管，做椎间盘切除手术时，易造成髂血管损伤，引起髂动静脉瘘。

当毗邻的动静脉同时直接受损伤，在数天后就可形成交通，称直接瘘。如动静脉的创口间存在血肿，在血肿机化后形成囊形或管状的动脉和静脉间的交通，称间接瘘。少数见于动脉瘤破入邻近静脉，或因血管壁细菌感染破溃导致动静脉瘘。

（2）挤压伤

重度挤压伤可使平行的动脉和静脉同时受挤压可发生动静脉瘘。外来的暴力作用于软组织，将软组织挤压在骨骼上，如肩部、臀部挫伤可引起局部动静脉瘘，颅骨骨折可引起脑膜血管的动静脉瘘等。

（3）腹部手术

医源性损伤如脾切除和肾切除，大块结扎脾蒂和肾蒂，胰腺、肾脏移植术，结肠切除手术，小肠切除手术，主动脉双瓣旁路手术等。可能与腹部手术损伤，或者术中贯通缝扎损伤有关。

（4）其他原因

重度腹腔炎性感染与血管发生粘连，或者动脉静脉炎性疾病，动脉瘤逐渐产生粘连、腐蚀，最后穿破伴行静脉，甚至肿瘤疡破到大的血管壁都可发生动静脉瘘。

（5）人工动静脉瘘

人工动静脉瘘（artificial arteriovenous fistula），见于肾功能衰竭患者行透析治疗时，需建立人工动静脉瘘便于穿刺及透析治疗。

三、病理生理

（一）生理变化

先天或外伤所致的血管畸形引发的动静脉瘘，具有恶性肿瘤的生物学行为：随着时间延长，动静脉之间的瘘口不断增大，数量不断增多，病变不断发展和蔓延累及邻近的组织和器官。动静脉瘘是高压力、高阻力的动脉系统和低压力、低阻力、高容量的静脉系统间的异常沟通，由于静脉端低阻力，使部分动脉血液容易通过瘘口，而不进入应灌注组织的毛细血管床，直接流入静脉，此部分血液未在组织进行物质交换成为无效循环，可造成组织缺氧、缺血，同时流经瘘支的动脉血流"窃血"，可导致周围组织灌注压降低，心输出量增加、心率加快、心脏扩大、心肌肥厚、舒张压降低伴脉压增大和血容量增加等。少数情况下，最终产生高心输出量性心力衰竭。又由于动脉血液直接流入静脉，故在瘘口远端的静脉压升高，而产生静脉高压的一系列临床表现，包括远侧静脉血液淤滞、静脉瓣膜功能不全，偶有逆向血流。由于先天性动静脉瘘支较多而细小，它对全身循环系统的影响不如后天性动静脉瘘明显。病变区域静脉动脉化，血管壁平滑肌细胞肥厚，但未出现弹力层。

肠系膜上动脉静脉瘘，尤其是损伤性肠系膜上动脉静脉瘘，一般为单发且瘘口较大，压力高的动脉血液，绕过毛细血管直接流入静脉，肠系膜静脉血流量增加，肠系膜上静脉在胰颈后方，汇入门静脉血流量亦大量增加。久而久之，动脉静脉之间瘘口渐渐扩大，门静脉动脉化，门静脉压力越来越高，当门静脉的压力超过2.36kPa就形成门静脉高压（portal hypertension）。此时，侧支循环开放，出现食管下段与胃底静脉曲张，脾脏肿大、脾功能亢进，直肠上、下静脉曲张，腹水形成，上消化道大出血，或进行性肝功能衰竭，发生肝肾综合征。同时，由于门静脉高压，引发肝脏及全身特征性血流动力学改变。其病理生理特征为高动力循环状态，表现为外周血管阻力降低，动脉血压降低；心率加快，心输出量增加；内脏血管阻力下降，血流量增加，心脏血流动力学异常，可导致心脏泵功能减退。另一方面，肠系膜上动脉静脉瘘，瘘口远侧动脉则因血流量减少而变细，出现远端肠道缺血、缺氧的现象，可出现相应临床症状。

（二）病理

先天性动静脉瘘一般为多发性，瘘口较小，对全身血液循环影响不明显。其病理上可以分为三种类型：①干状动静脉瘘：在动、静脉主干间有一个或多个细小瘘口，伴有浅静脉扩张或曲张、震颤及杂音。②瘤样动静脉瘘：在动、静脉主干的分支间存在瘘口，伴有局部血管瘤样扩大的团块。③混合型：兼有上述两种的病理改变。

后天性动静脉瘘则由于压力高的动脉血，经动脉和静脉之间存在的异常通道进入压力低的静脉，瘘口持续存在并不断扩大，瘘口近端动脉进行性扩张，伸延、扭曲。静脉壁由于长期受动脉血液冲击，以至于内膜增生、纤维化及不规则增厚，形成静脉壁动脉化样改变，其周围侧支循环形成，静脉侧支多于动脉侧支。

动静脉瘘病理变化主要发生在静脉壁中层。由于血液停滞，静脉压力增加，早期肌纤维和弹力纤维代偿性增厚，后期肌纤维和弹力纤维萎缩、消失，均为结缔组织所代替，部分静脉壁因扩张而变薄，有的地方又因结缔组织增生而变厚，形成不均匀的结节状。同时，瓣膜萎缩硬化，功能丧失。

四、临床表现

动静脉瘘的临床表现直接与起病急缓、时间长短、瘘口大小、瘘型（有无瘘支、瘘支粗细）及其部位有关。且相关临床表现出现的时间也往往不一，有些病人在手术后几天出现症状，而有些病人则在许多年后才出现症状。

（一）肠系膜上动脉静脉瘘一般临床表现

患者无特异性临床表现。而后因肠系膜上动脉静脉瘘口远端肠系膜供血减少，肠管缺血，反复出现腹痛、腹胀、纳差、消瘦、乏力、呕吐、腹泻、便秘症状，由于临床表现的不典型病初常误诊为其他胃肠道疾病。后期则由于继发门脉高压症，除以上症状加重外，临床上还出现大量腹水、腹胀难忍，平卧时呼吸困难，尿少。大量腹水使横膈抬高和运动受限，亦可发生呼吸困难和心悸。腹水压迫下腔静脉可引起肾瘀血和下肢水肿。部分患者因大量腹水使腹压增高，腹水通过膈肌变薄的孔道和胸膜淋巴管漏入胸腔，可产生胸水。也可因食管、胃底静脉曲张出现呕血、黑便、贫血等上消化道出血症状。大量出血则可出现神志模糊、大汗淋漓、脉搏微弱、血压下降等失血性休克现象，危及患者生命。此外，继发门脉高压症，全身血流动力学改变，出现心功能不全，则有乏力、水肿、活动时心悸和气短等症状。偶见因脾静脉血液回流受阻所致的胃脾区域静脉压力升高的病理状态，称为胰源性门静脉高压症（pancreatogenic portal hypertension）、左侧门静脉高压症（left-sided portal hypertension）或局限性门静脉高压症（local portal hypertension）。患者可因反复上消化道出血而急诊，或偶尔因心功能不全而就诊。

体格检查：患者消瘦，皮肤、巩膜无黄染。腹部高度膨隆，腹壁静脉显露，部分可见脐疝，直立时下腹部饱满，仰卧时则腹部两侧膨隆呈蛙腹状。肝脾未触及或者触及脾大，叩诊移动性浊音阳性、液波震颤阳性，双下肢无浮肿。

（二）创伤性动脉静脉瘘临床表现

1. 急性期

继发外伤性动静脉瘘可在受伤后立即出现，亦可在受伤后数年后出现。前者常在动静脉交通处，被血块堵塞，填塞血块可溶解，因而常在数天内出现搏动性肿块。腹部检查可触及搏动、震颤、柔软包块，听诊可闻及粗糙而连续的血管杂音。

2. 慢性期

主要是血流动力学变化产生的各种表现。由于高压的动脉血经瘘直接灌注低压的静脉，使静脉压力升高，临床表现病程较缓慢，诊断比较困难，初期可无任何症状，后期可反复导致动脉静脉瘘口远端肠系膜供血减少，肠管缺血。反复出现腹胀、腹痛、纳差、消瘦、呕吐、腹泻、便秘症状，长期肠系膜静脉血流量增加，可导致门静脉高压症，或局限性门静脉高压症，出现相应临床症状。

五、影像学检查

（一）超声多普勒检查

腹部超声多普勒可见：肝回声欠均匀，门静脉增宽，脾大，肠系膜上静脉、脾静脉囊样扩张，肠系膜上动脉与静脉间见一相通瘘道，瘘口处可见花色血流，门静脉与瘘口处血流呈搏动性。CDFI可敏感地发现血流变化，静脉内血流频谱呈动脉化，具有特征性意义，可作为首选的筛查手段，但此检查受肠道大量气体及腹部脂肪堆积影响。

（二）CT检查

上腹部增强CT动脉期，可见门静脉显影并扩张。

肠系膜上动脉CTA＋CTV检查：显示门静脉、肠系膜上静脉及脾静脉增粗，增粗的静脉与肠系膜动脉同步强化，肠系膜上静脉与动脉之间可见一囊状与血管同步强化的软组织密度影，囊状影与肠系膜上动、静脉相通，形成动静脉瘘，并且能显示瘘口与假性动脉瘤，以及其与附近组织关系。

腹部CT三维血管重建（abdominal CT three-dimensional vascular reconstruction）能获得不同层面血管影像，可以多角度、多方位观察血管病变。可见肠系膜上静脉提前显影、明显畸形，呈动脉瘤样扩张；可显示肠系膜上动脉异常血管直接与肠系膜上静脉相通的瘘口。

CT检查方便、可重复应用，深受临床医师欢迎，也由于CT技术日新月异的进展，作为肠系膜上动静脉瘘诊断的重要方法，其应用越来越广泛。

（三）MRI检查

MRA示肠系膜上静脉粗大、迂曲，部分瘤样扩张，静脉早显。MRV下腔静脉通畅，粗大静脉回流入下腔静脉。

（四）数字减影血管造影

数字减影血管造影（digital subtraction angiography，DSA）是确诊此病的可靠手段。DSA是诊断肠系膜上动静脉瘘的金标准，能够动态反映病变部位、病变血管形态、大小、数量等信息，同时能精确显示瘘口位置、形态、大小。尤其是术中行DSA检查，对治疗方案选择具有重大意义。

不足之处此检查有放射性，并属创伤性操作，具有相关风险。

（五）内镜检查

胃镜示食管胃底静脉扩张，或可见门脉高压性胃病。

六、诊断及鉴别诊断

（一）诊断

追问腹部手术或外伤病史有助于诊断。腹部血管杂音和腹水是最常见的体征。影像学检查，腹部超声检查有一定的帮助，腹部CTA检查、数字减影血管造影检查，两者的共同影像特征是肠系膜上静脉呈动脉瘤样扩张、门静脉极度扩张，甚至可发现肠系膜上静脉或分支与肠系膜上动脉局部相交通。DSA见肠系膜上静脉及门静脉早期异常显影，而动脉静脉瘘口以远的肠系膜动脉二、三级分支不显影，是可靠的诊断方法。

（二）鉴别诊断

1. 布-加氏综合征

布-加综合征（Budd-Chiari syndrome，BCS）是指主肝静脉出口部和（或）肝后段下腔静脉血流受阻所引起的肝后性门静脉高压和（或）下腔静脉高压综合征。根据症状出现缓急临床分为三型。急性期：骤然发作腹痛、腹胀，随即出现肝脏肿大和大量腹水，腹壁静脉扩张，伴有不同程度的肝脏功能损害，重症病人呈现休克或肝功能衰竭迅速死亡。亚急性型：多呈顽固性腹水。多数病人有肝区疼痛、肝脏肿大、压痛。下肢水肿往往与腹部、下胸部及背部浅表静脉曲张同时存在，为诊断本病的重要特征。约有1/3的患者出现黄疸和脾大。慢性期：有乏力、腹胀、食欲减退、消瘦、腹部疼痛，伴脾大和食管静脉曲张，甚至呕血和黑便等症状。合并下腔静脉阻塞者在肝静脉阻塞临床表现的基础上，常伴有下肢水肿、溃疡、色素沉着，甚至下肢静脉曲张。病变波及肾静脉者，可出现蛋白尿，甚至表现为肾病综合征。此时，胸、腹侧壁静脉怒张十分明显，血流方向自下向上。虽然其临床过程的一些症状与肠系膜上动脉静脉瘘所致门静脉高压雷同，但早期出现黄疸、肝脏肿大，有下腔静脉阻塞表现，而腹部听诊无粗糙而连续的血管杂音等，均可供临床鉴别参考。

影像学检查可行诊断、鉴别诊断。B型超声检查是布-加氏综合征首选初筛的方法；CT、MRI检查是诊断、鉴别诊断的可靠手段；下腔静脉造影是诊断金标准。

2. 乙型肝炎肝硬化

虽然乙型肝炎肝硬化（hepatitis B cirrhosis）门静脉高压患者出现腹水、上消化道出血等症状，易与肠系膜上动脉静脉瘘所致门静脉高压混淆，但乙型肝炎肝硬化患者有急性、慢性乙型病毒性肝炎（acute and chronic virus B hepatitis）病史。乙肝病毒标志物检测，血清HBsAg阳性，或者HBeAg、HBeAb、HbcAb阳性；分子杂交或PCR法检测血清中HBV DNA阳性，腹部B型超声、CT或MRI等影像学检查有肝硬化的典型表现。肝活检，病理组织学上有广泛的肝细胞坏死、残存肝细胞结节性再生、结缔组织增生与纤维隔形成，导致肝小叶结构破坏和假小叶形成。

七、治疗

（一）支持治疗

1. 对症治疗

对于重度腹泻，给予思密达（蒙脱石散）、微生态制剂（如口服双歧杆菌活菌制剂、蜡样芽孢杆菌片、复方嗜酸乳杆菌片、口服酪酸梭菌活菌胶囊）等对症治疗；大量腹水可用利尿剂；纠正低蛋白血症，应输注白蛋白、血浆；纠正贫血可给予红细胞输注；应用要素膳补充足够热量；伴心功能不全患者可依据病情应用强心（洋地黄类药物）、利尿（如氢氯噻嗪等）、扩血管（硝酸甘油等）、镇静（吗啡）等；伴感染者应给予抗生素治疗。

2. 并发食道、胃底静脉曲张大出血治疗

首先要尽快建立有效的静脉通道，迅速输注晶体液，补充有效血容量，必要时输血、血浆，稳定循环系统。应用生长抑素（somatostatin）类药物，质子泵抑制剂静脉点滴，抑制胃酸、胃泌素和胃蛋白酶的分泌，同时减少内脏器官的血流量，减少门静脉血流量，降低门静脉压。给予维生素K、安络血、止血芳酸、六氨基乙酸等止血药。早期应用广谱抗生素。尽快行三腔二囊管压迫胃底，避免再次大出血。及早实施内镜下硬化治疗或食管静脉曲张套扎术。根据患者具体病情酌情选择放射介入治疗（如经皮经肝门静脉栓塞术、经皮经股动脉脾动脉栓塞术、经颈内静脉门腔分流术）或者外科手术治疗。

在抢救过程中应密切监测病人的生命体征，观察病情变化，记录出入量，检测各项需要的血常规、生化检查、血气分析，完成备皮配血、备血。做好下一步治疗准备。

（二）动静脉瘘血管腔内介入治疗

血管腔内介入治疗（endovascular interventional therapy）适应证：危重患者，曾行复杂性腹部手术患者，动静脉瘘口较小患者，具有外科手术禁忌证患者。

目前多采用经皮插管至动脉静脉瘘部位，放入弹簧圈或球囊，栓塞所见动静脉瘘瘘管；如为主干动脉的动静脉瘘尚可应用覆膜支架封闭瘘口；合并动脉瘤者可同时一并栓塞处理。术后给予拜阿司匹林或氯吡格雷口服。此法系微创治疗，痛苦小，创伤小。

（三）动静脉瘘外科手术治疗

外科手术适应证：动静脉瘘口大，血流速度快、压力大，考虑介入治疗无法封堵，难以达到预想效果者；血管内介入治疗失败者；血管内栓塞后出现肠缺血坏死者。

外科手术是治疗动静脉瘘的最佳手段。手术目的是切除瘘管，重建远端肠道的动脉血流，并保持静脉回流的通畅。

手术方式：主要是动静脉瘘瘘口结扎闭合术，或动静脉瘘切除术。必要时切除静脉曲张严重的受累空肠，合并动脉瘤患者可一并切除，伴有其他肠管受累时可合并切除部分肠管。

（张　欢）

参 考 文 献

[1]　MOVITZ D, FINE B. Postoperative A-V aneurysm in mesentery after small bowel obstructions [J]. JAMA, 1960, 173: 42.

［2］ GRUJIĆ D, KNEŽEVIĆ A, VOJVODIĆ S, et al. Superior mesenteric arteriovenous fistula presenting with massive lethal upper gastrointestinal bleeding 14 years after small bowel resection [J]. Balkan Med J, 2015, 32 (2): 214-217.

［3］ LIU L, YU Y, JIN X, et al. Management of superior mesenteric arteriovenous fistula after small bowel resection 20 years previously: endovascular treatment [J]. Can J Gastroenterol, 2012, 26 (12): 864-865.

［4］ TEMIN N N, FLACKE S, AHARI H K. Superior mesenteric arteriovenous fistula: imaging findings and endovascular treatment [J]. Vasc Endovascular Surg, 2012, 46 (8): 675-678.

［5］ 郭峰, 顾玉明. 肠系膜上动静脉瘘合并肠系膜动脉瘤一例 [J]. 中国实用医刊, 2011, 38 (17): 10.

［6］ 刘建文, 高万勤, 杨海, 等. 先天性肠系膜上动脉动静脉 [J]. 临床医学, 2013, 23 (9): 3.

［7］ 汤善宏, 杨德会, 曾维政, 等. 外伤后肠系膜上动静脉瘘致区域性门静脉高压一例 [J]. 中华消化杂志, 2015, 35 (10): 709-710.

［8］ 董菁菁, 王允野, 刘昆, 等. 肠系膜上动静脉瘘致大量腹水一例 [J]. 中华内科杂志, 2019, 58 (12): 915-916.

［9］ 徐盼, 李春, 赵静. 外伤后肠系膜上动静脉瘘1例 [J]. 中国医学影像技术, 2014, 30 (11): 1720.

［10］ 刘建文, 高万勤, 杨海, 等. 先天性肠系膜上动脉动静脉瘘1例 [J]. 临床医学, 2013, 33 (9): 127.

［11］ 谢正元, 熊恺, 郭武华. 肠系膜上动静脉瘘致上消化道出血、顽固性腹腔积液1例 [J]. 中国医学影像技术, 2016, 32 (5): 752.

［12］ 汤善宏, 杨德会, 曾维政, 等. 外伤后肠系膜上动静脉瘘致区域性门静脉高压一例 [J]. 中华消化杂志, 2015, 35 (10): 709-712.

［13］ 谢斌, 赵艳平, 杨兴龙. 覆膜支架治疗创伤后延迟性肠系膜上动静脉瘘一例 [J]. 中华普通外科杂志, 2016, 31 (10): 883.

［14］ 宿敬存, 赵卫, 胡继红, 等. 介入栓塞治疗肠系膜上动静脉瘘致门脉高压上消化道出血1例 [J]. 介入放射学杂志, 2016, 25 (8): 667-668.

［15］ 潘多, 张娜, 刘香, 等. 肠系膜动静脉瘘一例 [J]. 中华胃肠外科杂志, 2012, 15 (1): 31.

［16］ 魏波, 李肖, 唐承薇. 不明原因肠系膜上动脉门静脉瘘一例 [J]. 中华消化杂志, 2013, 33 (8): 556.

［17］ 刘清岳, 张倩, 宋子坤, 等. 外伤术后肠系膜上动脉瘤并肠系膜动静脉瘘一例 [J]. 中华血管外科杂志, 2018, 3 (1): 58-59.

［18］ 徐盼, 李春, 赵静, 等. 外伤后肠系膜上动静脉瘘1例 [J]. 中国医学影像技术, 2014, 30 (11): 1720.

［19］ 李育林, 赵春临, 何远航, 等. 肠系膜上动静脉瘘的临床特点及治疗 [J]. 河南医学研究, 2019, 28 (17): 3097-3099.

第三十五章
肠 系 膜 疝

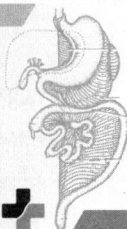

第一节　概　　述

　　肠系膜疝（mesenteric hernia）是腹内疝的一种，是一段肠管或其他脏器突入肠系膜或大网膜孔隙形成的疝，又称为肠系膜裂孔疝（mesenteric hiatal hernia）。肠系膜疝无疝囊，可引起肠梗阻、肠扭转、肠绞窄、肠管坏死和穿孔等并发症，重者可危及生命。肠系膜疝有回盲部肠系膜孔疝、横结肠系膜孔疝、乙状结肠系膜孔疝类型（图35-1-1）。术前诊断比较困难。

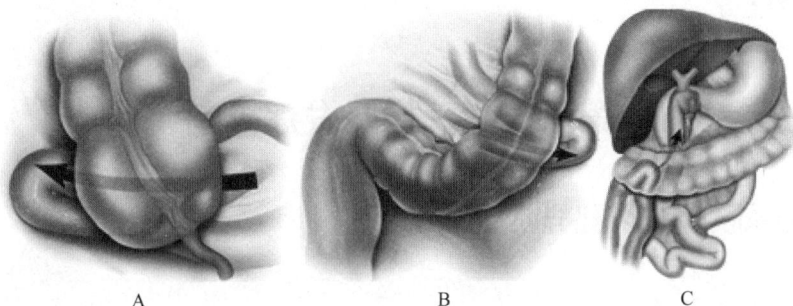

图 35-1-1　肠系膜疝
A. 回盲部肠系膜孔疝，回肠穿过盲肠肠系膜缺损，疝到盲肠后外的结肠旁沟内；B. 乙状结肠系膜孔疝，肠管穿过乙状结肠系膜缺损疝至其自身的后外侧；C. 结肠后 Roux-en-Y 术式，横结肠系膜孔疝，小肠穿过横结肠系膜医源性缺损形成疝

　　肠系膜疝发病无年龄和性别倾向性，患者年龄可从数月直至88岁。肠系膜裂孔疝导致的急性肠梗阻占急性机械性肠梗阻的1%～2%。

第二节　病　理　解　剖

　　Roikatsnky 在1826年尸检时，发现了盲肠疝入回结肠系膜上的一处孔隙，报道了第1例肠系膜疝。1844年，Loebl 通过尸检发现了第1例横结肠系膜疝。1932年，Tuerl 描述了第1例乙状结肠系膜疝。Micthell 声称肠系膜孔隙发生率较高，大约每40例尸检中就可发现1例肠系膜孔隙。他在100例尸检中发现3例存在回盲肠系膜孔隙，第4例此处被无脂肪的腹膜覆盖。Watson 尸检了1600例，发现3例肠系膜在回盲部有孔隙。

1882年，Coaet指出小肠通过肠系膜孔隙发生嵌顿很罕见，他推测此孔为先天性。1885年，Terves指出肠系膜上的孔隙常是引起致命肠绞窄的病因，他总结了这些缺损的特征：孔隙为圆形，位于回肠末端肠系膜上，孔隙边缘清楚、增厚且不透明，常可发现肠系膜上动脉的一个终末支走行于孔隙边缘。他还发现胎儿回肠系膜上存在一圆形或卵圆形区域，边界由肠系膜上动脉回结肠分支与小肠动脉末支互相吻合构成。此区域特点是没有脂肪、血管及肠系膜淋巴结分布，后来命名此区为Terves区域。Terves尸解了1例52岁男性，发现Terves区域的浆膜薄而清澈，萎缩成筛状结构，共约有20个孔隙。1906年，Wilms认为这些肠系膜孔隙系先天性。

回结肠系膜孔隙呈圆形或卵圆形，位于肠系膜上动脉的回结肠动脉主干与回肠动脉末支之间肠系膜上。一般孔隙未延伸至肠系膜基底部，通过增厚的孔隙周缘与肠系膜基底部分开。多数孔隙的直径为2~3cm，最小的直径为1.6cm。这些孔隙通常是单发的。Gaetw描述1例回肠盲肠系膜疝，在小肠肠系膜上有多个大小不一的孔隙。Hommes认为，回结肠动脉可能缺如，代之出现一根粗大的右结肠动脉。此类患者右结肠动脉与粗大的小肠末支血管吻合，Hommes称其为大回肠动脉。横结肠系膜孔隙周缘常存在横结肠血管和升结肠血管相互吻合形成的血管弓。乙状结肠系膜的孔隙常呈环形，位置较低，但在直肠上血管的上方。

第三节　病因及发病机制

一、肠系膜存有裂孔异常

（一）先天性肠系膜裂孔

先天性肠系膜发育异常，可能由于胚胎期脏层腹膜与后腹膜的壁层腹膜融合成为肠系膜时，若融合不全或人类背侧肠系膜的部分退化，则致使肠系膜上留有裂孔；也可能与胎儿时期肠系膜发生血供障碍，引起肠系膜缺血、坏死、缺损所致；Terves区域无脂肪、血管、淋巴结，肠系膜薄，容易产生间隙或缺损而自成孔洞。

在儿童发生的肠系膜裂孔疝中，绝大多数为先天性肠系膜发育异常。先天性肠系膜裂孔疝约占腹内疝的5%~10%。

（二）后天性肠系膜裂孔

又称为获得性肠系膜裂孔、继发性肠系膜裂孔。外伤性肠系膜损伤、医源性肠系膜损伤，或者腹腔感染、肠系膜炎性病变，均可导致肠系膜结构改变，如坏死、退化、萎缩、缺损等，容易形成裂孔。

二、肠管蠕动异常

因为肠系膜存在异常的孔隙，各种病因引起肠管蠕动异常增强，导致腹内压突然增高；或者饱餐后肠管本身重量增加，在腹内压改变诱因作用下，容易突入肠系膜孔隙形成肠系膜疝。

三、肠管活动度过大

如伴小肠系膜过长患者，肠管游动性明显增加，使得小肠进入肠系膜裂孔的概率上升；又如当伴有先天性肠旋转不良患者，同时伴随中肠固定不良时，也是引发肠系膜疝重要诱因。

四、腹腔内压力升高

患者在剧烈活动（尤其是进餐后活动）、体位突然变化、用力屏气或腹部创伤受到挤压时，腹腔内压急剧增高，腹腔内的肠管等脏器也可通过孔隙形成肠系膜疝。如果孔隙直径较大，疝入的肠管可自由出入、容易回复，称为可复性肠系膜疝。

第四节 病 理 生 理

一、病变部位

肠系膜孔隙部位位于小肠系膜孔隙的肠系膜疝占70%，其中孔隙位于回盲部肠系膜的占53%。位于结肠系膜孔隙的肠系膜疝占28%，其中，孔隙位于横结肠系膜最多见。有报道，在行消化道溃疡手术时，偶尔可发现横结肠系膜存在孔隙。Dickenson报道了2例疝环位于梅克尔憩室肠系膜的疝。Rooney等报道1例疝环位于阑尾系膜的疝。

二、疝出的脏器

Janin报道了139例肠系膜疝，其中肠系膜小肠疝共121例，占87%；肠系膜结肠疝仅13例，占9.3%，而乙状结肠疝就占了结肠疝的一半；2例为肠系膜梅克尔憩室疝。Sohn、Nikiis和Kagan都报道了通过横结肠系膜孔隙形成的胃疝。Pye-Smith报道了1例梅克尔憩室疝，突入其自身的肠系膜孔隙而形成。疝出的小肠长度不一，从较短的肠袢至由曲氏韧带至回盲瓣的整个小肠。

三、病理生理的特征性

Janin观察139例肠系膜疝患者，其中24例（17%）患者有阵发性腹痛病史。病人肠系膜缺损长期存在，部分肠管间断性通过肠系膜缺损形成疝，且可自动回复。最终，通过肠系膜孔隙的肠襻发生血液循环障碍、肿胀，形成气体圈套机制，将肠祥吸入孔隙，直至肠祥嵌顿或绞窄，临床表现为腹痛急性发作，症状持续，不能自行缓解。当肠蠕动持续增强时，长度不等的肠管被挤压、通过肠系膜孔隙。因此，疝出肠管的长度不取决于肠系膜孔隙的大小。Borwn等报道1例整个小肠经肠系膜孔隙形成的腹内疝。

肠系膜疝的解剖特点决定了大多数病人肠管迅速出现坏死。肠系膜疝不同于腹外疝，它缺乏疝囊。另外，多数肠系膜缺损较小，直径仅2～3cm，而通过的肠管较长，即相当多的组织通过小的孔隙时，故很快发生肠管缺血、坏死。疝入肠系膜孔隙的肠管除可发生绞窄、坏死外，还可引起肠扭转，如冗长的乙状结肠肠扭转。

疝出的肠祥及肠系膜可压迫肠系膜孔隙周缘的血管，引起相应的肠段缺血、坏死，而形成疝的肠管可不发生绞窄。还可因肠系膜受到牵拉，引起与疝无关的肠管发生血运障碍、坏死。Cullen报道了1例乙状结肠肠祥疝入升结肠系膜孔隙，在回肠末段长度约1.5m多长，并未疝入肠系膜孔隙而坏死，其原因为乙状结肠系膜牵拉末段回肠系膜，影响末段回肠系膜血管所致。

第五节　临　床　表　现

本病表现依据疝囊大小，疝入肠管部位、多少，时间长短，有无并发完全性肠梗阻以及肠绞窄，而症状轻重不一。

一、临床症状

（一）典型的临床症状

急性起病，突发性剧烈腹痛，开始为阵发性绞痛，病情进展，则出现持续性腹痛、腹胀，疼痛常位于上腹部或脐周，伴频繁呕吐，呕吐物开始为胃内容物，以后为肠内容物，低位肠梗阻可见粪样物。后期腹胀难忍，不能平卧，伴排气、排便减少，甚至停止。随着病程的进展，由于大量体液丧失、感染和中毒，可发生全腹疼痛、高热等急性弥漫性腹膜炎表现，或出现烦躁不安、血压降低、脉搏细速、脉压差小、皮肤湿冷、呼吸浅快、紫绀、少尿、代谢性酸中毒或中毒性休克症状。

（二）可复性肠系膜疝临床症状

临床症状不典型，由于肠祥的反复疝入和退出，对肠系膜或肠管产生牵拉刺激，部分患者可表现为间断发作性腹痛，或慢性腹痛，疼痛部位多在上腹部或脐周，少数伴腹胀、呕吐和便秘等慢性肠梗阻的症状，随后症状自行消失。以上症状反复发作，间隔时间数天、数十天不等。饱餐、剧烈运动及咳嗽等腹腔压力增加因素，可诱发其症状发作。

此类型患者间断发作，病程长短不一，长者可达数年之久。Odermatt 报道 1 例患者，腹痛病史 3 年伴呕吐、体重减轻，曾被误诊为肠道恶性肿瘤，死因为横结肠系膜疝绞窄坏死。Atherton 报道 1 例绞窄性肠系膜疝患者，反复腹痛 8 年，发作频率、疼痛强度及持续时间逐渐加重。Maulay 等描述 1 例横结肠系膜疝患者，餐后脐周痛 2 年，伴腹胀、便秘，每次发作症状持续 2～3d，继而自行缓解，术中发现 4/5 小肠和全部乙状结肠均坏死。

（三）儿童先天性肠系膜疝临床症状

起病急骤，婴儿常有哭闹或腹痛、腹胀和顽固性呕吐。病情进展迅速、危重，易在短时间内引起肠绞窄、坏死和脓毒性休克。休克是本病常见的并发症。婴儿有肠坏死和穿孔时，腹部皮肤颜色可见出血性改变。对无明确病因的剧烈呕吐、面色苍白及腹部体征变化迅速的患儿，应警惕肠系膜疝的可能。

二、体格检查

患者呈急性病容。视诊可见腹部膨隆和肠蠕动波型。部分患者腹部可触及肿块，肿块常呈腊肠状。右上腹或脐周压痛明显，最常见位于右腹，偶尔呈弥漫性压痛。叩诊呈鼓音，局部有振水声。听诊可闻及气过水声或高调肠鸣音，但在肠坏死发生后，肠鸣音减弱或消失。

Heaney 等报道 1 个病例，小肠通过横结肠系膜孔隙进入小网膜腔，并通过胃肝网膜压迫胃，使其变形成为两半，表现为左上腹、右上腹部各有 1 个肿块，并可见肠蠕动。

三、并发症

（一）并发肠坏死

在肠系膜疝中，可很快出现肠坏死。Wialsnon 报道，出现症状后 6h，手术即发现肠坏死。大部分病人坏死肠管为小肠。结肠坏死病人受累的肠段常为乙状结肠，乙状结肠坏死是因乙状结肠通过肠系膜孔隙形成疝所致，或因未形成疝的乙状结肠继发肠扭转引起。

（二）并发肠扭转

Janin报道，肠系膜疝患者有14%出现胃肠道扭转，其死亡率为47%，而小肠扭转发生率为12%，其死亡率为50%。肠扭转部位不在疝出的肠段部分，而位于肠管通过肠系膜缺损处。Whiet报道2例回肠疝入乙状结肠系膜孔隙，乙状结肠发生肠扭转、坏死。Sohn描述1例通过横结肠系膜孔隙的胃疝，伴有胃180°扭转及坏死。

四、伴随胃肠道发育异常疾病

肠系膜疝患者可伴随有胃肠道发育异常，这些异常包括成人结肠不完性旋转或旋转不良。MurPhy报道11例小肠系膜裂孔疝，10例存在发育异常，且其中7例婴儿发现多发异常，2例婴儿囊性纤维变性，3例婴儿结肠不完全旋转，1例婴儿肠套叠，1例先天性巨结肠。对于婴儿肠系膜疝，胃肠道畸形最常见的为小肠闭锁，占50%，其中回肠闭锁又最常见。故某些胃肠道发育异常可能与病因、发病机制密切相关。

第六节 辅 助 检 查

一、实验室检查

血常规检查：白细胞计数及中性粒细胞升高、核左移。血红蛋白压积升高。

伴休克者血清乳酸水平>2mmol/L；血肌酐升高，胆红素轻度增高。偶见酸中毒，血气分析pH<7.35。

患者有不同程度的血液浓缩和白细胞计数升高。肠绞窄坏死比实验室所见的改变出现更早，故在临床上要高度重视患者的体征变化。

腹腔穿刺液检查：腹穿抽出血性腹水提示发生肠绞窄，对诊断有较大价值。

二、影像学检查

肠系膜疝引起的急性肠梗阻，部分患者不能自行缓解，病情危急，如得不到及时治疗，可能很快发生肠绞窄、缺血、坏死。需尽快明确诊断，早期临床诊断困难，影像学检查有重要临床意义。

（一）X线检查

腹部立位片可显示肠梗阻征象。可见充气的肠袢聚集一团并伴有液平。

（二）B型超声检查

B超可探查肠管血运情况及肠系膜、肠壁水肿增厚改变。

（三）CT检查

肠管位置、形态发生改变，表现为异常簇状聚集，成团、扇状排列；肠系膜根部血管曲张、牵拉、移位，肠系膜皱缩呈条状；皱缩的肠系膜和血管纠集，形成"缆绳征"。肠系膜与血管集中部位为疝环，疝环部位扩张增粗的系膜血管提示静脉回流受阻。上述征象是诊断肠系膜疝的重要CT征象和主要诊断依据。

肠系膜疝并发肠扭转CT征象有，疝入的肠系膜及肠系膜血管会以系膜轴为中心，环绕纠集、牵拉、扭转，呈漩涡状改变，形成"漩涡征"。

第七节　诊断及鉴别诊断

一、诊断

本病临床少见，发病急，进展快，术前难以确诊。以下特征有助于诊断：有可能自行缓解的反复发作腹痛病史；突发上腹或脐周疼痛，患者常能准确说出发病时间；持续腹痛，阵发性加重，镇痛药物几乎无效；迅速出现绞窄性肠梗阻；早期就出现感染性休克。最有价值的病史是不明原因的反复腹痛而又能自行缓解。

大多数肠系膜疝术前诊断为肠梗阻，有的术前诊断为急性阑尾炎，仅少数术前诊断为腹内疝。Mueller经钡灌肠诊断1例横结肠系膜疝。Baty和Johnson根据临床资料诊断1例腹内疝。肠系膜疝或继发绞窄可发生于其他疾病中，以致延误诊断。Bollet报道1例肠系膜疝嵌顿患者，在参加酒会后发生腹痛、呕吐，开始被误诊为胃炎。

二、鉴别诊断

回盲部肠系膜疝需与急性阑尾炎鉴别，横结肠肠系膜疝需与上消化道穿孔和急性重症胰腺炎进行鉴别诊断。

（一）急性阑尾炎

转移性右下腹痛是急性阑尾炎的重要特点，McBurney点有压痛，特别是急性阑尾炎早期，自觉腹痛尚未固定时，McBurney点就有压痛。阑尾穿孔存在弥漫性腹膜炎时，伴不同程度的腹膜刺激征，尽管腹部压痛范围扩大，仍以右下腹最为明显。B超、CT检查可明确肿大的阑尾及炎性包块。

（二）上消化道穿孔

患者多有慢性溃疡病史，发病前多有暴饮暴食的诱因。发病突然，上腹部剧烈疼痛，呈持续刀割样或灼烧样疼痛，很快扩散到全腹。常伴有出汗、四肢冰冷、心慌等休克表现，可有恶心、呕吐、发热。查体呈急性面容，板状腹，全腹压痛、反跳痛，腹膜刺激征以剑突下最明显。诊断性腹腔穿刺可抽出浑浊液体，镜检或肉眼发现有食物残渣即可诊断。腹部立位片多可见膈下游离气体。

（三）急性重症胰腺炎

多继发于胆石症、胆道感染，或慢性胰腺炎急性发作等。发病也较突然，持续性剧烈上腹部疼痛，多位于上腹部中部或偏左，并放射至左腰部或左肩胛下部，同时伴恶心、呕吐。血、尿淀粉酶多显著升高。B超、CT检查多可明确诊断。重症胰腺炎时患者烦躁不安、四肢厥冷、皮肤呈斑点状等休克症状；查体腹肌强直，存在腹膜刺激征、Grey-Turner征或Cullen征阳性；实验室检查血钙显著下降2mmol/L以下，血糖＞11.2mmol/L（无糖尿病史）；腹腔诊断性穿刺可抽出高淀粉酶活性的腹水。

第八节　治　　疗

一、内科治疗

快速输液，纠正水与电解质紊乱、酸碱失衡；积极抗休克治疗；应用广谱、高效抗生素。病情紧急应在抗休克同时行手术治疗。

二、外科手术治疗

（一）手术目标

术前出现急腹症表现疑为肠系膜裂孔疝或诊断不明确者，均应行急诊剖腹探查术。如为肠系膜裂孔疝患者，手术目的是解除梗阻，肠系膜疝回复，疝孔隙修补。

（二）手术方案及注意事项

1. 手术方案

肠管复位、肠系膜裂孔修复；肠管切除、肠吻合术；肠造口或肠外置术，延期手术。

2. 手术中注意事项

嵌顿、绞窄肠管的活力判断；肠系膜血管的保护；疝环处理，避免过度扩大疝环而损伤肠系膜主要血管；仔细检查肠系膜裂孔疝是否伴发腹内其他异常。

3. 手术后并发症

术后早期并发症，常见的为肠瘘。切除坏死肠段行肠吻合术的病人可发生肠瘘，损伤肠系膜血管术后也可能引起肠瘘。曾报道1例结扎肠系膜孔隙周缘血管后，并发多发性小肠瘘。还有发生骨盆脓肿及小网膜腔脓肿的报道。

4. 手术后处理

禁食水、补液、营养支持治疗，维持水、电解质、酸碱平衡；持续胃肠减压，待腹胀消失，肠鸣音恢复或肛门排气后拔除胃管，开始进流质饮食；给予有效抗生素抗感染治疗；根据引流量、引流液的性质，决定拔除腹腔引流物的时间。

（储诚兵　陈　杰）

参 考 文 献

［1］　王礼同, 蔡玉建, 李澄. MSCT多平面重建技术在腹内疝诊断及分型中的临床价值 [J]. 中华疝和腹壁外科杂志 (电子版), 2015, 9 (3): 239-242.

［2］　张田苏, 沈比先, 喻军, 等. 腹腔内疝MSCT诊断和手术结果对照分析 [J]. 中国CT和MRI杂志, 2012, 10 (5): 67-70.

［3］　孙大林, 顾建华, 钱金娣, 等. 8例腹内疝的CT表现与外科治疗 [J]. 当代医学, 2010, 16 (6): 87-88.

［4］　袁庆中. 肠系膜疝5例误诊分析 [J]. 泸州医学院学报, 2001, 24 (4): 324.

［5］　何德麟. 中肠反向旋转合并肠系膜疝一例 [J]. 中华小儿外科杂志, 1994, 15 (5): 287.

［6］　刘贵林, 彭少林. 先天性结肠系膜疝1例报告 [J]. 军医进修学院学报, 1992, 1: 84-85.

［7］　路逯阳, 孔燕. 先天性结肠系膜疝 (十二指肠旁疝) 一例报告 [J]. 徐州医学院学报, 1986, 3: 156.

［8］　杜宇英, 周学东, 陈顺治. 小儿先天性肠系膜裂孔疝的治疗体会 [J]. 现代实用医学, 2013, 8: 49.

［9］　曾勇. 肠系膜裂孔疝外科治疗及文献复习 [J]. 川北医学院院报, 2011, 26 (1): 33-35.

［10］　MARTIN L C, MERKLE E M, THOMPSON W M. Review of internal hernias: radiographic and clinical findings [J]. AJR Am J Roentgenol, 2006, 186: 703-717.

［11］　MERROT M, ANASTASESCU R, PANKEVYCH T, et al. Small bowel obstruction caused by congenital mesocolic hernia: case report [J]. J Pediatr Surg, 2003, 38 (9): 11-12.

［12］　VILLALONA G A, DIEFENBACH K A, TOULOUKIAN R J. Congenital and acquired mesocolic hernias presenting with small bowel obstruction in childhood and adolescence [J]. J Pediatr Surg, 2010, 45 (2): 438-442.

［13］　LI B, ASSAF A, GONG Y G. Transmesosigmoid hernia: case report and review of literature [J]. World J Gastroenterol, 2014, 20 (19): 5924-5929.

［14］　TREVES F. The anatomy of the intestinal canal and peritoneum in man [J]. Br Med J, 1885, 1: 470.

［15］　HOMMES J H. Intestinal obstruction through strangulation in hole in medentery [J]. Zentralbl f Chir, 1930, 57: 862.

［16］　DICKENSON G K Holes in the mesentery with herniation of the intestine [J]. JAMA, 1907, 48: 1267.

[17] ROONEY J A, CARROLL J P, KEELEY J L. Internal hernias due to defects in the meso-appendix and mesentery of small bowel, and probable Ivemark syndrome [J]. Ann Surg, 1963, 157: 254.

[18] JANIN Y, STONE A M, WISE L. Mesenteric hernia [J]. Surg Gynecol Obstet, 1980, 150 (5): 747-754.

[19] CULLEN T S. Intestinal obstruction due to a hole in the mesentery of the ascending colon [J]. J A M A, 1936, 106: 895.

[20] ODERMATT W. Hernias of bursa omentalis. Sshweiiz [J]. Med Wochnschr, 1926, 56: 459.

[21] ATHERTON A B. Case of strangulation of a loop of ileum through a hole in the mesentery with a Meckel, s diverticulum attached [J]. Br Med J, 1897, 2: 975.

[22] MOULAY T, MOULAY A, MATHQUAL A. Une cause rare d, occlusion intestinale aigue; hernie transmesenterique du grele et de l, anse sigmoide [J]. Lyon Chir, 1971, 67: 465.

[23] HEANEY F S, Simpson G C E, Two cases of hernia through the transverse mesocolon [J]. Br J Surg, 1925, 13: 387.

[24] WHITE A. Mesenteric hernia and double volvulus in the African in Rhodesia [J]. J R Coll Surg Edinb, 1962, 7: 138.

[25] SOHN A. On the strangulations in mesenteric defects and on the volvulus of the stomach [J]. Deutsche Ztschr f Chir, 1921, 176: 124.

[26] MURPHY A D. Internal hernias in infancy and childhood [J]. Surgery, 1964, 55: 311.

[27] PYE-SMITH R J. Acute intestinal obstruction caused by a fish-fin lodging above a Mechel's diverticulum [J]. Lancet, 1889, 1: 472.

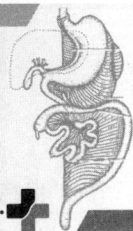

第三十六章
小肠系膜扭转

第一节 概　　述

　　小肠系膜扭转（small bowel mesenteric volvulus），又称小肠扭转（small bowel volvulus，SBV），是指游离肠管的一段或全部沿其系膜纵轴线顺时针或逆时针方向旋转超过180°，使扭转肠袢的两端及肠系膜血管均受压，肠管发生完全的或部分的闭塞和血运障碍，从而形成闭袢性肠梗阻。由于常伴有肠系膜血管受压，亦称绞窄性肠梗阻（strangulating intestinal obstruction）。

　　本病为外科严重急腹症，发病急，进展迅速，缺乏特异性表现，易引起误诊及延误治疗。病情凶险可在短时间内发生肠绞窄、肠坏死，病死率高，约15%~40%。

　　由于发病原因不同SBV分为原发性小肠扭转（primary small bowel volvulus）、继发性小肠扭转（secondary small bowel volvulus）两类，继发性多见。成人小肠扭转以青壮年多见。男性多于女性。

　　SBV发病率各地差异较大，欧美地区发病率较低，约占肠梗阻的10%；东欧、亚洲、非洲和中东地区较常见，文献报道占肠梗阻的5.0%~22.7%，我国占肠梗阻的6.0%~10.21%；农村多于城市。

第二节　病因及发病机制

一、病因

（一）原发性小肠扭转

　　病因尚不明确，多与先天性肠道发育畸形密切相关。当肠系膜过长及肠系膜未固定于后腹壁，致使肠袢活动度较大，则发生肠扭转；又如小肠的旋转不良，因肠道位置发生变异，出现Ladde索带及肠系膜根部狭窄，可导致肠扭转；另外，肠系膜根部窄小，肠管游离度大，小肠的Meckal憩室等均容易发生肠扭转。肠扭转发生也可能与种族差异有关。

（二）继发性小肠扭转

①腹腔手术：手术后形成局部粘连，尤以胃切除术后继发肠扭转为甚。国内外资料报道腹腔术后粘连是肠扭转的主要病因；②腹腔炎性感染：如细菌性腹膜炎、结核性腹膜炎，可致肠系膜或腹腔内局限性粘连及粘连性索带形成；③肠袢本身的重量增加：由于重力的关系容易促使肠扭转发生，扭转后也不易自行复位。如肠系膜囊肿、肠系膜肿瘤、肠系膜淋巴结核、肠系膜淋巴结炎、肠腔内有蛔虫团、粪石症、小肠多发憩室、肠系膜裂孔疝、小肠内疝，由于肿瘤瘤体或囊肿瘤体，或者上述疾病的重力牵拉，而导致肠系膜扭转；④肠道运动功能紊乱：肠蠕动异常增强，如剧烈的、反常的肠蠕动，使肠袢产生了不同步的运动频率，使已有轴心固定一定位置，并且有一定重量的肠袢发生扭转，最终导致肠扭转的出现；⑤其他：少见成人小肠的旋转不良，偶尔可发生于妊娠晚期或分娩期；⑥诱因：外力推动因素可以诱发、促使扭转形成。如饱餐后剧烈运动，体位突然改变以及便秘时过度用力排便等因素，可使腹腔内压骤然升高，使肠袢的重力作用急剧变化，可以诱发、促使肠扭转形成。

二、发病机制

肠袢和其系膜的长度比肠袢两端根部间的距离相对地过长，即容易发生扭转，所以肠袢和其系膜的长度虽在正常范围，若两端之间的距离因解剖异常或炎性粘连而过短，扭转亦可发生。小肠扭转多见于回肠。其扭转多为顺时针方向，通常超过270°。小肠扭转后发生不同程度的肠梗阻，与发生扭转的肠袢长短和扭转的度数相关。通常，扭转的肠袢短小时更容易出现肠梗阻，而肠袢较长时，则需要扭转180°～360°以上时才会造成梗阻。小肠扭转发生后其系膜也随之发生扭转，肠系膜血管被扭曲压迫，肠袢的血运受阻，容易发生肠穿孔和腹膜炎。

扭转可为完全性及不完全性，后者有时可自行回复，也可能发展为完全性肠梗阻。扭转可涉及部分小肠或全部小肠。扭转使系膜绞窄，先压迫静脉，回流受阻，组织充血水肿；继而发生动脉供血不足、肠缺血，发生肠坏死、肠穿孔。

第三节　病理及病理生理改变

一、病理变化

肠扭转角度越大越容易发生肠坏死。大于180°就可出现部分肠梗阻，大于360°肠系膜血管发生绞窄。当肠扭转360°时静脉回流受阻，肠壁毛细血管及小静脉瘀血，肠壁水肿，组织缺氧；毛细血管通透性增加，肠壁血性渗出液，渗入肠腔、腹腔；继而发生动脉供血障碍，肠缺氧、缺血。肠系膜亦出现水肿、出血。肠管早期肿胀，呈紫红色，颜色逐渐转暗，最后成为黑色，失去弹性和光泽，并有血性渗出及臭味。最后出现肠坏死、肠穿孔、弥漫性腹膜炎。

二、病理生理变化

病理生理变化有肠膨胀和肠坏死、水和电解质紊乱、感染和毒素吸收三个方面。①肠膨胀和肠坏死：SBV属闭祥性绞窄性肠梗阻，肠膨胀是由于肠腔内液体和气体的淤积。肠膨胀本身并不致命，但其继发性变化，如循环血量下降，绞窄坏死肠段内的细菌和毒素迅速吸收入血或进入腹腔，其后果则是严重的。②水和电解质紊乱：若为肠系膜全扭转则属高位肠梗阻，梗阻以上的肠内容物易呕出，故出现早期频繁呕吐，水和电解质丢失严重，丢失的体液多为碱性和中性，钾离子丢失较氢离子多，早期易出现低血容量性休克和低血钾。③感染与毒素吸收：因SBV为绞窄性肠梗阻，一旦肠管失去活力，毒素和细菌可通过肠壁到达腹腔内，引起腹膜炎，又可通过腹膜吸收入血，产生毒血症，晚期有血容量不足和感染中毒的双重因素。

第四节　临床表现及辅助检查

一、临床表现

主要表现是不同程度肠梗阻（intestinal obstruction）。起病急骤，腹部疼痛剧烈，以脐周多见，持续性疼痛伴阵发性加剧。由于肠系膜根部扭转，后腹膜受到牵拉故疼痛可放射至腰背部。发病初期即伴有频繁呕吐，患者常采取强迫体位，当扭转为逆时针方向时，患者多行左侧卧位；相反，肠系膜顺时针方向扭转，则患者多采取右侧卧位，以减轻疼痛；或患者采取胸膝位或蜷曲侧卧位也可缓痛。早期腹胀不明显，压痛亦较轻，无腹膜刺激征，可无肠鸣音亢进。早期具有症状、体征不相符合特征。病程进展则疼痛加重，腹胀明显，呕吐剧烈，或呕吐出咖啡色血性液，或有血便。当发生完全性肠梗阻、绞窄性肠梗阻、肠坏死、肠穿孔时，可见腹部膨隆，或呈板状腹，全腹压痛、反跳痛，偶可触及包块，移动性浊音阳性，肠鸣音由亢进转而消失等弥漫性腹膜炎表现。晚期甚至有大汗淋漓、神志模糊、血压下降等休克表现，或伴持续高热等感染中毒症状，病情危重。

值得注意的是，还有部分患者肠祥扭转较轻，可不出现梗阻症状或扭转几周后才出现梗阻表现，故易造成误诊或漏诊，应引起临床警惕。

此外，老年患者由于体质差、营养不佳，常有习惯性便秘，且对疼痛耐受性高，因此，当发生小肠扭转时，早期腹痛、腹胀等肠梗阻症状并不明显，不易引起重视，亦易延误诊断和治疗。

二、辅助检查

（一）实验室检查

①白细胞及中性粒细胞计数明显升高，中性粒细胞核左移，尤以绞窄性肠梗阻或腹膜炎时为甚；②血液浓缩，血红蛋白含量、红细胞比容、尿相对密度可升高；③水与电解质及酸碱平衡紊乱。高位肠梗阻因呕吐频繁、大量胃液丢失，可出现低钾低氯血症与代谢性碱中毒。低位肠梗阻时出现代谢性酸中毒。④血清肌酸激酶升高。⑤血、尿淀粉酶正常或轻度升高。

腹腔穿刺液检查：肉眼所见多为血性腹水，镜下可见大量红细胞。

（二）影像学检查

1. X线检查

部分小肠扭转，可见小肠普遍积气，并有多个液气平面，或者巨大扩张的充气肠袢，固定于腹部某一部位，出现不随体位变化的长液面；有时可见假肿瘤征或咖啡豆征；空肠、回肠换位；小肠肠管呈各种特殊排列状态，如"C字"形、"8字"形、香蕉形、花瓣形等。

全部小肠扭转，仅见胃十二指肠积气扩张，而小肠积气不明显。

2. B型超声检查

于中、上腹部见大小不一团状低回声，边界较清，内部结构紊乱，呈漩涡样，其内可见管状回声，呈螺旋样走行，肠壁内血流信号减少。连续观察该段肠管蠕动减弱或消失。腹腔内出现游离液体暗区或原有液体暗区迅速增多。

3. CT检查

CT检查是诊断的主要手段。螺旋CT可明确梗阻的原因、部位及血供的情况，更具优越性。可以发现"漩涡征"特征性表现，为肠系膜血管及肠管紧紧围绕某一中轴盘绕聚集而成，分为系膜血管"漩涡征"和肠管"漩涡征"是诊断肠扭转重要依据，且系膜血管"漩涡征"对于肠扭转更有诊断价值。CT横断面图像可显示异常肠系膜上动、静脉"漩涡征（whirl sign）""空回肠换位征"或肠系膜上动脉血管变细或突然中断、血管移位跨越中线等。

多层螺旋CT血管成像（multi-slice spiral CT angiography，MSCTA）有助于观察肠系膜血管的表现，可清楚显示小肠扭转的部位和扭转方向，如肠系膜上动脉的漩涡样改变、血管变细或突然中断、血管移位等。由于MSCTA图像分辨率高，对观察小肠扭转时异常走行的肠系膜上动、静脉明显优于CT断面。刘磊观察一组小肠扭转病例中CTA的敏感度为100%，阳性预测值达83.3%。肠系膜上动、静脉主干及其分支的形态、分布异常及扭曲等异常改变为小肠扭转主要的CTA表现。MSCTA在小肠扭转诊断上临床应用优势明显，可以在较短的时间内完成大范围的扫描，而且图像分辨率高，减少了图像伪影。MSCTA结合CT平扫及增强表现，通常情况下具有肯定诊断的价值。

第五节　诊断、鉴别诊断

一、诊断

①有腹部手术病史，年轻患者常有饱餐后剧烈运动诱因，老年患者常有便秘史；②急性起病，持续性中上腹剧痛，阵发性加重，疼痛放射至后背部，伴频繁呕吐，重度腹胀；③病情进展出现咖啡渣样呕吐物，或（和）伴有少量血便；④不明原因的剧烈腹痛在短期内出现休克甚至全身炎症反应综合征表现；⑤体检见患者呈强迫体位，全腹部压痛，腹肌紧张，扪及扭转肠袢，腹水征阳性；⑥腹腔穿刺抽出血性腹液；⑦腹部X线检查，符合绞窄性肠梗阻的表现，可见空肠和回肠换位，或排列成多种形态的小肠肠管等征象；CT检查，显示肠系膜上动脉呈"漩涡征"、血管变细或突然中断等。依据以上表现，可初步诊断肠扭转，剖腹探查可确定诊断。

二、鉴别诊断

（一）肠套叠

肠套叠（intussusception）是指一段肠管套入与其相连的肠腔内，并导致肠内容物通过障碍。原发性肠套叠发生于无病理变化的肠管，多发生于婴幼儿。继发性肠套叠则多见于成人，成人的肠套叠多发生在有病变的肠管。绝大多数肠套叠是近端肠管向远端肠管内套入，逆性套叠较罕见，最主要症状为腹痛、呕吐和果酱样大便。腹部可触及"腊肠样"包块。X线下的典型表现为同心圆状的肠管增厚。B型超声检查，于脐周、脐右上横切面扫描显示"同心圆征""靶环征"；纵切面可见"套筒征""腊样征"。CT检查可出现"靶形征""慧星尾征""漩涡征"。出现"套筒征"，而无环状血管回声可与肠扭转鉴别。

（二）粘连性肠梗阻

粘连性肠梗阻（adhesive intestinal obstruction）是指由于各种原因引起腹腔内肠粘连，导致肠内容物在肠道中不能顺利通过和运行。多见于腹部手术、盆腔手术、腹腔炎症、腹腔放疗和腹腔化疗后，其中腹部手术后的粘连目前是肠梗阻的首位病因。粘连性肠梗阻绝大多数为小肠梗阻，多表现为单纯性肠梗阻。临床表现主要是机械性肠梗阻的症状。影像学检查，由于粘连的肠管受牵拉扭曲可出现类似"漩涡征"，与肠扭转不同的是，粘连性肠梗阻无肠管扭转。CT增强扫描亦未见肠系膜血管形成的漩涡。

第六节　治　疗

一、非手术治疗

（一）适应证

对于全身情况较好、生命体征基本平稳、无腹膜刺激征、腹部平片无肠穿孔坏死征象者；年老体弱，不宜接受手术治疗同时临床无绞窄的扭转者；可先行非手术治疗。

在非手术治疗过程中应进入外科重症监护室，密切观察患者全身情况，腹部症状、体征变化，监测心、肝、肾、肺重要脏器功能及血压、脉搏、心率、呼吸等生命体征，注意各项辅助检查结果，必要时重复腹部X线检查或腹部CT检查。经非手术治疗无效、病情进展者，应立即转外科手术治疗。

（二）内科治疗

患者取半卧位，禁食、禁水，持续有效地胃肠减压，一方面可避免膨胀的肠袢在复位时发生破裂，另一方面可以减少肠内容物，减低胃肠道内压力与张力，改善胃肠壁血液循环。积极补充有效循环量，纠正水、电解质和酸碱平衡紊乱。必要时静脉给予生长抑素以减少胃肠内分泌物，减轻梗阻症状。抗生素应用，尽早给予覆盖革兰阴性菌的高效广谱抗生素，以预防、治疗感染。积极营养支持，给予全胃肠外营养（total parenteral nutrition，TPN）治疗，以补充足够能量，维持机体代谢正氮平衡。对病情严重者，需输入血浆或新鲜全血，纠正低蛋白血症及贫血。

二、手术治疗

（一）手术时机

手术目的是快速解除扭转，恢复肠系膜血管的血液循环。

对于病情危重，已有腹膜刺激征或非手术治疗无效者，应在积极的术前准备后及早手术治疗，可显著降低病死率。起病后2h内手术为最佳，超过6h手术病死率可高达30%以上。

术前准备要争分夺秒，需根据患者病情快速抗休克，补充血容量，纠正酸碱平衡失调、电解质紊乱等，以降低麻醉风险和提高手术的成功率。而对于小肠扭转出现肠绞窄症状、体征者，在短时间内即会出现难以纠正的低血容量性休克和感染性休克，患者可短时间内死亡，应快速术前准备后，即刻手术。企图先纠正低血压再剖腹手术，往往贻误手术时机。

（二）小肠扭转复位术（reduction of volvulus of small intestine）

复位扭转肠管时要轻柔而稳妥。进入腹腔后，即应插入右手，顺肠系膜探摸系膜根部，了解扭转方向及程度。复位时要轻柔地将扭转小肠同步按扭转的反方向进行旋转复位，直至肠系膜根部平整光滑，无扭转存在，避免复位不够或过度。复位时注意防止过度牵拉肠系膜，以免撕裂肠系膜及其血管。

若大量扩张的小肠肠袢影响视野，又见粘连束带影响肠系膜复位，此时可将大量肠袢搬出腹腔，认清肠系膜扭转方向和粘连束带部位，再予松解、离断粘连束带后行扭转复位。

如打开腹腔证实扭转小肠肠袢已坏死，为减少毒素进入血液循环，加重中毒性休克，可用肠钳夹起近端肠管后，复位扭转，行肠切除吻合术，切除范围要超出坏死处3～5cm。

（三）肠切除术

1. 判断肠管活力

手术中正确判断肠管活力很重要，主要可从肠管及其系膜有无瘀血及出血点、肠系膜的色泽是否正常、有无肠蠕动存在、肠系膜有无血栓、肠系膜动脉及肠管缘动脉有无搏动来判断。扭转复位后确定受累肠管是否具有生机至关重要。如有可疑，可用热盐水纱布将肠管热敷10～15min，并给患者扩容、吸氧等处理，必要时可在肠系膜根部用0.5%普鲁卡因封闭，以改善血管痉挛现象。

观察肠管是否失去生机，具体方法如下：①小肠的颜色，有生机的肠壁的颜色由暗黑色或紫黑色转变为红色；②有生机的小肠浆膜光滑，具有光泽，反之肠袢之浆膜失去正常光泽，发暗；③肠壁有无蠕动，无生机的肠管已失去蠕动能力，用血管钳等稍加挤压刺激仍无收缩反应；④有生机的肠管肠系膜或肠缘血管可见小动脉搏动，切开其一小动脉可见鲜红色血液流出。

2. 肠切除时注意事项

肠切除时值得注意的问题：一般认为切除50%小肠不出现短肠综合征。若保留回盲瓣和末段回肠，有的病人甚至可以耐受切除70%小肠，但是失去75%以上小肠而不予特殊营养处理，则难以长期存活。①应在有良好血供的肠管处进行吻合，避免在明显扩张、充血或水肿的肠管处吻合，这可避免术后发生吻合口瘘（anastomosis fistula）或肠管坏死；②避免不必要的过多切除可保留的肠管，由于胃肠道容量大、代偿功能强，过多地切除部分小肠对患者生存影响不大，这往往导致手术的随意性，尤其在全小肠扭转复位后，过多地切除可保留的肠管可发生术后短肠综合征。近年来，根据"损伤控制性手术（damage control operation）"理念，即以患者的生存为目标，以术后的生存质量为前提，而不是追求手术台上"理想和完美的手术操作"。有学者提出可将坏死的肠管切除，将可疑血供障碍的肠管保留，两端外置造口，术后积极治疗，密切观察造口肠管的变化，若继续变为坏死，可再行肠管切除，若造口肠管恢复正常，可择期进行二期手术，恢复肠管的连续性。

3. 重视保留回盲瓣

越靠近回肠末端，血管吻合支越少，所以在行肠吻合时应尽量保留回盲瓣至回肠末段15cm范围内回结肠动脉供血。加之回盲瓣可造成肠腔内高压，在回肠末端15cm内行肠端端吻合将影响吻合口愈合，发生吻合口瘘可能性增加。近年实践证明，距回盲部15cm内行回肠端端吻合，只要注意保护好回结肠动脉，紧靠回肠系膜用蚊式钳游离系膜血管，在系膜肠管的斜面下行无张力间断结节缝合，术后小肠彻底减压，对预防术后短肠综合征是安全有益的。

总之，小肠扭转具有起病急、病情发展快、并发症多、病死率高等特点，常可在短时间内出现肠绞窄、坏死。临床中易出现漏诊、误诊，腹部X线及CT检查对小肠扭转的诊断有重要意义。手术是有效的治疗方法，病情危重者尽早行剖腹探查，延迟手术会给患者带来严重后果，甚至死亡。

（阿民布和）

参 考 文 献

［1］ 吴在德, 吴肇汉. 外科学 [M]. 北京: 人民卫生出版社, 2004: 482.

［2］ GURLEYIK E, GURLEYIK G. Small bowel volvulus: a common cause of mechanical intestinal obstruction in our region [J]. Eur J Surg, 1998, 164 (1): 51-55.

［3］ 杨春明. 急诊外科学 [M]. 北京: 人民军医出版社, 2001: 670-671.

［4］ 高德明, 何显力. 小肠扭转的诊断与处理 [J]. 中国医师进修杂志, 2008, 31 (14): 34.

［5］ 葛吉祥. 腹部CT影像中系膜血管漩涡征对肠扭转的诊断价值 [J]. 影像研究与医学应用, 2018, 2 (4): 208-209.

［6］ 包迎伟, 纪建松, 傅立平, 等. 螺旋CT对肠扭转的诊断价值 [J]. 放射学实践, 2010, 25 (I): 80-82.

［7］ 覃智颖, 张应和, 岑贤友, 等. 多层螺旋CT血管造影在诊断小肠扭转中的价值 [J]. 中国CT和MRI杂志, 2010, 8 (4): 49-50.

［8］ 黄志强. 现代腹部外科学 [M]. 长沙: 湖南科学技术出版社, 2005: 123.

［9］ 李晓荣, 黄雄. 小肠扭转的诊断与治疗 [J]. 西部医学, 2005, 11 (6): 573.

［10］ 岳文胜, 赵兴友, 余秀琼. 超声诊断成人小肠扭转1例 [J]. 中华超声影像学杂志, 2005, 14 (5): 337.

［11］ 刘小红, 高勇. 肠系膜扭转的多层螺旋CT与X线平片征象分析 [J]. 上海医学影像, 2011, 20 (2): 122-125.

［12］ 钱海, 谈振华. 胃癌根治术后远期发生急性小肠扭转16例诊治体会 [J]. 浙江创伤外科, 2016, 21 (2): 320, 322.

［13］ 李新平, HASSAN D, 邹建华, 等. 小肠扭转的发病机制及早期诊断探讨 (附43例报道) [J]. 中国普

外基础与临床杂志, 2013, 20 (11): 1279-1283.

[14] RUIZ-TOVAR J, MORALES, V, SANJUANBENITO A, et al. Volvulus of the small bowel in adults [J]. Am Surg, 2010, 75 (12): 1179-1182.

[15] TOSHITAKA I, TAKASHI H, KATSUHIRO N, et al. Organo-axial volvulus of the small intestine: radiological case report and consideration for its mechanism [J]. Abdomi Radiol, 2017, 42 (7): 1845-1849.

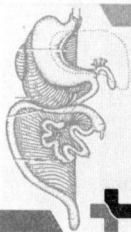

第三十七章
肠系膜损伤及肠系膜血管损伤

第一节　概　　述

肠系膜损伤及肠系膜血管损伤（mesenteric injury and mesenteric vascular injury）在和平和战争时期均时有发生，是腹部创伤中的一部分。小肠及其系膜在腹腔内所占体积大、分布广，又缺乏坚强的保护，易受损伤，约占腹部脏器伤的1/4，战时居腹内脏器伤之首位。临床上单纯肠系膜损伤及肠系膜血管损伤并不十分常见，所以相关文献及诊治经验相对较少，有些医生对此认识不足，常延误诊断及治疗。

肠系膜损伤及肠系膜血管损伤常伴有其他腹腔脏器的损伤。大多数的肠系膜及肠系膜血管损伤是在手术中才被诊断，损伤严重者死亡率高。其早期的死亡原因是快速失血、损伤血管的暴露及修复困难等因素，导致血容量大量丢失；后期死亡是由于肠系膜血管损伤处理不当导致血管修复失败，或虽然度过最初的血管修复手术，以后又出现肠缺血引发的一系列病变，如继发的脓毒症、多器官功能不全等并发症。

此外，患者死亡率的高低与入院时是否存在休克、手术是否及时、伴随其他器官损伤的情况、损伤血管的具体解剖位置、损伤血管修复的方法及手术时是否已有肠管的坏死等因素有关。

由于肠系膜损伤及肠系膜血管损伤临床罕见，本章叙述肠系膜损伤及肠系膜血管损伤的有关知识和进展，有助于临床医生对该病的诊断及治疗。

第二节　肠系膜及肠系膜血管的解剖、损伤原因及机制

一、肠系膜及肠系膜血管的解剖

（一）肠系膜解剖

肠系膜包括小肠系膜、结肠系膜和直肠系膜，是由双层腹膜形成的皱襞，将肠管悬吊在腹后壁，并使其保持有一定的活动度。肠系膜内有血管、脂肪、神经及淋巴等组织，可发生原发或继发病变，包括肠系膜损伤。

小肠上段系膜较短，游离度较小，小肠中、下段系膜较长，游离度较大；横结肠系

膜横行附着于胰腺下缘的后腹壁上，中、下段系膜较长，活动度大；乙状结肠系膜长短个体有差异，活动度也较大。外伤时活动度大的肠系膜损伤概率高。

（二）肠系膜血管

肠系膜血管是腹腔脏器血管的主要组成部分，包括肠系膜上动脉（superior mesenteric artery，SMA）、肠系膜上静脉（superior mesenteric vein，SMV）和肠系膜下动脉（inferior mesenteric artery，IMA）、肠系膜下静脉（inferior mesenteric vein，IMV）等。肠系膜血管走行于肠系膜之中，负责十二指肠水平段至直肠上段几乎全部肠道的血液供应及血液回流。

SMA、IMA是腹主动脉的两个主要分支，均起自腹主动脉前壁。SMA可分为四部分（或四区），第一部分是从SMA起始部至分出第一分支即胰十二指肠下动脉的这段；第二部分为SMA干分出胰十二指肠下动脉以远至分出结肠中动脉的这段；第三部分为SMA干分出结肠中动脉至分出主要节段分支的这段；第四部分为空肠、回肠节段分支，也包括回结肠、右结肠及其他结肠分支。IMA分出左结肠、乙状结肠及直肠上动脉。

SMV在小肠系膜根部位于SMA右侧，SMV接收来自空肠、回肠、阑尾、盲肠、升结肠及横结肠、部分胰腺及十二指肠的静脉回流的血液。它在胰腺后方与脾静脉汇合成门静脉。IMV接收直肠上三分之一、乙状结肠、降结肠的静脉回流血液，在胰腺后方汇入脾静脉。

小肠及结肠血供来源于肠系膜上、下动脉和静脉，由于行走面积广，又相对表浅，加上无骨架保护，故损伤容易累及如小肠系膜中的空肠、回肠血管，横结肠系膜中的动、静脉，乙状结肠系膜血管等。

二、肠系膜及肠系膜血管的损伤原因及机制

肠系膜及肠系膜血管损伤包括肠系膜挫伤及血肿（严重时可伴有后腹膜血肿）、肠系膜撕裂、系膜血管内皮损伤及血管破裂出血至腹腔等，主要由腹部外伤及医源性损伤引起。

（一）腹部外伤

腹部开放性及闭合性损伤均可引起肠系膜及肠系膜血管损伤。

腹部开放性损伤（open abdominal trauma）：腹部穿透性损伤（abdominal penetrating injury）是腹部血管（包括肠系膜血管）损伤最常见的原因，占90%～95%。多由火器伤和锐器所致，包括贯通伤及非贯通伤。腹部穿透性损伤引起肠系膜或肠系膜上或（和）肠系膜下血管损伤和腹部受伤部位有直接关系。一般情况下，开放性穿透性损伤的范围比较局限。

腹部闭合性损伤（blunt abdominal trauma，BAT）引起腹部血管损伤较少见，约为5%～10%，但近年有增加趋势。汽车安全带损伤是肠系膜损伤的主要原因，小肠系膜较

结肠系膜更易受损；减速力造成的损伤部位多为易于游动肠管和固定肠管的连接处的肠系膜及肠系膜血管，如空肠起始部或末端回肠血管等。主要原因为机动车交通事故，也可为工矿事故等使腹部直接受打击，有时由高处坠落引起损伤。腹部闭合性损伤最常引起损伤的肠系膜血管为SMA分支，SMA主干很少受损。

当腹部受外力骤然冲击，肠管发生快速位移，造成肠系膜挫裂，肠系膜内血管撕裂出血。可表现为急性腹腔内大出血，少量出血者可出现肠系膜血肿或肠曲间积血等。

实际上，单纯肠系膜或肠系膜某一血管的损伤是很少见的。肠系膜及肠系膜血管损伤常伴有腹腔其他脏器的多发损伤（包括消化道和实质脏器损伤等），有文献报道腹腔内脏血管损伤时常伴有2至4个腹腔脏器的损伤。腹部穿透性损伤时，肠及肠系膜损伤的发生率约为5%；腹部闭合性损伤时，肠及肠系膜损伤的发生率约为17%。

肠系膜血管损伤可以是单一血管的损伤，也可为多发，多发血管损伤最常见的是动、静脉同时受损，如SMA与SMV常同时受损。肠系膜动脉主干或较大分支受损，均可能影响肠壁的血液供应，甚至造成所属肠段的缺血坏死，处理不及时可能引起严重的腹腔感染。SMA干第一部分损伤时，可能引起肠缺血的范围最大，包括空肠、回肠及右半结肠；SMA干第二部分损伤时，可能引起肠缺血的范围中等，包括大段的小肠和（或）右半结肠；SMA干第三部分损伤时，可能引起肠缺血的范围较小，包括小段的小肠或右半结肠；SMA第四部分节段分支损伤时，一般不引起肠缺血。

（二）医源性肠系膜血管损伤

随着腹腔镜及介入技术的飞速发展，目前医源性肠系膜血管损伤有增多的趋势，应引起足够的重视。

医源性肠系膜血管损伤可发生于开腹及腹腔镜手术中，如胃切除手术损伤结肠中血管；胰十二指肠切除手术损伤SMA及（或）SMV；肠系膜根部或腹膜后肿物切除手术损伤邻近肠系膜血管等。外科医师需具备扎实的解剖学知识，术中注意手术野的暴露，一定程度上可以预防或减少因手术操作失误而导致的医源性肠系膜血管损伤。

选择性血管造影及介入治疗是引起医源性肠系膜血管损伤的另一原因。介入操作过程中引起肠系膜血管损伤穿透的机会很小，但反复插管可以引起血管内皮损伤，进一步造成血管内血栓形成，出现肠缺血或瘀血，肠屏障功能降低，肠坏死，甚至引起严重的腹腔感染及多器官功能不全等。在介入插管时，动作务必轻柔，避免反复插管引起血管损伤。

第三节　临床表现

从胸部乳头至大腿上部的任何指向腹部的穿透性损伤，均有引起肠系膜及肠系膜血管损伤的可能。临床表现主要取决于受损伤血管的部位及程度、受伤至就诊的时间以及是否合并其他部位器官的损伤等。

一、单纯的肠系膜及肠系膜血管损伤

单纯肠系膜挫裂伤常导致血肿形成或出血。系膜形成血肿者早期症状不明显，或仅有腹痛、腹胀。血肿逐渐增大，肠系膜静脉受压，导致肠系膜缺血、坏死、渗出，腹腔渗液增多。此时，临床症状加重，腹胀明显，腹痛加剧，可出现腹膜炎表现。体检：腹肌紧张，腹部明显压痛、反跳痛，移动性浊音阳性或阴性，肠鸣音减弱。

腹部外伤引起肠系膜及肠系膜血管损伤，可出现腹痛。肠系膜及肠系膜血管损伤早期其他症状可不明显，当肠系膜及后腹膜的血肿或腹腔内出血达到一定程度时，可有头晕、出汗、肢体发冷、心悸、恶心、口渴、黑矇或晕厥等表现；短期内大量出血、病情进展凶险者可迅速出现失血性休克。体检：脉细速，低血压，面色苍白，四肢湿冷，腹部压痛或反跳痛，但腹肌紧张可不明显，移动浊音阳性，肠鸣音减弱。因此，绝大多数患者按腹腔内出血急诊行腹腔镜或剖腹探查术。

二、肠系膜及肠系膜血管损伤合并腹腔及其他脏器损伤

在临床实际工作中，肠系膜及肠系膜血管损伤合并肝、脾、胃肠道等脏器损伤时，主要表现为实质脏器损伤的内出血或空腔脏器损伤的腹膜炎，肠系膜损伤及肠系膜血管损伤就显得不重要而被忽略，往往在术中才被发现。

（一）合并肝脾损伤

肝、脾是腹腔实质性器官，具有组织脆弱、血运丰富、弹性差的特点，在外伤中容易破裂。肝脾破裂主要表现为腹部疼痛、下胸部疼痛和腹腔内出血、出血性休克。病情与出血量和出血速度密切相关。脾破裂时血性腹膜炎所致的腹膜刺激征多不明显，而肝破裂后可能有胆汁进入腹腔，腹痛和腹膜刺激征常较脾破裂者明显。此外，肝破裂后血液可通过胆管进入十二指肠，患者可出现黑便或呕血。临床上脾破裂患者疼痛多在左上腹、左下胸部，而肝损伤疼痛在右侧。二者腹腔穿刺均可抽出不凝固血液。B超检查是诊断肝脾破裂的首选方法。CT检查可以观察肝脏、脾脏的轮廓、形态，能帮助判断出血量，对肝、脾包膜下血肿和肝、脾内血肿的诊断也有帮助。

（二）合并胃肠道损伤

肠系膜损伤及肠系膜血管损伤常合并肠道损伤，合并胃损伤较少，偶见胃肠道破裂、穿孔者。合并胃肠道损伤时，患者可在受伤同时或一段时间后出现急性腹膜炎的表现，甚至出现感染性休克。胃肠道穿孔或破裂，多有突发的刀割样或撕裂样腹部疼痛，初为损伤局部疼痛，后迅速扩散至全腹；上消化道穿孔或破裂腹痛自中上腹开始，迅速扩散至全腹；结肠穿孔或破裂腹痛主要自下腹开始，伴随腹胀、呕吐、发热等腹膜炎表现。

肠系膜血管损伤导致肠壁血运障碍及肠管坏死时，有时会在外伤后逐渐出现腹膜炎的表现，也可以在后期出现肠管的缺血性狭窄，表现为肠梗阻。

腹部查体：腹肌紧张可呈"板状腹"，全腹压痛、反跳痛明显，肝浊音界缩小或消失，肠鸣音减弱或消失。腹腔穿刺可抽出胃肠内容物。腹部立位X光片可见膈下游离气体。必要时进一步行CT检查。

值得注意的是，部分胃肠道损伤而尚未发生穿孔患者，往往被遗漏。部分患者除腹痛外，还可在受伤后出现呕血、血便现象，有不同程度失血征象。

（三）合并胰腺损伤

胰腺损伤常为上腹部的直接暴力强力挤压作用于脊柱所致，损伤常在胰的颈、体部，胰尾部损伤常合并脾破裂。由于胰腺位置深而隐蔽，早期不易发现，往往延误诊断及治疗。手术前诊断率低，死亡率高。胰腺损伤常并发胰液外漏或者胰瘘。漏出的胰液可积聚于网膜囊内，表现为上腹明显压痛，还可因膈肌受刺激而出现肩部疼痛。胰液经网膜孔和破裂的小网膜进入腹腔后，可很快出现弥漫性腹膜炎，出现上腹部剧烈的疼痛，并向肩部放射，伴恶心、呕吐、腹胀。胰腺组织挫伤，如发生坏死，可进一步形成脓肿。渗液局限在网膜囊内未及时处理，日久可形成胰腺假性囊肿；胰腺损伤所引起的内出血量一般不多。腹腔穿刺液的淀粉酶含量显著升高，血、尿淀粉酶也升高。腹部增强CT检查具有重要诊断价值。磁共振胰胆管成像（MRCP）检查有助于胰管损伤的诊断；ERCP检查适用于伤情稳定、无其他严重合并伤的患者，特别适用于拟行ERCP治疗者。

（四）合并其他器官损伤

如肾挫伤、脑损伤等。

第四节　辅　助　检　查

一、实验室检查

血常规红细胞、血红蛋白下降提示失血。血细胞比容增高提示血浆丢失。尿常规尿相对密度增高提示血液浓缩或血容量不足。

血气分析动脉血pH降低提示代谢性酸中毒。

二、影像学检查

（一）腹部X线检查

有助于了解腹部子弹等损伤的部位及轨迹。膈下游离气体常提示有空腔脏器的破裂、穿孔。肠系膜及肠系膜血管损伤导致肠壁血运障碍时，可有肠梗阻的影像表现。

（二）腹部超声波检查

腹部B型超声波检查尤其适用于危重及血液循环不稳定患者的床旁检查，有助于了解有无肝、脾等的损伤及腹腔内积液（出血）。肠道损伤者显示肠管扩张、肠腔内积气积液、肠道蠕动减弱或消失、肠壁弹性差等表现。亦可为临床提供有益的诊断信息。超声多普勒检查更有助于肠系膜血管损伤以及肠壁血运障碍的诊断。

（三）腹部CT检查

目前，腹部多层螺旋CT（multi-slice spiral CT）检查是术前诊断腹部外伤（特别是腹部多发损伤）最好的影像学方法，在腹部损伤的诊断及鉴别诊断等方面有很重要的作用，对腹部损伤有较高的阴性预测值，对判断是否需要剖腹探查手术有较高的敏感性、特异性和准确性。生命体征稳定或基本稳定、拟行非手术治疗的腹部外伤患者，原则上均应行腹部CT检查。

通过薄层CT扫描可以较清楚判断小肠系膜根部及肠系膜血管的情况，多数肠系膜及肠系膜血管损伤可被发现，肠系膜血管造影剂外渗、肠系膜血管中断及"串珠样"提示有肠系膜血管损伤。如出现肠系膜质地不均及肠系膜脂肪肿胀增厚、血肿，要高度怀疑肠系膜血管损伤，如肠系膜血管有活动出血或系膜血肿伴有邻近肠壁增厚，提示有肠管或肠系膜血管损伤，且多需要手术治疗。

肠系膜血管挫伤可继发血栓形成。CT平扫显示血栓形成的早期血栓呈较高密度影，后逐渐呈低密度影；增强扫描显示肠系膜血管腔内有低密度的充盈缺损，表示血管内有血栓。

腹部外伤后腹腔内有积液但无实质性器官损伤时，要高度怀疑可能有肠及肠系膜损伤，有中等或大量积液时，应考虑手术探查。腹腔内积血的解剖部位（如肠间）有时可能有助于腹腔内损伤部位的判断。按CT表现肠系膜损伤可分为重度及轻度损伤，重度肠系膜损伤包括肠系膜损伤引起的腹腔内的活动性向腹腔内的出血、肠系膜撕裂伴肠缺血及肠系膜全程撕裂等，需紧急手术治疗。轻度肠系膜损伤包括肠系膜部分裂伤、局灶性肠系膜挫伤和不继续增大的肠系膜血肿，轻度患者可在严密观察下进行非手术治疗。CT对肠及肠系膜损伤的敏感性和准确性高低变化较大。诊断不清但患者病情稳定的，重复CT检查可能有助于腹部损伤的诊断；对非手术治疗患者，重复CT检查有助于观察病情变化。

总之，腹部多层螺旋CT检查可见肠系膜血管损伤的直接征象，包括肠系膜血肿形成、脂肪间隙渗出性改变（脂肪间隙出现条状、片絮状密度增高影，境界紊乱不清，肠系膜血管结构显示不清）；间接征象有损伤肠曲间游离积血，而实质性脏器未见损伤，肠系膜血管供应区域肠管壁增厚及腹腔内游离气体（肠壁破裂）。腹部多层螺旋CT具有扫描速度快、时间分辨率及速度分辨率高、多平面重建等优势，对于肠系膜及肠系膜血管损伤定性和损伤部位定位准确率较高，有助于临床诊断及治疗。

（四）MRI检查

MRI扫描对组织的分辨能力极高，可从多个方向进行切面成像，能清楚地显示肠系膜血管的走行及其管壁情况。

（五）选择性肠系膜血管造影

理论上讲，选择性肠系膜血管造影是术前确诊肠系膜血管损伤的最好方法，造影如能发现造影剂溢入腹腔或沿肠系膜蔓延，即可诊断为肠系膜血管破裂，且可在诊断同时行覆膜支架或血管栓塞治疗。但肠系膜血管损伤多伴有其他脏器损伤或大血管破裂，患者生命体征多不稳定，不宜进行复杂操作检查，所以肠系膜血管造影在急症诊断中极少应用，少数从肠系膜血管造影中获益的患者也并非为诊断肠系膜血管损伤而进行该项检查。

三、诊断性腹腔灌洗及腹腔穿刺

诊断性腹腔灌洗（diagnostic peritoneal lavage，DPL）及腹腔穿刺（abdominocentesis）诊断腹腔内出血的阳性率可高达90%以上。腹腔灌洗对腹腔内出血早期诊断的阳性率比腹腔穿刺高。经导管注入0.9%氯化钠溶液后，如出现10ml肉眼血性液或镜下红细胞数＞100 000/mm^3，或者红细胞＞$0.1×10^{12}$/L，可诊断为腹腔内出血。腹腔穿刺是腹部外伤时常用的一种简单、易行的诊断方法，腹腔穿刺液的性质有助于腹腔实质及空腔脏器损伤的诊断。腹腔穿刺抽出不凝固血液，是诊断腹腔内出血的重要依据；抽出黄绿色液可能有胆道或胃肠道损伤；抽出液外观混浊，肉眼或镜检有食物残渣、胃内容物，常提示有空腔脏器的穿孔或破裂等；腹腔穿刺液镜检为渗出液（白细胞计数超过$0.5×10^9$/L，中性粒细胞＞0.5）则提示有空腔脏器损伤及腹腔感染。

第五节　诊断及鉴别诊断

一、诊断

①有腹部外伤、腹部相关外科手术，或诊断、治疗血管介入操作等病史；②外伤等后出现早期休克、持续性腹痛、腹膜炎体征等内出血征象，或有腹腔脏器、组织损伤的临床表现；③腹腔穿刺抽出不凝固血液，提示腹腔内出血；④腹部B型超声波检查、CT检查提示有肠系膜和肠系膜血管以及其他脏器损伤；⑤必要时行选择性肠系膜血管造影，确定肠系膜血管损伤的诊断。

上述②③⑤项可提供腹腔内出血和肠系膜血管损伤的证据；①④项可以辅助肠系膜

损伤及肠系膜血管损伤或其他脏器损伤的诊断。尽管如此，但由于肠系膜损伤及肠系膜血管损伤常合并它脏器损伤，病情复杂，术前诊断仍十分困难。确诊仍需依赖于急诊腹腔镜或剖腹探查术及病理组织学检查。

二、鉴别诊断

（一）自发性肝、脾破裂

自发性脾破裂（spontaneous splenic rupture）常由慢性病毒性肝炎、血吸虫病、疟疾、传染性单核细胞增多症、白血病、恶性淋巴瘤、脾囊肿、脾血管瘤、脾血管肉瘤和尼曼匹克病（鞘磷脂沉积病）等疾病所致。上述疾病常导致脾脏的肿大及其脆性的增加，此为自发性脾破裂的病理基础。

自发性肝破裂（spontaneous hepatorrhexis）常发生在原发性肝癌、继发性肝癌、肝硬化（肝硬化结节破裂）、肝囊肿、肝血管瘤及其他良性肿瘤（如肝腺瘤、肝脂肪瘤）、肝紫斑病（hepatic peliosis）等疾病基础上。亦有妊娠期自发性肝破裂报告。

自发性肝、脾破裂的临床表现均以突然出现的腹部、胸部疼痛及腹腔内大出血，伴有失血性休克征象为主。所不同的是肝破裂早期疼痛位于右上腹、右下胸，向右肩背放射；而脾破裂疼痛则位于左侧。后期均扩散至全腹。腹腔内抽出不凝固血液。B超、CT、磁共振等影像学检查基本上可以明确肝、脾脏破裂部位及损伤程度。腹腔镜或急诊剖腹探查是确诊及治疗最佳手段。

总之，腹腔实质脏器损伤时，表现为腹腔内出血。B型超声检查及CT等影像检查有助于明确肝、脾、胰及肾等实质脏器的损伤及损伤程度。

（二）腹部卒中

腹部卒中（abdominal apoplexy）是指腹部内脏血管（如肠系膜上或下动脉静脉、脾动或静脉、肝动脉、肾动脉，胃十二指肠动脉、胃右动脉、结肠中动脉等血管及其分支）自发性破裂引起腹腔内或腹膜后出血的少见的特殊急腹症。腹部卒中不包括创伤性内脏血管破裂、自发性脏器破裂、腹主动脉瘤破裂出血、异位妊娠等疾病。发病年龄以45～70岁多见。女性发病多于男性。其病因尚不清楚，可能与高血压、动脉硬化、腹腔内血管发育异常或先天性缺陷及内分泌改变等有关。本病常骤然发病，以急性腹痛和失血低血容量性休克为主要表现。腹部B型超声波检查有助于诊断及鉴别诊断，腹腔增强CT扫描有较大诊断价值，血管造影可以确诊并行血管腔内介入栓塞治疗。

（三）宫外孕破裂出血

宫外孕破裂出血（rupture and bleeding of ectopic pregnancy），孕卵在子宫腔外着床发育的异常妊娠过程称"宫外孕"或异位妊娠，以输卵管妊娠最常见。宫外孕破裂大量出血患者可有头晕、面色苍白、脉细、冷汗淋漓等症状，重者可出现昏倒、神志不清和血压下降等休克征象，此时容易与肠系膜损伤、肠系膜血管损伤出血相混淆。但本病在破裂前常有短暂停经史，同时可有不规则阴道少量流血，持续或间歇出现的腹痛症状。

妇科检查：阴道内常有少量出血。阴道后穹隆饱满，有触痛。子宫颈有明显的抬举痛，子宫正常大或稍大，稍软，或在子宫旁触及包块，后穹隆穿刺可抽出不凝固血液。实验室检查：血清人绒毛膜促性腺激素（human chorionic gonadotropin，HCG）检测呈阳性。B型超声检查子宫内未见妊娠囊，子宫内膜增厚；宫旁一侧可见边界不清、回声不均的混合性包块，有助于明确妊娠部位和大小。阴道B超检查较腹部B超检查准确性更高。MRI检查适用于超声检查未明确诊断或高度怀疑腹腔妊娠而病情稳定者，可以辅助确定诊断。腹腔镜探查可直接观察宫外孕的部位和与周围脏器的关系及粘连状态，且可同时行手术治疗。

（四）胃肠等空腔脏器损伤

肠系膜及肠系膜血管损伤合并胃肠损伤时，主要表现为外伤后出现急性腹膜炎的症状及体征。X线及CT等影像检查发现腹腔内（特别是膈下）有游离气体常提示胃肠损伤。腹腔穿刺也有助于胃肠等空腔脏器穿孔或破裂的诊断。

第六节　治　　疗

一、内科治疗

单纯肠系膜及肠系膜血管损伤术前诊断明确的患者，无大出血表现，生命体征平稳者，原则上可先行非手术治疗。①给予禁食、胃肠减压；②充分补液、维持水与电解质及酸碱平衡，补充微量元素；③营养支持，开始给予静脉营养，供应足够热量；以后根据病情给予胃肠外营养＋肠内营养，或肠内营养；④应用抗生素；⑤对症治疗，纠正贫血，必要时输血；镇痛；⑥可应用抑制胃酸及抑制肠道分泌制剂。在治疗中应密切观察病情及生命体征变化，做好随时急诊手术的准备。

二、危重患者抢救

危重患者并发失血性休克应全力抗休克，尽快处理创伤，及时止血：①迅速建立有效的输液通道，尽快补充血容量，根据患者具体情况可先快速输注生理盐水、平衡盐溶液，或选用7.5%高盐液，随后输注胶体液，如白蛋白、血浆或血浆代用品等；②输血，若红细胞压积在30%以下应适量输血，最好为新鲜全血，使红细胞压积维持在30%以上；③保证呼吸道通畅，清除分泌物，用鼻导管法或面罩法吸氧，必要时建立人工气道，呼吸机辅助通气；④维持水与电解质、酸碱平衡。应用5%碳酸氢钠或三羟甲基氨基甲烷（THAM）纠正代谢性酸中毒；⑤必要时应用血管活性药物，调整血管舒缩功能，改善微循环，有益于休克恢复；⑥及时应用抗生素：腹腔感染常为革兰氏阴性杆菌、肠球菌或条件致病菌引起的混合感染，多为耐药菌。如产ESBL的大肠杆菌、阴沟肠杆菌、铜绿假单胞菌等，可使用第三代头孢菌素类、第三代喹诺酮类、第四代头孢菌素类或碳青霉烯类抗生素，如亚胺培南（imipenem）、美罗培南（meropenem）等，必要时联合用药；⑦创伤处理，视病情可在休克初步纠正后进行处理，病情严重者应在抗休克同时进行创伤处理；⑧在抢救过程中，必须密切监测血压、脉搏、心率、呼吸频率等生命体征，记录尿量、出入量，监测中心静脉压，监测血气分析、血常规、电解质、肝肾功能，以随时调整液体、药物治疗方案；⑨积极做好手术前准备，如备血、插胃管及尿管等。

三、外科手术治疗

肠系膜及肠系膜血管损伤患者多合并其他脏器损伤，所以对危重腹部外伤患者，在急诊室或手术室（由急诊室直接去手术室）即应及时进行抢救、诊断及治疗，包括心肺复苏、抗休克、大血管损伤处理及其他常规治疗等。患者病情稳定也可先行腹腔镜手术探查，进一步明确诊断。

因腹腔内出血或腹膜炎而进行剖腹探查时，手术切口多选择腹部正中切口，根据需要向上可至剑突，向下可至耻骨联合，主要目的是充分暴露内脏血管，提供良好的手术视野，及时控制威胁生命的大出血，然后控制胃肠道内容物的溢出，再按一定顺序进行仔细的腹腔探查。手术医生需非常熟悉肠系膜及腹膜后血管的相关解剖知识。同时控制损伤血管的近端及远端是止血最确切的方法，但血管损伤时通常出血凶猛，不易显露。可先通过纱布垫压迫、手指控制及出血部位以上血管的阻断等方法控制出血，显露出血血管。

怀疑SMA第一部分损伤时，可以通过游离左半结肠、脾及胰体尾，将左侧腹腔脏器推向右侧，显露SMA。SMA第一、二部分损伤时，可通过Kocher切口向左游离十二指肠及胰头至可触及SMA；有时可通过小网膜囊或在横结肠系膜根部游离显露SMA。SMA近端出血压迫无效时，应设法控制近端腹主动脉，以便寻找出血部位。有条件者可进行杂交手术，使用阻断球囊暂时阻断SMA开口。SMA第三、四部分损伤显露容易。SMV损伤的显露同SMA。

IMA和IMV损伤的显露一般不难，但有时显露IMV损伤需切断Treitz韧带；如果IMV损伤位于胰腺后近脾静脉处，则需要从腹膜后向胰头侧游离胰腺下缘，显露损伤部位。显露时应仔细操作，避免造成不必要的医源性损伤。

一旦显露和控制损伤血管的近端及远端，应按美国创伤外科协会器官损伤中腹部血管损伤分级进行分级处理。①I级损伤，即无名称的SMA或SMV、IMA或IMV分支损伤出血，均应结扎。内脏血管存在着丰富的侧支循环，小范围的肠系膜血管节段分支损伤一般不会造成肠管缺血。②Ⅱ级损伤，即IMA或IMV干、SMA或SMV分支如回结肠动脉等其他有名称的血管损伤，应根据具体情况行结扎或修复。③Ⅲ级损伤即SMV干的损伤。④Ⅳ级损伤即SMA干的损伤。损伤血管的出血初步被控制后，即需进一步行损伤血管的修复。

SMA第一、二部分损伤时，应首选SMA修复手术。结扎SMA通常仅作为一种备用手段，用于抢救威胁生命的SMA大出血。SMA结扎后，肠管的血供只能通过腹腔动脉或IMA的侧支，或这两者的侧支供给，所以很有可能发生肠坏死，但SMA结扎后确有存活者。SMA干第三、四部分损伤时，也应首选SMA修复。该部分血管损伤后肠缺血的范围变化很大。虽然，SMA第四部分小肠和大肠的远端节段分支的损伤可以结扎，但如多个节段分支受损，则可能发生损伤后的肠缺血，所以，建议对所有的SMA干损伤行修复手术（仅SMA最远端节段分支受损可结扎）。SMA损伤的修复手术也遵循血管外科的一般原则，即适当的显露、损伤血管近远端的控制、血管壁的清创、血栓的预防、肝素盐水冲洗、Fogarty球囊导管的使用、仔细缝合避免血管狭窄等，一般用5-0或6-0聚丙烯缝线进行受损血管侧壁或对端缝合；罂粟碱灌注可能有助于改善痉挛血管的扩张。范围较大的肠系膜上动脉根部损伤，可施行主动脉-SMA搭桥术。SMA损伤不能修复或不能使用覆膜支架治疗者，必要时行自体大隐静脉或人工血管移植。SMA修复后，一定要再观察一下肠管的血运情况，警惕迟发性肠坏死的发生。

SMV的损伤，应尽可能行静脉的缝合修补。SMV侧支循环比较丰富，若SMV修补失败或太困难，可谨慎行SMV结扎。SMV结扎后有可能出现肠道静脉回流严重受阻及全身血容量下降，应注意补液量及监测血流动力学变化。

IMA的损伤，一般通过结扎IMA即可。但创伤外科医生必须知道，在罕见情况下，降结肠、乙状结肠和直肠上段主要靠IMA供血，在极其罕见的情况下，结扎IMA可引起供血肠管的缺血。理论上讲，若IMA的损伤患者同时伴有动脉粥样硬化，可能需要行损伤IMA的重建。对IMV的损伤，结扎IMV即可。

肠系膜挫伤和较小的肠系膜血肿一般不需特殊处理，对于较大的肠系膜血肿应切开浆膜探查受损血管。对系膜裂口及肠系膜细小血管出血进行缝扎止血时，一定注意别过多缝合，以免造成肠系膜血管的进一步损伤。由肠系膜血管损伤引起的失活或可疑失活肠管必须切除，肠管切除后，可根据具体情况行肠吻合、肠造瘘等手术。肠系膜及肠系膜血管损伤修复后，其形成血栓的机会增多（静脉较动脉为多），需行降低血液凝集性的处理，如使用低分子右旋糖酐、低分子肝素等，有时需用尿激酶等溶解血栓的药物。术后怀疑有肠管血运障碍时，应及时再次手术探查。

第七节　预　　后

肠系膜血管损伤后有较高的并发症发生率，包括腹腔室间隔综合征、损伤血管修复后的血栓形成等。SMV结扎后常导致肠道静脉回流严重受阻及全身血容量不足。肠系膜血管损伤导致的小肠和结肠的坏死是最严重的并发症，特别是当SMA主干及主要分支受损或SMA与SMV同时受损时；需要复杂的血管修复手术时，如自体大隐静脉移植或聚四氟乙烯人造血管重建，更容易出现肠坏死。SMA损伤的死亡率从0至67%不等，与医院医疗条件及医生诊治水平有很大关系，在手术室或入院24h内死亡的占71%，术后死亡的占29%。有关IMA损伤死亡率的报道较少，死亡率0至100%。SMV损伤的死亡率0至55%。

患者死亡率的高低，更与创伤外科医师的临床经验及其对肠系膜受伤血管解剖知识的熟悉程度、掌握损伤血管近端和远端出血控制技术（包括血管一期修补、旁路及血管结扎等）水平的高低，以及能否根据患者的具体情况制订个体化治疗方案等因素密切相关。

（郭 旭 朱 斌）

参 考 文 献

[1] PATTERSON B O, HOLT P J, CLEANTHIS M, et al. Imaging vascular trauma [J]. Br J Surg, 2012, 99 (4): 494-505.

[2] ASENSIO J A, FORNO W, ROLDÁN G, et al. Visceral vascular injuries [J]. Surg Clin North Am, 2002, 82 (1): 1-20.

[3] 王鹏志, 刘彤. 肠系膜血管损伤的诊断与治疗 [J]. 中国胃肠外科杂志, 1999, 2 (3): 132-134.

[4] IASELLI F, MAZZEI M A, FIRETTO C, et al. Bowel and mesenteric injuries from blunt abdominal trauma: a review [J]. Radiol Med, 2015, 120 (1): 21-32.

[5] MELMER P D, CLATTERBUCK B, PARKER V, et al. Superior mesenteric artery and vein injuries: operative strategies and outcomes [J]. Vasc Endovascular Surg, 2022, 56 (1): 40-48.

[6] 戴晶, 姜宏, 金红旭, 等. 2020年中国急性肠系膜缺血诊断与治疗专家共识 [J]. 临床急诊杂志, 2020, 21 (10): 763-773.

[7] SEKIGUCHI H, SUZUKI J, DANIELS C E. Making paracentesis safer: a proposal for the use of bedside abdominal and vascular ultrasonography to prevent a fatal complication [J]. Chest, 2013, 143 (4): 1136-1139.

[8] 符熙, 彭加友, 何伟红, 等. CT对急性闭合性肠及肠系膜损伤手术治疗的预测价值 [J]. 实用放射学杂志, 2019, 35 (10): 1614-1680.

[9] KAEWLAI R, CHATPUWAPHAT J, MAITRIWONG W, et al. Radiologic imaging of traumatic bowel and mesenteric injuries: a comprehensive up-to-date review [J]. Korean J Radiol, 2023, 24 (5): 406-423.

[10] BATES D D, WASSERMAN M, MALEK A, et al. Multidetector CT of surgically proven blunt bowel and mesenteric injury [J]. Radiographics, 2017, 37 (2): 613-625.

[11] 刘强, 韩世星, 陈军泽, 等. 腹腔镜手术治疗儿童肠系膜上动脉压迫综合征22例报告 [J]. 中华小儿外

科杂志, 2019, 40 (7): 626-630.

[12] NUZZO A, MAGGIORI L, RONOT M, et al. Predictive factors of intestinal necrosis in acute mesenteric ischemia: prospective study from an intestinal stroke center [J]. Am J Gastroenterol, 2017, 112 (4): 597-605.

[13] LIN H F, CHEN Y D, LIN K L, et al. Laparoscopy decreases the laparotomy rate for hemodynamically stable patients with blunt hollow viscus and mesenteric injuries [J]. Am J Surg, 2015, 210 (2): 326-233.

[14] PHILLIPS B, REITER S, MURRAY E P, et al. Trauma to the superior mesenteric artery and superior mesenteric vein: a narrative review of rare but lethal injuries [J]. World J Surg, 2018, 42 (3): 713-726.

[15] OKISHIO Y, UEDA K, NASU T, et al. Surgical intervention for blunt bowel and mesenteric injury: indications and time intervals [J]. Eur J Trauma Emerg Surg, 2021, 47 (6): 1739-1744.

[16] SMYTH L, BENDINELLI C, LEE N, et al. WSES guidelines on blunt and penetrating bowel injury: diagnosis, investigations, and treatment [J]. World J Emerg Surg, 2022, 17 (1): 13.

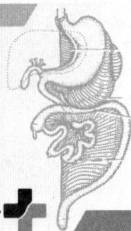

第三十八章
肠系膜脂膜炎

第一节 概 述

肠系膜脂膜炎（mesenteric panniculitis，MP）是累及脂肪组织的慢性非特异性炎症。本病罕见。其病因不明确，可能与手术、创伤、感染、自身免疫性等多种因素有关。病变主要侵及小肠系膜，偶尔可累及结肠系膜、后腹膜、网膜等。

病理大体表现为肠系膜内弥漫性或局限性的单发或多结节性肥厚、硬化及挛缩。病理组织学上表现多样性，主要有肠系膜脂肪组织变性、坏死、炎症细胞浸润及纤维化等变化。

临床症状表现复杂，无特异性。相当一部分患者症状隐匿，出现症状者常以腹痛及腹部包块、发热为主。CT及MRI检查显示有一定特征性，有助于诊断。但术前确诊困难，往往在行剖腹探查术或因其他疾病手术中偶尔发现，经病理组织学检查确诊。

1924年Jura首先描述本病，称之为收缩性肠系膜炎（retractile mesenteritis，RM）。1947年Pemberton等提出本病是脂肪代谢障碍的理论，称之为肠系膜脂肪营养不良（mesenteric lipodystrophy，ML）。1960年Ogden等将它命名为肠系膜脂膜炎，并详细描述了本病的临床表现及其病理变化。在嗣后的文献报告中又分别出现肠系膜脂膜炎、肠系膜脂肪营养不良、硬化性肠系膜炎（sclerosing mesenteritis）、肠系膜Weber-Christian病、肠系膜脂肪肉芽肿（mesenteric lipogranuloma）、孤立性脂肪营养不良（isolated lipodystrophy）及后腹膜黄色肉芽肿（retroperitoneal xanthogranulima）等称谓。诸多的命名分别反映了本病自然病程中某一阶段占优势的组织学特征。目前多数学者已接受肠系膜脂膜炎命名。

目前尚无本病的发病率的流行病学数据。Daskalogiannaki等前瞻性回顾了连续腹部CT检查的7620例患者，其中49例证实肠系膜脂膜炎诊断，占受检人数的0.6%。男性发病多于女性，国外文献报告男女发病比例为（2~3）∶1，发病年龄55~72岁，平均年龄63、65岁。程相陈等总结分析我国近30年来344例MP患者，男女发病比例为1.2∶1。发病年龄最小8岁，最大96岁，平均55.4岁。通常本病发病率随着年龄增加而升高，少年、青年少见，偶见儿童患者，可能与儿童肠系膜脂肪含量比成年人低有关。

第二节 病因及发病机制

一、病因

MP确切病因并不清楚。文献回顾性研究发现与肠系膜脂膜炎发病相关的因素，或者诱因繁多，现叙述如下：

（一）肿瘤

有些学者认为MP的发生是肿瘤刺激，机体出现继发反应的结果。但有的患者在诊断MP后再发现恶性肿瘤，或在MP长期随访过程中发生淋巴瘤和其他恶性肿瘤。虽然MP与恶性肿瘤密切相关，但目前两者因果关系仍不清楚。由于缺乏有力的证据，至今仍存异议。

程相陈报告肠系膜脂膜炎患者中伴有恶性肿瘤者占13.4%，李浩等报告占56.76%。李俊晨等报告20例MP患者中有恶性肿瘤病史8例，诊断出硬化性肠系膜炎之后再发现恶性肿瘤者3例，并指出当肠系膜肿块内结节＞10.5mm或者出现"指环征"应高度警惕并发恶性肿瘤。Sharma P.等报告192例肠系膜脂膜炎中有恶性肿瘤病史17例，占8.9%。在伴随的恶性肿瘤中，最常见的是腹部恶性肿瘤、淋巴瘤、胃肠道癌，也可见乳癌、肺癌、结肠癌、黑色素瘤、前列腺癌、分化良好的脂肪肉瘤、胸膜间皮瘤、腹膜转移癌、类癌、慢性粒细胞白血病、骨髓瘤、子宫浆液性乳头腺癌等。此外，还可能与肠系膜脂肪瘤、肠系膜硬性纤维瘤、肠系膜纤维瘤病有关。

（二）腹部手术与损伤

一些学者支持此病与腹部手术及腹部损伤有关，提出腹部手术、损伤可引起肠系膜非特异性反应和纤维化的观点。国外肠系膜脂膜炎文献中既往有腹部手术史或腹部外伤史的MP患者比例高低不一，分别为28.6%、40%、52.9%，亦有报告占84%。而国内一组大宗资料中，MP患者有腹部手术病史、腹部外伤病史者占11.5%。

（三）自身免疫疾病或免疫力低下

还有人认为MP是一种自身免疫性疾病，如患者血清内存在多种自身抗体，IgM、IgG、IgA含量增高；另发现，病情严重者有α_1-抗糜蛋白酶的缺陷；或者患者可同时伴随自身免疫疾病，如特发性腹膜后纤维化、多发性软骨炎、肾小球肾炎、系统性红斑狼疮、原发性干燥综合征（primary Sjögren's syndrome）、风湿病、肉芽肿疾病、硬化性胆管炎、里德尔（Riedel）甲状腺炎、强直性脊柱炎（ankylosing spondylitis）、克罗恩病（Crohn's disease）、IgG4相关性疾病、眼眶假瘤等病。以上疾病的病理基础都是血管炎、慢性炎症和纤维化，因此，可能与MP紧密相连。

（四）腹腔感染

可能与腹腔结核感染、腹腔化脓性感染（排除胰腺炎）、肠系膜水肿、保留缝合材料、胆结石、胆汁或尿漏、肝硬化、腹主动脉瘤、消化性溃疡、腹腔热损伤与化学损伤或乳糜腹水等有关。

（五）肠系膜缺血

也有学者注意到MP与肠系膜血管炎、血管栓塞、局部缺血有关，认为可能是缺血引起脂肪缺血坏死，继而发生炎症。但后来又发现MP患者血中的溶蛋白酶比正常人高，可形成小血管内皮细胞损害、血栓及闭塞，从而导致肠缺血，引起临床一系列相应表现。推测两者之间可能互为因果。

（六）其他

有MP与药物过敏、应用碘剂、磺胺类或普萘洛尔相关；或者与冠状动脉疾病及吸烟、维生素缺乏症等诱发有关的报道。

二、发病机制

各种致病因素刺激、损伤肠系膜，引起肠系膜非特异性炎性反应，或者肠系膜缺血，或者发生免疫反应，导致肠系膜出现脂肪组织过度生长以及随后的变性、脂肪坏死、纤维化等一系列变化。也可能在增生的肠系膜脂肪组织变性后，正常的脂类物质从变性的脂肪细胞中释放出来，而促进了肉芽肿性浸润，并最终纤维化。Rubinstein认为α抗胰蛋白酶缺乏与脂膜炎有关。

第三节　病　理　学

肠系膜主要由脂肪及穿行于其中供应肠道的动脉、静脉和淋巴管构成。MP主要（约90%）涉及小肠肠系膜脂肪组织，以肠系膜根部为多见，常向左侧延伸，空肠系膜比回肠更易受侵及，也可蔓延到肠壁处。约20%结肠受累，大多为乙状结肠、直肠病变。少数亦可涉及网膜、胰腺周围、阑尾系膜、腹膜后和盆腔等区域。

病理大体所见：①以肠系膜脂肪营养不良为主要特征，可见肠系膜弥漫性增厚，肠系膜根部散在单个或多个结节，表面光滑，呈分叶状或圆形，切开外观呈棕色或黄色；②以肠系膜脂膜炎为特征，肠系膜弥漫性增厚加重，肠系膜根部分布单个或者多个融合成大片状或团块样肿块，并由肠系膜根部向肠壁侧扩展；③最后一阶段以收缩性肠系膜炎为特征，随着纤维组织的增生及瘢痕收缩，肠系膜逐渐收缩变短，所属范围肠祥也随之纡曲、变形、狭窄，甚至肠腔完全阻塞。肠系膜聚集大小不等、形态各异的团块，肿块边界不清楚，较硬，无包膜，与周围组织器官广泛粘连。肿块推压、包裹肠道或与肠道粘连、变形等改变，均可造成肠梗阻。肿块包裹血管和淋巴管，偶尔引起肠缺血、乳糜腹水。在病程中部分患者肠系膜血管出现狭窄、栓塞或静脉曲张，最终可形成侧支循环。

镜下所见：第一阶段：以脂肪坏死为主的肠系膜脂肪营养不良，表现为层状泡沫巨噬细胞和淋巴细胞浸润，代替正常肠系膜脂肪组织；第二阶段：以慢性炎症为主的肠系膜脂膜炎，镜下见浆细胞、少数多形核白细胞、异物巨细胞和泡沫巨噬细胞浸润；第三阶段：以纤维化为主的收缩性肠系膜炎，是肠系膜脂膜炎的最后阶段，组织学上表现胶原沉积、弥漫性坏死和纤维化，导致肠系膜疤痕、收缩、聚集。

第四节　临床表现

一、一般临床症状

（一）病理类型与临床表现

肠系膜脂膜炎是慢性非特异性炎症，病程进展缓慢通常为6个月左右，可从2周～16年。症状可以持续存在，亦可以间歇发作。其临床表现与肠系膜病灶病理变化密切相关。但MP患者有脂肪坏死、慢性炎症和纤维化3个病理阶段，这3种或2种病理类型可以并存或者以其中某一病理类型为主。事实上这3个病理类型，并不代表MP发展的必然过程。临床上多数患者病情可自行缓解，往往不出现纤维化病理类型。因此，临床表现发病急缓不一、病程长短不一、病情轻重不一（约20%患者症状严重），症状多种多样，诊断困难，容易误诊。

1. 病变早期

病变是以脂肪坏死为主的肠系膜脂肪营养不良时，在临床上无症状。可在常规体检或其他病因行腹部B型超声、CT检查时偶尔发现。

2. 病变以慢性炎症为主期

临床表现慢性轻重不一的腹痛，疼痛多位于右下腹，偶见于上腹部、左腹部，呈隐痛性，无放射，伴腹胀、厌食、恶心、呕吐，便秘或腹泻等症状；可出现疲乏无力、体重减轻、不明原因发热、盗汗等全身症状。以上症状可持续存在，亦可间歇性发作。偶可并发肠梗阻、肠穿孔。此期亦有极少数患者无明显症状，而因自行触及腹部包块就诊。

腹部检查：腹部平坦、饱满，腹软，无压痛或有轻压痛。有时右下腹或右中腹可触及一质硬、边界不清、稍可活动或位置固定肿块，肿块轻度触痛或触痛明显，肿块大小多在5.0cm以上。

3. 病情后期

病变发展进入以纤维化为主时，临床可出现肠梗阻、肠缺血表现。

二、并发症表现

（一）肠梗阻

多为肿块压迫肠管或粘连所致肠梗阻。另外，在收缩性肠系膜炎阶段，由于纤维组织增生、瘢痕收缩，肠系膜变短，相应肠袢亦随之变形，肠腔高度狭窄，肠腔阻塞，亦可导致机械性肠梗阻（mechanical intestinal obstruction）。

临床表现：患者出现阵发性绞痛，伴恶心、呕吐、腹胀及停止排气、排便等不全性或者完全性肠梗阻症状。伴不全肠梗阻者腹部可见肠型、蠕动波、肠鸣音亢进和气过水声。

（二）肠穿孔

脂膜炎病变加重时，肠系膜根部病灶可蔓延到肠壁，肠壁脂肪组织局灶性炎症、变性坏死导致肠穿孔（intestinal perforation）；当肿块包裹、压迫肠系膜血管引起肠缺血、坏死，亦可发生肠穿孔。

患者多突然发病，呈持续性刀割样腹部疼痛，深呼吸与咳嗽时加重，伴发热、寒战，心率加快，血压下降等全身感染中毒表现。腹部检查：全腹有明显的压痛、反跳痛，伴肌紧张、如板样强直，叩诊肝浊音界消失，可能有移动性浊音，肠鸣音减弱或消失。

（三）急性肠系膜缺血

急性肠系膜缺血（acute mesenteric ischemia，AMI）可能由于肠系膜较大病灶包裹、压迫行走于肠系膜中的肠系膜动脉、静脉，肠道供血不足，肠缺血、缺氧；也可能由于MP病变本身损伤小血管内皮细胞，容易形成血栓，血管狭窄、闭塞所致。

患者首发症状几乎均为剧烈腹痛，部分可放射至腰背部，伴频繁呕吐。疾病早期无明显腹部体征或仅有腹部无固定性轻压痛，即体征与腹痛程度不成比例是其明显特征。之后病情进展迅速。腹痛呈持续性，甚至出现呕吐血性水样物或排出暗红色血便、腹泻、脱水等症状。此时腹肌紧张，全腹部压痛、反跳痛明显，叩诊移动性浊音阳性，听诊肠鸣音弱或消失。腹腔穿刺可抽出血性渗出液，此时提示肠管已发生梗死，病情严重。可并发急性腹膜炎，中毒性休克。

（四）便血

便血（hematochezia）可能由于肠系膜病变直接包绕或累及穿行于其中的血管，或由于肠系膜下静脉狭窄，造成肠黏膜慢性缺血、瘀血，发生缺血性结肠炎引起；也可能是非阻塞性缺血性结肠炎导致结肠出血。

表现排鲜血便或黑便，量约30～100ml。常伴轻重不一的阵发性腹痛、头晕、疲乏无力等贫血症状。重者可出现意识模糊、血压下降，发生失血性休克。

（五）腹水、胸水

文献资料表明，MP患者可出现蛋白丢失肠病（protein-losing enteropathy），由于大量蛋白从肠道丢失导致低蛋白血症，血浆胶体渗透降低。临床表现多发性浆液腔积液，形成腹水（ascites）、胸腔积液、心包积液或乳糜胸腹水以及下肢水肿，此外，还可出现腹泻、体重减轻、营养不良、免疫力下降等症状。

蛋白丢失肠病发病机制推测是受损肠淋巴管破裂，蛋白随之流入肠道；其次，肠系膜增厚、肿块、纤维化可导致行走其中的静脉回流障碍、静脉血瘀滞，引起肠壁缺血、肠黏膜损伤，蛋白直接漏入肠道；同时，静脉瘀血可间接使肠道淋巴管内的压力增高，促使淋巴液漏出形成乳糜腹水（chylous ascites）。此外，病变常侵及肠系膜和浆膜下脂肪组织，并扩展至肠壁肌层的黏膜下层，由于肠系膜中的淋巴管阻塞，可导致肠黏膜下水肿的淋巴管扩张，引起肠腔狭窄、乳糜胸水和腹水。乳糜腹水发生后通过淋巴液的漏出可丢失大量脂肪、蛋白质、水和电解质、维生素（特别是脂溶性维生素），迅速引起低蛋白血症、严重营养不良，病死率较高。同时因淋巴液中含有大量淋巴细胞，淋巴细胞的大量丢失致使病人发生免疫功能障碍，表现为淋巴细胞低下、淋巴细胞不成熟、CD4细胞减少。大量淋巴液丢失常导致感染，甚至威胁生命。

（六）其他少见、罕见表现

罕见临床表现有黄疸、缺铁性贫血或自身免疫性溶血性贫血（autoimmune hemolytic anemia）。偶有肠系膜病变累及胰腺周围，临床症状酷似胰腺癌或胰腺炎现象，患者出现腹痛、背部疼痛，甚至黄疸。累及阑尾系膜，表现如阑尾炎。病变累及腹膜后则可推移、压迫输尿管，出现肾盂积水甚至肾功能不全症状。肿块位于盆腔则易误诊为妇科肿瘤。

第五节　辅　助　检　查

一、实验室检查

血、尿、粪便常规基本正常。部分患者白细胞及中性粒细胞升高，而红细胞计数及血红蛋白浓度低于正常值。低蛋白血症、血浆白蛋白＜30g/L、红细胞沉降率（erythrocyte sedimentation rate，ESR）增快，C-反应蛋白（C-reactive protein，CRP）升高。炎症活动期前列腺素E主要尿代谢物（PGE-Ma）的水平升高。

二、影像学检查

（一）X线检查

1. 腹部平片

肠系膜脂肪坏死和炎变时平片通常表现为阴性，但当病变累及肠道引起梗阻时，才见到梗阻以上肠管积气、积液与肠管扩张。一般在肠梗阻发生4～6h，X线检查显示出肠腔内气体；立位片或侧位透视或拍片，可见多数液平面及气胀肠袢。

2. 消化道钡剂检查

钡剂造影有时可见小肠移位或受压，但肠黏膜正常。部分病例出现肠袢分离、固定、成角或粘连，锯齿状狭窄、扩张。炎症蔓延至黏膜下或淋巴管阻塞引起水肿时，可见肠管折叠样增厚，肠管表面黏膜完整。终末期常有部分肠管腔变窄，钡剂通过缓慢。

行消化道钡剂检查应谨慎，出现以下病情的患者，禁行此检查，如急性肠梗阻、急性消化道大出血（呕血、黑便）、肠穿孔、急性肠系膜缺血以及病情严重患者。

（二）B型超声检查

肠系膜根部增厚，沿着肠系膜血管走行方向探及弥漫性高回声，或高回声团块，境界不清，内部回声致密增强，呈中高回声区，部分可出现回声强度不等，有弱回声区。其内可见淋巴结回声改变。增厚的肠系膜可形成包块，包绕在肠系膜血管周围，肠系膜血管走行正常，无受压、狭窄、移位，但包块可推压及包裹邻近肠袢。

有报告指出，肠系膜脂膜炎早期病变肠系膜稍增厚、回声减低，伴不同程度肠系膜淋巴结肿大；中期病变肠系膜回声不均匀增厚、回声增强；晚期病变肠系膜明显增厚，以强回声为主，局部肠壁增厚，肠道不同程度狭窄，合并肠道梗阻的瘤样包块，伴近端肠道梗阻征象。

（三）CT检查

1. CT特征

①围绕肠系膜大血管根部密度均匀或不均匀的脂肪肿块影，与腹腔脂肪或后腹膜脂肪分界清楚，增强扫描肿块未见强化。邻近肠袢可被推移，但不累及肠腔。肿块内部还可见肠系膜血管因包绕导致充血或血栓形成而增多或增粗（血管直径>3cm），或可形成典型的"梳齿征"（comb sign），并不侵犯血管壁；②"假包膜征"（pseudocapsule sign）：整个肿块外周可见一圈厚度约2～8mm的软组织密度带，称为"假包膜征"，是肠系膜炎症与周围正常脂肪组织的分界，代表炎症的一种自限性反应。少数病例肿块内有时出现囊性变，通常是由脂肪变性坏死或黏液样变性形成的，肿块内偶见粗大的或点状钙化灶；③"脂环征"（fat ring sign）：肠系膜根部大血管周围可见脂肪密度影围绕，病变包绕大

血管根部但不侵及大血管，代表血管和炎症细胞之间残存的正常脂肪组织，是诊断该病的重要征象；④病变晚期可见病灶内血管扩张、受压改变；⑤可见后腹膜和肠系膜淋巴结增大。

2. 腹部CT成像与MP病理特征的关系

①以肠系膜脂肪营养不良为主的CT表现：CT表现为肠系膜根部，边界清晰、密度不均的脂肪肿块。肿块内密度明显高于正常脂肪密度，其CT值升高的程度取决于脂肪坏死的程度，脂肪组织坏死越彻底，其CT值越接近于零，肿块外周可有一圈厚薄不一的纤维组织包绕；②以肠系膜脂膜炎为主的CT表现：CT表现为肠系膜脂肪密度增高，但仍低于水，呈雾样或磨玻璃样改变，病灶周围或其内可有少许纤维条状影，可有或无完整假包膜。③以纤维化收缩性肠系膜炎为主的CT表现：边界清晰或边界不清、不规则软组织肿块，部分融合，较病变前期肿块内部软组织成分增多，这反映了该病的纤维化本质。CT易发现肿块内部钙化，肠系膜纤维化最后可包绕累及血管。

总之，腹部CT成像诊断MP具有重要的临床价值，是目前首选的影像学手段。肠系膜根部脂肪密度片状影或肿块影是MP病例CT基本表现，"假包膜征"和"脂环征"是特异性CT征象，被作为CT诊断MP的标准。对发现有肠系膜脂肪密度增加或肿块，伴有"假包膜征"或"脂环征"的病例，可依据CT表现确诊为MP。

螺旋CT的冠状及矢状面多平面重建功能可帮助医师了解肿块的范围及其与肠系膜的关系，同时容积重建技术可进一步完善肠系膜检查，帮助了解肠管尿路的并发症。多排CT可进行血管造影成像，重建三维显示肠系膜血管，有利于了解肿块与肠系膜血管的关系，了解肠系膜血管通畅情况，给外科手术或穿刺活检提供重要信息。而容积重建法较表面投射法及最大密度投影法具有优越性，其所有原始扫描数据，肿块和血管均能被同时显示。CT肠系膜血管成像（computed tomographic angiography，CTA）是一个安全、简单的检查方法，结合其CT平扫、增强的表现，对MP患者血管病变有重要意义。莫家彬等对20例MP进行肠系膜血管CTA研究，发现MP患者血管壁钙化、毛糙病变主要发生在细小血管。PET-CT可有助于鉴别恶性病灶，若PET图像中肠系膜摄取核素增加，说明可能有肿瘤细胞浸润，应高度警惕。

（四）MRI检查

MRI表现虽无特异性，但能较好显示脂肪、软组织成分和血管受累情况。其优越性主要表现在两方面：①显示不同组织的信号特点，如以纤维组织为主的肿物，T2WI呈低信号；②显示主要血管（SMA、SMV）及其分支是否涉及。正常血管表现为"流空信号"，如病变涉及血管可出现"流空信号"消失，管腔变形、狭窄、包绕以及侧支循环建立等改变。

三、纤维结肠镜检查

结肠镜检查可见肠黏膜正常，或可见黏膜下不规则隆起、小囊状突起，或有管腔狭窄、扩张不良，或肠腔有外压征象。

四、其他检查

肠系膜血管造影检查：MP患者出现急腹症怀疑肠系膜上、下血管及分支血管病变者，应行血管造影，可发现血管扭曲、受压、移位，严重者出现血管闭塞。

胶囊内镜或小肠镜检查：MP患者伴消化道出血，怀疑小肠出血，而无肠梗阻时，可行此项检查，以明确出血部位和病因。必要时也可行 ^{99} 锝扫描以发现出血部位。有作者报告采用胶囊内镜及双气囊内镜诊断MP导致的蛋白丢失性肠病。

五、影像学引导下肠系膜肿块穿刺活检

CT或超声引导下行肠系膜肿块穿刺活检。而CT和B型超声同轴技术行肠系膜肿块穿刺活检更有益。最终依据病理学检查结果可确诊。

第六节　诊断及鉴别诊断

一、诊断

①中、老年，男性，既往有肿瘤病史，或有腹部手术史、外伤史，腹腔感染病史或伴随自身免疫病史；②病程常进展缓慢，临床症状可反复发作，持续数月甚至数年。临床出现轻重不一的腹痛、腹胀、纳差、腹泻、便秘等症状，伴不明原因发热、消瘦等慢性消耗表现。偶有以急腹症为首发症者；③腹部可触及包块，伴轻压痛；④腹部CT检查显示肠系膜脂肪密度增加或肿块影，伴有"假包膜征"或"脂环征"，并已排除胰腺炎、肠道感染疾病引起的脂肪坏死；⑤影像学显示肠系膜脂肪单发或多发"结节样"软组织病变，或肠系膜广泛弥漫增厚。根据以上几项临床应高度怀疑本病，但最后确诊依赖于CT或B型超声引导下腹部肿块活检或者剖腹探查病变部位活检，病理组织学证实是伴非特异性炎症和/或噬脂肪细胞浸润的脂肪坏死。

二、鉴别诊断

（一）肠系膜淋巴瘤

肠系膜淋巴瘤（mesenteric lymphoma）以非霍奇金淋巴瘤（non-Hodgkin's lymphoma，NHL）多见。临床表现腹痛、腹部包块、发热、消瘦，类似于肠系膜脂膜炎。但少数NHL在疾病早期表现为畏寒、高热、盗汗、黄疸、肝功能异常。血常规检查可出现白细

胞、红细胞、血小板减少。部分患者骨髓穿刺异常。腹部CT或螺旋CT表现：肠系膜根部、肠系膜体部多个淋巴结肿大，肿大淋巴结可融合成块，无明显钙化。增强CT多为均匀强化或轻度强化。肿块，可包绕肠系膜上动脉、上静脉、腹腔干，形成"三明治"样外观。常伴肝脏、脾脏肿大，或腹膜后淋巴结肿大。腹水少见。最后仍依靠剖腹探查术活体组织检查，经病理组织学确诊。

（二）腹膜转移癌

腹膜转移癌（peritoneal metastatic carcinoma）多起源于胃、结肠或卵巢、胰腺、胆道或子宫恶性肿瘤。临床上有原发恶性肿瘤及腹膜转移癌症状。影像学检查通常可发现肿瘤的原发病灶。CT特征常表现为：①腹水，多为中到大量恶性腹水；②网膜改变：包括网膜饼样增厚、结节灶、囊样改变；③腹膜改变：可累及壁腹膜或脏器浆膜，呈不规则、结节状、条带状增厚，可压迫相邻肝、脾表面产生光滑压迹；④肠系膜：混浊样密度增高及结节状改变；⑤小肠壁增厚和肠管移位。CT表现缺乏"假包膜征"及"脂环征"。

（三）肠系膜纤维瘤病

肠系膜纤维瘤病（mesenteric fibromatosis，MF）是一种罕见的纤维组织增生性病变。发病诱因与腹部外伤、手术史有关。临床表现隐匿，缺乏特异性症状和体征，晚期可出现肠梗阻等并发症均与MP相似。但本病主要见于Gardner综合征（Gardner's syndrome，GS）患者。本病呈良性或低度恶性，具有局部浸润性生长和术后复发特性，但极少发生远处转移，具有一定的恶性肿瘤生物学特点。腹部超声检查可在动态情况下操作，能准确提示肠壁、系膜及腹壁情况，也可以在超声定位下进行肿块穿刺组织活检。CT表现大部分为边界清楚的均一的软组织团块，其密度类似于或高于肌肉的密度，增强扫描肿块有强化，但不见钙化和囊变。免疫组化检测：肿瘤细胞vimentin、β-catenin均阳性，SMA局灶阳性。最后确诊依靠病理检查及免疫组化表达。

（四）肠系膜脂肪肉瘤

肉瘤是起源于间叶组织中的一组异质性恶性肿瘤。原发性肠系膜脂肪肉瘤（primary mesenteric liposarcoma）可见于小肠系膜，但本病极其罕见。临床常有渐进性的腹胀、腹痛、消瘦、早饱、腹部可触及肿块等表现，容易与MP混淆。但腹部包块多数可移动，病程中很少引起肠穿孔、肠梗阻及肠系膜缺血等并发症。CT显像：分化良好的脂肪肉瘤以脂肪密度为主表现；恶性程度高的脂肪肉瘤，含脂肪成分较少，表现为圆形或不规则软组织密度团块，呈浸润生长，边界多不清楚。肿瘤内无钙化。比正常脂肪组织更高的CT值，对比度增强。增强扫描肿瘤非脂肪实质部分呈不均匀强化。

免疫组化检测S-100阳性、SMA/desmin阴性，具有一定鉴别诊断意义。确诊依靠病理组织学检查。

第七节　治　疗

一、治疗原则

肠系膜脂膜炎的治疗目前尚无统一标准。一般无临床症状者，不需要特殊治疗；病理处于肠系膜急性炎症期，临床表现有明显症状者，可选择糖皮质激素、免疫抑制剂、他莫昔芬、秋水仙碱等药物，单药或多药联合治疗；伴发急腹症者应行外科手术治疗。此外，在治疗MP同时应积极治疗基础病如恶性肿瘤、自身免疫性疾病或腹腔慢性感染等，尽量消除诱因。

二、一般治疗

（一）对症治疗

如一般治疗无效的慢性难治性腹痛，Alhazzani等报告超声内镜引导下行腹腔神经丛阻滞术成功地控制一例MP患者慢性顽固性腹痛。腹泻，对于重度水泻而粪便常规检查和细菌培养阴性者，除补液、纠正水与电解质紊乱外，可给予微生态调节制剂，以恢复肠道正常菌群，重建肠道屏障作用；亦可给予肠黏膜保护制剂，吸附病原体，维持肠细胞正常吸收与分泌功能。此外，应注意休息，加强营养，提高免疫能力。

（二）抗生素治疗

MP患者合并感染，病情紧急时应及时给予经验治疗，经验选择首先要求在腹腔组织浓度高的抗生素（青霉素类、头孢菌素类、β-内酰胺酶抑制剂复合制剂、碳青霉烯类、喹诺酮类、甲硝唑、万古霉素）。同时选择覆盖革兰阴性杆菌（如大肠埃希菌）、常见革兰阳性菌及厌氧菌的广谱抗生素。可选择碳青霉烯类抗生素，如亚胺培南/西司他丁、美罗培南；β-内酰胺酶抑制剂复合制剂，如哌拉西林/他唑巴坦及头孢哌酮/舒巴坦；第三代或者第四代头孢菌素；依据病情，上述药物可单独应用或与甲硝唑、喹诺酮类药二类药、三类药联合应用。用药过程密切观察治疗反应及副作用，必要时待细菌培养结果报告，再根据细菌菌属及药敏试验，重新选择有效抗生素治疗方案。

三、并发蛋白丢失肠病治疗

（一）饮食疗法

伴发乳糜胸水或腹水者，在积极治疗MP的同时要给予高蛋白、低脂肪的饮食治疗。中链甘油三酯直接经肠道细胞吸收，以游离脂肪酸和甘油形式经门静脉运输至肝脏，而不是形成乳糜微粒通过肠道淋巴管运输，故使用中链甘油三酯（medium chain triglyceride，MCT）饮食，进行对症治疗，可以减少乳糜的产生和流量，联合应用生长抑素效果更佳。

（二）全胃肠道外营养支持

对饮食无效者需予以全胃肠道外营养（total parenteral nutrition，TPN）。TPN营养物质不经胃肠道吸收，不产生乳糜，因此，不但能降低淋巴液流量，还有纠正营养不良和代谢紊乱以及增强免疫力的功效。

（三）生长抑素应用

生长抑素（somatostatin）和奥曲肽（octreotide）可以减少肠腔内分泌的液量，从而减少从肠道吸收入间质的液体量，继之，减少淋巴液的生成。

（四）穿刺放液治疗

当大量腹水出现腹部压迫症状时，采用间歇性腹腔穿刺放液与其他治疗联合应用，是有益的对症治疗手段。

（五）纠正低蛋白血症

伴发低蛋白血症经上述治疗效果不明显者，应酌情静脉输注人血白蛋白。

四、药物治疗

（一）糖皮质激素

临床多应用泼尼松（prednisone，强的松，去氢可的松）、泼尼松龙（ponisonglong）、甲泼尼龙（methylprednisolone，甲基强的松龙，甲强龙）等人工合成的中效糖皮质激素。糖皮质激素有强大的抗炎作用，急性炎症的早期，可减轻炎症的渗出、水肿、毛细血管扩张、白细胞浸润和吞噬等反应；在炎症后期，能抑制毛细血管和成纤维细胞的增生，抑制胶原蛋白、黏多糖的合成，抑制结缔组织增生、肉芽组织形成，从而防止炎症后期的粘连和瘢痕形成。并能抑制B细胞向浆细胞的转化，减少抗体的生成，抑制体液免疫，减少抗原抗体反应之后引起的攻击性物质的释放以及抑制组胺及其他毒性物质形成与释放，有良好的抗过敏和退热、改善中毒症状以及抗休克作用。但由于此类药物不良反应较多，长期服药要密切监测副反应，同时注意药物相互作用及合理用药。

糖皮质激素治疗MP反应良好。临床应用于肠系膜病变急性炎症期可减轻肠系膜脂肪组织炎性反应，可使肿块缩小，缓解临床症状。有作者主张出现肠系膜弥漫性多发性肿块时，即使没有全身炎症反应，也应给予糖皮质激素治疗。糖皮质激素与他莫昔芬联合应用疗效优于单纯糖皮质激素治疗。个案报告糖皮质激素治疗病程进展快、病情重的MP患者，亦取得满意疗效。也有文献显示治疗手术后MP患者有效。但其确切疗效尚缺乏循证医学证据。

有学者推荐糖皮质激素40mg/d，口服；联合他莫昔芬20mg/次，每日2次，口服，连用4个月方法，为一线药物治疗方案。

（二）细胞毒药物

1. 硫唑嘌呤

硫唑嘌呤（azathioprine，Aza），又名依木兰（imuran）。本药是6-硫基嘌呤的咪唑衍生物，是干扰DNA合成的药物，又称为抗代谢抗肿瘤药物。通过抑制DNA合成中所需的叶酸、嘌呤、嘧啶及嘧啶核苷代谢途径，从而抑制肿瘤细胞的生存和复制，导致肿瘤细胞死亡。该药同时具有免疫抑制作用，其作用机制是由于免疫活性细胞在抗原刺激后的增殖期需要嘌呤类物质，此时给以嘌呤拮抗剂（硫唑嘌呤）即能抑制DNA的合成，从而抑制淋巴细胞的增殖，即阻止抗原敏感淋巴细胞转化为免疫母细胞，产生免疫抑制作用。

2. 环磷酰胺

环磷酰胺（cyclophosphamide，CTX）是双功能烷化剂及细胞周期非特异性抗肿瘤药，也是烷化剂中作为免疫抑制剂应用最多的药物。其免疫抑制作用是由于能抑制细胞的增殖，非特异性地杀伤抗原敏感性小淋巴细胞，限制其转化为免疫母细胞。此外，环磷酰胺尚具有抗炎作用，这主要是由于它干扰细胞的增殖，部分是由于直接的抗炎作用。

环磷酰胺、硫唑嘌呤作为抗肿瘤药早已广泛应用于临床，但此类细胞毒药物对人体的正常细胞具有一定的毒副作用。因此，在临床应用过程应密切监测其不良反应。以上两种药物用于MP的疗效报告不一。

（三）他莫西芬

他莫昔芬（tamoxifen），别名：三苯氧胺（tamoxifen）、诺瓦得士（Novadex），是三苯乙烯属物质，是一种化学合成的非甾体抗雌激素类抗癌药。该药具有抑制脂蛋白氧化，减少蜡样质产生，促进生长抑制因子B的合成与分泌等作用。它可通过作用于某些生长因子的信号传导系统而使上皮细胞、成纤维细胞及其间质的增生受到抑制，从而起到抑制纤维组织增生、缓解病情的作用。

他莫昔芬副作用有消化道症状、继发性抗雌激素作用、神经精神症状、骨髓抑制作用、肝功能异常等。治疗过程中应注意观察疗效及副反应。

他莫昔芬用于MP患者治疗常与中效糖皮质激素联合给药，或以他莫昔芬为基础的其他联合治疗方案。Akram报告12例MP患者应用非他莫昔芬方案，8%有效；20例应用他莫昔芬联合强的松方案，60%有效。但因病例数有限，其治疗效果还需临床进一步研究。

（四）秋水仙碱

秋水仙碱（colchicine）是从百合科植物秋水仙中提取的一种生物碱，具有以下作用：①抗炎作用。能与中性粒细胞微管蛋白的亚单位结合而改变细胞膜功能，包括抑制中性白细胞的趋化、黏附和吞噬作用，抑制磷脂酶A2，减少单核细胞和中性白细胞释放前列腺素和白三烯，从而降低炎症反应。②抑制细胞有丝分裂，亦可使炎症反应受到阻碍。③抑制局部细胞产生白介素-6等，可以控制局部炎性肿痛。

秋水仙碱毒副作用较大，即便在安全用量范围内，亦可发生。因此，要时刻关注其不良反应，及时采取相应措施。

（五）英夫利昔单抗

英夫利昔单抗（infliximab）是一种特异性阻断肿瘤坏死因子-α的人/鼠嵌合的单克隆抗体，可与TNF-α的可溶性形式和透膜形式高亲和力结合，抑制TNF-α与受体结合，使TNF-α失去生物活性，降低血清中白介素-6（IL-6）和C-反应蛋白（CRP）水平，减轻炎症反应，缓解临床症状。

由于英夫利昔单抗价格及副反应等原因，目前用于治疗MP患者，仅见个案报告。Rothlein等报道一例伴随骶髂关节炎的肠系膜脂膜炎患者，在强的松、硫唑嘌呤治疗无效时，通过加用英夫利昔单抗获得成功，推测可能与MP发病机制涉及肿瘤坏死因子-α有关。

（六）其他药物

1. 孕酮

有人发现在动物实验中孕酮可抑制免疫反应；另外动物试验还表明醋酸甲羟孕酮具有肾上腺皮质激素活性，在人体上也发现它有同样作用，患者服用孕酮后可以产生类似肾上腺皮质醇反应，如高血压、水钠潴留及高血钙反应。其治疗MP的机制可能与上述因素有关。

2. 沙利度胺

沙利度胺（thalidomide）为谷氨酸衍生物，具有广泛免疫调节作用。沙利度胺可调节由TNF-α诱导的其他细胞因子的分泌，从而调节机体免疫的状态；沙利度胺可通过下调细胞黏附因子的水平来减少白细胞的外渗，降低白细胞表面整合素亚基的合成，抑制白细胞的移行和黏附，从而减轻炎症反应；沙利度胺能够减少血管内皮生长因子和成纤维细胞因子的分泌，从而抑制血管生成；沙利度胺还具有中枢神经抑制作用，故具有催眠、镇静、镇痛、止吐、抗焦虑的临床功效。此外，其尚有抗前列腺素、组胺及5-羟色胺功能等。其治疗肠系膜脂膜炎的药理作用与免疫调节、抗炎症及抑制血管生成有关。

副作用：本品对胎儿有严重的致畸性。孕妇及哺乳期妇女禁用，儿童禁用，对本品过敏者、驾驶员、机器操纵者禁用。育龄妇女用药期间必须采取严格避孕措施。常见的不良反应有口鼻黏膜干燥、倦怠、嗜睡、眩晕、皮疹、便秘、恶心、腹痛、面部浮肿、心动过缓，可能会引起多发性神经炎、过敏反应等。因此，在用药过程中应密切观察药物副反应。

五、放射治疗

放射治疗仅极少数患者可获益。

六、外科手术治疗

（一）手术适应证

①腹部包块诊断不明，高度怀疑恶性肿瘤，行剖腹探查术，以明确诊断并采取相应处理措施者；②不能排除腹腔脓肿、阑尾炎穿孔、阑尾脓肿者；③并发肠梗阻或肠系膜血管阻塞，保守治疗无效、病情发展快，疑有肠坏死、肠穿孔需急诊手术者。

（二）手术目的

手术宜小，不提倡根本性的外科手术。目的是松解粘连，切除病灶，处理并发症或者根据病情仅行活检。

（三）手术方式选择

①粘连松解术，解除纤维粘连对于肠管及血管压迫；②病灶清除术，病变位于肠系膜边缘、未累及主要血管可行病变切除术，病变广泛、累及主要血管者肠系膜病变可不予处理，仅行坏死病灶清除术；③肠管切除术，根据肠管缺血及坏死情况，可行节段性肠管切除术或者肠造口术；④亦可酌情行粘连松解术加肿块切除术、肿块切除加肠切除术，必要时甚至联合阑尾切除术；⑤术后酌情给予强的松等免疫抑制剂及/或他莫昔芬治疗。

第八节 预　后

MP是一种自限性疾病，往往预后良好。①部分患者在确诊MP后，终身无任何症状，亦未给予特殊治疗，炎症部分或完全吸收，腹部包块可自行缩小甚至消失；部分患者无症状，病变处于稳定静止状态，腹部包块虽未缩小，但亦无增大趋势；②部分处于急性炎症期病变渐加重并有临床症状患者，应用激素和免疫抑制剂或他莫昔芬可取得一定疗效；③部分终末期有并发症并符合手术指征者，采取外科手术或手术后接受药物治疗亦可获得较好预后；④极少数MP病变呈侵袭性发展，患者全身状况迅速恶化并出现致命合并症，预后差，甚至死亡；⑤极少数患者手术后复发；⑥部分患者在随访过程中发生恶性肿瘤，其结局取决于恶性肿瘤预后。Putte-Katier等报告94名MP患者，采用CT随访5

年，恶性肿瘤发生率14.6%。

一组192例MP中并发症包括肠梗阻、肠缺血（23.8%）、梗阻性尿路疾病、肾功能衰竭（23.8%）。共有14例死亡，其中12例（85.7%）继发于MP相关并发症。

（漆德芳　孙　达）

参 考 文 献

［1］ OGDEN W I, BRADBURN D M, RIVES J D. Pannicultis of the mesentery [J]. Ann Surg, 1960, 151 (5): 659-665.

［2］ AKRAM S, PARDI D S, SCHAFFNER J A, et al. Sclerosing mesenteritis: clinical features, treatment, and outcome in ninety-two patients [J]. Clin Gastroenterol Hepatol, 2007, 5 (5): 589-596.

［3］ 程相阵, 张秀英. 中国人肠系膜脂膜炎的临床特点分析344例 [J]. 世界华人消化病杂志, 2016, 24 (18): 2908-2912.

［4］ SHARMA P, YADAV S, NEEDHAM C M, at al. Sclerosing mesenteritis: a systematic review of 192 cases [J]. Clin J Gastroenterol, 2017, 10 (2): 103-111.

［5］ FUKUDA M, MIYAKE T, MATSUBARA A, et al. Sclerosing mesenteritis mimicking IgG$_4$-related disease [J]. Intern Med, 2020, 59 (4): 513-518.

［6］ 蒋青伟, 王凤丹, 王文泽, 等. 肠系膜脂膜炎12例临床特征分析 [J]. 中华内科杂志, 2017, 56 (2): 112-115.

［7］ SHARMA P, YADAV S, NEEDHAM C M, et al. Sclerosing mesenteritis: a systematic review of 192 cases [J]. Clin J Gastroenterol, 2017, 10 (2): 103-111.

［8］ 李浩, 王飞, 石岩, 等. 肠系膜脂膜炎的CT影像学特征及其与恶性肿瘤的关系 [J]. 中国继续医学教育, 2017, 9 (23): 56-58.

［9］ ENDO K, MOROI R, SUGIMURA M. Refractory sclerosing mesenteritis involving the small intestinal mesentery: a case report and literature review [J]. Intern Med, 2014, 53 (13): 1419-1427.

［10］ BATTEN R L, NG W F. A case report of mesenteric panniculitis and primary Sjögren's syndrome [J]. Open J Rheumatol Autoimmune Dis, 2013, 3 (4): 227-230.

［11］ MENENDEZ P T, ALONSO S, ALPERI M, et al. Mesenteric panniculitis in a patient with ankylosing spondylitis [J]. Reumatol Clin, 2013, 9 (3): 197.

［12］ ABE A, MANABE T, TAKIZAWA N, et al. IgG$_4$-related sclerosing mesenteritis causing bowel obstruction: a case report [J]. Surg Case Rep, 2016, 2 (1): 120-125.

［13］ DUMAN M, KOCAK O, FAZLI O, et al. Mesenteric panniculitis patients requiring emergency surgery: report of three cases [J]. Turk J Gastroenterol, 2012, 23 (2): 181-184.

［14］ LIM H W, SULTAN K S S. Clerosing mesenteritis causing chylous ascites and small bowel perforation [J]. Am J Case Rep, 2017, 22 (18): 696-699.

［15］ 史燕妹, 常江, 黄华. 硬化性肠系膜炎并消化系出血1例 [J]. 世界华人消化病杂志, 2013, 21 (34):

3920-3922.

［16］GLENN H, ADAM G. Sclerosing mesenteritis: a rare cause of small bowel obstruction [J]. Case rep Gastroenterol, 2016, 10 (1): 63-67.

［17］LIM H W, SULTAN K S. Sclerosing mesenteritis causing chylous ascites and small bowel perforation [J]. Am J Case Rep, 2017, 22 (18): 696-699.

［18］SAITO Y, HIRAMATSU K, NOSAKA T. A case of protein-losing enteropathy caused by sclerosing mesenteritis diagnosed with capsule endoscopy and double-balloon endoscopy [J]. Clin J Gastroenterol, 2017, 10 (4): 351-356.

［19］吴培, 曹斌, 王国梁, 等. 硬化性肠系膜炎的诊断与治疗 (附9例报告) [J]. 南京医科大学学报 (自然科学版), 2010, 30 (12): 1827-1829.

［20］RISPO A, SICA M, BUCCI L, et al. Protein-loosing enteropathy in sclerosing mesenteritis [J]. Eur Rev Med Pharmacol Sci, 2015, 19: 477-480.

［21］AMOR F, FARSAD M, POLATO R, et al. Mesenteric panniculitis presenting with acute non-occlusive colonic ischemia [J]. Int Arch Med, 2011, 4 (1): 22-25.

［22］SEO M, OKADA M, OKINA S, et al. Mesenteric panniculitis of the colon with obstruction of the inferior mesenteric vein: report of a case [J]. Dis Colon Rectum, 2001, 44 (6): 885-889.

［23］孙美洲, 唐小鹤, 王春辉, 等. 肠系膜脂膜炎临床诊治研究进展 [J]. 世界华人消化病杂志, 2014, 22 (28): 4276-4280.

［24］MIZUNO S, WAKUI M, MACHIDA Y, et al. Increased levels of prostaglandin E-major urinary metabolite (PGE-MUM) in active mesenteric panniculitis patients: a case report [J]. Medicine (Baltimore), 2017, 96 (51): e9237.

［25］王琴, 蒋天安. 肠系膜脂膜炎的超声表现 [J]. 中国超声医学杂志, 2014, 30 (2): 179-181.

［26］施建伟, 徐信洪. 肠系膜脂膜炎超声诊断特点 [J]. 现代实用医学, 2016, 28 (7): 956-957.

［27］韦红星, 杨伟泽, 莫树生, 等. 肠系膜脂膜炎多层螺旋CT诊断 [J]. 实用放射学杂志, 2012, 28 (10): 1652-1653.

［28］莫家彬, 贾红明, 欧洪儒, 等. 肠系膜血管CTA对肠系膜脂膜炎诊断价值研究 [J]. 中国实用医药, 2015, 10 (18): 81-83.

［29］马超, 阮以荣, 陆大军, 等. 肠系膜脂膜炎的 C T 特征 [J]. 江苏医药, 2014, 40 (24): 36.

［30］吴琴琴, 王晨, 邱凯洋. 螺旋CT对肠系膜脂膜炎诊断意义 [J]. 影像研究与医学应用, 2022, 4: 18.

［31］曹艳, 凌华威, 陈克敏. 硬化性肠系膜炎的病理特点及影像学表现 [J]. 诊断学理论与实践, 2006, 5 (3): 273-275.

［32］翟建春, 石安斌, 杨秋云, 等. 肠系膜脂膜炎的临床症状、CT影像特点及病理分析 [J]. 中国CT和MRI杂志, 2017, 15 (3): 115-117.

［33］冯雪亮, 王俊, 张臻, 等. 肠系膜脂膜炎MSCT影像学表现 [J]. 医学影像学杂志, 2014, 24 (9): 1541-1544.

［34］郑后珍, 邵建中, 邓蓉. 肠系膜脂膜炎的CT及磁共振成像表现 [J]. 山西医药杂志, 2013, 42 (8): 885-886.

［35］ 王礼同. 肠系膜脂膜炎的多排螺旋CT检查影像学特征 [J]. 中华消化外科杂志, 2017, 16 (6): 624-628.

［36］ UENO M, NISHIMURA N, SHIMODATE Y, et al. Sclerosing mesenteritis diagnosed with computed tomography and ultrasound-guided needle biopsy: the utility of the coaxial technique [J]. Clin J Gastroenterol, 2018, 11 (1): 92-95.

［37］ 张延龄. 类固醇有效治疗手术后肠系膜脂膜炎 [J]. 国际外科学杂志, 2003, 30 (4): 237.

［38］ ROTHLEIN L R, SHAHEEN A W, VAVALLE J P, et al. Sclerosing mesenteritis successfully treated with a TNF antagonist [J]. BMJ Case Rep, 2010, 12 (20): 10-15.

［39］ MIRANDA-BAUTISTA J, FERNÁNDEZ-SIMÓN A, PÉREZ-SÁNCHEZ I, et al. Weber-Christian disease with ileocolonic involvement successfully treated with infliximab [J]. World J Gastroenterol, 2015, 21 (17): 5417-5420.

［40］ PUTTE-KATIER N, BOMMEL E F H, ELGERSMA O E, et al. Mesenteric panniculitis: prevalence, clinicoradiological presentation and 5-year follow-up [J]. Br J Radiol, 2014, 87 (1044): 1-9.

［41］ DANFORD C J, LIN S C, WOLF J L. Sclerosing mesenteritis [J]. Am J Gastroenterol, 2019, 114 (6): 867-873.

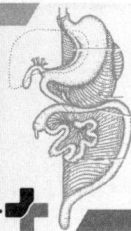

第一节　肠系膜肉芽肿

一、炎性肉芽肿

炎性肉芽肿可通过组织病理学得到明确的定义，可以通过外科完整切除得以治疗。非外科手术治疗并没有达成明确的共识。该病偶尔可以局部复发，术后密切监测可以早期发现疾病复发。

肠系膜肉芽肿是一类相当罕见的疾病，其病因学、发病机制等方面不甚清楚。2014年有一篇综述指出，从1978到2014年，30余年的英文文献中总共只有30次报道36人次符合肠系膜炎性肉芽肿的诊断。患者年龄跨度从1个月到68岁，女性12例，男性24例。

中文文献只有零星的个案报道。有一名中年男性患者因为右下腹疼痛入院，1个月来患者曾在门诊接受胃镜、小肠X线钡餐造影及肠镜等检查，提示十二指肠球部憩室，无明显结肠病变。7年前该患者曾因急性阑尾炎行阑尾切除术。超声检查：脐右下方小肠肠管旁可见5.4cm×4.7cm×3.6cm椭圆形不均质低回声团块，以及2.8cm×1.9cm的囊性包块外压肠管，边界尚清楚，可随呼吸移动。CDFI检查团块内未见彩色血流信号。受压段肠管蠕动存在。超声诊断：右中下腹小肠肠管外不均质低回声团块及囊性包块，首先考虑肠系膜良性肿块。术中发现：距曲氏韧带约15cm空肠肠壁外系膜缘处有5.0cm×3.0cm肿块，边界清楚，血供较丰富，一端与升结肠浆膜面疏松粘连。先钝性分离肿块与结肠粘连处，切除肿块及上下各5cm空肠肠管。术后诊断：空肠系膜肿瘤。病理诊断：空肠系膜炎性肉芽肿。本例空肠系膜炎性肉芽肿声像图表现具有不均质低回声团块及囊性包块，肠管外生长并"柔性"外压肠管，受压段肠管蠕动存在，未见肿块内彩色血流信号的特点，为超声诊断小肠系膜良性肿块提供了重要的信息。若能以甘露醇小肠超声造影进一步检测，相信会有更多提示。本例患者7年前阑尾切除术可能为本病发生的诱因，因为腹部手术后，腹腔内任何异物（包括自体血液和组织碎屑等无菌物质）均能刺激腹膜单核巨噬细胞系统产生大量的细胞因子和炎性反应物，造成腹腔无菌性炎症，甚至肠管粘连；严重者则发生术后早期炎性肠梗阻。在超声诊断中，本病主要应与小肠平滑肌肿瘤及其他肠系膜肿瘤相鉴别。同时需要与克罗恩病透壁损伤愈合之后的肠系膜形成的肉芽肿相鉴别。

（台卫平）

参 考 文 献

［1］ YAGMUR Y, AKBULUT S, GUMUS S. Mesenteric inflammatory pseudotumor: a case report and comprehensive literature review [J]. J Gastrointest Cancer, 2014, 45 (4): 414-420.

［2］ 徐佰成. 空肠系膜炎性肉芽肿一例 [J]. 中华超声影像学杂志, 2002, 11 (5): 285.

［3］ 程文捷, 覃斯, 梁焯华. 克罗恩病透壁愈合的超声评估方法和价值 [J]. 中华炎性肠病杂志, 2023, 7 (1): 27-31.

二、异物性肉芽肿

（一）概念

肠系膜异物肉芽肿（mesenteric foreign body granuloma）是由于肠系膜及周围异物长期存在、反复刺激，引起局部巨噬细胞及其衍生细胞增生形成的境界清楚的结节状病灶，是一种特殊类型的慢性炎症。肉芽肿的本质是迟发超敏反应（delayed hypersensitivity）所致的炎症，免疫应答中起作用的主要是巨噬细胞和上皮样细胞。

（二）病因及异物进入途径

异物进入腹腔可由患者自身或医源性因素导致，常见的有两种方式：一种是从自然腔道如胃肠道、子宫或由胆囊管进入的异物，再穿透器官壁进入腹膜腔，如节育环、鱼刺、牙签等；另一种是异物直接由外穿透组织进入腹膜腔，多为医源性，如手术遗留、克氏针刺入等，常见的异物种类有手术缝线、纱布、滑石粉、粉尘、缝针、液状石蜡油、硅盐、毛发等。

（三）病理变化

病变以异物为中心，周围有多量巨噬细胞、异物巨细胞（foreign body giant cell）、成纤维细胞和淋巴细胞等包绕，形成结节状病灶。异物巨细胞由巨噬细胞或类上皮细胞融合而成，朗格汉斯（Langhans）细胞来自异物巨细胞。

肉芽肿的形成过程可分为三个步骤：①单核细胞浸润。②单核细胞大量聚集，部分发育为成熟的巨噬细胞。非特异炎症性肉芽肿发展到此时就维持这一状态。③如有抗原或异物继续存在，巨噬细胞则进一步发育为类上皮细胞，形成免疫性肉芽肿（immune granuloma）。

（四）临床表现

该病临床上多表现为腹部疼痛，多为隐痛，伴食欲差、乏力，可有发热，较大者可引起局部压迫症状，病程可3～5年甚至更长。体格检查部分患者可触及腹部包块，活动度差，边界欠清。

（五）辅助检查

腹部超声、CT、MRI 等影像学检查可发现腹部肿物，密度不均，可有轻中度强化。需与腹部良恶性肿瘤、畸胎瘤、淋巴瘤及泌尿系统肿瘤鉴别。

（六）诊断

如无明确误吞异物病史，诊断较为困难，常误诊为肠梗阻、慢性肠炎等。需与腹部良恶性肿瘤、畸胎瘤、淋巴瘤及泌尿系统肿瘤鉴别。

（七）治疗

肠系膜肉芽肿的治疗以外科手术为主，预后较好。

（王沧海）

参 考 文 献

［1］　李玉琳. 病理学 [M]. 8 版. 北京：人民卫生出版社，2013.
［2］　牛弘欣. 肠道慢性肉芽肿性炎症的诊断与治疗进展 [J]. 中国普通外科杂志，2011，20 (10): 1113-1116.
［3］　刘亚飞，金正印，陈为军. CT误诊医源性肠系膜异物肉芽肿一例 [J]. 医疗装备，2010，23 (6): 48.
［4］　涂永久，林大富，陈战. 临床少见的腹腔异物性肉芽肿 [J]. 临床误诊误治，2007，20 (2): 38.
［5］　孙晓东. 结肠系膜异物肉芽肿1例 [J]. 中国临床医学影像杂志，1991 (4): 181.

三、肠系膜黄色肉芽肿

黄色肉芽肿（xanthogranuloma）又名黄色纤维瘤（xanthofiroma），是由丰富的泡沫样组织细胞组成，并有淋巴细胞、浆细胞及多形核细胞浸润以及纤维母细胞增生所形成的结节状病灶。其实质是组织细胞源性肿瘤的一种类型。本病组织似良性，但其生物学行为却具有恶性潜能，可以呈浸润性生长，亦可出现局部复发、扩散及远处转移，且复发率较高，故应视为低度恶性肿瘤处理。

肠系膜黄色肉芽肿（mesenteric xanthogranuloma）发病甚少，国内仅有数例报道，发病年龄多为40岁以上。本病临床上无特异性表现，早期瘤体较小时一般无不适，待瘤体增长到一定程度，可因机械性压迫导致肠梗阻，引起腹胀、腹痛、恶心、呕吐、排气排便减少等症状，且病变可向肠壁浸润生长，并发肠穿孔、腹膜炎等，有文献报道见胃肠道扭转者。腹部影像学可见腹腔内实质性肿物，但无诊断价值。该病的诊断依赖病理。

目前尚无特殊药物治疗，手术切除病灶是最佳治疗方案。术后定期随访，是早期发现复发及转移病例的有效手段。

（宿　慧）

参 考 文 献

［1］　包朝鲁, 陈宣章. 空肠系膜黄色肉芽肿 1 例 [J]. 肿瘤, 1985 (1): 12.

［2］　胡滨, 邓少华. 空肠系膜恶性黄色肉芽肿一例 [J]. 实用肿瘤杂志, 1989 (2): 103.

［3］　谭汝汪. 降结肠系膜黄色肉芽肿 1 例报告 [J]. 广东医学, 1990 (3): 6.

［4］　文鸿英, 于秀香. 肠系膜黄色肉芽肿误诊子宫浆膜下肌瘤恶变 1 例 [J]. 医学理论与实践, 1997 (3): 109.

［5］　俞建平. 空肠系膜黄色肉芽肿一例 [J]. 浙江肿瘤通讯, 1987 (1): 135-136.

［6］　张增庆, 张文禧. 肠系膜黄色肉芽肿伴回肠穿孔 1 例 [J]. 肿瘤防治研究, 1987 (2): 102.

［7］　周经兴, 朱小成. 肠系膜黄色肉芽肿一例 [J]. 中华放射学杂志, 1996 (12): 67.

四、寄生虫性肉芽肿

肠系膜寄生虫性肉芽肿临床罕见，依寄生虫种类不同，临床表现各异，但病程通常较长，病情隐匿，易漏诊或误诊。随病变进展出现腹部症状或体征，多因腹部肿块进行性增大或出现肠梗阻、肠扭转等并发症就诊。诊断主要依靠流行病学、临床表现，结合 B 超、腹部 CT 等影像学，以及血常规、寄生虫相关血清学化验，确诊多需剖腹探查活检或粪检发现寄生虫虫卵。治疗以外科手术治疗为主，药物治疗为辅。

（一）血吸虫病

血吸虫病在我国长江流域及其以南的省市常见，夏秋季是发病高峰季节。血吸虫感染后，累及门静脉系统多部位，以结肠和肝脏最多见，少数侵犯胃及十二指肠。重度感染者由于虫卵在结肠浆膜层和肠系膜内大量沉积，可引起腹膜刺激症状，腹部饱胀、腹痛、腹部压痛及腹壁柔韧感，部分病人可触及腹块，少数有腹水。其形成原因除急性虫卵结节所产生的炎性渗液外，尚可能有肝内广泛病变、门静脉属支阻塞、淋巴回流受阻等因素。嗜酸性粒细胞增高是本病特征性表现，多数患者白细胞总数在 10 000～30 000/mL，嗜酸性粒细胞占 20%～50% 或更高。

（二）包虫病

包虫病在我国多见于新疆、四川、青海、甘肃、宁夏、内蒙古、西藏、陕西、河北等地，尤以畜牧区为多。包虫成虫寄生在狗的小肠内，羊、牛、猪、人等中间宿主，病人食用虫卵污染的水或食物后而感染。包虫囊肿在人体的寄生部位，根据国内332例病例的分布情况，分布于肝65.5%，分布于肺22%，分布于肠系膜与网膜10%，其他如胸腔、脾、脑等亦可累及。肠系膜包虫囊肿病程较长，表现为腹部肿物进行性增大。肿物多无意中发现，仰卧时腹部有重压感。并发肠扭转或肠梗阻时，可发生剧烈腹痛。体检腹部可扪及肿块，多位于上腹部，无压痛或有深压痛，叩诊可为实音。B超、CT等影像学检查可辅助诊断及定位。化验检查如包虫皮内试验（Casoni试验）、包虫补体结合试验、间接红细胞凝集试验、嗜酸细胞计数等有助于鉴别诊断。

（三）蛔虫病

蛔虫病是我国较常见的寄生虫病，其感染率农村高于城市，儿童高于成人。蛔虫的成虫寄生于人体小肠肠腔内，当寄生环境发生改变时，如发热、肠道病变或服用某些驱虫药物后，蛔虫可离开肠道而钻入阑尾、胆道等处，发生穿孔后进入腹腔，也可直接穿过肠壁而进入腹腔，穿孔部位多位于小肠。当腹腔内的蛔虫不能获得本身所需要的营养，而死亡时，其虫体便分解和消失，但是雌虫体内的受精卵却存在。如虫卵多且在虫体所在的部位集聚存留，则可形成肠系膜肉芽肿性病变。患者可有脐周腹痛或腹泻，查体腹部可扪及肿物，表面光滑、活动，可有压痛，术中可见肠系膜与肠壁粘连，活检可确诊。

（姜春燕）

参 考 文 献

［1］ 钟惠澜. 热带医学 [M]. 北京：人民卫生出版社，2001.
［2］ 姜日新. 肠及肠系膜血吸虫病性肉芽肿误诊为癌1例 [J]. 中国血吸虫病防治杂志，1993 (3): 191.
［3］ 王立英，伍卫萍，朱雪花. 2004—2008年全国包虫病疫情分析 [J]. 中国人兽共患病学报，2010, 26 (7): 699-702.
［4］ 贾云忠. 小肠系膜巨大包虫病一例报告 [J]. 内蒙古医学杂志，1982 (1): 276.
［5］ 杨学文，唐显成，韩占强，等. 空肠系膜蛔虫囊肿1例 [J]. 肿瘤防治研究，1998 (3): 209.
［6］ 赵志忠，王德中. 肠系膜寄生虫性肉芽肿一例 [J]. 中华小儿外科杂志，1987, 8 (1): 32.

第二节　异位肠系膜骨化

异位骨化指在正常情况下没有骨组织的软组织内形成的新生骨。异位肠系膜骨化（heterotopic mesenteric ossification，HMO）发生于腹腔内肠系膜或大网膜，组织学形态类似于骨化性肌炎，又称腹腔内骨化性肌炎，是一种罕见的良性腹腔内骨化性假瘤，易与骨外骨肉瘤混淆。HMO最早于1983年由Hansen等首次报道，1999年由Wilson等首次命名。

多数患者既往有手术史或外伤史，其本质可能是继发于创伤的假肉瘤性病变并发骨化，因此多数学者认为，诊断为"肠系膜异位骨化"更加妥当。

一、发病机制

异位肠系膜骨化发病机制尚不清楚。有学者认为，异位肠系膜骨化的形成是骨膜或软骨膜细胞术中种植所致。也有学者认为，可能是在易感人群中多潜能间充质细胞对创伤发生的过度反应所致。目前国际上比较认可的是Kaplan等提出的异位骨化发生"四要素"：（1）初始事件：最常见的是外伤导致的血肿；（2）有信号从受伤部位传出：可能是某种蛋白，它来源于受伤组织的细胞或是到达受伤组织的炎细胞；（3）间充质细胞：可以在信号作用下分化为成骨细胞或成软骨细胞；（4）局部组织环境：如微血管功能紊乱，氧分压、pH值和血流变化。

二、病理所见

异位肠系膜骨化术前明确诊断比较困难，需要结合患者术前病史，包括腹部外伤、既往手术史，肠梗阻的症状，异常的腹部影像学表现，尤其是异常的骨样高密度影和组织结构的出现。

异位肠系膜骨化在组织学上与骨化性肌炎的分带生长模式相似，病变中央为梭形的纤维母细胞或肌纤维母细胞，有向周围逐渐移行为骨样组织的趋势；周边可见成熟的骨小梁，骨小梁周边衬覆骨母细胞，有的病例还可见到软骨组织和钙盐的沉积（图39-2-1A～C）。病变内还可见脂肪组织及少量的淋巴细胞、浆细胞浸润，部分脂肪组织可发生灶性坏死，坏死的脂肪组织间可见组织细胞反应（图39-2-1D）。增生活跃的梭形纤维母细胞或肌纤维母细胞可有轻度异型，部分区域细胞密度较高，偶可见核分裂但无病理性核分裂（图39-2-1E）。该病基本的病理改变是出现所谓"环带现象"：病变中心部位由细胞数量增多、非典型增生、有丝分裂等构成一些不成熟的组织，越往病变周围，组织由不成熟逐渐变得成熟。这种逐步进展的成熟模式可以用于区别其他恶性疾病。

免疫组化vimentin、calponin、SMA和desmin等纤维和肌纤维细胞标记阳性，Ki-67增殖指数极低，而CK、EMA、CDll7、Dog-1、B-catenin、CK5/6和S-100等阴性，组织细胞CD68阳性（图39-2-1F）。

三、临床表现及影像学检查

异位肠系膜骨化多无明显临床症状，通常以小肠梗阻急诊就诊。多在腹部手术后1～3周出现腹痛、腹胀、频繁呕吐或停止排便、排气等肠梗阻症状而急诊就诊。部分患者发病过程中发生肠瘘或肠-皮肤瘘。少数患者表现为肠瘘、腹部疼痛、腹部肿物、发热

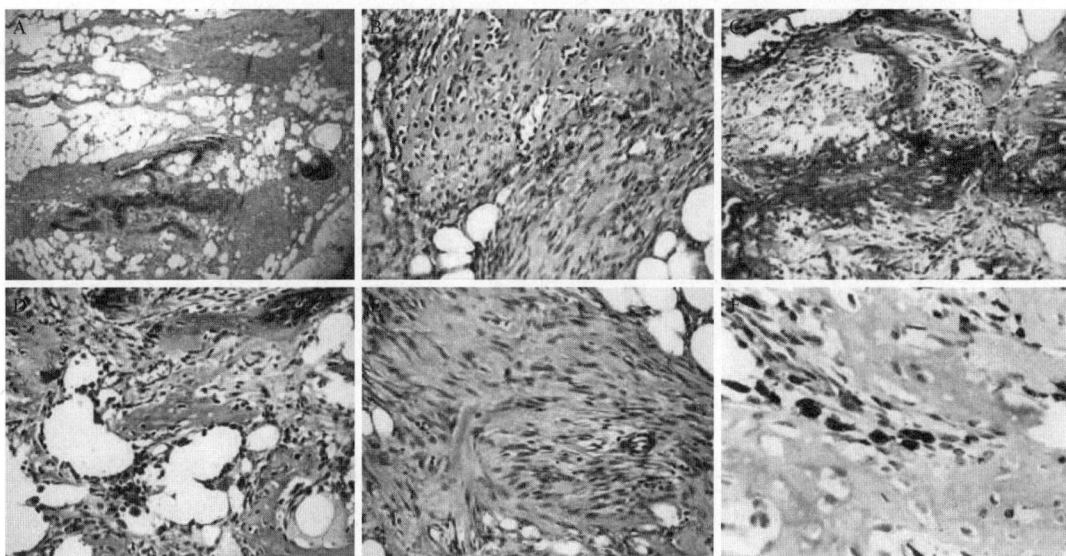

图39-2-1　异位肠系膜骨化病理表现

A. 病变均位于肠系膜内，由数量不等的梭形纤维母细胞/肌纤维母细胞、脂肪组织、骨和骨样基质组成；B. 骨样基质中含有多边形的成骨细胞，呈"花边样"；C. 骨样组织中钙盐沉积；D. 坏死脂肪间灶性分布组织细胞；E. 纤维母细胞/肌纤维母细胞增生，细胞轻度异型，其间可见少量炎细胞浸润；F. 病变内可见散在的CD68阳性的组织细胞。

（图片来源于陆亚平等）

等症状。绝大多数异位骨化发生于肠系膜，单纯大网膜异位骨化罕见。

异位肠系膜骨化术前影像学诊断困难，典型病例腹部X线、CT检查等可见腹腔内肠系膜异常骨样高密度影或小梁样结构。FDG-PET检查HMO仅为中度的葡萄糖代谢增加，而^{99m}Tc-MDP SPECT检查则显示病变内有强烈的成骨细胞活性。但这些影像学特征缺乏特异性。部分患者仅表现为肠管积液或积气、积液的肠梗阻影像学表现。

四、诊断及鉴别诊断

（一）诊断

①本病好发于男性青壮年，发病年龄21～80岁；②多数病例有近期剖腹手术史；③多以小肠梗阻症状就诊；④少数病例发病过程中发生肠瘘或肠-皮肤瘘，出现相应临床表现；⑤并发肠梗阻或肠瘘，影像学诊断具有重要价值。

（二）鉴别诊断

由于异位肠系膜骨化富有梭形细胞、骨母细胞，细胞密度较高，甚至可见核分裂及骨样基质，需要与以下疾病病理行鉴别诊断。

1. 骨外骨肉瘤异位肠系膜骨化

本病特点是腹腔内软组织中出现反应性骨形成，有类似于结节性筋膜炎的明显反应性区域，厚骨质，缺少核异型性、坏死和非典型核分裂。这些特点可将异位肠系膜骨化与其形态学上最容易混淆的骨外骨肉瘤区别开。异位肠系膜骨化早期细胞十分密集，与骨肉瘤很难区别。但随着病情发展，肿瘤周围出现规则的骨样基质，进一步发展成良好的编织骨/骨小梁，镜下整体呈骨化性肌炎的区带性分布。成骨细胞及软骨细胞核中等大小，缺乏核的异型性，染色质细腻，核仁小，Ki-67增殖指数较低，无病理性核分裂、坏死等恶性细胞学特征。而骨外骨肉瘤无区带性分布特点，可呈现病变中央为骨样基质，周围为不成熟的梭形细胞，镜下瘤细胞排列紊乱，可以破坏浸润周围的组织，细胞核深染，具有多形性，染色质粗糙，Ki-67增殖指数较高，还可出现病理性核分裂、坏死等恶性细胞学特征。

2. 纤维肉瘤

当异位肠系膜骨化取材仅限于中心带富于活跃的梭形细胞区域时，容易误诊为纤维肉瘤。应广泛取材，仔细询问有无外伤史。镜下纤维肉瘤细胞较单一，异型性比较明显，还可见病理性核分裂及坏死，无成骨组织。

3. 胃肠外间质瘤

间质瘤镜下多以梭形细胞为主，很少会发生骨化，免疫组化CD117、Dog-1和CD34阳性，对于两者鉴别诊断非常重要。

4. 去分化脂肪肉瘤

组织学可出现化生性骨材后可见到高分化脂肪肉瘤的区域，脂肪母细胞S-100和CD34阳性。

5. 间皮瘤

良性或恶性促纤维增生型间皮瘤，免疫组化CK5/6、P40阳性等，均有助于与异位肠系膜骨化鉴别。

6. 纤维瘤病

异位肠系膜骨化富含梭形的纤维母细胞和肌纤维母细胞，向周围脂肪及肠壁内浸润性生长，镜下与纤维瘤病非常相似，极易误诊。但纤维瘤病无骨化，免疫组化CD34、β-catenin阳性，有助于二者的鉴别。

五、治疗与预后

异位肠系膜骨化目前尚未有很好的治疗方法。由于有复发趋势，治疗方面具有挑战性。异位肠系膜骨化的治疗主要以手术切除为主，且可能需要反复手术，在治疗过程中又应尽量避免进一步的手术，因手术本身就是异位肠系膜骨化的"初始事件"，其治疗办法仍需进一步探讨。通过使用非甾体类抗炎药可部分缓解但极少治愈该病，有一定的预防作用，但不能解除肠梗阻病因。因此，当异位肠系膜骨化合并肠梗阻时，应将重点放在肠梗阻的治疗上。

临床诊疗过程多为先行保守治疗，待病情缓解后再择期手术；病情恶化时行急诊手术；极少数行二次以上的手术治疗病例，术中常表现为肠管明显粘连，肠系膜僵硬斑块致肠腔狭窄而行肠管切除。

术后多数患者无病或带病生存，少数患者术后出现并发症而预后不良，因此需要定期复查CT。

第三节　肠系膜异位脾种植

详见第二十一章第六节。

（孟明明）

第四节　肠系膜原发性淀粉样变性

一、概述

原发性淀粉样变性（primary amyloidosis），又称为Lubarsch-Pick病，是蛋白质生化代谢障碍所致难溶性淀粉样物质在脏器、器官、组织细胞之间和/或血管壁内、网状纤维支架内沉积，致使受累脏器形态和功能异常并逐渐衰竭的一类临床综合征。本病临床少见，多发生在60岁以上，男性多于女性。

淀粉样物质为一种结合黏多糖的蛋白质，遇碘时被染成赤褐色，再加以硫酸则呈蓝色，与淀粉遇碘时的反应相似，故称之为淀粉样变性。这种淀粉样蛋白既可仅浸润单个器官，也可浸润全身多个器官。临床上有多种不同的类型，分类方法不尽一致。可以简单地根据其病因分为原发性和继发性，而各自又按发生部位和范围的差异分为局限性淀粉样变（localized amyloidosis）及系统性淀粉样变（systemic amyloidosis）两种。前者是指难溶性淀粉样物质沉积局限于单个器官，而无系统损害。而系统性淀粉样变，则病变可累及多系统器官。

原发性系统性淀粉样变（primary systemic amyloidosis）常见侵袭消化道，其他受累及脏器、组织包括脾脏、肝脏、肾脏、舌、心脏、皮肤软组织、乳房骨、纵隔、睑结膜、上呼吸道和鼻窦、神经系统和肺等。本病为进行性发展，损害脏器功能，预后不良，死亡率高，多死于重要器官功能衰竭。其中约20%病人最终发生多发性骨髓瘤，出现骨痛等症状。合并骨髓瘤者存活期更短。

也有人将原发性孤立性淀粉样变性（primary solitary amyloidosis）称为淀粉样瘤（amyloidoma）。肠系膜原发性淀粉样变性（primary amyloidosis of mesentery），又称肠系膜淀粉瘤（mesenteric amyloidoma），是指淀粉样蛋白沉积在肠系膜，而形成肿瘤样或结节样包块病变，从而出现相应的腹部症状。此病不伴全身性淀粉样变，属于局限性淀粉样变，临床罕见。缺乏特殊临床及影像学表现，容易误诊、漏诊。

二、原发性淀粉样变性病因及发病机制

原发性淀粉样变性病因及机制至今尚未阐明。淀粉样变性分类方法颇多、复杂，目前多以形成淀粉样变物质前体化学结构分类。具有这种独特结构特征的原纤维可能由许多结构不同的蛋白质组成（如AL、AA、AF等），故其病因和发病机制的学说也各不相同。

当T、B细胞功能紊乱及B细胞克隆性增生时，单克隆浆细胞产生的过量轻链，尤其是λ轻链（前体蛋白成分），或者有缺陷的B细胞产生结构异常的单克隆轻链（前体蛋白成分），被巨噬细胞的溶酶体不完全分解，其N-末端氨基酸片段（相当于轻链的整个或部分可变区），最后形成淀粉样蛋白纤维——AL型、AA型；或其他型淀粉样蛋白纤维，再分泌到细胞外基质中，经聚合作用，最终形成β片层结构，一种僵硬的纤维丝，不溶于水，且能抵抗蛋白酶水解的新的异常蛋白——淀粉样蛋白。由单克隆轻链构成的淀粉样物质（淀粉样蛋白）可以随血液到达全身的各个部位，沉积在人体的各种组织器官细胞外，并造成靶器官损伤。

在上述原发性淀粉样变性的发病过程中，以下因素参与并有促进作用：①氨基葡聚糖（glycosaminoglycan，GAG），以非共价键方式与淀粉样蛋白纤维结合，有促进蛋白纤维形成的作用；②血清淀粉样P物质（serum amyloid P component，SAP）是组成淀粉样原纤维的重要成分。它是一种高度稳定、耐蛋白酶的糖蛋白，以钙依赖方式与淀粉样物质结合，有助于体内淀粉样物质形成稳定、难溶性鞘结构；③淀粉样促进因子（amyloid enhancing factor）参与前体蛋白水解断裂及其片段沉积，在一定程度上决定患者淀粉样变性敏感性。

AL型淀粉样变性即免疫球蛋白轻链淀粉样变性（immunoglobulin light chain amyloidosis，AL）。AL型由部分或整个免疫球蛋白轻链组成，也可能为两者的混合体。轻链片段可能为N-末端或整个可变区。在AL中λ轻链与淀粉样变性的关系比κ轻链更为密切，λ轻链也有β-折叠式结构，是大部分原发性淀粉样变性和多发性骨髓瘤伴淀粉样变性物质的主要成分，与免疫细胞疾病有关；AA型则以非免疫性蛋白为主要的蛋白，称为淀粉样A蛋白，常为继发性淀粉样变性的蛋白成分，与慢性感染、炎症（肺结核、干燥综合征、风湿性关节炎、寄生虫感染、梅毒）等相关。

淀粉样蛋白纤维对器官、组织损伤的机制同样不明确，可能与这些物质以物理存在的方式导致正常组织结构的破坏，或通过细胞毒作用破坏组织器官的结构与功能，或者诱导细胞凋亡有关。淀粉样物蛋白引起组织损伤的病理生理机制也可能是由于这些蛋白通过毛细血管壁时，一部分沉积于血管壁，其余的则弥散到细胞外、组织间隙中，致局部组织增生、肥大、萎缩，导致组织损伤，脏器的功能障碍。在此过程中，各种炎性介质、细胞因子、生长因子等都参与，并起到不同程度的协同作用，但确切机制仍有待进

一步深入研究。

三、病理

病理学检查是确诊本病的最可靠方法。大体所见，肠系膜增厚、光滑、闪光，血管走行清楚。切除组织标本呈分叶结节或肿块。免疫荧光IgG、IgA、IgM、C3、Clq等有时可呈阳性，但缺乏特殊诊断价值。

光镜下可见均质无结构的淀粉样物质沉积于受累部位。电镜下可见其独特的僵直、无分支细丝状超微结构，直径约8～10nm，即淀粉样纤维。淀粉样蛋白是不可溶性纤维，刚果红染色呈阳性，碱性刚果红染色后偏光镜下可见特征性的双折光绿色荧光。

AL、AA型淀粉样变的鉴别采用单克隆抗体免疫组化法，应用酶标或荧光标记抗λ或抗κ抗体进行免疫组化检查，可证实该淀粉样物质是λ链或κ链。

在无条件行单克隆抗体免疫组化法时，可采用高锰酸钾处理切片，再行刚果红染色，可以初步鉴定淀粉样变的类型。高锰酸钾处理前后刚果红染色均阳性，支持AL型淀粉样变。相反，在刚果红染色阳性的标本，预先经高锰酸钾处理后，刚果红染色转为阴性，则支持AA型淀粉样变。

四、临床表现

原发性肠系膜淀粉样变性依肠系膜病灶具体部位、结节大小、数量多少而异，临床症状多种多样，主要表现为局部压迫和功能障碍。全身症状有消瘦、乏力。

当包块压迫肠道出现肠梗阻症状，可为完全性肠梗阻或不完全性肠梗阻，出现不同程度停止排便、排气，腹痛、腹胀、恶心、呕吐等症状。

五、辅助检查

（一）实验室检查

原发性肠系膜淀粉样变性：外周血常规检查，或基本正常。血沉加快。碱性磷酸酶可升高。肝、肾功能正常。血清蛋白电泳、免疫固定电泳（immunofixation electrophoresis；IFE）均无异常。骨髓穿刺细胞学检查、骨髓活检检查亦无异常。血、尿中检测单克隆免疫球蛋白轻链阳性，或者阴性。

原发性系统性淀粉样变性：原发性系统性淀粉样变性累及肝脏、肾脏时肝、肾功能检查异常。尿中Bence-Jone蛋白阳性。血清、尿液免疫固定电泳可发现M蛋白。血清中检测单克隆免疫球蛋白轻链检查可为阳性。骨髓穿刺细胞学检查可见单克隆增殖的浆细胞，部分患者可见多发性骨髓瘤表现。

（二）影像学检查

B型超声检查、腹部X线检查可有肠梗阻征象，腹部CT可有腹部包块、肠梗阻征象。

（三）超声引导经皮穿刺活检

B型超声引导下经皮穿刺肠系膜包块活检。

六、诊断及鉴别诊断

（一）诊断

①临床症状及体征：局部压迫和功能障碍，如腹痛、肠梗阻、恶心、呕吐等症状，腹部压痛、腹部包块等体征；②实验室检查：血、尿中检测单克隆免疫球蛋白轻链阳性；③腹部影像学检查：可有腹部包块、肠梗阻征象；④本病临床诊断困难，确定诊断依靠穿刺活检或剖腹探查病理学检查；嗣后，借助刚果红染色进一步分型；淀粉样物质沉积，高锰酸钾处理前后刚果红染色均阳性，支持AL型淀粉样变。相反，在刚果红染色阳性的标本，预先经高锰酸钾处理后，刚果红染色转为阴性则支持AA型淀粉样变。

（二）鉴别诊断

1. 肠系膜脂膜炎

肠系膜脂膜炎（mesenteric panniculitis，MP）是累及脂肪组织的慢性非特异性炎症所引起的肠系膜广泛增厚，继而纤维化。本病的病因不明确，可能与腹部手术史、外伤史，腹腔感染病史或伴随自身免疫病史等多种因素有关。临床症状表现复杂，无特异性，甚至相当一部分患者症状隐匿，病程长。临床表现以腹痛及腹部包块为主，常伴发热、乏力、消瘦、体重下降等全身症状。CT及MRI检查显示有一定特征性。腹部CT检查显示肠系膜脂肪密度增加或肿块影，伴有假包膜征或脂环征。肠系膜脂肪单发或多发"结节样"软组织病变，或肠系膜广泛弥漫增厚。MRI检查显示不同组织信号特征。如以纤维组织为主的肿物，T2WI呈低信号，显示主要血管及其分支是否受累。CT及MRI检查显示有一定特征性，有助于诊断、鉴别诊断。

2. 原发性肠系膜恶性肿瘤

原发性肠系膜恶性肿瘤（primary mesenteric malignant tumor）少见。其中以淋巴瘤最为多见，平滑肌肉瘤次之，纤维肉瘤、神经纤维肉瘤、脂肪肉瘤偶见。恶性肿瘤病程进展快，患者迅速出现乏力、纳差、贫血、发热、消瘦等恶液质表现。当肿瘤增大，可压迫附近脏器、血管、神经，出现相应表现。肠系膜恶性肿瘤亦可并发破裂、出血、感染。CT检查、MRI检查有重要诊断意义。B超或CT引导下肿瘤穿刺术取得细胞学病理诊断。

3. 结核性腹膜炎

患者多有结核密切接触史或本人有其他肠外结核病史。临床表现多有低热、盗汗、乏力、消瘦等结核中毒症状，常伴腹痛、腹胀、纳差。腹部检查：腹部膨隆，腹壁柔韧感，轻压痛，偶可触及包块，腹水征阳性。红细胞沉降率增大。腹水检查：腹水常呈渗出性改变，腹水 ADA 活性增高，大于 30U/L。腹水找结核杆菌有助于鉴别诊断。PPD（pure protein derivative，PPD）皮肤试验呈强阳性。基因诊断技术：采用聚合酶链反应（polymerase chain reaction，PCR）可检出纯化结核分枝杆菌核酸（DNA），其阳性率为26.5%～80%，适用于肺外结核的快速诊断。T-SPOT．TB 检测：结核感染特异性 T 细胞检测（T-SPOT．TB assay）是利用结核特异抗原（ESTA-6、CFP-10），通过酶联免疫斑点技术（ELISPOT）检测患者体内是否存在结核效应 T 淋巴细胞，从而判断目前该患者是否感染结核杆菌的方法，对不明原因发热、肺外结核有辅助诊断意义。影像学检查可以辅助诊断、鉴别诊断。腹膜包块穿刺活检可获得病理组织学证实。

七、治疗

原发性淀粉样变性迄今尚无特异性的治疗，死亡率高。治疗的目的主要是降低淀粉样物质产生，抑制淀粉样物质的聚集、沉积，促进已经沉积的淀粉样物质溶解。

依据患者具体病情采取个体化治疗方案。如采用马法兰＋强的松龙治疗方案、长春新碱＋阿霉素＋地塞米松治疗方案、自体造血干细胞移植＋化疗＋硼替佐米等治疗方案。

肠系膜原发性淀粉样变性患者经手术彻底切除病灶，预后良好。

（王亚丹）

参 考 文 献

［1］ COUMBARAS M, CHOPIER J, MASSIANI M A, et al. Diffuse mesenteric and omental infiltration by amyloidosis with omental calcification mimicking abdominal carcinomatosis [J]. Clinical Radiology, 2001, 56 (8): 674-676.

［2］ FM V, VANWAMBEKE K, JACOMEN G. Amyloidosis: an unusual cause of mesenteric, omental and lymph node calcifications [J]. JBR-BTR, 2014, 97 (5): 283-286.

［3］ AKL M N, KHO R M, MCCULLOUGH A E, et al. Mesenteric and omental amyloidosis mimicking intraperitoneal carcinomatosis [J]. Surgery, 2008, 144 (3): 473-475.

［4］ HALM U, BERR F, TANNAPFEL A, et al. Primary amyloidosis of the mesentery and the retroperitoneum presenting with lymphedema [J]. Am J Gastroenterol, 1998, 93 (11): 2299-3000.

［5］ COULIER B, MONTFORT L, V DOYEN V, et al. MDCT findings in primary amyloidosis of the greater omentum and mesentery: a case report [J]. Abdom Imaging, 2010, 35 (1): 88-91.

［6］ TAN W W (陈忠信), WONG L Y (黄倫奕). Diffuse mesenteric amyloidosis: CT and pathologic findings. 中華放射線醫學雜誌, 1988, 13 (1): 103-106.

［7］ MOHAN V, KEMP J A, LEWINE H E, et al. Diffuse mesenteric amyloidosis [J]. Dig Dis Sci, 1997, 42 (5): 1079-1082.

［8］ KIM M S, RYU J A, PARK C S, et al. Amyloidosis of the mesentery and small intestine presenting as a mesenteric haematoma [J]. Bri J Radiol, 2008, 81 (961): 1-3.

［9］ BERARDI R S, MALETTE W G. Focal amyloidosis of small bowel mesentery [J]. Int Surg, 1973, 58 (7): 491-494.

［10］ 张晶, 孙菲菲, ZHANG J, 等. 心脏淀粉样变性病因及发病机制的研究进展 [J]. 心血管病学进展, 2013, 34 (4): 529-533.

［11］ 刘恒伟, 黄杰, 朱焕玲, 等. 肠系膜淀粉样瘤1例及文献复习 [J]. 华西医学, 2007, 22 (3): 599.

［12］ MERLINI G, SELDIN D C, GERTZ M A. Amyloidosis: pathogenesis and new therapeutic options [J]. J Clin Oncol, 2011, 29 (14): 1924-1933.

［13］ 林泽宇, 陈文明. 系统性轻链型淀粉样变的治疗进展 [J]. 国际输血及血液学杂志, 2018, 41 (1): 79-84.

［14］ 中国系统性淀粉样变性协作组, 国家肾脏疾病临床医学研究中心. 系统性轻链型淀粉样变性诊断和治疗指南 [J]. 中华医学杂志, 2016, 95 (44): 3540-3548.

［15］ 中国抗癌协会血液肿瘤专业委员会, 中华医学会血液学分会白血病淋巴瘤学组. 原发性轻链型淀粉样变的诊断和治疗中国专家共识 (2016年版) [J]. 中华血液学杂志, 2016, 37 (9): 742-746.

［16］ 中国系统性淀粉样变性协作组, 国家肾脏疾病临床医学研究中心. 系统性轻链型淀粉样变性诊断和治疗指南 [J]. 中华医学杂志, 2016, 96 (44): 3540-3548.

［17］ 孟宇宏. 原发性淀粉样变性病的病理诊断. 诊断病理学杂志, 2013, (6): 321-325.

［18］ 王玉明, 周黎行, 窦晓坛, 等. 原发性局限性胃肠道淀粉样变性1例并文献复习 [J]. 胃肠病学, 2018, 23 (4): 254-256.

［19］ 孔垂秀, 许莲蓉. 多发性骨髓瘤合并消化道轻链淀粉样变性二例并文献复习 [J]. 白血病. 淋巴瘤, 2014, 23 (7): 432-434.

第五节　原发性肠系膜淋巴管瘤

原发性肠系膜淋巴管瘤（primary mesenteric lymphangioma，PML）又称为先天性肠系膜淋巴管瘤（congenital mesenteric lymphangioma，CML），是指发生于肠系膜的先天性淋巴管发育畸形所致的病变，是由异常增生的淋巴管构成的良性肿瘤样病变。由Benevieni于1507年首次报道，本病少见，国内外相关文献多为个例报道。据统计，PML多见于男性，男女比例约为2：1，常发生在幼儿，平均发病年龄为2.2岁，80%～90%的小儿肠系膜淋巴管瘤在2岁以前发病，也有学者认为该病在年龄分布上无特异性。PML发生的部位以小肠系膜最常见，占69%，其次是网膜，占15%，结肠系膜占11%，腹膜后占5%。肠系膜淋巴管瘤约占所有淋巴管瘤不到1%，腹部淋巴管瘤的70%。

PML生长缓慢，患者一般无明显的临床症状和体征，少部分可因轻度腹胀或腹部疼痛不适而就诊，并且该病发病率低，因此早期诊断困难。本病的治疗以手术切除为主，根据瘤体的生长方式，选择不同的手术方式，如果瘤体能完整切除，可取得较好的疗效。

一、病因及发病机制

PML起源不明，多数研究者认为它是先天性的淋巴管发育畸形，是胚胎发育过程中原始淋巴囊与淋巴系统隔绝后发生异常增生、扩张和结构紊乱而形成的肿瘤样畸形，具有肿瘤和畸形双重特色。有学者认为淋巴系统侧支的闭塞为本病的重要因素，亦有学者认为可能与先天性的淋巴管发育畸形、两层肠系膜未融合有关。

二、病理

原发性淋巴管瘤是由扩张的及内皮细胞增生的淋巴管和结缔组织所共同构成的先天性良性肿瘤，内含淋巴液、淋巴细胞或混有血液。它是一种淋巴管的良性过度增生。PML随着病情发展可不断生长，向周围组织间隙浸润，包绕大血管与神经，侵犯或压迫周围组织，引起周围组织结构的破坏，进而发生功能异常和继发病变。本病有跨区生长倾向，但不会发生远处转移。

PML通常为单发，少数为多发；可为单房性或多房性。病变大小不一，约2～30cm，呈圆形或椭圆形，靠近肠管者多呈哑铃形。病理上，按照构成组织的淋巴管腔隙的大小不同，分为单纯性淋巴管瘤（simple lymphangioma）、海绵状淋巴管瘤（cavernous lymphangioma）及囊性淋巴管瘤（cystic lymphangioma）三型。任延德等统计，囊性淋巴管瘤的发生率高于海绵状淋巴管瘤，这可能与肠系膜组织间隙疏松，容易形成囊状淋巴管瘤有关。以上三型亦可混合存在。

PML是由多数扩张的淋巴管构成，病变主要位于黏膜层和黏膜下层。切面见单个或多个大小不等的囊腔，质软，有波动感，囊壁薄，囊内充满清亮的液体。多房囊之间液体常相互连通，内含无色透明或淡黄色液体，若有出血时则呈血性浆液。

镜下病变由大小不等的囊腔组成，囊壁为薄层纤维结缔组织，也可含有平滑肌、血管、神经和脂肪组织及淋巴细胞，腔内壁衬以单层的扁平内皮细胞，腔内充满淋巴液，含有淋巴细胞（图39-5-1）。免疫组化染色瘤细胞表达D2-40，不表达CD31、CD34。

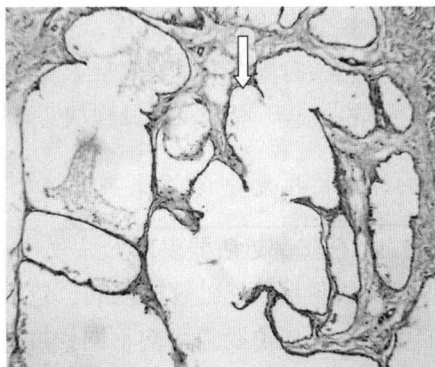

图39-5-1　PML镜下观

显微镜下可见脂肪及纤维结缔组织中迂曲、扩张的淋巴管（箭头），囊壁菲薄，囊内充满淋巴液（HE×400）

三、临床表现

（一）小儿、儿童原发性肠系膜淋巴管瘤的临床表现

约50%的患儿在出生时即存在肠系膜淋巴管瘤，在孕妇产前行B型超声检查时偶可发现，说明胎儿在母体子宫内就已经发病。

2岁前发病幼儿，常无端阵发性啼哭，尤以夜间为甚，拒乳或拒食、呕吐。患儿多以消化不良为主要表现就诊，部分患儿起病急剧，可出现肠梗阻、肠扭转、肠套叠等并发症，故而常以急腹症就诊。

儿童、少年出现临床症状主要为腹痛、呕吐、腹部肿块。初始腹痛较轻，逐渐加重，间歇性、反复发作，可伴腹胀、恶心、呕吐、腹泻或便秘、便血等症状。小儿发病较为急剧，易发生肠梗阻、肠扭转、肠套叠等并发症，故而常以急腹症就诊。

体格检查，腹部多可触及大小不等、质地柔软、表面光滑、有囊性感的肿块。肿块可活动，左右方向活动度大于上下活动度，无压痛或有轻压痛。

（二）成人原发性肠系膜淋巴管瘤的临床表现

成人原发性肠系膜淋巴管瘤少见。本病生长缓慢，位置较深，病程多较长。临床上有无症状以及症状的轻重均取决于瘤体的大小、部位、有无感染以及与邻近器官的关系。其临床症状及体征均无特异性。多数患者体检时无意中扪及肿块或影像学检查时发现，亦可在其他疾病手术中意外发现。

早期瘤体较小，常无临床表现；随着肿瘤长大牵拉肠系膜或推挤周围脏器，患者出现消化系统症状。部分可因腹部疼痛或轻度腹胀不适而就诊。腹痛是最常见的表现，疼痛性质不一，为隐痛、胀痛，甚至剧烈疼痛，疼痛部位与肿瘤所在部位相一致，疼痛可为间歇性、阵发性或持续性，少数可伴纳差、恶心、呕吐、腹泻、体重下降等表现。囊肿合并感染时则有发热，病变累及肠壁可有血便、贫血。

体格检查，腹部可触及包块。

（三）并发症的临床表现

1. 压迫邻近脏器表现

少数肠系膜淋巴管瘤浸润、包绕、压迫附近脏器组织产生压迫症状。若病变围绕肠壁生长，可压迫肠道引起不同程度的肠梗阻（ileus）症状，出现轻重不等的腹痛，多为阵发性绞痛，绞痛期间伴有肠鸣音亢进，肠鸣音呈高调，有时可闻及气过水声，伴腹胀、频繁恶心、呕吐、排便减少或停止排便、排气等症状。重者可伴有肠道黏膜糜烂、溃疡，发生便血。若病变压迫输尿管、膀胱，可出现尿频、尿急、排尿困难、肾盂积水等表现。

2. 肠扭转

由于囊肿位于二层肠系膜之间，当患者剧烈活动时牵拉肠系膜根部，或巨大囊肿引

起肠管扭转（intestinal volvulus），进而发生血管绞窄、肠壁血运障碍，形成绞窄性肠梗阻、肠坏死，导致肠穿孔弥漫性腹膜炎，或肠坏死后，腹腔内大量渗出、积血，血浆成分丢失，迅速出现低容量休克或／和中毒性休克。

3. 肠套叠

肠套叠（intussusception）多见于小儿。由于肠系膜淋巴管囊肿的重力关系，可致肠管蠕动紊乱发生肠套叠。肠套叠是一段肠管套入与其相连的肠腔内，并导致肠内容物通过障碍。绝大多数肠套叠是近端肠管向远端肠管内套入，逆性套叠较罕见。患儿可突然出现阵发性有规律的哭闹不安，伴手足乱动、面色苍白、拒食、呕吐、果酱样血便，腹部检查触到腊肠样包块。肛门指诊可发现直肠内有黏液血便。

4. 自发性瘤体破裂、出血、感染

自发性瘤体破裂（spontaneous rupture of tumor）系由于淋巴管瘤生长迅速，尤其是巨大囊性淋巴管瘤囊内张力增大、压力高，导致被膜破裂，淋巴液溢出；当被膜撕裂伴血管破裂，可出现出血轻重不等的出血现象。此外，在发病过程中外力的作用是引发自发破裂或出血的重要诱因，如重体力劳动、腹部突然受击、剧烈咳嗽、剧烈运动、用力排便等腹压骤然升高情况均可促使发病。

临床上患者突然出现剧烈腹痛、全腹压痛、反跳痛等急性腹膜炎表现。如果并发出血，则有不同程度的失血症状。大量出血者，叩诊为移动性浊音阳性，腹腔穿刺抽出血性腹腔积液，亦可出现失血性休克。

瘤体并发感染，可引起瘤体骤然增大，张力增高，出现腹痛、腹胀、发热，腹部局限性压痛、反跳痛。

四、辅助检查

（一）实验室检查

通常小肠系膜淋巴管瘤囊液多为乳糜性，大肠系膜淋巴管瘤多为浆液性。当淋巴管瘤自发性破裂时，腹腔穿刺抽出淡黄色透明液体，或乳糜腹腔积液，合并感染时可为混浊黄色或脓性液体，并发出血则为血性腹腔积液。

（二）影像学检查

1. X线检查

立位腹平片对于肠系膜淋巴管瘤病变本身的直接显示有其局限性，但有助于判断有无伴发肠梗阻、肠扭转、胃肠道穿孔等。消化道钡餐可以显示胃肠道受压和累及情况。

2. B型超声检查

肠系膜淋巴管瘤B型超声表现为肠系膜区圆形或椭圆形单房或多房蜂窝状、内部无回声及血流信号的囊性或囊实性包块，囊壁薄，边缘光滑，其内间隔细薄。不同囊液成分其回声强度可有不同，囊壁有钙化表现为强回声。彩色多普勒显示囊性病灶内部无彩色血流信号，囊壁及分隔上可见血流信号。

3．CT/MRI检查

CT表现为肠系膜区单房或多房性（多发性）囊性病灶，大小不一，边缘清楚，囊壁菲薄、光滑。囊内密度与囊液性质有关，当囊液为浆液时，囊内密度均匀，CT值接近水的密度；囊液为乳糜液是密度较低，CT值可为负值；如果合并出血或感染则内容物密度较高。肠系膜淋巴管瘤钙化少见，多表现为斑点状、弧形或结节状，可位于囊腔内、间隔或囊壁区。增强扫描囊壁可轻到中度强化，而囊内无强化。

MRI检查可以明确囊腔内容物的成分，囊内为浆液成分时，显示为均匀的长T1、长T2信号，囊内有出血或感染时T1高信号或等信号，T2高于脂肪信号，MRI尤其对各期出血变化敏感。增强扫描囊壁和/或囊内分隔有轻度强化。合并感染时囊壁增厚。

肠系膜淋巴管瘤有向周围脏器间隙蔓延的趋势，可沿网膜、腹膜后腔、肠系膜弥漫分布，同时累及多个间隙，具有"见缝就钻"及爬行式生长的特点，较大者可使邻近脏器移位，但病灶不侵及邻近器官。由于病灶在生长过程中包绕相邻的伴行动脉、静脉，因此表现为"血管穿行征"。

CT/MRI可准确显示淋巴管瘤的发病部位、形态、大小和范围，清晰显示病变与邻近组织结构之间的关系，主要用于定位诊断，亦可提示瘤体内容物的性质，从而对术前诊断及临床选择治疗方案有重要指导意义。

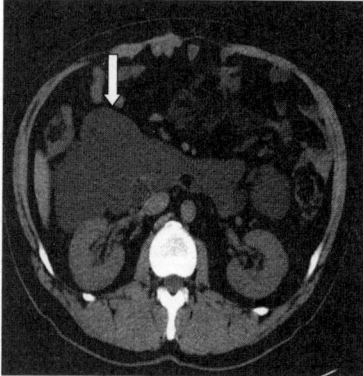

图39-5-2　肠系膜淋巴管瘤CT表现
可见腹膜后不规则分房状囊性肿块（CT=10HU）（箭头），沿腹膜后组织间隙弥漫性生长

孙小丽等统计12例经手术及病理证实的腹膜后囊性淋巴管瘤的MSCT表现。结果显示，单房囊性1例，多房囊性11例；所有病变囊壁清晰，壁厚1～2mm；病变沿组织间隙蔓延生长11例；增强后囊壁及囊壁间隔于动脉期呈轻到中度强化，门脉期及延迟期持续强化，而囊内容物于三期增强均无强化（图39-5-2、图39-5-3）。

图39-5-3中分别为CT平扫、动脉期、门脉期及延迟期图像。CT平扫示腹主动脉旁见多个多房囊性肿块（箭），囊壁及分隔均较薄，邻近肠管及左侧腰大肌受压。动脉期病灶囊壁及分隔轻度强化（箭），门脉期及延迟期病灶囊壁及分隔仍持续强化（箭），囊内容物无强化。

五、诊断及鉴别诊断

（一）诊断

PML常发生在幼儿，早期常无临床症状，当肿瘤生长达到一定体积，压迫邻近组织器官时，临床可出现相应的压迫症状。该病术前诊断主要依靠B型超声、CT及MRI等影

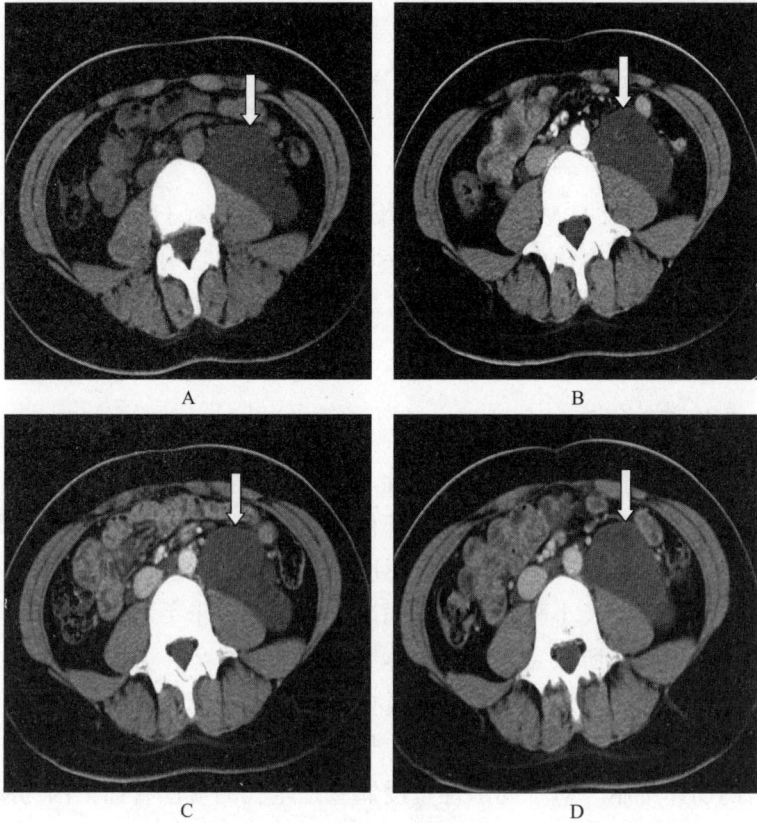

图 39-5-3　肠系膜淋巴管瘤 CT 影像
A. CT 平扫；B. CT 动脉期；C. 门脉期；D. 延迟期

像学检查。PML 影像学表现为单房或多房囊性，囊壁菲薄、轻度强化，囊内呈水样密度或信号及"液 - 液平面"，肿瘤沿疏松组织间隙"爬行性生长"等典型征象，多可明确诊断。细针抽吸穿刺活检可提高诊断率，但最终诊断则依赖手术后病理检查。

（二）鉴别诊断

1. 卵巢源性囊性肿瘤

见于成年女性患者。病灶下缘与子宫附件关系密切，病灶囊壁厚度不一，多数囊壁可见软组织肿块，CT/MRI 增强扫描有强化，囊肿的形状欠规则，可见多个大小房互相重叠。

2. 消化道重复畸形

多见于小儿患者，以管形单房厚壁囊肿为特征，如伴有脊柱畸形则强烈提示消化道重复畸形。

3. 腹腔积液

巨大单房型肠系膜淋巴管瘤易误诊为腹腔积液，但囊性肠系膜淋巴管瘤有一定的边界，与腹部器官交角是钝角，增强 CT/MR 扫描能见到局部强化的壁或分隔。

六、治疗

（一）非手术治疗

有学者报道，约10%的PML可以自行消退，因此主张对于没有明显临床症状的患儿行保守治疗。其他的治疗方法，包括单纯手术抽吸和囊内注射硬化剂（如人类A组溶血性链球菌冷冻混合干燥制剂OK-432、博来霉素、甾体化合物、纤维蛋白胶），但复发率较高，有文献报道其复发率100%。

（二）手术治疗

PML尽管是良性病变，但它具有侵袭性、复发率高特点。因此本病以手术切除为首选治疗方法。手术方式可以根据瘤体发生部位、受累的范围、不同生长方式来选择。尽量一次完整切除瘤体，必要时酌情切除受累脏器。对于单房性、体积小的淋巴管瘤，可以完整切除瘤体；对于侵及小肠系膜根部的淋巴管瘤，由于手术中要保证足够长度的小肠才能不影响消化吸收，所以完全切除瘤体则非常困难。另一方面，手术中应注意保护肠系膜主干血管和肠管，若瘤体与肠系膜重要的血管粘连紧密，剥离困难，手术会有少量的囊壁残留，可以将残留的囊壁内膜经适当搔刮后以无水酒精烧灼，或用石炭酸涂拭，从而破坏残留的瘤体细胞。对于局限性呈浸润蔓延生长的淋巴管瘤，因为肠管与瘤体之间关系密切，无法完全切除瘤体，可将瘤体与肠管一并切除，然后行肠端-端吻合术。

PML的常见术后并发症有乳糜性腹腔积液、不全性肠梗阻、营养吸收障碍等，发生率约22.2%。

七、预后

该病为良性病变，完整切除可取得较好的疗效。若病灶多发或"浸润性"生长，则难以完整切除，复发率高达10%～15%。但一般不会恶变，预后较好。

（孙小丽）

参 考 文 献

[1]　GENDVILAITĖ N, DRACHNERIS J, POŠKUS T. Lymphangioma of the mesentery: case report and review of the literature [J]. Acta Med Litu, 2021, 28 (1): 176-180.

[2]　BRINDLEY G V, BRINDLEY G V JR. Lymphangioma of the Mesentery [J]. Ann Surg, 1948, 127 (5): 907-911.

[3]　KURTZ R J, HEIMANN T M, HOLT J, et al. Mesenteric and retroperitoneal cysts [J]. Ann Surg, 1986,

203 (1): 109-112.

[4] SUTHIWARTNARUEPUT W. Lymphangioma of the small bowel mesentery: a case report and review of the literature [J]. WJG, 2012, 18 (43): 6328.

[5] 李健, 李正荣, 李映良, 等. 腹腔淋巴管瘤临床分析18例 [J]. 世界华人消化杂志, 2013, 21: 2617-2619.

[6] RIEKER R J, QUENTMEIER A, WEISS C, et al. Cystic lymphangioma of the small bowel mesentery: case report and a review of the literature [J]. Pathol Oncol Res, 2000, 6: 146-148.

[7] 任延德, 李向荣, 龙莉玲, 等. 成人肠系膜淋巴管瘤CT表现与病理相关分析 [J]. 临床放射学杂志, 2015, (5): 833-836.

[8] JEUNG M Y, GASSER B, GANGI A, et al. Imaging of cystic masses of the mediastinum [J]. Radiographics, 2002, 22: 79.

[9] 郭学军, 刘鹏程, 王成林, 等. 淋巴管瘤的影像学诊断与病理相关性分析 [J]. 临床放射学杂志, 2006, 25 (11): 1059-1062.

[10] 李杨, 涂频, 余波, 等. 肠系膜淋巴管瘤的临床、影像及病理学特征 [J]. 临床与实验病理学杂志, 2014, 30 (11): 1256-1258, 1262.

[11] 徐佰成, 吕志宿, 蒋国平. 胎儿巨大肠系膜囊性淋巴管瘤超声表现1例 [J]. 中国超声医学杂志, 2013, 29 (11): 1055-1055.

[12] 赵庆凯, 张虹, 姜忠, 等. 小儿肠系膜淋巴管瘤11例临床分析 [J]. 齐鲁医学杂志, 2014, 29 (2): 107-108.

[13] 林若阳, 陈坛输, 黄智铭. 成人肠系膜淋巴管瘤4例诊治分析 [J]. 浙江医学, 2014, 36 (14): 1260-1262.

[14] PRABHU S M, ANAND R, NARULA M K, et al. Mesenteric cysts associated with recurrent small-bowel volvulus: cause or effect? [J]. Jpn J Radiol, 2012, 30: 858-862.

[15] 孙小丽, 陈孝柏, 王仁贵, 等. 腹膜后囊性淋巴管瘤的MSCT诊断价值 [J]. 临床放射学杂志, 2013, 32 (5): 668-671.

[16] OGITA S, DEGUCHI E, TOKIWA K, et al. Ongoing osteolysis in patients with lymphangioma [J]. J Pediatr Surg, 1998, 33: 45.

[17] MAGHREBI H, YAKOUBI C, BEJI H, et al. Intra-abdominal cystic lymphangioma in adults: a case series of 32 patients and literature review [J]. Ann Med Surg, 2022, 81: 104460.

[18] 潘涛, 高志刚, 章立峰, 等. 儿童肠系膜淋巴管瘤30例诊治分析 [J]. 中华危重症医学杂志 (电子版), 2018, 11 (5): 327-329.

[19] MAKNI A, CHEBBI F, FETIRICH F, et al. Surgical management of intra abdominal cystic lymphangioma. report of 20 cases [J]. World J Surg, 2012, 36 (5): 1037-1043.

[20] 马春森, 杨合英, 王家祥, 等. 小儿肠系膜淋巴管瘤手术方式探讨 [J]. 中华小儿外科杂志. 2012, 33 (2): 81-84.

[21] 杨雪松, 唐耕燝, 刘文英, 等. 小儿肠系膜乳糜囊肿 [J]. 中华小儿外科杂志, 2006, 27 (10): 522-524.

[22] 黄瑛, 徐虹. 生长抑素和全肠道外营养治疗先天性乳糜腹一例 [J]. 中华儿科杂志, 2005, 43 (2): 152-153.

[23] ALQAHTANI A, NGUYEN L T, FLAGEOLE H, et al. 25 years'experience with lymphangiomas in children [J]. J Pediatr Surg, 1999, 34 (7): 1164-1168.

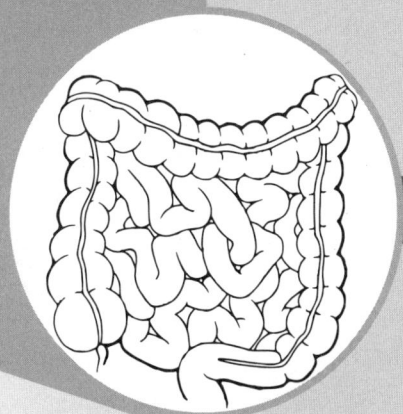

05

第五篇

治 疗 篇

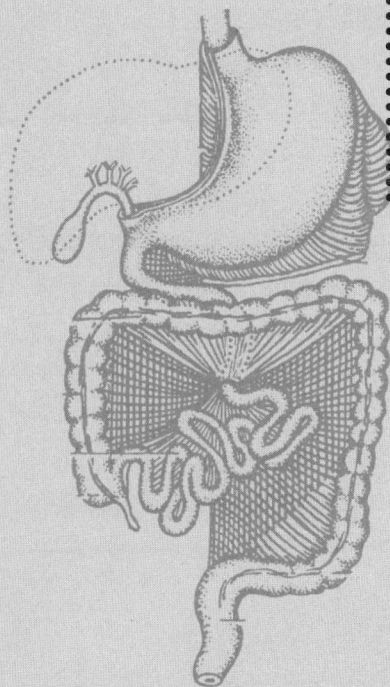

第四十章
细胞免疫治疗腹腔肿瘤

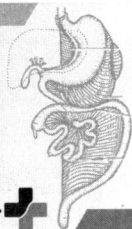

第一节 概 念

肿瘤细胞免疫治疗是激活或增强患者体内免疫系统中的T细胞和自然杀伤细胞（NK细胞）、巨噬细胞等细胞的识别和攻击肿瘤能力，直接杀灭癌细胞。同时，还能破坏肿瘤细胞免疫逃避机制，使肿瘤细胞暴露在免疫系统攻击作用之下。

腹腔肿瘤的综合治疗包括手术、放疗、化疗、免疫治疗以及中医药支持治疗。但是，发生在肠系膜及大网膜上的腹腔恶性肿瘤，大多系腹腔脏器（如消化系统、卵巢、膀胱以及其他全身恶性肿瘤）在该部位形成的种植转移或淋巴结转移。多数患者失去手术治疗的机会，放化疗对这类肿瘤治疗很难达到较好的治疗效果，因而免疫治疗成为近年来的研究热点。人们逐渐认识到最终抗肿瘤治疗需要依靠机体自身的免疫系统控制和杀伤肿瘤细胞，才能使患者达到长期带瘤存活。近年来，肿瘤免疫的系统研究结果正逐渐应用于多种肿瘤的临床免疫治疗。目前常用肿瘤的免疫治疗方法包括主动免疫疗法和被动免疫治疗。

第二节 主动免疫疗法

主动免疫治疗是通过疾病病原体本身或免疫接种的抗原刺激机体自身产生抗体的方法。通常提取肿瘤抗原制作肿瘤疫苗（全肿瘤细胞疫苗、蛋白和多肽疫苗以及核酸疫苗等）然后进行免疫接种，促进机体产生抗肿瘤特异性免疫应答。特点是免疫力长久甚至终生保持，但须经一定的潜伏期才会出现。主动免疫治疗包括非特异性主动免疫治疗和特异性主动免疫治疗。

一、非特异性主动免疫

非特异性主动免疫是指应用一些免疫调节剂通过非特异性地增强机体的免疫功能，激活机体的抗肿瘤免疫应答，以达到治疗肿瘤的目的。常用各种细菌菌苗（如卡介苗bacillus calmette guerin，BCG）、免疫因子（如转移因子transfer factor，TF）、免疫核糖核酸等。

（一）BCG

BCG是牛分支杆菌（MTB）的减毒形式，给小鼠接种后，使树突状细胞（dendritic cells，DC）能够引起更强烈的CD4＋T细胞和CD8＋T细胞增殖以及IFN-γ分泌。体外经ConA再次刺激后可显著促进脾脏淋巴细胞增殖以及 IFN-γ的分泌，促进B细胞分泌抗体IgG，促进CTL细胞活化，进而抑制肿瘤生长。BCG已作为有效的免疫佐剂应用于膀胱癌等多种肿瘤的临床治疗和预防。

（二）TF

Lawrence等从对某一特定抗原有明显皮肤反应的供体采集白细胞并制备白细胞抽提液，然后将抽提液注入无皮肤反应或免疫抑制的受试者，随即受试者出现强烈的皮肤反应，表明个体间的全身性和特异性免疫可以发生转移，这种转移功能的白细胞抽提物被称为TF。按性质 TF 可以分为特异性转移因子与非特异性转移因子。肿瘤特异性转移因子（tumor specific transfer factor，TSTF）是指用肿瘤组织作抗原免疫健康动物（如羊、猪、兔等）后，取动物的血液、脾脏和淋巴结组织，采用非特异性 TF 的常规方法而获得的提取物的小分子生物活性物质。它是细胞免疫信息传递物，存在于肿瘤抗原致敏的白细胞中，能促进淋巴细胞 DNA、RNA 和蛋白质合成，可显著提高淋巴细胞对肿瘤细胞的特异性细胞免疫反应，有效地抑制相应肿瘤细胞DNA、RNA及蛋白质的合成，从而起到抑制或杀伤癌细胞的作用，是目前国内外继外科手术、化疗和放疗后治疗肿瘤的一种有效方法。

（三）TSTF

从对某一特定抗原有明显皮肤反应的供体采集白细胞并制备白细胞抽提液，然后将抽提液注入无皮肤反应或免疫抑制的受试者，而受试者随即出现强烈的皮肤反应，这一实验结果很有力地证明了个体间的全身性和特异性免疫应答。TSTF 主要特点是组织特异性，不同肿瘤抗原来源的TF，针对该肿瘤起着特异性的免疫调节作用。肝癌特异性转移因子能明显增加肝癌患者NK、LAK 活性及 LAK 细胞对肝癌 7721 细胞的特异性细胞毒作用，但对胃癌患者不起作用；与此相同，胃癌特异性转移因子能明显增加胃癌和大肠癌患者NK、LAK 活性及 LAK 细胞对胃癌 7901 细胞的特异性细胞毒作用，而对肝癌患者无效。而多价转移因子则对肝癌、胃癌及大肠癌均有作用。这些结果充分说明 TSTF 对免疫系统的作用具有肿瘤的特异性。

二、特异性主动免疫治疗

特异性主动免疫治疗是指采用生物工程技术制备具有抗原性的肿瘤疫苗，输注后刺激机体产生自身的抗肿瘤免疫机制来治疗肿瘤，并能起到预防肿瘤转移和复发的作用。肿瘤抗原疫苗主要分为细胞疫苗、肿瘤抗原疫苗、病毒疫苗和基因疫苗。

（一）细胞疫苗

细胞疫苗包括全肿瘤细胞疫苗、DC疫苗。

1. 全肿瘤疫苗

全肿瘤疫苗是早期用肿瘤细胞经过处理后作为癌症疫苗的一种形式，含有全部的肿瘤抗原，因而不需要明确肿瘤特异性抗原，可提供大量的肿瘤抗原表位，无主要组织相容性复合体（major histocompatihility complex，MHC）限制性，因此出现肿瘤细胞逃逸的可能性较小。缺点在于同时存在自身抗原，可诱发广泛的免疫反应；肿瘤抗原不明确，免疫检测困难。Harris等在比较手术联合疫苗治疗结肠癌的Ⅲ期临床试验中，用自体肿瘤细胞加卡介苗疫苗联合手术治疗结直肠患者，结果表明两组之间的生存没有显著差异；而Kamigaki研究发现免疫治疗对于晚期转移性实体瘤患者能达到一定的临床获益。因而目前确切疗效还需进一步验证。

2. DC疫苗

DC是机体内功能最强的免疫提呈细胞（antigenpresenting cell，APC），其高表达主要MHC Ⅰ类和Ⅱ类分子，可特异性激活CD8＋细胞毒性T细胞（cytotoxic T lymphocyte，CTL）和CD4$^+$辅助T细胞（helper T cell，Th），尤其是CTL介导的免疫反应，在机体抵御恶性肿瘤和传染性疾病中发挥着重要的作用。同时DC细胞具有携带外源DNA使其在体内表达后以内源性抗原呈递的方式来激活T细胞，从而产生杀伤肿瘤细胞的作用。肿瘤患者往往存在一定程度的DC功能缺陷，不能有效提呈肿瘤抗原、诱导抗肿瘤免疫，导致免疫耐受和肿瘤免疫逃逸，进而出现肿瘤的浸润、转移等。将特定的基因转染DC或敲除特定的基因片段是加强DC抗肿瘤免疫功能的有效手段之一。DC疫苗种类较多，其中肿瘤抗原刺激的DC疫苗、肿瘤细胞/DC融合疫苗以及转基因修饰的DC疫苗研究最多，临床应用最为广泛，这些疫苗在抗肿瘤方面有广阔的发展前景。研究证实DC疫苗对一些恶性肿瘤具有一定的疗效，部分DC疫苗已经正式被批准应用于临床。Provenge疫苗（sipuleucel T）是利用患者自身的免疫系统与恶性肿瘤抗争，它由载有重组前列腺酸性磷酸酶（PAP）抗原的肿瘤患者自身的神经元DC构成。PAP蛋白表达于绝大多数的前列腺肿瘤细胞，也表达于正常的前列腺组织中，只是以极低的水平存在于其他正常组织中。在治疗性肿瘤疫苗Provenge中，PAP抗原融合于作为佐剂的一种免疫刺激细胞因子——粒细胞-巨噬细胞集落刺激因子（GM-CSF），树突细胞则将PAP蛋白消化为多肽而呈现于其表面，当其被重新回输入患者体内后，可被免疫系统T细胞识别，而接触过该抗原后的T细胞能找到并杀灭表达PAP抗原的癌细胞。Provenge疫苗可用于激素抵抗性前列腺癌患者的治疗，可显著提高患者的生存率。

（二）肿瘤抗原疫苗

肿瘤抗原疫苗是利用肿瘤细胞表达的抗原，有更特异的抗肿瘤反应的潜力，以肿瘤抗原（包括肿瘤特异性抗原、肿瘤相关抗原等）作为疫苗刺激机体，产生针对肿瘤细胞的免疫反应。它含有Th表位、细胞毒性T淋巴细胞（CTL）表位和B细胞表位等多个表位，因而免疫原性也较强，可诱导产生特异性CTL和抗体，从而杀伤靶细胞，抑制肿瘤生长。此类疫苗多以牛痘病毒或复制缺陷的鸟病毒为载体，将编码完整的抗原基因导入人体可诱导特异性CTL的产生，溶解自体和异体同源的肿瘤细胞，其特异性高于肿瘤细胞疫苗，具有易合成、安全性好、可操作性强、能有效地诱导T细胞反应等优点。目前已有多种肿瘤抗原疫苗用于临床研究，其中研究较多的是癌胚抗原（CEA）和前列腺特异性抗原（PSA）。在结直肠癌中已有多个肿瘤相关抗原被鉴定应用于疫苗并获得了不同程度的疗效。

（三）病毒疫苗

病毒疫苗是将肿瘤特异性抗原蛋白的基因插入病毒基因组，使机体内高效表达抗原，从而刺激机体产生抗原特异性免疫反应。常用病毒疫苗的载体主要是牛痘病毒、腺病毒以及腺相关病毒等。其中，牛痘病毒外源基因整合容量大和感染力强，是较为理想的病毒载体，目前已经进入临床阶段。Borysiewicz等采用惠氏牛痘株构建重组牛痘病毒疫苗（TA-HPV），表达HPV16和18E6/E7抗原蛋白，外阴上皮内瘤病变患者或Ⅰb或Ⅱ期宫颈癌患者应用后可产生HPV抗原特异性的细胞免疫反应，且该疫苗无显著副作用。使用表达CEA的非复制金丝雀痘病毒（canary-pox virus，ALVAC）治疗转移性结直肠癌Ⅱ期临床试验，结果表明50%接受化疗和加强疫苗的患者中观察到抗CEA特异性T细胞应答，40%的患者呈现客观的临床反应。已经上市的宫颈癌预防性疫苗有Gardasil，它是针对HPV 6、11、16和18型的4价重组VLP疫苗；Cervarix是针对HPV 16和18型的2价重组VLP疫苗。两种疫苗均基于晚期衣壳蛋白HPV L1的病毒样颗粒作为靶抗原，对机体的保护可持续5年左右。

（四）基因疫苗

基因疫苗又叫DNA疫苗，是将编码某种抗原的基因片段克隆到真核表达质粒，再用该质粒DNA通过基因枪注射、肌内注射、脂质体包裹等手段注射到生物体内，使外源基因在活体内表达，刺激机体产生抗原特异性的体液免疫和细胞免疫反应，从而达到预防和治疗疾病的目的。DNA疫苗的特点是：①易于构建和改造、稳定性好，易于提纯；②不会产生针对DNA载体的中和抗体，可以重复免疫；③可诱导针对某一特定抗原决定簇的免疫应答，而不诱导针对疫苗的免疫反应；④转染的宿主细胞能够稳定表达抗原，可满足重复治疗的需要。Xiang等制备含人CEA的DNA疫苗，将该DNA疫苗给小鼠管饲后，在小鼠体内诱导出相应的MHC-Ⅰ类限制性肿瘤保护性免疫，完全抑制了皮下移植瘤的生长，并预防了肺部转移的发生，表明这些疫苗都能诱导的细胞保护性免疫对自体抗原导致显著抑制肿瘤的生长和传播。VGX-3100疫苗是一种可同时表达HPV 16和18 E6/E7的DNA疫苗，目前已进入临床阶段，宫颈上皮内瘤变患者（CIN2/3）免疫TG4001后产生HPV特异性的CD_8^+T细胞免疫反应。

第三节　被动免疫治疗

被动免疫治疗指通过给机体输注外源的免疫效应物质，如外源性抗体、致敏淋巴细胞或其产物来获得特异性的免疫能力，发挥抗肿瘤作用。其优点是效应快，一经输入，可立即获得免疫力，缺点是维持时间短。通常包括免疫导向疗法、过继免疫疗法、细胞因子疗法、基因疗法。

一、免疫导向疗法

免疫导向疗法是将细胞毒性杀伤因子与高度特异性的单克隆抗体偶联，而单克隆抗体能作为"载体"与肿瘤抗原特异性结合，使肿瘤细胞杀伤因子直接作用于病灶局部，从而对肿瘤起到特异性杀伤作用。常用杀伤因子有：放射性核素^{131}I、抗肿瘤药物（氨甲蝶呤、阿霉素）、毒素（蓖麻毒素、白喉毒素、绿脓杆菌外毒素等）。其中放射性核素标记方便，易显像和定位定量检测，应用较多。目前发现多克隆抗体与杀伤因子结合比单独应用抗肿瘤药物对肿瘤细胞的抑制更有效果，这为将来寻找更多的"载体"提供了一个方向。但是抗体多为鼠源，应用于人体后会产生抗鼠源单抗的抗体，不仅影响其疗效发挥，也可能发生超敏反应。

二、过继免疫疗法

过继免疫细胞疗法（adoptive cell transfer therapy，ACT）是将自身或异体的抗肿瘤效应细胞的前体细胞，在体外采用白介素-2（interleukin-2，IL-2）、抗CD3单抗等激活剂对效应细胞毒性T淋巴细胞（cytotoxic T lymphocyte，CTL）、淋巴因子激活的杀伤细胞（lymphokine activated killer cells，LAK）和肿瘤浸润性淋巴细胞（tumor infiltrating lymphocyte，TIL）、自然杀伤细胞（natural killer cell，NK）以及巨噬细胞，进行诱导、活化和扩增，恢复自身T细胞溶解细胞的抗肿瘤活力，然后回输体内而发挥抗肿瘤作用。此种治疗主要是利用T细胞的高度靶向特异优点。ACT技术主要分为两类：一类是以非MHC限制性方式非特异性地杀灭肿瘤细胞，主要包括细胞因子诱导的杀伤细胞（cytokine-induced killer cells，CIK）、LAK、自然杀伤细胞（natural killer cells，NK）等；第二类主要是MHC限制性方式，包括CTL、TIL、CAR等具有肿瘤特异性的免疫细胞疗法。临床常用CIK和LAK。

（一）CIK

细胞因子诱导的杀伤性细胞CIK是一种$CD_3^+CD_{56}^+$的淋巴细胞，临床应用最为广泛。

CIK细胞能够高效地、非特异性地杀伤肿瘤细胞。CIK细胞具有较强的细胞毒活性，随效靶比例增高，对靶细胞杀伤活性增强，而效靶细胞的比例也是影响杀伤效果的重要指标之一。临床主要用于肺、胃、结直肠、乳腺等多种肿瘤的综合治疗，逐渐成为肿瘤过继细胞免疫治疗的首选方案，部分患者取得了较好的治疗效果，患者的平均生存时间、无进展生存期、患者生活质量方面有显著提高。除发热外，CIK治疗组并没有引起其他明显的不良反应。任军等采用DC-CIK联合化疗治疗转移性乳腺癌的研究，结果提示化疗联合免疫过继治疗能够延长患者的PFS及OS。但是国际上大多数国家都还未在临床上正式开展使用CIK治疗结直肠癌。其效果还有待大宗数据进一步证实。

（二）LAK

LAK能触发早期先天杀灭的肿瘤标靶，而长期适应性特异性肿瘤的控制则需要CTL以及采集的肿瘤相关抗原（TAAs），这通常经过抗原呈递细胞（DC）来实现的，正如DC细胞刺激先天性和适应性的效应。研究发现，将DC细胞与LAK细胞联合使用能够大大提高机体抗肿瘤的能力。

三、细胞因子疗法

细胞因子由免疫细胞及其相关细胞产生的一类调节细胞功能的高活性、多功能的小分子蛋白质的总称，其抗肿瘤作用表现为直接干扰肿瘤细胞生长，通过激活机体免疫系统杀伤肿瘤细胞，抑制肿瘤细胞转移。细胞因子疗法可分为外源性细胞因子治疗及细胞因子基因治疗。细胞因子的种类很多，其中IL、干扰素（interferon，INF）、肿瘤坏死因子（tumor necrosis factor，TNF）及造血因子等与化疗联合取得较好的治疗效果，对胃肠道恶性肿瘤确有抑制或杀伤作用。

（一）IL-2

IL-2作为一种免疫调节剂，可以增强机体对不同免疫原、病原体及肿瘤的免疫反应性，促进T细胞的增殖及B细胞的增殖和分化，诱导生成淋巴因子激活的杀伤细胞，促进NK细胞增殖，加强NK细胞的杀伤能力。研究表明IL-2对肾细胞癌和恶性黑色素瘤患者治疗有效。大剂量IL-2治疗肾癌的总有效率虽然不高，但有效病例的有效时间大都维持12个月以上。

（二）IFN-γ

IFN-γ主要由NK细胞和T淋巴细胞产生，是一种很强的免疫调节剂。它可以促进MHC Ⅰ类分子的表达，增强肿瘤靶细胞对CTL杀伤的敏感性，可以有力地增强NK细胞的活性，也可以通过诱导凋亡发挥抗肿瘤作用。干扰素在临床上对血液系统肿瘤、淋巴系统肿瘤以及肝癌、喉癌、卵巢瘤、直肠癌等实体瘤都有明显作用。

（三）TNF

TNF是由激活人巨噬细胞产生的一种可溶性多功能细胞因子，直接杀伤肿瘤细胞或诱导其凋亡，能抑制肿瘤血管生成，逆转肿瘤细胞多药耐药，增加免疫效应细胞对肿瘤细胞的杀伤作用。TNF的毒副作用非常强，与其他细胞因子联用，可以减轻毒性，并增强其抗肿瘤作用。TNF家族的部分成员能够选择性攻击癌细胞，而不伤害正常细胞。目前TRAIL（TNF-related apoptosis-inducing ligand）作为TNF相关凋亡诱导配体逐渐进入临床研究，它主要通过激活死亡受体R1和R2诱导凋亡，且重组溶解TRAIL衍生物能诱导多种细胞的凋亡，而很少诱导非转化细胞，并对T细胞和NK介导的肿瘤监视和肿瘤转移抑制起作用。

四、基因疗法

基因疗法是根据目的基因的作用不同来进行抗肿瘤治疗。常用的有细胞因子基因、肿瘤抗原基因、抑癌基因等。肿瘤的免疫治疗中，基因治疗的研究起步虽早，但是基因治疗产品不多。国内获批应用于临床治疗的仅有表达野生型p53的腺病毒注射液（今又生）和溶瘤病毒药物重组人5型腺病毒（H101）注射液（安柯瑞）2种药物。Rexin-G是Cyclin G靶向肿瘤及转移灶的基因治疗药物，在美国获准作为化疗耐受的胰腺癌等孤儿药物用于治疗。溶瘤疱疹病毒（talimogene laherparepvec，T-VEC）携带粒细胞集落刺激因子刚在美国批准用于临床。而临床治疗中多采用基因治疗联合放化疗同时进行。

（一）Ad-p53

Ad-p53是重组腺病毒p53基因（recombinant human Ad-p53，商品名：今又生）。p53基因具有促使肿瘤细胞自杀和帮助缺陷细胞修复基因的作用。rAd-p53是采用基因工程重组技术将5型腺病毒DNA载体与人类p53肿瘤抑制基因重组，形成的引起肿瘤细胞特异性程序性死亡而对正常细胞无损伤的腺病毒颗粒，导入人体肿瘤细胞后纠正p53基因缺陷。其抗肿瘤机制是：①使肿瘤细胞周期阻滞和发生程序性死亡，抑制肿瘤生长；②促进放射线杀死肿瘤细胞，引起细胞周期阻滞和细胞凋亡；③刺激机体产生抗肿瘤免疫反应，使大量免疫细胞聚集在注射重组腺病毒p53的肿瘤局部；④通过"旁观者效应"抑制肿瘤血管内皮生长因子，控制肿瘤血管生成和肿瘤生长，使注射部位瘤组织产生局部血供障碍和坏死。目前今又生在包括肝癌、胃癌、膀胱癌和宫颈癌等多种腹腔恶性肿瘤的治疗中均证实了其治疗的有效性。

（二）H101

H101是重组人5型腺病毒注射液（recombinant human adenovirus type 5 injection，商品名：安柯瑞）。人5型腺病毒是选择致病力很低的普通感冒病毒，它被删除E1B和E3

区基因片段之后，能够特异性地在肿瘤细胞中复制、包装及释放，最终导致癌细胞裂解，受感染癌细胞裂解后释放出的病毒可感染、裂解新的肿瘤细胞。这种方法充分利用病毒的复制能力，病毒自我扩增，然后从初始感染的细胞开始在肿瘤中扩散，从而达到对肿瘤的连续杀伤作用。通过调动机体的免疫系统，杀灭受感染癌细胞及其周围尚未受感染的癌细胞。在正常组织细胞中不能有效复制，因而无损伤作用。通常与化疗药物同步使用，直接瘤内注射，进行抗肿瘤治疗。安柯瑞属于可复制型病毒，不能与抗病毒药物、免疫抑制剂、大剂量肾上腺糖皮质激素同时使用。

（三）Rexin-G

Rexin-G是载基因纳米粒注射剂，能主动寻找并摧毁转移性癌症的靶向治疗药物。每个Rexin-G纳米粒大小仅100nm，但内部结构十分复杂，包括包裹外层、基质、壳体、多种酶和基因物质等，可释放杀伤肿瘤细胞并阻断其相关的血供而不损伤正常的组织细胞。它具有"趋病理"特点，即特异性的靶向肿瘤组织，对于体内微小转移病灶可产生抗肿瘤作用。

（四）T-VEC

T-VEC，是一种源于单纯疱疹病毒的溶瘤病毒OncoVEX-GM-CSF，它可以选择性感染肿瘤细胞并产生GM-CSF，增加对肿瘤抗原的呈递。2015年10月27日美国食品药品监督管理局（FDA）批准其用于治疗病灶在皮肤和淋巴结，手术不能完全清除的黑色素瘤。它利用单纯疱疹病毒1（herpes simplex virus-1，HSV-1）与其他病毒不同的特点：①HSV-1可以感染的细胞种类比较多；②通过不停的自我复制瓦解细胞；③基因组够大，里面包含很多生存非必需基因，研究人员就可以切掉这些多余的基因，加上他们想要的基因；④即使治疗中不幸感染了HSV-1，现在也有药物可以治疗。研究人员在众多的HSV-1中选择了对肿瘤细胞杀伤力更强的病毒株（JS1）作为模版，删掉了HSV-1的神经毒性因子，阻止HSV-1侵染正常细胞，删掉了感染细胞蛋白47（ICP47），避免HSV-1阻止免疫细胞对癌细胞的攻击；添加人GM-CSF基因（粒细胞单核细胞集落刺激因子）。HSV-1进入癌细胞后，大量合成这种生物因子，可以激发更加强烈的人体免疫反应。

（五）JX-594

JX-594是另一种溶瘤疱疹病毒载体，它通过基因工程改造具有复制能力的Weth株痘病毒，沉默其内源性胸苷激酶基因，并表达人GM-CSF和LacZ基因。Jennerex研究得出进展期肝癌患者应用JX-594高剂量和低剂量组中位生存期分别13.8个月和6.7个月，差异有统计学意义。目前JX-594在非索拉菲尼干预的进展期肝癌和结直肠癌中临床研究逐渐展开，确切的疗效及毒副反应有待进一步确定。

随着肿瘤发病率与死亡率正在逐年上升，多数晚期肿瘤多出现腹腔转移，严重影响患者的生存期和生活质量。如何筛选特异性强的肿瘤抗原作为靶点，实现免疫治疗的个体化；免疫治疗与放化疗之间的联合治疗如何展开，以及免疫治疗疗效的预测评估等问题仍然有待解决。随着对免疫系统复杂性了解的逐步深入，相信肿瘤免疫治疗将为晚期癌症患者带来新的希望。

（樊翠珍 安广宇）

参 考 文 献

［1］ GRAND-PERRET T M, LEPOIVRE M, PETIT J/F. Macrophage activation by trehalose dimycolate requirement for an expression signal in vitro for antitumoral activity; biochemical markers distinguishing primed and fully activated macrophages [J]. Eur J Immunol, 1986, 16: 332-338.

［2］ ALEXANDROFF A B, NICHOLSON S, PATEL P M, et al. Recent advances in bacillus Calmette-Guerin immunotherapy in bladder cancer [J]. Immunotherapy, 2010, 2 (4): 551-560.

［3］ LAWRENCE H S. The transfer in humans of delayed skin sensitivity to streptococcal M substance and to tuberculin with disrupted leucocytes [J]. J Clin Invest, 1955, 34 (2): 219-230.

［4］ 霍保来. 转移因子与临床应用 [M]. 北京: 学术期刊出版社, 1988: 127-130.

［5］ 王鹤, 陈心秋. 特异性转移因子的研究现状及临床应用进展 [J]. 中国免疫学杂志, 2004, 20 (8): 582-584.

［6］ 彭贵勇, 袁爱力, 蔡景修. 抗肿瘤多价转移因子对肿瘤患者NK及LAK活性的影响 [J]. 重庆医学, 2001, 30 (5): 418-420.

［7］ 石智勇, 段志友, 周丽莉, 等. 食管癌特异转移因子的制备及活性测定 [J]. 中国肿瘤生物治疗杂志, 1997, 4 (4): 325-326.

［8］ 赵进昌, 马兴铭, 王雪梅, 等. 胃癌特异性转移因子的研制及活性检测 [J]. 肿瘤防治研究, 1997, 24 (6): 361-364.

［9］ HARRIS J E, RYAN L, HOOVER H C, et al. Adjuvant active specific immunotherapy for stage Ⅱ and Ⅲ colon cancer with an autologous tumor cell vaccine: eastern cooperative oncology group study E5283 [J]. J Clin Oncol, 2000, 18: 148-157 .

［10］ KAMIGAKI T, KANEKO T, NAITOH K, et al. Immunotherapy of autologous tumor lysate-loaded dendritic cell vaccines by a closed-flow electroporation system for solid tumors [J]. Anticancer Res, 2013, 33 (7): 2971-2976 .

［11］ KAMIGAKI T, IBE H, OKADA S, et al. Improvement of impaired immunological status of patients with various types of advanced cancers by autologous immune cell therapy [J]. Anticancer Res, 2015, 35 (8): 4535-4543.

［12］ HEGMANS J P, VELTMAN J D, LAMBERS M E, et al.Consolidative dendritic cell-based immunotherapy elicits cytotoxicity against malignant mesothelioma [J]. Am J Respir Crit Care Med, 2010, 181 (12): 1383-139.

［13］ THARA E, DORFF T B, PINSKI J K, et al.Vaccine therapy with sipuleucel-T (Provenge) for prostate cancer [J]. Maturitas, 2011, 69 (4): 296-303.

[14] ZEESTRATEN E C, SPEETJENS F M, WELTERS M J, et al. Addition of interferon-a to the p53-SLP®. vaccine results in increased production of interferony in vaccinated colorectal cancer patients: a phase Ⅰ / Ⅱ clinical trial [J]. Int J Cancer, 2013, 132, 1581-1591.

[15] BORYSIEWICZ L K, FIANDER A, NIMAKO M, et al. A recombinant vaccinia virus encoding human papillomavirus types 16 and 18, E6 and E7 proteins as immunotherapy for cervical cancer [J]. Lancet, 1996, 347 (9014): 1523-1527.

[16] KAUFMAN H L, LENZ H J, MARSHALL J, et al. Combination chemotherapy and ALVAC-CEA/B7.1 vaccinein patients with metastatic colorectal cancer [J]. Clin Cancer Res, 2008, 14: 4843-4849.

[17] XIANG R, LUO Y, NIETHAMMER A G, et al. Oral DNA the tumor vasculature and microenvironment and vaccines target suppress tumor growth and metastasis [J]. Immunol Rev, 2008, 222: 117-128.

[18] BAGARZZI M L, YAN J, MORROW M P, et al. Immunotherapy against HPV16/18 generates potent TH1 and cytotoxic cellular immune responses [J]. Sci Transl Med, 2012, 4 (155): 155.

[19] 李文, 宋立强, 刘吉福. 自体CIK细胞过继免疫治疗晚期非小细胞肺癌的临床研究 [J]. 陕西医学杂志, 2010, 39 (2): 163-164.

[20] SHI S B, MA T H, LI C H, et al.Effect of maintenance therapy with dendritic cells: cytokine-induced killer cells in patients with advanced non-small cell lung cancer [J]. Tumori, 2012, 98 (3): 314-319.

[21] REN J, DI I, SONG U, et al. Selections of appropriate regimen of high-dose chemotherapy combined with adoptive cellular therapy with dendritic and cytokine-induced killer cells improved progression-free and overall survival in patients with metastatic breast cancer; reargument of such contentious therapeutic preferences [J]. Clin Transl Oncol, 2013, 15 (10): 780-788.

[22] SASAKI M, ABE B, FUJITA Y, et al.Mesenchymal stem cells are recruited into wounded skin and contribute to wound repair by trans-differentiation into multiple skin cell type [J]. J Immunol, 2008, 180 (4): 2581-2587.

[23] AURICH H, SGODDA M, KALTWASSER P. Hepatocyte differentiation of mesenchymal stem cells from human adipose tissue in vitro promotes hepatic integration in vivo [J]. Gut, 2009, 58: 570-581.

[24] SANZ M J, CORTIJO J, TAHA M A, et al.Roflumilast inhibits leukocyte-endothelial cell interactions, expression of adhesion molecules and microvascular permeability [J]. Br J Pharmacol, 2007, 152 (4): 481-492.

[25] YANG Z X, WANG D, WANG U, et al. Clinical study of recombinant adenovirus-p53 combined with fractionated stereotactic radio-therapy for hepatocellular carcinoma [J]. Cancer Res Clin Oncol, 2010, 136 (4): 625-630.

[26] XIE Y S, ZHANG Y H, LIU S Q, et al. Synergistic gastric cancer inhibition by chemogenetherapy with recombinant human adenovirud p53 and epirubicin; an in vitro and in viva study [J]. Oncol Rep, 2010, 24 (3): 1613-1620.

[27] HALL F L, LEVY J P, REED R A, et al. Pathotropic targeting advances clinical oncology: tumor-targeted localization of therapeutic gene delivery [J]. Oncol Rep. 2010, 24 (4): 829-833.

[28] KAUFMAN H L, AMATRUDA T, REID T, et al. Systemic versus local responses in melanoma patients treated with talimogene laherparepvec from a multi-institutional phase Ⅱ study [J]. J Immuno Ther Cancer, 2016, 15: 4-12.

[29] HEO J, REID T, RUO L, et al. Randomized dose-finding clinical trial of oncolytic immunotherapeutic vaccinia JX-594 in liver cancer [J]. Nat Med. 2013, 9 (3): 329-336.

[30] PARK S H, BREITBACH C J, LEE J, et al. Phase 1b trial of biweekly intravenous Pexa-Vec (JX-594), an oncolytic and immunotherapeutic vaccinia virus in colorectal cancer [J]. Mol Ther, 2015, 23 (9): 1532-1540.

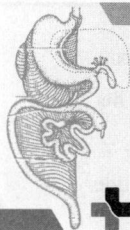

第四十一章
恶性肿瘤营养疗法

　　肿瘤营养疗法（cancer nutrition therapy，CNT）是计划、实施、评价营养干预，以治疗肿瘤及其并发症或身体状况，从而改善肿瘤患者预后的过程，包括营养诊断（营养筛查、营养评估、综合评价三级诊断）、营养治疗、疗效评价（包括随访）三个阶段。肿瘤营养疗法是肿瘤的基础治疗或一线疗法，是与手术、放疗、化疗、靶向治疗、免疫治疗等肿瘤基本治疗方法并重的另外一种治疗方法，它贯穿于肿瘤治疗的全过程，融汇于其他治疗方法之中。营养疗法是在营养支持（nutrition support）的基础上发展起来的，当营养支持不仅仅是补充营养素不足，而是被赋予治疗营养不良、调节代谢、调理免疫等使命时，营养支持则升华为营养治疗。

　　ESPEN 2017年发布《肿瘤相关性营养不良防治指南》，提出了三条重要原则：（1）无论患者的体重指数及体重变化如何，在肿瘤治疗早期，常规筛查所有肿瘤患者是否存在营养风险；（2）扩展营养相关评估，包括厌食评价、人体成分分析、炎症指标、静息能量消耗（resting energy expenditure，REE）和身体功能；（3）采用多模态个体化营养干预，包括增加营养摄入，降低炎症反应和高代谢应激，增加体力活动。

第一节　基本概念

　　营养紊乱（nutrition disorder）、营养不良（malnutrition）、恶液质（cachexia）、肌肉减少症（sarcopenia）是肿瘤学及营养学常用的名词，它们既相互独立，又相互联系。

一、营养紊乱

　　2015年ESPEN专家共识提出了全新的营养紊乱概念，并将营养紊乱分为：营养不良、微量营养素异常（micronutrients abnormalities）及营养过剩（overnutrition）三类。营养紊乱是指营养物质摄入不足、过量或比例异常，与机体的营养需求不协调，从而对细胞、组织、器官的形态、组成、功能及临床结局造成不良影响的综合征，包括营养不足和营养过量两个方面，涉及摄入不足、吸收不良、利用障碍、消耗增加及需求升高5个环节。这个营养紊乱的概念是以前的营养不良概念，传统的营养不良定义包括营养不足和营养过剩，把微量营养素异常（不足及过多）、营养过剩从以前的营养不良定义中剥离开来。

二、营养不良

营养不良与营养不足（undernutrition）同义，是营养摄入（intake）或摄取（吸收）（uptake）不足导致的人体成分（无脂肪块减少，decreased fat free mass）和体细胞块（body cell mass）改变，进而引起体力和智力下降，疾病临床结局受损的状态。它特指三大宏量营养素——碳水化合物、脂肪及蛋白质，即能量或蛋白质摄入不足或吸收障碍造成的营养不足，即通常所称的蛋白质-能量营养不良（protein-energy malnutrition，PEM）。可由饥饿、疾病或衰老单独或联合引起。最新营养不良定义不再包括原来的微量营养素异常（不足或过剩）及营养过剩。根据是否合并疾病，将营养不良分为疾病相关性营养不良（disease-related malnutrition，DRM）如结核病营养不良和没有疾病的营养不良如饥饿营养不良；根据是否伴有炎症反应，将DRM又分为伴有炎症的营养不良（如肿瘤营养不良）和没有炎症的营养不良（如神经性厌食营养不良），见图41-1-1。

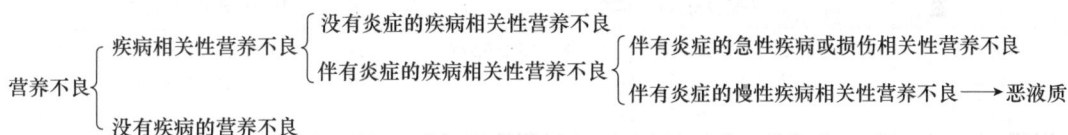

图41-1-1　营养不良的分类

肿瘤相关性营养不良（cancer-related malnutrition）简称肿瘤营养不良，是一种慢性疾病相关性营养不良（chronic disease-related malnutrition，cDRM），特指肿瘤本身或肿瘤各相关原因如抗肿瘤治疗、肿瘤心理应激导致的营养不足，是一种伴有炎症的营养不良。中国抗癌协会肿瘤营养专业委员会2.3万例患者调查数据显示，我国住院肿瘤患者的中、重度营养不良发病率达58%，食管癌、胰腺癌、胃癌营养不良发生率最高。其发病情况除外与肿瘤分期、瘤种、部位密切相关，恶性肿瘤高于良性疾病，实体瘤高于血液肿瘤，消化道肿瘤高于非消化道肿瘤，上消化道肿瘤高于下消化道肿瘤；发病还具有明显的人口学背景特征，老人高于非老人，无医疗保险者高于有保险者，低教育者高于高教育者，部分肿瘤的营养状况还表现出明显的性别、地区和职业差异。

营养不良的诊断方法有多种，最为简便的是以体重及BMI诊断营养不良，具体如下：①理想体重：实际体重为理想体重的90%～109%为适宜，80%～89%为轻度营养不良，70%～79%为中度营养不良，60%～69%为重度营养不良。②BMI：不同种族、不同地区、不同国家的BMI诊断标准不尽一致，中国标准：BMI<18.5为低体重（营养不良），18.5～23.9为正常，24～27.9为超重，≥28为肥胖。

世界知名营养专家关于营养不良评定标准倡议（the Global Leadership Initiative on Malnutrition，GLIM）提出了一个新的营养不良诊断方法。新标准包括3个表型标准（非自主体重丢失、低BMI及肌肉减少）和2个病因标准（摄食减少或消化吸收障碍、炎症或疾病负担）。诊断营养不良应该至少具备1个表型标准和1个病因标准，具体标准如表41-1-1所示。

表41-1-1　GLIM营养不良诊断标准

表型标准			病因标准	
非自主体重丢失	低BMI	肌肉减少	摄食减少或消化吸收障碍	炎症或疾病负担
6个月内丢失>5%，或6个月以上丢失>10%	欧美:70岁以下<20，或70岁以上<22;亚洲:70岁以下<18.5，或70岁以上<20	人体成分分析提示肌肉减少，目前缺乏统一的切点值	摄入量≤50%的能量需求超过1周，或任何摄入量减少超过2周，或存在任何影响消化吸收的慢性胃肠状况	急性疾病/创伤，或慢性疾病如恶性肿瘤、COPD、充血性心力衰竭、慢性肾衰竭或任何伴随慢性或复发性炎症的慢性疾病

此外，GLIM还根据表型标准提出了营养不良分期（级），1期、中度营养不良和2期、重度营养不良，见表41-1-2。

表41-1-2　GLIM营养不良分期（级）

	1期，中度营养不良（至少符合1个标准）	2期，重度营养不良（至少符合1个标准）
体重丢失 低BMI 肌肉减少	6个月内丢失5%～10%，或6个月以上丢失10%～20% 70岁以下<20，或70岁及以上<22 轻至中度减少	6个月内丢失>10%，或6个月以上丢失>20% 70岁以下<18.5，或70岁及以上<20 重度减少

三、恶液质

恶液质是以骨骼肌量持续下降为特征的多因素综合征，伴随或不伴随脂肪组织减少，不能被常规的营养治疗逆转，最终导致进行性功能障碍。其病理生理特征为摄食减少、代谢异常等因素综合作用引起的蛋白质及能量负平衡。恶液质是营养不良的特殊形式，伴有炎症的慢性疾病相关性营养不良就是恶液质，经常发生于进展期肿瘤患者，也可以见于早期肿瘤患者。

按病因，恶液质可以分为两类：①原发性恶液质，直接由肿瘤本身引起；②继发性恶液质，由营养不良或基础疾病导致。按照病程，恶液质分为三期，即恶液质前期、恶液质期、恶液质难治期。尿液、血浆肌肽、亮氨酸、乙酸苯酯等代谢物组学分析可以很好地诊断有无恶液质及恶液质的分期。

肿瘤恶液质诊断标准为：①无节食条件下，6个月内体重丢失>5%，或②BMI<20（欧美人）、BMI<18.5（中国人）和任何程度的体重丢失>2%，或③四肢骨骼肌指数（appendicular skeletal muscle index）符合肌肉减少症标准（男性<7.26，女性<5.45）和任何程度的体重丢失>2%。体重丢失率及人体成分特别是瘦体组织变化是评价恶液质治疗效果的最佳参数。观察恶液质的治疗效果时，在众多的评价指标中，应该特别关注上述两个参数。此外，体重丢失率、BMI还可以准确预测恶液质患者的生存时间，将它们分为5个等级，体重稳定±2.4%及丢失2.5%～5.9%、6.0%～10.9%、11.0%～14.9%、≥15.0%；BMI<20.0、20.0～21.9、22.0～24.9、25.0～27.9及≥28.0。体重稳定者、BMI≥25者生存时间最长，体重丢失越多、BMI越低，生存时间越短。

四、肌肉减少症

2010年欧洲老人肌肉减少症工作组（The European Working Group on Sarcopenia in Older People，EWGSOP）将肌肉减少症定义为：进行性、广泛性的骨骼肌质量及力量下降，以及由此导致的身体残疾、生活质量下降和死亡等不良后果的综合征。2019年EWGSOP更新了肌肉减少症的定义：肌肉减少症是一种可能增加跌倒、骨折、身体残疾、死亡不良后果（adverse outcomes）可能性的进行性、全身性骨骼肌疾病（skeletal muscle disorder）。肌肉减少症是源于不良肌肉变化（adverse muscle changes）、跨越终身的一种肌肉疾病或肌肉功能不全（muscle failure），常见于老人，也可以发生于生命早期。与2010年定义相比，2019年定义更加强调肌肉力量或功能，把肌肉力量下降（low muscle strength）看成是最重要的决定因素，取代了2010年的肌肉块减少（low muscle mass），因为研究发现肌肉力量（muscle strength）比肌肉数量（muscle mass）具有更好的不良预后预测能力。肌肉数量和肌肉质量下降可以诊断肌肉减少症，肌肉力量下降（身体活动能力下降）则是严重肌肉减少症的表现。肌肉质量是指肌肉结构和组成成分的显微镜和肉眼观察到的变化。

肌肉减少症是一种多因素疾病，病因按重要性排列如下：老化，疾病（炎症状况如器官功能障碍、恶性肿瘤、骨关节炎、神经系统疾病），不活动（久坐、体力活动不足），及营养紊乱（营养不足、药物相关性厌食、营养过剩）。根据发病原因，肌肉减少症可以分为原发性肌肉减少症及继发性肌肉减少症，前者特指年龄相关性肌肉减少症（老化肌肉减少），后者包括活动、疾病（如肿瘤）及营养相关性肌肉减少症。原发性肌肉减少症并不必然合并营养不良，营养不良患者也不一定存在肌肉减少。肌肉减少症的具体标准见表41-1-3。

表41-1-3　2019年EWGSOP肌肉减少症的诊断标准

符合第1条，可以考虑肌肉减少症的诊断，可能是肌肉减少症；第1条加上第2条中的任何一条，可以确诊为肌肉减少症；符合下面3条标准，为严重肌肉减少症

1. 肌肉力量下降
2. 肌肉质量下降或数量减少
3. 身体活动能力下降

肌肉减少症筛查用SARC-F问卷或Ishii筛查工具；肌肉力量用握力或起坐实验（chair stand/rise test，5次坐起）；肌肉数量或质量用DXA测量四肢骨骼肌指数（appendicular skeletal muscle mass，ASMM），或用BIA测量全身骨骼肌指数（whole-body skeletal muscle mass，SMM）或ASMM，或用CT或MRI测量腰椎肌肉横切面面积；身体活动能力用步速测量，或用简易机体功能评估法（short physical performance battery，SPPB）、计时起走试验（timed-up-and-go test，TUG）、400米步行试验测量。相关切点值见表41-1-4。

营养紊乱、营养不良、恶液质及肌肉减少症四者的关系见图41-1-2。

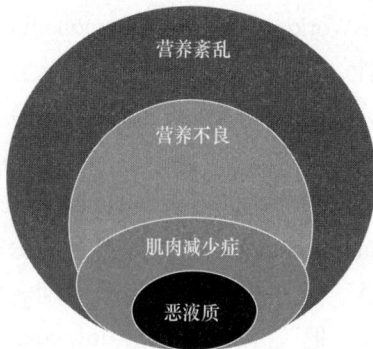

图41-1-2　营养紊乱、营养不良、恶液质及肌肉减少症四者的关系

表41-1-4　2019年EWGSOP肌肉减少症的诊断切点值

试验		男性	女性
肌肉力量	握力	＜27kg	＜16kg
	起坐实验	起立5次＞15s	
肌肉数量	ASM	＜20kg	＜15kg
	ASM/身高^2	＜7.0kg/m^2	
身体活动能力	步速	≤0.8m/s	
	SPPB	≤8分	≤8分
	TUG	≥20s	≥20s
400米步行试验		不能走完或者≥6min完成	不能走完或者≥6min完成

第二节　肿瘤的代谢特点

物质代谢是一切生命活动的基础和特征。当代谢发生改变，细胞生命活动和表型也将发生改变，因此，旺盛增殖、侵袭和转移等肿瘤恶性表型与肿瘤特定代谢表型密切相关。越来越多研究揭示肿瘤是一种代谢性疾病，在其发生、发展和转移过程中，肿瘤细胞发生了一系列代谢改变，即肿瘤代谢重编程（metabolic reprogramming）。这些代谢改变包括有氧糖酵解增强，葡萄糖消耗增加，以及谷氨酰胺摄取和代谢增加，脂类、蛋白质和核苷酸合成加强等，从而有利于肿瘤恶性增殖、侵袭转移和适应不利生存环境。肿瘤细胞异常旺盛代谢而大量消耗营养物质，以及由肿瘤引发全身性慢性炎症和内分泌紊乱等因素，常常会引起宿主代谢的相应变化，主要表现为分解代谢增强和合成代谢降低，以及能量消耗增加。正是因为肿瘤代谢和宿主代谢紊乱，才导致了肿瘤宿主营养不良的高发生率和不良结局。

为此，近年来许多研究聚焦于肿瘤代谢以阐明肿瘤发生和发展机制，同时探索靶向不同肿瘤代谢特点或薄弱环节，通过化学小分子、营养素或基因编辑等手段，调节或干预肿瘤细胞和宿主的代谢，以期达到抑制肿瘤生长、改善生活质量、延长生存时间的目标。目前，肿瘤代谢调节治疗已经成为肿瘤治疗的一个新方向。

一、能量代谢

（一）肿瘤细胞

机体的一切生命活动都需要能量来推动，肿瘤细胞也不例外。无限增殖的肿瘤细胞需要更多能量驱动合成代谢、细胞分裂、侵袭和转移等，所以，总体上说肿瘤能量消耗远远高于正常细胞，这也是肿瘤宿主常常处于一种慢性消耗性病理状态的主要原因之一。研究发现，肿瘤细胞获取能量方式也与正常细胞有着巨大的差异。在氧供充足条件下，正常细胞90%以上ATP（adenosine triphosphate）通过氧化磷酸化获得；而肿瘤细胞即使在氧供充足条件下也进行活跃的糖酵解，其多达50%以上ATP来自低产能效率的糖酵解。为了区别缺氧条件下的无氧糖酵解，将肿瘤细胞这种有氧条件下的糖酵解称为有氧糖酵解，并命名为瓦博格效应（Warburg effect），以纪念这一现象的发现者——德国科学家Otto Heinrich Warburg。它是肿瘤细胞能量代谢的重要特征。同时发现肿瘤细胞在能量利用上具有很强的可塑性，大部分肿瘤细胞主要依赖葡萄糖产生能量，但不同类型肿瘤以及在不同条件下（如供血不足和酸中毒）肿瘤细胞可以利用葡萄糖以外的能源分子（乳酸、脂肪酸、氨基酸、酮体和乙酸等）产生的能量。

（二）肿瘤宿主

肿瘤能量代谢变化及肿瘤相关的长期慢性炎症和内分泌紊乱等因素常使肿瘤宿主的能量代谢发生很大变化。大部分肿瘤宿主能量消耗是增加的，尤其是能量代谢活跃器官（肝和脑等）发生肿瘤时，其能量消耗会非常显著地增高。2016年Thi Yen Vi Nguyen等人对27个研究（包括1453名肿瘤患者和1145正常对照个体）进行Meta分析显示，肿瘤宿主静息态能量消耗（resting energy expenditure，REE）平均高于正常对照组约10%左右，同时发现不同肿瘤宿主REE差别很大，如肝癌、头颈部癌、食道癌、胰腺癌和肺癌宿主REE增高更显著，而胃癌、肠癌和泌尿系肿瘤宿主REE变化不明显。研究发现肿瘤宿主体重丢失与高REE和炎症等密切相关。因此，正确评估肿瘤宿主能量代谢将有助于临床能量和营养素干预治疗，从而有助于防止体重下降和恶液质等严重营养不良的发生。

二、糖代谢

（一）肿瘤细胞

肿瘤细胞最重要的代谢特征就是葡萄糖的有氧酵解，即瓦博格效应。大部分肿瘤细胞的糖酵解能力显著增强，最显著的可以达到正常细胞的20~30倍，肿瘤细胞摄取葡萄糖量也明显增加，乳酸的产生和释放也增加，而进入线粒体氧化磷酸代谢的葡萄糖比例相对下降。除了有氧糖酵解外，肿瘤细胞内另一条重要葡萄糖分解通路——磷酸戊糖通路（pentose phosphate pathway，PPP）也明显增强，通过PPP，肿瘤细胞获取了重要的合成代谢前体分子核糖和NADPH，同时也获得了更强的抗氧化能力。肿瘤从瓦博格效应中获取多方面的益处：包括不利环境下快速获能，为增殖性合成获取大量前体分子，微环境酸化而赋予抵抗化疗、抑制免疫功能和促进转移等能力。总之，糖酵解增强与肿瘤生长速度成正比，与分化程度成反比，还与肿瘤的侵袭和转移密切相关。

　　肿瘤细胞糖代谢呈现高度异质性，不同类型肿瘤，以及同一实体瘤内不同部位肿瘤细胞的瓦博格效应活跃程度不尽相同，如供氧充足的肿瘤细胞主要以氧化磷酸化方式获取能量，而乏氧区内肿瘤细胞以糖酵解为主，这类细胞的细胞周期常处于停止状态，而具有抵抗放化疗的能力。另外，还有一些表现出高糖酵解活性的肿瘤并未出现线粒体氧化磷酸化的抑制，而仅仅是葡萄糖代谢进入三羧酸循环和氧化磷酸化流量相对于大幅提高糖酵解程度而言不成比例。这些肿瘤代谢异质性给临床肿瘤治疗带来了严峻的挑战。

　　肿瘤细胞的瓦博格效应不仅成为肿瘤诊断的重要突破口如PET/CT，也成为肿瘤代谢调节治疗的一个重要聚焦点。因此，人们提出了靶向肿瘤细胞瓦博格效应的相应治疗策略：减少葡萄糖摄入，如2-脱氧葡萄糖（2-deoxyglucose，2-DG）和根皮素（phloretin），高脂低碳的生酮疗法；抑制糖酵解和氧化磷酸化，如溴化丙酮酸；促进糖酵解向有氧氧化转变，如二氯乙酸（dichloroacetate，DCA）等。另外，利用某种单糖（如甘露糖）代谢酶（磷酸甘露糖变构酶，PMI）缺陷，通过大剂量补充甘露糖导致6-磷酸甘露糖堆积反馈抑制葡萄糖酵解和PPP，从而抑制肿瘤生长。这些靶点的抑制剂在肿瘤细胞和荷瘤动物模型上均能明显抑制肿瘤瓦博格效应，从而抑制肿瘤细胞增殖和促进肿瘤细胞凋亡。

（二）肿瘤宿主

　　与肿瘤细胞高度活跃摄取和分解利用葡萄糖不同，肿瘤宿主表现为一定程度的胰岛素抵抗和葡萄糖利用障碍。大约30%的肿瘤患者血糖升高（空腹血糖 >6.1mmol/L），胰岛素敏感性和处理葡萄糖能力降低，糖耐量异常，肿瘤患者葡萄糖摄入诱导胰岛素分泌的幅度减少40%～50%。同时，肿瘤患者肝脏糖异生能力显著增加，这主要是由于糖异生原料（乳酸、甘油和氨基酸）增加所致。瓦博格效应高度活跃的肿瘤会产生较多乳酸并释放入血，导致肿瘤与肝脏之间的乳酸-葡萄糖循环增强，而肿瘤所致炎症、特殊代谢因子（LMF和PIF）和内分泌紊乱等因素作用下会导致宿主脂肪和骨骼肌分解增多而释放更多甘油和氨基酸进入肝脏进行糖异生，而肝脏糖异生越强则会消耗更多的能量ATP，特别是恶液质晚期更加明显。这也是肿瘤患者高能耗消瘦的重要机制之一。

三、蛋白质/氨基酸代谢

（一）肿瘤细胞

　　为满足细胞不断增殖和生长以及各种功能活动的需要，肿瘤细胞会大大加强各种蛋白质合成量。在荷瘤鼠中发现，肿瘤组织蛋白质合成要显著高于其他组织，人结肠癌每天合成蛋白质部分占17.2%～33.9%，乳腺癌占5.3%～15.9%。荷瘤大小也是一个相关因素，如Morris 7777肝细胞癌占鼠体重0.2%时，可捕获每天动物氮平衡的2%，当瘤重达体重8%时，每天肿瘤氮平衡约占每天食物氮保留的150%。与此同时，肿瘤细胞会摄取和代谢大量必需和非必需氨基酸，如谷氨酰胺、蛋氨酸、精氨酸、支链氨基酸、丝氨酸和甘氨酸等，除了满足蛋白质合成之外，还为满足合成各种含氮活性分子（包括碱基、多胺类、磷脂酰胆碱、磷脂酰乙醇胺和肌酸等）、回补三羧酸循环（TCA循环）中间物和增强抗氧化能力等需要。

肿瘤细胞需要摄取大量谷氨酰胺来满足不断增殖和生长所需。细胞水平研究显示，肿瘤细胞谷氨酰胺酶活性显著高于非转化的对照细胞，其摄取和消耗谷氨酰胺量是其他氨基酸的10倍左右。这是因为谷氨酰胺是个双功能分子，既可以提供能量，又为增殖性合成生物大分子（蛋白质、脂类和核苷酸）和谷胱甘肽（GSH）等提供前体分子，这些作用大多与线粒体TCA循环密切相关。谷氨酰胺通过胞膜和线粒体膜上专一性转运载体进入线粒体TCA循环途径进行代谢，并且可以经三羧酸循环中间物出线粒体，参与重要的合成代谢，特别是对于糖酵解中间物大量进入合成代谢而减少进入TCA循环，或TCA循环酶缺陷的肿瘤细胞，通过谷氨酰胺回补保证了TCA循环持续进行，即通过谷氨酰胺-谷氨酸-α酮戊二酸通路来维持三羧酸循环的正常进行，从而保证了肿瘤细胞能量供应和生物合成。因此，谷氨酰胺及其代谢可能成为肿瘤代谢调节治疗的一个重要靶点。

蛋氨酸是一个重要的必需氨基酸，除了合成蛋白质所需之外，大量通过蛋氨酸循环和一碳单位代谢提供大量甲基用于表观遗传之甲基化修饰和50余种重要活性分子（如碱基、胆碱、肉碱、肾上腺素、肌酸等）合成，以及参与促进细胞增殖的多胺（亚精胺和精胺）合成。因此，肿瘤细胞需要消耗大量的蛋氨酸。研究发现许多肿瘤细胞蛋氨酸再利用酶（如蛋氨酸合酶和亚甲基四氢叶酸还原酶）缺陷或损害导致其高度依赖蛋氨酸，即在缺乏蛋氨酸而补充其前体分子同型半胱氨酸条件下是不能存活的，而正常人细胞却能保持生长，即不依赖蛋氨酸方式生长。研究发现蛋氨酸缺失可以逆转肿瘤细胞增殖周期失控，使细胞停止在S期和G2/M期。还有研究发现，缺少蛋氨酸可引起三阴乳腺癌细胞死亡受体TRAIL-R2升高，从而提高了靶向抗体治疗敏感性等。可见肿瘤细胞对蛋氨酸依赖特点可以用来探索通过营养素干预或靶向蛋氨酸相关代谢酶等选择性治疗肿瘤的方法。

支链氨基酸（BCAA）包括亮氨酸、异亮氨酸和缬氨酸，也是必须从食物摄取的必需氨基酸。肿瘤蛋白质合成活性是肿瘤组织利用BCAA的主要因素。[11]C-亮氨酸标记的PET显示肿瘤组织高度活跃地摄取BCAA，如脑肿瘤摄取缬氨酸是正常脑皮质的22倍。肿瘤组织BCAA氧化与其关键酶支链氨基酸氨基转移酶（BCAAT）和支链氨基酸酮酸脱氢酶（BCKDH），以及BCAA转运载体（LAT）密切相关。在一些肿瘤中，BCAAT是高表达的，可作为肿瘤转移的标志。

丝氨酸和甘氨酸是一类非必需氨基酸，但是参与细胞内许多重要的代谢，除了参与蛋白质合成外，通过一碳单位代谢参与核苷酸合成，还提供还原当量NADPH和合成

GSH。因此肿瘤生长需要大量丝氨酸和甘氨酸，同时细胞还可以通过糖酵解中间物进入丝氨酸合成途径（SSP）合成丝氨酸和甘氨酸，特别是Kas突变肿瘤如胰腺癌和肠癌等其SSP活性很高。尽管可以细胞内合成但是当食物摄入不足时仍会影响肿瘤生长。2017年Oliver D. K. Maddocks等研究发现饮食中缺失丝氨酸和甘氨酸时会明显抑制小鼠淋巴瘤和肠癌的生长。

越来越多的研究表明，氨基酸供应和代谢对于肿瘤生长影响非常大，许多肿瘤存在着某些氨基酸代谢缺陷和对某些氨基酸高度依赖性，可能成为肿瘤代谢调节治疗的重要靶点。

（二）肿瘤宿主

肿瘤患者尤其是晚期患者主要表现为骨骼肌不断降解、瘦体重（lean body mass，LBM）下降、内脏蛋白消耗和低蛋白血症。骨骼肌是机体的蛋白质库，机体60%的蛋白质都以各种形式储存于骨骼肌内。骨骼肌消耗是肿瘤患者的一个常见表现和不良结局的标志。当恶液质患者体重下降30%时，其骨骼肌蛋白丢失可达75%，而且单纯补充蛋白质常常难以逆转肌肉消耗。当肌肉消耗累及呼吸肌时，咳痰无力，从而导致坠积性肺炎。与此同时，肝脏急性期反应蛋白合成增加，使机体总蛋白质转化率和净蛋白分解率增加，但白蛋白合成减少。目前认为肿瘤患者骨骼肌不断降解主要机制可能与长期慢性炎症、内分泌紊乱和肿瘤源性蛋白质降解诱导因子（PIF）分泌等密切相关，这些因素一方面激活骨骼肌蛋白质泛素化降解通路，另一方面又抑制了骨骼肌蛋白质合成通路（IGF-1和Akt -mTOR信号通路）活性。因此，对肿瘤抗恶液质骨骼肌降解的治疗措施，除了补充足够优质蛋白外，必须要与阻断骨骼肌蛋白质降解通路和激活蛋白质合成通路活性的治疗手段联合应用才能收到较好的疗效。

四、脂类代谢

（一）肿瘤细胞

脂类的重要作用，除了与能量储存和供应密切相关外，还有多方面的重要作用：细胞膜系统的主要成分，脂类相关信号分子，重要活性分子如前列腺素类和白三烯，以及胆汁酸等。脂代谢改变不仅会影响细胞膜合成，从而影响细胞增殖，还会影响肿瘤细胞某些特性，如细胞黏附和运动，而这些决定了肿瘤细胞的恶性程度和转移能力。肿瘤细胞脂代谢主要表现为脂肪酸从头合成，磷脂和胆固醇合成大大增强，并且这些合成不受食物脂类摄入的影响，同时肿瘤细胞脂肪酸氧化分解代谢是抑制的。这可能与肿瘤细胞不断增殖需要合成大量细胞膜密切相关。当肿瘤体积增大影响血液供应时，常常出现缺氧、低pH值及缺少营养物质的不利环境，这些不利应激因素作用下的压力细胞会导致脂类代谢和基因表达改变。2016年Menard J. 等报道，这些压力细胞一方面会进入一种静止期，使得放疗和化疗对其失去作用；另一方面表现为细胞膜上摄取外源性脂类转运载体表达增加，从而不断摄取和积累脂肪滴，表现出类似脂肪细胞表型，这些脂肪滴会不断给压力细胞提供能量，同时脂肪滴会促进癌细胞变得更加具有侵袭和转移能力。该研究提示，同脂肪细胞类似的癌细胞往往处于缺氧部位，同时也在某种程度上解释了肥胖个体的癌症往往更易发生侵袭和转移的原因。

（二）肿瘤宿主

越来越多的研究证据显示，高脂饮食、肥胖以及随之产生的高血脂，可能都会促进激素相关癌症（卵巢癌、子宫内膜癌）的发展。因此，异常血脂指标可能在评价某些肿瘤类型上是有用的标记。由于肿瘤本身因素和炎症、激素紊乱及肿瘤治疗等因素，会导致肿瘤患者体内脂类代谢明显改变，主要包括：脂肪组织分解动员增强，外源脂类利用下降，血浆脂蛋白（乳糜微粒和极低密度脂蛋白）和甘油三酯水平升高。长期代谢改变会导致储存脂肪耗竭，严重时骨骼肌蛋白质分解，结果是整体性消瘦，体重不断下降。许多研究认为，脂代谢改变可能与人类和动物各种肿瘤的发展和癌症病人的恶液质密切相关，脂代谢改变可能是恶液质的一个重要致病因素，因此提出抑制脂肪分解可抑制肿瘤生长和恶液质的发生的观点。

肿瘤宿主脂肪分解是一个早期事件，非侵袭性肿瘤、营养摄入没有减少时，其腹膜后储存脂肪即有严重下降。研究发现，肿瘤本身和肿瘤相关因素与肿瘤患者早期脂肪分解密切相关，如肿瘤源性脂解促进因子激素敏感脂肪酶（hormone sensitive lipase、HSL）和脂肪动员因子（lipid-mobilizing factor，LMF/ZAG），还有炎症因子如TNF-α、IL-1和IL-6，以及糖皮质激素等，这些分子在癌症早期就存在，并且随着癌症进展而愈来愈严重。

总之，肿瘤代谢紊乱或称肿瘤代谢重编程是肿瘤发生、发展、侵袭和转移的根本原因和基础。因此，纠正或干扰肿瘤代谢为主的肿瘤代谢调节治疗是肿瘤治疗的治本策略之一。肿瘤代谢调节治疗涉及肿瘤和宿主两个方面，具体包括：直接纠正肿瘤代谢紊乱或选择性抑制肿瘤代谢；控制由肿瘤引起的慢性炎症状态，纠正激素和相关信号紊乱，以及通过营养素干预来选择性饥饿肿瘤和改善肿瘤患者营养状况等。进一步开展相关基础和临床探索工作，必将给肿瘤治疗带来新的希望。

第三节 营养状况诊断

要进行合理的营养治疗，首先需要了解患者的营养状况。肿瘤患者的营养状况是基本生命体征，要像体温、脉搏、呼吸和血压一样，在入院时常规进行评估。营养诊断的方法推荐三级诊断，目的是发现营养不良并判断营养不良的后果，从而确定营养治疗的对象、方法和途径，从而保证营养治疗的合理应用，防止应用不足与应用过度。而且，在营养治疗过程中，要不断进行再评估，了解营养治疗效果，以便及时调整治疗方案。

目前临床上常用的营养诊断工具包括：营养风险筛查2002（nutritional risk screenig 2002，NRS 2002）、微型营养评估（mini nutritional assessment，MNA）、营养不良通用筛

查工具（malnutrition universal screening tools，MUST）、主观整体评估（subjective globe assessment，SGA）、患者主观整体评估（patient-generated subjective global assessment，PG-SGA）等。上述工具均得到大量临床研究的验证，并得到ESPEN、ASPEN、CSPEN及中国抗癌协会肿瘤营养专业委员会（Chinese Society of Nutritional Oncology，CSNO）等学会的推荐，其中SGA是临床营养评估的金标准，PG-SGA是肿瘤患者首选营养评估工具，MNA是老年人首选营养筛查与评估工具。

PG-SGA是在SGA基础上发展而成的，是专门为肿瘤患者设计的营养状况评估方法，由患者自我评估部分及医务人员评估部分两部分组成，具体内容包括体重、摄食情况、症状、活动和身体功能、疾病与营养需求的关系、代谢方面的需要、体格检查7个方面，前4个方面由患者自己评估，后3个方面由医务人员评估，总体评估结果分为定量评估和定性评估两种。定性评估将肿瘤患者的营养状况分为A（营养良好）、B（可疑或中度营养不良）、C（重度营养不良）三个等级。定量评估为将7个方面的计分相加，得出一个最后积分，根据积分将患者分为0~1分（无营养不良）、2~3分（可疑或轻度营养不良）、4~8分（中度营养不良）、≥9分（重度营养不良）。临床研究提示，PG-SGA是一种有效的肿瘤患者特异性营养状况评估工具，因而得到美国营养师协会（American Dietetic Association，ADA）等单位的大力推荐，是ADA推荐用于肿瘤患者营养评估的首选方法，中国抗癌协会肿瘤营养专业委员会推荐使用。

所有肿瘤患者入院后应该常规进行营养评估，以了解患者的营养状况，从而确立营养诊断。一个完整的肿瘤患者的入院诊断应该常规包括肿瘤诊断及营养诊断两个方面，即二元诊断。中国抗癌协会肿瘤营养专业委员会推荐的肿瘤患者营养疗法临床路径如下：肿瘤患者入院后应该常规进行营养评估，根据PG-SGA积分多少将患者分为无营养不良、可疑或轻度营养不良、中度营养不良及重度营养不良四类。无营养不良者，不需要营养干预，直接进行抗肿瘤治疗；可疑或轻度营养不良者，在营养教育的同时，实施抗肿瘤治疗；中度营养不良者，在人工营养（EN、PN）的同时，实施抗肿瘤治疗；重度营养不良者，应该先进行人工营养（EN、PN）1~2周，然后在继续进行营养治疗的同时，进行抗肿瘤治疗。无论有无营养不良，所有患者在完成一个疗程的抗肿瘤治疗后，应该重新进行营养评估。见图41-3-1。

ESPEN 2017年对肿瘤患者的营养诊断推荐：①在肿瘤治疗早期，常规评估每一个患者的营养状况；②尽可能早期发现厌食、恶液质和肌肉减少症的症状与体征；③采用敏感的影像学技术如CT或其他手段，精确测量体细胞量或肌肉量，以便早期发现营养不良、肌肉减少症；④采用特异性生物标志物如CRP和白蛋白，评估肿瘤相关性系统炎症反应，Glasgow预后评分（Glasgow prognostic score，GPS）既可以有效评价肿瘤患者炎症反应，又可以准确预测临床结局和死亡；⑤采用间接测热仪估计REE，以了解能量及蛋白质需求；⑥将营养和代谢支持作为整个肿瘤治疗手段的关键成分，某些新策略已经显示出降低炎症反应、升高瘦体组织的效果；⑦常规评估身体功能，以检测、指导身体康复锻炼。

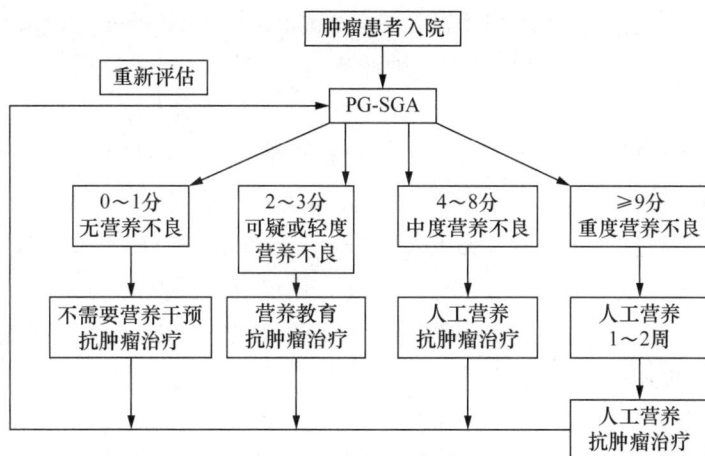

图41-3-1　中国抗癌协会肿瘤营养专业委员会推荐的肿瘤患者营养治疗临床路径
说明：抗肿瘤治疗泛指手术、化疗、放疗、免疫治疗等，人工营养指EN（含ONS及管饲）及PN，营养教育包括饮食指导、
饮食调整与饮食咨询

第四节　营养治疗

鉴于营养不良在肿瘤人群中的普遍性，以及营养不良的严重后果，因此，营养疗法是肿瘤患者的一线治疗，应该成为肿瘤治疗的基础措施与常规手段，应用于肿瘤患者的全程治疗。既要保证肿瘤患者营养平衡，维护患者的正常生理功能，同时又要选择性饥饿肿瘤细胞，从而抑制或减缓肿瘤进程。营养疗法的最高目标是代谢调节、控制肿瘤、提高生活质量、延长生存时间，基本要求是满足肿瘤患者目标能量及营养素需求。

一、肿瘤营养治疗的原则

（一）适应证

肿瘤营养疗法的目的并非仅仅提供能量及营养素、治疗营养不良，其更加重要的目标在于调节代谢、控制肿瘤。由于所有荷瘤患者均需要代谢调节治疗，所以，其适应证为：①荷瘤肿瘤患者；②营养不良的患者。

（二）能量与蛋白质

理想的肿瘤患者营养治疗应该实现两个达标，即能量达标、蛋白质达标。研究发现：单纯能量达标，而蛋白质未达标，不能降低病死率；能量和蛋白质均达标，可以显著减少临床死亡率。低氮、低能量营养支持带来的能量赤字及负氮平衡，高能量营养支持带来的高代谢负担均不利于肿瘤患者。

有效的营养治疗依赖于准确估计患者的总能量消耗（total energy expenditure，TEE），后者是REE和活动相关能量消耗之和。肿瘤患者一方面由于炎症反应、人体成分变化、棕色脂肪激活等，使REE升高；另一方面由于乏力等原因使体力活动减少，每天走路步数减少45%、坐卧时间增加2.5h，活动相关能量消耗下降，其TEE可能不高、甚至降低。由于不同类型肿瘤的代谢差异和肿瘤患者的代谢改变，常用的能量计算公式可能难以准确估计肿瘤患者的静息能量需求（resting energy expenditure，REE），公式计算REE与实际测得REE值误差高达-40%～+30%，间接测热仪成为预测肿瘤患者REE的最准确方法，推荐用于所有存在营养风险的肿瘤患者。如果REE或TEE无法直接测得，推荐采用拇指法则 [25～30kcal/（kg·d）] 计算能量需求。

进展期肿瘤患者尽管REE升高，但是与此同时，这些患者又存在乏力，其活动相关能量消耗减少，致使TEE可能无明显升高，肿瘤患者能量需求可能与普通健康人无异。ESPEN 2009、2017年指南建议：即卧床患者20～25kcal/（kg·d），活动患者25～30kcal/（kg·d）。同时区分肠外营养与肠内营养，建议采用20～25kcal/（kg·d）计算非蛋白质能量（肠外营养），25～30kcal/（kg·d）计算总能量（肠内营养）。营养治疗的能量最少应该满足患者需要量的70%以上。

肿瘤患者蛋白质需求升高，蛋白质需要量应该满足机体100%的需求，推荐量为1.2～1.5g/（kg·d），消耗严重的患者需要更多的蛋白质。肿瘤恶液质患者蛋白质的总摄入量（静脉＋口服）应该达到1.8～2g/（kg·d），BCAA应该达到≥0.6g/（kg·d），EAA应该增加到≥1.2g/（kg·d）。严重营养不良肿瘤患者的短期冲击营养治疗阶段，蛋白质给予量应该达到2g/（kg·d）；轻、中度营养不良肿瘤患者的长期营养补充治疗阶段，蛋白质给予量应该达到1.5g/（kg·d）[1.25～1.7g/（kg·d）]。高蛋白饮食对肿瘤患者、危重病患者、老年患者有益。

非荷瘤状态下三大营养素的供能比例与健康人相同，为：碳水化合物50%～55%、脂肪25%～30%、蛋白质15%；荷瘤患者应该减少碳水化合物在总能量中的供能比例，提高蛋白质、脂肪的供能比例。按照需要量100%补充矿物质及维生素，根据实际情况可调整其中部分微量营养素的用量。见表41-4-1。

表41-4-1　三大营养素供能比例

	非荷瘤患者	荷瘤患者
肠内营养	C：F：P=（50～55）：（25～30）：15	C：F：P=（30～50）：（40～25）：（15～30）
肠外营养	C：F=70：30	C：F=（40～60）：（60～40）

注：C.碳水化合物（carbohydrate）；F.脂肪（fat）；P.蛋白质（protein）。

（三）五阶梯治疗

营养不良的规范治疗应该遵循五阶梯治疗原则（图41-4-1）：首先选择营养教育，然后依次向上晋级选择口服营养补充（oral nutritional supplement，ONS）、完全肠内营养（total enteral nutrition，TEN）、部分肠外营养（partial parenteral nutrition，PPN）、全胃肠

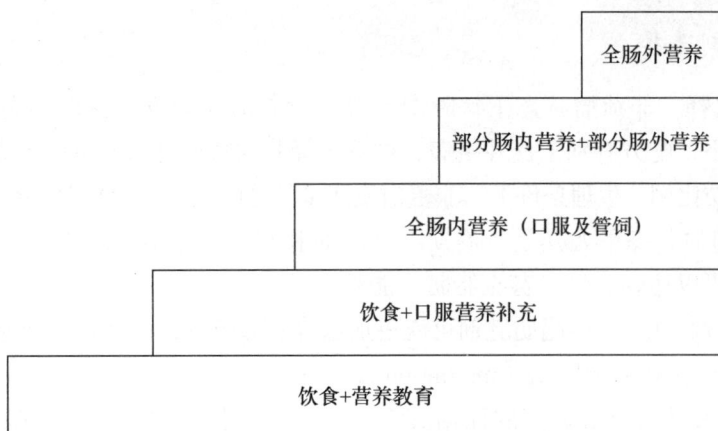

图41-4-1 五阶梯营养治疗模式

外营养（total parenteral nutrition，TPN）。当下一阶梯不能满足60%目标能量需求3～5d时，应该选择上一阶梯。

ONS是最为简便的营养治疗方式，其临床效果及卫生经济学效益已经得到大量证明。放化疗同时ONS可以显著提高放化疗耐受性，减轻放化疗不良反应，提高放化疗完成率，改善患者营养状况，减少体重丢失，改善近期临床结局，甚至远期生存率。全胃切除患者术后ONS可以显著减少体重丢失。在营养教育的同时实施ONS，与单纯营养教育相比，体重维持更好，生活质量更高，抗肿瘤治疗中断率更低。肿瘤患者，尤其是老年肿瘤患者、消化道肿瘤患者推荐终身ONS。

由于肿瘤本身的原因、治疗不良反应的影响，肿瘤患者常常不想口服、不愿口服、不能口服、不足于口服营养，此时，通过肠外途径补充口服摄入不足的部分，称为补充性肠外营养（supplemental parenteral nutrition，SPN），又称部分肠外营养（partial parenteral nutrition，PPN）。SPN或PPN在肿瘤治疗尤其是终末期肿瘤、肿瘤手术后、肿瘤放疗、肿瘤化疗中扮演重要角色，有时甚至起决定作用。对肠内营养禁忌的肿瘤患者，7天SPN可以显著改善相位角、标准相位角、握力及前白蛋白水平。对于存在营养风险的老年消化道肿瘤患者，由于经消化道摄入不足，长期SPN临床获益明显。即使对于可以耐受肠内营养的患者，在等氮等能量条件下，与TEN相比，PEN＋PPN能够显著改善进展期肿瘤患者的BMI、生活质量及生存时间。

肠外营养推荐以全合一（all-in-one，AIO）的方式输注，长期使用肠外营养时推荐使用经外周静脉穿刺置入中心静脉导管（peripherally inserted central catheter，PICC）、中心静脉导管（central venous catheter，CVC）或输液港（implantable venous access port，PORT）。后者是一种完全植入人体内的闭合输液装置，包括尖端位于上腔静脉的导管部分及埋植于皮下部分。输液港可以长期留置，以备后用。既不影响患者的形象，又不妨碍患者的日常生活及社会活动如洗浴、社交、工作，从而提高患者的生活质量。

（四）制剂选择

1. 配方选择　非荷瘤状态下，肿瘤患者的营养治疗配方与良性疾病患者无明显差异；荷瘤状态下，配方有别于良性疾病，推荐选择肿瘤特异性营养治疗配方。

2. 糖/脂肪比例　生理条件下，非蛋白质能量的分配一般为葡萄糖/脂肪=60%~70%/40%~30%；荷瘤状态下尤其是进展期、终末期肿瘤患者，推荐高脂肪低碳水化合物配方，二者比例可以达到1:1，甚至脂肪供能更多。

3. 脂肪制剂　中/长链脂肪乳剂可能更加适合肿瘤患者，尤其是肝功能障碍患者。海洋来源的ω-3多不饱和脂肪酸（marine omega-3 polyunsaturated fatty acids，MO3PUFAS）在肿瘤中的作用得到越来越多的证据支持，有助于降低心血管疾病风险，抑制炎症反应，减轻化疗不良反应，增强化疗效果，改善认知功能，还有研究提示MO3PUFAS可以降低部分肿瘤的发病率和死亡率。KRAS野生型、MMR缺陷的肿瘤类型从MO3PUFAS获益更多，生存时间延长。ω-9单不饱和脂肪酸（橄榄油）具有免疫中性及低致炎症反应特征，对免疫功能及肝功能影响较小；其维生素E含量丰富，降低了脂质过氧化反应。

4. 蛋白质/氨基酸制剂　含有35%以上BCAA的氨基酸制剂被很多专家推荐用于肿瘤患者，认为可以改善肿瘤患者的肌肉减少，维护肝脏功能，平衡芳香族氨基酸，改善厌食与早饱，改善肠道健康和免疫功能。不含抗氧化剂双硫酸盐的氨基酸制剂对有过敏反应病史患者可能更加安全。整蛋白型制剂适用于绝大多数肿瘤患者，短肽制剂含水解蛋白不需要消化，吸收较快，对消化功能受损伤的患者如手术后早期患者、放化疗患者、老年患者有益。乳清蛋白可以显著改善肿瘤患者的营养状况，提高白蛋白、谷胱甘肽、免疫球蛋白G水平。

5. 药理营养　在肿瘤患者营养配方中添加EAA/亮氨酸/HMB、精氨酸、ω-3 PUFA、核苷酸、谷氨酰胺等成分，组成免疫调节配方，已成为研究的热点。较多的研究结果显示免疫调节配方对肿瘤患者有正面影响。与标准配方相比，免疫调节配方可以显著降低胃肠道开腹大手术患者的感染性并发症和非感染性并发症，缩短住院时间。一般推荐上述3~4种成分联合使用，单独使用的效果有待证实。

二、不同情况下的营养治疗

ESPEN、ASPEN、CSPEN及CSNO对肿瘤患者的营养治疗提出了指南性意见，可用于指导不同情况下的营养治疗。

（一）非终末期手术患者

1. 肿瘤患者围术期营养治疗的适应证可参照非肿瘤患者围术期的营养治疗。营养治疗不是接受外科大手术的肿瘤患者的常规措施。

2. 中度营养不良计划实施大手术患者或重度营养不良患者，建议在手术前接受营养治疗1～2周，即使手术延迟也是值得的。预期术后7天以上仍然无法通过正常饮食满足营养需求的患者，以及经口进食不能满足60%需要量一周以上的患者，应给予术后营养治疗。

3. 开腹大手术患者，无论其营养状况如何，均推荐手术前使用免疫营养5～7天，并持续到手术后7天或患者经口摄食＞60%需要量时为止。即使对营养良好的患者也可以显著减少伤口感染性并发症。免疫增强型肠内营养应同时包含ω-3 PUFA、精氨酸和核苷酸三类底物。单独添加上述三类营养物中的任一种或两种，其作用需要进一步研究。

4. 需行手术治疗的患者，若合并下列情况之一：6个月内体重丢失＞10%～15%，或BMI＜18.5，或PG-SGA达到C级，或无肝功能不全患者的血清白蛋白＜30g/L，营养治疗可以改善患者的临床结局（降低感染率，缩短住院时间）。这些患者应在术前给予营养治疗10～14天，即使手术因此而推迟也是值得的。该条意见中"营养"是指肠内营养。

5. 任何情况下，只要肠内途径可用，应优先使用肠内营养。手术后应尽早（24小时内）开始肠内营养，特别是经口喂养。

（二）非终末期放疗、化疗患者

1. 放疗、化疗及联合放化疗患者不常规推荐营养治疗，因为常规营养治疗对放化疗治疗效果及不良反应的正面影响尚未得到有效证据支持。

2. 放疗、化疗伴有明显不良反应的患者，如果已有明显营养不良，则应在放化疗的同时进行营养治疗；放疗或化疗严重影响摄食并预期持续时间大于1周，而放化疗不能终止，或即使终止后较长时间仍然不能恢复足够饮食者，应给予营养治疗。

3. 肿瘤放疗和（或）化疗致摄入减少以及体重丢失时，强化营养咨询可使大多数患者摄入量增多、体重增加，肠内营养可以改善患者营养状况。头颈部肿瘤、吞咽困难、口腔黏膜炎患者管饲比口服更有效。

4. 肠内营养时使用普通标准营养剂，ω-3 PUFA强化型肠内营养配方对改善恶液质可能有益，但对一般情况及营养状态的作用有争议。

5. 无证据表明营养治疗会促进肿瘤生长，在临床实际工作中不必考虑这个理论问题。

（三）终末期患者

1. 充分听取、高度重视患者及其亲属的意见和建议，做好记录。

2. 做好个体化评估，制订合理方案，选择合适的配方与途径。

3. 营养治疗可能提高部分终末期肿瘤患者生活质量。

4. 患者接近生命终点时，已不需要给予任何形式的营养治疗，仅需提供适当的水和食物，以减少饥饿感。

5. 终末期肿瘤患者的营养治疗是一个复杂问题，涉及面广。考虑到疾病无法逆转且患者不能从中获益，而营养治疗可能会带来一些并发症，因而，国外指南不推荐使用营养治疗。但是在国内，受传统观念与文化的影响，终末期肿瘤患者的营养治疗在很大程度上已经不再是循证医学或卫生资源的问题，而是一个复杂的伦理、情感问题，常常被患者家属的要求所左右。

第五节　关于肿瘤生酮治疗

新近研究发现，肿瘤代谢重编程是肿瘤的核心特征，于是，调节异常代谢自然成为肿瘤治疗的一个新方向。Warburg效应是肿瘤代谢重编程中最核心的特征，这种低效率的有氧糖酵解代谢方式需要消耗大量葡萄糖，葡萄糖代谢因而成为代谢调节的首要关注点。研究发现，减少葡萄糖供给，选择性切断肿瘤细胞的能量供应，可以显著抑制多种肿瘤细胞的增殖，抑制肿瘤生长，对正常细胞及机体（宿主）却无不良影响。控制葡萄糖也就成为肿瘤代谢调节治疗的基石性要求。减少碳水化合物时，为了维持机体的能量需求，避免蛋白质糖异生，必然要求提高脂肪供能比例。以低糖、高脂肪及适量蛋白质为特征的生酮饮食（ketogenic diet，KD）符合这一要求，肿瘤生酮疗法（cancer ketogenic therapy，KT）由此应运而生，并成为近年来肿瘤研究的一个热点。KT作为一种代谢调节治疗，其治疗适应证由早期的儿童癫痫、后来的多种良性疾病，扩大到现在的恶性肿瘤。随着肿瘤代谢与营养研究的深入和发展，近年来受到专业人士及肿瘤患者的广泛关注。

一、酮体的产生与代谢

当葡萄糖摄入量＜100g/d或＜2g/（kg·d）时，机体利用脂肪酸在肝脏产生酮体。饥饿情况下机体脂肪组织分解产生的脂肪酸、生酮饮食条件下饮食摄入的脂肪酸，进入肝脏经β-氧化产生乙酰辅酶A，乙酰辅酶A首先被转化成乙酰乙酸（acetoacetate，AcAc），之后被催化变成β-羟基丁酸（β-hydroxybutyrate，β-HB），少量乙酰乙酸脱羧产生丙酮（acetone，Ac）。丙酮不能被继续代谢产生ATP，AcAc与β-HB进入血液循环被肝脏以外组织摄取、利用，为细胞供能。葡萄糖缺乏条件下，正常细胞可以很好地利用酮体供能，而多数肿瘤细胞不能利用酮体供能，肿瘤细胞的这个特点正是肿瘤生酮治疗的理论基础。影响酮体利用的因素很多，但是主要取决于（1）酮体的转运蛋白，酮体依靠单羧酸转运载体（monocarboxylate transporter，MCT）将酮体从血液循环中转运至细胞（线粒体）内；（2）酮体代谢关键酶，经MCT转运至细胞内的β-HB和AcAc分别依靠β羟基丁酸脱氢酶（3-hydroxybutyrate dehydrogenase 1，BDH1）、琥珀酰CoA：β-酮酸转移酶1（succinyl-CoA：β-oxoacid CoA transferase，OXCT1）代谢供能，BDH1、OXCT1是酮体代谢关键酶，见图41-5-1。

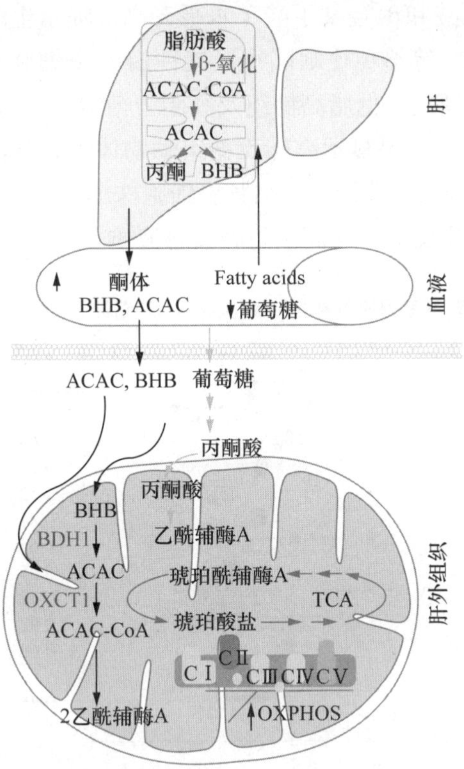

图41-5-1　酮体代谢的基本过程

ACAC：乙酰辅酶A羧化酶；ACAC-CoA：乙酰乙酸辅酶A；BHB：β-羟基丁酸；BDH1：3-羟基丁酸脱氢酶1；OXCT1：3-酮酰辅酶A硫酸基转移酶1；OXPHOS：氧化磷酸化

二、生酮疗法的作用

生酮疗法通过减少体内葡萄糖水平，提高酮体水平，选择性饥饿肿瘤细胞，调节细胞异常代谢而达到治疗目的。肿瘤患者（宿主）可以利用脂肪酸（酮体）供能，而肿瘤细胞依赖葡萄糖作为主要能量来源。据此，提供足够脂肪、限制葡萄糖的饮食，即生酮饮食，理论上可以治疗肿瘤。肿瘤生酮疗法最先始于脑胶质瘤，随后拓展到脑部其他肿瘤，进而用于治疗胰腺癌、肺癌、乳腺癌、胃癌、结直肠癌、前列腺癌、黑色素瘤、肝癌、耳鼻喉肿瘤、黑色素瘤、宫颈癌等，而且其治疗对象（肿瘤类型）还在继续扩大。

（一）动物研究

肿瘤生酮疗法研究目前较多地集中在动物身上，结果喜人。最新Meta分析发现生酮饮食显著降低了风险比值，延长了荷瘤动物生存时间（图41-5-2）。早在1987年Tisdale M. J. 等人就发现，MAC16结肠癌恶液质小鼠喂养高脂肪饮食后，小鼠体重丢失减少，肿瘤占小鼠体重比例下降，小鼠实际载肉量（carcass mass）升高，血浆游离脂肪酸水平下降，血浆酮体（乙酰乙酸和β-羟基丁酸）水平升高，提示生酮饮食可以逆转荷瘤小鼠恶液质。Mavropoulos J. C. 等给免疫缺陷小鼠接种LNCaP细胞、建立前列腺癌移植瘤模型，然后随机分为高脂无糖组、低脂高糖组及高脂中糖组，3组动物的总能量及蛋白质摄入量相同，均不限制热量，结果显示高脂无糖组动物体重显著高于其他实验组动物，生存时间显著延长。Nakamura K. 等最近在结肠癌细胞株小鼠模型上发现，生酮饮食可以有效抑制肿瘤生长，抑制炎症反应，从而预防肿瘤恶液质。

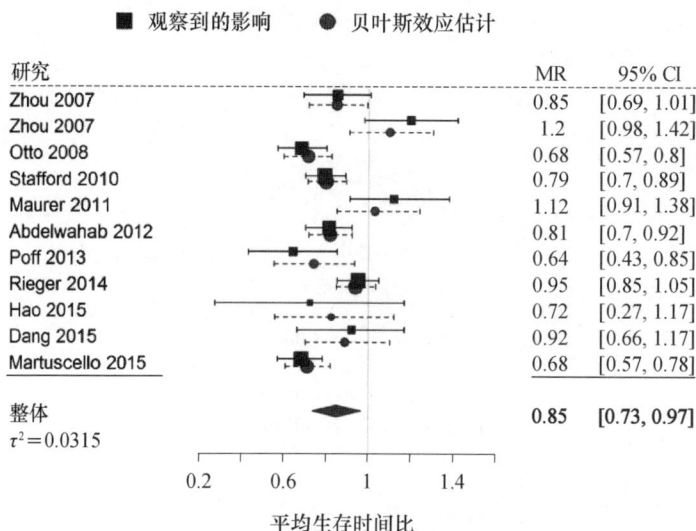

图41-5-2　生酮饮食显著延长了荷瘤动物的生存时间

（二）临床研究

临床上以病例报告为主，缺少设计严密的对照研究。Zuccoli G. 等报道1例多形性胶质母细胞瘤患者，在实施标准抗肿瘤治疗同时摄入低热量生酮饮食，经过2个月治疗，患者体重丢失20%，肿瘤病灶消失；停止生酮饮食后10周，肿瘤复发，说明生酮饮食可抑制肿瘤细胞生长。Tan-Shalaby J. L. 等报告了17例没有化疗的进展期肿瘤患者实施生酮治疗情况，其中11例可评价，生酮治疗4周后，患者功能及整体健康评分明显升高，消化道及症状评分显著降低，未见严重不良反应（图41-5-3）；3例坚持生酮饮食＞16周的患者分别生存80、116及131周，显著长于其他患者。Schmidt M. 等在没有常规抗肿瘤治疗的进展期肿瘤转移患者中有相类似发现，提示即使是进展期肿瘤患者，生酮疗法也是可行的、安全的，可以有效改善生活质量。Klement R. J. 和 Sweeney R. A. 最近报告了6例患者接受生酮饮食＋放疗的结果，5例病灶缩小，1例进展，全部患者肌肉保持稳定。作为一种饮食治疗方式，肿瘤生酮疗法在脑部肿瘤，尤其是脑胶质瘤的作用已经有较多数据支持，据此，《中国肿瘤营养治疗指南 2015》推荐：脑部恶性肿瘤患者在接受标准治疗的同时，可考虑尝试代谢调节治疗，给予能量限制性生酮饮食。

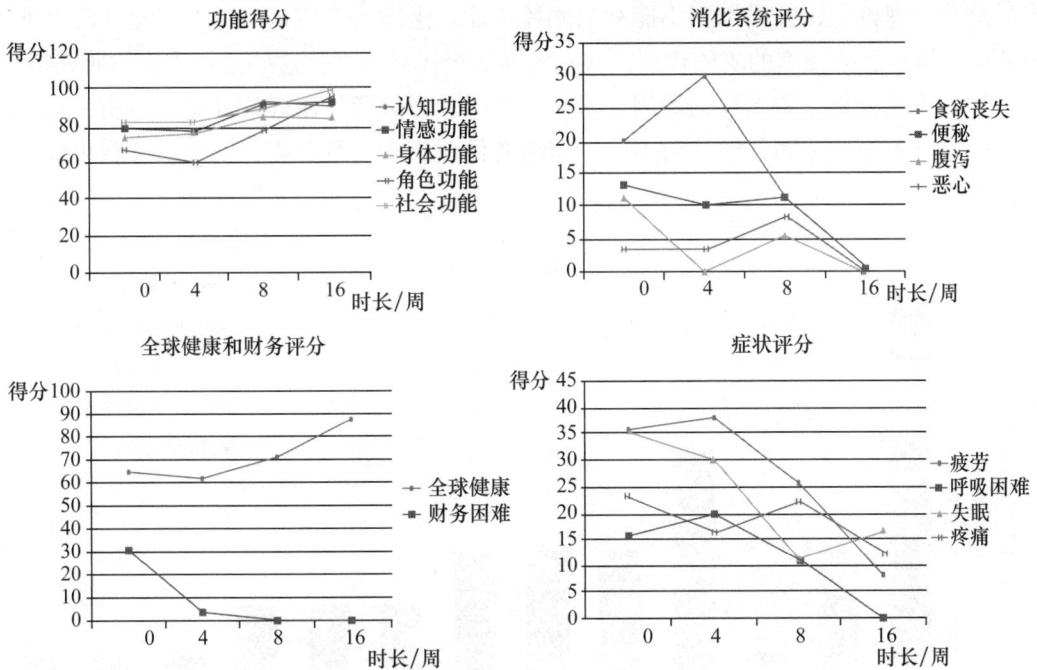

图 41-5-3　生酮治疗提高了进展期肿瘤患者生活质量

三、需要解决的问题

毋庸讳言，肿瘤生酮疗法作为一种新手段、新尝试，目前面临诸多困难与挑战，笔者认为应该重点在如下几个方面加强努力。

（一）重视临床研究

尽管肿瘤生酮治疗在荷瘤动物身上取得了确切的疗效，但是距离临床推广应用仍然很远。目前国际上已经有20多个注册研究正在进行，美国国立卫生研究院也已经资助多项生酮饮食干预肿瘤的临床研究。在我国，对肿瘤生酮疗法的探索，肿瘤患者、生产企业已经先行一步，我国目前有近万名肿瘤患者自发地实施不同方式及不同程度的生酮治疗，企业界已经生产出生酮制剂产品，专业肿瘤及营养工作者反而相对滞后。因而急需奋起直追，广泛开展临床研究，指导肿瘤患者的规范应用。

（二）探寻疗效差异原因

尽管多数研究已经肯定了肿瘤生酮疗法的有效作用，但是也有部分研究报告生酮饮食抗肿瘤疗效不一致、不确定，甚至相反（图41-5-4）。有人认为生酮饮食的疗效不是酮体的作用，而是中链脂肪酸所致，或是低热量的效果。有些相同处理的研究得到阴性结论，体内酮体水平升高，血糖浓度下降，但是肿瘤的体积并没有缩小，生存时间也没有明显改善。理论上，肿瘤细胞不能利用酮体供能，生酮治疗应该有效，但是实际并非完全如此，提示肿瘤细胞的酮体代谢模式有极强的个体异质性。这些互相矛盾的研究结果，要求我们认真分析疗效差异的原因。通过对不同肿瘤患者代谢模式异质性分析，找到生酮治疗疗效差异的原因；通过对不同肿瘤患者代谢模式进行分类，筛选出适合生酮治疗的患者。

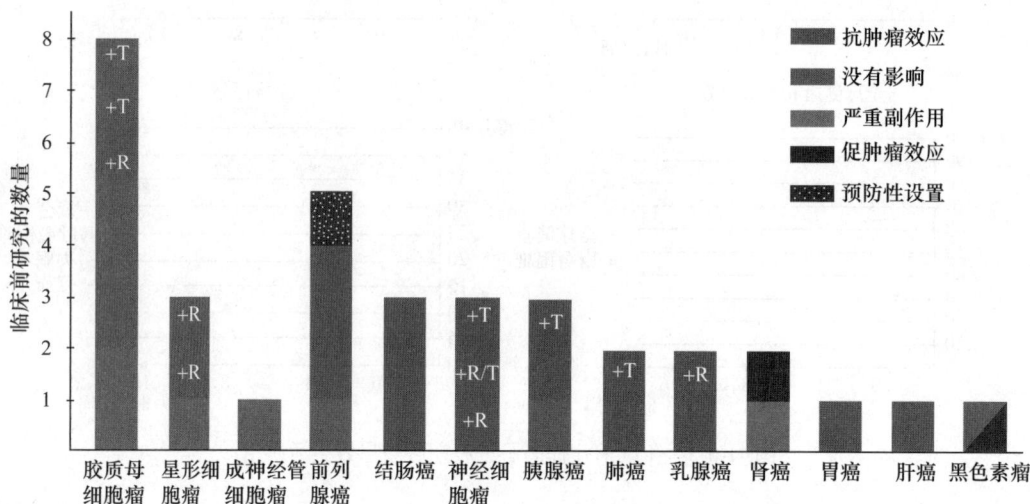

图41-5-4　生酮饮食对不同肿瘤及相同肿瘤不同细胞株的作用

（三）规范使用方法

动物研究发现，生酮治疗既可以单独使用，也可以与其他肿瘤治疗方法联合使用。Poff A. M. 等报道，联合使用生酮饮食、酮体口服及高压氧治疗，效果更好，显著延长了荷瘤小鼠的生存时间。Allen B. G. 等给接种肺癌NCI-H292或A549细胞的小鼠喂养普通饮食或生酮饮食，然后分别给予放疗或放疗＋化疗，发现与普通饮食＋放疗相比，生酮饮食联合放疗或者联合放疗＋化疗小鼠肿瘤生长速度减慢、生存时间延长。Woolf E. C. 等将自己的观察结合他人的报告，认为生酮饮食可以有效增敏放疗、化疗效果。这些联合使用的动物研究结果为临床肿瘤生酮治疗提供了有力的数据支持，生酮饮食联合放疗、化疗可能是目前最为现实的临床方案。

四、我们的探索

我们团队近年来一直关注肿瘤生酮治疗。在前期研究中，我们采用RT-qPCR检测了33株肿瘤细胞中BDH1、OXCT1的表达情况，发现不同细胞表达差异显著。根据结果选择BDH1、OXCT1高表达的宫颈癌HeLa细胞以及低表达的胰腺癌PANC-1细胞，在不同浓度β-HB的低糖培养基中观察细胞增殖情况，发现与正常糖浓度的对照组相比，低糖组HeLa细胞和PANC-1细胞增殖明显抑制；在低糖培养基加入β-HB后，HeLa细胞增殖明显好转，而PANC-1细胞增殖无显著改善。荷瘤鼠生酮饮食喂养实验中，KD显著抑制PANC-1移植瘤的生长，但对HeLa移植瘤的生长无抑制作用；同时敲低BDH1、OXCT1的HeLa细胞对生酮饮食治疗的敏感性显著提高。我们还发现肺癌细胞株H1299的BDH1、OXCT1基础表达水平很低，与PANC-1类似，但是H1299移植瘤对生酮治疗并不敏感；检测KD干预后H1299细胞内酮体代谢关键酶表达水平发现，生酮治疗可以明显诱导H1299细胞BDH1、OXCT1表达。上述研究结果显示：肿瘤生酮治疗敏感性存在显著差异，酮体代谢关键酶BDH1、OXCT1低表达，并且不受生酮治疗诱导表达的肿瘤细胞对生酮治疗敏感，BDH1、OXCT1高表达的肿瘤对生酮肿瘤不敏感，说明肿瘤生酮疗法的敏感性与BDH1、OXCT1基础表达及诱导表达差异有关，BDH1、OXCT1基础表达及诱导表达差异可能是生酮肿瘤敏感性差异的重要原因（图41-5-5）。BDH1、OXCT1表达增强，肿瘤细胞可以更好地利用酮体供能，从而促进肿瘤生长，表现为肿瘤生酮疗法的敏感性降低或无效；反之，BDH1、OXCT1表达下降，使肿瘤细胞酮体利用供能不足或障碍，肿瘤生长被抑制，表现为肿瘤生酮疗法的敏感性增强。肿瘤生酮疗法的敏感性高低与BDH1、OXCT1表达高低负相关。

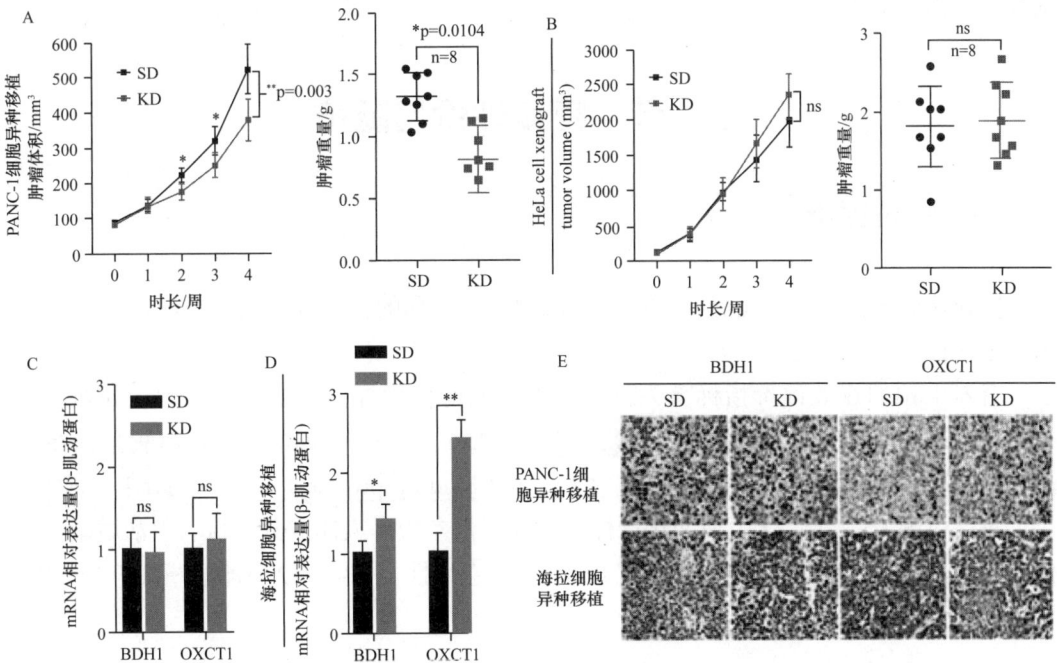

图41-5-5 生酮饮食可抑制PANC-1移植瘤生长，但对海拉细胞移植瘤无明显抑制作用

KD：生酮饮食；SD：均衡饮食；BDH1：3-羟基丁酸脱氢酶1；
OXCT1：3-酮酰辅酶A硫酸基转移酶1；ns：非统计显著性

Chang H. T. 等通过活检观察了22例脑肿瘤患者（17例脑胶质瘤、3例星形细胞瘤及2例少突星形细胞瘤）瘤体中BDH1、OXCT1表达情况，发现多数肿瘤细胞二者表达显著降低，但是异质性明显；BDH1/OXCT1极低表达、低表达、正常表达例数（百分比）分别为12（55%）/10（45%）、9（41%）/5（23%）、1（5%）/7（32%）。进一步研究发现，BDH1、OXCT1表达水平低，而且未能诱导表达的脑胶质瘤细胞利用酮体障碍，生酮饮食治疗可获得较好的疗效。这些研究结果支持我们的推测和发现，肿瘤酮体代谢的高度异质性可能是导致不同肿瘤对生酮饮食反应不同和疗效差异的原因。

五、展望

综述目前的肿瘤生酮治疗研究，一方面充分肯定了生酮治疗的有效性，为临床肿瘤生酮疗法奠定了坚实的证据基础；另一方面明确发现了生酮治疗的差异性，为今后的生酮治疗研究指明了努力的方向。肿瘤细胞株及其荷瘤动物的发现，不仅需要肿瘤PDX模型在体实验的继续验证，而且需要临床肿瘤患者的应用证明；不仅需要继续探讨生酮治疗的有效性，更需要加快探明疗效差异的原因，以期寻找新的、能够指导生酮饮食治疗的分子标志物，建立预测肿瘤生酮治疗敏感性的分子诊断方法，发掘提高肿瘤生酮治疗疗效的干预靶点，为促进精准生酮治疗进入临床应用提供理论和实验依据，从而进一步提高肿瘤治疗效果。

第六节　疗效评价与随访

一、疗效评价

实施营养干预的时机是越早越好，考虑到营养干预的临床效果出现较慢，建议以4周为一个疗程。

营养干预的疗效评价指标分为三类：①快速变化指标：为实验室参数，如血常规、电解质、肝功能、肾功能、炎症参数（IL-1、IL-6、TNF、CRP）、营养套餐［白蛋白、前白蛋白、转铁蛋白、视黄醇结合蛋白（retinol-binding protein）、游离脂肪酸］、血乳酸等，每周检测1～2次。②中速变化指标：人体测量参数、人体成分分析、生活质量评估、体能评估、肿瘤病灶评估（双径法）、PET-CT代谢活性。每4～12周评估一次。③慢速变化指标：生存时间，每年评估一次。

二、随访

所有肿瘤患者出院后均应该定期（至少每3个月一次）到医院营养门诊或接受电话营养随访。

三、实施人员

参与实施肿瘤营养治疗的所有医务人员均必须接受肿瘤营养专业培训，经考试合格持证上岗，每年应该接受肿瘤营养继续教育至少10个学时。

营养评估、疗效评价与随访：由具有肿瘤营养培训资质的临床医生、护士和营养师实施；

营养治疗：由具有肿瘤营养培训资质的营养师和临床医生实施。

第七节　饮食指导

饮食指导可以增加食物摄入量，避免肿瘤治疗过程中出现的体重丢失或者导致治疗的中断。如果饮食指导不能满足需求，需要开始人工营养（ONS、管饲、PN）。

1. 制订一份食物计划表，将每天的食物分成5～6餐，以小分量的形式提供营养丰富的食物，患者更容易接受小分量的食物。

2. 在愉快的环境、与愉悦的对象、充足的时间享用制作精良、丰富多样、美味可口的食物。

3. 患者常合并一些症状，具体的饮食建议如下：

（1）食欲缺乏：膳食和饮品需富含营养，提供小分量，充分利用患者具有食欲的时间段。

（2）吞咽困难：调整食物的质地，通过小分量来缓解吞咽不适及避免疲劳，因为后者可以加重吞咽困难，增加误吸的风险；确保患者在用餐时具有合适的体位，从而方便食物入口；避免食物堆积在口腔中。如果患者对液体吞咽困难，摄食可以胶状或乳脂类食物的为主；相反，如果对固体吞咽困难，可准备质地柔软的食物。

（3）黏膜炎：细嚼慢咽，同时使用常温食品；保持口腔卫生；摄入柔软、光滑或者捣碎的混合有水分或汤汁的食物；避免辛辣刺激饮食，比如瓜果皮及辛辣的、酸的或煎炸的食物。这些建议旨在减轻黏膜的疼痛，缓解因唾液腺分泌减少引起的口腔干燥等不适，同时改善食物的风味。

第八节　家居康复指导

肿瘤患者出院后（家居）康复建议如下：

1. 保持理想体重，使之不低于正常范围的下限值，每2周定时（早晨起床排便后空腹）称重一次并记录。任何不明原因（非自主性）的体重丢失＞2%时，应该及时回医院复诊。

2. 节制能量，每餐7～8分饱最好，不能过多，也不能过少，非肥胖患者以体重不下降为标准。但是切忌饥饿。

3. 增加蛋白质摄入量，乳、蛋、鱼、肉、豆是优质蛋白质来源。总体上说，动物蛋白质优于植物蛋白质，乳清蛋白优于酪蛋白。荤素搭配（荤：素＝1/3：2/3）。控制红肉（猪肉、牛肉、羊肉）及加工肉（如香肠、火腿）摄入。

4. 增加水果、蔬菜摄入量，每日蔬菜＋水果共要求摄入5份（蔬菜1份＝100g，水果1份＝1个），要求色彩缤纷，种类繁多。增加全谷物、豆类摄入。

5. 改变生活习惯。戒绝烟草，限制饮酒（如果饮酒，每天白酒男性不超过2两，女性不超过1两），保持充足睡眠。不能以保健品代替营养素，保健品在营养良好的条件下才能更好地发挥作用。避免含糖饮品。避免过咸食物及盐加工食物（如腌肉、腌制蔬菜）。养成口服营养补充习惯。

6. 积极运动。每周不少于5次，每日30～50min的中等强度运动，以出汗为好。即使是卧床患者也建议进行适合的运动（包括手、腿、头颈部及躯干的活动）。肌肉减少的老年患者提倡抗阻运动。

7. 重返社会，重返生活。鼓励患者积极参加社会、社交活动，尽快重新回到工作岗位，在社会中发挥自己的作用。

8. 高度重视躯体症状及体征的任何异常变化，及时返回医院复诊。积极寻求心理支持，包括抗焦虑药物的使用。控制疼痛。

第九节　小　　结

肿瘤相关性营养不良是多种因素共同作用的结果，包括肿瘤的全身和局部影响、宿主对肿瘤的反应以及抗肿瘤治疗的干扰，而摄入减少、吸收障碍、代谢紊乱、静息能量消耗增加是营养不良的主要原因。肿瘤患者更容易发生营养不良，营养不良比例更高。营养不良的肿瘤患者对放疗、化疗及手术的耐受力下降，对抗肿瘤治疗反应的敏感性降低。营养不良的肿瘤患者并存病及并发症更多，因而医疗花费更高，生存时间更短。因此，肿瘤患者更加需要营养治疗，营养治疗对肿瘤患者意义重大。对所有肿瘤患者应该常规进行营养评估，尽早发现营养不良，及时给予营养治疗。营养治疗应该成为肿瘤患者的最基本、最必需的基础治疗措施。营养支持小组（nutrition support team，NST）应该成为肿瘤多学科协作组（multi-disciplinary team，MDT）的核心成员。防治肿瘤营养不良要多管齐下：确切的抗癌治疗是前提，规范的营养治疗是根本，合理的代谢调节是核心，有效的炎症抑制是关键，适度的氧化修饰是基础。肿瘤患者的营养管理应该遵循规范路径，见图41-9-1。

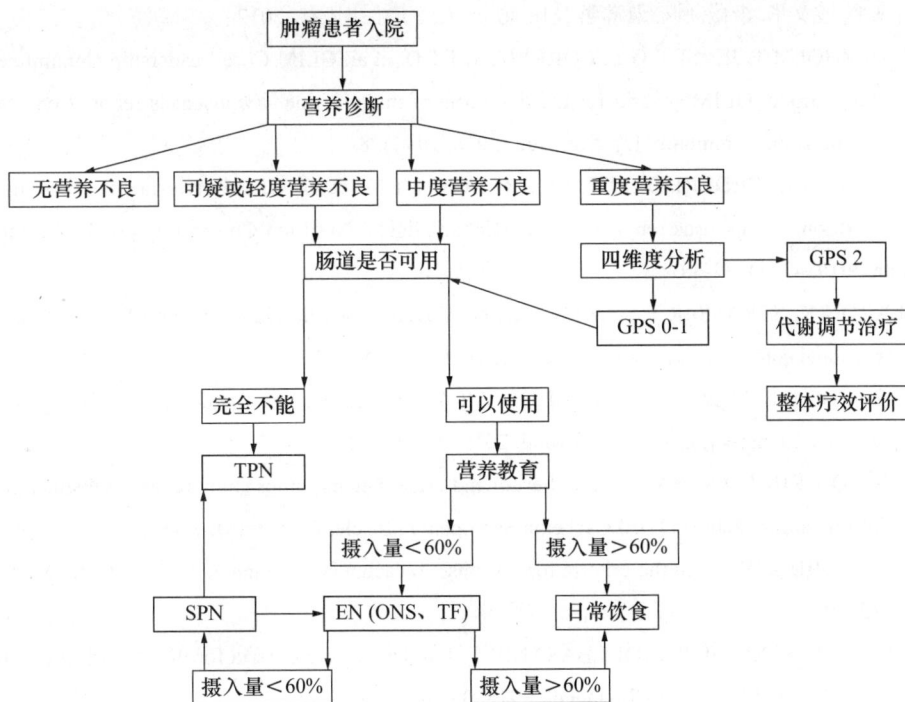

图 41-9-1　肿瘤患者营养疗法流程图

TPN：全胃肠外营养（total parenteral nutrition）；EN：肠内营养（enteral nutrition）；ONS：口服营养补充（oral nutritional supplements）；TF：肠内管道喂养（enteral tube feeding）；SPN：补充性肠外营养（supplemental parenteral nutrition）；GPS：Glasgow prognostic score，Glasgow 预后评分

（石汉平　闫　巍）

参 考 文 献

［1］ 石汉平. 肿瘤营养疗法 [J]. 中国肿瘤临床, 2014, 41 (18): 1141-1145.

［2］ ARENDS J, BARACOS V, BERTZ H, et al. ESPEN expert group recommendations for action against cancer-related malnutrition [J]. Clin Nutr, 2017, 36 (5): 1187-1196.

［3］ CEDERHOLM T, BOSAEUS I, BARAZZONI R, et al. Diagnostic criteria for malnutrition -an ESPEN consensus statement [J]. Clin Nutr, 2015, 34 (3): 335-340.

［4］ CEDERHOLM T, BARAZZONI R, AUSTIN P, et al. ESPEN guidelines on definitions and terminology of clinical nutrition [J]. Clin Nutr, 2017, 36 (1): 49-64.

［5］ SOBOTKA L. Basics in clinical nutrition [M]. 4th ed. NewYork: Garland Publishing, 2012.

［6］ SONG C, CAO J, ZHANG F, et al. Nutritional risk assessment by scored patient-generated subjective global assessment associated with demographic characteristics in 23904 common malignant tumors patients [J]. Nutr Cancer, 2019 (6): 1-11.

［7］ 石汉平, 凌文华, 李薇. 肿瘤营养学 [M]. 北京: 人民卫生出版社, 2012.

［8］ CEDERHOLM T, JENSEN G L, CORREIA M I T D, et al. GLIM Core Leadership Committee; GLIM Working Group. GLIM criteria for the diagnosis of malnutrition -a consensus report from the global clinical nutrition community [J]. Clin Nutr, 2018, 10 (7): 8.

［9］ JENSEN G L, CEDERHOLM T, CORREIA M I T D, et al. GLIM criteria for the diagnosis of malnutrition: a consensus report from the Global Clinical Nutrition Community [J]. J Parenter Enteral Nutr, 2019, 43 (1): 32-40.

［10］ FEARON K, STRASSER F, ANKER S D, et al. Definition and classification of cancer cachexia: an international consensus [J]. Lancet Oncol, 2011, 12 (5): 489-495.

［11］ BARACOS V E, MAZURAK V C, BHULLAR A S. Cancer cachexia is defined by an ongoing loss of skeletal muscle mass [J]. Ann Palliat Med, 2019, 8 (1): 3-12.

［12］ YANG Q J, ZHAO J R, HAO J, et al. Serum and urine metabolomics study reveals a distinct diagnostic model for cancer cachexia [J]. J Cachexia Sarcopenia Muscle, 2018, 9 (1): 71-85.

［13］ CRAWFORD J. What are the criteria for response to cachexia treatment? [J]. Ann Palliat Med, 2019, 8 (1): 43-49.

［14］ MARTIN L, SENESSE P, GIOULBASANIS I, et al. Diagnostic criteria for the classification of cancer-associated weight loss [J]. J Clin Oncol, 2015, 33 (1): 90-99.

［15］ CRUZ-JENTOFT A J, BAEYENS J P, BAUER J M, et al. European working group on sarcopenia in older people. sarcopenia: European consensus on definition and diagnosis: report of the European working group on sarcopenia in older people [J]. Age Ageing, 2010, 39 (4): 412-423.

［16］ CRUZ-JENTOFT A J, BAHAT G, BAUER J, et al. Writing group for the European working group on sarcopenia in older people 2 (EWGSOP2), and the extended group for EWGSOP2. sarcopenia: revised European consensus on definition and diagnosis [J]. Age Ageing, 2019, 48 (1): 16-31.

［17］ SAYER A A, SYDDALL H, MARTIN H, et al. The developmental origins of sarcopenia [J]. J Nutr Health Aging, 2008, 12 (7): 427-432.

［18］ SAYER A A, SYDDALL H E, MARTIN H J, et al. Falls, sarcopenia, and growth in early life: findings from the Hertfordshire cohort study [J]. Am J Epidemiol, 2006, 164 (7): 665-671.

［19］ 陈梅梅, 石汉平. 肌肉功能评价方法 [J]. 肿瘤代谢与营养电子杂志, 2014, 1 (3): 49-52.

［20］ 石汉平, 李薇, 齐玉梅, 等. 营养筛查与评估 [M]. 北京: 人民卫生出版社, 2014.

［21］ 石汉平, 赵青川, 王昆华, 等. 营养不良的三级诊断 [J]. 肿瘤代谢与营养电子杂志, 2015, 2 (2): 31-36.

［22］ JONES J M. The methodology of nutritional screening and assessment tools [J]. J Hum Nutr Diet, 2002, 15 (1): 59-71.

［23］ OTTERY F D. Rethinking nutritional support of the cancer patient: the new field of nutritional oncology [J]. Semin Oncol, 1994, 21 (6): 770-778.

［24］ FU Z M, XU H X, SONG C H, et al; The Investigation on Nutrition Status and Clinical Outcome of Common Cancers (INSCOC) Group. Validity of the Chinese version of the Patient-Generated Subjective Global Assessment (PG-SGA) in lung cancer Patients [J]. J Nutr Oncol, 2016, 1 (1): 52-58.

［25］ 石汉平, 江华, 李薇, 等. 中国肿瘤营养治疗指南 [M]. 北京: 人民卫生出版社, 2015.

［26］ MCMILLAN D C. The systemic inflammation-based Glasgow Prognostic Score: a decade of experience in patients with cancer [J]. Cancer Treat Rev, 2013, 39 (5): 534-540.

［27］ DOLAN R D, LAIRD B J A, HORGAN P G, et al. The prognostic value of the systemic inflammatory response in randomised clinical trials in cancer: a systematic review [J]. Crit Rev Oncol Hematol, 2018, 132: 130-137.

［28］ WEIJS P J, STAPEL S N, DE GROOT S D, et al. Optimal protein and energy nutrition decreases mortality in mechanically ventilated, critically ill patients: a prospective observational cohort study [J]. JPEN J Parenter Enteral Nutr, 2012, 36 (1): 60-68.

［29］ ALBERDA C, GRAMLICH L, JONES N, et al. The relationship between nutritional intake and clinical outcomes in critically ill patients: results of an international multicenter observational study [J]. Intensive Care Med, 2009, 35 (10): 1728-1737.

［30］ VILLET S, CHIOLERO R L, BOLLMANN M D, et al. Negative impact of hypocaloric feeding and energy balance on clinical outcome in ICU patients [J]. Clin Nutr, 2005; 24 (4): 502-509.

［31］ FERRIOLLI E, SKIPWORTH R J, HENDRY P, et al. Physical activity monitoring: a responsive and meaningful patient-centered outcome for surgery, chemotherapy, or radiotherapy? [J]. J Pain Symptom Manage, 2012, 43 (6): 1025-1035.

［32］ PURCELL S A, ELLIOTT S A, BARACOS V E, et al. Key determinants of energy expenditure in cancer and implications for clinical practice [J]. Eur J Clin Nutr, 2016, 70 (11): 1230-1238.

［33］ BOZZETTI F, ARENDS J, LUNDHOLM K, et al. ESPEN Guidelines on Parenteral Nutrition: non-surgical oncology [J]. Clin Nutr, 2009, 28 (4): 445-454.

［34］ BAUER J, BIOLO G, CEDERHOLM T, et al. Evidence-based recommendations for optimal dietary protein intake in older people: a position paper from the PROT-AGE Study Group [J]. J Am Med Dir Assoc, 2013, 14 (8): 542-559.

［35］ BOZZETTI F, BOZZETTI V. Is the intravenous supplementation of amino acid to cancer patients adequate? a critical appraisal of literature [J]. Clin Nutr, 2013, 32 (1): 142-146.

［36］ COMPHER C, CHITTAMS J, SAMMARCO T, et al. Greater protein and energy intake may be associated with improved mortality in higher risk critically ill patients: a multicenter, multinational observational study [J]. Crit Care Med, 2017, 45 (2): 156-163.

［37］ 石汉平, 许红霞, 李苏宜, 等. 中国抗癌协会肿瘤营养与支持治疗专业委员会. 营养不良的五阶梯治疗 [J]. 肿瘤代谢与营养电子杂志, 2015, 2 (1): 29-33.

［38］ JIANG W, DING H, LI W, et al. Benefits of oral nutritional supplements in patients with locally advanced nasopharyngeal cancer during concurrent chemoradiotherapy: an exploratory prospective randomized trial [J]. Nutr Cancer, 2019: 1-9.

［39］ 吕家华, 李涛, 朱广迎, 等. 癌同步放化疗联合肠内营养治疗前瞻性多中心随机对照临床研究中期结果报告 [J]. 瘤代谢与营养电子杂志, 2016, 3 (4): 239-242.

［40］ TANAKA N, TAKEDA K, KAWASAKI Y, et al. Early intensive nutrition intervention with dietary counseling and oral nutrition supplement prevents weight loss in patients with advanced lung cancer receiving chemotherapy: a clinical prospective study [J]. Yonago Acta Med, 2018, 61 (4): 204-212.

[41] HATAO F, CHEN K Y, WU J M, et al. Randomized controlled clinical trial assessing the effects of oral nutritional supplements in postoperative gastric cancer patients [J]. Langenbecks Arch Surg, 2017, 402 (2): 203-211.

[42] CEREDA E, CAPPELLO S, COLOMBO S, et al. Nutritional counseling with or without systematic use of oral nutritional supplements in head and neck cancer patients undergoing radiotherapy [J]. Radiother Oncol, 2018, 126 (1): 81-88.

[43] CACCIALANZA R, CEREDA E, CARACCIA M, et al. Early 7-day supplemental parenteral nutrition improves body composition and muscle strength in hypophagic cancer patients at nutritional risk [J]. Support Care Cancer, 2018.

[44] BOZZETTI F. Nutritional interventions in elderly gastrointestinal cancer patients: the evidence from randomized controlled trials [J]. Support Care Cancer, 2019, 27 (3): 721-727.

[45] SHANG E, WEISS C, POST S, et al. The influence of early supplementation of parenteral nutrition on quality of life and body composition in patients with advanced cancer [J]. JPEN J Parenter Enteral Nutr, 2006, 30 (3): 222-230.

[46] FABIAN C J, KIMLER B F, HURSTING S D. Omega-3 fatty acids for breast cancer prevention and survivorship [J]. Breast Cancer Res, 2015, 17: 62.

[47] AUCOIN M, COOLEY K, KNEE C, et al. Fish-derived omega-3 fatty acids and prostate cancer: a systematic review [J]. Integr Cancer Ther, 2017, 16 (1): 32-62.

[48] SONG M, OU F S, ZEMLA T J, et al. Marine omega-3 fatty acid intake and survival of stage Ⅲ colon cancer according to tumor molecular markers in NCCTG Phase Ⅲ trial N0147 (Alliance) [J]. Int J Cancer, 2019, 16 (8): 54.

[49] NIE C, HE T, ZHANG W, et al. Branched chain amino acids: beyond nutrition metabolism [J]. Int J Mol Sci, 2018, 19 (4): 954.

[50] BUMRUNGPERT A, PAVADHGUL P, NUNTHANAWANICH P, et al. Whey protein supplementation improves nutritional status, glutathione levels, and immune function in cancer patients: a randomized, double-blind controlled trial [J]. J Med Food, 2018, 21 (6): 612-616.

[51] ENGELEN M P, SAFAR A M, BARTTER T, et al. High anabolic potential of essential amino acid mixtures in advanced nonsmall cell lung cancer [J]. Ann Oncol, 2015, 26 (9): 1960-1966.

[52] CRUZ-JENTOFT A J. Beta-hydroxy-beta-methyl butyrate (HMB): from experimental data to clinical evidence in sarcopenia [J]. Curr Protein Pept Sci, 2018, 19 (7): 668-672.

[53] RITTIG N, BACH E, THOMSEN H H, et al. Anabolic effects of leucine-rich whey protein, carbohydrate, and soy protein with and without β-hydroxy-β-methylbutyrate (HMB) during fasting-induced catabolism: a human randomized crossover trial [J]. Clin Nutr, 2017, 36 (3): 697-705.

[54] BEAL F L R, BEAL P R, BEAL J R, et al. Perspectives on the therapeutic benefits of arginine supplementation in cancer treatment [J]. Endocr Metab Immune Disord Drug Targets, 2019, 8 (8): 23.

[55] MARIMUTHU K, VARADHAN K K, LJUNGQVIST O, et al. A meta-analysis of the effect of combinations of immune modulating nutrients on outcome in patients undergoing major open

gastrointestinal surgery [J]. Ann Surg, 2012, 255 (6): 1060-1068.

［56］ WEIMANN A, BRAGA M, CARLI F, et al. ESPEN guideline: clinical nutrition in surgery [J]. Clin Nutr. 2017; 36 (3): 623-650.

［57］ BRAGA M, LJUNGQVIST O, SOETERS P, et al. ESPEN. Guidelines on Parenteral Nutrition: surgery [J]. Clin Nutr. 2009, 28 (4): 378-386.

［58］ 蒋朱明. 临床诊疗指南: 肠外肠内营养学分册 (2008 版) [M]. 北京: 人民卫生出版社, 2008.

［59］ 袁凯涛, 石汉平.《欧洲临床营养和代谢学会指南: 外科临床营养》解读 [J]. 中国实用外科杂志, 2017, 37 (10): 1132-1134.

［60］ 石汉平. 营养治疗的疗效评价 [J]. 肿瘤代谢与营养电子杂志, 2017, 4 (4): 364-370.

［61］ MARIETTE C, DE BOTTON M L, PIESSEN G. Surgery in esophageal and gastric cancer patients: what is the role for nutrition support in your daily practice? [J]. Ann Surg Oncol, 2012, 19 (7): 2128-2134.

［62］ 石汉平, 杨剑, 张艳. 肿瘤患者营养教育 [J]. 肿瘤代谢与营养电子杂志, 2017, 4 (1): 1-6.

［63］ 丛明华, 石汉平. 肿瘤患者简明膳食自评工具的发明 [J]. 肿瘤代谢与营养电子杂志, 2018, 5 (1): 11-13.

［64］ 石汉平. 肿瘤营养 石汉平2018观点 [M]. 北京: 科学技术文献出版社, 2018.

［65］ 石汉平. 恶性肿瘤病人营养诊断及实施流程 [J]. 中国实用外科杂志, 2018, 38 (3): 257-261.

［66］ MOYA P, MIRANDA E, SORIANO-IRIGARAY L, et al. Perioperative immunonutrition in normo-nourished patients undergoing laparoscopic colorectal resection [J]. Surg Endosc, 2016, 30 (11): 4946-4953.

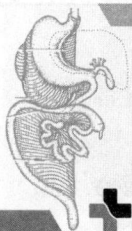

第四十二章
肠系膜缺血性疾病的外科治疗

第一节 概　　述

当肠系膜血管的灌流量不能满足肠管正常的代谢需求时就会发生肠管缺血。该疾病分为急性和慢性。急性肠系膜缺血（acute mesenteric ischemia，AMI）可在数小时到数天内迅速发展，如果不及时治疗，常常引发肠坏死，过程凶险，死亡率较高。最常见的原因是肠系膜动脉栓塞或急性血栓形成。慢性肠系膜缺血（chronic mesenteric ischemia，CMI）是一个很隐匿的过程，其进展需要数周到数月，主要原因是动脉粥样硬化，是一种逐渐进展的肠缺血性疾病，患者常畏惧进食，导致营养不良。

1895年Elliott第一次诊断了AMI，并成功施行了肠切除及吻合术。Goodman于1918年首次描述了慢性肠绞痛，并将其列为一种临床疾病。1943年Ryvlin首次提出肠系膜上动脉急性缺血可考虑行血栓切除术。Klass于1950年做了第一例肠系膜上动脉血栓切除术，未行肠切除，患者术后因心脏相关疾病死亡，尸检显示肠道是正常的。直到1957年Shaw和Rutledge成功实施了一例血栓切除术，然而一年以后才同期行肠系膜上动脉血栓切除和小肠切除术的报道。

1921年，Klein首次描述因肠系膜上动脉和腹腔干慢性闭塞而出现慢性腹痛和肠缺血症状的病例。直到1961年，Morris和DeBakey成功实施了第一例肾下腹主动脉与肠系膜上动脉的逆行转流术。1962年Mavor和Lyall首次报道因慢性肠系膜缺血而行髂动脉和肠系膜上动脉搭桥的病例。1980年，Furrer和他的同事发表了第一例经血管腔内行肠系膜上动脉扩张的病例，开创了经皮治疗内脏动脉疾病的新时代。

第二节 解　剖　学

肠系膜动脉血流侧支循环丰富。胃肠系统血供主要来源于三支血管：腹腔干动脉（coeliac trunk artery，CA）、肠系膜上动脉（superior mesenteric artery，SMA）、肠系膜下动脉（inferior mesenteric artery，IMA）。

腹腔干动脉供应的范围包括前肠区（含食管远端至十二指肠）、肝胆系统和脾脏，肠系膜上动脉主要供应中肠曲（空肠至中结肠），肠系膜下动脉主要供应后肠区（中结肠到直肠）。腹腔干动脉和肠系膜上动脉起自膈下肾上腹主动脉的前方，而肠系膜下动脉起自肾下腹主动脉的左外侧。由于肠系膜动脉间的侧支循环非常丰富，当未受累肠系膜动脉能代偿增粗从而提供足够的血流，或者进行性的血流减少发生在一条主干甚至是两条主干时，都可能不出现临床症状。相反，如果任何一支肠系膜动脉发生急性闭塞，由于缺乏足够的侧支循环，则会导致严重的缺血症状。

腹腔干和肠系膜上动脉之间的侧支循环主要靠胰十二指肠上动脉和胰十二指肠下动脉的交通。肠系膜上动脉和肠系膜下动脉之间的侧支循环主要靠Drummond边缘动脉、Riolan弓和其他未命名的腹膜后侧支血管。侧支血管是通过髂内动脉和直肠动脉网，向肠系膜下动脉和后肠区提供重要的血供。

肠系膜动脉及其分支如图42-2-1所示。

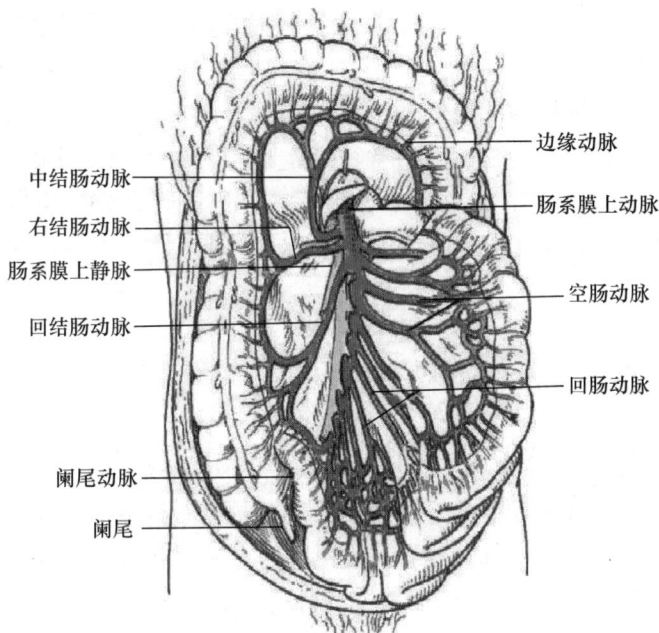

图42-2-1　肠系膜动脉及其分支

第三节　急性肠系膜缺血手术治疗时机

急性肠系膜缺血是一个少见的外科急症，起病急，病情险恶，死亡率高，尤以急性肠系膜上动脉栓塞为甚。因此，尽早诊断、快速复苏、血运重建极其重要。随着影像诊断的飞速发展、血管腔内介入技术进步以及医疗器械的更新换代，急性肠系膜缺血性疾病治疗也进入了手术治疗、介入治疗、杂交手术、联合药物治疗的新模式。此外，随着杂交手术（hybrid operation）室的建立，还逐渐形成"CTA-DSA-腔内-手术"四位一体的诊疗形式。而其中外科手术在急性肠系膜缺血性疾病治疗中起着至关重要的作用。近年来，损伤控制外科（damage control surgery）理念在治疗急性肠系膜缺血疾病中的应用，取得了改善预后、降低短肠综合征发生率的成效。

当急性肠系膜缺血性疾病患者保守治疗出现病情恶化，血液循环不稳定；临床、影像学出现肠坏死、肠穿孔、腹膜炎征象；或者介入治疗失败时；在无手术禁忌证情况下，均应及早行外科手术治疗。

一、急性肠系膜上动脉栓塞

急性肠系膜上动脉栓塞（acute superior mesenteric artery embolization，AMAE）常由于心源性或血管源性栓子栓塞所致。临床特征是出现Bergan三联征，为突发性剧烈腹痛，强烈胃肠道排空症状（频繁呕吐、腹泻），既往有冠心病、脑梗塞或肢体血管梗塞等器质性血管梗死历史。其临床症状与特征不相符（症状重、体征轻）。

治疗应尽快复苏，维持循环稳定。迅速去除栓子，减少肠道切除范围，避免短肠综合征。目前以手术治疗为主。血流动力学稳定，腹膜刺激症状不明显，判断肠道没有坏死，以及有开放手术禁忌证者，可行介入治疗。一旦腹膜刺激征明显，怀疑肠道坏死者，建议剖腹探查。外科手术包括肠系膜上动脉切开取栓术、坏死肠切除手术、血管重建手术。

二、急性肠系膜上动脉血栓形成

急性肠系膜上动脉血栓形成（acute superior mesenteric arterial thrombosis，AMAT）病因与高龄、弥漫性动脉粥样硬化、动脉炎、动脉损伤、高凝状态、肠系膜血管移植等高危因素相关。临床表现有腹部钝痛，进餐后腹痛，症状可持续数小时。急性起病时症状与急性肠系膜上动脉栓塞相似，但发病急烈性及腹痛剧烈程度均不如栓塞。

治疗原则：一旦确定诊断立即开始抗凝治疗。血液循环稳定后，给予血管扩张药；条件允许的患者应首选血管腔内介入溶栓治疗。病情不稳定者，出现肠坏死、肠穿孔、腹膜炎征象患者，应尽早外科手术治疗。手术包括肠系膜上动脉取栓术（血栓内膜剥离术）、肠系膜动脉狭窄段切除、坏死肠管切除术、取栓联合坏死肠管切除术、血管重建手术，后者如自体静脉或人造血管行搭桥转流术、肠系膜上动脉-腹主动脉、肠系膜上动脉-髂总动脉搭桥，或者将肠系膜动脉狭窄段切除，然后将该动脉再植入腹主动脉等。

三、肠系膜上静脉血栓形成

肠系膜上静脉血栓形成（superior mesenteric venous thrombosis，SMVT）病因以自身凝血因子异常最常见。临床上将其分为急性期及慢性期。急性期是指患者症状持续小于4周，超过4周而无肠坏死的则为慢性期。临床以急性期多见。

本病一旦诊断，尽早予以肝素抗凝治疗，亦可行抗凝复合外科手术治疗。外科手术治疗主要针对有腹膜炎、肠出血、肠穿孔、肠狭窄的患者。手术方式主要是肠系膜静脉取栓＋肠切除。考虑到所引起的肠坏死主要见于小肠，且为多节段性特点，所以行肠管切除应尽可能保留正常肠管，以减少未来短肠综合征发生率。对肠管活性判断不清而病变广泛的患者，则采用二次探查手术。因为外科手术有较高的死亡率，所以手术主要针对药物治疗病情仍进展或腹膜炎症状加重的患者。

四、非闭塞性肠系膜缺血的治疗

非闭塞性肠系膜缺血（non-occlusive mesenteric ischemia，NOMI）是指由于有效循环血容量下降、心输出量剧减等原因，引发肠系膜上动脉痉挛，导致急性肠缺血及一系列临床表现的一种少见病。治疗方案首先是积极治疗原发病，尽快应用扩张血管药物，首选罂粟碱，亦可应用其他类似药物。

手术探查的指征是患者有持续的肠缺血，经内科治疗无效，出现肠坏死、肠穿孔、急性腹膜炎症状体征。这种情况下，术中和术后都应该继续输注血管扩张药罂粟碱。手术室应该尽量保持温度。温暖的冲洗液及开腹垫可以防止术中进一步的肠血管收缩。

第四节　外科手术方式

一、肠系膜上动脉切开取栓术

肠系膜上动脉取栓术常采用腹部正中切口，可以充分暴露手术视野，也利于判断肠管活性情况。肠系膜上动脉可通过三个途径显露：①通过小网膜囊，于胰腺尾部下缘切开后腹膜，解剖肠系膜上动脉；②通过横结肠系膜根部解剖肠系膜上动脉；③通过后腹膜切断Treitz韧带，解剖游离十二指肠第四部显露肠系膜上动脉。通过小网膜囊和横结肠根部途径解剖肠系膜上动脉比较常见。通常肠系膜上动脉起自胰腺下方，穿过十二指肠第三段、第四段连接部，分离屈氏韧带后在左肾静脉上方分离肠系膜上动脉。覆盖系膜的腹膜被切开，SMA即可被逐渐分离出来，但要注意避免损伤肠系膜上静脉（SMV）。肠系膜上动脉血栓清除术通常用标准的球囊取栓导管，手术操作时，先将肠系膜上动脉用硅胶带环绕，控制肠系膜上动脉近端和远端。在全身肝素化后，横向切开肠系膜上动脉，将球囊取栓导管逐渐前进至远端，加压充填球囊导管，逐渐撤退拉出血栓（图42-4-1）。当取完血栓，近端血流及远端血流返血良好时，用6-0或7-0 prolene线精确间断缝合切口。

肠系膜上动脉重建血运后，需要立即评估小肠活力。肠系膜动脉搏动良好、肠蠕动恢复及多普勒超声发现肠系膜游离缘的血流信号，证明小肠的生存活力好。如果有失去

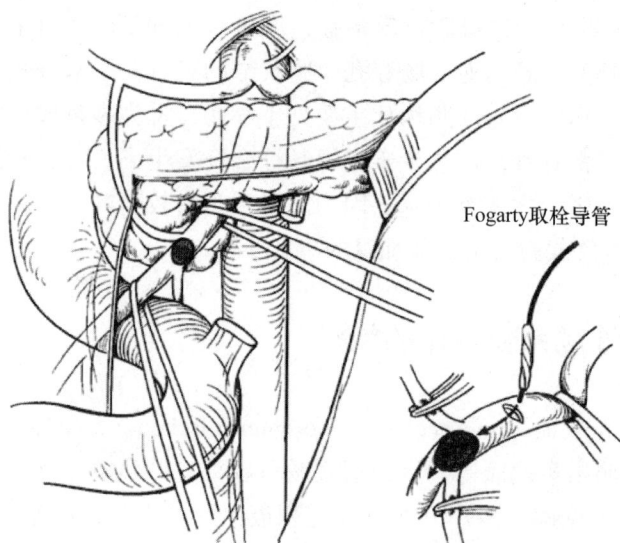

Fogarty取栓导管

图 42-4-1　肠系膜上动脉切开取栓术

活力无法恢复的肠管，必须迅速切除，不强求恢复肠道连续性。评价肠管活力通过肠管色泽、肠管蠕动情况、肠系膜动脉搏动来判断。这些判断标准客观准确性不高，而术中应用静脉注射荧光素紫外光照射观察、小肠系膜动脉多普勒检查等，可以提高肠活力判断的敏感性，但是存在微阳性结果，影响预测的准确性。肠管活力的临床判断和适时的再次评估可以做出更准确的判定。因此在肠缺血广泛，肠活力判断不确定时，选择二期手术是明智的。

二、腹主动脉-腹腔干/肠系膜上动脉旁路术

患者仰卧位，手术区域包括胸、腹、腹股沟以及双下肢，常规备皮及消毒准备。切口可选择腹中线切口或肋弓下切口，腹正中切口的优点是可以更加简单快速地开关腹，而肋弓下切口易于充分暴露上腹部，尤其适用于肥胖患者。通过腹中线上部切口，保证良好的手术视野。拟使用人造血管做一个从腹主动脉到肠系膜动脉的顺行搭桥。开腹后，切开肝三角韧带暴露腹主动脉腹腔干上部，注意避免损伤旁边的下腔静脉和肝静脉。过程中需要翻起肝左叶和贲门部来分离并充分暴露腹主动脉，然后仔细分离长度约3cm腹腔干及其近端分支/肠系膜上动脉近端2cm（手术暴露具体见前文中肠系膜上动脉取栓术具体步骤）。分离完毕后，用两把动脉钳夹闭两端控制腹主动脉，然后纵行切开腹主动脉。先将人造血管一端剪成斜面，再用PTFE缝线连续缝合到主动脉上，然后修剪人造血管的远端，并剪成合适的长度，以端端吻合法将远端吻合到腹腔干和肠系膜上动脉上，其中吻合的部位要跨过动脉硬化狭窄段。当肠缺血不明显时，优先考虑使用小口径带外

支撑环的编制血管或PTFE人造血管行单支血管重建，也可以考虑选用分叉型人造血管（10mm和5mm或12mm和6mm），重建腹腔干和肠系膜上动脉。

总之，血运重建，可顺行起自腹主动脉，也可逆行起自髂动脉。自体静脉是最为理想的移植物，如选择大隐静脉作为移植物。人造材料作为移植物，当患者肠道失去活力，可能由于肠坏死，而存在细菌感染和移植物感染的风险。同样，如果在重建肠系膜血运时考虑切除相关的肠管，也可能发生上述感染。故人造血管应用受到一定限制。

三、肾下腹主动脉/髂动脉-肠系膜上动脉旁路术

该手术方法的优点是操作简单，尤其对于有胃肠道手术史、上腹有明显粘连的患者，缺点是移植血管可能出现扭曲，尤其桥血管是自体静脉的患者。基本原则和手术方式与顺行分流术相似。搭桥近端可选择右髂总动脉近端、肾下腹主动脉远心端或左髂总动脉近端，通常更趋向于右髂总动脉。具体选择还要考虑血管动脉粥样硬化程度和解剖条件。然后通过切开Treitz韧带和其他韧带，将十二指肠拉向右侧，从而暴露SMA。选用6mm或7mm的人工血管进行近远端的端-侧或端-端吻合搭桥，再逐层闭合上述组织即可。

鉴于肠管及系膜移动度较大，如果在邻近腹主动脉为流入道，扭曲的发生率较高，因此流入道选择右髂总动脉或腹主动脉下段，移植血管形成反"C"型比较理想。

四、内脏动脉内膜剥脱术

手术切口选择胸腹联合切口，经腹膜后途经，适用于有腹部手术史、腹腔内明显粘连的患者。经该途径可以较容易显露全段腹主动脉，腹膜与后腹壁脂肪层疏松粘连，可以轻松地分离，从而显露腹主动脉，游离腹主动脉前壁致密的神经组织，可充分显露手术段主动脉。动脉硬化斑块与其下正常管壁间连接疏松，在这一层次中，可以轻松剥离斑块组织，增厚的腹主动脉内膜不必完全剥除，这样做很少引起主动脉闭塞和主动脉夹层。如果肠系膜上动脉已经闭塞，闭塞远端常有血栓形成，多局限于第一分支水平，这些病人在经腹主动脉内膜剥脱术后，需要在肠系膜上动脉上另取切口，清除残余的血栓闭塞。

五、坏死肠切除术及肠吻合术

MI是全身血管性疾病的一种表现形式，整个肠道均可受累，肠管受累范围越靠远端，病死率越高。手术时机和方式的把握是降低病死率的关键，应在避免短肠的基础上切除足够范围的病变肠管，在保证肠管生机的前提下尽可能保留回盲瓣。

肠道活力判断：在完成血运重建后，观察肠管颜色、光泽、弹性、蠕动，观察肠系膜内动脉搏动，以及肠管断端有无出血。如肠管颜色已呈紫黑色，失去光泽和弹性，刺激后无蠕动和相应肠系膜近肠端动脉弓内无动脉搏动者，肠管断端无出血，则初步判定

为肠坏死。如仍有可疑，可在肠系膜根部注射0.25%～0.5%普鲁卡因60～80ml，再用温热等渗盐水纱布覆盖该段肠管，或将其暂时送回腹腔，10～20min后再行观察。如果肠壁转为红色，肠蠕动和肠系膜内动脉搏动恢复，则证明肠管尚具有活力。亦可应用Doppler血流测定仪、荧光素技术、表面血氧测定等设备，有助于正确判断肠活力。对于缺血范围不易确定或生命体征不稳定的病人，应重视应用损伤控制理念，一期手术将坏死肠管切除，不吻合，肠外置造瘘；如果有指征，行血栓切除手术，疏通大血管，患者转至ICU，继续液体复苏，积极溶栓抗凝，暂关闭腹腔，计划在48h内，再次探查，行二期手术，待肠管血供范围稳定后再行造口还纳。肠吻合术，肠吻合口缺血性并发症的再手术难度较大，术前应进行充分的准备和围手术期处理，避免再次手术损伤残留的健康肠管，导致短肠综合征。

第五节　手术前后治疗及并发症

一、外科ICU治疗

积极的内科常规支持治疗，迅速有效的复苏，维持血流动力学及生命体征平稳，是为手术保驾护航的重中之重。

（一）治疗原发病

积极治疗原发疾病，祛除致病诱因。控制高血压，降低高血糖。改善心脏功能，纠正心力衰竭，纠正心律失常。

（二）复苏及支持治疗

1. 患者体位

依据患者病情采取平卧位或半卧位；或采取头和躯干部抬高20°～30°，下肢抬高15°～20°的体位。

2. 胃肠减压

禁水、禁食，持续胃肠减压，并保持引流管通畅，维持有效减压状态，使得胃肠道内的气体或液体吸出来，降低胃肠道内压力，减少胃肠膨胀程度，改善胃肠壁血液循环，减轻临床症状。

3. 氧气吸入

急救时可提供高浓度氧，必要时辅助呼吸。吸氧用于纠正缺氧，提高动脉血氧分压和氧饱和度的水平，改善微循环，改善脏器、组织缺氧状态。

4. 液体复苏

快速建立静脉通道，评估容量状态，优先补充晶体平衡盐溶液1000～2000ml，避免应用羟乙基淀粉，必要时输注血浆代用品或血液制品。迅速补充血容量，保证组织灌注。当血容量恢复、血流动力学稳定后，逐渐调整输液速度。依据监测中心静脉压指导补液。维持水与电解质及酸碱平衡。重视能量代谢，适当补充热能。补液复苏应注意先晶体后胶体，晶胶比例为2∶1，并遵循先盐后糖，先快后慢，见尿补钾，适时补碱的原则。若检查红细胞压积<30%，则应适量输血，最好为新鲜全血，使红细胞压积维持于≥30%。纠正低蛋白血症及贫血。

在充分液体复苏后，血压仍不稳定，给予中等剂量多巴胺（dopamine），每分钟2～10ug/kg，以微量泵泵入，可根据血压情况随时调整。

在液体复苏过程中应监测血流动力学、生命体征、生化指标、（水、电解质）、血气分析、尿量、中心静脉压（CVP），以达到出入量平衡、酸碱平衡、电解质平衡的目的。

在补充血容量的同时尽快完善手术前准备，如行持续胃肠减压，放置尿管，备皮，交叉配血、抽血，行肝、肾功能、电解质、凝血功能、血气分析等各项检查。力争尽早外科手术治疗或血管腔内介入治疗。

5. 营养支持

营养支持方式包括肠外营养（parenteral nutrition，PN）、肠内营养（enteral nutrition，EN）两种。应根据患者病情、病期、肠道功能状况安排。可先行给予PN，而后PN＝EN、EN治疗。补充足够能量可以保护脏器功能，减少并发症，促进机体康复。

手术后初期用PN可以让肠道充分休息，让病情得到缓解，同时为机体提供必要的营养，促进患者康复。而早期的 EN支持主要目的是减轻营养底物不足，防止细胞代谢紊乱，支持器官、组织的结构与功能，参与机体调控免疫与生理功能，减少器官功能障碍的发生。在后期，EN支持进一步加速组织的修复，促进病人的康复，能使消化道保持适当负荷，维持消化道功能。

添加丙氨酰-谷氨酰胺（alanyl-glutamine）的谷氨酰胺双肽（glutamine dipeptide）肠外营养已广泛应用于临床。含谷氨酰胺（glutamine，Gln）强化的肠内营养也逐渐受到重视。由于Gln能通过三羧酸循环产生ATP供应能量，增加蛋白质的合成；防止和减少肌肉分解，改善患者营养状况，还能增加组织内谷胱甘肽的储备，提高机体抗氧化能力，稳定细胞膜。Gln又是肠黏膜代谢的重要原料，是核酸合成重要成分，肠黏膜快速更新，需要大量Gln，而在应急状态下细胞内Gln浓度下降，导致小肠细胞增殖受阻，细胞萎缩、补充外源Gln，可恢复肠黏膜的完整结构，维护肠屏障功能，减少肠道细菌易位及内毒素水平。Gln的肠内营养制剂还能调节肠道局部和全身的免疫功能，维持肠相关淋巴组织，可以促进免疫球蛋白IgA、IgG的合成和分泌，降低细菌在肠黏膜黏附，纠正患者免疫功能紊乱。

在营养支持治疗过程中，应关注营养喂养不耐受现象，并早期处理。

6. 抗生素应用

肠系膜血管缺血时首先容易损伤肠黏膜层，使肠屏障功能发生障碍，导致细菌易位，故需及早使用广谱抗生素。采取单独或联合应用方式，抗菌谱应覆盖肠道革兰阴性菌及厌氧菌，用量足，持续时间长，直至手术后。

临床可选择应用第三代头孢菌素类药物，如头孢他啶、头孢噻肟、头孢曲松、头孢克肟、头孢哌酮。硝基咪唑类药物（nitroimidazoles），如甲硝唑、替硝唑、奥硝唑。或第三代喹诺酮抗生素如氧氟沙星、诺氟沙星、依诺沙星、培氟沙星等。必要时应用β-内酰胺酶抑制剂联合制剂如阿莫西林克拉维酸钾、哌拉西林舒巴坦钠、头孢曲松舒巴坦钠等。总之，抗生素应用应依据患者具体病情、重要脏器功能情况以及该地区、医院细菌耐药动向、医师用药习惯等，制定个体化治疗方案。

（三）围术期监护

1. 外科ICU监测

立即进入重症监护室，密切监测各项生命体征，监测心、肺、肝、肾功能，检查各项出血、凝血指标，动态观察血气分析、电解质，记录尿量、出入量。必要时根据中心静脉压调整液体用量及输注速度。同时要密切观察病情变化。在条件允许的情况下，术后应尽早拔除气管插管。

2. 胃肠减压

手术后应禁食、禁水，持续胃肠减压。应固定胃肠减压管，防止松动和滑脱，保持引流通畅，注意引流液性质及量。

3. 维持循环系统平稳

术后应继续输液，补充有效血容量，继续维持水、电解质平衡，纠正酸中毒，维持循环系统平稳。

4. 抗凝、扩管药应用

急性肠系膜缺血患者，无论是肠系膜上动脉栓塞、血栓形成或肠系膜上静脉血栓形成，在没有禁忌证前提下，一旦确诊，均应尽早开始抗凝治疗，循环系统稳定后，可与血管扩张剂联合应用，从入院开始持续手术后出院。动脉栓塞及动脉、静脉血栓形成伴高凝状态者，需长期应用口服药抗凝，预防复发。

5. 营养支持

在肠道功能恢复之前，应该进行全肠外营养支持，而后逐渐过渡到肠外营养、肠内营养联合应用，进而单独肠内营养。积极营养支持，供应足够的能量，有益于改善急性肠系膜缺血性疾病预后。

6. 抗生素应用

继续应用广谱抗生素，以治疗、预防腹腔感染，促进伤口愈合。

7. 术后并发症

严密观察腹部症状和体征，特别是进行消化道重建手术的患者，出现以下并发症应及时处理。

（1）肠瘘（intestinal fistula）

可经瘘口在其远端肠袢内置管，进行胃肠内营养，进行肠瘘营养支持；或者根据患者全身状况、肠道功能情况和治疗阶段与治疗目的，在适当的时机选择适当的营养支持方式，添加适当的营养物质，以达到最佳的营养支持效果。继续补充有效循环量，纠正水、电解质和酸碱平衡紊乱，注意低钾、低钠、代谢性酸中毒。采取有效的抗生素控制感染。双套管尖端尽量摆放在肠瘘内口附近，24h低引力持续吸引。用凡士林纱布把瘘口与腹壁隔开。也可应用三腔管引流，间断吸引冲洗。通过生长抑素（somatostatin，SST）及其类似物，如奥曲肽（octreotide）、思他宁（stilamin），可以减少胃肠、胰液分泌，减少流出液。适时封堵瘘管，维持内环境稳定。应用生长激素（growth hormone）促进瘘管愈合。最后，应酌情行选择性手术治疗。

临床实践表明，在有效的营养支持和抗感染前提下，通过生长抑素和生长激素的适当联合应用，对肠外瘘患者实施早期确定性手术，能提高早期手术修补肠瘘的成功率和早期治愈率，并缩短疗程。

（2）腹腔感染（intra-abdominal infection）

先给予经验抗生素，待腹腔引流液或血培养结果及药敏试验结果回报，再选择最佳抗生素治疗。增强免疫力，纠正贫血、低蛋白血症。充分引流，可行持续负压封闭吸引治疗，或者持续冲洗负压封闭引流（VSD）治疗。伴腹腔脓肿者施行开腹手术控制感染源，清创与充分引流。术中用大量生理盐水冲洗腹腔。开腹探查手术时应放置腹腔灌洗管，术后不断行腹腔灌洗。

（3）腹腔内出血（intra-abdominal hemorrhage）

术后24h内出血量＞300mL为腹腔内出血标准。如术后24h内出血量＜600mL，患者生命体征平稳时，可在严密监测下行内科保守治疗。首先快速建立静脉通道，迅速补充血容量，保证组织灌注。必要时在中心静脉压指导下补液。维持水与电解质及酸碱平衡。酌情选用6-氨基己酸、止血芳酸、止血敏、安络血等药物止血。亦可静脉给予生长抑素，以减少内脏血流，降低门静脉压力，同时作用于内脏血管平滑肌使其收缩。必要时输血纠正贫血，出现血小板减少和凝血功能障碍，可输注血小板及血浆治疗。

患者生命体征不平稳时，应再次手术止血。对于创面广泛渗血或不能清楚显示出血部位者，应用长纱布条压迫止血是有效的方法。

第六节　预后及随访

急性肠系膜缺血的发病率较低，但病情凶险，进展迅速，死亡率高。早期诊断，早期干预，损伤控制外科运用，能有效地改善预后，减少短肠综合征发生率。及时切除坏死肠管仍然是治疗急性肠系膜缺血性疾病的主要手段。坏死小肠切除后造瘘术，降低患者病死率明显优于坏死小肠切除一期肠吻合术。高龄患者伴多种基础病、多脏器功能衰竭者死亡率高。

有研究人员回顾性调查了一组214名住在ICU中确诊为动脉AMI患者的临床资料，

并进行相关分析。214例患者的30天死亡率为71%。非闭塞性肠系膜缺血的发生率特别高。血管加压剂的应用、入院后24小时内乳酸值的动脉变化、抗凝水平变化等三个因素，与死亡率的增加或减少相关。

病人出院前，复查血管超声检查或腹部血管CTA检查，了解桥血管是否通畅。出院后患者要进行定期随访，复查出血、凝血功能，根据病情复查血管超声或CTA。早期发现、处理复发病例。

（张昌明）

参 考 文 献

［1］　张福先，张昌明，胡路，等. 急性肠系膜缺血性疾病的诊断与治疗 [J]. 中国实用外科杂志, 2006, 26 (8): 616-617.

［2］　张福先，张昌明，胡路. 血清酶谱检查在家兔急性肠系膜缺血性疾病诊断中的作用. 中华外科杂志, 2005, 7 (43): 430-432.

［3］　张纪蔚. 动脉造影在肠系膜缺血性疾病中的应用 [J]. 中国实用外科杂志, 2006, 26 (6): 412-414.

［4］　汪忠镐，张福先. 血管外科手术并发症的预防与处理 [M]. 北京 : 科学技术文献出版社, 2005.

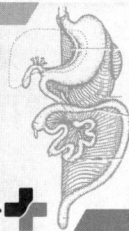

第一节　急性肠系膜动脉缺血介入治疗

一、急性肠系膜上动脉栓塞

急性肠系膜上动脉栓塞（acute superior mesenteric artery embolization，AMAE）而引起的急性肠系膜动脉缺血（acute mesenteric artery ischemia，AMAI），肠管坏死病情进展较快，所以治疗的目的就是在最短时间内恢复肠管的血流。最直接有效的治疗方法就是开腹行肠系膜动脉切开取栓术。

介入治疗适应证：患者血流动力学稳定，临床无腹膜刺激征表现；可以溶解的小的新鲜栓子；有手术禁忌证，无法行开放取栓术患者。

二、急性肠系膜上动脉血栓形成

急性肠系膜上动脉血栓形成（acute superior mesenteric arterial thrombosis，AMAT）同样需要紧急的血运重建与肠管活力的评估，所以开放手术仍然是第一选择。

但是与动脉栓塞不一样，血栓通常出现在SMA起点及起始段3～6cm处，往往需要搭桥手术进行血运重建，这样的手术往往很复杂，这对于病情严重的患者的康复来说是一个很大的挑战。一些学者提出对于这类病变，开放结合介入治疗的"杂交"手术可能更具有优势。具体做法为进行开腹探查，在横结肠系膜根部切开脏层腹膜，显露并切开SMA，行血栓切除术和内膜剥脱术，直接缝合或使用血管补片成形后，逆行穿刺SMA，向主动脉方向置入鞘管，进行腔内介入治疗。由于接近病变，介入治疗的器材推送性良好，大大提高了介入治疗的成功率。这种方法是一种很有前途的治疗方法，对于一些危重病人，可以替代代中搭桥手术，降低了手术风险。但是同其他部位的血管成形术一样，可能出现术后再狭窄，所以对于病情不危重，可以耐受复杂手术的病人，还是应该选择远期效果更好的旁路手术。

当肠道黏膜完整性没有受到损害时，血管内技术应作为TAMI的一线治疗手段（循证等级：Ⅲ）。

相较于传统手术，血管内介入治疗围手术期安全性高，术后并发症少。其中最常见的是经皮腔内血管成形术和支架植入术，其他血管内技术包括经皮吸入血栓切除术及动脉内药物灌注（如肝素或罂粟碱）等。

部分患者病情复杂，需要在血管介入前切除缺血性肠管，或首次血管内手术治疗失败需要二次手术，建议使用逆行开放肠系膜支架术（retrograde open mesenteric stenting，ROMS），此种术式既可以开通阻塞的血管，又可以观察肠道，必要时进行血管切除，是目前治疗的一种新兴术式。

三、肠系膜上静脉血栓形成

肠系膜上静脉血栓形成（superior mesenteric venous thrombosis，SMVT），应当为在连续输注抗凝药或低分子肝素为一线治疗治疗期间恶化的VAMI患者，提供血管内介入溶栓治疗。

四、非闭塞性肠系膜缺血

非闭塞性肠系膜缺血（non-occlusive mesenteric ischemia，NOMI）的诊断应通过选择性血管造影确诊。在血循环相对稳定以及无腹膜刺激征象情况下，可将血管扩张剂直接注入肠系膜上动脉中，最常用的药物有前列腺素E1（前列地尔）、罂粟碱。

第二节　急性肠系膜动脉缺血介入治疗方法

近年来，由于介入技术的精进和介入器材的更新，经皮腔内手术治疗急性肠系膜动脉缺血受到越来越多的关注。Rotarex 血栓清除装置、Penumbra血栓抽吸导管系统、Angiojet血栓清除装置或者endowava EKOS导管，包括多侧孔溶栓导管和超声导丝的药物溶栓等介入方法，创伤小、恢复快，可降低肠切除范围以及手术并发症和死亡率。

一、导管注入药物治疗

扩血管药、抗凝药物、溶栓药物、导管接触溶栓（catheter-directed thrombolysis，CDT）。

二、机械血栓清除

三、支架置入术

支架置入术，逆行开放肠系膜支架术（retrograde open mesenteric stenting，ROMS）。

四、其他

经皮血管腔内成形术（percutaneous transluminal angioplasty，PTA），球囊扩张（PIA）。

第三节　慢性肠系膜动脉缺血的介入治疗

一、慢性肠系膜动脉缺血介入治疗的适应证

目前对于慢性肠系膜动脉缺血（chronic mesenteric artery ischemia，CMAI）的治疗，腔内介入治疗已取代开放搭桥手术，成为其首选的治疗方式。同时对于治疗方式选择的依据也有了变化，既往选择的依据是临床危险因素（高危患者行介入治疗，低危患者行搭桥手术），当今更多的是依据血管病变部位解剖结构特点来进行选择。

对于血管无钙化性狭窄患者，治疗的首选方式是肠系膜动脉支架植入（mesenteric artery stenting，MAS）。对于肠系膜动脉闭塞的低危患者或者存在长段血管钙化病变的患者，可以考虑进行开放搭桥手术。但是目前一些临床中心已经将介入治疗作为其首选方法，只有患者在支架植入失败或解剖结构不适合行介入治疗的时候，才会行开放性的血管重建（open revascularization，OR）。

然而，这种治疗方式选择上的变化趋势并不是基于这两种方法治疗结果的对比而产生的。最近一项系统性回顾研究总结了现有的最佳循证医学证据（Ⅱa、b级），指出MAS可以减少患者的并发症发生率和住院时长，同OR相比，有着相近的死亡率和临床有效性，但是却会导致更多的再狭窄发生、症状复发以及再次手术。Schemerhorn及其同事的研究回顾了美国相关数据，发现从1988至2006年，肠系膜动脉介入手术数量较前增加了7倍，与OR相比较，死亡率更是显著地由15%减少至4%。然而，一些研究显示，同OR相比，MAS的持久性较差，且再狭窄的发生率较高（20%～66%）。对于症状性的再狭窄病变，推荐再次腔内治疗。但是再次腔内治疗方式的选择需要个体化，应当考虑到医生的个人偏好、患者的合并症以及狭窄处的病变解剖特点。再次的腔内治疗的方式通常选择血管成形术或支架植入。肠系膜动脉搭桥在低危患者中的长期通畅率较高且死亡率较低，可以作为腔内治疗的替代手段，尤其适合那些很快发生的再狭窄、再闭塞以及存在复杂解剖结构的病例。

二、CMAI介入治疗的方法及要点

（一）入路

对于肠系膜动脉介入治疗理想穿刺点的选择（股动脉或肱动脉）仍存在争议。股动脉入路对于介入操作的医生来说更为熟悉。肱动脉穿刺入路适合于肠系膜动脉与主动脉成角

较小、长段狭窄病变以及闭塞性病变的病例。该入路使得导管更容易进入肠系膜动脉，也减少了超硬导丝的应用且避免了导丝、导管的多次交换，而在股动脉穿刺时，常因选入肠系膜动脉较困难而不得不进行上述操作。然而，肱动脉穿刺更容易发生穿刺相关性并发症，包括损伤正中神经的潜在风险。可以通过局麻下外科暴露和缝合肱动脉来预防这些并发症的发生。另外，肱动脉入路引起卒中的风险更高。相对于右侧，左侧肱动脉更加常用，因为导丝导管通过无名动脉进行操作，造成血栓或斑块脱落导致卒中的风险更高。除了肱动脉入路，另外一个可以采用的就是在心脏介入中最常应用的桡动脉入路。

（二）造影

将诊断性造影导管（通常是猪尾巴导管）送入主动脉，约在第12胸椎水平行主动脉正、侧位造影。通常选择20m造影剂，15ml/s由高压注射器注入，观察肠系膜动脉近端的病变。如果怀疑肠系膜动脉远端病变，则需将导丝、导管超选入肠系膜动脉进行造影。

（三）治疗

选择合适的投照角度（通常是左前斜位），来更好地显示肠系膜血管病变，尤其是开口处的病变，需要精确定位。血管直径狭窄大于50%，或者病变近远端压力差大于5mmHg，或者峰值收缩压力梯度大于10mmHg，是进行治疗的指征。选择合适的球囊来扩张病变。对于开口处的病变，推荐植入支架，支架放大率为10%，支架近端应突入主动脉约2mm，以保证支架能够完全覆盖病变。对于中远段病变，推荐球囊扩张和选择性支架植入。球扩支架释放时定位更加精确，且径向支撑力更好，是治疗肠系膜动脉开口处病变的理想选择。自膨式支架对于长段病变累及肠系膜动脉扭曲时，具有很好的应用价值。

术中应用细口径的器械（0.014或0.018in）进行腔内治疗有很多优点，这些器械包括细口径的输送系统、快速交换系统以及对血管损伤更小的导丝和支架。总体来说，尖端为金属编织或铂金制作的导丝的损伤性较亲水性尖端的导丝更小，但是应用后者通过闭塞或复杂性狭窄病变时更为理想。导丝尖端必须为可视性的，以避免无意间造成的穿孔或夹层。

三、CMAI介入治疗的并发症及预防

腔内治疗的潜在风险包括导管穿刺部位的并发症，以及在操作导丝、导管，进行球囊扩张和支架植入所引起的并发症。对于肠系膜动脉来说，血管夹层形成、血栓形成、栓塞或血管穿孔可能会导致肠缺血或出血，需要及时诊断并处理，包括中转开腹手术。最重要的是，如果没有及时发现并发症的发生，会导致严重的并发症，增加患者的住院时长，甚至导致死亡。

文献报告MAS的死亡率为0～10%。最常见的死因是心肌梗死和多器官功能衰竭，通常由远端动脉栓塞、夹层或支架内血栓形成造成的肠缺血引发。肠系膜动脉支架植入的特殊并发症包括支架植入部位本身出现的并发症以及非支架植入部位血管的并发症，

如支架移位、动脉夹层或破裂，以及肠系膜动脉栓塞。

四、CMAI介入治疗的术后用药及随访

CMAI介入治疗术后，推荐长期使用抗血小板药物治疗（阿司匹林或氯吡格雷），预防再狭窄。术后3个月、6个月、1年及之后每年进行常规随访，评估可以选择超声、CTA或血管造影。

（梁刚柱　厉祥涛）

参 考 文 献

［1］ BOBADILLA J L. Mesenteric ischemia [J]. Surg Clin North Am, 2013, 93 (4): 925-940.

［2］ RYER E J, KALRA M, ODERICH G S, et al. Revascularization for acute mesenteric ischemia [J]. J Vasc Surg, 2012, 55 (6): 1682-1689.

［3］ CHEN Y, ZHU J, MA Z, et al. Hybrid technique to treat superior mesenteric artery occlusion in patients with acute mesenteric ischemia [J]. Exp Ther Med, 2015, 9 (6): 2359-2363.

［4］ BRANCO B C, MONTERO-BAKER M F, AZIZ H, et al. Endovascular therapy for acute mesenteric ischemia: an NSQIP analysis [J]. Am Surg, 2015, 81 (11): 1170-1176.

［5］ LATACZ P, SIMKA M, MROWIECKI T. Endovascular embolectomy of the superior mesenteric artery using the Rotarex® system for the treatment of acute mesenteric ischemia [J]. Polskie Archiwum Medycyny Wewnetrznej, 2016, 126 (3): 196.

［6］ BALLEHANINNA U K, HINGORANI A, ASCHER E, et al. Acute superior mesenteric artery embolism: reperfusion with AngioJet hydrodynamic suction thrombectomy and pharmacologic thrombolysis with the EKOS catheter [J]. Vascular, 2012, 20 (3): 166-169.

［7］ BISDAS T, STAVROULAKIS K. Endovascular-first approach for chronic mesenteric ischemia: the critical need for reporting standards and high grade evidence * [J]. Jacc Cardiovascular Interventions, 2017, 10 (23): 2448-2450.

［8］ FLIS V, MRDZA B, STIRN B, et al. Revascularization of the superior mesenteric artery alone for treatment of chronic mesenteric ischemia [J]. Wien Klin Wochenschr, 2016, 128 (3-4): 109-113.

［9］ ALAHDAB F, ARWANI R, PASHA A K, et al. A systematic review and meta analysis of endovascular versus open surgical revascularization for chronic mesenteric ischemia [J]. J Vasc Surg, 2018, 67 (5): 1598.

［10］ LIMA F V, KOLTE D, KENNEDY K F, et al. endovascular versus surgical revascularization for chronic mesenteric ischemia : insights from the national inpatient sample database [J]. JACC Cardiovasc Interv, 2017, 10 (23): 2440-2447.

［11］ BULUT T, OOSTERHOF-BERKTAS R, GEELKERKEN R H, et al. Long-term results of endovascular treatment of atherosclerotic stenoses or occlusions of the coeliac and superior mesenteric artery in patients with mesenteric ischaemia [J]. Eur J Vasc Endovasc Surg, 2017, 53 (4): 583-590.

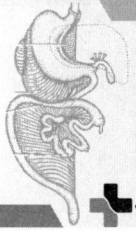

第四十四章
腹腔肿瘤放射治疗

第一节 概　　念

1895年，物理学教授伦琴在研究阴极射线时，发现了一种来自阴极射线管的穿透力更强的射线，并于当年发表了有关X线的发现。在伦琴的发现之后，很多科学家开始研究普通的荧光或者发磷光的物质是否也可以产生与X线类似的其他射线。1896年法国物理学家贝克勒尔（Becquerel A. H.）发现了一种可以穿过铝片或铜片的天然射线，故被称为Becquerel射线。嗣后，贝克勒尔宣布，无论是纯铀金属还是它的化合物，都是穿透性射线的发射源。他认定了新射线是从元素铀中发射的，但未明确它是原子作用的结果。这年11月他发表了《论铀辐射的各种性质》，第一次引入了"铀辐射"的概念，提出了铀射线的名称。直到1898年居里夫妇开始研究铀射线，测量辐射强度，新的放射性物质钋、钍和镭相继被发现，居里夫人将这种现象命名为"放射性"，才引起了广泛的重视。居里夫妇除了证实Becquerel射线能够通过电离技术进行测量，而且射线的强度与物质中铀的数量成比例。1903年以后，许多科学家除了关注射线的成像原理之外，对射线治疗恶性肿瘤做了许多研究。使用X射线可以改变恶性肿瘤细胞的特性，阻止肿瘤的发展和转移，产生脂肪变性和囊性变等退行性改变，同时X射线还能作为晚期无法手术患者的姑息治疗手段。1922年，在巴黎举行的国际肿瘤学会议上有研究表明，射线可以治愈进展期喉癌且并发症较轻。1934年Coutard提出了放射治疗的分割治疗模式，1936年后更多专家发表一系列使用X线治疗肿瘤的结果。

近距离照射治疗最早使用的是镭-226，还有铯-137、铱-192、碘-125和钯-103，目前通过后装技术使得这种治疗方式有了新的手段。同时随着对电离辐射的研究深入，高能光子、电子、中子、质子逐渐可以使用，治疗计划的设计和实施也更加精确和可重复。计算机和电子技术的发展推动了更为复杂的治疗计划和实施技术的发展，出现了三维适形放疗（3DCRT）和调强放疗（IMRT）。

放射治疗是一种是利用电离辐射对恶性肿瘤（偶尔用于良性肿瘤）患者进行治疗的临床手段。放射治疗的目的是给予肿瘤剂量精确的照射，同时尽可能减少对正常组织的损伤，以较低的投入治疗肿瘤，获得较高的生存质量，延长生存期。放射治疗包括根治性放疗、新辅助放疗、辅助性放疗和姑息性放疗四种模式。

目前对于腹腔恶性肿瘤的放射治疗分为两种方式，对于较为局限的胰腺癌、大网膜、腹膜恶性间皮瘤采用放射性粒子植入（^{125}I），对于恶性淋巴瘤、肉瘤、局部晚期胰腺癌、肝癌、直肠癌等腹腔恶性肿瘤，可以采用三维适形、调强放疗等外照射技术，部分肿瘤可以采用质子重离子技术进行治疗，可取得较满意的效果。

　　总之，随着放疗技术的日益发展，影像引导技术，即实时追踪，可随时根据肿瘤的移行轨迹及位置，对照射角度、剂量等进行校准和补偿，从而对靶区进行精准治疗。

第二节　放射治疗的基本理念

一、放射肿瘤学的定义

　　放射肿瘤学是一门研究肿瘤病因、预防、治疗，特别是放射治疗的临床医学学科。作为物理学和生物学的一门交叉学科，放射肿瘤学研究单独使用放射线或联合手术、药物、氧和热等对肿瘤进行治疗的方法。而且，放射肿瘤学也研究肿瘤生物学的基本原理，正常组织和肿瘤组织的放射生物作用，以及放射治疗的物理基础。作为一个成熟的专业，放射肿瘤学包括临床医疗、科学研究和专业教育。为了更好整合各个学科的知识以服务于患者，放射肿瘤科医生尤其需要加强与其他专业医生的密切合作。

　　肿瘤放射治疗是利用放射线治疗肿瘤的一种局部治疗方法。放射线包括放射性同位素产生的 α、β、γ 射线和各类 X 射线治疗机或加速器产生的 X 射线、电子线、质子束及其他粒子束等。大约70%的癌症患者在治疗癌症的过程中需要用放射治疗，约有40%的癌症可以用放疗根治。放射治疗在肿瘤治疗中的作用和地位日益突出，已成为治疗恶性肿瘤的主要手段之一。放射疗法虽仅有几十年的历史，但发展较快。在 CT 影像技术和计算机技术发展帮助下，现在的放疗技术由二维放疗发展到三维放疗、四维放疗技术，放疗剂量分配也由点剂量发展到体积剂量分配，及体积剂量分配中的剂量调强。现在的放疗技术主流包括立体定向放射治疗（SRT）和立体定向放射外科（SRS）。SRT 包括三维适形放疗（3DCRT）、三维适形调强放疗（IMRT）；SRS 包括 X 刀（X-knife）、伽玛刀（γ刀）和射波刀（Cyber knife），X 刀、伽玛刀和射波刀等设备均属于立体定向放射治疗的范畴，其特征是三维、小野、集束、分次、大剂量照射，它要求定位的精度更高和靶区之外剂量衰减得更快。

二、放射治疗的计划和实施

　　放射治疗开始前必须了解五个基本问题：放射治疗的适应证是什么？放射治疗的目的是什么？计划放射治疗的体积是什么？计划使用的放射治疗技术是什么？计划的放射治疗剂量是什么？

　　放射治疗的适应证指的是根据现有的临床证据认为放射治疗对于患者哪些情况有效。

目前，前瞻性的随机Ⅲ期临床研究则是确定放射治疗效果的金标准。放疗的作用体现为加强肿瘤局部控制、缓解症状、提高生活质量、增加治愈的可能性。

1. 放射治疗适应证、禁忌证

肿瘤对放射治疗是否敏感，与肿瘤的增殖速度、分化程度、血供是否丰富、含氧量多少等明确相关。一般来说，肿瘤的增殖速度较快，分化程度低，血供丰富以及含氧量高，其放射敏感性较高，反之则较低甚至抗拒。放射治愈性代表了清除原发部位和局部的肿瘤，反映了照射的直接作用，但是并不能够等同于肿瘤的治愈。相反，放射敏感性是肿瘤放射反应的衡量方式，用来描述肿瘤放疗后退缩程度和速度。但是，对于多数的肿瘤来说，肿瘤治愈性和肿瘤对于照射的反应敏感性之间无显著相关性，如血液系统恶性肿瘤往往对放射敏感，但是由于特殊的生物学行为难以治愈。

影响肿瘤放射敏感性的原因有：乏氧、克隆细胞比例、肿瘤细胞的内在敏感性、放射损伤的修复。Paterson将肿瘤分为三类：放射敏感、中度敏感和放射抵抗。第一类包括生殖细胞瘤和网状细胞；第二类包括鳞状细胞癌和腺癌；第三类包括软组织和骨肉瘤以及黑色素瘤。事实上，在腹腔恶性肿瘤中，除恶性淋巴瘤之外，其他的肿瘤如直肠癌、肝癌、胰腺癌、肉瘤等均为中度敏感或者放射抗拒肿瘤。

（1）临床上根据对不同剂量的反应，将肿瘤对放射线的敏感性分为如下几类

①对放射高度敏感肿瘤：照射20～40Gy肿瘤消失，如淋巴类肿瘤、精原细胞瘤、肾母细胞瘤等；②对放射中度敏感肿瘤：需照射60～65Gy肿瘤消失，如大多数鳞癌、脑瘤、乳腺癌等；③对放射低度敏感肿瘤：照射70Gy以上肿瘤才消失，如大多数腺癌，肿瘤的放射敏感性与细胞的分化程度有关，分化程度越高，放射敏感性越低；④对放射不敏感（抗拒）的肿瘤：如纤维肉瘤、骨肉瘤、黑色素瘤等。但一些低（差）分化肿瘤如骨的网状细胞肉瘤、尤文肉瘤、纤维肉瘤腹膜后和腘窝脂肪肉瘤等，仍可考虑放射治疗。

（2）放射治疗适应证

①消化系统肿瘤：口腔部癌早期手术和放射疗效相同，有的部位更适合于放射治疗，如舌根部癌和扁桃体癌，中期患者综合治疗，以手术前放疗，疗效较佳，晚期则可行姑息性放射治疗。食管癌早期以手术为主，中晚期以放射治疗为主。肝、胰、胃、小肠、结肠、直肠癌以手术治疗为主，其中肝、胰腺癌的放疗有一定姑息作用。结直肠癌的术前放疗可以提高手术全切率和保肛率。早期直肠癌腔内放射的疗效与手术治疗相同；②呼吸系统肿瘤：鼻咽癌以放疗为主。上颌窦癌手术前放疗可以提高患者存活率，不能手术者行单独放疗，部分可以治愈。喉癌早期放疗或手术治疗，中晚期放疗、手术综合治疗。肺癌以手术为主，不适合手术又无远处转移者可行放射治疗，少数可以治愈。小细胞肺癌应行放疗加化疗；③泌尿生殖系统肿瘤：肾透明细胞癌以手术为主，手术后放疗有一定获益。膀胱癌早期以手术为主，中期手术前放疗有一定疗效，晚期可行姑息治疗。肾母细胞癌以手术、放疗、化疗三者综合治疗为主。睾丸肿瘤应先手术，术后再行放疗。子宫颈癌早期手术与放疗效相同，Ⅱ期以上单纯放疗疗效较好。子宫体癌以手术前放疗为首选，不能手术者也可放射治疗；④乳腺癌：以手术治疗为主，凡Ⅰ期或Ⅱ期乳癌，肿瘤位于外侧象限，

行改良根治术后腋窝淋巴结阴性者手术后不做放疗，Ⅰ期或Ⅱ期乳癌行保乳手术后皆应行术后放疗，术前肿瘤直径大于5cm，腋窝淋巴结转移数大于1个以上需要行术后放疗。Ⅲ期乳癌手术前照射也可获益；⑤神经系统肿瘤：大部分脑瘤手术后应给予放疗，如髓母细胞瘤需行术后放疗，神经母细胞瘤手术后应行放疗或化疗，垂体瘤可行放疗或手术后放疗；⑥皮肤及软组织恶性肿瘤：皮肤黏膜（包括阴茎及唇）早期手术或放疗均可，晚期也可放疗。黑色素瘤及其他肉瘤，应以手术为主，亦可考虑配合放疗；⑦骨恶性肿瘤：骨肉瘤以手术为主，也可行术前放疗，骨网织细胞肉瘤、尤文氏瘤可行放疗辅以化疗；⑧淋巴类肿瘤：Ⅰ、Ⅱ期以放疗为主，Ⅲ、Ⅳ期以化疗为主，可加用局部放疗。

（3）放射治疗禁忌证

绝对禁忌证：晚期肿瘤病人处于恶病质状态，精神异常无法配合治疗，急性心、肺、肝、肾功能不全，患者出现急性全身感染，存在骨髓抑制（白血病、血小板明显下降、重度贫血），食道癌、结肠癌穿孔，结直肠癌并发大出血、肠梗阻，肺癌合并大量胸腔积液，肿瘤照射部位有炎性感染灶，同一部位曾经接受过放射治疗并伴有严重放射性损伤。

凡属于放射不敏感的肿瘤，应作为相对禁忌证，如皮肤黑色素瘤、胃癌、小肠癌、软组织肉瘤、骨软骨肉瘤等。中等放射敏感的肿瘤，如淋巴类肿瘤，可以再做放疗。

急性炎症、心力衰竭，应在控制后再做放疗。肺癌需作较大面积照射而肺功能又严重不全时，不宜做放疗。

2．放射治疗目的

放射治疗的目的主要有两个，以治愈为目的的放射治疗，如对于早期恶性淋巴瘤的治疗；姑息性放射治疗主要为缓解肿瘤引起的症状，如腹腔内晚期肿瘤，对胰腺癌的照射可以有效缓解疼痛及压迫。

3．靶区、剂量与照射技术

放射治疗的靶区不仅仅照射能够观察到或者触摸到的肿块，而应该了解肿瘤的扩散方式和周围正常器官的耐受性。如对于直肠癌的术前放疗，照射靶区不仅仅包括瘤灶，还需要包括盆腔淋巴结引流区；胰腺癌的放疗同样需要考虑腹膜后淋巴结的预防性照射。

不同的肿瘤其治疗剂量也不同，由于需要配合手术、化疗或者免疫治疗，在选择治疗剂量的时候需要个体化。根据不同的情况采用不同的处方，如直肠癌术前或术后放疗选择50Gy左右剂量，而失去手术机会的晚期直肠癌可能需要60~70Gy。

采用的放疗技术主要有远距离治疗，也就是常说的外照射，其中包括了二维治疗、三维治疗以及调强治疗等技术。不断发展的影像学技术和计算机技术能够处理更多数据，推动着外照射技术的发展。另一种方式是近距离放疗，它代表着缓慢和短距离的治疗，包括组织间近距离放疗、腔内治疗、模体治疗。

三、放射生物学概念

放射生物学（radiobiology）是一门边缘科学，主要是研究电离辐射对机体的作用。

包括电离辐射对机体作用的原初反应以及随后的一系列物理、化学和生物学等方面改变。临床放射生物学（clinical radiobiology）是在放射生物学基础上，探讨人类肿瘤及正常组织在放射治疗中的放射生物学。

电离辐射的直接生物效应：指电离辐射的能量直接沉积生物大分子，引起其电离和激发，破坏机体核酸、蛋白质、酶等具有生命功能的物质。如DNA分子直接被电离辐射击中，则可发生单链及双链断裂、解聚、黏度下降。此外，电离辐射直接破坏系膜的分子结构，如线粒体膜、溶酶体膜、内质网膜、核膜、质膜，以干扰细胞器的功能。

电离辐射的间接生物效应：电离辐射杀死细胞的机制是电离损伤DNA。电离辐射初期释放的能量大部分转化成了自由基。细胞大部分由水分子构成，X射线引起生物分子损伤大多是通过活化水分子所产生的自由基来介导的，因此，大部分DNA损伤是间接作用产生的。

电离辐射所致生物损伤的研究既是放射生物学和放射医学中重要的前沿领域，也是目前各方面所关心的热点问题。DNA是电离辐射作用的靶分子，在细胞辐射损伤中起重要作用。电离辐射杀死细胞的机制是电离损伤DNA。与稀疏电离的X射线相比，稠密电离的高线性能量传递辐射在其单位长度径迹上沉积的能量更多。因此，高LET辐射产生的致死率更高，是引起DNA和其他分子损伤的直接电离作用，而不是通过电离水分子产生的间接作用。

尽管辐射最初的能量沉积和随后的放射化学反应在受照射后很快完成，但却产生了一系列生物效应，导致相关细胞死亡或存活，组织修复和重建。接受相同物理剂量的照射后，细胞和组织可产生明显不同的效应。但就某一组织而言，出现的效应似乎与所预测的效应相当。因此，可以利用不同组织在放射治疗中的放射生物学反应不同及再生能力的差异来提高放疗效果。常规放射治疗过程采用标准化的剂量分割治疗（1.8～2Gy/次，每日一次，周一至周五放疗），其原理即利用了相同物理剂量照射后肿瘤和正常组织间生物学效应存在的差异。其放射生物学理论基础为"4R"（再氧化、再分布、再生、修复）。其他的分割方式包括：超分割、加速分割、分程分割，但是由于随意改变分割方式很可能带来损害，因此必须非常谨慎地应用，需要多项前瞻性临床研究进行疗效及毒副作用的评价。加速分割治疗减少了治疗的总时间，优点是破坏更多的肿瘤细胞，阻止肿瘤细胞再群体化，减少治疗时间。超分割是每次分割剂量小于常规剂量而总剂量大于常规剂量的治疗方式。优点是多次小剂量减少晚期损伤、再氧合；干细胞再群体化。

四、放射肿瘤学的质量保证

放射肿瘤学的质量保证（QA）是指通过确定放射治疗已被或将被准确安全实施、准确记录的一系列程序或措施，其目的是改进放疗实践。

外照射放射治疗（EBRT）的临床质量保证以常规病历审查为基础来展示诊疗记录的每一个具体项目并评估其质量。美国放射学会建议的完整治疗的核对列表包括：陈述诊断；肿瘤分期记录；相关病理组织学报告；诊治记录相关病史；疾病相关体征；治疗开始时责任医师签署的标明日期的治疗计划和处方；计划剂量和照射方法；治疗部位或治疗体积；实际的或电子定位片记录的照射野；图表中的剂量计算，并被物理师核对；等计量计算，并被物理师核对；每周由医师检查的治疗记录；每周由物理师或剂量员检查的治疗记录；责任医师每周描述和评估患者的证据；备有治疗报告的摘要和完整记录；随访计划；完成核对的人名和日期。

　　与接受外照射的患者一样，近距离照射的患者治疗病例必须包括以下内容：病史、体格检查、近距离照射适应证的讨论、治疗目的和所建议的技术。近距离照射治疗摘要应该描述近距离照射的步骤、使用的同位素、选择的剂量分布、放射植入的持续时间和实施剂量。同时需要记录近距离治疗操作过程中的发现和所遇到的并发症。

第三节　精准放疗技术的进展

一、放射性粒子植入

　　放射性粒子植入（radioactive particle implantation）是指在体腔内或肿瘤中植入放射源的近距离放射治疗。这种治疗可能是最适形的放射治疗类型。近距离放射治疗的辐射通常不会到达未受累的正常组织，因此与外照射比较，近距离照射通常允许较大的辐射剂量，其疗效及副反应均获益，优于单独使用EBRT治疗的获益。将CT和MRI整合入治疗计划制定和近距离放射治疗植入后的评估过程，目前已经是某些部位肿瘤的标准程序。这种方法可以更精确地勾画肿瘤，并可以更好地了解肿瘤及正常组织的剂量分配。

　　实时规划要求在植入放射源期间计算辐射剂量，从而能够更灵活地提供期望的辐射剂量，而使得正常组织的暴露量降至最低。目前，近距离放射治疗在数种癌症如宫颈癌、前列腺癌、食管癌与头颈部肿瘤的治疗中发挥了重要作用。在腹部恶性肿瘤如晚期胰腺癌、大网膜与腹膜的局限性恶性间皮瘤中，^{125}I放射性粒子植入能有效地杀灭肿瘤细胞，缓解患者症状，同时可以延长生存时间，改善患者生存质量。

二、3D-CRT、IMRT、VMAT、SBRT、质子重离子治疗

（一）三维适形放射治疗

　　三维适形放疗（3-dimensional conformal radiation therapy，3D-CRT）以其等剂量曲线的分布在三维方向与靶区的形状一致或基本一致的优势，提高肿瘤局部控制率，减少正常组织的照射剂量，提高肿瘤区照射剂量，减少放疗并发症。

　　肿瘤的生长方式和部位复杂，其形状不规则，因此绝大多数照射野的形状是不规则的。由于计算机技术的进步，放射物理学家用更先进的多叶光栅，根据不同视角靶体积的形状，在加速器机架旋转时变换叶片的方位调整照射野形状，使得其剂量分布达到高

剂量区的形状与靶区的形状相一致，靶区外的剂量迅速下降，靶区内的剂量分布均匀的效果。从而提高肿瘤局控率及患者生存率，减少放射合并症。

三维适形放疗使肿瘤靶区剂量大大提高，进一步减少了周围正常组织器官的受照射范围，从而提高肿瘤局控率及患者生存率，同时减少放射合并症和改进患者的生存质量。三维适形放疗几乎适用于所有患者，尤其在肿瘤位于重要器官如脊髓旁、肿瘤浸润生长形状不规则、靶区较小及靶区需要切线野照射病例中的优势更明显。

目前，放射肿瘤学的重点已经从治愈肿瘤扩展至包括减轻副作用在内的领域，特别是减轻可能严重影响患者生活质量的迟发效应，因此放疗技术的进步导致放射肿瘤学领域发生了根本性的变化。在制定放射治疗计划中最关键的一步是确定肿瘤的范围，即靶区勾画。精确的靶区勾画可以通过准确定位，降低放疗意外遗漏肿瘤的可能。首先通过模拟定位确定肿瘤的中心，在此过程中，医生将患者固定在适合于放射治疗的体位并采集一系列的计算机断层（CT）图像，磁共振成像（MRI）和^{18}F脱氧葡萄糖正电子发射断层扫描（FDG-PET）图像作为补充图像，将CT图像与补充图像进行融合，融入制定治疗计划的过程之中。由于这些先进的成像技术已经可以更好地显示肿瘤，因此人们对高度适形和局部放射治疗的兴趣日益增加。在适形放疗和局部放疗中，靶区外的剂量迅速降低，尤其是随着FDG-PET在肺癌患者中的应用，对于我们判断纵隔病变的范围以及减少照射体积方面发挥了越来越重要的作用（图44-3-1）。类似的辅助靶区勾画也常见于较多腹腔恶性肿瘤，如淋巴瘤、胰腺癌、胃肠道恶性肿瘤和恶性肿瘤腹腔淋巴结转移。

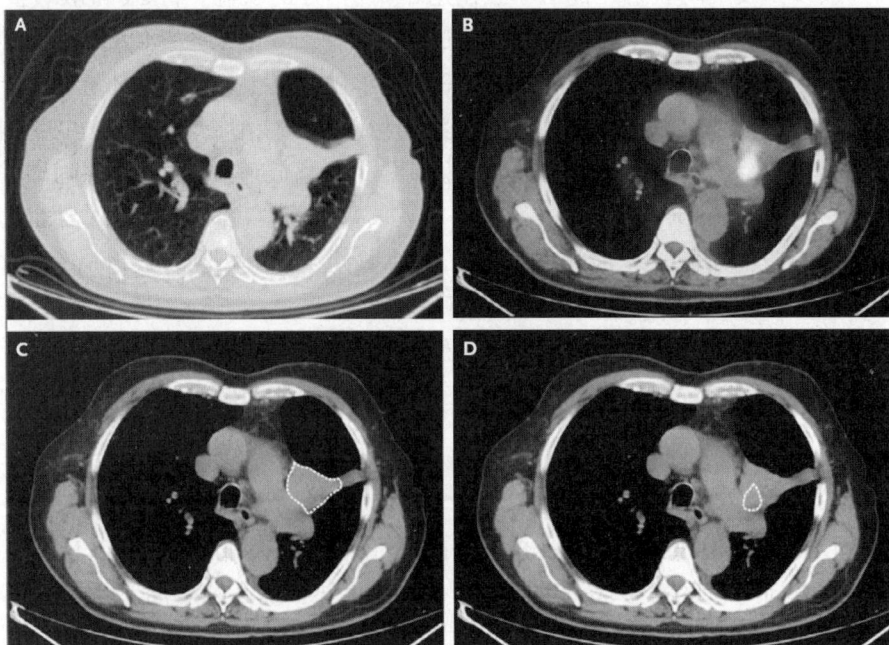

图44-3-1　FDG-PET对1例肺癌患者靶区勾画

FDG-PET检查结果显示，在肺门区域（图A和B）新生物，经活检证实非小细胞肺癌。肿物远端可见明显的阻塞后肺不张。由于肺不张的区域难以与肿瘤区分开来，因此，仅根据CT图像确定的靶区勾画（图C，白色虚线）与根据FDG-PET确定的靶区勾画（图D，白色虚线）比，靶区体积发生了明显的变化

（二）调强放射治疗

调强适形放射治疗（intensity modulated radiation therapy，IMRT）是在三维适形放疗基础上演变而来的，特点是照射野的形状必须与病变（靶区）的形状一致，射野内诸点的剂量能按要求调整，所以照射剂量分布也与靶区一致，称为调强适形放疗。也就是说，IMRT是可以调整放疗剂量的技术，并可以改变更大剂量区域的形状以适应复杂的靶区，同时最大限度地保护周围正常组织。

随着放射治疗医师可以更准确地确定肿瘤放疗靶区，从而为制订放射治疗方案提供强有力的依据。这些方案可以紧密地适形肿瘤，促进放射治疗计划的完善，以及日常定位和放疗实施的改进。传统放射治疗中辐射野内的辐射强度是一致的。随着动态多叶准直器开发出小型的可移动金属叶片，能够改变辐射野的形状并调整辐射野内不同部分的辐射强度，这种技术与适形放疗可以相结合。动态多叶准直器的发展，使得治疗计划的潜在复杂性呈指数级别增加，包括逆向治疗计划的调强放疗。

（三）容积调强弧形治疗

容积调强弧形治疗（volumetric-modulated arc therapy，VMAT）是指放射治疗机围绕患者做弧形旋转，由此调整后的放疗剂量作用于患者。这一技术进步改善了适形度并缩短了治疗时间（图44-3-2）。

（四）图像引导放射治疗

如今，许多直线加速器能够实施CT扫描或采集高质量的数字影像，以确保肿瘤处于预期位置。治疗前频繁地采集图像并参考初始的放疗计划，这一方法称为图像引导放射治疗（image-guided radiation therapy，IGRT）。此方法能够提高肿瘤定位的准确性。同时，为解决因为人体呼吸、吞咽、肠蠕动和排空导致肿瘤运动问题，而采用呼吸周期多个阶段获取用于拟定治疗计划的图像，这一技术称之为呼吸门控技术（respiratory gating，RG）。其目的为提高肿

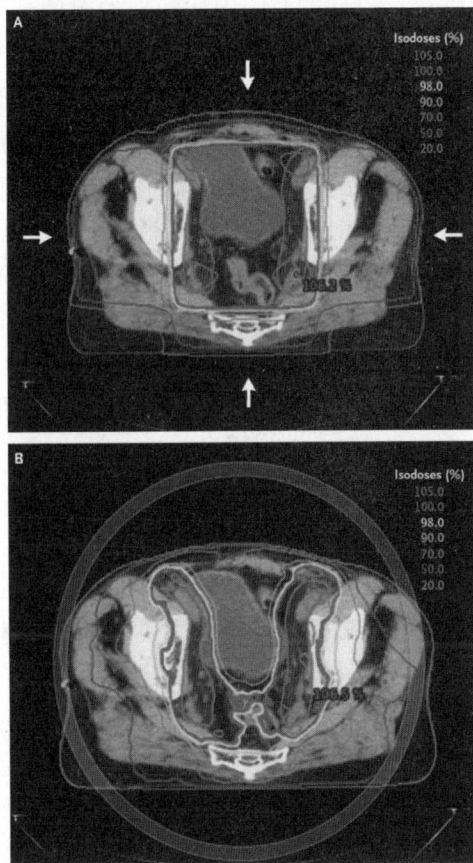

图44-3-2　靶区三维适形治疗和VMAT治疗比较

盆腔淋巴结（绿色）是同一患者的放疗靶区，利用这一靶区对三维适形治疗计划（图A）和VMAT（图B）进行比较。辐射剂量由包含该剂量的线表示，称为等剂量线。接受规定剂量的区域用红线（100%剂量线）勾画。在VMAT计划中，规定的剂量完全适形于目标靶区，并且直肠、膀胱和盆腔中非靶区的组织的辐射剂量降至最低。图A中的箭形表示放疗射线束的方向；图B中的圆圈表示随着机器围绕患者完成弧形转动，放疗持续进行

瘤定位的确定性。

ABC主动式呼吸调控技术将呼吸动作与放射治疗同步化；RPM式呼吸调控技术将运用CCD摄像机收集呼吸信息，并进行扫描跟踪，不断改变照射的位置，亦即不断改变照射光束的位置，使放射靶区跟踪肿瘤的位置。"呼吸门控"技术可在一定程度上控制呼吸对肿瘤靶区的影响，能精确勾画靶区位置，减少治疗的副作用。

（五）体部立体定向放射治疗

体部立体定向放射治疗（stereotactic body radiation therapy，SBRT），又称立体定向消融放疗（stereotactic ablative radiotherapy，SABR）。这是一种高度精准适形的技术，采用相对较大的分割剂量和高度适形技术的治疗方案，引起人们很大兴趣。应用这些方案，可以在1～2周的时间内达到根治剂量。与此相反，先前的标准是进行长期的分割治疗，并且每天进行治疗，疗程一般4～6周。

SBRT生物学原理较为复杂，不仅源于直接杀灭肿瘤细胞，而且还可以通过诸如血管闭塞及免疫反应等机制，间接杀灭肿瘤细胞。使用该项技术必须在高度适形最大限度排除正常组织的情况下进行。此前单次放疗或仅少量分割的立体定向放射治疗已经用于一部分中枢神经系统肿瘤的治疗。新的证据表明，对于多种类型和部位的肿瘤，SBRT能够获得极佳的局部控制。患者得到认真的固定，靶区极其精确，所以放疗可以仅涵盖周围组织的最小边缘。对于腹部肿瘤而言，目前应用最广的应属肝细胞肝癌，其临床实践取得较好疗效，长期毒性也可耐受。对于其他部位肿瘤，该技术的长期毒性和疗效仍在进行评估。必须仔细考虑需要治疗的病灶大小，以及对照射高度敏感的邻近重要正常组织。

（六）质子重离子治疗

质子重离子治疗（proton　heavy ion therapy）是一种更加高度适形的放疗技术。质子是构成原子核的一部分，是指氢原子脱去电子后带有正电荷的粒子。质子带正电，可以经电场使之高速运动，达到极高的能量。氢原子通过加速器高能加速，成为穿透力很强的电离放射线，这就是质子放射线。重离子指质量数大于4的原子核，如碳12、氖22、钙45、铁56、氪84和铀238等。简单地说，就是原子量比氢原子大的离子，称为重离子。而加速带电的氦、碳及氖离子至接近光速，使其处于高能状态，成为穿透力很强的电离放射线，这就是重离子放射线。质子或重离子经由同步加速器加速至约70%的光速时，这些离子射线被引出射入人体，在到达肿瘤病灶前，射线能量释放不多，但是到达病灶后，射线会瞬间释放大量能量，形成名为"布拉格峰"的能量释放轨迹。整个治疗过程好比是针对肿瘤的"立体定向爆破"，能够对肿瘤病灶进行强有力的照射，同时又避开正常组织，实现疗效最大化。

质子重离子治疗优势：照射精准；能到达体内更深部位；到达肿瘤部位的放射能量高；明显减轻肿瘤周边正常组织的损害及副作用；通过提高日照射剂量而明显缩短疗程；对癌细胞控制率高；减少第二原发肿瘤的发生率。

质子重离子放疗的临床适应证是肿瘤局限在原位，或有区域淋巴结转移，但是没有远处转移的患者，包括：①不适合手术的Ⅰ～Ⅱ期肺癌；②颅底肿瘤：如脊索瘤、软骨肉瘤；③消化道肿瘤：如原发性肝癌、胰腺癌；④中枢神经系统肿瘤：如星形胶质细胞瘤、孤立的脑转移灶、垂体瘤、脑动静脉畸形、脑膜瘤、听神经瘤；⑤头颈部肿瘤：如鼻咽癌、局部晚期的头颈部癌。

质子重离子放疗不适合于：①全身性的恶性疾病，如白血病、多发性骨髓瘤等；胃癌和肠癌等空腔脏器的癌症；②全身情况差的患者，如患者在白天有一半或以上的时间卧床，生活需要他人照料；③已出现肿瘤广泛、远处器官的转移；④同一部位肿瘤已接受过2次或2次以上放射治疗的患者。

与更为常用的电子和光子的不同之处在于，前者与组织的相互作用机制以及沉积辐射剂量方式不同于后者，在靶区以外的区域辐射剂量较小。早期的临床试验中，重离子（碳离子）显示出前景，但是由于成本巨大，目前能够提供该项技术的中心极少，而可提供质子治疗的中心较之稍多，当然与其他方法相比，暂无证据显示质子治疗对肿瘤控制更好或毒性反应更小，放射治疗医师都在等待对当前放射治疗技术与质子治疗进行比较的随机试验的数据。现在看来，在经过选择的中枢神经系统肿瘤和儿童肿瘤中，相比光子治疗，质子治疗具有潜在优点，是一种可接受的替代治疗方案。但是，是否可以应用于腹腔肿瘤的治疗，我国上海的质子重离子医院正在做一些有益的尝试。对于某些经过选择的直肠癌、肉瘤、转移性肿瘤，质子治疗也取得了不错的近期疗效。

带电粒子放疗是放射治疗临床研究的一个崭新领域。大多数研究应用了质子束，其优越性在于对放射剂量的精确控制。应用重离子束的中心极少，这种线束具有两方面优势，即高LET射线的放射生物学优势和质子束精确的剂量配送优势，但是其高额的设备费用和临床收益需要继续谨慎评估。

（七）硼中子俘获治疗（boron neutron capture therapy，BNCT）

硼中子俘获治疗是通过在肿瘤细胞内的原子核反应来摧毁癌细胞。它的原理是先给病人注射一种含硼的特殊化合物，这种化合物与癌细胞有很强的亲和力，进入人体后，迅速聚集于癌细胞内，而其他组织内分布很少。这种含硼化合物对人体无毒无害，对癌症也无治疗作用。这时，用一种中子射线进行照射，这种射线对人体的损伤不大，但中子与进入癌细胞里的硼能发生很强的核反应，释放出一种杀伤力极强的射线，这种射线的射程很短，只有一个癌细胞的长度，所以只杀死癌细胞，不损伤周围组织。这种有选择的只杀死形状复杂的癌细胞而不损伤正常组织的技术，称为硼中子俘获治疗技术。

硼中子捕获治疗有三个要件：首先，要合成出癌细胞亲和性高的含硼-10化合物。第二，由于中子在生物体内的穿透力有限，必须找到适合用此疗法治疗的癌症种类。第三，必须要有功率足够的核反应堆或中子加速器作为中子射线的来源。目前大部分的研究集中在脑胶质瘤和黑色素瘤的治疗，对于腹腔肿瘤暂未见到有临床研究。期待未来的研究能够改善腹腔肿瘤的放疗效果。

第四节　综合治疗进展

一、化疗联合放疗

通过化疗联合放疗，降低放射治疗的强度是目前的趋势。比如对于早期的霍奇金淋巴瘤，放射治疗疗效较好，但是由于放射线会带来的迟发性毒副作用，因此人们关注如何降低放射治疗的强度。随着全身化疗以及靶向治疗的出现，放射治疗的范围逐渐缩小，从经典的"扩大野"缩小至较小的淋巴结受累区域，甚至缩小到更小的受累部位，同时辐射剂量也在逐渐降低，有可能进一步降低迟发性放疗毒性的发生风险。再比如，经过选择的患者接受乳房部分放疗，减量放疗以及缩小靶区放疗也得到应用。对于腹腔肿瘤，因为治疗靶区受呼吸、肠道蠕动以及器官运动影响较大，其照射体积往往较大，同时由于腹腔肿瘤的病理特性，对于剂量要求较高，因此出现放射性损伤概率较大。是否可以通过缩小照射靶区及降低治疗剂量减轻迟发性毒性，需要进行充分的观察以及评估。值得注意的是，在联合化疗过程中必须考虑化疗的副作用，以确保综合治疗在疾病控制和降低毒性方面可以整体获益。

早期霍奇金淋巴瘤的放射治疗已经发展了数十年，从次全淋巴瘤结照射（图44-4-1A）到受累部位照射（图44-4-1B）。在放疗联合化疗时，除了辐射的靶区较小之外，辐射剂量也较低。为了降低辐射毒性的发生风险，可以应用诸如呼吸门控和调强放射治疗的技术。

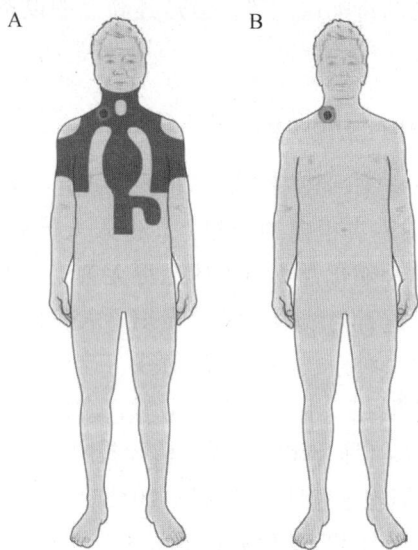

图44-4-1　次全淋巴瘤结及受累部位照射

A. 次全淋巴瘤结照射；B. 受累部位照射。图中，确诊受累的淋巴结显示为红色，辐射治疗的区域显示为灰色

放射肿瘤学中最重要的目标是处理肿瘤对放射治疗的抵抗。增强抗肿瘤效果的方法包括辐射剂量的加速分割和超分割，使得对肿瘤的杀灭作用超过对正常组织的杀灭作用。这两种方法均采用较短的治疗期，目的是防止肿瘤细胞加速再生，较长的治疗期可能出现肿瘤细胞的加速再生长，同期加用化疗药物也是提高放射治疗疗效的重要手段，大量的随机研究数据表明，同时使用全身化疗和放射治疗可以提高肿瘤局部控制率，并且在某些情况下可以提高生存率，化疗联合放疗也为保留器官提供了机会。而在腹腔肿瘤中，通过放化疗则可以提高肿瘤的全切率，并且可以缩小手术切除的范围。因此，目前两者联合治疗已经成为多种恶性肿瘤的治疗基础，如直肠癌、胃癌与肉瘤等。

在联合治疗获益的同时，也会导致治疗副作用的风险严重程度升高，如皮炎、腹泻和血液毒性。尽管如此，同期放化疗由于可以改善治疗效果，已经成为多种恶性肿瘤的治疗选择，包括大多数的腹腔恶性肿瘤。在腹腔肿瘤的放化疗中，重点需要关注放射性肠道损伤以及严重的血液学毒性等。

二、免疫治疗联合放疗

近来，免疫疗法在诸多恶性肿瘤治疗方面取得了令人瞩目的成功，因此人们对免疫治疗联合放射治疗的前景感到乐观。前期临床研究表明，局部照射具有免疫调节功能，这种调节可以增强免疫系统对肿瘤识别和杀伤能力。人们观察到，利用疫苗实施免疫治疗并联合放射治疗可以有效抑制肿瘤。以往认为，传统放疗杀伤免疫细胞，具有免疫抑制作用。但目前越来越多的研究表明，放疗能够改变肿瘤微环境，激发或者增强抗肿瘤免疫反应。一些基础及临床研究已经证实放疗与免疫治疗联合应用可发挥协同抗肿瘤效应，能增强抗肿瘤的疗效。放射治疗能通过诱导DNA损伤，杀伤照射野内的肿瘤细胞，也能激活机体免疫系统。免疫治疗和放疗之间的协同作用已经成为癌症研究项目中的一个令人瞩目的领域。Gulley J. L. 等报告将重组癌疫苗与局部前列腺癌的标准放疗相结合方案治疗前列腺癌，这是一项随机二期临床试验，旨在确定编码前列腺特异性抗原（PSA）的痘病毒疫苗与临床局限性前列腺癌患者的放射治疗联合使用时，是否能引起前列腺特异性T细胞应答。30例患者按2：1的比例随机分为疫苗加放疗或单纯放疗组。联合组患者接受重组疫苗（RV）变压吸附加 R V［含有 T 细胞共刺激分子 B7.1（RV-B7.1）］的"启动"疫苗，随后接受重组鸡痘吸附的启动疫苗。采用局部粒细胞-巨噬细胞集落刺激因子和低剂量全身白细胞介素-2疫苗。在第四次和第六次接种之间进行了标准的外照射治疗。结果：联合组19例患者中有17例完成了全部8次疫苗接种，17例患者中有13例的PSA特异性T细胞增加了至少3倍，而单纯放疗组则无明显增加（$P < 0.0005$），表明该联合方案提供了免疫介导的肿瘤杀伤的间接证据。T细胞新生代为在疫苗中未发现的前列腺相关抗原，提供了免疫介导的肿瘤杀伤的间接证据。疫苗耐受性良好。结论：该疫苗方案可安全应用于局部前列腺癌放射治疗患者，大多数患者产生特异性前列腺特异性细胞免疫。同时细胞毒性T淋巴细胞相关抗原4（CTLA-4）的抗体与放疗联合可使接受放疗的肿瘤消退（远隔效应），这种方法目前在部分的肿瘤患者已观察到疗效。

放射治疗增强免疫识别并辅助免疫治疗的机制较为复杂。辐射诱导的损伤以及肿瘤细胞的杀灭会诱发免疫原性细胞死亡，放射治疗可以促进新抗原释放至免疫系统中，激活树突状细胞并促进肿瘤相关抗原的呈递，增加肿瘤浸润淋巴细胞，从而影响免疫应答，改善效应T细胞的启动和激活。同时，放疗可进一步激发辐照癌细胞上的表面分子表达增加，使其更易被细胞毒性T细胞介导的细胞杀伤。

放疗还可以促进细胞因子的释放，从而吸引T细胞接近受照射的肿瘤，改善效应T细胞的流入、提高T细胞对肿瘤细胞的杀伤能力。但是，放疗采取的时机、选择联合的药物类型以及肿瘤类别的选择，都值得进一步的研究和探讨。

虽然辐射具有增强肿瘤免疫原性的能力，但由于局部姑息放疗作为单一治疗方法的远位效应很少，因此人们所观察到的效果本身并不能诱发协调、有效的免疫应答。放射治疗和免疫治疗之间有效的临床联合应用必须考虑多种变量，包括总辐射剂量、剂量分割、免疫治疗的顺序、免疫治疗药物的类型和组合以及肿瘤和宿主的基础因素。目前已有100多项已注册的临床试验，正在尝试实现辐射和免疫治疗之间的协同作用。在腹腔肿瘤中放疗联合免疫治疗将是未来的热点之一。

第五节　放射治疗腹腔肿瘤副作用及其他

一、放射治疗腹腔肿瘤适应证

肿瘤晚期不能进行手术治疗者，手术禁忌证者，术后恶性肿瘤复发者，手术前放射治疗，手术后辅助治疗，化疗后巩固治疗，临床姑息治疗，作为恶性肿瘤综合治疗的一部分。

二、放射治疗腹腔肿瘤的禁忌证

KPS评分低（低于50分）、腹腔内多发转移、出现恶液质并伴有大量胸腹水、精神异常无法配合治疗、持续高热并伴有3-4级的骨髓抑制、同一部位曾经接受过放射治疗并伴有严重放射性损伤、出现严重的器官（心、肺、肝、肾）功能衰竭、终末期患者，不愿意接受放射治疗的患者。

三、腹部正常组织对放射性耐受情况（表44-5-1、表44-5-2）

（一）常规分割放疗（3D-CRT）

表44-5-1　腹部正常组织对3D-CRT耐受情况

主要组织结构	体积	剂量	最大剂量	毒副反应发生率	毒性表现
心脏	V25	<10%		<1%	慢性心力衰竭
肝脏	Mean	<30-32Gy		<5%	放射性肝损伤（in normal liver function）
肝脏	Mean	<42Gy		<50%	放射性肝损伤（in normal liver function）
肝脏	Mean	<28Gy		<5%	放射性肝损伤（in Child-Pugh A or HCC）
肝脏	Mean	<36Gy		<50%	放射性肝损伤（in Child-Pugh A or HCC）
双侧肾脏	Mean	<15-18Gy		<5%	肾功能障碍
双侧肾脏	Mean	<28Gy		<50%	肾功能障碍
双侧肾脏	V12	<55%		<5%	肾功能障碍
双侧肾脏	V20	<32%		<5%	肾功能障碍

续表

主要组织结构	体积	剂量	最大剂量	毒副反应发生率	毒性表现
双侧肾脏	V23	<30%		<5%	肾功能障碍
双侧肾脏	V28	<20%		<5%	肾功能障碍
胃	D100	<45Gy		<7%	溃疡
小肠（单个肠袢）	V15	<120ml		<10%	3级以上毒性
小肠（腹膜腔）	V45	<195ml		<10%	3级以上毒性
直肠	V50	<50%		<10%	3级以上毒性
直肠	V60	<35%		<10%	3级以上毒性
直肠	V65	<25%		<10%	3级以上毒性
直肠	V70	<20%		<10%	3级以上毒性
直肠	V75	<15%		<10%	3级以上毒性

（二）立体定向放疗

表44-5-2　肝脏/肝癌对立体定向放疗耐受情况

主要组织结构	体积	剂量/体积	最大剂量	毒副反应发生率	毒性表现
肝脏/原发性肝癌（3 fractions）	均值	<13Gy		<5%	放射性肝损伤
肝脏/转移性肝癌（3 fractions）	均值	<15Gy		<5%	放射性肝损伤
正常肝脏（3 fractions）	>700ml	<15Gy		<5%	放射性肝损伤

四、放射治疗腹腔肿瘤的副反应

皮肤黏膜反应：急性放射皮肤反应表现为红斑、超敏反应、水肿以及色素沉着；迟发性反应包括毛细血管扩张、皮肤纤维化、皮脂腺萎缩、毛囊缺失、异常色素沉着以及皮肤溃疡。

肝脏放射损伤：放射诱发的肝病表现为定位模糊的强烈右上腹痛，伴随因肝肿大和腹水出现的腹胀、体重增加。同步放化疗诱发的肝脏疾病则出现得更快。

肾脏放射损伤：放射性肾病发生率较低，一旦发生往往出现急性放射性肾病、慢性放射性肾病、良性或恶性高血压、高肾素性高血压。

胃肠道放射损伤：重点关注对放射高度敏感的大肠黏膜和小肠黏膜的损伤。急性期放射性胃肠炎的首发症状是大便次数增加、大便不成形直到水样腹泻。放射性直肠炎则有明显的里急后重、黏液血便及大便疼痛，严重的会出现肠管狭窄、穿孔。部分患者亦可出现黑便、肠梗阻、体重减轻。晚期并发症有肠梗阻和肠瘘，甚至严重出血。

膀胱损伤：放射性膀胱炎症状有：

① 轻度：仅有轻度症状及体征，如尿急、尿频、尿痛等。膀胱镜检查，可见黏膜混

浊、充血、水肿；

② 中度：除上述症状外，尚有膀胱黏膜毛细血管扩张性血尿，可反复发作。膀胱镜检查，可见黏膜水肿，相当范围的纤维膜、毛细血管扩张，可伴有溃疡出现，病变常在膀胱三角区后壁及输尿管间的皱褶处；

③ 重度：膀胱阴道瘘形成。

生殖内分泌系统：成年女性卵巢照射后的晚期效应包括不孕、月经过少、面部潮红、萎缩性外阴炎和阴道炎、脂肪分布的改变、骨质疏松以及性欲下降。男性方面睾丸生殖细胞的损伤可以导致睾酮缺乏，潜在导致性欲减退及生殖功能受损。

骨髓抑制作用：骨髓受照射后出现中性粒细胞缺乏、淋巴细胞减少、血小板减少及重度贫血等骨髓抑制表现。

脊髓损伤反应：短暂型放射性脊髓炎，感觉异常如肢体麻木、刺痛、触痛、烧灼感，以及颈肩部疼痛等。典型的低头曲颈触电样征，即低头时出现从颈部沿着背部脊椎向下肢或四肢放射性的触电感，头复位时症状消失；屈颈动作愈迅速有力，触电感亦愈强烈；如屈颈动作缓慢，触电感则较轻微。

迟发横贯性放射性脊髓炎：也称中间慢性进行性放射性脊髓炎，多为脊髓放射损伤的远期反应。常出现一侧或双侧下肢感觉障碍，以后逐渐进展出现运动障碍及脊髓半侧或完全性横贯性损害。

急性放射性脊髓炎：少见急性起病，常见在几小时至几天内发展为截瘫或四肢瘫痪，多表现为上运动神经元损害的特征，双下肢肌张力增高、腱反射亢进、病理反射阳性伴损害，平面以下深浅感觉减退。

五、放射治疗腹腔肿瘤的注意事项

由于腹腔内有较多对放射线敏感的正常器官，在设计治疗计划时需要充分考虑正常器官保护的问题。

注意事项：① 放射治疗前应纠正患者营养不良、低蛋白血症、贫血；

② 对于心、肺、肝、肾功能不全患者，应进行积极治疗，待病情稳定后，再行放疗；

③ 肝、胰腺、胆囊区域照射治疗者应做胃肠道准备，直肠照射治疗者应做膀胱准备；

④ 使用皮肤保护剂，减轻放射性皮炎发生的程度；

⑤ 尽量采用常规分次照射，避免采用低分割照射，以减少正常组织器官晚期损伤的风险。摆位时尽量采用俯卧位，保护肠道组织；

⑥ 尽量采用三维适形、调强适形以及立体定向放疗技术进行肿瘤治疗，精确的治疗计划设计有利于保护腹腔内正常组织器官；

⑦ 对于有性功能保存和生育要求的患者，需要评估疾病治疗后的可能损伤，进行细致的治疗前沟通，必要时可以建议患者保存精子或者卵子后再行放射治疗；

⑧ 谨慎联合使用化疗、靶向治疗以及抗血管治疗药物，以免增强治疗毒性，因病情

需要而使用的，需要进行患者一般状况、骨髓储备功能、是否敏感体质、有无肝肾功能受损等情况的评估；

⑨ 尽管随着治疗技术的改进，放射损伤的发生风险降低、损伤程度减轻，但是为达到治疗肿瘤的目的，某些损伤不可避免，如肠道损伤、生殖系统损伤。骨髓损伤。未来需要更加先进的放射治疗技术去加强正常器官的防护。

第六节 放射治疗腹腔肿瘤临床应用

一、网膜、肠系膜及腹膜后淋巴瘤

网膜、肠系膜恶性淋巴瘤按照病理类型分为霍奇金淋巴瘤和非霍奇金淋巴瘤，淋巴瘤的治疗以化疗、放疗及靶向治疗等综合治疗为主，早期及对放化疗敏感患者预后较好。放射治疗是一种最有效的单一治疗恶性淋巴瘤的方法。由于网膜及肠系膜的特殊解剖位置，该部位发生的恶性淋巴瘤尽可能先以化疗治疗为主，化疗后肿瘤缩小再予以放疗治疗。因为该部位容易随着肠道的运动及摆位误差影响放疗精确性，因此此部位的放射治疗需要谨慎和注意细节。有时还可以考虑粒子植入治疗。

（一）霍奇金淋巴瘤

1. 霍奇金淋巴瘤（Hodgkin's lymphoma，HL）预后不良因素

早期HL预后不良因素：血沉＞50mm/h或伴B症状；肿块最大径/胸腔最大径＞0.33或直径＞10cm；受累淋巴结＞2个；有结外病变。

晚期HL预后不良因素：白蛋白＜40g/L；血红蛋白＜105g/L；男性；年龄≥45；Ⅳ期病变；白细胞≥15×10⁹/L；淋巴细胞占白细胞＜8%，和（或）计数＜0.6×10⁹/L。

2. 霍奇金淋巴瘤的治疗原则

HL具有易侵及邻近淋巴结而较少侵犯结外器官的特点，因此为大野放疗提供了条件，联合有效的化疗方案，使HL的有效率大为提高。

治疗原则：①早期HL（Ⅰ、Ⅱ期）病例以放射治疗为主，其5年生存率可达90%，晚期（Ⅲ、Ⅳ期）病例以联合化疗为主，50%以上的患者也能达到完全缓解；②采用新的联合化疗治疗早期病例，也取得了近似放疗的效果；③凡放疗后复发的患者，联合化疗可取得类似初治病例的好疗效；化疗后复发者，应当更新方案；④儿童及未成年患者，应以化疗为主，如需放疗，应当减量，而且化疗时应尽量避免或减少能影响生育能力的方案，如MOPP方案等。

3. 放射治疗与化疗及其他治疗联合应用

综合治疗是HL患者最常用的治疗选择。需要重点考虑治疗顺序、照射野的选择，决定是所有受累区域照射还是只行大肿块区的照射，处方剂量以及潜在毒性的叠加。先做化疗的优势在于开始就对全部病变进行治疗（对Ⅲ期和Ⅳ期尤其重要），并能使大肿块缩小，有利于随后的放疗。成年人采用综合治疗时，放疗剂量一般为20～36Gy。

4. 放射治疗选择（实施）

腹膜区域的位于横膈以下，经典的HL膈下照射野是倒Y野，包括了腹膜后、盆腔淋巴结和脾脏，但现在已经很少使用倒Y野进行照射。此后受累野定义为当某一淋巴结区域的任一部分受侵时，对整个受累的淋巴结区域进行照射。结合现代影像的三维治疗 计划和先进的治疗技术，能够减少照射体积和照射剂量。最初使用的EF和IF技术，是基于淋巴结站的大体积治疗方式，目前已被仅以最初可检测到的淋巴结（和结外侵犯）范围为基础的有限的照射野所取代。这种照射技术基于增强 CT、PET-CT、MRI或结合运用。ICRU定义了GTV、CTV、ITV和PTV概念。更新的治疗技术包括IMRT、呼吸门控、TGRT和4D图像应用，可以显著降低正常组织损伤风险且同时可达到对原发肿瘤控制的主要目的。能够获得理想治疗前影像患者，可以采用高度适形的受累淋巴结放疗（involved node radiation therapy，INRT）。受累部位放疗（ involved site radiation therapy，ISRT）这个新概念作为标准的适形治疗方式被提出。越来越多的证据表明，过去应用的放疗剂量在综合治疗时代比疾病控制所需剂量高。对于HL处方剂量的考虑不但包括病理类型（经典型HL和 淋巴细胞为主型LPHL），还有临床危险因素。根据德国标准，对于预后良好的HL 照射剂量是20Gy，预后不良组应该给予30Gy。对于早期淋巴细胞为主型LPHL患者，>30～35Gy的CTV剂量并没有临床获益。对于化疗后残余病灶，也就是难治患者，应该考虑增加CTV剂量至30～40Gy。

（二）非霍奇金淋巴瘤

对于非霍奇金淋巴瘤（non-Hodgkin's lymphoma，NHL），放疗既是最有效的局部控制单一治疗方法，又是综合治疗的重要组成部分。随着现代图像和放疗技术的进步，既往很多关于剂量与靶区的概念受到了挑战。国际淋巴瘤放射治疗协作组（ILROG）制定了NHL放疗靶区及剂量指南。该指南阐述了缩小照射野、降低剂量的作用，并且整合了现代三维计划图像技术和先进的放疗技术。在现代治疗条件下，应采用包含全身化疗在内的综合治疗。既往以淋巴结区为靶区的扩大野和累及野照射已经被小野照射所取代，照射范围仅包括确诊时查见的淋巴结累及部位。受累部位放疗（ ISRT）是一个新的概念，对于惰性NHL ，单纯放疗常作为根治手段，因此应考虑更大的照射野。为了既实现肿瘤局部控制这一主要目标，又降低正常组织损伤的风险，IMRT、呼吸门控、IGRT、四维图像等先进治疗技术都应使用于临床。

淋巴瘤现代放疗计划的设定基于ICRU83号报告所阐述的靶区概念，即GTV、CTV以 及由此外扩而成的PTV。PTV用于确定剂量覆盖范围。该方法允许直接比较诊断图像，提高了淋巴结定位的准确性。将放疗作为单一治疗手段还是巩固治疗手段，这对确定靶区很重要。当化疗抗拒而对显性病灶、亚临床或隐匿性病灶都不能杀灭时，或许应对抗拒或残留的淋巴瘤病灶采用高量大野放疗，以期获得持久的局部控制。

单纯放疗可作为局限期惰性淋巴瘤的根治治疗。局限性侵袭性结内NHL患者因严重的并发症而不能耐受化疗为主的治疗时，给予单纯放疗也可取得良好的疗效。对于未接受化疗的病例，CTV的范围应该更大一些，需覆盖毗邻的淋巴结（即使是正常大小），因为对这些亚临床病灶而言，放疗是唯一的治疗手段。对于未接受有效全身治疗的患者，放疗剂量也应该有所调整。

放疗常作为局限性侵袭性结内NHL综合治疗的组成部分，用作系统化疗后的巩固治疗。老年患者对化疗的耐受性较差，对于降低了化疗强度的这部分患者而言，放疗的作用更加显著。大量老年患者不能耐受足量、足疗程的化疗，需要对化疗的药物剂量、方案、周期数做出调整或者减少。许多这类病变局限的患者采用简化化疗和巩固放疗后能够被治愈。考虑到这类患者一旦复发就没有有效的挽救方案，所以放疗的作用尤为重要。

对于结内NHL，传统的照射剂量范围为30～55Gy，采用1.8～2.0Gy的常规单次分割剂量。对于侵袭性NHL，化疗后给予最高40～55Gy的剂量已经在临床研究中使用。大多数回顾性研究中，对滤泡淋巴瘤和边缘区淋巴瘤单纯放疗的剂量分别为35～45Gy和30Gy。对于初始大肿块或者结外侵犯的晚期侵袭性NHL患者，在综合治疗计划制定之初就应考虑放疗的介入。残留病灶推荐剂量为30～40Gy。对复发或难治病灶进行放疗也许可以提高局控率。不适合干细胞移植治疗的原发性难治NHL患者，也许可从剂量高达55Gy的放疗获益。挽救化疗后CR的患者，在造血干细胞移植之前或之后推荐给予30～40Gy的放疗。

与HL相比，NHL肠系膜淋巴结受累常见。如果Ⅱ期病变伴有腹腔广泛受累接受综合治疗时，往往采用全腹照射（WAI）。照射时根据靶区和剂量，调整肝、肾、小肠等重要器官的受量。

二、腹腔及腹膜后间隙软组织肿瘤

软组织肉瘤（soft tissue sarcoma，STS）可发生于任何年龄人群，男性略多于女性。它几乎可发生于身体任何部位，20%～25%位于腹膜后或腹腔，腹膜后以脂肪肉瘤最多见，其次是平滑肌肉瘤，网膜、肠系膜及腹膜后间隙软组织肿瘤包括肠系膜脂肪肉瘤、肠系膜平滑肌肉瘤、软组织血管肉瘤。部分回顾性研究显示辅助性放疗降低了局部复发率。对于已经获得R_0切除、病理级别较低的Ⅰ级或部分Ⅱ级软组织肉瘤，术后予以定期随访或局部辅助放射治疗即可。局部广泛切除＋辅助放疗目前是可手术切除、病理高级别软组织肉瘤的标准治疗模式。放疗的疗效取决于软组织肉瘤的病理类型和肿瘤负荷量。

对于不可切除的网膜、肠系膜及腹膜后间隙软组织肿瘤，可以通过术前放疗或化疗使肿瘤缩小，从而增加切除可能性。某些情况下可以采取术中放疗对瘤床放疗，提高局部控制。一般推荐术前放疗45～50Gy/（1.8～2Gy/日），手术可在放疗后3～8周进行。术中放疗可以采用近距离放疗，特别是对于阳性切缘进行局部推荐剂量，术中放疗剂量推荐10～15Gy。术后放疗照射野需要包括术前CT/MR显示的肿瘤范围，术后放疗推荐45～50Gy，对于切缘阳性或者肿瘤残存者可以行大分割放疗推荐剂量（5～9Gy/次）。由于网膜、肠系膜解剖结构与肝、肾、脊髓、小肠等重要脏器邻近，放疗期间容易出现恶心、呕吐、腹泻和骨髓抑制等毒副作用，晚期并发症包括小肠炎、穿孔、瘘、梗阻等。因此在制订靶区设计治疗计划时，需要充分考虑治疗风险，推荐尽量采取术前放疗，这也是目前三期临床试验研究的热点。

对于软组织肿瘤，放射治疗主要针对那些残留在手术野内的微小亚临床病灶，可起到抑制作用，而对那些团块状和结节状的大块瘤体往往难以奏效。因此，即使仅做肿瘤局部切除，再加放射治疗，也能取得与根治性手术相仿的疗效。单纯放疗只是姑息性的治疗，因而无法达到治愈的目的。术前放疗有时会优于术后放疗，软组织肉瘤经过放射治疗后会减少手术操作时挤压肿瘤向外扩散的机会，而手术前放疗最大的缺点是手术后创面不易愈合。

对一期切除困难或不能获得R_0切除，且对化疗敏感的成人高级别软组织肉瘤，可以使用新辅助化疗。术前化疗推荐方案：阿霉素（ADM）±异环磷酰胺（IFO）方案或MAID方案（美司钠＋阿霉素＋异环磷酰胺＋达卡巴嗪）。对于Ⅱ～Ⅲ期患者，建议术后放疗±辅助化疗。对有以下情况的Ⅱ～Ⅲ期患者强烈推荐术后辅助化疗（2A类推荐）：①化疗相对敏感；②高级别、深部、直径＞5cm的肿瘤；③手术未达到安全外科边界或局部复发二次切除后的患者。对于不可切除的局部晚期或转移性软组织肉瘤，积极有效的化学治疗有利于减轻症状、延长生存期和提高生活质量。ADM和IFO是软组织肉瘤化疗的两大基石，一线化疗方案推荐ADM单药$75mg/m^2$，每3周为1个周期。吉西他滨（GEM）、达卡巴嗪（DTIC）、曲贝替定（ET-743）和艾瑞布林（E7389）可作为一线化疗失败后的二线化疗方案应用。同时美国食品药品监督管理局于2012年4月26日批准，培唑帕尼（pazopanib）800mg，口服，1次/d，治疗既往化疗失败、除脂肪肉瘤和胃肠道间质瘤以外的晚期软组织肉瘤。

三、腹膜恶性间皮瘤（局限型）

放射治疗是腹膜恶性间皮瘤（malignant peritoneal mesothelioma，MPM）的局限型的辅助手段，以达到对MPM患者病情更为积极有效的控制目的。主要用于肿瘤细胞减灭术残留病灶或无法手术切除患者的全腹或局部照射。对27例减瘤术后的MPM患者采取化疗联合全腹放射治疗的序贯疗法，其3年生存率为67%。

四、肝细胞肝癌

（一）适应证

由于三维适形放疗和调强适形放疗等技术的成熟，为放疗在肝癌治疗中的应用提供了新的机会。对于全身情况较好，肝功能基本正常的局限性肿瘤（主要位于右肝），部分病例可获根治。对肿瘤较大或发生转移者，有一定姑息疗效。

肝细胞肝癌（hepatocellular carcinoma，HCC）放疗适应证：①肝细胞肝癌患者无论肿瘤位置如何，都可选择放疗，但肝功能Child-Pugh C级为放疗的相对禁忌证。HCC放疗前必须评估患者肝功能储备状况；②小肝细胞肝癌不宜手术切除者，SBRT与射频消融一样，可作为不能手术的小肝细胞肝癌的替代治疗手段；③肝细胞肝癌窄切缘术后需要辅助放疗；④对局限于肝内的肝细胞肝癌，接受介入栓塞化疗后有肿瘤残存者，放疗可弥补介入治疗的不足，巩固疗效，延长患者生存期；⑤肝细胞肝癌伴门静脉/下腔静脉癌栓者，应该给予放疗；⑥肝细胞肝癌伴肝外转移（淋巴结、骨、肾上腺、肺、脑转移等），转移灶浸润、压迫导致的症状如疼痛、黄疸、咳嗽等，放疗可以有效缓解症状，提高生存质量。

（二）放疗技术选择

与普通二维照射技术和3D-CRT相比，IMRT、图像引导放疗（IGRT）可以提高肝内肿瘤照射剂量，同时降低正常肝脏组织的照射剂量，从而提高HCC控制率及患者对于放疗的耐受性。临床结果也提示接受IMRT、IGRT治疗的HCC患者较接受3D-CRT治疗者有更好的生存优势，且不增加治疗毒性。最新的IMRT技术容积旋转调强放疗（VMAT）靶区适形度更高，针对特定部位的HCC患者有一定的剂量学优势，可以进一步减少某些危及器官的受照体积和剂量。

1. 放疗靶区定义

HCC放疗的实施要利用CT（或4D-CT）定位，充分结合MRI图像和TACE后的碘油沉积CT图像，确定肝脏大体肿瘤的范围。建议对HCC原发肿瘤和瘤栓分别进行勾画和定义。原发肿瘤GTV在动脉期勾画，瘤栓GTV在静脉期或者延迟期勾画。

HCC出现淋巴引流区转移相当少见，因此，CTV一般不包括淋巴引流区。对于已经出现淋巴结转移的患者，CTV应包括其所在的淋巴引流区。同时考虑到亚临床灶低估情况，在没有病理分级情况下建议GTV外放5mm形成CTV。不过，对于采用立体定向放疗的患者，一般不外扩CTV，因为立体定向放疗GTV周围递减的剂量，已经足够控制亚临床病变。

2. 放疗剂量

HCC的放疗疗效随着放疗剂量的增加而显著提高。放疗剂量是HCC的重要预后因素。一般而言，放疗与肝动脉栓塞化疗联合应用时，其中位处方剂量为50～54Gy，尽管继续增加剂量至60～75Gy可以明显延长生存。但是不可否认HCC放疗会诱发不同程度的肝损伤，因此在提高肿瘤放疗剂量同时，需要考虑正常肝脏的剂量耐受毒性。在临床实践中，需要考虑患者肝功能基础、病变大小、位置以及既往治疗情况。立体定向放疗（SBRT）的最佳剂量分割模式无统一标准。往往根据肿瘤大小以及Child-Pugh分级确定剂量分割方案，比如15～25Gy×3次、10～12Gy×5次、5～5.5Gy×10次。

五、直肠癌

直肠癌放疗适应证：对于临床分期Ⅱ/Ⅲ期的可切除或局部不可切除的直肠癌患者，

NCCN指南推荐如下治疗选择：①长程放化疗＋手术＋辅助化疗；②短程放疗（T4患者不予以推荐）＋手术；③化疗＋长程放化疗＋手术。对于局部不可切除的直肠癌患者，行术前同步放化疗后重新评估，如果可以 R_0 切除，则建议手术，否则行根治性放化疗；对于术前临床分期为Ⅰ期，而术后病理分期Ⅱ/Ⅲ期的直肠癌化疗，推荐术后放化疗。

（一）放疗技术选择

三维适形或调强放疗技术均可采用。多项研究均证实，直肠癌放疗中，IMRT较3D-CRT可以在保证满意的靶区剂量覆盖基础上减少小肠受照的高剂量区域。

（二）靶区定义

1. 术前放疗靶区定义

GTV：定位影像上可见的直肠肿瘤（GTVp）、盆腔转移淋巴结（GTVnd）。CTV：包括肿瘤上下2cm范围、整个直肠系膜区、骶前区、髂内淋巴引流区、闭孔淋巴引流区。有建议当肿瘤侵犯前方器官时，应包括髂外淋巴引流区；当肿瘤侵犯阴道下1/3或侵犯肛门内外括约肌时，应包括腹股沟淋巴结区。PTV：主要根据各单位的摆位误差大小。

2. 术后放疗靶区定义

GTV：R2切除后影像上可见残留肿瘤。CTV1：包括GTV、术后高危区（包括R1切除后瘤床区及可疑残留区）。CTV2：应包括整个直肠系膜区、骶前区、髂内淋巴结引流区、闭孔淋巴结引流区，髂外和腹股沟淋巴引流区的勾画原则同术前；APR术后应包括坐骨直肠窝及会阴区；低位前切除（LAR）术后应包括吻合口。PTV：主要根据各单位的摆位误差大小。

3. 放疗剂量

推荐盆腔照射剂量为45～50Gy/25～28F。对于可切除肿瘤，照射45Gy之后应该考虑对瘤床和两端2cm范围予以追加剂量。术前放疗追加剂量为5.4Gy/3次，术后放疗追加剂量5.4～9Gy/3～5F。对于不可切除的肿瘤，如果技术上可行，放疗剂量高于54Gy。经腔内超声或盆腔核磁共振诊断T3的直肠癌，可采用25Gy/5F的短程放疗。

六、胰腺癌

（一）胰腺癌放疗适应证

结合NCCN指南及相关临床研究结果，目前放疗在胰腺癌治疗中的应用主要是术后的辅助放疗及局部晚期的根治性放疗。

对于术前未行新辅助治疗的胰腺癌，尤其是合并切缘阳性、淋巴结阳性等高危因素者，可考虑辅助放化疗。同步化疗推荐5-FU或卡培他滨为基础的方案。

对于不可手术且无远处转移的局部晚期胰腺癌，可考虑根治性放化疗。同步化疗推荐吉西他滨或5-FU或卡培他滨为基础的方案。

（二）放疗技术

除常规3D-CRT以及IMRT的外照射技术之外，也有部分研究采取特殊的放疗技术来增加肿瘤区的照射剂量，以改善肿瘤局部控制率而不明显增加正常组织并发症。这些技术包括采用碘-131粒子植入和术中放疗技术。

（三）放疗靶区定义

1．术后放疗靶区

CTV 瘤床外扩0.5～1.0cm＋吻合口外扩0.5～1.0cm＋淋巴引流区。

2．根治放疗靶区

GTV 胰腺肿瘤＋影像学阳性淋巴结；CTV、GTV外扩0.5～1.5cm。

3．放疗剂量

术后放疗推荐剂量45～46Gy，单次1.8～2Gy，瘤床和吻合口根据临床具体情况补量5～9Gy。根治性放疗推荐剂量45～54Gy，单次1.8～2.5Gy，或采用总剂量36Gy，单次2.4Gy。姑息放疗推荐剂量25～36Gy，单次2.4～5Gy。

（李子煌）

参 考 文 献

［1］ COUTARD H. Principles of x-ray therapy of malignant disease [J]. Lancet, 1934, 2: 1-8.

［2］ COUTARD H. Roentgentherapy of epitheliomas of the tonsillar region, hypopharynx and larynx from 1920 to 1926 [J]. AM J Roentgenol, 1932, 28: 313-331.

［3］ COMMITTEE FOR RADIATION ONCOLOGY STUDIES.Criteria for radiation oncology in multidisciplinary cancer management: report to the director of the National cancer Institute, National Institute of Health [M]. Philadelphia: American College of Radiology, 1986.

［4］ HALPERIN, EDWARD C. Perez and Brady's principles and practice of radiation oncology [M]. NewYork: Wolters Kluwer Health/Lippincott Williams & Wilkins, 2013.

［5］ ALPER T. Cellular radiobiology [M]. London: University Press, 1979.

［6］ PATERSON R. Studies in optimum dosage [J]. Br J Radiol, 1936, 9: 671-679.

［7］ AMERICAN COLLEGE OF RADIOLOGY. Draft standards for radiation oncology [M]. Philadelphia: American College of Radiology, 1990.

［8］ CITRIN D E, Recent developments in radiotherapy [J]. N Engl J Med, 2017, 377: 1065-1075.

［9］ MORRIS W J, TYLDESLEY S, RODDA S, et al.Androgen suppression combined with elective nodal and dose escalated radiation therapy (the ASCENDE-RT Trial): ananalysis of survival endpoints for a randomized trial comparing a low-dose-ratebrachytherapy boost to a dose-escalatedexternal beam boost for high-and intermediate-risk prostate cancer [J]. Int J Radiat Oncol Biol Phys, 2017, 98: 275-285.

[10]　DAVIS B J, HORWITZ E M, LEE W R, et al.American Brachytherapy Society consensus guidelines for transrectal ultrasoundguided permanent prostate brachytherapy [J]. Brachytherapy, 2012, 11: 6-19.

[11]　PTTER R, HAIE-MEDER C, VAN LIMBERGEN E, et al. Recommendations from gynaecological (GYN) GEC ESTRO working group (Ⅱ): concepts and terms in 3D image based treatment planning in cervix cancer brachytherapy-3D dose volume parameters and aspects of 3D image-based anatomy, radiation physics, radiobiology [J]. Radiother Oncol, 2006, 78: 67-77.

[12]　BRADLEY J, THORSTAD W L, MUTIC S, et al.Impact of FDG-PET on radiation therapy volume delineation in non-small-cell lung cancer [J]. Int J Radiat Oncol Biol Phys, 2004, 59: 78-86.

[13]　CHANG J Y, SENAN S, PAUL M A, et al. Stereotactic ablative radiotherapy versus lobectomy for operable stage I non-small cell lung cancer: a pooled analysis of two randomised trials [J]. Lancet Oncol, 2015, 16: 630-637.

[14]　NYMAN J, HALLQVIST A, LUND J A, et al. SPACE-a randomized study of SBRT vs conventional fractionated radiotherapy in medically inoperable stage I NSCLC [J]. Radiother Oncol, 2016, 121: 1-8.

[15]　BROWN J M, CARLSON D J, BRENNER D J. The tumor radiobiology of SRS and SBRT: are more than the 5 Rs involved? [J]. Int J Radiat Oncol Biol Phys, 2014, 88: 254-262.

[16]　WAHL D R, STENMARK M H, TAO Y, et al. Outcomes after stereotactic body radiotherapy or radiofrequency ablation for hepatocellular carcinoma [J]. J Clin Oncol, 2016, 34 (5): 452-459.

[17]　POLLOM E L, LEE K, DURKEE B Y, et al. Cost-effectiveness of stereotactic body radiation therapy versus radiofrequency ablation for hepatocellular carcinoma: a markov modeling study [J]. Radiology, 2017, 283 (2): 460-468.

[18]　LEROY R, BENAHMED N, HULSTAERT F, et al. Proton therapy in children: a systematic review of clinical effectiveness in 15 pediatric cancers [J]. Int J Radiat Oncol Biol Phys, 2016, 95: 267-278.

[19]　OJERHOLM E, HILL-KAYSER C E. Insurance coverage decisions for pediatric proton therapy [J]. Pediatr Blood Cancer, 2017.

[20]　YAMOAH K, JOHNSTONE P A. Proton beam therapy: clinical utility and current status in prostate cancer [J]. Onco Targets Ther, 2016, 9: 5721-5727.

[21]　NOORDIJK E M, CARDE P, DUPOUY N, et al. Combined-modality therapy for clinical stage Ⅰ or Ⅱ Hodgkin's lymphoma: longterm results of the European Organisation for Research and Treatment of Cancer H7 randomized controlled trials [J]. J Clin Oncol, 2006, 24: 3128-3135.

[22]　FERMÉ C, EGHBALI H, MEERWALDT J H, et al. Chemotherapy plus involved-field radiation in early-stage Hodgkin's disease [J]. N Engl J Med, 2007, 357: 1916-1927.

[23]　SPECHT L, YAHALOM J, ILLIDGE T, et al. Modern radiation therapy for Hodgkin lymphoma: field and dose guidelines from the International Lymphoma Radiation Oncology Group (ILROG) [J]. Int J Radiat Oncol Biol Phys, 2014, 89: 8548-8562.

[24]　SCHAAPVELD M, ALEMAN B M, VAN EGGERMOND A M, et al. Second cancer risk up to 40 years after treatment for Hodgkin's lymphoma [J]. N Engl J Med, 2015, 373: 2499-2511.

［25］SADAK K T, RITCHEY M L, DOME J S. Paediatric genitourinary cancers and late effects of treatment [J]. Nat Rev Urol, 2013, 10: 15-25.

［26］GULLEY J L, ARLEN P M, BASTIAN A, et al. Combining a recombinant cancer vaccine with standard definitive radiotherapy in patients with localized prostate cancer [J]. Clin Cancer Res, 2005, 11: 3353-3362.

［27］LECHLEIDER R J, ARLEN P M, TSANG K Y, et al. Safety and immunologic response of a viral vaccine to prostate-specific antigen in combination with radiation therapy when metronomic dose interleukin 2 is used as an adjuvant [J]. Clin Cancer Res, 2008, 14: 5284-5291.

［28］HINIKER S M, CHEN D S, REDDY S, et al. A systemic complete response of metastatic melanoma to local radiation and immunotherapy [J]. Transl Oncol, 2012, 5: 404-407.

［29］POSTOW M A, CALLAHAN M K, BARKER C A, et al. Immunologic correlates of the abscopal effect in a patient with melanoma [J]. N Engl J Med, 2012, 366: 925-931.

［30］DEMARIA S, GOLDEN E B, FORMENTI S C. Role of local radiation therapy in cancer immunotherapy [J]. JAMA Oncol, 2015, 1: 1325-1332.

［31］GOLDEN E B, FRANCES D, PELLICCIOTTA I, et al. Radiation fosters dose-dependent and chemotherapy-induced immunogenic cell death [J]. Oncoimmunology 2014; 3: e28518.

［32］DEMARIA S, FORMENTI S C. Radiation as an immunological adjuvant: current evidence on dose and fractionation [J]. Front Oncol, 2012, 2: 153.

［33］LUGADE A A, MORAN J P, GERBER S A, et al. Local radiation therapy of B16 melanoma tumors increases the generation of tumor antigen-specific effector cells that traffic to the tumor [J]. J Immunol, 2005, 174: 7516-7523.

［34］YAHALOM J, ILLIDGE T, SPECHT L, 等. 国际淋巴瘤放射治疗协作组 (ILROG) 现代放射治疗照射野与剂量指南——结外淋巴瘤 (ENL) [J]. 中华放射肿瘤学杂志, 2017, 26 (9): 845-852.

［35］DELUCA P, JONES D, GAHBAUER R, et al. Prescribing, recording, and reporting photon-beam intensity-modulated radiation therapy (IMRT) [report 83] [J]. J ICRU, 2010, 10 (1): 1-106.

［36］HOPPE B S, MOSKOWITZ C H, FILIPPA D A, et al. Involved-field radiotherapy before high-dose therapy and autologous stem-cell rescue in diffuse large-cell lymphoma: long-term disease control and toxicity. [J]. J Clin Oncol, 2008, 26 (11): 1858-1864.

［37］KAHN S, FLOWERS C, XU Z, et al. Does the addition of involved field radiotherapy to high-dose chemotherapy and stem cell transplantation improve outcomes for patients with relapsed/refractory Hodgkin lymphoma? [J]. Int J Radiat Oncol Biol Phys, 2011, 81 (1): 175-180.

［38］国家卫生健康委员会. 淋巴瘤诊疗指南 [S]. 2022.

［39］VOSE J M, ZHANG M J, ROWLINGS P A, et al. Autologous transplantation for diffuse aggressive non-Hodgkin's lymphoma in patients never achieving remission: a report from the Autologous Blood and Marrow Transplant Registry [J]. J Clin Oncol, 2001, 19 (2): 406-413.

［40］KAHN S T, FLOWERS C R, LECHOWICZ M J, et al. Refractory or relapsed Hodgkin's disease and non-Hodgkin's lymphoma: optimizing involved-field radiotherapy in transplant patients [J]. Cancer J,

2005, 11 (5): 425-431.

［41］ HOPPE B S, MOSKOWITZ C H, ZHANG Z, et al. The role of FDG-PET imaging and involved field radiotherapy in relapsed or refractory diffuse large B-cell lymphoma [J]. Bone Marrow Transplant, 2009, 43 (12): 941-948.

［42］ 国家卫生健康委员会. 弥漫大B淋巴瘤诊疗指南 [S]. 2022.

［43］ AREF A, NARAYAN S, TEKYIMENSAH S, et al. Value of radiation therapy in the management of chemoresistant intermediate grade non-Hodgkin's lymphoma. [J]. Radiat Oncol Investig, 2015, 7 (3): 186-191.

［44］ MARTENS C, HODGSON D C, WELLS W A, et al. Outcome of hyperfractionated radiotherapy in chemotherapy-resistant non-Hodgkin's lymphoma [J]. Int J Radiat Oncol Biol Phys, 2006, 64 (4): 1183-1187.

［45］ TSENG Y D, CHEN Y, CATALANO P, et al. Rates and durability of response to salvage radiation therapy among patients with refractory or relapsed aggressive non-hodgkin lymphoma [J]. Int J Radiat Oncol Biol Phys, 2013, 87 (2): 223-231.

［46］ 中国临床肿瘤协会 (CSCO). 软组织肉瘤诊疗指南 [S]. 2022.

［47］ 邓必勇, 蔡郑东. 放射性粒子近距离治疗骨与软组织肿瘤的研究进展 [J]. 实用癌症杂志, 2014 (6): 731-732.

［48］ 温杰, 王俊杰. 先进放疗技术治疗骨与软组织肉瘤的研究进展 [J]. 癌症进展, 2017, 15 (3): 221-226.

［49］ 王凤玮, 朱思伟, 姚嬿, 等. 三维适形放疗在骨与软组织肉瘤转移中的治疗作用 [J]. 中国骨与关节杂志, 2010, 9 (3): 272-275.

［50］ 肖绍文, 徐诣芝, 张珊文. 外源p53基因联合热疗和放射治疗76例晚期软组织肉瘤临床研究 [J]. 中华放射肿瘤学杂志, 2017, 26 (5): 546-549.

［51］ BASTIAANNET E, GROEN H, JAGER P L, et al. The value of FDG-PET in the detection, grading and response to therapy of soft tissue and bone sarcomas; a systematic review and meta-analysis [J]. Cancer Treat Rev, 2004, 30 (1): 83-101.

［52］ CAO S, JIN S, CAO J, et al. Advances in malignant peritoneal mesothelioma [J]. Int J Colorectal Dis, 2015, 30: 1-10. .

［53］ 中国抗癌协会腹膜肿瘤专业委员会, 中国抗癌协会肿瘤热疗专业委员会, 北京癌症防治学会肿瘤热疗专业委员会. 弥漫性恶性腹膜间皮瘤诊治中国专家共识 [J]. 中华医学杂志, 2021, 101 (36): 2839-2849.

［54］ 中国医师协会放射肿瘤治疗医师分会, 中华医学会放射肿瘤治疗学分会, 中国抗癌协会肿瘤放射治疗专业委员会. 中国原发性肝细胞癌放射治疗指南 (2020年版) [J]. 临床肝胆病杂志, 2021, 37 (5): 1029-1033.

［55］ 王维虎. 消化系统肿瘤放疗规范和靶区定义 [M]. 长沙: 中南大学出版社, 2017: 86-87.

［56］ OH D, LIM D H, PARK H C, et al. Early three-dimensional conformal radiotherapy for patients with unresectable hepatocellular carcinoma after incomplete transcatheter arterial chemoembolization: a prospective evaluation of efficacy and toxicity [J]. Am J Clin Oncol, 2010, 33 (4): 370-375.

［57］JANG W I, KIM M S, BAE S H, et al. High-dose stereotactic body radiotherapy correlates increased local control and overall survival in patients with inoperable hepatocellular carcinoma [J]. Radiation Oncology (London), 2013, 8 (1): 250.

［58］CHOI C, KOOM W S, KIM T H, et al. A prospective phase 2 multicenter study for the efficacy of radiation therapy following incomplete transarterial chemoembolization in unresectable hepatocellular carcinoma [J]. Int J Radiat Oncol Biol Phys, 2014, 90 (5): 1051-1060.

［59］TAO Z, ZHAO Y T, ZHI W, et al. Efficacy and safety of intensity-modulated radiotherapy following transarterial chemoembolization in patients with unresectable hepatocellular carcinoma [J]. Medicine, 2016, 95 (21): e3789.

［60］BENSON A B 3rd, VENOOK A P, Cederquist L, et al. Colon cancer, version 1.2017, NCCN clinical practice guidelines in oncology [J]. J Nat Compr Canc Net, 2017, 15 (3): 370-378.

［61］URBANO M T G, HENRYS A J, ADAMS E J, et al. Intensity-modulated radiotherapy in patients with locally advanced rectal cancer reduces volume of bowel treated to high dose levels [J]. Int J Radiat Oncol Biol Phys, 2006, 65 (3): 907-916.

［62］MOK H, CRANE C H, PALMER M B, et al. Intensity modulated radiation therapy (IMRT): differences in target volumes and improvement in clinically relevant doses to small bowel in rectal carcinoma [J]. Radiat Oncol (London), 2011, 6 (1): 63.

［63］国家癌症中心/国家肿瘤质控中心.直肠癌靶区勾画和计划设计指南 [S/J]. 中华放射肿瘤学杂志, 2022, 31 (12): 1081-1100.

［64］HOFHEINZ R D, WENZ F, POST S, et al. Chemoradiotherapy with capecitabine versus fluorouracil for locally advanced rectal cancer: a randomised, multicentre, non-inferiority, phase 3 trial [J]. Lancet Oncol, 2012, 13 (6): 579-588.

［65］国家卫生健康委员会. 胰腺癌诊疗指南 [S]. 2022.

［66］HAMMEL P, HUGUET F, VAN LAETHEM J L, et al. Effect of chemoradiotherapy vs chemotherapy on survival in patients with locally advanced pancreatic cancer controlled after 4 months of gemcitabine with or without erlotinib: the LAP07 randomized clinical trial [J]. JAMA, 2016, 315 (17): 1844-1853.

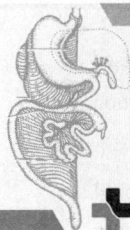

第四十五章
网膜、肠系膜及腹膜表面恶性肿瘤热灌注化疗

第一节 概　述

网膜、肠系膜及腹膜表面恶性肿瘤统称为腹膜癌，是指在腹膜表面发生和/或发展的一类恶性肿瘤，包括原发性和继发性两种，前者的典型代表是原发性腹膜乳头状浆液性癌和腹膜恶性间皮瘤，后者的典型代表是各种肿瘤所形成的腹膜转移癌，如来自胃肠道肿瘤和妇科肿瘤的腹膜转移癌。现国际文献将两者统称为腹膜癌，而国内文献则有腹膜癌病、腹膜转移癌、腹膜癌等不同称谓。

腹膜癌在临床上较多见，尤其是在我国，70%以上的胃肠癌患者就诊时已为临床Ⅲ期及以上，发生腹膜癌的风险很高，而且腹膜癌也是卵巢癌发展过程中的必然表现。正如其他形式的癌转移一样，腹膜癌仍是肿瘤治疗学中的"老、大、难"问题，"老"是指该问题由来已久，长期以来，腹膜癌的发生进展理论和防治技术无重大进展；"大"是指该问题影响面广，受危害的患者群体大；"难"是指针对难治性腹水、顽固性腹痛、快速进展性肠梗阻这三个核心症状，一直缺乏较满意的治疗措施。因此，既往的主流看法是腹膜癌为癌症的晚期（或终末期）表现，通行做法是保守治疗，即使是外科干预，也仅是姑息性减症手术，不主张进行积极治疗。

近40年来，国际肿瘤学界对这一问题的认识已经发生了转变，腹膜癌已不再被一概认为是癌广泛转移。对于部分经谨慎选择的病例，积极的综合治疗不但能够有效控制病情进展，而且还有可能达到临床治愈。因此，国际上探索发展起来了一套综合治疗新策略，核心就是肿瘤细胞减灭术（cytoreductive surgery，CRS）加腹腔热灌注化疗（hyperthermic intraperitoneal chemotherapy，HIPEC）。该技术体系的主要优势是通过CRS切除肉眼可见的病灶，通过HIPEC清除腹盆腔内微转移癌和游离的癌细胞。国际肿瘤学界开展的随机对照临床研究已经证明了该策略的治疗优势，因此在欧美国家、澳大利亚、日本等国，该技术已逐渐成为标准治疗，成立了国家级腹膜癌治疗中心。

纵观近40年来国际肿瘤学界的探索历程，可以看出CRS＋HIPEC在治疗腹膜癌方面取得了理论突破和技术突破，两者相得益彰、互为促进。第一，将腹膜癌定义为区域性疾病而非广泛性转移癌，为拓展外科治疗空间提供了充分的理论依据，是实施CRS＋HIPEC的基础。第二，CRS＋HIPEC将外科治疗、热疗、化疗整合于同一次操作，充分发挥了多种治疗模式的协同效应，是肿瘤综合治疗理论和技术的模范体现。第三，提高了肿瘤根治术的标准，传统根治术的标准是整块切除癌变器官组织、清除区域淋巴结、病理检查切缘无癌组织，实现了"组织学根治"；而CRS＋HIPEC则要求彻底清除微转移灶和游离癌细胞，上升为"细胞学根治"。第四，提高了对化疗药物药效学、药代学的认识水平，拓展了现有化疗药物的应用范围；化疗药物在腹腔内应用有独特的药代动力学特点，温热与化疗药物的协同作用使其对癌细胞的杀伤力增强50～400倍，显著提高了现有药物的治疗指数。

在国际上，每两年一次的国际腹膜癌大会已经举办了11届。通过这些学术交流和技术探索，形成了下述共识：第一，腹膜癌的准确英文描述是peritoneal carcinomatosis，弃用其他不规范术语。第二，确立腹膜癌的量化判断标准为Sugarbaker等提出的腹膜癌指数标准（peritoneal carcinomatosis index，PCI评分），而法国的Gilly标准、日本胃癌协会的PCP评分标准、荷兰癌症中心的SPCI评分标准均不再采用。第三，确定了Sugarbaker的细胞减灭程度（completeness of cytoreduction，CC）评分作为判断CRS程度的标准，其他判断方法均不再使用。第四，对于经选择的结直肠癌腹膜癌患者，CRS＋HIPEC可推荐为标准治疗，已得到Ⅰ级循证医学证据支持；对于腹膜假黏液瘤、原发性腹膜癌及腹膜恶性间皮瘤，尽管尚无Ⅰ级循证医学证据，但由于其他治疗方法疗效甚微，故也推荐首选CRS＋HIPEC；对于胃癌同时性腹膜癌患者，目前也有Ⅰ级循证医学证据支持推荐CRS＋HIPEC治疗。第五，积极倡导针对具体腹膜癌问题开展前瞻性、大规模、多中心随机临床试验，以获得高水平的循证医学证据，推动CRS＋HIPEC技术科学有序发展。

我国腹膜癌研究还相对滞后，但近年来国内多个专业性肿瘤中心已经在这一领域进行了有益的探索，取得令人欣慰的结果。首都医科大学附属北京世纪坛医院在国内最早按照国际标准开展规范化CRS＋HIPEC治疗腹膜癌，建立了完整的腹膜癌诊疗技术体系。在腹膜癌诊断学方面，探索出多项简单易行的诊断方法，创建了根据血清学和影像学检查术前判断腹膜癌程度的评估体系，简单易行，价廉高效。

在腹膜癌治疗学方面，建立了腹膜癌治疗策略的应用基础研究平台，开展了针对腹膜癌动物模型的系列治疗学研究。在国际上率先成功研制大动物胃癌腹膜癌模型，并进行CRS＋HIPEC研究，证明能有效延长荷瘤动物的生存期，改善整体状态。在临床前研究的基础上，在国内率先开展了CRS＋HIPEC治疗腹膜癌的系列临床研究，获得了循证医学Ⅰ类证据，证明CRS＋HIPEC能有效治疗腹膜癌，研究成果获得同行的高度评价。2015年李雁团队成立了国内首个腹膜表面肿瘤专科——首都医科大学附属北京世纪坛医院腹膜肿瘤外科，并牵头制定了《细胞减灭术加腹腔热灌注化疗治疗腹膜表面肿瘤的专家共识》。

本章将系统介绍CRS＋HIPEC综合治疗策略及其他辅助治疗在腹膜癌治疗中的应用情况。

第二节　肿瘤细胞减灭术加术中腹腔热灌注化疗

基于部分腹膜癌是局部或区域转移，而非广泛转移的认识，CRS＋HIPEC综合治疗体系应运而生，并逐渐发展为腹膜癌治疗的首选策略。CRS通过受累器官切除和腹膜切除，清除肉眼可见的病灶；HIPEC通过热疗和腹腔化疗，清除微转移灶和游离癌细胞。CRS＋HIPEC能有效控制腹膜癌，并在理论上存在根治的可能性。

CRS＋HIPEC技术难度大、风险高，因此专业的腹膜癌治疗中心和严格的病例筛选条件是保证CRS＋HIPEC成功的关键。根据学习曲线，专业肿瘤中心连续实施100台CRS＋HIPEC治疗后，疗效和不良事件控制能达到较稳定的水平；对术前评估无法实现满意减瘤或主要脏器功能无法耐受大手术者，不应实施该治疗。

一、肿瘤细胞减灭术

（一）适应证与禁忌证

适应证包括：年龄20～75岁；KPS评分大于等于70分；术中腹腔内游离癌细胞检测阳性；PCI小于20；高危腹膜播散患者，如肿瘤穿孔、完全肠梗阻、肿瘤穿透浆膜层或侵及邻近器官者。

禁忌证包括：年龄大于75岁或小于20岁；术前常规检查发现远处器官（肝脏、肺、脑或全身骨）多处转移或腹膜后淋巴结转移；小肠系膜中-重度挛缩；常规手术有明显禁忌证。

（二）术前评估

首都医科大学附属北京世纪坛医院腹膜肿瘤外科创建了腹膜癌规范化诊断评估体系：联合检测血清肿瘤标志物CEA＋CA19-9＋CA125可有助于判断腹膜癌程度和侵袭程度，选择治疗方案；术前螺旋CT增强扫描加三维重建技术有助于静态评估腹膜癌程度，初选手术病例；胃肠道碘水造影有助于动态评估腹膜癌对消化道的功能性影响，确定适宜的治疗病例。

1. 影像学检查

术前影像学检查包括静态影像学检查和动态影像学检查两部分。

（1）在静态影像学检查方面，腹盆腔多层螺旋CT增强扫描＋多平面重建对诊断腹膜癌总体敏感度为78.1%，特异度为92.3%；病灶≥0.5cm时，敏感度为90.0%；病灶＜0.5cm时，敏感度为42.6%。CT-PCI指数与术中PCI的吻合度为0.384～0.640。腹膜癌的典型CT表现包括：腹膜呈条状增厚强化；大网膜结节状、条状、云絮状增厚并强化；肠管不对称增厚或不规则狭窄并强化；小肠系膜呈结节状、胶原增厚并强化；腹腔及肠间隙积液。结合典型表现、病灶大小，可估算出术前CT-PCI评分，用于判断患者腹膜癌播散程度。除了常规CT检查外，还可以考虑进行PET-CT检查。

（2）在动态影像学检查方面，可行胃肠道动态造影检查，观察肠管蠕动、分布状况及造影剂通过各段小肠时间，判断胃肠动力、肠管是否梗阻及肠系膜挛缩情况。

2. 血液学检查

除常规血液学检查外，需查血清肿瘤标志物，首选CEA＋CA125＋CA19-9联合检测，CEA可以辅助判断肿瘤的侵袭程度，CA125可以辅助判断腹水形成和腹膜癌肿瘤负荷程度，CA19-9可以辅助判断腹水中或原发灶癌细胞的增生活性。

3. 腹腔镜探查及脱落细胞学检查

由于影像学检查的局限性，有时为了更加准确的术前分期，更好地评估腹腔器官受累情况，鉴别早期腹膜癌以及完全细胞减灭的可行性，避免不必要的剖腹探查，可考虑为影像学检查不能明确分期和诊断的腹膜癌患者行腹腔镜探查，明确腹腔转移灶分布情况、重要神经血管受累情况等；行腹水或腹腔冲洗液脱落细胞学检查，并取活检行病理检查，明确分期和诊断，并依据腹腔镜探查结果选择合适的治疗方式。

根据上述检查结果，推荐以下临床诊疗路径（图45-2-1）。

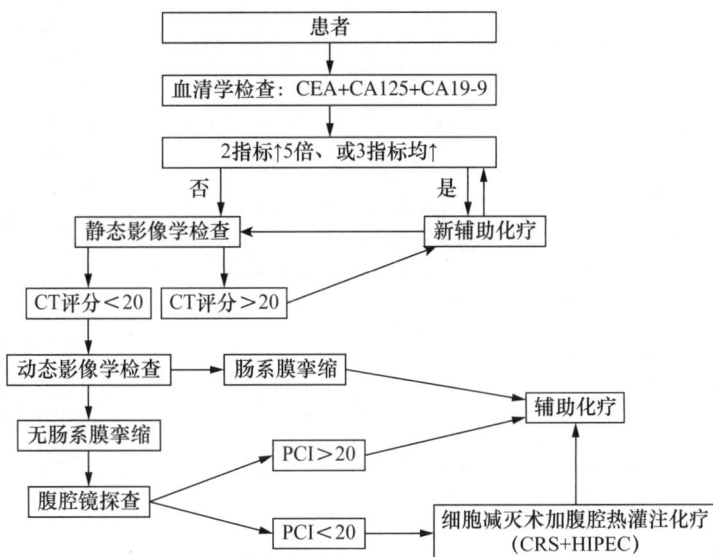

图45-2-1　基于腹膜癌诊疗技术体系的临床路径

（三）术前准备

腹膜癌患者一般状态常较差，而CRS＋HIPEC创伤极大，因此术前针对性的支持治疗，为CRS做好充分准备是非常必要的。术前准备包括心、肺功能储备，纠正贫血，纠正营养不良，腹水引流，补充白蛋白，下肢功能锻炼预防下肢深静脉血栓等常规措施，必要时患者可接受新辅助化疗。

（四）开腹及探查

术前建立静脉通道，留置胃管、尿管，进行气管插管全麻；患者取改良截石位或"大"字位，双下肢使用气压式血液循环驱动装置，防止深静脉血栓形成。

取剑突至耻骨联合的长正中切口，切除剑突、脐、原手术瘢痕及上腹部脂肪垫，充分暴露术野。对于部分腹膜肿瘤体积较大或进腹困难的患者，可从腹膜外层面解剖分离至两侧结肠旁沟，然后从侧面进腹，这样可避开粘连，减少肠管损伤，亦能安全有效地完成腹前壁腹膜切除术。进腹后，全面探查腹腔，即按Sugarbaker标准行PCI评分，评估腹膜癌程度。PCI评估方法为：将腹部分成13个区，即按腹部九分法分为9个区和回肠上段、回肠下段、空肠上段和空肠下段4个区。对每个区域的肿瘤负荷进行评分：0分为无可见癌组织，1分为癌组织直径≤0.5cm，2分为癌直径0.5～5.0cm，3分为癌组织直径＞5cm或融合，总分39分（图45-2-2）。

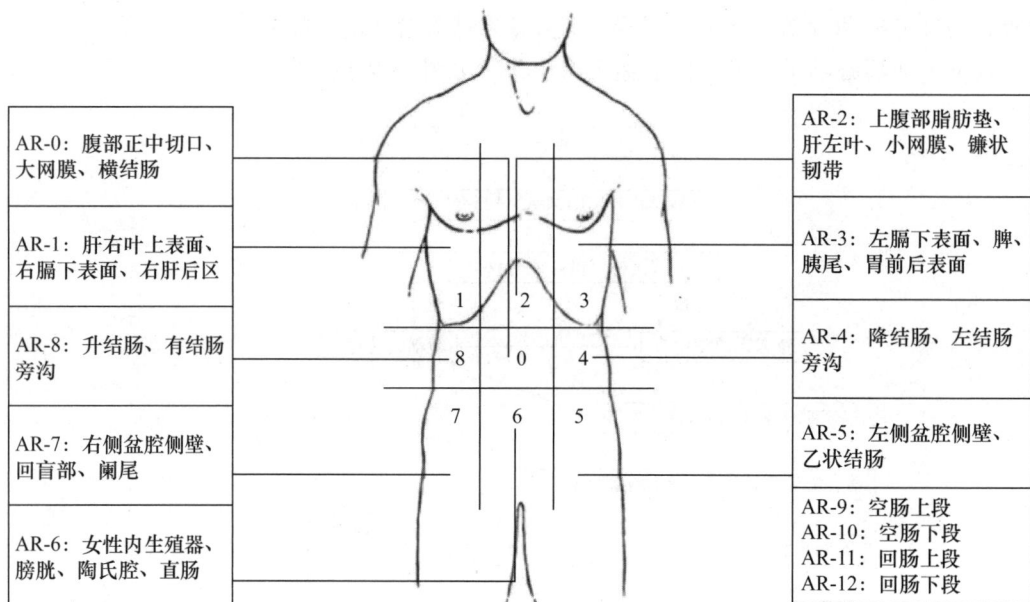

图45-2-2　PCI评分详解

（五）受累器官与腹膜切除

腹膜切除术是腹膜表面肿瘤根治性切除的核心技术环节。按照区域，腹膜切除术一般包括：腹前壁腹膜切除、肝圆韧带及镰状韧带切除、大网膜切除、小网膜切除、双侧膈肌腹膜切除、肝被膜切除、盆腔及髂窝腹膜切除、肠系膜腹膜切除。

孤立肿瘤结节可用电刀切除或烧灼气化。脏层腹膜肿瘤常需联合切除部分胃、小肠或结直肠；壁层腹膜或部分肠表面的片状肿瘤需行腹膜切除或联合肠切除，以求彻底肿瘤减灭；如腹前壁腹膜切除，需切除原腹部切口、脐及上腹部脂肪垫；左上腹腹膜切除常需大网膜、脾脏联合切除，必要时亦需切除胰体尾；盆腔腹膜切除一般联合子宫、卵巢及直肠乙状结肠整块切除；网膜囊切除可联合切除胆囊和小网膜；肠系膜腹膜切除常联合切除右半结肠和末端回肠。

细胞减灭术完成后，按照 Sugarbaker 标准，行 CC 评分。评分标准为：CC 0 分，细胞减灭术后未见肿瘤组织；CC 1 分，残余瘤直径 < 25mm；CC 2 分，残余瘤直径 2.5mm ～ 2.5cm；CC 3 分，残余肿瘤直径 > 2.5cm，或残留无法切除或姑息切除病灶。评估完成后即刻行 HIPEC，亦有部分肿瘤中心先行重建关腹，而后通过引流管行 HIPEC。

（六）重建及关腹

国际腹膜癌联盟（Peritoneal Surface Oncology Group International，PSOGI）建议，除阴道残端外，所有的重建和缝合操作均应在 HIPEC 后进行。HIPEC 结束后，重新暴露腹腔，仔细检测小肠和结肠，虽然小的浆膜损伤可耐受 HIPEC，考虑到术后有发生迟发型梗阻，引起肠管严重扩张的可能性，因此建议缝合所有浆膜损伤。常规使用吻合器进行肠管吻合，注意降低吻合口的紧张度，保证充足的血供等。为了减少肠管并发症，用可吸收线对吻合口进行浆肌层缝合加固，若有肠瘘的风险，可考虑预防性造瘘。若术中输尿管损伤或可疑损伤，可放置输尿管支架管。

关腹前，需仔细检查整个腹腔，严格止血。一般分别于肝下、脾窝、盆腔各留置引流管 1 根。由于手术创伤大、机体组织健康状况不佳、HIPEC 和营养障碍相关的修复障碍，切口感染风险极大，关闭腹部筋膜和皮肤时需要小心仔细。不同肿瘤中心关于缝合线的选择各不相同，有人认为不可吸收缝线连续缝合可降低切口疝的风险。首都医科大学附属北京世纪坛医院腹膜肿瘤外科的经验是，关闭皮下层前使用大量生理盐水冲洗，并采用可吸收缝线间断缝合，术后每天换药，及时发现及时处理切口问题，大大降低了切口感染等并发症的发生率。

（七）术后处理

CRS + HIPEC 创伤极大，术后处理至关重要。术后处理主要包括以下内容：

1. 一般治疗

患者采取斜卧位，床头抬高 5 ～ 10°；多功能心电监护，保持呼吸道及引流管通畅，持续吸氧；禁食、水，胃肠减压、全肠外营养；记录 24h 出入量，结合血流动力学检测确定补液、输血制品及蛋白；应用静脉自控镇痛泵控制镇痛。

2. 降低应激反应

术后持续静脉泵入生长抑素，于术后 3 天开始逐渐减量，生长抑素还减少胃肠液产生，降低消化道瘘的发生率。

3. 主要脏器保护

术后常规给予保护胃黏膜、保肝、营养心肌、碱化尿液等措施，保护主要脏器功能恢复。

4. 预防感染

CRS＋HIPEC为开放性Ⅱ类手术，需三联应用抗生素；头孢菌素、喹诺酮类、抗厌氧菌类，根据细菌培养及药敏试验结果调整抗生素。

5. 切口护理

术后7天内，每日红外线灯照射切口20min，频率为50Hz，输出功率250W，距离随温度上升而随时调整，以患者局部无烧灼感为宜，注意观察切口异常征象并及时处理。

6. 恢复饮食

患者胃肠道蠕动功能恢复较慢，待排气或排便后，逐步恢复饮食，水-米汤-粥-面条-米饭，依次过渡；初试时，每1小时5汤匙/次，逐渐增至每1小时10汤匙/次、50ml、100ml、200ml、不限量。此期间可暂时保留胃管，并间断夹闭，待饮食、可正常排气、排便后，拔除胃管。

（八）常见并发症

CRS＋HIPE与常规大手术相比，围术期死亡率和并发症发生率无显著提高，甚至低于相似风险的肿瘤外科手术。研究报道表明，CRS＋HIPEC围术期死亡率为2.3%，严重不良事件发生率为19.3%，常见不良事件包括吻合口漏、肠瘘、肠梗阻、肺栓塞、脓毒血症、切口感染、低蛋白血症、胸腔积液、深静脉血栓及血液学毒性。并发症危险因素包括HIPEC药物方案、异体输血、术中出血量、麻醉风险评分、手术时长等。

二、术中腹腔热灌注化疗

腹腔热灌注化疗（HIPEC）是通过特定装置将化疗药物与灌注液加热到一定温度，持续、恒温、循环、灌注腹腔并维持一定时间，以清除、杀灭腹腔游离癌细胞和微转移癌，达到预防和治疗腹膜表面恶性肿瘤的目的。

腹腔热灌注化疗通过腹腔直接给药，细胞毒性药物可以增加与腹腔游离癌细胞接触的概率，最大限度地杀伤肿瘤细胞，减少静脉化疗引起的全身毒性反应。药物一方面可以通过腹膜弥散或吸收，穿过腹膜淋巴孔而进入体循环；另一方面，也会通过覆盖与肝、脾、胃、小肠和结直肠及肠系膜的脏层腹膜而被吸收进入门静脉，提高对潜在的肝脏微转移灶的效果。

（一）基本原理

1. 药代动力学优势

腹膜由三层结构组成，包括单层间皮细胞、基底膜及间皮下纤维结缔组织，总厚度约90μm。间皮细胞层、基底膜、细胞外基质网格结构及血管内皮等成分形成的"腹膜-血浆屏障"，限制了腹膜对大分子药物的吸收，使腹腔内能维持高药物浓度，而外周血药浓度较低，一般腹腔灌注应用化疗药物浓度可以达到同一时间血浆药物浓度的20～1000

倍。因此，HIPEC既增加了药物对腹膜癌的直接细胞毒作用，又减轻了全身毒副作用。

2. 热效应

正常组织对热的耐受性优于癌组织。研究表明，恶性肿瘤细胞在43℃条件下仅能持续耐受1h。热效应对癌细胞有多重作用。在组织水平上使癌组织内微血管栓塞，引起肿瘤组织缺血性坏死；在细胞水平上破坏细胞的自稳机制，激活溶酶体，破坏胞质和胞核，干扰能量代谢，直接引起S期和M期癌细胞死亡；在分子水平上使癌细胞膜蛋白变性，干扰蛋白质、DNA和RNA合成。

3. 大容量灌洗

持续大容量液体循环灌注腹腔，均匀地将热量和化疗药物传递到腹腔的同时，还可以冲刷腹腔各个角落，并利用特殊的过滤网去除组织碎屑、血块、游离癌细胞等。此外HIPEC还可以冲洗并杀灭活性血小板、嗜中性粒细胞和单核细胞，这可以减少创伤愈合过程对肿瘤细胞生长的促进作用。

4. 协同效应

热疗与化疗药物可发挥协同抗肿瘤作用，该协同作用在43℃时明显增强。高温状态下，癌细胞膜流动性增强，细胞膜及肿瘤血管通透性增高，使药物的渗透深度从1～2mm加深至5mm。热本身对肿瘤细胞有杀伤作用，而且对腹膜表面种植肿瘤有明显的化疗增敏作用。热动力学效益能加快化疗药与癌细胞的结合，使药物活性大大增强，从而提高癌细胞对某些抗癌药的反应率。化疗药物在加温条件下，抗癌作用明显增强。高温可消除某些癌基因对细胞摄取和排泄化疗药物的调控能力，使热化疗后癌细胞内化疗药物排泄减少，蓄积浓度增加，同时抑制肿瘤细胞对化疗药物损伤的修复，改变肿瘤组织周边的血液循环，使化疗药物易于进入肿瘤组织。

（二）操作方法

1. HIPEC工作原理

HIPEC系统由控制系统、热交换系统、动力系统、温度监测系统、循环管路系统构成，分为预热循环和治疗循环（图45-2-3）。HIPEC治疗时，首先设定治疗温度、流速和时长等关键信息，然后启动预热循环，体积为3L的化疗药液经循环泵驱动，进入预热循环管路，经热交换系统加热至设定温度后，关闭预热循环进入治疗循环，化疗药液通过入体管路进入人体，然后经出体管路返回循环，热交换系统持续加热，维持设定治疗温度，如此循环热灌注化疗至设定时长。

2. 开放式HIPEC

在开腹手术中，腹腔开放的情况下实施HIPEC的技术，被称为开放式HIPEC。在CRS完成后，胃肠道重建之前，穿过腹壁在腹腔放置一根Tenckhoff导管和闭合吸引管，温度探针固定在相应位置的皮肤边缘。1号单丝缝线间断缝合皮肤，将皮肤边缘固定在Thompson自动拉钩上，在切口的四角放置烟雾吸引器各一根，防止化疗药物气溶胶污染。部分腹膜癌中心的做法是，悬吊皮肤后，使用塑料薄膜覆盖腹壁切口，塑料薄膜下放置

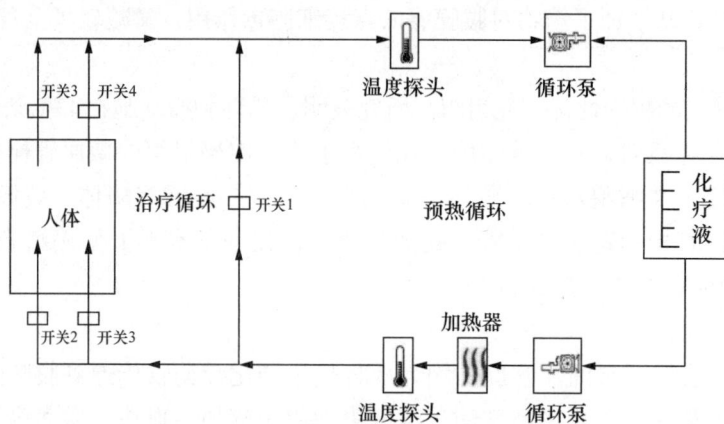

图45-2-3　HIPEC系统构成

烟雾吸引器，经活性炭过滤以防止化疗药物气溶胶污染，外科医生在塑料盖膜上剪开一个缝，带上双层手套后可以伸入腹盆腔。在90min的灌注过程中，外科医生轻柔而连续地翻动内脏，以减少腹膜表面附着物，使腹腔内结构能始终均一地暴露于高温和含化疗药物的灌洗液中。加热循环泵将热化疗溶液通过Tenckhoff导管灌入腹腔，并通过引流管将之抽出以形成一个回路。热交换器将灌入的液体保持在44℃～46℃，使腹腔内温度维持在42℃～43℃。经反复验证，开放式HIPEC是安全可靠的，手术室环境中检测不到化疗药物气溶胶存在。但是，个别药物如马法兰，不能应用于开放式HIPEC。马法兰属于氮芥类抗肿瘤药物，是一种高度活泼的化合物，在温热状态下可挥发，污染手术室环境。

3. 闭合式HIPEC

在完成CRS后，腹腔内置入输入导管、输出导管和温度探头。输出管的位置根据情况决定，一般放置于腹腔较低处，如盆腔或右膈下。温度探针放在腹腔近中央部位，远离导管顶端，以监测输入和输出的温度。临时关闭腹腔，将预热化疗液自输入管灌入腹腔，经输出管抽出，形成稳定循环，并达到大约1500ml/min的灌注流量。灌注期间，从外部用手摇动腹腔，以促进热化疗液均匀分布。灌注完成后，重新开腹，完成消化道修补和重建。与开放式HIPEC相比，该方法不需悬吊腹壁皮肤，能较好地将前腹壁完全浸入热化疗液中。此外，还有一种完全闭合式HIPEC，该方法在完成CRS后，彻底灌洗腹腔，然后行消化道重建、灌注导管置入后，关闭腹腔，于手术室行HIPEC，结束后直接返回外科重症监护病房。

4. 开放式HIPEC与闭合式HIPEC比较

HIPEC方法目前尚无统一标准，开放式与闭合式HIPEC各有利弊（表45-2-1）。然而，目前有几条原则已被广泛接受：第一，手术中行HIPEC治疗效果最好；第二，42℃～43℃为最适温度；第三，满意的CRS或根治手术是HIPEC获益的前提；第四，除阴道残端关闭外，所有的缝合和重建都应在HIPEC后进行。在国内HIPEC专家共识中，提出了"HIPEC＋"治疗模式，强调以围术期HIPEC为核心的治疗模式，目前仍有较大争议。

表45-2-1　开放式/闭合式 HIPEC 比较

特点	开放式	闭合式
治疗效率	可继续清除肠道及系膜表面肿瘤	无法继续手术
环境危害	未检测出气溶胶	安全性更高
分布	热化疗液分布均匀，皮肤边缘组织未浸入	热化疗液分布较差，前腹壁可完全浸入
压力	腹腔压力不升高	腹腔压力升高，可加深化疗药渗透深度
药理学	能进行正常组织和肿瘤组织的药代动力学监测	无法监测组织对化疗药物的摄取量
切口和缝合线	复发风险低	复发风险高
膈肌切除	胸腔同时灌注，预防胸腔种植	胸腔未行热灌注化疗，胸腔种植风险大
小肠损伤	可通过直接观察肠袢发现	无法发现
能量损耗	维持腹腔温度所需热量多	维持腹腔温度所需热量少

5. 其他灌注方法

腹腔扩容器：Fujimura等开发出一项使用腹腔扩容器的技术。扩容器的主体是一个丙烯酸制成的柱形容器，包括输入和输出导管，可固定于切口上。容器内充满灌注液，缓慢灌入腹腔，使小肠能够自由悬浮。该技术已在日本和韩国应用。Elias等报道了扩容器的缺点，包括伤口周围渗漏和由于扩容器遮蔽切口无法接触化疗药物，从而出现腹部切口的肿瘤种植等，目前该技术已很少应用。

腹腔镜技术：多项临床研究提示，经腹腔镜能够行CRS术。与开放式的HIPEC相比，腹腔镜辅助的HIPEC能促进部分化疗药物在肿瘤组织内扩散，但应用腹腔镜的适应证有待探讨。腹膜癌的病人特别是术后复发的病人，实施腔镜手术存在限制，对腔镜手术穿刺点种植转移的担忧，也是业界不断争论的焦点。

6. HIPEC 时长

HIPEC时长尚无统一标准，不同单位之间差异较大，自30～120min不等。Gardner建立了量效曲线及对暴露时间依赖性的数学模型。根据该模型，达到细胞毒效应最佳峰浓度后，再增加暴露时间不会提高细胞毒优势。理论上讲，HIPEC时长应根据药代动力学确定，而不能随意确定，既要考虑达到细胞毒效益的最佳暴露时间，也要权衡全身暴露和骨髓毒性。

（三）HIPEC 药物方案

1. 药物选择

围术期腹腔化疗药代动力学原理是腹腔给药提供的剂量强化效应和腹膜-血浆屏障导致的延迟清除效应。Dedrick等构建了腹腔和血浆之间物质转移速率的数学模型（Dedrick公式），即物质转移率＝有效渗透面积×（腹腔药物浓度－血浆药物浓度）。部分亲水抗癌药物的腹膜渗透率远小于其血浆清除率，且药物腹腔清除率与药物分子量的平方根呈负相关。因此，大分子亲水性细胞毒药物腹腔给药后可长时间保持腹腔药物浓度高于血浆浓度，使得CRS后残余肿瘤细胞充分暴露于高浓度细胞毒药物，同时保持血浆浓度在较低水平，减轻系统毒性。此类药物在腹腔给药和静脉给药时的曲线下面积（area under curve，AUC）比值，充分反映了它在腹腔给药下的药代动力学优势。目前，临床常用腹腔化疗药物的药理学特征见表45-2-2。

腹腔化疗疗效不仅与腹腔高浓度或高AUC比（IP/IV）相关，还受限于化疗药物浸润肿瘤的深度。理想的腹腔化疗药物既要通过腹腔给药缓慢扩散通过毛细血管内皮在腹腔中形成高浓度，也要能长时间滞留于腹膜深部对肿瘤结节有较强的浸润深度。此外，随着检测技术的进步，根据腹膜癌患者化疗敏感性检测结果，精准选择预期反应更好的细胞毒药物，可能是未来HIPEC药物选择的趋势。

表45-2-2 临床常用腹腔化疗药物药理学特征

药物	类型	分子量	剂量	暴露时间	AUC比值	浸润深度	热协同	备注
顺铂	烷化剂	300.1	50～250mg/m²	30min～20h	7.8～21	1～5mm	是	剂量限制性肾毒性
卡铂	烷化剂	371.25	200～800mg/m²	30min～20h	1.9～10	0.5～9mm	是	
奥沙利铂	烷化剂	397.3	200～460mg/m²	30min～20h	3.5～16	1～2mm	是	
马法兰	烷化剂	305.2	50～70mg/m²	90～120min	93		是	快速降解
丝裂霉素	抗肿瘤抗生素	334.3	15～35mg/m²	90～150min	10～23.5	2mm	是	
阿霉素	抗肿瘤抗生素	579.99	15～75mg/m²	90min	162～579	4～6层细胞	是	
多西他赛	抗微管	861.9	45～150mg/m²	30min～23h	552	NA	争议	细胞周期特异性
紫杉醇	抗微管	853.9	20～180mg 总剂量	30min～23h	1000	>80层细胞	争议	细胞周期特异性
5-氟尿嘧啶	抗代谢	130.08	650mg/m² 5天（EPIC）	23h	250	0.2mm	是（轻度）	细胞周期特异性
吉西他滨	抗代谢	299.5	50～1000mg/m²	60min～24h	500	NA	NA	细胞周期特异性
培美曲塞	抗代谢	471.4	500mg/m²	24h	19.2	NA	NA	细胞周期特异性

AUC-比值：腹腔给药/静脉给药曲线下面积比值；分子量单位为道尔顿　NA：无信息

2. 药物剂量

目前，腹腔化疗药物剂量的计算主要有体表面积法和浓度法两种。体表面积法是根据静脉化疗类推而来，用以替代腹膜表面积计算化疗药物剂量。Rubin等研究表明，腹膜表面积与体表面积相关性较差，且性别差异对腹膜吸收特性影响较大，以体表面积代替腹膜表面积难以准确预测骨髓细胞毒药物暴露量和评估系统毒性，并可能造成用药过量或用药不足。然而，由于腹膜表面积估算困难，尽管有研究报道CT扫描体视学和尸检测量外推等新方法在估算腹膜功能面积上取得了一定突破，但尚未应用于临床，目前，大多数肿瘤中心仍采用体表面积计算腹腔化疗药物剂量。浓度法是采用恒定的浓度配置腹腔化疗液。根据Dedrick公式，腹腔化疗液浓度越低，清除越慢，系统毒性越低，与此同时对肿瘤结节和正常组织的浸润程度越低，疗效越差。因此，浓度法可准确预测腹腔化疗疗效，但有可能带来不可预测的系统毒性。

由于腹膜-血浆屏障存在，腹腔化疗可形成腹腔局部高浓度，使腹膜表面暴露于活性药物分子的时间延长。尽管药物局限于腹腔，但最终仍需进入体循环系统清除。因此，绝大部分药物腹腔给药的安全剂量与静脉给药应相同，部分经肝脏代谢的药物，如氟尿嘧啶，腹腔给药剂量可较静脉给药增加50%。这是因为氟尿嘧啶在维持腹腔高浓度的同时，大部分经门静脉吸收入肝，进入体循环的量极少，这种特性适合腹腔给药，但需准确评估患者的肝功能。

3. 灌注液总量及载体溶剂

腹膜转移灶和游离癌细胞可出现在腹膜表面的任何位置，因此腹腔化疗应覆盖整个腹盆腔表面。目前，腹腔化疗液总量尚未统一标准，各个单位之间差异很大。根据腹膜-血浆屏障物质转移公式，灌注化疗液接触面积增加将增加化疗药物腹膜-血浆转移总量，当灌注化疗液增加时，腹膜-血浆物质转移呈线性增长。Sugarbaker等认为腹腔化疗液总量的变化与全身毒性相关，采用恒定的药物剂量和灌注化疗液总量，可有效预测最佳疗效和全身毒性。

理想的载体溶剂应能增强腹膜表面暴露，延长腹腔高容量状态，减缓腹腔清除率，避免腹膜不良反应，目前最常采用的载体溶剂是生理盐水。有研究报道，等张大分子右旋糖溶液能长时间维持腹腔大容量，改善化疗药物腹腔分布，提高治疗有效性。亦有研究显示，采用低渗载体溶液行HIPEC有一定药代动力学优势，但术后出血和严重血小板减少症发生率高，还需进一步验证。

（四）常用的HIPEC方案

目前，常用的HIPEC药物方案包括：顺铂方案、奥沙利铂方案、丝裂霉素方案、阿霉素方案等。文献报道常用化疗方案见表45-2-3，表中所列方案的安全性、有效性均经过较大样本量的临床试验检验，是较成熟的HIPEC方案。

表45-2-3　常用的HIPEC方案

文献来源	药物及剂量	溶剂	时间/min
Sugarbaker et al.	顺铂，50mg/m² 阿霉素，15mg/m²	2L，1.5%右旋糖溶液	90
Deraco et al.	阿霉素，15.25mg/L 顺铂，43mg/L	4～6L	90
Elias et al.	奥沙利铂，460mg/m²	2L/m²，5%右旋糖溶液	30
Glehen et al.	奥沙利铂，360mg/m²	2L/m²，5%右旋糖溶液	30
Stewart et al.	奥沙利铂，200mg/m²	3L，5%右旋糖	120
Sugarbaker et al.	丝裂霉素，15mg/m² 阿霉素，15mg/m²	2L，1.5%右旋糖溶液	90
Witkamp A	丝裂霉素，17.5mg/m²，30、60min分别追加8.8mg/m²	3L，1.5%右旋糖溶液	90
Turaga K et al.	丝裂霉素，30mg/3L，60min时追加10mg	3L，1.5%右旋糖溶液	90
Yang et al.	顺铂，120mg/L 丝裂霉素，30mg	6L，0.9%氯化钠溶液	60

第三节　辅　助　治　疗

　　腹膜癌的辅助治疗因原发肿瘤的不同而各不相同，主要治疗策略包括新辅助双向化疗、术中双向化疗、术后早期腹腔化疗即辅助双向化疗、生物治疗等。

一、新辅助双向化疗

　　新辅助双向化疗是在CRS＋HIPEC术前应用腹腔化疗加系统化疗进行转化，具有减缓腹腔播散，评估肿瘤生物学性质，减少腹腔肿瘤负荷等优势，目前多应用于胃癌来源腹膜癌。常用的方案包括：①口服S-1（国产商品名：替吉奥），60mg/（m^2·d），持续14d，并于第1天给予多西他赛30mg/m^2加顺铂30mg/m^2腹腔化疗，于第8天给予多西他赛30mg/m^2加顺铂30mg/m^2静脉化疗，休息一周后重复一次。②口服S-1，40mg/m^2，每天两次，持续14天，并分别于第1天和第8天给予紫杉醇50mg/m^2静脉化疗加紫杉醇20mg/m^2腹腔化疗，腹腔化疗溶剂为1L生理盐水，输注时间大于1h，与静脉化疗同时进行，休息一周后重复一次。③紫杉醇40mg/m^2＋卡铂150mg/m^2加入1000ml生理盐水中，行腹腔化疗，输注时间大于30min，同时给予甲氨蝶呤100mg/m^2加5-氟尿嘧啶600mg/m^2静脉化疗，输注时间大于15min，每周重复一次，共两个周期。④紫杉醇20mg/m^2溶解于1L 6%羟乙基淀粉，行腹腔化疗，快速输注，连续5天，第三天行奥沙利铂100～150mg/m^2静脉化疗，静脉化疗在腹腔化疗开始30min后进行。

　　尽管新辅助腹腔加系统化疗有以上诸多优点，但其完全应答率极低，并可能增加CRS＋HIPEC并发症发生率和死亡率，而化疗引起的广泛纤维化会严重影响对腹膜癌程度的评估。

二、术中双向化疗

　　术中双向化疗是指在手术过程中同时进行静脉化疗和腹腔化疗，即腹腔热灌注化疗的同时给予静脉化疗，目前常用于胃癌、结直肠癌及卵巢癌来源腹膜癌。在术中双向化疗中，5-氟尿嘧啶是最常用的细胞毒药物，研究表明双向化疗过程中，快速静脉注射5-氟尿嘧啶后，血浆5-氟尿嘧啶浓度迅速下降，腹腔中5-氟尿嘧啶浓度迅速上升至饱和状态。这种独特的药理学特性，有助于5-氟尿嘧啶在双向化疗中实现最大的肿瘤杀灭效益，并降低不良反应。目前，常用的术中双向化疗方案包括：①以奥沙利铂为主的HIPEC方案或阿霉素加丝裂霉素HIPEC方案，联合5-氟尿嘧啶400mg/m^2加亚叶酸20mg/m^2静脉化疗，静脉化疗在1h内完成；该方案主要用于结直肠癌及阑尾来源腹膜癌。②顺铂50mg/m^2加多西他赛15mg/m^2HIPEC方案，联合异环磷酰胺1300mg/m^2，90min持续静脉输入，该方案主要应用于胃癌和卵巢癌来源腹膜癌。

三、术后早期腹腔化疗

术后早期腹腔化疗一般指在CRS＋HIPEC术后1～5天内，通过腹腔引流管行腹腔化疗。理论上讲，术后早期腹腔创面修复尚未完成，残余癌细胞未被纤维组织包裹，化疗液易分布均匀，更有利于清除残余癌细胞。因5-氟尿嘧啶腹腔给药后独特的药理学优势，已广泛应用于术后早期腹腔化疗。术后粘连一旦形成，腹腔化疗面临引流管不通畅，化疗药液分布不均匀等问题，临床应用极大受限。目前，常用的术后早期腹腔化疗方案包括：①术后1～4天，5-氟尿嘧啶（女性400mg/m^2、男性600mg/m^2）溶解于1L1.5%右旋糖溶液中，注入腹腔，维持23h，下一次灌注前1h抽出灌注液；灌注化疗的前6h内，从右侧卧位开始，患者每隔30min变化一次体位，患者始终保持右侧或左侧卧位；该方案主要用于胃癌、结直肠癌及阑尾来源腹膜癌。②术后1～5d，紫杉醇20～40mg/m^{2}溶解于1L 6%羟乙基淀粉溶液中，快速注入腹腔，维持23h，下一次灌注前1h抽出灌注液；灌注化疗的前6h内，从右侧卧位开始，患者每隔30min变化一次体位，患者始终保持右侧或左侧卧位；该方案主要用于恶性间皮瘤和卵巢癌来源腹膜癌。

四、辅助双向化疗

腹膜癌CRS＋HIPEC术后长期辅助治疗，目前尚无循证医学证据。目前肿瘤学界常用辅助双向化疗或经验性系统化疗联合生物治疗等方法。如奥沙铂类或5-氟尿嘧啶为主的化疗方案联合西妥昔单抗或贝伐单抗等生物制剂，长期治疗结直肠癌来源腹膜癌取得了较好疗效。目前常用的辅助双向化疗方案包括：①5-氟尿嘧啶（600mg/m^2）腹腔化疗，维持24h，灌注化疗的前6h内，从右侧卧位开始，患者每隔30min变化一次体位，患者始终保持右侧或左侧卧位；奥沙利铂（130mg/m^2）静脉化疗，于腹腔化疗输注后进行，输注时间大于2h。②5-氟尿嘧啶（600mg/m^2）腹腔化疗，维持24h，灌注化疗的前6h内，从右侧卧位开始，患者每隔30min变化一次体位，患者始终保持右侧或左侧卧位；丝裂霉素（10mg/m^2）静脉化疗，于腹腔化疗输注后进行，输注时间大于2h。③口服叶酸1mg/d，化疗开始前1～3周至化疗结束后1～3周；肌内注射维生素B$_{12}$，1000μg化疗开始前1～3周，每9周重复一次，直至停止培美曲塞化疗；培美曲塞（500mg/m^2）溶于1000ml 1.5%右旋糖溶液中，60min快速输注腹腔；腹腔给药30min后，12.5g甘露醇溶于1000ml生理盐水中，静脉滴注，时间大于15min；腹腔给药60min后，顺铂（75mg/m^2）静脉给药，时间大于120min；该方案常用于腹膜恶性间皮瘤。④紫杉醇135mg/m^2，静脉化疗；顺铂75mg/m^{2}腹腔化疗；紫杉醇80mg/m^{2}腹腔化疗；每三周一次，共6周期；该方案常用于卵巢癌来源腹膜癌。

第四节　肿瘤细胞减灭术加腹腔热灌注化疗临床观察

CRS＋HIPEC综合治疗策略可有效控制腹膜癌进展，已广泛应用于原发性/继发性腹膜癌的诊治，并被推荐为结直肠癌腹膜癌、腹膜假黏液瘤、腹膜恶性间皮瘤的标准治疗，在卵巢癌腹膜癌、胃癌腹膜癌中的临床疗效亦取得了高级别循证医学证据支持。2015年，由首都医科大学附属北京世纪坛医院腹膜肿瘤外科牵头制定了《肿瘤细胞减灭术加腹腔热灌注化疗治疗腹膜表面肿瘤的专家共识》，这是国内第一个关于腹膜癌诊治的专家共识，共识肯定了CRS＋HIPEC的疗效，规范了CRS＋HIPEC诊治流程和标准。

一、结直肠癌腹膜癌

Glehen等对28个研究中心506例行CRS＋HIPEC治疗的结直肠癌腹膜转移癌患者总结发现，总体中位生存期为19.2月，3年和5年生存率分别为39%和19%。荷兰癌症研究中心Ⅲ期前瞻性随机对照临床研究结果显示，CRS＋HIPEC＋全身化疗组中位生存期为22.4个月，显著优于姑息手术＋全身化疗组的12.6个月，即使研究组的完全细胞减灭率不到40%，但生存率已经显著高于迄今为止任何其他治疗策略。当中位随访时间延长至8年后，前者中位总生存期为22.2个月，而后者仍为12.6个月，再次证明CRS＋HIPEC可延长结直肠癌PC患者生存时间。本单位回顾性病例对照结果显示，单纯CRS治疗结直肠癌腹膜癌中位总生存期为8.5个月（95%CI 4.7～12.4个月），而CRS＋HIPEC治疗组中位OS为13.7个月（95%CI 10.0～16.5个月），明显优于单纯CRS组。Ⅱ期临床研究结果显示，患者的1、2、3、5年生存率可分别达到70.5%、34.2%、22.0%和22.0%。

目前CRS＋HIPEC已成为欧洲和澳洲多个国家治疗结直肠腹膜癌的标准疗法。此类患者的5年生存率在荷兰超过50%，英国约为25%，法国约30%，澳大利亚约35%，美国也在30%以上，而我国尚无大样本数据。

二、胃癌腹膜癌

近三十年来，多项临床研究报道了CRS＋HIPEC治疗胃癌腹膜癌的临床疗效和安全性结果，其中样本量超过100例的临床研究共四项。2005年，Yonemura报道了107例胃癌腹膜癌患者，分别接受传统CRS＋HIPEC和以腹膜切除术为核心的CRS＋HIPEC，结果发现107例患者中位总生存期为11.5个月，5年生存率为6.7%。2010年，Glehen等报道了一项多中心回顾性临床研究，共纳入15个肿瘤中心、159例接受CRS＋HIPEC治疗的胃癌腹膜癌患者，结果发现中位总生存期为9.2个月，1年、3年和5年生存率分别为43%、18%和13%。2014年，Canbay等报道了一项单中心大样本回顾性研究，共纳入194

例胃癌腹膜癌患者，均接受术前静脉联合腹腔双向化疗和CRS＋HIPEC，结果显示中位总生存期为15.8个月，1年、2年和5年生存率分别为66%、32%和10.7%，围术期死亡率为3.9%，并发症发生率为23.6%。2016年，Passot等报道了一项单中心大样本研究，共纳入接受CRS＋HIPEC治疗的127例胃癌腹膜癌患者，中位总生存期为13.0个月，5年生存率为14%，10年生存率为10%。

本课题组于2011年报道了国际首个也是目前唯一一个CRS＋HIPEC治疗胃癌腹膜癌的单中心随机对照临床试验，结果显示CRS＋HIPEC组中位总生存期为11.0个月，显著优于CRS组的6.5个月，不良事件发生率为14.7%，证实了CRS＋HIPEC治疗胃癌腹膜癌的疗效和安全性。

Desiderio等对14项病例对照研究进行荟萃分析，共纳入胃癌腹膜癌患者620例，其中289例行CRS＋HIPEC，中位总生存期为11.1个月；331例仅接受CRS或仅行系统化疗，中位总生存期为7.1月。本课题组对近三十年来全球范围内报道CRS＋HIPEC治疗胃癌腹膜癌的29项临床研究进行了系统综述，共纳入患者数为1863例，其中1659例来源于回顾性研究，204例来源于前瞻性研究，中位总生存期为11.5个月（范围：6.1～37.0个月）。

三、卵巢癌腹膜癌

Ⅲ／Ⅳ期卵巢癌的常规治疗为CRS术后联合铂类加紫杉烷类全身化疗，但多数患者5年内复发，无标准治疗方案。2012年，Bakrin等报道了目前CRS＋HIPEC治疗卵巢癌的最大样本量的多中心回顾性队列研究，该研究共纳入566例患者，结果提示初治晚期患者的中位总生存期为35.4个月，复发性患者的中位总生存期为45.7个月，铂类敏感型和耐药型患者的中位总生存期无显著性差异。2014年，Spiliotis等报道了CRS＋HIPEC治疗复发性卵巢癌的随机对照Ⅲ期临床研究，60例FIGO Ⅲ／Ⅳ期一线治疗后初次复发的卵巢癌患者行CRS＋HIPEC及术后辅助化疗为HIPEC组，同期单纯CRS及术后辅助化疗治疗的60例复发性卵巢癌患者作为非HIPEC组。HIPEC组和非HIPEC组的中位总生存期分别为26.7和13.4个月（$P<0.006$），两组患者的三年生存率分别为75%和18%（$P<0.01$）。鉴于晚期或复发性卵巢癌治疗的复杂性，以及HIPEC治疗卵巢癌所带来的生存优势，国际腹膜表面肿瘤研讨会将CRS＋HIPEC治疗技术作为卵巢癌腹膜癌的推荐治疗。2018年，Driel等报道了CRS＋HIPEC治疗初治卵巢癌的随机对照Ⅲ期临床研究，共纳入245例Ⅲ期卵巢癌、输卵管癌、原发性腹膜癌，随机接受CRS＋HIPEC或单纯CRS，结果显示CRS＋HIPEC组中位总生存期为45.7个月，显著高于单纯CRS组（33.9个月），再次肯定了CRS＋HIPEC在初治上皮性卵巢癌患者治疗中的有效性和安全性。

四、腹膜假黏液瘤

腹膜假黏液瘤是HIPEC的最佳适应证。2009至2018年，国际主要临床研究中，规范性CRS＋HIPEC治疗腹膜假黏液瘤的中位总生存期可达100～196个月，中位无进展生存期可达40～110个月，5年生存率可达73%～94%，10年生存率可达36%～85%，3、5、10年无进展生存期率分别为51%～87%、38%～80%、61%～70%。2012年，Chua等国际多中心回顾性分析2298例腹膜假黏液瘤患者治疗数据，显示规范性CRS＋HIPEC可使总生存期达到196个月（16.3年），无进展生存期达到98个月（8.2年），10年、15年生存率分别为63%、59%。由于这些突出的临床疗效，2014年腹膜表面肿瘤国际联盟在荷兰召开第九届国际腹膜癌大会，正式推荐CRS＋HIPEC作为腹膜假黏液瘤的标准治疗。

五、恶性腹膜间皮瘤

目前，CRS＋HIPEC已作为腹膜恶性间皮瘤的标准治疗。研究表明，CRS＋HIPEC治疗恶性腹膜间皮瘤患者的中位生存期可由既往的12～17个月，提升至29.5～100个月。Helm等对1047例腹膜恶性间皮瘤进行荟萃分析，结果提示CRS＋HIPEC治疗恶性腹膜间皮瘤，1年、3年和5年生存率分别为84%、59%和42%。

（李　雁　姬忠贺　刘　刚）

参 考 文 献

［1］ 李雁. 腹膜癌研究之我见 [J]. 中国肿瘤临床, 2012, 39 (22): 1685-1686.

［2］ 李雁, 周云峰, 梁寒, 等. 细胞减灭术加腹腔热灌注化疗治疗腹膜表面肿瘤的专家共识 [J]. 中国肿瘤临床, 2015, 42 (4): 198-206.

［3］ YAN T D, LINKS M, FRANSI S, et al. Learning curve for cytoreductive surgery and perioperative intraperitoneal chemotherapy for peritoneal surface malignancy-a journey to becoming a Nationally Funded Peritonectomy Center [J]. Ann Surg Oncol, 2007, 14 (8): 2270-2280.

［4］ SMEENK R M, VERWAAL V J, ZOETMULDER F A . Learning curve of combined modality treatment in peritoneal surface disease [J]. Br J Surg, 2007, 94 (11): 1408-1414.

［5］ DE BREE E, KOOPS W, KROGER R, et al. Peritoneal carcinomatosis from colorectal or appendiceal origin: correlation of preoperative CT with intraoperative findings and evaluation of interobserver agreement [J]. J Surg Oncol, 2004, 86 (2): 64-73.

［6］ SUGARBAKER P H. Successful management of microscopic residual disease in large bowel cancer [J]. Cancer Chemother Pharmacol, 1999, 43: S15-S25.

［7］ SUGARBAKER P H. Cytoreductive surgery and peri-operative intraperitoneal chemotherapy as a curative approach to pseudomyxoma peritonei syndrome [J]. Eur J Surg Oncol, 2001, 27 (3): 239-243.

［8］ SUGARBAKER P H, MORA J T, CARMIGNANI P, et al. Update on chemotherapeutic agents utilized for perioperative intraperitoneal chemotherapy [J]. Oncologist, 2005, 10 (2): 112-122.

［9］ 腹腔热灌注化疗技术临床应用专家协作组. 腹腔热灌注化疗技术临床应用专家共识 (2016 版) [J]. 消化肿瘤杂志 (电子版), 2016, 8 (3): 125-129.

［10］ KUSAMURA S, DOMINIQUE E, BARATTI D, et al. Drugs, carrier solutions and temperature in hyperthermic intraperitoneal chemotherapy [J]. J Surg Oncol, 2008, 98 (4): 247-252.

［11］ FUJIMURA T, YONEMURA Y, MURAOKA K, et al. Continuous hyperthermic peritoneal perfusion for the prevention of peritoneal recurrence of gastric cancer: randomized controlled study [J]. World J Surg, 1994, 18 (1): 150-155.

［12］ ELIAS D, DUBE P, BONVALOT S, et al. Treatment of liver metastases with moderate peritoneal carcinomatosis by hepatectomy and cytoreductive surgery followed by immediate post-operative intraperitoneal chemotherapy: feasibility and preliminary results [J]. Hepatogastroenterology, 1999, 46 (25): 360-363.

［13］ THOMAS F, FERRON G, GESSON-PAUTE A, et al. Increased tissue diffusion of oxaliplatin during laparoscopically assisted versus open heated intraoperative intraperitoneal chemotherapy (HIPEC) [J]. Ann Surg Oncol, 2008, 15 (12): 3623-3624.

［14］ GAROFALO A, VALLE M. Laparoscopy in the management of peritoneal carcinomatosis [J]. Cancer J, 2009, 15 (3): 190-195.

［15］ GARDNER S N. A mechanistic, predictive model of dose-response curves for cell cycle phase-specific and -nonspecific drugs [J]. Cancer Res, 2000, 60 (5): 1417-1425.

［16］ DEDRICK R L. Theoretical and experimental bases of intraperitoneal chemotherapy [J]. Semin Oncol, 1985, 12 (3 Suppl 4): 1-6.

［17］ RUBIN J, CLAWSON M, PLANCH A, et al. Measurements of peritoneal surface area in man and rat [J]. Am J Med Sci, 1988, 295 (5): 453-458.

［18］ SUGARBAKER P H, STUART O A, CARMIGNANI C P. Pharmacokinetic changes induced by the volume of chemotherapy solution in patients treated with hyperthermic intraperitoneal mitomycin C [J]. Cancer Chemother Pharmacol, 2006, 57 (5): 703-708.

［19］ VAN DER SPEETEN K, STUART O A, SUGARBAKER P H. Pharmacology of perioperative intraperitoneal and intravenous chemotherapy in patients with peritoneal surface malignancy [J]. Surg Oncol Clin N Am, 2012, 21 (4): 577-597.

［20］ DERACO M, BARATTI D, CABRAS A D, et al. Experience with peritoneal mesothelioma at the Milan National Cancer Institute [J]. World J Gastrointest Oncol, 2010, 2 (2): 76-84.

［21］ ELIAS D, BONNAY M, PUIZILLOU J M, et al. Heated intra-operative intraperitoneal oxaliplatin after complete resection of peritoneal carcinomatosis: pharmacokinetics and tissue distribution [J]. Ann Oncol, 2002, 13 (2): 267-272.

［22］ ELIAS D, RAYNARD B, BONNAY M, et al. Heated intra-operative intraperitoneal oxaliplatin alone and in combination with intraperitoneal irinotecan: pharmacologic studies [J]. Eur J Surg Oncol, 2006, 32 (6): 607-613.

［23］ GLEHEN O, KWIATKOWSKI F, SUGARBAKER P H, et al. Cytoreductive surgery combined with perioperative intraperitoneal chemotherapy for the management of peritoneal carcinomatosis from colorectal cancer: a multi-institutional study [J]. J Clin Oncol, 2004, 22 (16): 3284-3292.

[24] GLEHEN O, GILLY F N, BOUTITIE F, et al. Toward curative treatment of peritoneal carcinomatosis from nonovarian origin by cytoreductive surgery combined with perioperative intraperitoneal chemotherapy: a multi-institutional study of 1290 patients [J]. Cancer, 2010, 116 (24): 5608-5618.

[25] STEWART J H T, SHEN P, RUSSELL G, et al. A phase I trial of oxaliplatin for intraperitoneal hyperthermic chemoperfusion for the treatment of peritoneal surface dissemination from colorectal and appendiceal cancers [J]. Ann Surg Oncol, 2008, 15 (8): 2137-2145.

[26] SUGARBAKER P H, VAN DER SPEETEN K, Stuart O A, et al. Impact of surgical and clinical factors on the pharmacology of intraperitoneal doxorubicin in 145 patients with peritoneal carcinomatosis [J]. Eur J Surg Oncol, 2011, 37 (8): 719-726.

[27] VAN DER SPEETEN K, STUART O A, CHANG D, et al. Changes induced by surgical and clinical factors in the pharmacology of intraperitoneal mitomycin C in 145 patients with peritoneal carcinomatosis [J]. Cancer Chemother Pharmacol, 2011, 68 (1): 147-156.

[28] WITKAMP A J, DE BREE E, KAAG M M, et al. Extensive cytoreductive surgery followed by intra-operative hyperthermic intraperitoneal chemotherapy with mitomycin-c in patients with peritoneal carcinomatosis of colorectal origin [J]. Eur J Cancer, 2001, 37 (8): 979-984.

[29] TURAGA K, LEVINE E, BARONE R, et al. Consensus guidelines from The American Society of Peritoneal Surface Malignancies on standardizing the delivery of hyperthermic intraperitoneal chemotherapy (HIPEC) in colorectal cancer patients in the United States [J]. Ann Surg Oncol, 2014, 21 (5): 1501-1505.

[30] YANG X J, HUANG C Q, SUO T, et al. Cytoreductive surgery and hyperthermic intraperitoneal chemotherapy improves survival of patients with peritoneal carcinomatosis from gastric cancer: final results of a phase III randomized clinical trial [J]. Ann Surg Oncol, 2011, 18 (6): 1575-1581.

[31] YONEMURA Y, BANDOU E, SAWA T, et al. Neoadjuvant treatment of gastric cancer with peritoneal dissemination [J]. Eur J Surg Oncol, 2006, 32 (6): 661-665.

[32] YONEMURA Y, CANBAY E, Li Y, et al. A comprehensive treatment for peritoneal metastases from gastric cancer with curative intent [J]. Eur J Surg Oncol, 2016, 42 (8): 1123-1131.

[33] KITAYAMA J, ISHIGAMI H, YAMAGUCHI H, et al. Salvage gastrectomy after intravenous and intraperitoneal paclitaxel (PTX) administration with oral S-1 for peritoneal dissemination of advanced gastric cancer with malignant ascites [J]. Ann Surg Oncol, 2014, 21 (2): 539-546.

[34] VAN DER SPEETEN K, STUART O A, MAHTEME H, et al. Pharmacology of perioperative 5-fluorouracil [J]. J Surg Oncol, 2010, 102 (7): 730-735.

[35] VAN DER SPEETEN K, STUART O A, MAHTEME H, et al. Pharmacokinetic study of perioperative intravenous ifosfamide [J]. Int J Surg Oncol, 2011, 2011: 185092.

[36] JACQUET P, AVERBACH A, STEPHENS A D, et al. Heated intraoperative intraperitoneal mitomycin C and early postoperative intraperitoneal 5-fluorouracil: pharmacokinetic studies [J]. Oncology, 1998,

55 (2): 130-138.

[37] VERWAAL V J, VAN RUTH S, D E BREE E, et al. Randomized trial of cytoreduction and hyperthermic intraperitoneal chemotherapy versus systemic chemotherapy and palliative surgery in patients with peritoneal carcinomatosis of colorectal cancer [J]. J Clin Oncol, 2003, 21 (20): 3737-3743.

[38] VERWAAL V J, BRUIN S, BOOT H, et al. 8-year follow-up of randomized trial: cytoreduction and hyperthermic intraperitoneal chemotherapy versus systemic chemotherapy in patients with peritoneal carcinomatosis of colorectal cancer [J]. Ann Surg Oncol, 2008, 15 (9): 2426-2432.

[39] HUANG C Q, FENG J P, YANG X J, et al. Cytoreductive surgery plus hyperthermic intraperitoneal chemotherapy improves survival of patients with peritoneal carcinomatosis from colorectal cancer: a case-control study from a Chinese center [J]. J Surg Oncol, 2014, 109 (7): 730-739.

[40] HUANG C Q, YANG X J, YU Y, et al. Cytoreductive surgery plus hyperthermic intraperitoneal chemotherapy improves survival for patients with peritoneal carcinomatosis from colorectal cancer: a phase II study from a Chinese center [J]. PLoS One, 2014, 9 (9): e108509.

[41] YONEMURA Y, KAWAMURA T, BANDOU E, et al. Treatment of peritoneal dissemination from gastric cancer by peritonectomy and chemohyperthermic peritoneal perfusion [J]. Br J Surg. 2005, 92 (3): 370-375.

[42] GLEHEN O, GILLY F N, ARVIEUX C, et al. Peritoneal carcinomatosis from gastric cancer: a multi-institutional study of 159 patients treated by cytoreductive surgery combined with perioperative intraperitoneal chemotherapy [J]. Ann Surg Oncol. 2010, 17 (9): 2370-2377.

[43] CANBAY E, MIZUMOTO A, ICHINOSE M, et al. Outcome data of patients with peritoneal carcinomatosis from gastric origin treated by a strategy of bidirectional chemotherapy prior to cytoreductive surgery and hyperthermic intraperitoneal chemotherapy in a single specialized center in Japan [J]. Ann Surg Oncol. 2014, 21 (4): 1147-1152.

[44] PASSOT G, VAUDOYER D, VILLENEUVE L, et al. What made hyperthermic intraperitoneal chemotherapy an effective curative treatment for peritoneal surface malignancy: A 25-year experience with 1125 procedures [J]. J Surg Oncol. 2016, 113 (7): 796-803.

[45] DESIDERIO J, CHAO J, MELSTROM L, et al. The 30-year experience-a meta-analysis of randomised and high-quality non-randomised studies of hyperthermic intraperitoneal chemotherapy in the treatment of gastric cancer [J]. Eur J Cancer. 2017, 79: 1-14.

[46] JI Z H, PENG K W, Yu Y, et al. Current status and future prospects of clinical trials on CRS＋HIPEC for gastric cancer peritoneal metastases [J]. Int J Hyperthermia, 2017, 33 (5): 562-570.

[47] BAKRIN N, BEREDER J M, DECULLIER E, et al. Peritoneal carcinomatosis treated with cytoreductive surgery and hyperthermic intraperitoneal chemotherapy (HIPEC) for advanced ovarian carcinoma: a French multicentre retrospective cohort study of 566 patients [J]. Eur J Surg Oncol, 2013, 39 (12): 1435-1443.

[48] SPILIOTIS J, HALKIA E, LIANOS E, et al. Cytoreductive surgery and HIPEC in recurrent epithelial ovarian cancer: a prospective randomized phase III study [J]. Ann Surg Oncol, 2015, 22 (5): 1570-1575.

［49］ VAN DRIEL W J, KOOLE S N, SIKORSKA K, et al. Hyperthermic intraperitoneal chemotherapy in ovarian cancer [J]. N Engl J Med, 2018, 378 (3): 230-240.

［50］ CHUA T C, MORAN B J, SUGARBAKER P H, et al. Early-and long-term outcome data of patients with pseudomyxoma peritonei from appendiceal origin treated by a strategy of cytoreductive surgery and hyperthermic intraperitoneal chemotherapy [J]. J Clin Oncol, 2012, 30 (20): 2449-2456.

［51］ HELM J H, MIURA J T, GLENN J A, et al. Cytoreductive surgery and hyperthermic intraperitoneal chemotherapy for malignant peritoneal mesothelioma: a systematic review and meta-analysis [J]. Ann Surg Oncol, 2015, 22 (5): 1686-1693.

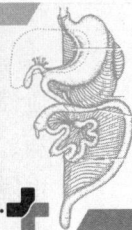

第一节　肠系膜缺血性疾病的病理生理

　　胃肠道系统接收大约20%心输出量的血液供应，在进食后的3～6h血供的需求量可增加100%～150%（相当于每min 2000ml血液）。腹腔动脉、肠系膜上/下动脉及其侧支循环构成了胃肠道的血供系统。其中，侧支循环在正常生理状况及病理状况下均具有重要的作用。胃十二指肠动脉及胰十二指肠动脉构成沟通腹腔动脉及肠系膜上动脉之间的侧支循环，而Drummond结肠缘动脉及Riolan弓状动脉构成沟通肠系膜下动脉（左结肠动脉）及肠系膜上动脉（中结肠动脉）之间的侧支循环。而侧支循环中的血流方向则取决于其所沟通的近端、远端动脉的主干血流的血压，一旦一侧的主干血流存在狭窄或闭塞，则血流可经相应的侧支循环供应发生病变的动脉。故而在侧支循环建立丰富（往往是病理状态下的慢性过程）的个体，单一主干动脉（腹腔动脉、肠系膜上动脉、肠系膜下动脉）的狭窄或闭塞，往往可以通过侧支循环由其他主干动脉代偿，而不引起症状。同时，髂内动脉也可经直肠肛管动脉分支参与结肠的动脉血供。

　　慢性肠系膜缺血（chronic mesenteric ischemia）多为动脉粥样硬化引起的肠系膜动脉狭窄或闭塞。其病理生理机制为胃肠道的血供不足以满足餐后胃肠道对血液的要求，餐后胃肠道需要更多的血液来支持肠道机械性蠕动的增加、消化液的分泌及营养物的吸收。故而该类患者往往表现出餐后腹痛的典型症状，而只有肠道缺血未能及时纠正而进一步发展时，患者才会发展为持续性腹痛或急性肠缺血。其分子机制为肠道黏膜、肌层及内脏神经缺乏三磷酸腺苷维持正常代谢，从而引发肠道运动减弱、代谢吸收障碍及腹痛症状。如前所述，由于侧支循环的存在，慢性肠系膜缺血的患者往往在3根主干动脉中存在2根及2根以上动脉的狭窄或闭塞。

　　当肠系膜动脉（或其附属静脉）内的血流受到限制或无法满足肠道组织的代谢需求，则会导致急性肠系膜缺血（acute mesenteric ischemia）的发生。急性肠系膜上动脉栓塞（superior mesenteric artery embolism，SAME）或急性肠系膜上动脉血栓形成（superior mesenteric artery thrombosis，SMAT）、肠系膜静脉血栓形成（mesenteric venous thrombosis，MVT）以及非闭塞性肠系膜缺血（non-occlusive mesenteric ischemia，NOMI），是肠系膜缺血性疾病的四大主要病因。而主动脉夹层、周围组织压迫、孤立性肠系膜上动脉夹层及医源性血管损伤等，则是肠系膜缺血性疾病的少见原因。

急性肠系膜动脉缺血包括阻塞性及非阻塞性病因。肠系膜动脉栓塞约占所有急性缺血性肠病的40%~60%，其中以肠系膜上动脉栓塞最为常见。来自于房颤、风湿性瓣膜病、心梗后室壁血栓的心源性栓子是最主要的致病因素，而主动脉（瘤）附壁血栓脱落也屡见报道。此外，肠系膜动脉系统内的急性肠系膜上动脉血栓形成是阻塞性肠系膜缺血的另一重要病因，往往继发于粥样硬化或炎性病变所致的动脉狭窄基础之上，并多以急性起病为首发症状；而约20%~50%的患者可在慢性缺血症状基础上合并急性发作。

非阻塞性肠系膜缺血占所有急性肠缺血的20%~30%，此概念特指那些由交感轴兴奋所致的肠系膜动脉血管收缩所致的急性肠道缺血，常见于重症、休克、感染、心脏手术后及高龄等患者。任何可能导致系统血压降低及休克的因素均可能成为此病的诱因。血管收缩反应在最初阶段为可逆性改变，但晚期阶段即使去除诱因也无法纠正。

随着急诊影像学的普及，主动脉夹层及孤立性肠系膜上动脉夹层所致的急性肠系膜缺血近年来报道逐渐增多。前者是指主动脉夹层真腔受压，内膜瓣片遮挡肠系膜动脉开口或内膜瓣片撕裂至肠系膜动脉开口；后者是指肠系膜上动脉孤立性夹层形成，导致远端真腔血供不足。值得注意的是，上述两者的主要病因被认为与高血压相关，动脉粥样硬化在其中的意义目前并不确切。

基于上述病理生理及病因，目前以血流重建及坏死肠管切除为主要目的的外科手术被认为是治疗这一类疾病经典而有效的方案，而近年来血管腔内治疗技术的广泛开展已经成为肠系膜缺血外科治疗的有效补充，并在很多情况下成为首选方案。但无论是传统外科手术治疗或是腔内血管外科治疗，抗凝、溶栓、扩管等药物治疗以及抗休克、营养支持等全身治疗，均是肠系膜缺血性疾病的整体治疗方案中不可或缺的重要组成部分。本文将对肠系膜缺血性疾病治疗中所涉及的药物保守治疗加以概括和总结。

第二节　急性肠系膜缺血的药物治疗

一旦临床上怀疑任何原因所致的急性肠道缺血，均应尽早给予禁食、胃肠减压。针对可能存在的全身炎症状态应给予积极的治疗，包括停用一些缩血管药物及利尿剂等（地高辛、儿茶酚胺类药物等），充分补液，纠正酸中毒，维持血流动力学稳定，及早应用广谱抗生素。虽然伦理学不允许通过对照试验来验证抗生素在这类疾病中应用的必要性，但研究已经发现肠壁的屏障作用在缺血时会大幅减低而导致肠道细菌移位。理论上，选用的抗生素应至少同时覆盖革兰氏阴性菌及厌氧菌。但动物实验显示，针对厌氧菌的治疗可能更加必要，这是由于肠道内的厌氧菌在缺氧早期可能更据主导地位。肠系膜缺血患者多合并脱水或酸中毒，应在治疗期间充分液体复苏及纠正水、电解质紊乱。以血管扩张药物、抗凝治疗及溶栓为主的药物保守治疗策略，可以在一定程度上限制病变的发展，并在部分患者中达到避免手术的目的。值得明确的是，对于急性肠系膜动脉阻塞性病变，仍应以外科手术开通血管和切除坏死肠段作为标准治疗方式。仅对确认尚未出现肠坏死、急性腹膜炎或无法耐受外科手术的患者，可尝试在密切观察腹部体征的基础上，单独应用药物治疗。

由主动脉夹层或孤立性肠系膜上动脉夹层所致的急性肠系膜缺血，急性期的降压治疗应作为基础，并密切观察肠缺血的进展，缺血不缓解是急诊手术纠正主动脉夹层的绝对指征。

一、对症治疗

针对急性肠系膜缺血，即使未出现肠缺血坏死及肠梗阻症状，也应尽早给氧气，给予禁食、禁水、胃肠减压等减轻肠道负荷的措施。这些措施可以减少胃肠内积气、积液和分泌物，从而减少胰泌素和胆囊收缩素-促胰酶素的分泌，减少胰腺外分泌，进而减少胃肠道对血供的需求，降低肠壁缺血坏死的风险。一旦发生肠梗阻甚至伴发肠穿孔，这些措施也可以减轻肠腔内压力，恢复肠壁血供，减少消化液自穿孔部位漏出，降低腹腔炎症，减轻腹痛。胃肠减压过程中应妥善固定胃管，防止移位或脱出，保持胃管通畅，维持有效负压。对于已发生腹膜炎甚至全身中毒症状的患者，应记录24h出入量，必要时留置导尿管，监测中心静脉压。密切观察血压、脉搏、血氧饱和度等生命体征。停用缩血管药，如去甲肾上腺素、肾上腺素、大剂量多巴胺等儿茶酚胺类药物和垂体加压素。停用利尿剂、地高辛等。

二、抗生素应用

（一）抗生素应用原则

急性肠缺血可导致肠黏膜屏障破坏，快速进展为腹腔内肠源性感染，甚至感染性腹膜炎。虽然早期使用抗生素可能引起耐药或菌谱改变，但抗生素在急性肠系膜缺血患者中的应用实属必要。有研究显示，肠道抗生素的使用可以明显提高重症患者的生存率。此时，不需等待细菌培养和药敏试验结果就应开始使用抗生素。首选能覆盖革兰阴性细菌及厌氧菌的广谱抗生素，并根据病人年龄、发病前用药情况、感染轻重、感染部位、伴发疾病和心、肝、肾功能等综合情况而制定个体化治疗方案。给药方式以静脉给药为主，不宜选用肌内注射或口服给药。单一药物能有效治疗感染时，则不需联合用药；单一药物不能控制的严重感染，或者有厌氧菌混合的感染，应给予强效药物联合用药。在获得腹腔穿刺液或血培养的药敏结果后，可依据细菌种类和药敏感试验情况以及初始经验治疗的临床效果调整用药。

（二）肠源性感染（gut derived infection）治疗

肠缺血引起的腹膜炎往往进展迅猛，应使用较强的抗生素，可直接首选第三代头孢菌素类，如头孢他啶、头孢曲松钠、头孢哌酮钠、头孢克肟或用头孢哌酮/舒巴坦等。这些药对革兰阴性菌β-内酰胺酶高度稳定，对绝大多数革兰阴性菌有强大抗菌作用，对革兰阳性菌及某些厌氧菌亦有杀菌作用。

第三代喹诺酮类药，如莫西沙星，在体外显示出对革兰阳性菌、革兰阴性菌、厌氧菌、抗酸菌和非典型微生物如支原体、衣原体和军团菌有广谱抗菌活性，常用于复杂腹腔感染，或混合细菌感染。

碳青霉烯类抗生素，如亚胺培南、美罗培南，为强效广谱抗生素，对各种革兰阳性菌、革兰阴性菌、需氧菌和厌氧菌以及对大多数β-内酰胺类耐药的菌株所致各部位感染和混合感染均有效，同时对β-内酰胺酶高度稳定。

大多数厌氧菌感染选择胃肠外给药时，单用克林霉素、甲硝唑、替硝唑、头孢西丁、替卡西林/克拉维酸、氨苄西林/舒巴坦、替加环素、碳青霉烯类即可。氨基糖苷类可与克林霉素、甲硝唑、头孢西丁合用以覆盖肠道菌群，也可与第三代头孢菌素类抗生素联合应用。

合并铜绿假单胞菌感染者则选第三代头孢菌素/或喹诺酮类药联合氨基糖苷类药，或具有抗铜绿假单胞菌作用的β-内酰胺酶抑制剂复方或亚胺培南 ＋氨基糖苷类。合并耐甲氧西林葡萄球菌感染，可用万古霉素。

三、液体复苏及纠正电解质及酸碱平衡紊乱

快速输液补充有效循环血量。肠缺血引发的肠坏死会在短时间引起酸中毒及高钾血症，重症患者进展为感染性休克。对于这类患者，围术期的药物治疗应包括积极的等渗晶体及血浆的应用。应根据电解质、酸碱平衡、血压、CVP、血球压积、尿量来调整液体治疗方案。对于血流动力学不稳定的患者，特别是术后患者，因为广泛的肠道液体丢失及毛细血管床的渗漏效应，应首先考虑积极的扩容治疗，而血管活性药物往往保留作为最后的选择方案。血管活性药物以拟交感胺类中的多巴胺、间羟胺等缩血管药物为主。肾上腺糖皮质激素具有抗炎、抑制血小板聚集、增强心肌收缩等抗休克作用，在使用有效抗生素的前提下，可以早期、足量冲击、短疗程应用。需避免使用加重缺血的缩血管药物（如肾上腺素），但可应用多巴胺。血管加压药能够在一定程度上改善心脏功能，但同时将减少内脏灌注，因此，在患者充分液体复苏之前，不宜使用血管加压药。必要时，也应考虑使用多巴酚丁胺、低剂量多巴胺或米力农等对肠系膜血运影响较小的药物。

推荐意见：应避免对AMI患者使用血管加压药。如果在充分液体复苏后需要使用血管加压药物，则优先考虑对内脏循环影响最小的类型（循证等级：Ⅳ）。强心苷类药物不应作为治疗合并心房颤动/扑动AMI患者的一线用药。

四、抗凝治疗

任何原因所致的急性肠系膜缺血性病变，一经诊断即应开始抗凝治疗。尽早应用肝

素或低分子肝素抗凝，可有效抑制肠系膜动脉内血栓形成及蔓延。笔者曾有部分轻症病例，单独应用抗凝治疗逆转病情发展的成功体会。早期应用肝素抗凝治疗，可以明显提高患者的存活率，降低复发率，即使在手术中应用也在所不惜。全身肝素治疗开始时可给予肝素5000U静脉注射，随后持续输注，保持活化部分凝血活酶时间为正常的2倍以上。即使存在消化道出血的情况，如果出现肠坏死的风险大于消化道出血的风险，也可以给予抗凝治疗。但通过手术或腔内治疗的方式恢复动脉血流，仍是这类疾病治疗的基础。同时，围术期使用低分子肝素抗凝以防止再次栓塞或血栓形成，是手术的有效补充。疗程应持续到病情稳定无再次手术指征后。此后随着患者饮食的开放，可以改用口服抗凝剂（华法林或新型口服抗凝药物），并根据病因确定口服抗凝疗程或终生抗凝（对于房颤等栓塞危险因素无法消除者，应长期口服抗凝药物）。虽然目前未有针对肠系膜缺血所进行的新型口服抗凝药物的临床应用观察，但诸多临床试验已经证实了利伐沙班等新型口服抗凝药物在预防房颤引发的缺血性中风中的有效性，同时相比华法林具有更好的安全性。有理由相信，新型口服抗凝药物可以作为房颤引发的肠系膜动脉栓塞患者术后的用药选择，以期预防日后的全身栓塞事件。

保守治疗患者可选择低分子肝素4200U，皮下注射，每12h一次。前列地尔10μg静脉推注，每日一次。密切观察病情变化及疗效。

对于急性肠系膜动脉缺血的病人，如无抗凝禁忌证，都应在确诊后立即给予肝素抗凝治疗。可选择普通肝素连续静脉输注，维持活化凝血时间（ACT）在180～220s，或活化部分凝血酶原时间（APTT）值在50～70s。普通肝素抗凝效果易于监测和调整，必要时可用鱼精蛋白中和抗凝作用。为了治疗更加简便，目前临床上也较多地应用低分子肝素皮下注射进行抗凝治疗。具体用法一般为0.01ml/kg皮下注射。每12h 1次，但应注意不同种类低分子肝素的特点和注意事项，不建议在治疗期间更换不同品种的低分子肝素。静脉给予肝素5000U～7000U/8h，持续7～14d。而后给予肠溶阿司匹林或华法林维持治疗。

五、溶栓治疗

目前，常用的溶栓剂有尿激酶、链激酶、t-PA等，其中，t-PA能够特异性地与血栓结合，将纤维蛋白溶解为单体，溶栓效果好，出血并发症发生率低。溶栓及抗凝剂使用途径有全身静脉给药和导管直接给药。经肠系膜上动脉导管给药的临床疗效显著高于外周静脉给药。

最佳溶栓时间是在血栓形成6～12h以内。亦有14h成功病例，治疗方法是经导管注入尿激酶20万U，罂粟碱60～120mg，同时静脉应用扩血管药及抗凝药。

经导管尿激酶持续溶栓50～100万U/24h，同时使用肝素抗凝。监测凝血功能、血常规，并且根据D-二聚体检测值，调整或停用尿激酶。尿激酶总量控制在500万U以内，溶栓时间3～5天。

事实上，许多原因限制了溶栓疗法在急性肠系膜动脉阻塞中的单独应用。其一，血管阻塞至肠坏死发生之间的时间窗较短，往往不容许仅接受溶栓作为单一治疗；其二，如果有潜在的肠坏死存在，溶栓可能导致严重的胃肠道出血。故而，溶栓治疗用于急性肠系膜阻塞性病变虽然具有理论支持，但临床常规应用尚缺乏高级别证据。有限的报道均为小样本的零散病例。Schoots等人总结1966至2003年期间的文献，仅收集到20篇病例报道及7篇小样本病例分析，共计48例急性肠系膜上动脉阻塞并接受溶栓治疗，其策略均为经溶栓导管进行局部溶栓治疗，并在密切外科监护下持续经导管泵入溶栓药物。溶栓药物多选择尿激酶，由于其半衰期仅16min，且可以被止血环酸等药物中和，故而并不限制后续可能的外科手术。在48例患者中，30例（62.5%）经单纯溶栓治疗成功而无需进一步手术，虽有28%的病例仍接受了补救手术，但总体存活率可达89.6%。同时有研究认为，溶栓开始后1h内的腹痛减轻是治疗有效的最重要预测因素，而由于经导管溶栓在48h后出血并发症开始增加，故经溶栓治疗后腹痛无缓解或造影无改善者，应在48h后中止溶栓治疗，期间若出现腹痛加剧或出血并发症也应及时停止溶栓。Steinarr等总结了SWEDVASC注册中心的34例急性SMA阻塞性疾病应用溶栓治疗的病例，成功溶栓者占88%，其中6例出现自限性出血并发症，13例接受了剖腹探查手术。作者认为溶栓在选择性病例中的应用有效而可行。

如病人情况稳定，可以考虑行全身溶栓或肠系膜上动脉置管溶栓治疗，可选用链激酶、尿激酶或重组组织型纤溶酶原激活剂（rtPA）等药物。亦可联合行机械取栓、球囊扩张、支架植入等不同方式，解决血管的狭窄或闭塞。

六、血管扩张剂治疗（vasodilating therapy）

肠系膜动脉阻塞后，远端节段会发生痉挛而加重临床缺血症状，甚至导致不可逆的肠缺血；即使手术解除阻塞后，血管痉挛仍会持续存在，故有必要对急性肠系膜缺血患者应用血管扩张剂治疗。有研究表明，对急性阻塞性肠系膜缺血的患者行积极的早期血管造影检查并同时于病变动脉内应用罂粟碱，可有效降低40%～50%的死亡率。理论上，血管扩张剂可应用于急性动脉栓塞或血栓形成、非阻塞性肠系膜缺血，甚至急性肠系膜静脉血栓形成等一系列情况，但目前尚无针对这一策略的随机对照研究。

在急性肠系膜缺血的治疗中，应通过造影导管至肠系膜上动脉内局部给予罂粟碱治疗。由于罂粟碱作为非选择性血管平滑肌松弛药物，对全身动脉均有扩张作用，应注意一旦导管滑入腹主动脉，可能导致血压骤降，故应对接受持续给药的患者密切监测心率、心率、血压等生命体征。在治疗过程中，应观察症状或造影显示痉挛是否缓解。若动脉造影显示肠系膜上动脉分支纤细或痉挛，可经动脉导管给予罂粟碱30～60mg/h，疗效更佳。

手术准备期间即开始经静脉给予大剂量扩血管药，再经过术中放置在肠系膜上动脉管腔内的导管直接在肠系膜上动脉内持续灌注扩血管药物，如罂粟碱或前列腺素类药物，可以有效解除血管痉挛，阻止肠道不可逆性缺血改变的发生和进展。前列腺素E1（PGE1）可以使平滑肌舒张，抑制血小板聚集，并且能够抑制活性氧的产生。PGE1的具体用量目前没有统一的标准，各研究中心多根据自身经验进行调整。研究表明，每日经肠系膜上动脉导管输注PGE1 60μg，连续输注3d，NOMI病人存活率可达88%。经过外周静脉给予大剂量PGE1连续输注，推荐用量为0.01～0.03μg/（kg·min），平均用药4.8d（停药指征为腹痛症状完全缓解），也有很好的疗效，可使约77%的病人免于进行开腹探查术。

经动脉导管给予罂粟碱，首剂一次性推注60mg，此后以30～60mg/h的速度持续给药。其他可选择的扩血管药物还有硝酸甘油和前列环素（PGI2）。应用所有扩血管药时都需要严密监测病人血压、心率和心律。

导管注入妥拉苏宁25mg，此后罂粟碱以30～60mg/h的速度持续给药。

前列腺素E：进行血管扩张剂的治疗，最常应用的是罂粟碱和前列腺素类药物。如果治疗没有效果，或者各项检测指标提示肠坏死或腹膜炎，应手术探查。血管扩张剂治疗应持续到血管痉挛解除72h后。例如采用前列腺素类，开始剂量20μg，之后2.5～5.0μg/h，最长为期3d。

而对于肠系膜动脉痉挛所导致的非阻塞性急性肠系膜缺血，在病变系膜动脉内应用罂粟碱等血管扩张剂目前仍为标准的治疗方案。这些患者也可根据具体情况全身应用多巴胺、异丙肾上腺素、前列地尔等非选择性血管扩张剂，但尚缺乏有力的临床证据，且此类药物全身应用会在一定程度上对血流动力学产生影响，而限制了它在重症患者中的应用。

对于体外循环后出现的低血压状态，非阻塞性急性肠系膜缺血发病率较其他重症患者为高，有研究者认为与术后使用血管收缩类升压药物有关。大剂量去甲肾上腺的应用在升高血压的同时，可以增加非闭塞性急性肠系膜缺血的发病率。有研究对非闭塞性急性肠系膜缺血患者，当去甲肾上腺素应用超过0.5μg/（kg·min）时使用血管加压素，发现可以减少住院期间死亡率并明显增加胃肠道血供。正是由于该类疾病药物治疗有效窗较窄，且个体化反应不一，一旦药物治疗无效，则可能出现肠缺血坏死。此时，即使接受外科手术治疗，死亡率也高达45%。应特别注意的是，应用升压药可能引起内脏血管收缩，从而进一步加重肠缺血，使用时应特别小心。如必须使用，建议使用小到中等剂量的多巴胺3～8μg/（kg·min）和肾上腺素0.05～0.10μg/（kg·min）。在以上治疗的同时给予积极的液体复苏，必要时可能还需要输血。监测血气分析结果和电解质水平，及时纠正酸中毒和电解质紊乱。

七、营养支持

如何通过营养支持，解决急性肠系膜缺血后造成的消化系统功能受损时的全身营养需求，是围术期药物治疗的另一重点，特别对于术后患者的管理至关重要。

肠外营养策略的出现，极大地改善了肠系膜缺血性疾病的预后。它不仅是一种营养支持，其对于肠道的保护作用以及治疗作用也更多地被关注。谷氨酰胺作为肠道黏膜细胞代谢必需的营养物质，对维持肠道黏膜上皮结构完整性有重要作用。肠外途径提供谷氨酰胺可防止缺血-再灌注损伤导致的黏膜病理性改变，减少肠道细菌及内毒素的易位，维持黏膜功能，提高了肠道缺血-再灌注损伤后病人存活率。对于肠系膜缺血性疾病，在早期应以肠外营养为主，但应尽可能创造条件，反复尝试给予肠内营养。少量、有效的肠内营养在同样使肠道得到休息的同时，有利于恢复肠功能。事实上，对于肠系膜缺血性疾病的危重病人，肠内营养主要目的是维护肠屏障功能、减少细菌和内毒素的易位，而不是提供充分的营养。故而，术后早期开始肠内营养，并联合肠内及肠外营养方式，根据临床实际情况，制定个性化的营养支持方案，并根据病情随时调整，将会促进肠功能的恢复，同时减少各种并发症的风险。

第三节　慢性肠系膜缺血的药物治疗

随着老龄化社会的形成，慢性肠系膜缺血正在逐年增加。95%的慢性肠系膜动脉缺血由动脉粥样硬化性病变引起，而几乎均至少累及三支肠系膜主干动脉中的两支。其他病因还包括血管炎性病变、自发性夹层、纤维肌性发育异常、主动脉缩窄、中弓韧带压迫综合征等。考虑到有症状的慢性肠系膜缺血对患者生活质量的影响，同时有43%的患者会在日后并发急性肠缺血，故而有症状者应进行手术治疗，同时围术期或对于症状短期内加重的患者应启动抗凝治疗。围术期的慢性肠系膜缺血患者应综合性应用肠内及肠外营养，前者可以维持肠道黏膜功能、改善肠道血供、增强肠道细菌屏障作用，而后者可以有效改善患者营养状态并维持免疫系统稳定。

传统的旁路手术是治疗这类疾病的经典方式。近年来，随着腔内治疗技术的成熟和器材的发展，肠系膜动脉经皮腔内血管成形（percutaneous transluminal angiograph，PTA）及支架置入术治疗已经得到越来越多的青睐，而药物治疗是保证手术疗效的关键。对于无症状的肠系膜动脉狭窄患者，不必行预防性手术，可使用抗血小板治疗（antiplatelet therapy）及促进血管新生类药物保守治疗。对腔内治疗（PTA或支架）患者应术后常规应用双联抗血小板策略，包括氯吡格雷1～2个月的正规用药，及术后终身的阿司匹林治疗。对于旁路手术者，也应长期选择应用一种抗血小板药物，以避免移植物内血栓形成。而对于无症状肠系膜动脉狭窄患者，药物治疗应该包括所有针对动脉粥样硬化的二级预防措施，如抗血小板药物、他汀类药物、抗氧化剂，控制血压、血糖及戒烟。对于具有房颤或栓塞病史的患者，应当考虑抗凝治疗（循证等级：Ⅳ）。冠脉血栓患者则应戒烟、减肥，改变饮食习惯，控制高血压及糖尿病，必要时应当服用他汀类或抗血小板类药物（循证等级：Ⅳ）。若患者血液长期处于高凝状态，还应查明病因并进一步理。

第四节　肠系膜上静脉血栓

肠系膜上静脉血栓形成取决于静脉功能、血流动力学及全身凝血状态三者之间的平衡。临床上以门脉高压导致的肠系膜上静脉系统血流淤滞或全身高凝状态多见。该病急性期临床表现类似于急性肠系膜动脉缺血，虽不及后者起病急骤，但自然病程可能进展迅速、血栓广泛蔓延而发生肠道瘀血坏死；部分患者急性期缓解转为慢性期可发生门静脉海绵样变及门脉高压症状，但仍有急性复发的可能。

该病一经诊断，无论临床症状如何，均应尽早开始应用系统性抗凝治疗，但抗凝药物有时并不能阻止病情的进展，对抗凝治疗症状加重或无缓解者应考虑溶栓治疗。操作上包括全身静脉应用溶栓药物，或经颈静脉肝穿刺门脉途径的置管溶栓，也可经肠系膜动脉置管溶栓。而后者可以在诊断性血管造影后直接应用，且被认为可以同时作用于毛细血管及小静脉系统，进而作用于整个静脉血管床。溶栓时程以3～5天为宜，置管期间应辅以全身抗凝、抗感染及对症处理，并检测纤维蛋白原水平作为溶栓效力的判断。当血清纤维蛋白原水平降至＜150mg/dl时，治疗即应停止。有研究者采取更为积极的策略，同时在肠系膜静脉系统内进行血栓清除操作（经皮经肝或经颈静脉），以及在肠系膜动脉系统进行局部溶栓，收到满意的疗效。同时，经动脉导管注入罂粟碱等血管扩张剂也可有效逆转由静脉血栓而导致的反应性动脉痉挛。

广义上讲，肠系膜静脉系统血栓属于"深静脉血栓"范畴，抗凝应作为所有治疗的基石。根据深静脉血栓治疗常规，急性期后，应常规使用抗凝治疗3～6个月甚至对于高危患者进行延长治疗；若血栓形成的病因无法去除，建议终身抗凝治疗。华法林及新型口服抗凝药物在这类疾病上均有用武之地。随着越来越多的证据表明新型口服抗凝药物对静脉血栓栓塞类疾病的有效性和安全性，国内学者使用阿加曲班治疗肠系膜上静脉血栓收到良好的疗效，并认为可以加速患者症状缓解及血栓再通。

第五节　结　肠　缺　血

结肠缺血（colonic ischemia）多由全身血液循环功能异常或结肠局部血供受损而引起。由于结肠血供接受肠系膜上动脉、肠系膜下动脉、髂内动脉的联合血供，故而由心源性栓子引起的单一肠系膜血管的栓塞引起结肠缺血在临床上较为罕见。乙状结肠扭转、腹主动脉手术结扎相关供血动脉以及非阻塞性肠系膜缺血是相对多见的病因。结肠缺血坏死可短时间引发粪汁性腹膜炎，后果严重。虽然结肠镜检查是诊断该病的金标准，但由于在重度患者中有导致肠穿孔的风险，怀疑此病时可使用腹腔镜探查。一旦诊断成立，应尽早给予积极的支持治疗，包括肠道休息（禁食、禁水，胃肠减压）、维持水电解质及酸碱平衡、维持循环稳定及应用广谱抗生素，并使用扩管、抗凝药物治疗。一过性结肠缺血在急性期接受支持治疗以后，部分可以缓解；但保守治疗期间应严密观察腹部体征，一旦出现腹膜炎及血便加重等肠坏死征象，应尽快手术治疗。

第六节　其他导致肠系膜缺血的相关疾病

一、腹腔高压综合征

腹腔大量出血或腹腔脏器重症炎性疾病导致大量渗出，或由于术后引流不畅，可以导致腹腔内高压（intra-abdominal hypertension，IAH）。腹腔内压力高于12mmHg，肾脏血流即首先受到影响；当压力高于20mmHg或腹腔压力与平均动脉压差值小于60mmHg时，内脏功能开始由于血流减少而受到损害，引起的相关内脏器官功能不全或衰竭，形成腹腔间室综合征（abdominal compartment syndrome，ACS）。事实上，对于腹主动脉瘤破裂手术，术后很少见到腹腔内压力低于12mmHg者。对于腹腔压力升高超过20～30mmHg的患者，腹腔敞开减压手术是唯一有效的救治方案，而对于腹腔压力升高尚未达到20mmHg者，应早期开始应用药物保守治疗。最有效的治疗方式为硬膜外镇痛、呼吸肌支持下的肌松药物应用以及以胶体为主的扩容方案，并使用肝素抗凝，以防止血流障碍的动静脉内血栓形成。

二、动脉夹层

（一）急性主动脉夹层

急性主动脉夹层（acute aortic dissection）累及肠系膜动脉开口的情况在血管外科并不少见，此时患者可因肠系膜动脉低灌注而导致急性肠系膜动脉缺血的发生。若没有肠缺血坏死的证据且腹痛可以耐受，应积极应用抗凝药物及血管扩张药物，并严密观察腹部体征，部分患者可安全度过主动脉夹层急性期而不出现进一步肠缺血症状。但如果肠缺血不能缓解或逐渐加重，则不应过分追求保守治疗，而应视为急诊主动脉夹层修复手术的指征之一。手术目的行腔内支架成形术，以开放主动脉真腔，恢复内脏动脉血供。若有必要可同期行肠系膜动脉内支架成形术。

（二）孤立性的肠系膜上动脉夹层

孤立性的肠系膜上动脉夹层（isolated superior mesenteric artery dissection，ISMAD）近年来发病率有所增加，可能与影像诊断学技术的提高有关。急性期可出现典型的急性肠系膜缺血症状，也可演变为慢性肠系膜缺血而具有相应的慢性症状。治疗目前包括药物、腔内及手术治疗。对于尚未发生肠坏死或夹层破裂的病例，应在密切观察的前提下使用药物治疗，后者包括控制血压、抗凝和抗血小板治疗。虽然这类治疗可能导致假腔持续灌注而发生夹层进展或症状反复，但可以有效防止真腔血栓形成及远端栓塞，对早期病变效果良好。Miyamoto 等观察了 24 例肠系膜上动脉孤立性夹层行药物保守治疗的病例，仅 5 例最终需要手术或腔内治疗。

第七节　结　语

肠系膜缺血性疾病根据其缺血的程度及病理机制的不同，其临床表现及处理原则各异。处理此类疾病，首先应给予基本药物支持治疗，最大限度地避免肠管坏死或缺血范围的蔓延；其次是根据临床症状综合选用保守治疗、腔内治疗或手术治疗。在治疗期间，寻找缺血的原因应该贯穿始终，且任何治疗不能孤立进行，而要综合应用。对于手术治疗的患者，围术期针对性的药物治疗是手术成功的保证。旁路以及腔内治疗术后，药物治疗对移植物功能的维持及患者生活质量的改善至关重要。最后，针对病因长期应用抗凝或抗血小板药物治疗，也可有效预防肠缺血的再发。

（岳嘉宁　符伟国）

参 考 文 献

［1］ ACOSTA S. Mesenteric ischemia [J]. Curr Opin Crit Care, 2015, 21 (2): 171-178.

［2］ CAMPION E W, CLAIR D G, BEACH J M. Mesenteric ischemia [J]. N Engl J Med, 2016, 374 (10): 959-968.

［3］ KOZUCH P L, BRANDT L J. Review article: diagnosis and management of mesenteric ischaemia with an emphasis on pharmacotherapy [J]. Aliment Pharmacol Ther, 2005, 21 (3): 201-215.

［4］ KLOTZ S, VESTRING T, RÖTKER J, et al. Diagnosis and treatment of nonocclusive mesenteric ischemia after open heart surgery [J]. Ann Thorac Surg, 2001, 72 (5): 1583-1586.

［5］ BOMBERG H, GROESDONK H V, Raffel M, et al. Vasopressin as therapy during nonocclusive mesenteric ischemia [J]. Ann Thorac Surg, 2016, 3:25.

［6］ YUKAYA T, SAEKI H, TAKETANI K, et al. Clinical outcomes and prognostic factors after surgery for non-occlusive mesenteric ischemia: a multicenter study [J]. J Gastrointest Surg, 2014, 18 (9): 1642-1647.

［7］ NAAZAR A A, OMAIR A, CHU S H, et al. A shifting trend towards endovascular intervention in the treatment of acute mesenteric ischemia [J]. Cureus, 2021, 13 (10): e18544.

［8］ BJÖRNSSON S, BJÖRCK M, BLOCK T, et al. Thrombolysis for acute occlusion of the superior mesenteric artery [J]. J Vasc Surg, 2011, 54 (6): 1734-1742.

［9］ MORASCH M D, EBAUGH J L, CHIOU A C, et al. Mesenteric venous thrombosis: a changing clinical entity [J]. J Vasc Surg, 2001, 34 (4): 680-684.

[10] YANG S, LIU B, DING W, et al. Acute superior mesenteric venous thrombosis: transcatheter thrombolysis and aspiration thrombectomy therapy by combined route of superior mesenteric vein and artery in eight patients [J]. Cardiovasc Intervent Radiol, 2015, 38 (1): 88-99.

[11] RENNER P, KIENLE K, DAHLKE M H, et al. Intestinal ischemia: current treatment concepts [J]. Langenbecks Arch Surg, 2011, 396 (1): 3-11.

[12] ZENG Q, FU Q N, LI F H, et al. Early initiation of argatroban therapy in the management of acute superior mesenteric venous thrombosis [J]. Exp Ther Med, 2017, 13 (4): 1526-1534.

[13] CHEATHAM M L, MALBRAIN M L N G, KIRKPATRICK A, et al. Results from the international conference of experts on intra-abdominal hypertension and abdominal compartment syndrome. II. recommendations [J]. Intensive Care Med, 2007, 33 (6): 951-962.

[14] MIYAMOTO N, SAKURAI Y, HIROKAMI M, et al. Endovascular stent placement for isolated spontaneous dissection of the superior mesenteric artery: report of a case [J]. Radiat Med, 2005, 23 (7): 520-524.

[15] MIKLOSH B, FAUSTO C, JEFFRY K, et al. Acute mesenteric ischemia: updated guidelines of the World Society of Emergency Surgery [J]. World J Emerg Surg, 2022, 17 (1): 54.

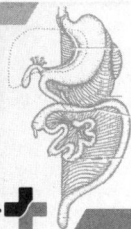

合理营养的重要性和营养不良的危害早已为人们所熟知。20世纪70年代以前，当胃肠功能有障碍时，更多采用的手段是全胃肠外营养（total parenteral nutrition，TPN），目的是在提供机体营养的同时，使胃肠道在休息中得到恢复，但仍有30%～50%的住院病人会出现营养不良（malnutrition）。后来的研究发现，胃肠道的"闲置"状态，也使胃肠道功能障碍、肠源性感染和肠道菌群移位的发生率增加，而肠道作为多脏器功能衰竭的始动器官，已经得到学界广泛的认可。近40年来，临床营养支持和治疗技术（包括肠内与肠外途径）有了突飞猛进的发展，有关机体病理生理状态下的代谢研究也已达到分子生物学、代谢组学（metabonomics）水平。对营养支持和治疗的认识也不再停留在"维持机体氮平衡，保持病人的瘦体重（lean body mass）"层面，维持细胞的代谢，保护组织器官的结构与功能，有效调控免疫、内分泌等功能及组织修复，促进康复是临床营养治疗的主要目标。其临床应用显著改变了许多疾病的临床结局，成为临床各学科不可缺少的主要治疗措施。

第一节　营养状况评定与监测

营养不良是指能量、蛋白质和其他营养素失衡引起的一种营养状态。适当的营养监测和评价，能够及时发现病人存在的营养不良和出现营养不良的风险，并为制定相应的治疗或干预手段提供依据。

病人营养状况监测与评价的内容包括：①饮食史调查；②临床检查；③人体测量；④实验室检查；⑤人体能量代谢测定；⑥人体成分测定和分析；⑦综合营养评定。

住院病人的主要营养问题是蛋白质-能量营养不良（protein-energy malnutrition，PEM），是因食物摄入不足或因疾病、手术、治疗等因素导致营养利用或代谢障碍而引起。在临床研究中定义营养不良存在极大困难，而临床诊断所提及的营养不良常侧重于严重营养不良。2003年，欧洲肠外肠内学会（ESPEN）提出了营养风险（nutritional risk）的概念，通过动态评估病人有无营养风险以及有无进一步发生营养不良的可能，使临床营养干预和治疗窗口前移，有效弥补了营养不良诊断的不足。

一、营养风险筛查

1. 营养风险筛查（nutrition risk screening，NRS）的概念

营养风险是基于机体本身的营养状况，结合因疾病的代谢性应激等因素造成的营养代谢及功能障碍的风险所共同定义的。营养风险筛查又称营养筛查，通过快速、简便的方法，评估病人有无营养风险，决定是否需要制订营养支持与治疗计划。

2. 营养风险筛查内涵

营养风险筛查（NRS2002）包括4方面问题：①原发疾病对营养状况影响的严重程度；②近期内（1～3个月）体重的变化，是否有严重疾病（如需ICU治疗）；③近1周饮食摄入量的变化，是否有摄食减少；④体重指数（身高/体重），是否BMI<18.5。同时将衰老作为营养风险因素之一，70岁以上被认为增加了营养风险。以上任何一项为"是"即进入第二次筛查。

NRS2002第二次筛查采用评分的方法对营养风险加以量度，总评分内容包括疾病评分、营养状况评分、年龄评分三者之和。总评分≥3的病人存在重度营养风险或营养不良可能，应由营养专业人员对病人进行详细的营养评定，必要时设计并实施营养干预计划，包括营养咨询、营养支持或营养治疗。

对于不能确切测量身高体重、无法得到可靠的体重指数数据的病人（如严重水肿等病人），则应用白蛋白水平（<30g/L）来评估这一部分病人是否存在营养不良。由于临床患者可能由于肝功能、肾功能异常，白蛋白水平不能真实反映患者的营养状况，NRS2002营养风险筛查量表原作者后来删除了"白蛋白<30g/L"的评估标准。

二、营养评定

（一）营养评定的概念

营养评定或称营养评价（nutrition assessment），由专业人员对病人的营养代谢、机体功能等进行全面检查，用于制订营养咨询或营养支持和治疗计划，包括适应证和可能的副作用。

营养评定有助于为病人确定最安全、便利、经济的营养干预方案，同时，也有助于及时处理营养或营养代谢受损的状态。

（二）营养评定的内容

营养评定内容包括回顾病史记录和调查饮食史、临床检查、人体测量、生化及实验室检查。

1. 回顾病史记录和调查饮食史

包括膳食摄入量调查和膳食结构评价。对危重病人，则须了解肠内肠外营养的使用情况、禁食情况及微量营养素的供给情况等。在回顾病史记录中，要注意以下几个方面：①对病人营养状况持续性或阶段性产生影响的可能因素；②了解对病人营养状况已产生影响或可能产生影响的病史资料，包括药物作用、诊断过程、外科手术和治疗情况（化学治疗、放射治疗等）；③了解病人的营养史，收集病人的一般健康状况、饮食习惯和饮食方式等资料。

2. 临床检查

临床检查是全面评价营养状况的一部分，可作为判断营养缺乏症及其他疾病的参考。

临床评价包括既往情况和现在状况两方面：①既往情况，需注意5个方面的因素：食物摄入不足；消化功能受损；营养吸收不足或/和利用能力下降；营养丢失增加和营养需要增加；②现在状况，包括体重丢失、肌肉消耗、功能性水肿、皮疹和神经系统疾病等。

3. 人体测量

（1）体重（body weight，BW）

体重包括平时体重、理想体重、目前体重及体重变化，可从总体上反映人体营养状况。

① 现实体重占理想体重（ideal body weight，IBW）百分比＝现实体重/IBW×100%

结果评价见表47-1-1。

表47-1-1　现实体重占理想体重百分比结果评价

结果	体重状况
<80%	消瘦
80%~90%	偏轻
90%~110%	正常
110%~120%	超重
>120%	肥胖

② 体重改变

体重改变（%）＝|通常体重－实测体重|÷通常体重×100%

由于身高与体重的个体变异较大，故将体重变化的幅度与速度结合起来，采用体重改变结合体重评价更能反应疾病对营养状况的影响。评价标准见表47-1-2。

表47-1-2　体重变化的评定标准

时间	中度体重丧失	重度体重丧失
1周	1%~2%	>2%
1个月	5%	>5%
3个月	7.5%	>7.5%
6个月	10%	>10%

③体重指数（body mass index，BMI）＝体重（kg）/身高（m）^{2}。WHO建议，18岁以上成年人BMI<18.5为营养不良，18.5~25为正常，>25为超重，>30为肥胖。我

国肥胖专家组建议，＞24为超重，＞28为肥胖。体重减少是营养不良最重要的指标之一，当短期内体重减少超过10%，同时血浆白蛋白＜30g/L时，可判定病人存在严重的蛋白质-能量营养不良。

（2）皮褶厚度（skinfold thickness）

皮下脂肪含量约占全身脂肪总量的50%，体脂总量的变化间接反映了热量摄入和消耗的变化，通过皮下脂肪含量的测定可推算出体脂总量。

① 三头肌皮褶厚度（triceps skinfold thickness，TSF）正常参考值男性为8.3mm，女性为15.3mm。实测值相当于正常值的90%以上为正常；介于80%～90%之间为轻度亏损；介于60%～80%之间为中度亏损；小于60%为重度亏损；②肩胛下皮褶厚度以肩胛下皮褶厚度与TSF之和来判定。正常参考值男性为10～40mm，女性为20～50mm；男性＞40mm、女性＞50mm者为肥胖，男性＜10mm、女性＜20mm者为消瘦。

（3）上臂围与上臂肌围

①上臂围（arm circumference，AC）：AC的正常参考值见表47-1-3。

表47-1-3　我国北方地区成人上臂围正常参考值

性别	年龄/岁	例数	上臂围/cm	变异系数
男	18～25	1902	25.9±2.09	0.08
	26～45	1676	27.1±2.51	0.09
	＞46	674	26.4±3.05	0.12
女	18～25	1330	24.5±2.08	0.08
	26～45	1079	25.6±2.63	0.10
	＞46	649	25.6±3.32	0.13

②上臂肌围（arm muscle circumference，AMC）：上臂肌围可间接反映体内蛋白质贮存水平，与血清白蛋白水平相关，可由AC值换算求得，即：AMC（cm）＝AC（cm）－3.14×TSF（cm）。AMC的正常参考值男性为24.8cm，女性为21.0cm。实测值在正常值90%以上为正常；80%～90%为轻度营养不良；60%～80%为中度营养不良；小于60%为重度营养不良。

4. 生化及实验室检查

（1）血浆蛋白

血浆蛋白水平可反映机体蛋白质营养状况，最常用的指标包括血清白蛋白、转铁蛋白、前白蛋白。

① 血清白蛋白（albumin，ALB）：白蛋白在肝细胞内合成，生物半衰期约为14～20天，主要代谢部位是肠道和血管内皮。血清白蛋白水平与外科病人术后并发症及死亡率相关，持续的低白蛋白血症被认为是判定营养不良的可靠指标；②血清前白蛋白（prealbumin，PA）：前白蛋白在肝脏合成，生物半衰期约为1.9天。与白蛋白相比，前白蛋白的生物半衰期短，血清含量少且体库量较小，在判断体内蛋白质急性改变方面较白

蛋白更为敏感。在输注白蛋白情况下，宜选用前白蛋白而非白蛋白作为营养评价的指标；③血清转铁蛋白（transferrin，TFN）：TFN在肝脏合成，生物半衰期为8.8天，能及时反映内脏蛋白的急剧变化。在进行高蛋白饮食治疗时，转铁蛋白在血浆中浓度上升较快，是判断营养治疗效果的良好指标。

（2）血浆氨基酸谱

在重度蛋白质-能量营养不良时，血浆总氨基酸浓度明显下降，但不同氨基酸的下降不一致。一般来说，必需氨基酸（essential amino acid，EAA）下降的程度较非必需氨基酸（non-essential amino acid，NEAA）更为明显，EAA和NEAA比值会出现明显改变。

（3）维生素及微量元素的生化检查

5. 免疫功能测定

（1）总淋巴细胞计数（total lymphocyte count，TLC）

TLC>2×10^9/L 为正常值。（$1.2\sim2.0$）$\times10^9$/L者为轻度营养不良；（$0.8\sim1.2$）$\times10^9$/L者为中度营养不良；<0.8×10^9/L者为重度营养不良。

（2）皮肤迟发性超敏试验（skin delayed hypersensitivity，SDH）

SDH是营养状况特别是细胞免疫功能判定的重要指标。将结核菌素（PPD）、白色念珠菌、双球菌、腮腺炎病毒、植物血凝素等各0.1ml分别行皮内注射，$24\sim48$h后观察，局部红肿区大于5mm为阳性。有两项阳性反应者，表示细胞免疫有反应性。

总淋巴细胞计数和皮肤迟发性超敏试验对各类免疫抑制剂都非常敏感，因此在接受化疗或固醇类药物治疗时，这两个参数不宜用于营养评定。

6. 氮平衡测定

氮平衡测定（determination of nitrogen balance）是评价机体蛋白质营养状况和机体蛋白质代谢变化的动态观察指标，即反映机体蛋白质合成和分解代谢情况，也可用于估算营养支持和治疗的效果。

$$氮平衡＝24h摄入氮量（g）－24h总氮丢失量$$

注：24h摄入氮量（g）＝蛋白质摄入量（g）÷6.25；而24h总氮丢失量（g）＝24h尿内尿素氮量（g）＋3（g）。3g表示非尿素氮形式排出的含氮物质和经粪便、皮肤等排出的氮。在有消化道瘘等额外的蛋白质丢失情况下，氮平衡测定不够准确，在结果分析时应予以考虑。

7. 肌酐身高指数（creatinine height index，CHI）

血中肌酐来自外源性和内源性两种，外源性肌酐是肉类食物在体内代谢后的产物，内源性肌酐是体内肌肉组织代谢的产物。约每20g肌肉代谢可产生1mg肌酐，当肉类食物摄入量稳定、体内肌肉代谢无明显变化时，肌酐的生成就较恒定。

内生肌酐是体内肌肉组织中的磷酸肌酸通过不可逆的非酶促反应，脱去磷酸转变而来，在肌肉中缓慢地形成肌酐（creatinine），再释放到血液中，随尿排泄。因此，血肌酐与体内肌肉总量关系密切，不易受饮食影响。又由于肌酐是小分子物质，可通过肾小球滤过，在肾小管内很少吸收。在正常成年人（即肾功能正常情况下），每日体内产生的肌酐，几乎全部随尿排出，一般不受尿量影响（表47-1-4）。所以，24小时尿肌酐排出量亦与肌肉组织含量密切相关。

综上所述，肌酐是衡量机体蛋白质水平的灵敏指标。运动和膳食的变化对尿中肌酐含量的影响甚微。成人24小时尿肌酐排出量与瘦体组织（LBM）量一致。在肝病等引起水肿等情况严重影响体重测定时，因为CHI不受影响，故更有价值。

CHI评定标准：CHI＞90%为正常；80%～90%表示瘦体组织轻度缺乏；60%～80%表示中度缺乏；＜60%表示重度缺乏。

表47-1-4　正常成人肌酐排出量标准值

男性		女性	
身高/cm	肌酐排出量/（mg/24h）	身高/cm	肌酐排出量/（mg/24h）
157.5	1288	147.3	830
160.0	1325	149.9	851
162.6	1359	152.4	875
165.1	1386	154.9	900
167.6	1424	157.5	925
170.2	1467	160.0	949
172.7	1513	162.6	977
175.3	1555	165.1	1 006
177.8	1596	167.6	1 044
180.3	1642	170.2	1 076
182.9	1691	172.7	1 109
185.4	1739	175.3	1 141
188.0	1785	177.8	1 174
190.5	1831	180.3	1 206
193.0	1891	182.9	1 240

但目前尚缺乏中国健康成人的标准肌酐-身高值。

8. 肌酐体重指数（creatinine body weight index，CBWI）

CBWI＝（实测24h尿肌酐量/理想体重24h尿肌酐量）×100%。理想体重尿肌酐量（mg/24h）＝肌酐体重系数（mg/kg）×理想体重

肌酐体重系数：男性为20mg/（kg·24h），女性为15mg/（kg·24h）。

9. 肌酐身高比（creatinine height reta，CHR）

CHR＝24h尿肌酐量（mg）/身高（cm）。正常值：男性CHR＞6.2mg/cm，女性CHR＞4.0mg/cm。若CHR小于上述标准，则说明存在营养不良。

10. 人体能量代谢测定

测定人体能量消耗主要有3种方法，即直接测热法、间接测热法和双标记水法。目前应用较多的是间接测热法，是通过被测对象吸入和呼出的气体来测量机体在代谢过程中

的呼吸商（respiratory quotient，RQ），然后精确计算能量消耗，这个过程通过代谢监测系统即代谢车（metabolic cart，MC）来实现。

RQ值与食物中脂肪、碳水化合物和蛋白质的含量有关，$RQ＝VO_2/VCO_2$，正常范围为$0.7～1.0$。根据尿中总氮量求出蛋白质代谢量，然后在O_2消耗及CO_2生成总量中减去蛋白质分解所产生的部分，即为碳水化合物和脂肪在代谢中消耗的O_2量和生成的CO_2量，即非蛋白呼吸商（non-protein respiratory quotient，NPRQ）。NPRQ＝1.0时，表示纯碳水化合物氧化；NPRQ＝0.85时，则表示50%葡萄糖和50%脂肪被氧化；酒精或酮体代谢可使NPRQ降至0.67；过度喂养所致脂肪生成，可使NPRQ升高至$1.0～1.3$。

11. 人体成分测定

人体成分的测定方法有多种，应用较多的是生物电阻抗法（bioelectrical impendance analysis，BIA）。现代生物电阻抗仪即临床广泛应用的人体成分分析仪，采用多频生物电阻抗分析法（multifrequency bioelectrical impedance analysis，MFBIA），可以提供体重、体脂百分比（PBF）、脂肪量（BF）、瘦体重（LBM）、肌肉量、基础代谢率（BMR）、总能量消耗（TEE）、身体总水分（TBW）、细胞内液（ICF）、细胞外液（ECF）、蛋白质量、矿物质量等参数，较之体重评价，更有价值。

（三）综合营养评定

利用单一指标评定人体营养状况局限性强，误差较大。目前，多数学者主张采用综合性营养评定方法，以提高灵敏度和特异性。

1. 主观全面评定（subjective global assessment，SGA）

SGA是由Detsky等于1987年提出的临床营养评定方法。此方法简便易行，适于在基层医院推广。SGA的主要内容及评定标准列于表47-1-5。

表47-1-5　SGA的主要内容及评定标准

指标	A级	B级	C级
1. 近期（2周）体重改变	无/升高	减少<5%	减少>5%
2. 饮食改变	无	减少	不进食/低热量流食
3. 胃肠道症状（持续2周）	无/食欲不减	轻微恶心、呕吐	严重恶心、呕吐
4. 活动能力改变	无/减退	能下床走动	卧床
5. 应激反应	无/低度	中度	高度
6. 肌肉消耗	无	轻度	重度
7. 三头肌皮褶厚度	正常	轻度减少	重度减少
8. 踝部水肿	无	轻度	重度

上述8项中，至少5项属于C或B级者，可分别被定为重或中度营养不良

1994年美国Ottery在SGA的基础上，又提出了患者主观整体评估（patient-generated subjective global assessment，PG-SGA），是专门为肿瘤患者设计的营养状况评估方法。

2. 微型营养评定（mini nutritional assessment，MNA）

20世纪90年代初，Vellas、Garry、Guigoz等创立和发展了一种新型的人体营养状况评定方法——微型营养评定（mini nutritional assessment，MNA），主要应用于老年人的营养评价。

其评价内容包括：①人体测量（anthropometry）：包括身高、体重及体重丢失；②整体评定（global assessment）：包括生活类型、医疗及疾病状况（如消化功能状况等）；③膳食问卷（dietary questionnaire）：食欲、食物数量、餐次、营养素摄入量，有否摄食障碍等；④主观评定（subjective assessment）：对健康及营养状况的自我监测等。根据上述各项评分标准计分并相加。

MNA评分分级标准：MNA≥24，表示营养状况良好；17≤MNA≤23.5，表示存在发生营养不良的危险；MNA<17，表示有确定的营养不良。

（四）营养不良的诊断

营养不良主要有三类：

1. 消瘦型营养不良

以能量缺乏为主，又称能量缺乏型营养不良，表现为人体测量指标下降，但血清蛋白水平可基本正常。

2. 恶性营养不良

以蛋白质缺乏为主，多为低蛋白水肿，又称水肿型营养不良。

3. 混合型营养不良

即蛋白质-能量营养不良，能量和蛋白质均有不足，是慢性能量缺乏与慢性或急性蛋白质缺乏的混合表现，兼有上述两种类型的特征，是一种非常严重、会危及生命的营养不良。此型营养不良的病人骨骼肌与内脏蛋白质均有下降，内源脂肪与蛋白质储备空虚，多种器官功能受损，感染与并发症的发生率均高，预后较差。

第二节　肠内和肠外营养支持与治疗

一、肠外营养

肠外营养是通过静脉（中心静脉、周围静脉）供应病人所需要的"全部"或部分营养物质，使病人在不能正常进食的状况下仍可以维持基本的营养状况，达到组织修复、疾病恢复和维持生命体征的目的。

（一）肠外营养基质及需要量

1. 氨基酸

肠外营养中的氮源主要由氨基酸提供。蛋白质是维持机体结构和生理功能的关键营养物质，虽然在能量不足的情况下可作为能量来源被消耗，但其在体内的主要功能并不是提供能量，而是体内蛋白质合成和组织修复的物质基础。但恰当比例和量的各种必需氨基酸同时提供，才能达到最高利用率。此外，供给外源性氨基酸时，同时提供足够的脂肪或糖类能源物质，才能有效地避免输入的氨基酸被当作能源消耗掉。

不同的疾病状态，人体对氨基酸的需要量也有差别。一般用量 $1\sim1.4$ g/（kg·d），肠外营养中每日氨基酸的需要量与蛋白质需要量相似。

2. 能量

糖类和脂肪是肠外营养中主要的能源物质。在非蛋白质热能中，葡萄糖与脂肪供能比为 2:1 较佳，具体用量依据临床病人需要而定。根据补液量的需要，葡萄糖可配制为 10%~25% 的不同浓度，必要时配合胰岛素输注，每 10g 葡萄糖加入常规胰岛素 1U。糖原合成需钾离子参与，当葡萄糖和胰岛素一起静脉滴注时，钾离子进入细胞内，血钾浓度会下降，故应注意补充钾。

3. 水和电解质

水的入量以每天 2000ml 为基础，也可以按每日每 4.18kJ（1kcal）能量给水 $1\sim1.5$ ml 或 35ml/kg 体重计算。尿量以每天 1000-1500ml 为基础，尿量过多时应想到渗透性利尿的可能。成人电解质的每日需要量：钠 $80\sim100$ mmol，钾 $60\sim150$ mmol，镁 $8\sim12.5$ mmol，钙 $2.5\sim5$ mmol，磷酸盐 $15\sim30$ mmol。实际需要量应根据临床情况进行调整。

4. 微量元素

对于长时间肠外营养支持的病人，维持微量元素平衡是个重要问题。微量元素的每日需要量：铜 0.3mg、碘 0.12mg、锌 2.9mg、锰 0.7mg、铬 0.02mg、硒 0.118mg、铁 10mg。如有体液丢失，需要增加锌、铬等的补充。实际需要量可根据临床情况在此基础上进行调整。

5. 维生素

维生素通常按其溶解性能分为水溶性和脂溶性两大类。常用的水溶性维生素有维生素 B_1、B_2、B_6、B_{12}、烟酸、烟酰胺、维生素 C、叶酸等，为复合制剂，是肠外营养的一部分，用以补充每日各种水溶性维生素的生理需要。

脂溶性维生素有维生素 A、D、E、K 等，常用的脂溶性维生素注射液为复合制剂，可提供人体每日生理需要的脂溶性维生素，包括维生素 A、维生素 D_2、维生素 E、维生素 K_1。

（二）肠外营养适应证

当患者并发严重的水、电解质平衡失调和酸碱平衡紊乱时，应优先予以纠正，稳定后再给予合理的肠外营养配方。对于肠外营养的应用，2023 年中华医学会肠外肠内营养学分会基于循证医学的证据，对主要营养素的应用进行评估并提出应用指南。其中 A 级推荐多为建立于随机对照研究（random control trail，RCT）或"全或无"证据基础上；B 级推荐多为基于队列研究或病例对照研究基础上；C 级推荐为病例报道；D 级推荐为专家意见或评论。

推荐意见

（1）对于有重度营养风险，需要肠外营养支持的病人，如果没有特殊代谢限制，推荐适用所含氨基酸种类完整的平衡型氨基酸溶液（C级）。

（2）对于需要PN支持大于1周的病人，推荐在PN配方中添加谷氨酰胺双肽（A级）。接受PN支持的危重症病人，PN配方中也应包括谷氨酰胺双肽（glutamine dipeptide）（A级）。

（3）应用肠外营养的成年病人，其肠外营养配方中常规推荐使用脂肪乳（A级）。但对于有严重高脂血症或脂代谢障碍的病人，应根据病人的代谢状况决定是否应用脂肪乳，使用时应权衡其可能的风险与获益（D级）。

（4）脂肪乳在肠外营养中的供能比例应根据病人的脂代谢情况决定，一般为20%～50%。无脂代谢障碍的创伤和危重症病人应适当提高脂肪比例，其脂肪构成应使用中长链脂肪乳或用鱼油脂肪乳替代部分长链脂肪乳（D级）。

（5）推荐使用中长链脂肪乳可改善脂代谢，减轻免疫抑制反应；结构脂肪乳剂可均衡代谢，保护肝功能；鱼油脂肪乳剂可调控机体炎症反应，改善器官功能；橄榄油脂肪乳剂可减轻脂质过氧化；多种油脂肪乳剂（SMOF）优化脂肪酸配方，利于临床获益，以改善氮平衡，促进蛋白质合成（B级）。

（6）危重症病人也应将鱼油脂肪乳作为肠外营养脂肪乳配方的一部分加以考虑（B级）。

（三）肠外营养支持途径的选择

1周以内输液可选择外周静脉营养，输液的渗透压应不大于800mOsm/L。1周以上应选择中心静脉：包括上腔静脉、下腔静脉，经外周静脉置入中心静脉导管（PICC）。

推荐意见

（1）经周围静脉缓慢均匀输注能够耐受常规能量与氨基酸的肠外营养配方全合一溶液，但不建议连续输注时间超过10～14天（C级）。

（2）当经周围静脉输注发生3次以上的静脉炎，应考虑系药物所致，应采用中心静脉置管（CVC）或PICC置管（D级）。

肠外营养支持时间预计＞10～14天，也建议采用CVC或PICC置管（B级）。

（3）成年病人中，需要综合考虑病人的病情、血管条件、可能需要的营养液输注天数、操作者资质与技术熟练程度，谨慎决定置管方式（C级）。

（4）成年病人周围静脉穿刺常规首选上肢远端部位（C级）。

（5）PICC穿刺常规首选肘窝区，对接受乳房切除术并行腋窝淋巴结清扫及接受放射治疗的患侧上肢者，应尽可能避免使用PICC（C级）。

（6）CVC穿刺部位首选锁骨下静脉（B级）。

（7）超声引导颈内静脉置管成功率显著高于体表标志法，而行锁骨下静脉置管体表标志法成功率高于超声引导置管法（A级）。

（8）锁骨上或锁骨下静脉置管后，为排除气胸应常规行影像学检查，并确定导管尖端部位（A级）。

（9）PICC导管尖端必须位于上腔静脉内（A级）。

（10）中心静脉置管必须严格按无菌操作规范进行（A级）。

（11）小剂量肝素可有效预防导管堵塞（A级）。

（12）PICC置管及置管后护理应由经专门培训、具有资质的护理人员进行（B级）。

（13）长期PN建议选用硅胶、聚亚氨酯材料（C级）。

（14）CVC和PICC的体内最长保留时间尚无明确规定。但应当经常对穿刺部位进行监测，怀疑导管感染或其他相关并发症时，应立即拔除导管（C级）。

（四）设计肠外营养配方的方法

1. 器官功能正常时基本营养液的入量

（1）如需要10天以内营养支持的病人，一般可选择使用"即用型"肠外营养混合剂［脂肪乳、氨基酸（17%）、葡萄糖（11%）］。

（2）根据病人的体重或体表面积及病情设计肠外营养摄入量。

（3）液体量计算：先算出病人的总液体入量，生化指标正常者可按40~60ml/（kg·d）来计算，计算包括所有治疗的液体减去治疗用液量，剩余的用来输注肠外营养液。若有额外体液丢失，应根据病情酌情调整入量。

（4）制定每日非蛋白热量，如生化指标正常者，中心静脉可为20~35kcal/（kg·d），外周静脉可为15~20kcal/（kg·d）。其中脂肪占总热量的30%~50%，葡萄糖占50%~70%，相当于葡萄糖3~4g/（kg·d），脂肪乳1~2g/（kg·d）。

（5）氨基酸入量：以60kg体重的病人为例，生化指标正常但长期禁食，氨基酸入量可在40~70g/d，相当于氮入量0.1~0.2g/（kg·d）。

（6）根据肝肾功能、血电解质等生化指标结果确定微量元素、维生素、矿物质的输入量。

（7）重症病人应根据血生化指标、尿液电解质排出情况随时调整营养液中摄入电解质的量（主要离子：钾、钠、氯）。

（8）适量补充特殊营养底物，如谷氨酰胺双肽等，在输液大于1周以上时，应补充0.4g/（kg·d），肾功能异常者慎用。

2. 设计合并有其他器官功能异常病人的配方原则

根据病人的生化指标结果和耐受性制定肠外营养配方。①合并心功能障碍：存在营养风险需营养支持时，需要限制入量和输液速度，因病情需要可能补液浓度比较高，因此，需要选择中心静脉途径，最好选用PICC；②合并肺功能障碍：必要时需要限制入量，输液速度不宜过快。为免引起二氧化碳潴留，影响呼吸功能，糖脂比以各占50%为佳，途径最好选择PICC；③合并肝功能异常：氨基酸选择肝用氨基酸，脂肪乳最好选用中/长链脂肪乳剂或橄榄油脂肪乳；④合并肾功能异常：需要限制入量，应使用中/长链脂肪乳剂、肾用氨基酸。限制蛋白质入量，限制镁、磷的补充或暂不补磷（应注意监测指标）；⑤肿瘤病人补液特点：糖脂比可各占50%，补充特殊营养物质如ω-3鱼油脂肪乳剂、谷氨酰胺双肽等。

（五）肠外营养常见的并发症

1. 感染性并发症

最常见的是导管相关感染，分外源性（空气污染）和内源性（肠源性、肺源性）感染，可发生菌血症、败血症。外源性感染因素，一般由于操作不当或外界环境条件差所致。因此，在置管和配液中、更换液体时都应注意严格的无菌操作，注意周围环境的洁净度。内源性感染主要是禁食时间太久，造成肠道细菌移位，经过门静脉系统入血，也称为自体感染。

2. 代谢并发症

主要包括高渗非酮性高血糖性昏迷（与液体输入过快有关）、高血氨高氯代谢性酸中毒、低钠或高钠血症、低钾或高钾血症、低镁血症、低磷血症、谷氨酰胺（glutamine，Gln）缺乏、肉毒碱缺乏、脂肪超载综合征（fat overload syndrome，FOS）、肝酶谱异常、胆淤积、胆囊结石等。

3. 并发症预防和注意事项

肠外营养有关的并发症可分为机械性、感染性和代谢性三大类。代谢性主要有高血糖症和低血糖症、高脂血症、低磷血症、静脉营养有关的胆汁淤积和肝脏损害等。

（1）高血糖症和低血糖症

高血糖症：主要发生在应用葡萄糖浓度过大（＞20%）或短期内输注葡萄糖过快的情况。预防方法：输注葡萄糖要适量。

低血糖症：一般发生在静脉营养结束时营养液输入突然中断或营养液中加用胰岛素过量。预防方法：停用PN应有2～3天的逐步减量的过程，可用5%～10%葡萄糖补充。

（2）高脂血症

主要由于应用脂肪乳剂时剂量偏大或输注速度过快，特别当患者存在严重感染、肝肾功能不全及脂代谢失调时，更易发生高脂血症。临床特征为，应用脂肪乳剂期间患者出现头痛、呕吐、贫血、血小板下降、凝血酶原时间延长、自发性出血、DIC及肝功能损害（表现为肝肿大、黄疸和血GPT升高）等。有学者认为上述表现即为脂肪超载综合征，须严密监测血脂浓度。

（3）肝功能损害及胆汁瘀积（PN associated cholestasis，PNAC）

临床特征是应用PN期间出现不能解释的黄疸或肝功能损害，确切病因目前尚不清楚，大多学者认为由多因素引起，主要包括禁食、感染、高热量摄入（70～140kcal/（kg·d）等。其他因素还包括低蛋白血症、微量元素不平衡、动脉导管未闭、颅内出血、必需脂肪酸缺乏、高脂血症、多次腹部手术等。

为预防肠外营养并发症：①尽早开始经肠道营养，尤其PN＞2周者；②注意PN的氮源选择；③PN时采用低热量；④积极预防和治疗肠道感染；⑤严格在无菌配液条件下将全部营养成分混入静脉输液袋内，可尽量避免感染并发症的发生；⑥首选PICC置管技术，导管相关并发症较其他置管途径发生率低；⑦控制输液速度或用输液终端滤器及输液泵，可减少感染和代谢性并发症的发生；⑧定期定时监测生命体征、生化指标及代谢平衡指标等；⑨注意严格无菌操作，每次输液完毕后冲洗导管及封管；⑩有肝、肾功能异常者，应选择特殊氨基酸制剂。

二、肠内营养

肠内营养（enteral nutrition，EN）是经胃肠道提供代谢需要的营养物质，包括经口摄入或经管饲滴入或泵入含各种营养物质的制剂。它是针对胃肠道功能正常或部分正常，但不能正常进食的病人进行基本营养补充或营养治疗。

（一）肠内营养制剂

肠内营养制剂按照氮源分类如下：

1. 要素制剂

（1）以氨基酸为氮源的肠内营养制剂

如维沃等，不需消化便可吸收，但由于渗透压较高，容易发生胃肠道不耐受。因此，最好经管饲滴注。

（2）以短肽或短肽/氨基酸为氮源的肠内营养制剂

如百普素、百普力等，借助肠道二肽、三肽受体即可快速被吸收。

2. 非要素制剂

以整蛋白为氮源的肠内营养制剂，如安素、瑞素、能全力、瑞高等，需要经过胃肠道消化、吸收后为机体利用。蛋白质来源较常选择乳清蛋白、酪蛋白、大豆蛋白等。

3. 特殊营养制剂

（1）肝衰竭专用营养制剂。

（2）肾衰竭专用营养制剂。

（3）肺功能异常专用营养制剂。

（4）糖尿病专用型营养制剂。

（二）适应证

胃肠道功能正常或部分正常，具有营养支持指征，经口摄入的食物不能满足需要量的60%及以上的患者，可接受肠内营养支持。肠内营养适应证主要包括：①胃肠功能正常，但经口摄入不足或无法摄入者（如昏迷、烧伤、手术后危重病人、口腔或咽喉部手术）；②胃肠道功能受损或部分功能不良者，如胃瘘、肠瘘、胆瘘、胰瘘、短肠综合征、炎性肠道疾病、急性胰腺炎等；③虽然胃肠功能基本正常，但合并其他脏器功能不全者，如伴肝、肾功能衰竭等；④高分解代谢或慢性消耗性疾病状态，如严重感染、结核或晚期肿瘤患者等，由于食欲不振和/或慢性消耗导致营养不良，经口进食不能满足。

（三）禁忌证

① 腹膜疾病引起的肠道梗阻；②肠瘘合并腹膜炎；③因化疗反应引起的较严重的持续性呕吐及腹泻等。

（四）并发症

并发症有吸入性肺炎，腹胀、腹痛、腹泻，咽部红肿或感染，饲管堵塞，饲管断裂等。

（五）给药途经

给药途经有鼻饲、胃造瘘、空肠造瘘以及分次口服（胃肠道受累较轻的病人可作为部分补充）等。

（六）并发症的预防和注意事项

1. 应根据病人的具体病情选择相应的肠内营养制剂

① 当疾病合并胰腺炎、胰瘘、高位消化道瘘时，首选以氨基酸和短肽为氮源的肠内营养制剂；②轻度或中度低蛋白血症的病人，在纠正低蛋白血症的同时，肠内营养也首选以氨基酸或短肽（包括水解蛋白）为氮源的肠内营养制剂。

2. 防止鼻饲管堵塞及细菌感染

① 肠内营养粉剂要用相对洁净的容器配制，用纱布过滤后再倒入输液袋内，以避免饲管堵塞；②鼻饲管用毕后注意冲洗，避免堵管，减少细菌污染。

3. 其他

①控制肠内营养液的温度（39℃左右）、浓度（等渗或低渗）和速度，可减少腹胀、腹泻、腹痛等并发症；②对胃排空障碍的患者，为减少误吸的发生，鼻饲管可通过幽门。

推荐意见

（1）鼻胃管适用于接受肠内营养时间少于2～3周的病人。管饲时，病人上半身抬高30°～45°，以减少吸入性肺炎的发生（C级）。

（2）接受腹部手术，并且术后需要较长时间肠内营养的病人，建议术中放置空肠造口管（C级）。

（3）施行近端胃肠道吻合术，需要肠内营养的病人，应当经吻合口远端的空肠营养管喂养（B级）。

（4）非腹部手术病人，若需要接受长于2～3周的肠内营养，经皮内镜下胃造口（PEG）是首选的管饲途径（C级）。

第三节　危重病人的营养治疗

严重创伤、感染、大手术后并发器官功能衰竭等的危重病人，会伴有明显的代谢改变，呈现高分解代谢状态，出现合成代谢受限、免疫功能低下，加上热量及蛋白质摄入不足，机体会出现营养不良。如果得不到及时、合理的营养补充和纠正，会影响组织器官的结构和功能，导致多器官功能衰竭，从而影响临床结局。

一、危重病人的代谢改变

危重病人在严重创伤、大手术、严重感染时，机体的糖、脂肪和蛋白质代谢均发生了一系列的代谢反应和改变。表现为分解代谢大于合成代谢的高代谢状态，促分解代谢占明显优势，糖原迅速消耗，脂肪动员分解，蛋白质合成减慢而分解加速，机体出现胰岛素抵抗、葡萄糖利用障碍、血糖增高、静息能量消耗（REE）增加，其程度与危重病人创伤感染的严重程度成正比。

1. 糖代谢改变

危重病人在创伤性应激和感染时，机体由于得不到足够的外源性能量供给，肝糖原被迅速分解消耗。组织缺血缺氧，同时在细菌毒素和炎症介质的作用下，过度的神经内分泌反应，使肝细胞的有氧代谢出现障碍。创伤应激时胰岛素分泌明显降低，机体对葡萄糖的利用能力进一步降低，同时胰岛素/胰高血糖素的低比值，进一步限制了葡萄糖的转运和利用。故在多脏器衰竭（multiple system organ failure，MSOF）早期血糖明显升高，形成恶性循环。严重感染、脓毒血症病人对葡萄糖的氧化实际上减少，对外源性葡萄糖的耐受性降低。

2. 脂肪代谢改变

在创伤感染的急性期，脂肪动员加速，脂肪储存减少，游离脂肪酸的周转和氧化增加。但是，在感染、脓毒血症病人中，脂蛋白脂酶的活性降低，致使游离脂肪酸和甘油三酯的组织利用减少，同时酮体的产生受抑制，这是明显区别于饥饿时酮症的特点，其机制尚不清楚。而炎症介质的参与又使病人脂肪动员的速度远高于氧化。因此，脂类在脓毒血症时虽可作为代谢底物被利用，但必须严密监测血清甘油三酯水平。若脂类清除减少，血清甘油三酯水平增高，则应减慢其输注速度。

同时，当MSOF恶化时，脂肪分解受抑制而脂肪的净合成增加，自发性的脂质血症或高甘油三酯血症成为一个明显的特征，补充肉毒碱可以提高脂肪乳剂的利用率。

在严重创伤应激病人，因为组织灌注减少和脂蛋白脂酶活性受限，使脂肪廓清能力降低，因此也应审慎地使用脂肪，并严密监测血浆甘油三酯水平升高情况和游离脂肪酸水平。

3. 蛋白质代谢改变

由于葡萄糖的无氧酵解、高胰岛素血症抑制游离脂肪酸释放，同时糖异生作用加强，蛋白质作为能量底物用于高代谢反应。体内蛋白质分解，一方面丙氨酸等成糖氨基酸被运送到肝脏用于糖异生，形成肌肉肝脏之间的燃料循环（败血性自身相食作用），另一方面支链氨基酸（branched-chain amino acid，BCAA）可直接被肌肉组织摄取氧化供能。随着外周和内脏蛋白质分解增加，肝脏的蛋白质合成在早期会增加，但总体的净蛋白质合成降低；当肝脏功能损害时，糖异生受抑制，蛋白质合成障碍，肌肉蛋白分解释放大量氨基酸，支链氨基酸不断被外周组织摄取利用而消耗；血浆水平正常或降低，芳香族氨基酸（aromatic amino acid，AAA）和含碳氨基酸的血浆浓度明显升高，BCAA/AAA的比例明显下降；当组织释放和利用BCAA都出现抑制时，机体的能量代谢衰竭，预示预后极差，死亡率显著增加。

二、危重病人的代谢支持原则

高代谢是严重创伤、严重感染等危重病人伴随发生的代谢特点。由于儿茶酚胺、肾上腺皮质激素等分解激素分泌的增加，随之机体继发严重的组织分解与自身相食现象，导致脏器受损，出现功能不全或衰竭。而不适当地提供过多或过少的营养物质，将使脏器功能进一步恶化。临床医师已经意识到常规的营养治疗原则并不适用于危重病人（代谢亢进病人及MSOF的病人）。

及时积极地对危重病人进行代谢支持治疗，一方面可满足危重病人代谢过程中增加的对能量、蛋白质、电解质、微量元素、维生素等的需求，同时也可有效地增强危重病人的免疫功能，维持其对抗感染的防御机制，促进组织修复，维护器官的结构和功能。

危重病人代谢支持治疗的应用原则包括：①强调由脂肪与碳水化合物混合提供能量，两者的能量比以4∶6为佳；②减少葡萄糖负荷，每日提供非蛋白质热量不超过30～35kcal/kg，每分钟输入葡萄糖不超过5mg/kg；③将非蛋白质热量与氮的比例降至100kcal∶1g以下，蛋白质量增至2～3g/（kg·d）；④应用特殊物质，如谷氨酰胺、ω-3脂肪酸等。

三、代谢支持途径

可经肠外或肠内或肠外加肠内途径进行代谢支持治疗。具体方式可根据病人的具体情况而定。如果肠道结构和功能完整，应该首选并尽量利用肠内营养。但当严重创伤和腹腔感染的术后病人有胃肠功能减退，或由于严重创伤及手术造成胃肠道结构完整性和功能破坏，不能进食时，必须从胃肠道外途径给予（TPN）。

1. 肠内营养（EN）

（1）实施方法和时间

当危重病人经口实施肠内营养有一定困难，则需根据病人的不同情况，采取不同的方法，如经鼻胃管或胃造瘘管，给予肠内营养。对十二指肠、胃功能障碍者，可选用空肠造瘘置管，滴注肠内营养液。其他如十二指肠损伤、急性出血性坏死性胰腺炎术后、胰头癌根治术吻合口欠佳者，均可在手术结束前加做空肠造瘘，术后早期肠功能恢复后即可开始实施肠内营养。食物刺激胃肠道，可有效激活肠道神经内分泌免疫轴，有助于维持肠道免疫功能。同时，早期恢复肠内营养，对维持肠道黏膜的屏障功能、预防细菌易位和肠源性感染和保护病人的防御功能是有益的。

（2）肠内营养制剂的选用

对危重病人，建议应用要素膳（elemental diet，ED），氮源以短肽为主。一方面，可以在肠道不经过消化或稍经消化即被吸收，同时可以在保证入量的同时更好地控制渗透压，预防高渗性腹泻。要素膳一般需要注意滴注的速度、温度（39℃左右）、浓度（渗透压）等，避免腹胀、腹痛、腹泻等并发症的发生，并可持续应用较长时间。

（3）肠道免疫营养的实施

近年来提出术后早期肠道免疫营养的实施。术后早期多数病人可以耐受EN，免疫营养液中补充食物核苷酸、ω-3脂肪酸、谷氨酰胺等，可以明显减少手术后的后期感染，包括肺炎、吻合口漏、尿路感染、导管败血症以及伤口感染等的发生。

2. 完全胃肠外营养（TPN）

危重病人术后或并发消化道出血、肠梗阻、肠道结构完整性损伤的情况下，应首选TPN进行支持治疗。

（1）能量供给

① 葡萄糖：在危重病人的代谢支持中，需要减少葡萄糖负荷，增加脂肪和氨基酸负荷。非蛋白质热量的供给以不超过30～35kcal/（kg·d）为宜，葡萄糖输入速度不宜超过5mg/（kg·min），应用葡萄糖需加外源性胰岛素，所需热量的其他部分可用脂肪来供给；②脂肪：在创伤应激反应中，胰岛素分泌下降，葡萄糖节氮效应受到限制，而脂肪乳剂则避免了对胰岛素的依赖。但是如果脂肪的摄入量超过机体氧化能力，则可能堆积并引起副作用，甚至出现脂肪超载综合征。脂类作为非蛋白质能量的来源应占总能量的30%～50%，当大于总能量的70%时，可引起脂肪堆积增加，导致感染病人的病死率增加。同时，高分解代谢病人静脉营养中，必须提供必需脂肪酸。

由于中枢神经系统的神经细胞与红细胞必须依赖葡萄糖供能，而脂肪分解后的脂肪酸需要有一定量的乙酰乙酸，才能在三羧酸循环中被氧化利用，因此输注脂肪乳剂时必须同时供给葡萄糖。我国成年人脂肪乳剂的常用量为1～1.5g/（kg·d），在创伤高代谢状态下可适当增加，所供应的热量一般不超过总热量的50%，葡萄糖不少于100～150g/d。采用全营养混合液（TNA）方式在24h内均匀输注脂肪，并从小剂量开始逐渐增加，可改善机体对输入脂肪的廓清和代谢。剂量一般从0.5g/（kg·d）开始，逐渐增加到2.5g/（kg·d），同时监测血浆甘油三酯水平，随时调整剂量和速度。近来认为，中链甘油三酯在体内分解生成的中链脂肪酸（medium-chain fatty acids，MCFA）由门静脉系统廓清，可保护肝巨噬细胞（枯否细胞）的功能，比长链脂肪酸（long-chain fatty acids，LCFA）更为安全。

（2）蛋白质

危重病人的机体蛋白质丢失增加，在充足能量补充基础上，每日补充蛋白质1.5～1.7g/kg体重，必要时可增加到2～3g/kg体重，热氮比下降至100∶1，能有效阻止蛋白质分解，节省氮的消耗，改善氮平衡。

（3）其他营养物质的供给

① 维生素：严重腹腔感染、创伤、MSOF等危重病人，对各种维生素（水溶性、脂溶性维生素）的需要量均大为增加，这与病人的高代谢率有密切关系。因此，维生素的供给不可忽视，必要时可按2～3倍推荐供给量给予复合维生素补充。

② 电解质：严重感染病人术后早期，机体处于应激状态，由于胃肠道功能障碍，以及大量体液或消化液的丧失，机体往往存在低钾、低钠、低钙、低磷等现象。因此，需根据病人的具体情况，及时给予电解质补充，并根据电解质的监测结果，及时进行调整。

③ 微量元素：临床较具实际意义的微量元素包括锌、铁、铜、硒、铬、锰等，应重视可能出现的缺乏，并应在微量元素未受到影响之前补充，而不应该在出现明显的缺乏症时再去纠正。

3. 肠外营养（PN）＋肠内营养（EN）

对于术后早期不宜EN或不能耐受EN的危重病人，应选用完全胃肠外营养（TPN），或PN＋EN。近来认为对于TPN期间少量经肠营养是有益的。TPN期间少量的肠内营养刺激即能使胃肠道激素达到生理水平，激活肠道神经内分泌轴，又可减少肠黏膜萎缩和免疫抑制所致的肠屏障功能下降，从而保护肠黏膜的结构完整和健康，减少肠道细菌易位，减少细胞因子释放，维持肌肉量，改善氮平衡。PN时，每小时经肠道输注10～20ml营养液，即可有效维持肠道结构与功能的完整，并有效改善氮平衡，加速向TEN转变。

四、特殊营养物质在危重病人中的作用

在危重症病人中，中、重度的蛋白质-能量营养不良会引起细胞介导免疫、吞噬细胞功能、补体系统和黏膜抗体反应等明显异常，而特殊营养物质对机体免疫活性可产生不同程度的影响，同时在促进蛋白质合成方面有一定的作用。

1. 谷氨酰胺（glutamine，Gln）

谷氨酰胺对许多器官、组织有特殊的营养作用。它可作为肠黏膜细胞、免疫细胞等快速生长和分化细胞的主要能源及核酸合成的前体，用于降低危重病人的高代谢状态，维持和恢复肠道屏障的结构和功能，改善机体的免疫功能（包括肠道免疫和全身免疫），提高创伤和感染后组织细胞的抗氧化能力，保持和恢复机体的内环境稳定，降低感染性并发症发生率。

2. 核苷酸

膳食核苷酸在维持机体正常的免疫功能中起重要的作用。膳食核苷酸特别是尿嘧啶，被认为可能是一种重要的营养底物，可选择性地抑制辅助T细胞及IL-2的产生。

3. 脂肪酸

脂类是必需脂肪酸和热量的来源，是脂溶性维生素A、D、E和K的转运载体，而且在调节机体的免疫功能方面有重要的作用。调整ω-3脂肪酸和ω-6脂肪酸的比例可改善病人的免疫状态，降低与免疫有关的炎症反应，从而降低感染等危重病人的病死率和并发症。

4. 生长激素

适当应用重组人生长激素（rhGH）能够逆转和改善危重病人的高代谢状态，促进葡萄糖氧化和脂肪分解，改善蛋白质分解，提高能量利用水平，促进小肠对营养物质的转运，对预后产生积极的作用。

代谢支持治疗同时加用生长激素时，一般采取低热量的肠外营养，不超过30~35kJ/（kg·d）加生长激素。①剂量：多数学者主张0.1~0.2mg/（kg·d）或8~12IU/（kg·d）。②途径：1次/d或2~3次/d，皮下注射。③注意：生长激素能导致高血糖，应严格掌握使用指征并密切监测血糖，孕妇及哺乳期妇女慎用，避免身体同一部位反复多次用药。

五、代谢支持的时机

严重感染初期，不适当的营养治疗，非但不能达到营养治疗的目的，反会引起严重的代谢紊乱。因此，在感染病人的治疗初期，首先应积极纠正水、电解质紊乱和酸碱失衡，补充血容量，降低肾素-血管紧张素-醛固酮的活性，使潴留于体内的水分加速排出，恢复正常的胰岛素与胰高糖素比例，并积极控制感染。

严重创伤和大手术后也应首先积极纠正休克、补充血容量，然后争取尽早给予代谢支持。根据创伤、感染的严重程度给予能量与蛋白质，防止机体的过度消耗。实施后再根据具体情况，调整能量与蛋白质的补充量，选择合理的脂肪乳与氨基酸以及特殊营养物质。

总之，危重病人营养治疗的途径和时间是决定治疗过程的重要因素。早期经肠营养及必要的营养素补充在缩短危重病人高代谢期、促进合成代谢和机体恢复、维持肠免疫功能中起着重要作用。

第四节　腹腔疾病营养治疗

当严重的腹膜疾病继发营养不良时，对有营养风险或已经发生营养不良的病人应考虑适当的营养治疗（包括肠外营养和肠内营养）。常见疾病有腹膜感染伴肠梗阻或肠麻痹、合并感染性休克、多器官功能衰竭等引起营养不良者。

一、腹膜疾病危重症及脓毒症病人的营养支持与治疗

腹膜疾病危重症及脓毒症病人的营养支持与治疗原则见危重症营养。

1. 能量需求

重症或脓毒症病人最适宜的总能量供给一般推荐25~35kcal/（kg·d）IBW。然而，越来越多的证据表明过度营养是有害的。因此，也许25kcal/（kg·d）IBW的总能量供给对大多数腹膜感染病人已经足够。

2. 宏量营养素的构成

高代谢病人的氮平衡对摄入蛋白质的反应优于对热量摄入的反应，蛋白质的供给以 1.5～2.0g/（kg·d）为佳。非蛋白质热量中，脂肪和糖类的比例以4∶6为宜。对糖尿病病人（为更容易控制血糖）和机械通气病人（为有助于脱机），目前有趋向于较高脂肪饮食或高脂肪型肠内营养制剂的趋势。但很多人认为高脂肪饮食，特别是富含ω-6脂肪酸的脂肪乳剂，也许会刺激前炎症介质产生。同时，在危重症及脓毒症情况下，患者的消化道功能受累较大，对脂肪的耐受性下降，并可能影响胃肠道蠕动功能，因此高脂饮食或高脂配方的肠内营养制剂也许并不适合。从机械通气病人的立场来看，在不过度喂养的条件下改变脂肪-糖类的比例对改变CO_2负荷没有很大意义。对应用TPN治疗的创伤病人，在开始的10天内应完全限制使用静脉用脂肪（营养状况较好、病情较稳定的病人）或给予较低的剂量（占非蛋白质热量的5%～10%）。静脉用异丙酚在现今ICU中已经成为很常见的镇静剂，而异丙酚的载体溶液是10%脂肪乳剂，且富含ω-6脂肪酸，因此从能量角度须考虑这些热量，不建议在有全身炎症反应综合征（systemic inflammatory response syndrome，SIRS）的病人中高剂量（>20ml/h）延期使用（>48h）。

3. 特殊肠内营养配方

在重症腹部疾病病人营养支持方面的最大争议是特殊免疫肠内营养配方，特别是对于那些脓毒症病人。它们通常含有一种或几种以下成分：精氨酸、ω-3脂肪酸、核糖核酸（ribonucleic acid，RNA）和谷氨酰胺。谷氨酰胺的应用已经得到大量的证据支持，但精氨酸对危重症包括脓毒症病人的作用仍有许多矛盾之处，ω-3脂肪酸的应用也仍然需要纳入必需脂肪酸的总供给量中来考虑。

4. 肠道微生态干预或重建

肠道微生态系统是机体最庞大和最重要的微生态系统。健康成年人肠道栖息着10^{14}个细菌，是人体细胞数的10倍以上。人体的营养代谢和正常菌群有密切关系，正常菌群在人体中发挥着重要的免疫调节功能。

正常情况下肠道正常菌群与人体内外环境保持着平衡状态，但某些情况下，这种平衡状态被打破，引起菌群失调，导致疾病发生或病情加重，进一步加剧菌群失调，形成恶性循环。

主要临床表现按照肠道微生态失衡的程度可分为三度：①一度失衡，也称潜伏型微生态失衡，只能从细菌定量检查上发现菌群组成的变化，临床上没有或仅有轻微表现，为可逆性改变，去除病因后可自然恢复；②二度失衡，又称为局限微生态失衡，不可逆，在临床上可有多种慢性疾病的表现，如慢性肠炎、慢性痢疾等；③三度失衡，也称为菌群交替症或二重感染（superinfection），肠道的原籍菌大部分被抑制，而少数菌过度繁殖，临床表现为病情急且重，多发生在长期大量应用抗生素、免疫抑制剂、细胞毒性药物、激素、射线照射治疗后，或患者本身患有糖尿病、恶性肿瘤、肝硬化等疾病。

微生态失衡包括菌群失调、定位转移、血行感染、易位病灶。定位转移、血行感染、易位病灶与菌群失调有密切的关系，是菌群失调进一步发展的结果。当外界环境变化时，肠道内的条件性病原菌就会引发消化道疾病，黏膜屏障功能受损，肠腔内细菌可到达肠系膜淋巴结，并可能进一步侵犯远处脏器。致病菌多为大肠杆菌，其次为肺炎球菌、链球菌等。

某些疾病如肝硬化自发性细菌性腹膜炎（spontaneous bacterial peritonitis，SBP）、腹膜性疾病或者腹膜炎合并肠瘘、胆瘘的病人常容易发生营养不良，消化道功能和肠道微生态受累较大，并且由于抗生素的使用，易出现肠道菌群失调。比如在自发性腹膜炎腹水培养阳性病例中，最常见的病原菌为革兰氏阴性杆菌（通常为大肠杆菌）和革兰氏阳性球菌（主要为链球菌和肠球菌），因此SBP发作被认为是肠道革兰氏阴性菌易位所致，这与肠道菌群失调引起的定位转移、易位病灶密切相关。因此，重建和维持肠道微生态也是腹膜疾病治疗中不可忽视的方面之一。

微生态调节剂是在微生态学理论指导下所生产的一类能够调节肠道微生态失衡、保持微生态平衡、提高机体健康水平或增进机体健康状态的生理性活菌（微生物）制剂，同时也包括这些菌体的代谢产物以及促进这些生理菌群生长繁殖的其他物质。目前国内外较为一致的意见是把微生态调节剂分成益生菌（probiotics）、益生元（prebiotics）和合生元（synbiotics）三部分。2013年，西班牙人Katerina Tsilingiri正式提出"后生元（postbiotics）"的概念。2019年，国际益生菌和益生元协会（International Scientific Association for Probiotics and Prebiotics，ISAPP）将后生元定义为"对宿主起有益作用的灭活菌和/或菌成分"，把灭活的益生菌也归为后生元的概念范畴。

国家卫生健康委员会批准应用于人体的益生菌主要有乳杆菌属、双歧杆菌属、肠球菌属、芽孢杆菌属、梭菌属和酵母菌属，其中乳杆菌属和双歧杆菌属是肠道原籍菌。

目前，临床常用的以肠道原籍菌为主的益生菌类药物制剂主要有丽珠肠乐、培菲康、贝飞达、金双歧、四连康、普乐拜尔、常乐康、宝乐安、适怡、米雅等，共生菌药物制剂则有美常安、抑菌生、整肠生、爽舒宝、肠复康、原首胶囊、乐复康等，活菌数量基本在$10^7\sim10^8$cuf/粒（包）之间。而医疗专用食品益生菌制剂的菌株选择基本以肠道原籍菌如双歧杆菌、嗜酸乳杆菌、鼠李糖乳杆菌等为主，菌株量可达到$10^{10}\sim10^{11}$cuf/包装单位，同时辅以可溶性膳食纤维及其他益生元物质，有效弥补了药物制剂的不足和局限。

二、再喂养综合征

再喂养综合征（refeeding syndrome，RFS）是机体经过长期饥饿或营养不良，重新摄入营养物质后出现以低磷血症为特征的电解质代谢紊乱及由此产生的一系列症状，表现为迅速出现的水肿、呼吸困难和致死性心力衰竭等。慢性营养不良病例，如糖尿病高渗状态、神经性厌食、酗酒、营养不良老年患者，在营养治疗的早期阶段也可出现类似的临床表现。

RFS的发生与不合理的营养处置有关，也与病程长短及病情严重程度有关。当饥饿状态超过7～10d，就应注意预防RFS的发生。

饥饿期间，胰岛素分泌减少伴随胰岛素抵抗，胰高血糖素分泌增加，细胞内糖原分解、脂肪和蛋白质分解以提供能量。这一分解代谢过程导致机体磷、钾、镁和维生素等微量营养素的消耗，而此时血清钾、磷、镁浓度可能正常。重新开始营养治疗，特别是补充大量糖类物质后，血糖升高，胰岛素分泌恢复，糖酵解-氧化磷酸化重新成为主要供能途径。胰岛素作用于机体各组织，导致钾、磷、镁转移入细胞内，形成低磷血症、低钾血症、低镁血症；糖代谢和蛋白质合成的增强还消耗维生素B_1等。RFS的这种代谢特征通常在营养治疗后3～4天内发生。

预防措施

（1）治疗前甄别有发生RFS危险因素的患者，在营养治疗前及治疗过程中常规监测电解质水平，及时纠正电解质紊乱，必要时可延迟营养治疗12～24h；

（2）经验性补充钾、磷、镁、复合维生素B特别是维生素B_1；

（3）检查心电图；

（4）当饥饿或禁食状态达到7～10d以上时，营养治疗应从低热量开始，起始热量不超过10kcal /（kg·d），每24～48h总量增加200kcal，逐渐增加至需要量；因为脂质代谢不会直接引起高胰岛素血症，不需消耗磷，设计营养治疗方案时应适当升高热量供应中脂肪的比例，脂肪热比30%～40%，碳水化合物热比不低于50%，15%～20%来自蛋白质，以短肽或氨基酸为主。

（5）治疗第1～3日为液体复苏期，应预防低血糖、低热量、脱水，评估补液量的耐受情况，预防性补充维生素，尤其维生素B_1等物质。营养治疗开始前至少30min静脉注射或肌内注射维生素B_1 200～300mg。治疗时每日经口或经静脉补充维生素B_1 200～300mg。复合维生素制剂每日补充2倍参考剂量。

每日监测体重、血压、脉搏、心率、心肺功能（包括肺部听诊、呼吸频率、心率、心律）、水肿程度，以及血钾、磷、镁、钠、钙、葡萄糖、尿素、肌酐、维生素B_1水平。患者饥饿时如出现一过性心率加快，即使未达心动过速的诊断范围，也应视为前驱症状，病情严重者须进行心电监护。

（6）RFS多发于营养治疗第4～6日。如果营养治疗期间出现RFS电解质紊乱，可以按照欧洲指南提供的方案治疗，热量、液体量、复合维生素、维生素B_1补充量与第4～6日治疗相同。严重低磷血症（血磷低于0.3mmol/L）或出现合并症时，每日应静脉追加补磷0.25～0.50mg/kg体重，2～6h内滴完。中度低磷血症（血磷0.3～0.5mmol/L）且需要辅助呼吸患者，每日静脉追加补磷0.25～0.50mg/kg，2～6h内滴完；中度低磷血症但无合并症患者，每日追加口服磷1g。轻度低磷血症（血磷0.5～0.8mmol/L）患者，每日追加口服磷1g。血镁低于0.5mmol/L者，予静脉滴注硫酸镁6g，持续12h以上。血钾低于3.5mmol/L者，予静脉滴注氯化钾1.5～3.0g，持续4h以上。因成人血磷的正常范围较窄（0.8～1.4mmoL/L），补磷时应监测不良反应，包括低钙血症、抽搐、低血压、高磷血症、高钾血症（使用磷酸钾时）、高钠血症（使用磷酸钠时）、转移性钙化、腹泻（口服时发生较多），其中低钙血症报道较多。欧洲指南制定剂量的范围较大，为静脉补磷酸盐：$100 \sim 167 mg/12h$，磷酸盐制剂水平低于 $2mg/（h \cdot L）$。补钾期间应检测心电图，补镁期间应注意膝腱反射。

（李素云　刘晓倩）

参 考 文 献

［1］ 刘均娥, 范旻. 临床营养护理学 [M]. 2 版. 北京: 北京大学医学出版社, 2018.

［2］ MOORE M C. 营养评估与营养治疗手册 [M]. 陈伟, 译. 5 版. 北京: 人民军医出版社, 2009.

［3］ 顾景范, 杜寿芬, 郭长江. 现代临床营养学 [M]. 2 版. 北京: 科学出版社, 2009.

［4］ COMBS G F. 维生素营养与健康基础 [M]. 3 版. 北京: 科学出版社, 2009.

［5］ 中华医学会肠外肠内营养学分会药学协作组. 规范肠外营养液配制 [J]. 中华临床营养杂志, 2018, 26 (3): 136-148.

［6］ 广东省药学会. 肠外营养临床药学共识 (第二版) [J]. 今日药学, 2017, 27 (5): 289-303.

［7］ 中华医学会肠外肠内营养学分会. 多种微量元素注射液临床应用中国专家共识 (2021) [J]. 肿瘤代谢和营养电子杂志, 2021, 8 (4): 366-373.

［8］ 中华医学会肠外肠内营养学分会 (CSPEN), 杨桦, 朱明炜, 陈伟, 等. 中国成人患者肠外肠内营养临床应用指南 (2023 版) [J]. 中华医学杂志, 2023, 103 (13): 946-949.

［9］ 中华医学会肠外肠内营养学分会老年营养支持学组. 老年患者肠外肠内营养支持中国专家共识 [J]. 中华老年医学杂志, 2013, 32 (9): 913-929.

［10］ 中华医学会肠外肠内营养学分会. 成人补充性肠外营养中国专家共识 [J]. 中华胃肠外科杂志, 2017, 20 (1): 9-13.

［11］ 中华医学会. 临床诊疗指南: 肠外肠内营养学分册 (2008 版) [M]. 北京: 人民卫生出版社, 2009.

［12］ EUROPEAN SOCIETY FOR PARENTERAL AND ENTERAL NUTRITION (ESPEN). ESPEN guidelines on parenteral nutrition: intensive care [J]. Clin Nutr, 2018, 37 (s1): 1-32.

［13］ 中华医学会肠外肠内营养学分会. 成人家庭肠外营养中国专家共识 [J]. 中国实用外科杂志, 2017, 37 (4): 406-411.

［14］ BRAGA M, LJUNGQVIST O, SOETERS P, et al. ESPEN guidelines on parenteral nutrition: surgery [J]. Clin Nutr, 2009, 28 (4): 378-386.

［15］ PANNARAJ P S, LI F, CERINI C, et al. Association between breast milk bacterial communities and establishment and development of the infant gut microbiome [J]. JAMA Pediatr, 2017, 171 (7): 647-654.

［16］ 中华预防医学会微生态学分会. 中国微生态调节剂临床应用专家共识 (2020 版) [J]. 中华临床感染病杂志, 2020, 13 (4): 241-256.

［17］ 刘志鹏, 冯强. 肠道微生态与疾病 [J]. 营养学报, 2017, 39 (2): 105-111.

［18］ FUENTEBELLA J, KERNER J A. Refeeding syndrome [J]. Pediatr Clin N Am, 2009, 56 (5): 1201-1210.

［19］ O'CONNOR G, GOLDIN J. The refeeding syndrome and glucose load [J]. Int J Eat Disorder, 2011, 44 (2): 182-185.

［20］ EMILIE A, NATALIE F, PHILIPP S, et al. Refeeding syndrome in the frail elderly population: prevention, diagnosis and management [J]. Clin Exp Gastroenterol, 2018, 11 (10): 255-264.

［21］ SALMINEN S, COLLADO M C, ENDO A, et al.The International Scientific Association of Probiotics and Prebiotics (ISAPP) consensus statement on the definition and scope of postbiotics [J]. Nat Rev Gastroenterol Hepatol, 2021, 18 (9): 649-667.

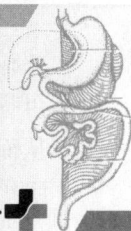

第一节 概　述

肠缺血再灌注损伤（ischemia-reperfusion injury），简称I/R，是在肠缺血的基础上，肠血流灌注恢复后，组织器官的损伤反而较前进一步恶化加重，甚至发生不可逆损伤的现象。I/R是烧伤、创伤、严重感染、休克、肠移植以及急性肠系膜缺血性疾病等的重要病理生理环节，研究表明，其发生与补体激活、氧自由基和炎症因子大量释放有关。由于小肠为体内最大的细菌库和淋巴库，小肠缺血再灌注不仅可引起肠道局部损伤、肠黏膜屏障破坏，更会由于细菌和毒素的释放、移位到体循环而引起网状内皮系统发生系列反应，导致细菌内毒素移位，诱发全身炎症反应综合征（systemic inflammatory response syndrome，SIRS）和多器官功能不全综合征（multiple organ dysfunction syndrome，MODS），甚至死亡。

肠缺血再灌注（I/R）损伤是一个复杂、多因素参与的病理过程，发病率和病死率均较高。因此，针对肠缺血再灌注损伤机制和防治的研究是国内外学者研究的热点，出现了一系列学说，并针对性地提出了防治策略。

一、抗氧自由基损伤

氧自由基是导致再灌注后加重细胞和组织损伤的一个重要的机制。生理条件下，黄嘌呤氧化酶能快速将三磷酸腺苷（ATP）代谢产物次黄嘌呤转换为黄嘌呤，进而转换为尿酸；但由于组织缺血、缺氧，ATP数量减少，使次黄嘌呤在缺氧组织中大量蓄积，同时缺氧也使内源性抗氧化剂失活或被耗尽。因此，肠黏膜在肠缺血再灌注损伤时主要通过黄嘌呤氧化酶途径释放大量的氧自由基，这些自由基极为活泼，一旦生成，即可形成瀑布式连锁反应，不断生成新的自由基。氧自由基另外一个来源是炎性细胞。肠缺血期间中性粒细胞黏附于缺血组织中，再灌注后更趋严重，被激活的中性粒细胞发生呼吸爆发，从而释放大量的氧自由基。因此，有研究认为多形核白细胞是小肠缺血再灌注氧自由基产生的原始来源。过量的氧自由基具有高度的化学反应活性，可攻击细胞的脂类、蛋白质和核酸等成分，从而发生肠黏膜损伤。因此，可从减少氧自由基的生成或增加抗氧化防御体系两个方面防治肠缺血再灌注损伤。实验证实，肠缺血再灌注损伤时应用依达拉嗪能有效地清除氧自由基，保护肠组织。大鼠肠缺血再灌注损伤后给予阿魏酸钠，可提高肠组织超氧化物歧化酶（SOD）的活性，减少氧自由基代谢产物丙二醛的含量，从而保护肠组织。有研究发现，茶多酚可剂量依赖性地减少肠缺血再灌注损伤所致的小肠组织形态学改变，对肠缺血再灌注损伤导致的急性肠损伤具有保护作用；针对休克后的肠复苏模型，应用羟自由基清除剂二甲基亚砜可显著减轻肠黏膜损伤的程度，降低肠源性感染的发生率；别嘌呤醇是黄嘌呤氧化酶的特异性抑制剂，能竞争性地抑制黄嘌呤氧化酶，减少再灌注期氧自由基的产生，由于别嘌呤醇的药理作用清楚，故很可能成为临床防治肠缺血再灌注损伤的药物之一。临床上多从酶性氧化防御体系着手来防治自由基损伤，目前应用于临床的主要有 SOD 和过氧化氢酶。其他抗氧化剂，如甘露醇、谷胱甘肽、维生素 C、维生素 E 等也对肠缺血再灌注损伤具有保护作用。

二、抑制细胞凋亡

学术界普遍认为肠缺血再灌注中大量氧自由基所造成的损害可直接致细胞坏死，但最近有研究表明，肠缺血再灌注中损伤细胞有相当一部分以细胞凋亡形式死亡。研究证实细胞凋亡是小肠缺血再灌注损伤时肠黏膜细胞死亡的主要机制，占死亡细胞总数的 80%，其诱导机制包括：①氧自由基直接造成细胞损伤；②当小肠细胞受损时，可能会释放炎性介质，加速细胞凋亡反应；③肠黏膜屏障功能不全时，菌群移位促进黏膜细胞凋亡。肠缺血再灌注损伤时，主要通过死亡受体通路和线粒体途径介导细胞凋亡，凋亡后期的共同途径是半胱天冬氨酸蛋白酶（caspases）的激活。B 细胞淋巴瘤/白血病 -2（bcl-2）基因是具有抑制凋亡作用的原癌基因，bcl-2 相关 X 蛋白（bax）基因是凋亡促进基因，bcl-2 与 bax 的比值决定了细胞接受刺激后是否发生凋亡。有研究表明，iNOS 的诱导作用与大鼠肠缺血再灌注损伤时凋亡细胞增加有关。给予凋亡抑制剂能预防肠缺血再灌注损伤模型大鼠的细胞凋亡，保护肠缺血再灌注损伤大鼠的器官功能和形态结构。氨基乙酸可下调 bax、caspases-3 等促凋亡基因表达水平，上调 bcl-2 等抗凋亡基因表达水平，减少肠缺血再灌注损伤大鼠肠黏膜上皮的凋亡。SB203580 是一种吡啶咪唑类抑制剂，可特异性地抑制 p38 丝裂原活化蛋白激酶表达，从而阻断其对下游基因的调控，减少小肠组织和全身炎性反应发生，减轻肠缺血再灌注损伤。另外，环孢丝裂 A、乌司他丁、钙阻滞剂、SOD 等也可通过调控细胞凋亡，减轻肠缺血再灌注损伤。

三、抗炎治疗

肠道缺血引起肠屏障功能障碍，导致肠源性细菌/内毒素移位，启动炎性介质和细胞因子释放，触发全身炎性反应。其中，肿瘤坏死因子 -α（TNF-α）在肠缺血再灌注损伤中出现较早，能诱导中性多形核白细胞在组织中聚集、黏附，释放白细胞介素 IL-6 和 IL-8 等炎性介质。白细胞可能为肠缺血再灌注损伤发生的中心环节，被激活的白细胞易黏附于血管内皮，导致微循环堵塞，从而加重了组织缺氧、缺血反应。白细胞黏附广泛参与血管损害修复，但若损伤过重，易造成肺源性水肿，加速全身炎症反应。因此，阻止白细胞激活、趋化和白细胞与内皮细胞黏附，可减轻肠缺血再灌注损伤。Kuravi等发现，异氟烷作用于中性多形核白细胞后可减少L-选择素的表达，抑制白细胞与内皮细胞黏附。Rocha等提出，抗细胞间黏附分子-1单克隆抗体可明显改善肠缺血再灌注导致大鼠小肠黏膜的组织病理损伤，阻止白细胞激活、趋化及其向内皮细胞黏附，改善肠缺血再灌注损伤。另有研究发现，应用抗CD11-CD18单克隆抗体或抗细胞间黏附分子-1抗体可特异性地抑制白细胞与内皮细胞黏附，对肠缺血再灌注损伤起保护作用。尽管这些研究在抗白细胞黏附治疗方面取得了一定的效果，但其临床疗效尚未确定。

间充质干细胞具有多向分化潜能及免疫调节能力，可通过直接或间接影响免疫细胞的活性来抑制炎症反应。间充质干细胞分泌的IL-4可抑制巨噬细胞功能，减少TNF-α、IL-6、IL-8等炎症介质的产生。杜莉莉等研究发现，小鼠肠道缺血再灌注后输入胎盘间充质干细胞，肠管肿胀减轻，肠黏膜上皮细胞脱落减少，血清TNF-α、IL-6水平显著降低，表明间充质干细胞在一定程度上可以减轻肠缺血再灌注损伤。Jensen等将人类脂肪基质细胞注入肠系膜缺血再灌注的小鼠腹膜腔中，与对照组比较发现，人类脂肪基质细胞能够减轻肠黏膜破坏，保护肠道紧密连接，减轻缺血再灌注损伤的系统性炎症反应。Markel等研究发现，骨髓间充质干细胞可显著降低肠系膜缺血再灌注损伤小鼠的死亡率，进一步研究发现该作用与骨髓间充质干细胞促进肠道中VEGF表达，降低肝组织中单核因子、干扰素诱导蛋白-10和粒细胞集落刺激因子表达有关。

四、改善微循环功能

肠壁组织的微循环功能障碍是引发肠缺血再灌注损伤和加重的关键性因素，而且微循环功能障碍往往发生于组织细胞损伤之前。一般认为再灌注失败的机制包括以下几个原因：血液浓缩血栓形成，白细胞堵塞血管，内皮细胞肿胀，血管舒缩功能障碍和与水肿相关的组织间隙压力增加，导致毛细血管狭窄。血管内纤维蛋白沉积也是血流灌注下降的原因。缺血再灌注也被认为是一种炎性病变，最先是一种急性炎症反应的方式损伤微循环，特别是毛细血管后微静脉。其中白细胞和血管内皮细胞的黏附是导致I/R的中心环节。激活的白细胞损伤血管内皮细胞，导致血管通透性增加、毛细血管堵塞、活性氧生成以及促炎性物质的增加。最近研究发现其他血细胞在缺血再灌注损伤的病理机制中扮演很重要的角色。T淋巴细胞调节小肠缺血再灌注后炎症应答，T细胞可能调整了在肠缺血再灌注几小时后出现的多形核白细胞的募集反应。研究证明血小板黏附于毛细血管内皮组织也可能是缺血小肠再灌注失败的原因之一。临床上，针对肠缺血再灌注损伤的传统治疗原则：在发生肠坏死之前恢复正常血供，限制坏死范围扩大，及时切除坏死组织；视病情可先行静脉输液、肠道休息和各种支持治疗，无改善者再行手术治疗。最近的研究发现，以肠系膜动脉灌注罂粟碱为基础的介入治疗方案治疗缺血性肠病疗效肯定，可降低患者的病死率。

五、抗能量衰竭疗法

　　研究发现细胞损伤普遍伴有缺氧反应，细胞内缺乏足够的ATP维持代谢是导致细胞死亡的重要原因。小肠血供较丰富，但由于小肠的特殊解剖结构（绒毛由一支细动脉供血且无血管吻合支），绒毛顶端易缺血，肠缺血可导致肠系膜微循环障碍，肠道血液灌注量降低，组织细胞内氧供应减少或中断，细胞内有氧代谢受抑制，无氧代谢代偿性增加，ATP合成数量急剧下降，酸性代谢产物大量蓄积，导致细胞内酶活性改变和维持离子跨膜梯度的能量匮乏，严重缺血时可使细胞内环境发生紊乱，甚至发生肠死亡。ATP现已可通过人工合成，价格低廉，是治疗各类致死性疾病的重要药物，在防治肠缺血再灌注损伤中起到了重要作用。因此，临床上迅速恢复肠道血供、改善微循环、增加氧供、补充能量，以及降低组织能量代谢等是对其进行防治的积极措施。

六、远隔缺血预适应

　　远隔缺血预适应是指重要器官长时间缺血再灌注前，通过对非重要器官实施一次或多次缺血再灌注来保护已经发生缺血的重要器官。目前该方法多用于预防心、脑、肺、肝、肾等器官的缺血再灌注损伤。李为明等对肠系膜上动脉缺血的大鼠进行4个循环的左下肢缺血再灌注后，在光镜下观察发现远隔缺血预适应组的肠绒毛破坏、上皮细胞坏死、水肿程度及肠道间质炎细胞浸润程度均较单纯缺血再灌注组明显减轻，提示远隔缺血预适应对肠道缺血再灌注所致的肠道功能和组织形态学损伤都有一定的保护作用。

（刁永鹏）

参 考 文 献

［1］　NALINI S, MATHAN M M, BALASUBRAMANIAN K A. Oxygen free radical induced damage during intestinal ischemia/reperfusion in normal and xanthine oxidase deficient rats [J]. Mol Cell Biochem, 1993, 124 (1): 59-66.

［2］　刘金舟, 郑先念, 瞿卉. 阿魏酸钠在大鼠肠缺血再灌注损伤中的保护作用及机制研究 [J]. 中华医学杂志, 2006, 86 (22): 1575-1577.

［3］　MUKHOPADHYAY P, RAJESH M, BÁTKAI S, et al. Role of superoxide, nitric oxide, and peroxynitrite in doxorubicin-induced cell death in vivo and in vitro [J]. Am J Physiol Heart Circ Physiol, 2009, 296 (5): 1466-1483.

［4］　YURDAKAN G, TEKIN I O, COMERT M, et al. The presence of oxidized low-density lipoprotein and inducible nitric oxide synthase expression in renal damage after intestinal ischemia reperfusion [J].

Kaohsiung J Med Sci, 2012, 28 (1): 16-22.

[5] CHEN W, LANGER R M, JANCZEWSKA S, et al. Methoxyethyl-modified intercellular adhesion molecule-1 antisense phosphorothiateoligonucleotides inhibit allograft rejection, ischemic-reperfusion injury, and cyclosporine-induced nephrotoxicity [J]. Transplantation, 2005, 79 (4): 401-408.

[6] KURAVI S J, BEVINS A, SATCHELL S C, et al. Neutrophil serine proteases mediate inflammatory cell recruitment by glomerular endothelium and progression towards dysfunction [J]. Nephrol Dial Transplant, 2012, 27 (12): 4331-4338.

[7] ROCHA BDA C, MENDES R R, LIMA G V, et al. Experimental model of mesenteric ischemia: reperfusion by abdominal aorta clamping in Wistar rats [J]. Rev Col Bras Cir, 2012, 39 (3): 207-210.

[8] BEUK R J, TANGELDER G J, MAASSEN R L, et al. Leucocyte and platelet adhesion in different layers of the small bowel during experimental total warm ischaemia and reperfusion [J]. Br J Surg, 2008, 95 (10): 1294-1304.

[9] VAN DEN BERK L C, JANSEN B J, SIEBERS-VERMEULEN K G, et al. Mesenchymal stem cells respond to TNF but do not produce TNF [J]. J Leukoc Biol, 2010, 87 (2): 283-289.

[10] 贾忠, 封光华. 骨髓间充质干细胞移植对重症急性胰腺炎早期炎症级联反应的调控机制 [J]. 医学研究杂志, 2008, 37 (8): 22-24.

[11] 杜莉莉, 杨晓漪, 吕润潇, 等. 胎盘间充质干细胞对小鼠小肠缺血再灌注损伤的作用 [J]. 解剖学进展, 2015, 21 (4): 371-374.

[12] MARKEL T A, CRAFTS T D, JENSEN A R, et al. Human mesenchymal stromal cells decrease mortality after intestinal ischemia and reperfusion injury [J]. J Surg Res, 199 (1): 56-66.

[13] VOLLMAR B, MENGER M D. Intestinal ischemia/reperfusion: microcirculatory pathology and functional consequences [J]. Langenbecks Arch Surg, 2011, 396 (1): 13-29.

[14] MENGER M D, RÜCKER M, VOLLMAR B. Capillary dysfunction in striated muscle ischemia/reperfusion: on the mechanisms of capillary "no-reflow" [J]. Shock, 1997, 8 (1): 2-7.

[15] SCHOOTS I G, LEVI M, ROOSSINK E H, et al. Local intravascular coagulation and fibrin deposition on intestinal ischemia-reperfusion in rats [J]. Surgery, 2003, 133 (4): 411-419.

[16] KALDER J, AJAH D, KESCHENAU P, et al. Microcirculatory perfusion shift in the gut wall layers induced by extracorporeal circulation [J]. J Vasc Surg, 2015, 61 (2): 497-503.

[17] SHIGEMATSU T, WOLF R E, GRANGER D N. T-lymphocytes modulate the microvascular and inflammatory responses to intestinal ischemia-reperfusion [J]. Microcirculation, 2002, 9 (2): 99-109.

[18] MASSBERG S, ENDERS G, LEIDERER R, et al. Platelet-endothelial cell interactions during ischemia/reperfusion: the role of P-selectin [J]. Blood, 1998, 92 (2): 507-515.

[19] SACCANI F, ANSELMI L, JARAMILLO I, et al. Protective role of μ opioid receptor activation in intestinal inflammation induced by mesenteric ischemia/reperfusion in mice [J]. J Neurosci Res, 2012, 90 (11): 2146-2153.

[20] JIANG T, LIU Y, MA M, et al. The role of remote ischemic preconditioning in ischemia-reperfusion injury in rabbits with transplanted lung [J]. Clin Lab, 2015, 61 (5-6): 481-486.

［21］ AIMO A, BORRELLI C, GIANNONI A, et al. Cardioprotection by remote ischemic conditioning: mechanisms and clinical evidences [J]. World J Cardiol, 2015, 7 (10): 621-632.

［22］ WANG J, HAN D, SUN M, et al. A combination of remote ischemic perconditioning and cerebral ischemic postconditioning inhibits autophagy to attenuate plasma HMGB1 and induce neuroprotection against stroke in rat [J]. J Mol Neurosci, 2016, 58 (4): 424-431.

［23］ 李为明, 徐鹏远, 岑云云, 等. 远隔缺血后适应对大鼠小肠缺血再灌注损伤的保护作用 [J]. 华中科技大学学报 (医学版), 2015, 44 (5): 549-551.

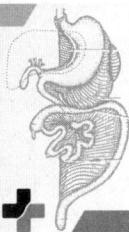

第一节　大网膜移植的概述和生理学基础

　　大网膜移植术（transplantation of the greater omentum）是指将大网膜移植到受区，修复受区的缺损和功能。临床多采用带蒂的形式移植到受区，以保存大网膜的血运，达到修复的目的。最早1888年Senn开始应用大网膜填塞胃穿孔，保护胃肠吻合口和覆盖十二指肠残端，通过大网膜的填塞覆盖大大减少了胃肠道手术后的吻合口漏。1972年，Mclean首次在腹腔外游离移植大网膜成功，从此突破了大网膜不能远处游离移植的限制，从而使得大网膜的移植技术在外科领域的应用日益广泛。

　　目前，大网膜移植包括有大网膜带蒂移植（pedicled transplantation of greater omentum）和大网膜游离移植（free transplantation of greater omentum）两种。1984年Benett首次用大网膜填塞巨大胃溃疡穿孔获得成功，迄今已有90多年的历史。目前，由于微血管外科的发展，大网膜移植应用已遍及各个手术领域，并在治疗许多慢性、复杂、难治性疾病方面取得显著的疗效。

　　大网膜具有丰富的血管和淋巴管网，其血液供应主要来自胃网膜左、右动脉网膜支，血管再生过程迅速，有很好的修复功能。其疏松结缔组织内含有大量的巨噬细胞，具有灭菌和清除异物的功能，并可吸收炎症渗出物。因此，大网膜具有很强的吸收、抗感染能力，其淋巴管能充分吸收异物、炎性产物；大网膜还具有免疫功能，其表面含有大量的吞噬细胞和淋巴细胞，是人体浆膜中抗感染能力最强的部位，具有重要的免疫功能和防御功能；通过渗透向炎症区提供大量的免疫因子和纤维成分，促进伤口愈合；通过细胞增殖、纤维组织形成和组织粘连，促使形成丰富的侧支循环，具有很强的修复能力。

　　大网膜在腹腔内有很大的活动性和延伸性。当腹腔器官发生炎性病变时，能迅速将病变部位包绕，以限制炎症扩散。同时大网膜有较强的粘连能力和吸收性能，具有充填消灭死腔的作用。大网膜还具有粘连功能，当大网膜与缺血、炎症、受伤的组织粘连后，可以迅速发生再血管化，有利于创伤组织的再生和愈合。大网膜具有强大的可塑性，移植后伸展范围广，具有极强的吸收能力和粘连能力。

　　此外，大网膜内有一类能促进血管生长的细胞因子，由于其组分为脂质成分，故称为脂质血管生长因子（lipid angiogenic factor，LAF）。可利用大网膜填充缺血间隙或空间，逐渐建立新的血管系统，促进组织间愈合。

又由于大网膜具有强大的吸收功能，因此，临床上可采用带蒂大网膜（pedicled omentum）颅内移植术，用于治疗颅内某些巨大的囊性或含液性病变。

当腹腔某处发生缺血、感染，无菌性、机械性或化学性损伤时，大网膜便会迅速与其粘连，6h即能产生毛细血管芽，侵入网膜和缺血组织间的纤维粘连，24h内产生密集的血管网，以后的48～72h中则形成肉芽组织。

腹腔病变器官或组织手术切除后留下较大的组织缺损，将大网膜充填其中，消灭创腔，促进愈合。还常用大网膜覆盖在受损的脏器上，减少脏器和腹壁的直接粘连带来的危害。由于大网膜富含血管，组织可以裁剪成很长的活体组织瓣，也常用作血管转运的自身生物材料，从腹腔移植到四肢或者其他组织、器官等缺血部位，进行组织修复，改善局部血液循环及恢复功能。

第二节　大网膜外科应用解剖

一、大网膜位置

大网膜是连接胃大弯和十二指肠起始部与横结肠之间的腹膜，由4层腹膜折叠而成，自胃大弯和十二指肠起始部向下延续形成大网膜的前两层，内含胃网膜左右动脉、静脉及脂肪组织。大网膜薄而透明，呈围裙状下垂，遮盖于横结肠和小肠的前面，约至脐平面以下返折向上形成后两层，上达横结肠，包绕横结肠并与横结肠系膜延续，贴于腹后壁，其内含有大量脂肪。

大网膜的左侧半层次清楚，很易分离；右侧半往往与横结肠愈着，层次不甚清楚，故在胃大弯侧或横结肠上缘处切开大网膜时，宜从左向右分离。

大网膜的长度是指从胃大弯中点到大网膜下缘之间的距离，宽度是指大网膜两侧缘中点之间的距离。大网膜的平均长度为24.7±6.9cm，平均宽度为28.3±2.8cm。

大网膜的厚度以脂肪多少而定。通常根据大网膜血管周围和血管间区脂肪的多少以及大网膜的透明程度分为薄、中、厚三型。薄型指大网膜的血管周围有脂肪，血管间区几无脂肪，大网膜薄而透明。厚型指大网膜的血管周围及血管间区的脂肪均多，大网膜不透明。中型指大网膜的脂肪和透明程度介于薄型与厚型之间。三型中以中型较多。

根据大网膜下缘位置可分为高、中、低三类。大网膜下缘不超过脐平面者为高位，低于左、右髂前上棘连线平面者为低位，在以上两平面之间者为中位。

二、大网膜的血供

大网膜的血液供应丰富，动脉主要来源于胃网膜左、右动脉，二者沿胃大弯连接而构成胃网膜血管弓，动、静脉伴行。大网膜的主要动脉有4条：①大网膜右动脉。由胃网膜动脉弓右侧份发出向下，分布于大网膜右侧份；②大网膜中动脉。由胃网膜动脉弓中份发出向下，分布于大网膜中份；③大网膜左动脉，由胃网膜动脉弓左侧发出向下，分布于大网膜左侧份；④大网膜副动脉，由胃网膜动脉弓右侧端发出向下，位于大网膜右动脉的右侧。

大网膜后层为大网膜后弓（Barkow弓），后弓血管管径通常为2.0～2.5mm，动、静脉伴行，常见右侧起源于胃十二指动脉或肠系膜上动脉，左侧起源于脾动脉，该动脉弓的位置解剖变异较大，其与前弓动脉间有交通吻合支。

三、大网膜的分型和裁剪

要完成大网膜带蒂或游离移植术，首先需要了解大网膜的大小、形态及血管分布情况，才能更好地设计和剪裁，使手术取得良好的效果。

大网膜个体差异较大，为保证网膜远端具有良好的供血，必须采取相适应的分型和裁剪方法。

Ⅰ型裁剪：大网膜中动脉在分叉之近端切断。沿前弓行走途径裁剪大网膜，通常以大网膜右动脉和大网膜副动脉同时作蒂。切断大网膜左动脉，如长度不够，按实际需要自胃壁分离部分胃网膜动脉弓。

Ⅱ型裁剪：分离大网膜前层，沿后弓自然走向解剖。尽量向两侧伸展，以增加长度。以其中一侧带蒂。

Ⅲ型裁剪：以良好侧大网膜动脉为带蒂血管。大网膜中动脉和胃网膜动脉弓为桥，过渡到另一侧大网膜动脉，呈横置"S"形裁剪，以保证足够长度和良好血供。

Ⅳ型裁剪：以一侧后弓为带蒂血管，通过前后弓之间吻合支过渡到前弓血管。

Ⅴ型裁剪：仅能利用网膜远端毛细血管吻合支供血，因此，必须保留较多组织，为使供血良好，可尽量利用胃网膜动脉弓以增加长度。

四、大网膜移植与显微外科手术

大网膜是一种理想的修复材料，临床上常用于覆盖腹腔脏器创面、填塞脏器裂口和修补各种缺损，移植后可迅速和受区组织粘连并形成丰富的侧支循环。可通过游离移植或带蒂移植修复颜面凹陷畸形、重建肢体血液循环、修复颅骨外露创面等，为临床解决了很多治疗难题。

随着显微外科及腔镜外科的发展，大网膜的应用更为广泛，不但可以用于腹腔内，而且能以带蒂或游离移植方式覆盖体表大面积创面和顽固性创面，扩大了临床应用的范围。

大网膜修复具有以下优点：①血供丰富，有利于促进创面愈合；②富含淋巴细胞、吞噬细胞，可起到生物性清创作用；③组织柔韧性优于其他组织瓣，可以有效地填充死腔；④移植后，失神经作用对它的影响较小；⑤大网膜的抗感染能力优于肌瓣，其对严重感染病例的修复能力强于肌瓣。

无论实施游离移植或带蒂移植，都要保护大网膜的血管不受损伤；在延长大网膜时则应保证延长后的大网膜每一部分都有良好的血运：在游离大网膜时，要单个结扎血管，避免集束结扎，以便充分延长胃网膜血管弓的长度。

大网膜在移植解剖过程中有以下方面应予以注意：①大网膜前弓变异较多。表现为大网膜中动脉和左、右侧网膜动脉之间为直径1mm以下小动脉或仅为毛细血管吻合，有时仅一侧为直径1.2mm以上之动脉连接，另一侧为毛细血管吻合；②大网膜后弓位于网膜后层，其血管特点为左、右口径基本相近，但能单独利用后弓做较远距离网膜带蒂移植机会不多；③在探查大网膜前后弓之间血管吻合情况时，可通过网膜前层透亮无血管区直接开窗，然后提起网膜前层在直视下仔细观察二弓之间吻合血管，这样探查更确切；④大网膜前、后弓皆不完整，无法单独使用，其间亦无理想吻合支。延长时则必须保留大网膜裙边较多组织，这样延长的整个大网膜片较粗大。

从解剖结构观察大网膜，左侧大网膜较松弛，做远端移植较适合，在可能的情况下应予以充分利用。左、右大网膜副动脉和同侧大网膜动脉经常具吻合血管，由此可同时用作供血动脉较合理。大网膜血管延长后通常经皮下隧道引入其他部位，如经胸、颈部引入颅内，由于途径较长，网膜蒂不宜太粗大，可在直视下做必要的修剪，但不能损伤主干供血动脉。

大网膜有较多的组织量，易于解剖，便于裁剪塑形，且血管蒂长，移植的伸展范围广。

第三节　大网膜移植术在普外科的临床应用

腹腔内手术常利用大网膜再腹膜化，如修补消化道穿孔、修补肠瘘、加固吻合口、覆盖肝脏断面等。带血管蒂大网膜移植（greater omentum transplantation with vascular pedicle）、带蒂大网膜移植（pedicled omentum transplantation）用作填充材料修复组织缺损或充填腔隙，在临床上也已成为成熟技术。

一、食管疾病

带蒂大网膜预防手术后食管瘘（esophageal fistula）或修复食管破裂（esophageal rupture）。食管的解剖特点是血供呈节段性，缺乏浆膜层，愈合能力稍差。在食管癌根治术中，完成食管胃吻合后，从横结肠分离大网膜并保护好胃网膜右血管，将胃连同带蒂大网膜上提至主动脉弓下、胸腔顶或颈部，将带蒂大网膜环状包裹食管胃吻合口周围，并将大网膜缝合固定在吻合口附近，此法不仅能起到保护作用，而且可以很快建立侧支循环，增加吻合口血液供应，增强了吻合口的愈合能力，减少了食管手术后食管瘘的发生率。

各种原因导致的纵隔内食管破裂，因唾液和胃内容物自破裂口溢出，迅速引起食管周围的纵隔或胸腔的急性化脓感染，出现全身中毒症状，病情凶险，死亡率高，一旦确诊应尽早手术。一般应在发病24~48h内做食管修补，尤其是12~24h内的手术修补成功的机会较大，超过24h后手术，继发胸腔感染，食管破口组织糜烂坏死，更宜采用带蒂大网膜移植包裹食管破口，仍可取得较高的成功率。

带蒂大网膜在食管破裂修补术中具有明显优势。开胸后先彻底清除食物残渣、胃液及脓液，用温生理盐水及双氧水反复冲洗胸腔，直至冲洗液转清。游离破裂段食管，探查食管破裂口，剪除裂口边缘不规则的坏死部分，食管壁感染水肿不十分严重，先行黏膜间断缝合，再行肌层间断缝合。右侧进胸者行上腹正中切口进腹，左侧进胸者通过膈肌切口进腹。沿横结肠游离大网膜，保留胃网膜左或右动脉，通常保留胃网膜左动脉。经右胸手术可将大网膜从皮下隧道经肋间引入胸腔；经左胸手术则将大网膜通过膈肌切口引入胸腔，扩宽食管裂孔，将大网膜自食管裂孔引入胸腔，最后将游离好的带蒂大网膜包裹修补好的食管破裂口一圈，与食管缝合固定，其余部分大网膜则置于胸腔、纵隔内。此法可增加食管修补成功的概率。术中也应尽量剥除肺表面的脓苔，关胸时应使患侧肺充分复张。

二、肠道疾病

肠浆膜破损用大网膜修复。腹腔手术在分离肠管间粘连时，几乎不可避免地造成肠壁浆膜损伤。肠壁有创面是术后发生再粘连的重要因素，而粘连则可能造成肠梗阻。用游离大网膜片固定于局部肠壁破损处，能与肠壁破损的浆膜面重新建立血运，肠管可以恢复浆膜化，有效预防局部粘连的发生。因此，应用游离大网膜片修补肠壁破损不仅可存活，而且修复良好。

三、直肠疾病

带蒂大网膜移植应用于直肠癌根治术预防吻合口瘘。全直肠系膜切除术（total mesorectal excision，TME）是治疗直肠癌的重要方法，但术后由于直肠残端血供障碍以及吻合口后方腔隙积液、积血、易感染等因素，将有可能导致直肠吻合口瘘。直肠吻合口瘘是一种严重并发症，一旦发生，需要采取结肠造口的方法治疗。这将会对患者造成一定心理负担，而且还会影响生活质量。待直肠瘘愈合后还需要进行2次手术还纳造口，给患者造成了痛苦和经济上的负担。吻合口瘘在直肠癌手术中发生率较高，成为该手术方式较为突出的缺陷。手术中应用带蒂大网膜移植技术包裹吻合口，可以有效地降低吻合口瘘的发生率。

直肠吻合完毕后，根据大网膜血管的分布情况进行裁剪。大网膜的延长有两种基本方法：①保留胃网膜血管弓，切断网膜左动脉和大网膜上动脉弓发出的网状动脉。保留网膜右动脉。自胃大弯游离完整的大网膜，成为保留网膜右动脉的带蒂大网膜。再根据大网膜的厚薄、长短，裁剪后经右结肠旁沟下拉至骶前间隙填塞包裹吻合口，将大网膜缝合固定在裸化后的直肠壁上。由于左侧脾曲位置高，下拉距离相对较远，一般的经右结肠旁沟途径进入盆腔较好。大网膜在下拉途径中需与结肠旁沟腹膜间断缝合，预防内疝的发生。整个操作方便简单，耗时在15min左右。② 保留胃网膜血管弓，切断网膜右动脉，保留网膜左动脉，其余操作相同。最后在吻合口附近放置引流管，防止局部积液和继发感染。

包裹直肠吻合口的带蒂大网膜可以局限、吸收局部的渗出和微小的渗漏，并可以与直肠壁粘连，建立侧支循环，利于吻合口的愈合。

四、肝脏疾病

从1975年Stone和Lamb采用带蒂大网膜填塞肝创面治疗严重肝损伤后，迅速在外科临床应用。① 肝部分切除后断面应用带蒂大网膜覆盖，能减少出血及感染，可促进愈合；② 肝脏破裂可行肝固有动脉结扎彻底止血，加大网膜填塞治疗。利用大网膜充填裂口，有利于周围渗出吸收，促进创面修复、闭合；另外带蒂大网膜含有丰富的巨噬细胞，可增强抗感染能力，减少肝脓肿、胆漏形成，可缩短病程；③ 肝脓肿，将脓液清除干净，并彻底冲洗后，用带蒂大网膜移植填塞，有利于脓腔愈合；④肝包虫囊肿（hepatic hydatid cyst），大网膜具有免疫力、抗感染力及吸收功能。裁剪带蒂大网膜填塞可用于肝包虫囊肿术后无感染病例，也有学者将其用于残腔合并感染，出现胆漏、术后残腔不闭合病例。裁剪带蒂大网膜移植加引流，大网膜可吸收渗出液、胆汁，积液逐渐消失，残腔关闭。

五、胆囊疾病

带蒂大网膜包绕胆总管吻合口，预防肝移植术后胆漏。胆漏是肝移植术后最常见胆道并发症之一，严重影响手术预后，甚至需行再次肝移植。为了预防胆漏的发生，除了不断提高和改良胆管吻合技术以外，在肝移植整个过程中存在许多不可控制因素，诸如供肝缺血时间长，供肝灌注保存技术，供肝切取、修整过程中胆管损伤，术后免疫排斥反应，缺血再灌注后血管内皮损伤等因素，都可以导致肝移植术后胆漏的发生。为避免术后胆漏的发生，临床上对于具有胆漏高危因素的肝移植患者，应用带蒂大网膜包绕胆总管吻合口，可以有效预防胆漏。术中以胃网膜右动脉为蒂裁剪适宜长度和宽度的大网膜，沿该动脉纵轴方向折叠大网膜数次，形成具有一定厚度、呈一片条状的大网膜，其远段包绕胆道吻合口一周形成一个管道，松紧适中，大网膜与胆总管周围组织间断缝合固定，防止大网膜转动扭曲。对具有胆漏高危因素的肝移植患者，术中应用大网膜包绕胆总管吻合口，可有效预防胆总管吻合口漏。

带蒂大网膜移植修复胆总管穿孔。胆总管或肝总管坏死、穿孔，当缺损较大时，一般方法难以修复，此时可考虑采用带蒂大网膜移植修复术。术中可选择胃大弯侧网膜，根据受植区的需要进行裁剪，使其充分延长。在修复前，应该先彻底清除胆总管或肝总管内的结石、蛔虫等物，然后再清创修整胆总管的坏死组织，放置T管，将带蒂的大网膜做等距离多层折叠后覆盖T管横臂，T管可以起到引流胆汁和支撑胆管壁的作用。移植的大网膜可做间断缝合。移植时避免大网膜扭转，缝合时切勿缝扎大网膜的主要血管，以免造成血供障碍发生坏死。最后，腹腔内放置双腔引流管，防止术后可能发生的胆漏。术后拔除T管不宜过早，一般以术后4周或更长时间为宜，拔T管过早可造成移植大网膜的撕裂。大网膜如有解剖异常、短缩或因腹腔内感染造成其粘连及纤维化，一般不宜采用，可另取材修复。

第四节　大网膜移植术在其他外科领域的应用

一、心胸外科

支气管胸膜瘘：带蒂大网膜移植对治疗支气管胸膜瘘效果确切。术中首先彻底清除坏死组织，清理脓腔，寻找瘘口并切除部分陈旧疤痕，漏气支气管予结扎，将带蒂大网膜插入支气管残端，以大网膜包裹残端并缝合数针于肺创面。大网膜具有很强的愈合能力，在治疗支气管胸膜瘘上有明显优势。

慢性脓胸：慢性脓胸迁延不愈，应用带蒂大网膜移植填塞可以缩短病程，效果可靠。手术先经腹切取带蒂大网膜，经皮下隧道引入胸部备用。经肋床进胸，胸膜外间隙钝性剥离胸膜纤维板脏壁层，必要时进入脓腔，尽量剥离脏层，壁层可部分保留以免大量失血，搔刮脓腔壁，用生理盐水、双氧水、甲硝唑液反复冲洗脓腔，后将带蒂大网膜充填于脓腔，并将大网膜缝合固定于脓腔壁，低位放置胸腔引流管。

纵隔感染：经腹游离带蒂大网膜备用。经胸骨正中切口进入纵隔，清除脓液、坏死组织及死骨，从剑突下隧道将带蒂大网膜提至胸骨后，与胸骨上窝肌肉缝合固定，钢丝重新固定胸骨切口，将游离胸大肌交错缝合于胸骨上。

胸壁结核并慢性窦道：手术先经腹切取带蒂大网膜，然后彻底清除坏死组织及受侵肋骨，切除慢性窦道，以链霉素洒于创口，经皮下隧道将带蒂大网膜引至胸壁填塞缺损区，缝合数针固定，术后正规抗结核治疗6～12个月。

上述将大网膜置于胸腔、纵隔、胸壁缺损等处的治疗方法，其机制是通过虹吸作用吸收炎性渗出，消灭残腔，从而减少胸腔及残腔感染的机会，以达到治疗慢性脓胸、纵隔严重感染及胸壁结核并慢性窦道形成等难治性胸外科疾病的目的。

二、泌尿外科

（一）带蒂大网膜移植应用于外伤性肾破裂修复手术

肾脏是位于腹膜后的器官，它受到前面的腹壁及腹腔脏器、后面的脊柱和背部肌肉、外侧的肋弓、上面的膈肌和肾周脂肪囊妥善的保护，不容易受到损伤，但肾脏血运丰富，肾实质较脆弱，肾被膜薄而有张力，肾脏一旦受到损伤，极易引起出血及尿外渗。对所有肾损伤，应设法最大限度地保存肾组织及其功能，这是治疗肾损伤必须遵循的原则。因此在肾破裂手术中，应尽量选择肾修补或肾部分切除术，以尽可能多的保护患肾功能。在肾破裂的手术治疗中，如何提高保肾手术的成功率，减少肾修复术后并发症，一直是临床外科医师关心的问题。

肾破裂修复术中应用带蒂大网膜对肾破裂修复创面进行覆盖，修复成功率高。术中首先切开后腹膜显露并游离伤肾，对受伤的肾脏先彻底清创，将肾皮质创缘对合好，可吸收缝线贯穿肾背膜及肾实质间断缝合裂口，暂时不剪线以备固定大网膜用。如肾上极或下极破裂严重无法修补时，可横行切除肾上极或下极，如破口进入肾盂、肾盏，切除上下极肾组织后，自肾盏、肾盂断端置入双J管做输尿管内引流，可用吸收线缝合肾盏、肾盂断端，"U"形缝合肾断面，再应用带蒂大网膜瓣覆盖创面修复。如右肾损伤，裁取带大网膜右动脉的大网膜瓣，如左肾损伤，则于大网膜血管弓上游离大网膜，保留带左动脉的大网膜瓣，裁取适宜长度和宽度的大网膜瓣，尽量能够全部覆盖肾创面并且保证大网膜瓣无张力上提至肾破裂口处，用原修补留置的缝线固定大网膜瓣，固定时最远处缝线打结可稍紧，其他缝线打结不宜过紧，以保证大网膜瓣充足血运；如肾断面对合有张力时，可以将大网膜塞入肾破裂口中，然后再应用可吸收线缝合收紧。行肾部分切除术时，也可将大网膜瓣充分展开覆盖肾断面，用细针线沿肾断面边缘缝合固定大网膜。肾周均放置胶管引流。用此法处理术后再出血、尿外渗、感染及肾功能衰竭等并发症发生率低。

（二）大网膜移植治疗肾移植术后尿瘘

肾移植术后尿瘘是一种常见的外科并发症，其发生率为3%～10%。将肾移植术后尿瘘多次修补失败者，输尿管长段坏死或肾盂坏死者称之为复杂性尿瘘。对既往尿瘘修补术失败的复杂性尿瘘患者应极为重视，一旦处理不当不但增加患者痛苦，还会直接影响到移植肾的功能，威胁到患者生命，尤其在当今肾源奇缺的情况下，因尿瘘导致移植肾切除尤为可惜。

自1935年Waiters首次报告大网膜在泌尿外科领域中应用以后，大网膜作为移植填补物在泌尿生殖道手术中越来越多地得到应用。由于大网膜内有丰富的血管及淋巴管，具有较强的吸收、修复及抗感染能力。因此，尿瘘修补术中采用带蒂大网膜包绕输尿管吻合口治疗肾移植术后复杂性尿瘘，不但有促进吻合口愈合及创面渗液吸收，还可预防周围组织纤维化所致梗阻等优点，尤其是对于再次或多次尿瘘修补失败的患者有良好效果。

　　大网膜具有取材及操作简便，修补术后成功率高的特点。应用带蒂大网膜移植治疗肾移植术后尿瘘时，需要注意的问题：①在吻合口相应位置的腹侧切开腹膜寻找游离大网膜；②将大网膜无张力平整地从腹膜切开处牵出后包绕或覆盖吻合口，关闭腹膜切口时，在网膜基底部缝合固定，防止回缩；③既往有腹膜透析、腹膜炎或腹部手术史者应慎用；④游离大网膜后部分患者有腹胀感觉，胃肠减压后症状可缓解；⑤局部感染可导致大网膜坏死再次漏尿，因此术前取伤口分泌物培养，选用敏感抗生素控制感染尤为重要。

（三）带蒂大网膜移植修补膀胱阴道瘘

　　膀胱阴道瘘（vesicovaginal fistula，VVF）是泌尿系最常见的瘘，在发达国家多为妇科、泌尿系或盆腔手术的并发症或是因外伤、肿瘤、结核、放疗等因素引起，在发展中国家多由于难产导致膀胱三角区、膀胱颈、尿道、阴道等部位受压时间过长，使组织水肿、缺血、坏死，导致尿瘘发生。

　　手术修补尿瘘可经阴道、经腹部以及经腹部和阴道联合途径进行，目前也可以通过腹腔镜和微创的方法治疗。直径较小或没有其他并发症的膀胱阴道瘘较易修补，其成功率往往超过90%，但对于复杂的膀胱阴道瘘其修补的成功率大大降低。采用带蒂大网膜移植于膀胱和阴道瘘口修补后的创口之间，作为可靠的保护层，对于修补复杂的膀胱阴道瘘，效果满意。修补术中需解剖膀胱阴道之间的组织间隙，直至瘘口处并超过瘘口，切除瘘道并剪除瘘口周围坏死或缺血组织，使膀胱与阴道分离2～3cm并保持创面血供良好，然后横形缝合阴道黏膜，纵形缝合膀胱后，避免缝合口上下重叠，可起到防止瘘复发的作用。从胃大弯左侧向右侧游离切断胃大弯与胃网膜之间血管弓，并将大网膜沿无血管区自结肠系膜切断，将带血管蒂的大网膜无扭转、无张力地填塞至阴道与膀胱之间，缝合固定大网膜于修补好的膀胱与阴道瘘口之间，确保大网膜最低点超过瘘口处1～2cm并完全覆盖修补好的瘘口，最后经导尿管向膀胱内注入生理盐水，检查膀胱有无漏尿，手术创面处置管引流。有时甚至在膀胱阴道瘘难于修补时，可将带蒂大网膜瓣末端置入阴道内，末端固定于阴道口，无须切除瘘管亦能消除尿瘘。

　　膀胱阴道瘘修补术的关键点在于，将膀胱和阴道之间组织一直到瘘口处分离开，并将带蒂大网膜可靠填塞于修补的瘘口之间，这样才能保证瘘口良好愈合。

　　还有其他组织瓣可用于修补膀胱阴道瘘，如股薄肌瓣、腹直肌皮瓣、膀胱黏膜瓣等。但带蒂大网膜具有取材方便的优点，而且带血管蒂的大网膜所携带的淋巴系统、丰富的血管和脂肪组织具有吸收修复能力，同时大网膜内所含的生长因子亦能刺激创面生长，甚至在局部存在感染情况下仍能使创面良好地愈合。为保证瘘口的充分愈合，拔除导尿管初期要求患者多排尿，避免膀胱过度充盈，并禁止性生活3个月。

　　为防止术后肠蠕动及体位的改变导致大网膜移位、退缩，建议在正确保留胃网膜右动脉为血供来源的前提下，按大网膜血管网的分布规律予以剪裁，使得大网膜能够充分、无张力地填塞至瘘口处。同时，大网膜裁剪后应平整覆盖于肠管前面，以减少粘连，防止大网膜扭转、坏死以及肠梗阻等并发症。

总之，对于膀胱阴道瘘使用带血管蒂大网膜修复局部瘘口，具有取材方便、易于应用、疗效较好的特点。

三、大网膜移植在神经外科应用

大网膜具有丰富的血管、淋巴管，带蒂大网膜移植形成丰富的血管吻合网，增加了受区血液循环，改善了大脑皮质、蛛网膜下腔、椎管硬脊膜下腔的血液供应，故可促进神经功能恢复，促进脑脊液吸收，为带蒂大网膜移植在神经外科应用提供了理论基础。临床神经外科大网膜移植有大网膜脊髓移植、大网膜颅内移植、游离大网膜颅外血管吻合脑移植术，以及游离大网膜颅内、外血管架桥脑移植术等。

神经外科大网膜移植适应证有：①脑缺血性疾病：大网膜移植治疗颅脑缺血性疾病分为带蒂和游离移植两种，前者将大网膜按需要裁剪延伸，引出腹腔，经皮下隧道引至颅腔；后者以游离胃网膜血管与颞浅动、静脉吻合，将大网膜覆盖于脑组织表面；②脑积水；③外伤性瘫痪；④闭塞性脑血管疾患：包括短暂性缺血发作、颅内主干动脉闭塞等，以颅内广泛小动脉狭窄引起的脑缺血最为适宜；⑤脑底异常血管网症；⑥颅内外动脉无可供吻合的动脉或吻合术失败者。

四、各类损伤后局部皮肤难愈性创面修复

难愈性创面往往伴有血运障碍，需要血运丰富的组织修复。乳腺癌术后放疗造成的皮肤溃疡、肢体蛇咬伤后创面不愈、外伤后肢体慢性骨髓炎、道路交通伤后造成肢体毁损、头部爆炸伤等，这些患者多伴随骨骼、神经、肌腱外露，创基组织不良，需要行植皮或皮瓣转移，但在植皮或皮瓣转移前需要血运丰富的组织游离移植改善局部供血状态。此时可以应用腹腔镜辅助大网膜移植于创面，然后应用负压封闭引流术（vaccum sealing drainage，VSD）引流难愈性创面，可使创面愈合。

创面准备：清创后进行VSD治疗，负压保持在$-100 \sim -200$mmHg。在使用VSD敷料$1 \sim 3$次后，将创面坏死组织清除干净，使创面无明显的脓性分泌物，此时可行大网膜移植覆盖创面。术前应用VSD的优点在于：有利于创面尽快清洁，局部微循环的改善和组织水肿的消退，并刺激肉芽组织生长。

带蒂大网膜的制备：腹腔镜下游离、切取大网膜。当进行带蒂转移时，切断胃网膜左动脉，以胃网膜右动脉为蒂，形成大网膜瓣，把大网膜从腹腔内提出，通过宽3.0cm的皮下隧道，到达缺损区，修复创面。大网膜覆盖固定于创面后，表面植中厚皮片，皮片均匀凿孔，以利于渗出物和血液的引流。而后皮片表面覆盖VSD敷料，引流渗出物和血液。术后负压封闭引流的压力为-125mmHg。

术后使用VSD可以固定皮片，它具有安全、压力均匀的特点，且不会对皮片和其下的大网膜组织造成影响。同时由于早期移植后渗出较多，应用负压封闭可以有效地吸收渗出液，促进皮片的存活。

在难愈合创面的修复中，应在腹腔镜辅助下行大网膜切取、转移、负压封闭引流术清洁创面和固定皮片等技术，可以获得良好的效果。

（闫　巍）

参 考 文 献

［1］ 玛娜, 叶启发, 余兴国, 等. 大网膜袖套法在背驮式肝移植中的应用 [J]. 外科理论与实践, 2006, 11 (4): 305-307.

［2］ BRUZONI M, STEINBERG G K, DUTTA S. Laparoscopic harvesting of omental pedicle flap for cerebral revascularization in children with moyamoya disease [J]. J Pediatr Surg, 2016, 51 (4): 592-597.

［3］ 李学雷, 江奕恒, 钟世镇. 大网膜移植的应用解剖 [J]. 中华显微外科杂志, 2011, 34 (4): 305-308.

［4］ 罗择庆. 带蒂大网膜瓣在外伤性肾破裂修复术中的应用 [J]. 右江民族医学院学报, 2010, (3): 352-353.

［5］ 刘海东. 大网膜移植加引流治疗肝包虫囊肿合并感染20例 [J]. 中国寄生虫学与寄生虫杂志, 2003, 21 (4): 233.

［6］ MCINTYRE B C, LOBB D, NAVARRO F, et al. Laparoscopic free omental flap for craniofacial reconstruction: a video article demonstrating operative technique and surgical applications [J]. J Craniofac Surg, 2017, 28 (2): 311-313.

［7］ 匡毅, 蔡宗平, 赵和照, 等. 带蒂大网膜骶前填塞预防直肠全系膜切除吻合口瘘的临床研究 [J]. 重庆医科大学学报, 2010, 35 (6): 911-913.

［8］ 乜国雁. 带蒂大网膜移植修补复杂性膀胱阴道瘘67例报告 [J]. 中华泌尿外科杂志, 2006, 27 (2): 118-120.

［9］ AKIYAMA M, HAYATSU Y, SAKATSUME K, et al. Graft placement with an omental flap for ruptured infective common iliac aneurysm in a patient with a continuous flow left ventricular assist device: alternative surgical approach avoiding driveline injury and pathogen identification by 16S ribosomal DNA gene analysis [J]. J Artif Organs, 2016, 19 (4): 383-386.

［10］ 陈锦, 李黔生, 靳风烁, 等. 带蒂大网膜移植修补肾移植术后复杂性尿瘘 [J]. 中国组织工程研究与组织康复, 2007, 11 (47): 9588-9589.

［11］ SETTEMBRE N, D'ORIA M, DEKERLE L, et al. Free omental flap for tissue defect coverage after resection of complicated venous malformation in the area of the knee [J]. Ann Vasc Surg, 2018, 51: 327.

［12］ 李黔生, 靳风烁, 朱方强, 等. 带蒂大网膜移植修补肾移植术后复杂性尿瘘 [J]. 中华泌尿外科杂志, 2007, 28 (9): 632-634.

［13］ DE GROOF E J, VAN RULER O, BUSKENS C J, et al. Mesenteric tissue for the treatment of septic pelvic complications in the absence of greater omentum [J]. Tech Coloproctol, 2016, 20 (12): 875-878.

［14］ 吴根社.带蒂大网膜移植在胸外科的应用 [J]. 华夏医学, 2007, 21 (1): 98-99.

［15］ 卢开进, 沈九红.带蒂大网膜移植治疗食管破裂 [J]. 泰州职业技术学院学报, 2009, 9 (1): 7-8.

［16］ SCHUMM M, SIMON K, SACHO R, et al.Successful laparoscopic harvesting of omental pedicle flap for salvage cerebral revascularization in 2 adults with moyamoya disease: technique and lessons learned [J]. Surg Laparosc Endosc Percutan Tech, 2017, 27 (5): e111-e115.

［17］ 黄维江, 胡磊, 郑威, 等.带蒂大网膜移植治疗胸食管破裂13例体会 [J]. 临床外科杂志, 2010, 18 (9): 606.

［18］ 李兆民, 王春玲.带血管蒂大网膜移植修补复杂膀胱阴道瘘18例 [J]. 广西医科大学学报, 2013, 30 (1): 128-129.

［19］ YANG X, YANG X, XIE T, et al.Omentum transplantation in thorax to cover bronchial stump as treatment of bronchopleural fistula after pulmonary resection: report of 6 cases' experience [J]. Zhongguo Fei Ai Za Zhi. 2018, 21 (3): 235-238.

［20］ 叶启发, 佘兴国, 明英姿, 等.胆道条件差的患者采用带蒂大网膜预防肝移植术后胆漏 (附14例报道) [J]. 中华器官移植杂志, 2006, 27 (12): 711-713.

［21］ PECHETOV A A, ESAKOV Y S, MAKOV M A, et al.Laparoscopic-assisted harvesting of omental flap in chest wall reconstruction for deep sternal wound infection [J]. Khirurgiia (Mosk), 2017 (8): 18-23.

［22］ 段应春, 刘永汉.胆总管穿孔3例治疗体会 [J], 肝胆外科杂志, 2010, 17 (10): 61.

［23］ 张旭东.腹腔镜辅助下大网膜移植加负压封闭引流术在难愈性创面中的应用 [J]. 创伤外科杂志, 2014, 16 (3): 269.

［24］ 匡毅, 李福沛, 蒋又新, 等.后盆脏器切除带蒂乙状结肠阴道修复术治疗女性直肠癌 [J]. 中国肿瘤临床, 2012, 39 (22): 1853-1855.

［25］ 王乃福.游离大网膜修补肠壁破损再浆膜化预防粘连性肠梗阻体会 [J]. 中国医学创新, 2010, 7 (13): 33.

［26］ BOCCARA D, SERROR K, MIMOUN M, et al.Greater omentum flap: treatment of chronic wounds and seroma: about a case [J]. Ann Chir Plast Esthet, 2018, 63 (3): 270-275.

［27］ SHAO Q Q, ZHAO B B, DONG L B, et al. Surgical management of Zollinger-Ellison syndrome: Classical considerations and current controversies [J]. World J Gastroenterol, 2019, 25 (32): 4673-4681.

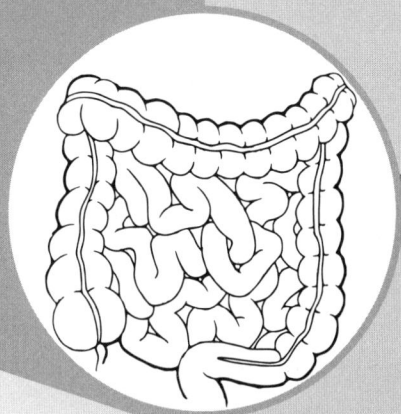

06

相关疾病篇

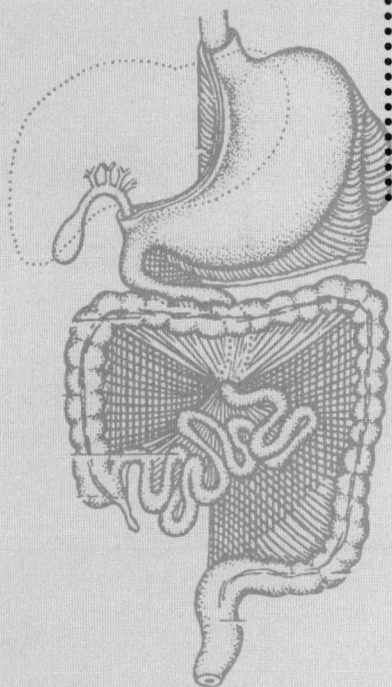

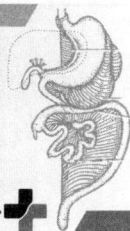

第五十章 膈肌疾病

第一节　膈肌炎性疾病

一、急性原发性膈肌炎

（一）概述

急性原发性膈肌炎（acute primary diaphragmitis）或者称Hedblom综合征（Hedblom syndrome），又称急性特发性膈肌炎。该病在1935年由Joannides M.首先报道，是指一侧或双侧膈肌的非特异性炎症及其引起的相应表现。之所以命名为Hedblom综合征，是为了纪念曾给予他们鼓励和帮助的胸外科前辈Hedblom A.。之前有学者认为它是继发于胸膜和肺的病变，是一种膈胸膜炎；也有学者认为它与膈下脏器病变刺激腹膜侧的隔膜有关。但Minas Joannides认为这些继发的膈肌炎与Hedblom综合征不同，后者是原发性的膈肌纤维炎症，向上累及胸膜、向下累及膈下。

（二）病理所见

膈肌肌纤维肿胀、变性、白细胞浸润。炎症向上可累及胸膜，向下可累及肝脏、腹膜。炎症消散后，急性期坏死的肌纤维可被纤维组织取代，使膈肌呈扁平状外观。

（三）临床表现

患者发病前1～2天多有上呼吸道感染病史，但临床症状轻微，易被忽视。突发性患侧锐痛，程度与膈肌炎症程度相关。如炎症位于膈肌中部时，可通过膈神经传导导致沿胸锁乳突肌、颈肩部的放射痛；炎症位于膈肌边缘时，可产生下胸部、季肋部放射痛，甚至上腹部锐痛。可伴发热、乏力、全身不适、呃逆、咳嗽，深呼吸、咳嗽、嗳气时症状加重，坐位时症状减轻。因膈肌活动受限，患者可有呼吸浅快、呼吸困难。急性炎症累及肝脏可并发肝脓肿，甚至脓肿破裂穿过膈肌进入胸腔，形成胸腔脓性积液。

体检可发现下胸壁的活动受限，伴有肋缘附近胸壁疼挛；可闻及湿罗音或胸膜摩擦音；有些表现为腹肌紧张、局部压痛，常被误诊为急性胆囊炎、急性阑尾炎、消化道穿孔而进行手术干预。多数患者上腹部触诊缺乏相应的体征。

（四）影像学及其他检查

1. X线检查

胸部X线透视的典型表现为受累膈肌活动受限，或有粘连，或位置改变（膈肌抬高）；后期经治疗后膈肌运动恢复，但形态发生改变，正常圆顶的膈肌可变为扁平状。吸气时肺膨胀度减低。可累及胸膜，引起胸膜增厚、粘连、肋膈角变钝、胸腔积液。炎症也可累及心包及膈下腹膜以及邻近脏器。

2. 腹腔镜检查

有文献显示，腹腔镜对早期诊断有重要价值。对具有以上临床表现者，在排除其他消化系统疾患后可行腹腔镜探查。如发现膈肌脏面特征性炎症表现即可明确诊断。腹腔镜检查有利于探查两侧深部的膈肌病变。

（五）诊断及鉴别诊断

1. 诊断

发病前可能有上呼吸道感染病史。突然发生急性下胸部、季肋部、上腹部疼痛，常伴发热、咳嗽，深呼吸及咳嗽时疼痛加重。体格检查除见下胸部运动受限外，无明确的腹部定位体征。胸部X线可见膈肌活动减弱或膈肌变扁平。在排除肺炎、胸膜炎等肺部及腹部急性炎性疾病后，应考虑急性膈肌炎的诊断。

2. 鉴别诊断

（1）肺炎

本病起病急骤，约1/3患者有上呼吸道感染史。多数患者有突然寒战、高热，伴有头痛、全身肌肉酸软、纳差等全身症状。常伴咳嗽、咳痰，可咯出带血丝痰，经1～2天后，可咳出黏液血痰或铁锈色痰，也可呈脓痰；常有剧烈胸痛，下叶肺炎可刺激膈胸膜引起腹痛，重症者可出现呼吸困难。肺炎病变范围大者，可有肺实变体征，肺部可闻及湿性啰音。部分临床表现可与膈肌炎混淆。影像学检查可以进行诊断鉴别诊断。

（2）张力性气胸

张力性气胸即常说的高压性气胸，常见于较大肺气泡的破裂或较大、较深的肺裂伤，其裂口与胸膜腔相通，且形成活瓣。故吸气时空气从裂口进入胸膜腔内，而呼气时活瓣关闭，不让腔内空气回入气道排出。如此，胸膜腔内空气不断增多，压力不断升高，导致呼吸和循环功能的严重障碍。患者可出现呼吸急促、呼吸困难。缺氧严重者会出现暴躁、发绀、呼吸不畅，甚至窒息症状。体检患侧胸廓隆起，呼吸运动减弱，肋间隙增宽，患侧胸部叩诊呈鼓音，听诊患侧呼吸音弱或消失。合并皮下气肿时，可在前胸壁、头面部触及捻发感。大部分患者可通过标准吸气相胸片确诊。CT对于诊断气胸特异性和敏感性均较高。及时行胸腔闭式引流术，病情可明显缓解。

（3）带状疱疹

带状疱疹（herpes zoster，HZ）是水痘-带状疱疹病毒（varicella-zoster virus，VZV）

引起的急性疱疹性皮肤病。带状疱疹可以发生在身体多处，以胸部皮肤最为多见。发病初期，患者常先有局部皮肤感觉异常、痛觉过敏、针刺感、烧灼感、蚁走感等，胸部带状疱疹时可引起剧烈胸痛，沿肋间走行；2～4天后开始发疹，发疹的部位往往在局部皮肤感觉异常处。最初表现为红斑，数小时内转为丘疹，继而变成水疱。胸部皮肤带状疱疹临床上最为多见。胸部及腹部带状疱疹之分布，明显地终止在中线，绝无蔓延至对侧可能，此点为诊断特征。在出现皮肤病变前，胸部疼痛要注意与胸腔脏器、膈肌疾病相鉴别。

（六）治疗

有学者认为，急性原发性膈肌炎起病前常有头痛感冒的症状，是一种易随天气变化复发的自限性疾病，无特殊的有效治疗方法。亦有学者提出对急性原发性膈肌炎的治疗及预防复发，主要是避免受凉、潮湿环境等诱因。

治疗主要是对症处理，酌情应用抗生素，疼痛剧烈时可应用止痛剂。出现并发症时予以相应处理。

二、继发性膈肌炎

继发性膈肌炎（acute secondary diaphragmitis）常由膈肌邻近胸腔、腹腔脏器感染性疾病蔓延所致，罕见全身疾病继发膈肌炎。它通常可由胸膜炎性渗出液浸润至膈肌，或由心包、膈下炎症直接蔓延至膈肌而形成。此外，膈肌本身具有丰富的淋巴丛，同时又由于胸内负压对淋巴的吸引作用，故可使腹腔感染侵及胸腔，造成膈肌感染。偶见脓毒血症患者并发膈肌炎报告。

继发性膈肌炎临床表现随原发病而异，其临床症状也常被基础病（如胸膜炎、心包炎、膈下脏器炎症）所掩盖，极易漏诊。

治疗以积极、有效地处理原发疾病为主，剧烈疼痛可给予对症用药。其预后也与原发病密切相关。

（蒋延文）

参 考 文 献

［1］ JOANNIDES M. Acute primary diaphragmitis: (Hedblom's syndrome) [J]. Chest, 1946, 12 (2): 89-110.

［2］ DORONIN V A, MAROCHKOV A V. A case of acute diaphragmitis as a complication of sepsis [J]. Anesteziol Reanimatol, 1995, 2 (1): 48.

［3］ PODESTA H, ARLA J E.Primary myositis of the diaphragm: Hedblom's syndrome [J]. Prensa Med Argent, 1958, 45 (21): 2024-2028.

［4］ 崔伟, 陈纲, 于波, 等. 急性原发性膈肌炎一例 [J]. 临床外科杂志, 2010, 18 (1): 54.

［5］ Amebiasis with hepatic abscess, diaphragmitis, and pleuropneumonia of same parasitic origin [J]. Bol Med Hosp Infant Mex, 1953, 10 (2): 185-192.

［6］ DORONIN V A, MAROCHKOV A V. A case of acute diaphragmitis as a complication of sepsis [J]. Anesteziol I Reanimatol, 1995 (1): 48.

三、膈肌结核（膈肌结核球）

膈肌结核（diaphragmatic tuberculosis）临床上较罕见。骨骼肌不易感染结核，其机制可能与骨骼肌在活动时易缺氧或供氧不足，肌肉中的糖原进行无氧分解产生高水平的乳酸以及骨骼肌有丰富的血液供应有关。实验证明，乳酸可阻碍结核菌生长，膈肌属于骨骼肌，同时膈肌没有足够的网状内皮组织，也缺乏大量的淋巴组织等因素，故不容易发生结核。

本病发病年龄以中、青年多见，据报道最小发病年龄12岁，尚未见老年患者报道。男、女性别无差异。张文智等报告26例经手术证实的结核性膈肌脓肿患者，发病年龄24～57岁，平均年龄34.4岁。膈肌结核以结核瘤相对较多，且多发生在右侧，可能与右侧膈肌较左侧相对固定有关。膈肌结核瘤临床表现无特异性，酷似肺部、胸膜炎性疾病，膈肌脓肿类似膈肌肿瘤，常被误诊、漏诊。影像学检查可提供有益线索，但确定诊断需依靠手术和病理组织活检。

（一）病因及发病机制

1. 膈肌解剖

膈肌位于胸腹腔之间，是胸腔的底和腹腔的顶部，呈圆幕状，由外周的肌肉部分和中心腱组成。膈的肌纤维起自胸廓下口的周缘和腰椎前面，胸骨部起自剑突后面，肋部起自下6对肋骨和肋软骨；腰部以左右两个膈脚起自上2～3个腰椎，各部肌纤维向中央移行于中心腱。膈上有三个裂孔：T12水平-主动脉裂孔（有主动脉和胸导管通过）、T10水平-食管裂孔（食管和迷走神经通过）、T8水平-腔静脉裂孔。在三部起点之间通常留有三角形小区，其中无肌纤维，仅有结缔组织薄膜，为膈薄弱区，其中胸骨与肋部起点之间的叫胸肋三角（Morgagni孔）；位于外侧弓状韧带上方，肋部与腰部之间叫腰肋三角（Bochdelek孔），腹腔脏器可能由此突入胸腔而形成膈疝。

膈肌不但是分隔胸腹的器官，而且是主要的呼吸肌。它担负着肺全部通气量的60%。人在平静呼吸时，膈肌上下运动的幅度约为1～2cm，深呼吸时升降幅度可达4～6cm。成人膈肌面积约为270cm²，它下降1cm，肺容积可增加约250～300ml。因此，膈肌发生病变时可影响肺的通气功能并引起呼吸困难。此外，膈下有胃肠和肝脏等脏器，膈病变可涉及这些器官并引起消化道症状。膈肌受膈神经（发自颈椎C_3～C_5）的支配。膈中央部的病变可表现为下部胸痛和肩痛。

膈肌的血液供应非常丰富，主要有膈下动脉、心包膈动脉、肌膈动脉、膈上动脉，以及下位肋间后动脉的部分分支，并在膈肌内形成广泛的侧支吻合。其中，膈下动脉为主要的膈肌供血血管。

2. 病因

膈肌结核由结核分支杆菌感染致病，常因肺结核经膈动脉或淋巴道播散引起，最常见病因是临近的胸膜结核迁延致膈肌感染。

易感人群：结核病的发生和发展取决于很多因素，其中最重要的是感染的菌量及其毒力的大小和机体的反应性（免疫反应或变态反应），后者在结核病的发病学上起着特别重要的作用。因此，老年人、幼儿、营养不良、免疫功能低下、长期应用激素免疫抑制剂、接受器官移植后、恶性肿瘤进行放化疗患者、尘肺、HIV感染者/艾滋病患者及糖尿病等免疫功能低下患者易罹患此病。当受大量毒力强的结核菌侵袭而机体免疫力不足时，感染后容易发病。

3. 感染途径

结核分支杆菌可以经血液循环（经膈动脉）或经淋巴途径播散感染膈肌，但更多的是邻近组织结核病灶直接蔓延所致。

（二）病理所见

膈肌结核初始为渗出性病变，随之发生干酪性坏死，坏死灶周围有结核肉芽组织形成。干酪样物质坏死、液化，则可形成结核脓肿。

1. 手术大体所见

膈肌结核瘤多发生于右侧。其术中表现是孤立的、有纤维包裹、境界相对分明的球形或椭圆形干酪样坏死灶：病灶直径可达数厘米，内见钙化灶，病灶可向肝脏和胸腔破溃。

2. 显微镜（光镜）下所见

结核病灶：结核性肉芽肿，主要成分为类上皮细胞、朗汉斯（Langhans）巨细胞及干酪样坏死等。

结核性脓肿（寒性脓肿）：病变以干酪样坏死病灶为主，由于坏死组织含脂质较多，而呈淡黄色，均匀细腻，质地较实，状似奶酪，故称干酪样坏死。镜下见为红染无结构的颗粒状物。干酪样坏死物中大都含有一定量的结核杆菌，可成为结核菌在体内蔓延扩散的来源和病变恶化的原因。干酪样坏死物发生溶解液化后，可形成结核性脓肿。脓肿中，除了稀薄的脓汁外，其中心区域有干酪样物质，周边可见淋巴细胞。

结核瘤（tuberculoma）：干酪样结核病变，被一层纤维组织包绕，形成球形病灶称为结核瘤。在结核瘤内仍有存活的结核菌。免疫力下降，结核瘤内的结核菌可能重新活跃、繁殖，致使其包膜破坏，病情复发，扩散。

（三）临床表现

1. 症状

起病隐匿，病程通常较长，数月甚至一年以上。肝脏受压时表现上腹部隐痛、胀痛，常有胸部疼痛，刺痛性，深呼吸及剧烈活动可加重，或有咳嗽、咯黏痰现象。

如同时合并肺结核、胸膜结核、纵隔结核者，病情更加复杂，可出现午后低热、胸闷、心慌、气短、咳嗽、咯血、盗汗、纳差、乏力、消瘦、营养不良及结核中毒症状。女性患者可有月经紊乱和停经。

膈肌脓肿患者，偶尔可向胸腔、肝脏、腹腔破溃，出现结核性脓胸、肝脓肿、结核性腹膜炎等表现。

2. 体格检查

患者消瘦，轻度贫血貌。胸部体征：呼吸浅频，合并肺结核或胸膜结核者可有呼吸动度下降及叩诊浊音，肺部听诊可闻痰鸣音等相应体征。腹部检查：右上腹可有深压痛、叩击痛，无反跳痛及腹肌紧张。肝浊音界可上移。

（四）辅助检查

1. 实验室检查

（1）血常规及生化检查

白细胞及中性粒细胞计数升高或者正常，可有血色素下降。血沉增快。生化检查常有低蛋白血症。

（2）结核菌素试验

应用结核菌素纯蛋白衍生物（purified protein derivative，PPD）行皮肤试验，结果阳性或强阳性。

（3）结核杆菌DNA检测

聚合酶链反应（polymerase chain reaction，PCR）检测临床标本中结核杆菌DNA是诊断结核杆菌感染的一种快速敏感的方法。但因假阳性率高，近来临床应用渐减少。

（4）外周血中T-spot. TB检测阳性

结核分枝杆菌感染T细胞斑点试验（spot test of T cells infected with mycobacterium tuberculosis，T-SPOT.TB）。T-SPOT.TB检测是γ干扰素释放试验（interferon gamma release assay，IGRA）的一种，是利用结核特异抗原（ESAT-6，CFP 10），通过酶联免疫斑点技术（enzyme-linked immunospot，ELISPOT）检测受试者体内是否存在结核效应，也就是有分泌γ-干扰素的效应T淋巴细胞，从而判断受试者是否感染结核分枝杆菌（现症感染）的新方法。这是一项具有灵敏度高、特异性高等特点的检测手段，其检测结果不受接种卡介苗与否及免疫功能是否正常等因素影响，已成为近年来临床诊断结核感染的重要方法。T-SPOT.TB检测对肺外结核具有较高的敏感性。膈肌结核患者外周血中T-SPOT. TB检测阳性。

（5）结核杆菌培养

痰培养或病灶穿刺液培养阳性。常用罗氏固体培养基，在固体培养基上培养 2～8 周后，形成菜花样 R 型菌落，液体培养基上呈表面生长，形成菌膜。

2. 影像学检查

（1）X 线检查

X 线透视：膈肌升高，膈面模糊不清，膈肌区见可随膈肌运动而上下移动的致密影，病灶内可见不均匀钙化。

气腹造影术、气胸造影术、气腹造影术＋气胸造影术检查，有助于诊断，显示膈面上下区不规则软组织肿块影。可清楚显示膈肌病变与周围的关系，亦有益于膈肌内病变与胸腹腔内、肺部病变的鉴别。

（2）B 型超声检查

B 型超声检查：上腹部膈肌占位，形状多以梭形为主，边界部分不清或清晰，内回声不均，可见钙化强回声影，呼吸运动时，与肝包膜相对运动。

超声造影检查：张文智等对 26 例经手术证实的结核性膈肌脓肿患者的超声造影图像进行回顾性分析总结，术前超声造影诊断符合率 77%（20/26），其超声造影表现分为 3 型：均匀增强型（6 例）、不均匀增强型（17 例）、无增强型（3 例）。

（3）CT 检查

膈肌区以软组织密度为主、边界清晰的肿块，其内密度不均匀，可见低密度影及斑点状高密度钙化，增强扫描肿块无明显强化或病灶周边有强化。病灶可向胸腹腔两方向突出，向下压迫肝包膜形成弧形压迹，邻近胸膜增厚、钙化。

对于膈肌病变 CT 优于超声和 X 线，能较好地显示病灶部位、大小范围、与邻近组织的关系及病变的密度变化。

（五）诊断及鉴别诊断

1. 诊断

① 病史：病程较长且不典型，有肺结核史；②临床表现：上腹部隐痛，午后低热，咳嗽少痰；③实验室检查：血沉增快，OT 试验阳性；④影像学显示：上腹部膈肌周围包块，密度不均匀；⑤脓肿穿刺或手术活检。

2. 鉴别诊断

（1）膈肌原发肿瘤

膈肌原发肿瘤罕见，以良性肿瘤为主，中老年好发，双侧膈肌肿瘤发生率大致相同。膈肌原发性肿瘤为向膈肌一侧性生长，而生长方向的对侧膈肌平滑，从而形成纵隔生长型、腹腔生长型和胸腔生长型。膈肌原发肿瘤与均匀增强型膈肌结核性脓肿较难鉴别，只能依靠病理活检区分。

（2）膈肌包虫病

膈肌包虫病为包虫感染性疾病，罕见，常合并肺包虫病和肝包虫病。患者多表现右上腹持续隐痛和胀痛，发热、咳嗽、咳痰，与膈肌结核表现相似。外周血嗜酸细胞数可升高，Casoni包虫皮内试验阳性。胸部X线检查是诊断膈肌包虫病的主要方法，显示膈肌局限隆起，呈双峰、多峰或波浪状隆起。B超检查，膈肌上方囊性占位，病灶内无钙化声影。穿刺活检可鉴别。手术切除预后良好。

（3）原发性肝癌

患者多有肝病病史。临床表现原因不明的肝区疼痛、腹胀、腹泻，消瘦、发热、黄疸等症状。腹部检查，可触及肿大肝脏，质硬、边缘不规则、表面凹凸不平，呈大小结节或巨块。肝功能异常，血清甲胎蛋白（AFP）测定血清 AFP≥400μg/L。CT/MRI检查，诊断鉴别诊断阳性率高。经过各种检查仍不能确诊，但又高度怀疑者，在B型超声导引下行细针穿刺，病理组织检查有助于确定诊断。与膈肌结核不难鉴别。

（六）治疗

1. 支持治疗

休息，加强营养，富含维生素及高蛋白饮食。

2. 合并病治疗

积极控制基础病，糖尿病患者要积极控制高血糖。纠正营养不良。

3. 手术切除

膈肌结核瘤常需手术切除。术后预后良好。

4. 全身抗结核治疗

本病术后需要正规抗结核治疗。常用推荐方案：2HRZE/4HR，异烟肼、利福平、吡嗪酰胺、乙胺丁醇四联，晨起顿服，连续服用2个月；异烟肼联合利福平晨起顿服，维持4个月。

（李静丽）

参 考 文 献

［1］ 刘炳学, 李迎新, 宋德玉. 膈肌结核1例 [J]. 中华胸心血管外科杂志, 1998, 14 (3): 160.

［2］ 张文智, 杨高怡, 徐建平, 等. 超声造影在结核性膈肌脓肿诊断中的应用 [J]. 中华全科医师杂志, 2015, 14 (6): 453-454 .

［3］ 李宝童, 陶永忠, 吕兵, 等. 膈肌结核性脓肿一例 [J]. 中国胸心血管外科临床杂志, 2013, 20 (6): 690.

［4］ 周传德, 孙玉鹗. 右胸膜肺纵隔及膈肌多发性淋巴结增殖性结核1例 [J]. 中华胸心血管外科杂志, 1995, 11 (1): 60.

［5］ 苏万海, 魏安民. 膈肌结核瘤一例 [J]. 局解手术学杂志, 1996, 5 (4): 19.

［6］ 田昭俭, 王国安. 膈肌结核1例报告 [J]. 实用放射学杂志, 1999, 15 (4): 253.

［7］ 地力木热提, 贾宏远, 崔定一, 等. 横膈结核一例 [J]. 中国医学影像学杂志, 2004, 12 (6): 475-476.

［8］ 宋文清, 尹春柱, 许亚明. 膈肌结核误诊为原发肝癌一例 [J]. 实用肿瘤学杂志, 1992 (4): 9.

［9］ 庞衍平, 郭佳, 张丽. 超声误诊膈肌结核球1例 [J]. 中华现代影像学杂志, 2009, 6 (7): 462.

［10］ 唐大千, 常诚, 王斌坤. 左胸膜、肺及膈肌多发性结核瘤一例 [J]. 中华外科杂志, 1992, 30 (7): 409.

［11］ 库尔曼. 24例膈肌包虫病的外科治疗体会 [J]. 中华胸心血管外科杂志, 2001, 17 (2): 115.

［12］ DONG P, CHEN J, WANG X. Evaluation of a tuberculous abscess on the right side of the diaphragm with contrast-enhanced computed tomography: a case report [J]. Molecular And Clinical Oncology, 2016, 5: 210-212.

［13］ KIM M P, HOFSTETTER W L.Tumors of the diaphragm [J]. Thorac Surg Clin, 2009, 19: 521-529.

［14］ ESPARZA ESTAÚN J, GONZÁLEZ ALFAGEME A, SÁENZ BAÑUELOS J. Radiological appearance of diaphragmatic mesothelial cysts [J]. Pediatr Radiol, 2003, 33: 855-858.

［15］ 王学班, 于祝先. 结核性心包炎伴膈肌麻痹一例 [J]. 宁夏医学杂志, 2004, 26 (4): 232.

第二节　原发性横膈恶性肿瘤

一、概述

原发性横膈肿瘤（primary diaphragmatic tumors）大多起源于膈肌肌腱部或前方肌层，其发病率较低。自1868年Grancher报道尸检时发现的第一例原发性横膈肿瘤开始，迄今报道的病例未超过200例，分为良性和恶性两种，两者发病率没有明显差异。良性肿瘤主要为膈肌囊肿和脂肪瘤，恶性肿瘤主要为纤维肉瘤、横纹肌肉瘤、滑膜肉瘤、血管肉瘤等。肿瘤可发生于任何年龄，最幼者26天，最长者80岁，但大多数发生于 40～60岁，男、女发病率约1∶1.1，大致相等。

原发性横膈恶性肿瘤（primary malignant tumor of the diaphragm）患者约80%有症状，最常见的症状为胸痛、腹痛、咳嗽、气促，常伴右胸腔积液，可引起肺不张。此病因横膈区解剖较为复杂，且临床症状及体征无特异性，常被误诊，应与膈上、膈下、心脏、纵隔的疾病相鉴别，可以通过人造气腹、气胸或螺旋CT三维重建、MRI等明确诊断。治疗以手术彻底切除为主。

二、病理

原发性横膈肿瘤大部分都是间叶组织来源，可来自横膈上胸膜、腹膜、神经、血管、肌肉、淋巴等组织。根据国内外最新相关文献报道，恶性膈肌肿瘤大多数为肉瘤，其中以纤维肉瘤、横纹肌肉瘤、滑膜肉瘤和血管肉瘤等较为多见。

（一）膈肌纤维肉瘤（diaphragmatic fibrosarcoma）

纤维肉瘤（fibrosarcoma）外观表面光滑，略呈分叶状，包膜完整，有蒂与膈肌顶部相连，蒂部血管丰富。分化较好的纤维肉瘤质地较硬，切面表现为灰白色、均匀一致；较为恶性者则为黄褐色，柔软，呈鱼肉状，同时含有继发性囊性变、坏死或出血。纤维肉瘤亦可表现为胶状或黏液样变化，故以往曾称为黏液纤维肉瘤。镜下可见肿瘤由梭形成纤维细胞组成，呈束状，交织成旋涡状呈席文状排列，核分裂易见，这些细胞可产生丰富的网状纤维，有时也能产生粗胶原束。细胞的间变、有丝分裂指数以及胶原产生的多少和密度是评定纤维肉瘤恶性程度的重要指标。

免疫组化结果显示：CK（AE1/AE3）（－），S-100（－），desmin（－），myogenin（－），actin（＋），h-caldesmon（－），CD34（－），ALK（－），CD117（－），MUC4（－），β-catenin（－）。

（二）膈肌横纹肌肉瘤（diaphragmatic rhabdomyosarcoma）

横纹肌肉瘤（rhabdomyosarcoma）好发于青少年。肿瘤呈分叶状，包膜完整，切面呈暗红色，质韧。镜下所见：①胚胎型横纹肌肉瘤（embryonal rhabdomyosarcaoma，ERMS）：多见儿童、少年发病。肿瘤由原始的小圆细胞和不同分化程度的横纹肌母细胞以不同比例组成。瘤细胞小，圆形或椭圆形，局部密集，常围绕在血管周围。两种亚急型胚胎横纹肌肉瘤——葡萄状和梭形细胞横纹肌肉瘤的预后强于其他常见类型的ERMS。葡萄状可见体积稍大，胞浆红染的肌母细胞；②腺泡型横纹肌肉瘤：多见青少年发病。生长速度比胚胎型快。可见原始的小圆细胞或卵圆形细胞被纤维结缔组织分隔呈巢状，细胞巢中的瘤细胞因退变或坏死，失去黏附性而趋向分开，而周围的肿瘤细胞与纤维组织紧密粘连，造成典型的腺泡状和假腺体样形态。可见早期分化的胞质强嗜酸性横纹肌母细胞和多核巨细胞。幼稚肌母细胞，胞浆半透明，核偏位，可见纤维间隔；③多形性横纹肌肉瘤：又称为未分化横纹肌肉瘤。发病年龄30～50岁。肿瘤生长速度快、体积大，由未分化圆形至梭形细胞及胞质明显嗜酸性的梭形、蝌蚪形和球拍样多边形细胞混合构成。常规HE染色切片中存在多形性多边形横纹肌母细胞，并且免疫组化至少一项骨骼肌特异性标志物阳性，才能作出诊断。

免疫组化结果显示：CK（AE1/AE3）（－/＋），S-100（－），HMB-45（－），CD45（－），desmin（＋），CD99（部分＋），CD34（－），actin（－/＋）。ERMS瘤细胞表达desmin、myoglobin、MSA、myoDl和myogenin。此外，还可表达WTl。

（三）膈肌滑膜肉瘤（diaphragmatic synovial sarcoma）

滑膜肉瘤（synovial sarcoma）是一种显示一定程度上皮分化（包括腺体形成）的间叶组织梭形细胞肿瘤，具有特征性染色体易位t（X；18）（p11；q11）。其大体标本见肿瘤呈分叶状，质韧，表面布满微小血管，切面灰白、灰红，鱼肉状，可见多处出血、坏死。镜下见肿瘤由梭形细胞和上皮样分化的细胞巢组成。其中梭形细胞核深染，胞质少，核分裂象多见，呈编织状排列；上皮样分化细胞核呈柱状，深染，胞质中等，排列成筛状或管状。肿瘤间质内见丰富的血管及出血、坏死灶。

滑膜肉瘤通常表现为三个组织学亚型，单相型、双相型和低分化型。单相型完全由卵圆形或梭形细胞构成，而双相型由梭形细胞及上皮成样分构成，低分化型被认为是SS进展的一种表现，由单相型和双相型成分及具有高侵袭性的多形性或圆形细胞组成的低分化区域所构成。

免疫组化结果显示：CAM5.2（＋），CD99（＋），Bcl-2（＋），Vim（＋），EMA（＋），S-100（＋），LCA、CD23、HMB、calretinin、CD57、CK、CD34、SMA、CD117、desmin 均为（－），Ki-67 约30%（＋）。

（四）膈肌血管肉瘤（diaphragmatic angiosarcoma）

切开肿瘤可见囊实混合性，内含大量陈旧性出血，实质表面鱼肉状，出血灶内有大量坏死瘤组织。镜下所见：瘤细胞形态呈梭形、卵圆形，瘤细胞围成不规则的、相互吻合的、裂隙状或分支状血管腔，除少数生长迅速的瘤细胞可突破基底膜外，瘤细胞均位于膜内，免疫组化结果显示：CK（AE1/AE3）（－/＋），CD34（＋），SMARCB1（＋），S-100（－），HMB-45（－），myogenin（－），actin（－），CD31（＋），ALK（－），CD117（－），MUC4（－）。

三、临床表现

原发性横膈恶性肿瘤的临床表现无特异性。早期可无明显症状，晚期可因压迫邻近器官或组织产生相应的症状。可伴发热、消瘦、贫血等全身症状，偶见患者以反复发热而就医。由于横膈厚度有限，肿瘤一般不会局限横膈范围内，对胸腹腔均可产生一定的影响。肿瘤向胸腔生长可压迫肺组织，从而产生胸闷、气短、咳嗽、胸水等；向腹腔生长可压迫肝脏、胃、脾脏等器官，可有腹胀、腹痛等症状。横膈肿瘤的大小往往决定了临床表现的严重程度。患者自述症状中，胸部相关症状如胸痛、气短等较腹部症状如腹痛、腹胀等更为常见，其他少见症状有吞咽困难、呕吐和心悸等。若肿瘤出现远处转移，则可引起相应部位的系列症状，如转移到脑，可有头痛、头晕、视物模糊等症状；转移至肝，可有右上腹疼痛、面黄消瘦等症状。

四、影像学检查

（一）X线检查

双肺中下野见一大片状密度增高影，呈类圆形，可见膈肌抬高及肺气肿。正位肿物与心影重叠，侧位肿物位于膈肌上下。人工气腹正位片见膈肌肿瘤与人影重叠，侧位片膈肌肿瘤呈倾斜椭圆形。此法定位较困难。

（二）超声检查

胸腔可探及一分叶状、有包膜的中低回声肿物，内可见形态不规则的大片状低、无回声区。深呼吸时，肿物与右肝不同步上下活动而随膈肌上下运动。胸腔肋膈角可探及少量液性暗区。彩色多普勒示其内部有血流信号。此法优势在于可随时动态观察肿瘤运动情况，有助于定位。

（三）CT检查

CT显示：①肿瘤与横膈有蒂相连；②肺组织被压缩向上推移，可能会出现肺不张征象；③肿瘤最大横断面多位于横膈平面；④纵隔与肿瘤边界清晰；⑤胸腔积液；⑥增强后可见不均匀轻、中度强化。此法能更全面观察肿块与周围组织的关系，定位更准确。

CT血管成像（CTA）可进一步了解肿瘤与大血管及主要分支血管全程的毗邻关系。

（四）MRI检查

MRI检查具有较CT更好的软组织分辨率，又具备多平面扫描、多序列检查的特点，可以从各种不同的角度和方向准确显示病变的部位及其与周围结构的关系。膈肌恶性肿瘤显像可见肿瘤与横膈有蒂相连，与周围组织分界不清，平扫T1WI呈均匀或不均匀的低信号，T2WI呈均匀低信号或不均匀高信号，DWI呈不均匀高信号，增强后肿瘤可轻度强化或无强化。此法较CT更能提示肿块的良恶性，以便于诊断。

磁共振血管造影检查（MRA），以明确病变血供来源及其与邻近血管、神经干的关系。

五、诊断及鉴别诊断

（一）诊断

①临床上常无明显症状，多在体检或偶然发现；②X线、B超、CT或MRI均提示恶性肿瘤的征象；③CT或MRI冠状位、矢状位重建现肿瘤起源于膈肌，透视下观察肿瘤与膈肌的运动相一致；④对难以明确来源的肿瘤行动脉造影螺旋CT扫描技术（CTA）、MR血管造影技术（MRA）、DSA检查，发现肿瘤的血供来源于膈动脉而不是肝动脉或支气管动脉；⑤最终的确诊需手术探查及病理和免疫组化检查。

（二）鉴别诊断

1. 横膈良性肿瘤

横膈良性肿瘤病程长、进展缓慢；无进行性体重减轻、贫血、发热等恶液质表现；影像学检查见肿块边缘与邻近组织分界清晰，有包膜，周围器官常呈推压移位等改变。而横膈恶性肿瘤病情发展迅速，呈浸润性生长，常侵袭肝脏、膈下组织及其他腹腔脏器；

影像学检查恶性肿瘤与周围结构分界不清、形状不规则，可伴胸腔积液、腹水。恶性肿瘤免疫组化染色表型亦有助于诊断和鉴别诊断。

2. 横膈结核

横膈结核以结核瘤相对较多，且多发于右侧。横膈结核常经膈动脉或通过淋巴径路感染，位于膈肌周围的结核病灶也可直接侵犯膈肌感染。因此，患者往往有肺结核、腹腔结核等病史，或者同时并有其他部位结核临床表现。仅单纯横膈结核可无明显结核中毒症状，其他临床症状往往被原发病灶掩盖。CT检查为膈肌囊性为主的低密度病变区，壁较薄，完整且有弧形钙化影，其内示结节影，无明显增强。

3. 横膈脓肿

横膈脓肿来源于胸腔感染病灶，多由肺脓肿扩散所致，亦可来源于腹腔内器官化脓性感染，空腹脏器穿孔所致的腹膜炎引起的并发症，少数是手术后的并发症。患者临床表现有寒战、高热，右胸、右上腹部持续性疼痛，深呼吸时加重，伴纳差、乏力、脉搏加快等感染中毒症状。体格检查：病变局部压痛和叩击痛。血象高。X线检查：病灶区见类圆形、密度均匀增高影，边缘较光滑，无明显分叶。膈肌随呼吸活动度受限或消失，肋膈角模糊、积液。CT及MRI示病灶与邻近肺脏或肝脏关系密切，周围脂肪间隙消失。

六、治疗

原发性横膈恶性肿瘤的首选治疗方式为手术治疗。界限清楚的局限恶性肿瘤应行包括附近正常膈肌和腹膜的大块切除。周边的膈肌肿瘤如侵犯胸壁，应一同切除受侵犯的胸壁，如膈肌缺损较小，可直接缝合；如果膈肌切除较多、缺损较大，可用自体或人工材料修补，如筋膜、涤纶布、Gore-tex 和 marlex 等材料。术后应依据病理类型决定是否放疗。

术后辅助放疗是减少复发的有效措施，也是目前软组织肉瘤的治疗趋势。对于肿瘤较大、手术实施困难者，可术前行化学治疗，有研究表明含卡铂化疗方案可明显缩小膈肌卵黄囊瘤的大小，为下一步的手术提供便利条件。化疗亦可在术后使用，对提高患者生存率是非常必要的。

（薛新颖　韩　军）

参 考 文 献

［1］ CADA M, GERSTLE J T, TRAUBICI J, et al. Approach to diagnosis and treatment of pediatric primary tumors of the diaphragm [J]. J Pediatr Surg, 2006, 41 (10): 1722-1726.

［2］ BALDES N, SCHIRREN J.Primary and secondary tumors of the diaphragm [J]. Thorac Cardiovasc Surg, 2016, 64 (8): 641-646.

［3］ KIM M P, HOFSTETTER W L.Tumors of the diaphragm [J]. Thorac Surg Clin, 2009, 19 (4): 521-529.

［4］ 张林, 孟龙. 原发性膈肌肿瘤二例 [J]. 中国胸心血管外科临床杂志, 2001 (4): 268.

［5］ 周曼新, 杨逊军, 岑家福, 等. 以反复发热为主要症状的膈肌纤维肉瘤1例 [J]. 广西医学, 2009, 31 (3): 456.

［6］ CHOI Y S, LIU H C, YEH T C, et al. Primary diaphragmatic yolk sac tumor and review of the literature [J]. J Pediatr Hematol Oncol. 2011. 33 (2): 77-79.

［7］ WEKSLER B, GINSBERG R J. Tumors of the diaphragm [J]. Chest Surg Clin N Am, 1998, 8 (2): 441-447.

［8］ 韩安家, 阎晓初, 王坚. 软组织肿瘤病理诊断免疫组化指标选择专家共识 (2015) [J]. 临床与实验病理学杂志, 2015, 31 (11): 1201-1204.

［9］ 黄宝生. 横膈横纹肌肉瘤1例 [J]. 中国医学影像技术, 2000 (11): 948.

［10］ 张波, 田为中, 丁洪彬. 原发性膈肌滑膜肉瘤一例 [J]. 中华临床医师杂志 (电子版), 2012, 6 (11): 3135-3136.

［11］ 朱玉云, 栾伟. 膈肌血管肉瘤的超声表现1例 [J]. 中华超声影像学杂志, 2003 (6): 25.

［12］ 戴炳华, 孙经建, 张柏和. 原发性横膈肿瘤的临床特点及诊治 [J]. 中国全科医学, 2008, (20): 1856-1857.

［13］ 刘若鹏, 丛德刚. 原发性膈肌肿瘤二例 [J]. 中华普通外科杂志, 2004 (1): 37.

［14］ 黄勇, 郭君, 赵善生. 膈肌肿瘤的影像诊断3例报告 [J]. 肿瘤学杂志, 2001 (5): 301.

［15］ 张林, 孟龙. 膈肌肿瘤的X线诊断1例 [J]. 放射学实践, 1999 (4): 225.

［16］ 地力木热提, 崔定一. 横膈结核1例 [J]. 中国医学影像学杂志, 2004 (6): 475-476.

［17］ 简朝江, 罗敏, 邓小琴. 膈肌细菌性脓肿1例 [J]. 黔南民族医专学报, 2016, 29 (3): 214.

第三节　膈肌寄生虫病

一、膈肌旋毛虫病

（一）概述

旋毛虫病（trichinosis）是由旋毛形线虫（trichinella spiralis）引起的一种人兽共患病，人因生食或食用未煮熟的含有活的旋毛虫幼虫的肉（包括腌肉、腊肠等）而感染。主要临床表现有胃肠道症状、发热、眼睑水肿、肌肉疼痛和血嗜酸粒细胞增多等，膈肌、腓肠肌等活动较多、血液供应丰富的肌肉最易受累。

（二）发病机理

人体感染旋毛虫后，因成虫侵袭小肠上段，故发病初期以小肠的病理变化为主，继而幼虫随血流移至全身，则引起较广泛的病理变化。

在十二指肠脱囊而出的幼虫,附着于肠黏膜表面或立即钻入十二指肠或空肠黏膜浅部,经5~7天发育为成虫,成虫在黏膜内交配产生幼虫。成虫寄生处肠黏膜发生急性卡他性炎症,黏膜充血、水肿,多数有中性及嗜酸粒细胞、单核细胞、淋巴细胞等炎性细胞浸润,可见灶性出血和浅表溃疡。当幼虫进入血液循环于全身各部,由于虫体及其代谢产物的刺激,可引起小血管及间质的急性炎症,间质中小动脉及毛细血管扩张、充血,内皮细胞增生,管壁及周围白细胞浸润,这种急性小血管炎的变化主要见于有幼虫寄生的横纹肌,特别是膈肌、胸肌、肋间肌、腓肠肌等,受侵犯的肌纤维可发生各种变性、坏死,出现明显的炎症反应,并形成囊胞,囊胞的最终结局是发生钙化或机化。

(三)临床表现

一般分为侵入期、幼虫移行期及成囊期。侵入期自食入感染肉至发病,最短一天,长者可达一个月,一般以两周左右为多,潜伏期长短与食入虫体多少和病人反应强弱而定。此期由于脱囊幼虫侵袭致小肠发生炎症,故以胃肠道症状如恶心、呕吐、腹痛、腹泻、食欲不振等及发热为主,部分轻型病人可不出现症状。在幼虫移行期,由于幼虫经血循环移行全身,故引起广泛脏器损害,除发热外,以眼睑与面部浮肿及肌痛为主要症状,伴嗜酸性粒细胞显著升高。膈肌、舌肌、咬肌、咽喉肌、胸肌、肋间肌等受累时,患者吞咽说话感到困难,呼吸、咳嗽也觉疼痛。在成囊期,幼虫在横纹肌纤维内形成囊胞,最终发生钙化或机化,患者全身中毒症状消失,肌痛逐渐好转,但多感虚弱无力。

(四)诊断

若有生食或食用未熟肉史,典型临床症状尤其是全身肌痛、发热、眼睑浮肿、早期的胃肠道症状及血嗜酸粒细胞增高,即可怀疑本病。从吃剩的肉品或病人骨骼肌活体组织检查标本中找到旋毛虫幼虫或囊胞,即可确诊。皮内试验、沉淀试验、荧光抗体试验与酶联免疫吸附试验等免疫学检查多在感染后2~4周呈阳性反应。

(五)治疗

目前,丙硫咪唑是治疗旋毛虫病的首选药物,不仅有驱除肠内早期幼虫及抑制雌虫产蚴的作用,而且能杀死肌肉中的幼虫,并兼有镇痛、消炎的功效。此外,甲苯咪唑也有较好的治疗效果。病情严重者,如体温过高或出现心脏和中枢神经系统受累的征象及严重的毒血症时,除给予支持治疗外,可使用肾上腺皮质激素辅助治疗。

二、膈肌包虫病(棘球蚴病)

(一)概述

累及膈肌或经膈肌累及胸腔之包虫病称为膈肌包虫病(棘球蚴病),较为少见,多合并肝、肺包虫病。膈肌包虫病的感染途径包括患者误食棘球绦虫卵，或曾有肝、肺包虫病，手术中处理不彻底，导致包虫原头蚴种植于膈肌。多数膈肌包虫囊肿位于右侧，约8倍于左侧。

（二）临床表现

单纯完整的膈肌包虫病一般无症状，或偶有干咳或轻度发热，当囊肿破入肺，可出现咳嗽、咳痰、咯血、发热等症状，痰可为脓性或含有囊肿内膜样片。囊肿破入胸腔则可出现突发胸痛、严重的哮喘或荨麻疹等症状。

（三）辅助检查

胸部X线检查是诊断膈肌包虫病的主要方法。单纯性膈肌包虫囊肿胸部X线示膈肌呈局限性半圆形或分叶状膨出的均匀致密阴影，或带蒂的突向胸腔的卵圆形致密阴影，部分合并囊肿钙化。如包虫囊肿破裂感染，则囊肿内可见"半月征"或气液平，可合并胸膜或肺内感染、胸腔积液。在定性诊断上，超声或CT较常规X线更有意义。本病需与肝、肺包虫病，膈下占位性病变等相鉴别。

（四）治疗

膈肌包虫病的治疗主要依靠外科手术，目的是彻底摘除内囊，预防囊液外溢引发头节播散和过敏反应。马恩陵根据本病的发展过程及程度将患者分为5级：1级，囊肿与膈肌紧密粘连但未穿透；2级：囊肿穿透膈肌但仅轻微侵犯胸腔；3级：囊肿穿透膈肌，在胸腔生长并种植子囊；4级：病变累及肺实质；5级：合并慢性支气管瘘。胸部X线、超声、CT及MRI等辅助检查可确定分级，并依此选择切口、决定手术方式、判断手术危险性。

三、膈肌肺吸虫

（一）概述

肺吸虫病是以肺部病变为主的全身性疾病，涉及多种组织器官，临床表现复杂多变。肺吸虫（paragonimus westermani）的成虫主要寄生在肺脏，产出的虫卵随终宿主的痰或粪便排出体外，虫卵在潮湿的土壤或水中经3～6周发育成熟并孵化为毛蚴。毛蚴在水中游动迅速，当它找到合适的第一中间宿主淡水螺时，则钻入其体内并发育为尾蚴排出体外，成熟的尾蚴侵入沼虾、石蟹、蝲蛄体内发育为囊蚴。当人食用生的或未煮熟的含囊蚴的沼虾、石蟹、蝲蛄时，囊蚴进入人体消化道而受感染。肺吸虫囊蚴在小肠内经消化液的作用，童虫脱囊而出，可穿过肠壁进入腹腔，窜行于内脏之间或侵入组织。经1～3周移行后，穿过膈肌经胸腔入肺，发育为成虫。成虫具有包囊，包囊破裂时成虫产出的卵进入支气管，卵被咳出体外或被吞噬，故在痰液或粪便中可找到虫卵。

（二）肺吸虫病

1. 临床表现

肺吸虫的危害主要是童虫或成虫引起。虫体在脏器及组织内移行、定居而造成机械性损伤，虫体代谢产物等抗原物质致人体产生免疫病理反应。肺是最易受侵犯和寄生的脏器，主要病变是脓肿和囊肿形成。膈肌肺吸虫病是肺吸虫童虫由腹腔移行、穿过膈肌至胸腔入肺所致的病理改变，其临床表现较复杂，症状轻重与感染程度、受累器官、机体反应等因素有关。轻者发病缓慢，表现为食欲不振、乏力、低热、盗汗、腹痛、腹泻等轻微的非特异性症状。重者起病急、病情重，中毒症状明显，表现高热、咳嗽、气短、胸痛、肝脏肿大、荨麻疹等。当肺吸虫移行至胸腔侵犯胸膜时，常引起渗出性胸膜炎、胸腔积液、脓胸及胸膜增厚粘连，临床症状以胸痛、气急常见，有些病例可合并哮喘。

2. 辅助检查

实验室检查：外周血中性粒细胞和嗜酸粒细胞计数增高，半数以上病例血沉中度或明显增快；痰液、粪便检查找到虫卵或虫体；皮下结节活组织检查可找到虫卵或嗜酸性肉芽肿；免疫学检查肺吸虫抗原皮内试验、血清补体结合试验、间接血凝试验、对流免疫电泳和琼脂双扩散等检查都有助于诊断。

影像学检查：胸肺病变的X线表现有重要诊断意义。肺吸虫病典型的胸部X线征象显示肺内多发性圆形或椭圆形阴影，亦可表现为结节状阴影、放射状条索影及密度增高的钙化影。部分患者可有胸膜粘连、胸腔积液、气胸、心包积液等胸部X线特征。

（三）膈肌肺吸虫病

1. 临床表现

膈肌肺吸虫病临床表现复杂，容易误诊，应注意与肺结核、支气管扩张、慢性支气管炎、肺炎、肺脓肿、结核性胸膜炎等鉴别。生长在流行区或到过流行区，生食石蟹、蝲蛄、沼虾者，则有感染本病的可能。临床上有典型的症状，如反复咳嗽、咳果酱样痰、胸痛、腹痛、腹泻等，外周血嗜酸粒细胞持续增高，X线胸片有特殊阴影，痰及粪便找到虫卵，免疫学检查阳性及活检找到虫体或虫卵，均可帮助明确诊断。

2. 治疗

膈肌肺吸虫病早期采用药物治疗效果良好，晚期病例疗效较差。目前临床上主要的药物有：吡喹酮25mg/kg，每日3次，连服3日；硫双二氯酚：成人3g/d，儿童50mg/（kg·d），分3次口服，每日或隔日用药，10～20日为一疗程。并发气胸或脓胸者应及时行胸腔闭式引流。

（姜春燕）

参 考 文 献

[1] 钟惠澜. 热带医学 [M]. 北京: 人民卫生出版社, 2001.

[2] 杨小迪, 徐常艳, 王舒颖, 等. 我国旋毛虫病流行病学诊断治疗及防治措施研究进展 [J]. 中国血吸虫病防治杂志, 2020, 32 (5): 448-452.

[3] WILSON N O, HALL R L, MONTGOMERY S P, et al.Trichinellosis surveillance-United States, 2008-2012 [J]. MMWR Surveill Summ, 2015, 64 (1): 1-8.

[4] SHIMONI Z, FROOM P. Uncertainties in diagnosis, treatment and prevention of trichinellosis [J]. Expert Rev Anti Infect Ther, 2015, 13 (10): 1279-1288.

[5] 孙强生, 张静英, 程国运, 等. 膈肌包虫囊肿 [J]. 实用放射学杂志, 1995, 11 (7): 402-404, 389.

[6] 王辉, 张海平, 张铸. 胸部包虫病的治疗现状及进展 [J]. 热带病与寄生虫学, 2016, 14 (3): 184-186, 183.

[7] GASTACA M, KATARYNIUK Y, URIBE-ETXEBARRIA N, et al. Thoracic involvement of hepatic hydatidosis [J]. Surgery, 2015, 157 (1): 169-170.

[8] 马恩陵. 累及膈肌或经膈肌累及胸腔之肝包虫病的分类及外科治疗趋势 [J]. 国际外科学杂志, 1996 (3): 172-173.

[9] ATANASOV G, BENCKERT C, THELEN A, et al. Alveolar echinococcosis-spreading disease challenging clinicians: a case report and literature review [J]. World J Gastroenterol, 2013, 19 (26): 4257-4261.

[10] 苏凯. 罕见左膈肌包囊虫1例报告 [J]. 中国医学科学院学报, 2005, 27 (4): 547-548.

[11] 库尔曼. 24例膈肌包虫病的外科治疗体会 [J]. 中华胸心血管外科杂志, 2001, 17 (2): 115.

[12] NAGAYASU E, YOSHIDA A, HOMBU A, et al. Paragonimiasis in Japan: a twelve-year retrospective case review (2001-2012) [J]. Intern Med, 2015, 54 (2): 179-186.

第四节 膈 疝

一、概念

膈疝（diaphragmatic hernia）是指腹腔内或者腹膜后内脏器官通过膈肌裂孔或者膈肌缺损部位疝入胸腔而形成。膈肌将胸腔和腹腔分开，其外周附着于下方的肋骨，前面附着于胸骨下端，后面附着于上三个腰椎的椎体。膈肌的生理功能是作为主要的呼吸机，吸气时膈肌下降，胸腔负压增加，呼气时膈肌升高，呼吸末右侧膈顶可达第5肋间，左侧可达第6肋间，因此，下胸部和上腹部的外伤易累及膈肌。

膈疝通常分为：①先天性膈疝，包括胸骨旁疝、胸腹膜疝等；②食管裂孔疝，分为滑动性裂孔疝、食管旁疝裂孔疝（贲门位置正常，胃经食管裂孔在食管旁疝入胸腔。）和混合性疝；③创伤性膈疝，主要包括膈肌非穿透性伤或者穿透性伤所致，以及开膈手术后并发症所致。

先天性膈疝及食管裂孔疝已在之前的相关章节中讲述，本节主要介绍创伤性膈疝。

创伤性膈疝（traumatic diaphragmatic hernia）是由于外伤原因致膈疝破裂，腹腔脏器疝入胸腔所致。该病最早于1541年由Sennertus在尸检时发现，于1579年由一名法国军医Ambroise pare首先报道，一名受了枪伤的士兵的结肠由膈肌裂口疝入胸腔而致死。该病是胸外科急重症，常合并胸、腹腔脏器损伤或严重的呼吸循环障碍。创伤性膈疝的发病率占因钝性外伤入院患者的0.5%～1.6%，但这一数字有可能被低估，因为有报道约有8%的创伤患者在开胸或者开腹探查的过程中，会意外地发现膈肌损伤。而对于上腹部的刀刺伤，约有15%累及膈肌，下胸部的枪伤累及膈肌者占46%。随着近年来工业、交通的飞速发展，创伤性膈疝的发病率有升高的趋势。创伤性膈疝多发生于左侧，约占75%，这很大程度上是由于肝脏对右半膈肌的保护作用所致。

本病发病年龄以青、中年为主，男性明显多于女性。本病多发生于第4肋平面以下的胸部穿透伤及下胸部和上腹部严重闭合性损伤，常合并有严重的复合性损伤，临床表现错综复杂，容易误诊、漏诊。

二、创伤性膈疝病因及发病机制

（一）病因

1. 直接损伤

①胸腹部贯穿伤，平时多见于锐器，如尖刀、钢条等直接穿透膈肌；战时多见于弹丸、弹片伤等膈肌穿透性损伤；②医源性损伤，多由于手术操作失误引起膈肌损伤；食管癌手术后膈肌切口缝合不严密、线结脱落或术后裂开可导致膈疝发生；胸腔引流治疗不当并发膈肌损伤等。以上直接致病因素可造成不同程度的膈肌损伤，随之在胸腹腔压力差的作用下，腹腔脏器由膈肌裂口疝入胸腔。

2. 间接损伤

胸腹部严重钝性闭合伤、挤压伤、减速伤（坠落伤及交通事故伤）。如楼房及其他建筑物倒塌挤压伤，燃气及化学物品爆炸时爆震伤，汽车、火车紧急刹车突然减速导致胸、腹冲撞伤等，可引起胸、腹腔之间的压力差瞬间剧变，致使膈肌裂伤而发生膈疝。

3. 其他

瞬间用力过猛，如过度举重、过度负重等，亦可造成膈肌"自发性"破裂。此外，膈下炎性感染、膈肌脓肿引起膈肌破裂，亦可并发膈疝。

（二）发病机制

创伤性膈疝由于伤情轻重不一，膈肌裂口大小不一，因此症状各异。

直接暴力所导致的膈肌破裂多为开放性损伤，膈肌裂口的大小与致伤的因素有关。锐利刀刺伤、子弹穿通伤，裂口大小与致伤物相一致。钝性外伤裂口多比较大，多为7～10cm的放射性撕裂伤，而锐性贯通伤破裂口多为2～4cm。枪弹伤所致的膈肌破裂，左右两侧大致相近，刀刺伤所致的膈肌破裂则左侧多见，与绝大多数人习惯用右手握武器而易刺伤对方的左侧胸部有关。

间接暴力所导致的膈肌破裂，形状不一，部位不定，破裂口常较大（约10cm），但以膈肌顶部的中心腱为中心呈放射状裂伤者为多，亦可发生于腱部与肌部交界处。右侧因有肝脏缓冲作用，而左侧直接暴露于腹腔，故膈肌左侧破裂多于右侧。

从创伤性膈肌破裂（traumatic diaphragmatic rupture，TDR）到创伤性膈疝形成是多因素和力量综合的结果。在生理状况下，胸腔与腹腔之间存在压力差，成人仰卧位平静呼吸时，胸腔内压力呼气时为$-5cmH_2O$（$-0.49kPa$），吸气时为$-10cmH_2O$（$-0.98kPa$），腹腔压力为2～$10cmH_2O$（$0.2～0.98kPa$），胸腔与腹腔间压力差波动于7～$20cmH_2O$（$0.69～1.96kPa$）之间。当剧烈咳嗽、用力排便等使腹内压力突然升高时，声门立即发生反射性关闭，使胸腔内压力增加以对抗腹内压力，防止胸腹腔压力差急剧改变而损伤膈肌。当出现紧急情况时，强烈的暴力突然压迫上腹和下胸部，声门未及时关闭，可导致肺脏无法充气，不能拮抗骤然增高的腹内压，胸腹腔的压力差在瞬间显著增高，导致膈肌瞬间被动活动，超出膈肌正常运动度，使其紧张部撕裂。因此，凡能骤然增加腹部压力的任何活动、损伤，均可使腹腔内增高的压力冲向胸腔并作用于膈肌薄弱部位，导致膈肌中心腱部分破裂。在膈肌破裂后，由于腹腔压力的推动作用，以及胸腔负压产生的吸引作用，使得腹腔内脏器从膈肌破裂处进入胸腔形成膈疝。

也有作者认为闭合性损伤所致的膈肌破裂是胸廓扭曲剪力造成的。当胸部受到外力挤压时，膈肌变形产生剪应力，膈肌纤维受力不均衡，加上腹腔内脏器对膈肌的冲击及胸腹腔压力差骤升，超过膈肌的承受能力而引起膈肌破裂。有时脏器会通过破裂处形成膈疝。

三、病理生理

①钝性伤时，左侧膈疝发生率高于右侧，双侧较少见；②疝入胸腔内容：常见的疝内容物中胃为常见，约占48%，其次是脾，约占26%，肠管及网膜约占13%，也有作者报告大网膜多见，其次为胃、小肠，结肠脾曲、降结肠，脾脏少见；③膈肌破裂口越小，越易漏诊、误诊；④膈肌裂口较小，容易被肝脏、脾、大网膜等脏器堵塞，初期无大量腹腔脏器疝入胸腔，但当腹腔压力骤然升高时，随时都可能出现腹腔脏器疝入，出现相应的临床症状；也可能是急性期膈肌不完全裂伤，后期因腹腔压力增高，使膈肌完全破裂。随着腹腔脏器缓慢疝入胸腔，膈肌破裂孔可逐渐增大或与周围组织粘连，一旦疝内容物发生血运障碍，将导致坏死，形成迟发性创伤性膈疝（又称陈旧性创伤性膈疝）；⑤锐器伤致膈肌损伤后，可能因肋骨阻挡，造成的膈肌破裂常<2cm，不易形成疝。

大量腹腔脏器疝入胸腔后，负压消失，患侧肺脏受压迫、萎陷，引起严重的呼吸困难，肺膨胀不全，肺实质内形成动静脉短路，肺血氧合作用降低，使氧分压降低，进一步降低肺动脉血的氧分压，出现低氧血症，导致或加重休克；影响膈肌运动，膈肌活动度减弱或丧失，致使肺通气功能下降；由于左、右胸腔压力失去平衡，纵隔向对侧移位，健侧肺部受压，潮气量减少，同时纵隔移位可以压迫静脉，并使回心血量减少，心输出量降低，引起心、肺功能明显减退；胸腔失去负压和疝入大量腹腔脏器，又使得心脏受压，心舒张期扩张不足，回心血量减少，致心室充盈不足，心输出量减少。临床可出现心率加快、血压下降等休克表现，甚至心搏骤停。

疝入胸腔的胃肠道脏器绞窄、坏死，胃、小肠、结肠嵌顿发生血运障碍时，可出现梗阻、狭窄甚至坏死、穿孔等症状，或者有弥漫性腹膜炎和中毒性休克表现，使病情进一步复杂、恶化。

四、临床表现

创伤性膈疝多伴有其他部位或脏器的多发性、复合性损伤，伤情复杂。膈疝本身的临床症状和体征因膈肌裂口的大小、疝入胸腔脏器的种类或多少、疝入胃肠道是否梗阻、胸内压力上升的情况以及是否合并胸腔脏器损伤，而轻重不一、表现各异。

Grimes提出按发病时间分为3期：①急性期：伤后两周内为急性期，是受伤后至病情稳定的初级阶段。依据膈肌裂口大小、部位不同，疝入胸腔的腹腔脏器的不同，出现症状亦各异。同时患者多伴有肋骨、骨盆、四肢等骨折，或者并发肝、脾、肾等脏器损伤，膈疝的症状往往被上述严重伴发损伤表现掩盖；②间隔期或者潜伏期：由于膈肌裂口小，仅有少量胃、肠道疝入，无明显临床症状，故未能及时制定。超过两周未发现膈疝且患者存活，则进入此期，这一期时限不定；③梗阻期：出现阻塞或绞窄症状即为梗阻期。

（一）膈疝临床表现

1. 急性期

（1）胃疝入胸腔

当部分胃疝入胸腔或食管炎使食管变窄或痉挛，患者出现反酸、嗳气、呕吐，进食时有梗噎、下咽不顺或有食物停滞在胸骨后方，常在餐后30~60min发生，下蹲弯腰和平卧可诱发，初为间歇性，渐成进行性吞咽困难伴胸骨后疼痛。亦可有心前区痛或全胸痛，少数可呈急腹症表现。疼痛多在1h内自行缓解，当食管旁疝发生嵌顿时，突然出现剧烈上腹痛，伴呕吐及吞咽困难。在后期，全胃均可疝入胸腔，而贲门仍被膈食管膜部分固定在原处，幽门已向其靠近，胃可以发生旋转、扭转、梗阻和缩窄，胸胃扩张，疝入胸腔扩张的胃挤压肺并占据胸腔的一部分，可引起饭后咳嗽和呼吸困难。如并发疝内容物梗阻、绞窄、坏死或穿孔，则病人有消化道出血、休克和胃梗阻症状，严重者常可致死。

（2）小肠道疝入胸腔

临床可有剧烈腹痛、频繁呕吐、腹胀，停止排气、排便等急性梗阻症状；伴血液循环障碍患者可出现呕血、便血等症状，甚至并发胃肠道穿孔、腹膜炎等表现。当大量腹内脏器进入胸腔，可出现呼吸困难、紫绀和循环障碍，严重者甚至出现休克。体检时可有心界变化及纵隔移位、气管移位。患侧肺呼吸音减弱或消失，叩诊呈鼓音或浊音，胸部可闻及肠鸣音，当有梗阻时可闻及气过水声，而腹部则较平坦。

2. 间隔期（潜伏期）

膈疝患者通常在创伤时伴有其他器官损伤，膈肌损伤容易被其他严重损伤症状掩盖，未能及时诊断；其次，手术未探查膈肌或探查不仔细容易漏诊；重要的是部分医护人员对此病的认识不足，仅关注患者的呼吸、消化系统的表现，未考虑膈肌破裂的可能。此后，病变进入慢性期，直到腹腔内脏器缓慢疝入胸腔，逐渐出现难忍的腹部剧烈疼痛症状，才引起注意。

陈旧性创伤性膈疝（delayed traumatic diaphragmatic hernia），因胸腔内感染、脓胸及疝内容物梗阻、穿孔形成消化道胸腔瘘，胸膜腔严重粘连，比早期治疗复杂，患者痛苦加重。一经确诊，都应手术治疗，还纳腹腔内脏器，行膈肌修补、胸腔闭式引流术。

3. 梗阻期

疝入胸腔的消化道器官，如胃、横结肠、小肠等，可致腹痛、腹胀、恶心、呕吐、排气排便停止等相应部位梗阻症状，疝入时间较长者，则可出现绞窄、坏死和穿孔，甚至导致胸腔严重感染、中毒性休克。

右侧创伤性膈疝，部分或全部肝脏可疝入胸腔，有时伴随横结肠同时疝入。

（二）伴发性损伤表现

创伤性膈疝除常伴有肋骨骨折、腹腔脏器损伤外，尚可伴发骨盆骨折、四肢骨折、颅脑外伤、脊柱骨折和肾脏损伤，或者其他损伤。此时，膈肌损伤容易被其他严重损伤症状掩盖，常延误诊断。

（三）创伤性窒息

创伤性膈疝可导致创伤性窒息。

五、辅助检查

（一）实验室检查

根据伴发不同部位创伤及并发症，而出现相应的血象及血清学检查异常。

（二）影像学检查

根据疝入的内容物不同，膈疝的影像学表现可以多种多样。

1. X线检查

X线表现：①心脏、纵隔向健侧移位；②患侧出现线状或弧状肺不张；③膈肌显著升高，膈影模糊、消失或残缺或出现无法解释的横隔球形膨出；④胃疝入胸腔可见液平面、胃泡影消失，肠管疝入可在一片模糊阴影中见大小不等的圆形透光区，肠道气液平面或致密阴影；⑤鼻胃管在胸腔内卷曲是胃膈疝的特征性表现；⑥部分患者可见肋骨骨折。

胃肠道钡餐造影检查仅可应用于病情较轻、间隔期的患者，可在胸腔内见腹腔脏器钡影。而应用泛影葡胺造影对怀疑并发梗阻患者进行诊断则安全、可靠。

2. B超检查

B超检查显示膈肌连续性中断、模糊不清或局限性缺损，并有贯通胸腹之间的实性或囊性块影。

3. CT检查

CT表现：膈肌增厚，呈波浪样改变；肺挫伤并血气胸；胸腔内见空腔脏器影，并可显示膈肌局部缺陷和疝入脏器的形态。行CT连续扫描，不但有利于发现膈肌裂伤，并可判断胸腹腔脏器有无移位，有益于临床诊断，但对于未形成膈疝的微小膈肌损伤不够敏感。

多层螺旋CT（MSCT）检查：对膈肌损伤诊断的价值最高，敏感性达71%，特异性100%。不仅能显示膈肌破裂部位、破口大小，还可显示疝内容物，同时显示肝、脾、肾等脏器是否有挫裂伤，并能明确是否伴有肠及腹腔积血、积气，心包填塞，腹膜后血肿等，对诊断膈肌损伤和膈疝更具有优势。

胸腹部CT检查：应一次连续扫查，这样不但可以显示膈肌裂伤，而且可以判断胸腹腔脏器有无移位，以明确诊断。

4. 腔镜检查

腹腔镜和胸腔镜检查不仅能明确诊断，同时可进行治疗。

六、诊断及鉴别诊断

（一）诊断

①胸部外伤者出现明显腹膜刺激征，腹穿抽出不凝血；对有胸部外伤史而出现机械性的肠梗阻，要想到有创伤性膈疝的可能；②腹部外伤者表现出胸闷、气促、呼吸困难等胸部病变症状；③胸部或上腹部闭合性损伤后，一侧胸痛并向同侧肩部放射是膈肌损伤的典型症状；④腹部外伤而无明显的肺损伤时，出现伤侧胸部饱满，呼吸音低或消失，胸腔闻及肠鸣音；⑤急性钝性胸腹部闭合性损伤后，出现腹部空虚柔软；胸部或上腹部闭合性损伤后；⑥伴消化道破裂者，胸腔闭式引流或胸穿抽得消化道物如胃肠液、食物残渣等，并闻到粪臭味者；⑦影像学检查可提供有力的诊断依据；⑧胸腔镜或腹腔镜检查，可明确诊断。

（二）鉴别诊断

1. 膈膨升

膈膨升（eventration of the diaphragm）是指因先天性横膈肌纤维发育不良或因膈神经麻痹所引起的横膈异常抬高。由于膈肌先天性发育不良，肌纤维层或胶原纤维层存在不同程度的缺陷，膨出的横膈为纤维膜性结构，常伴有患侧膈肌的反常运动。

临床上表现以呼吸道症状为主的综合征。在胸腹X线平片上可见到抬高的横膈，膈肌呈弧形拱顶状，膈影光滑而延续，其下方为充气的胃肠道影。透视下观察膈的活动，可见患侧膈肌膨升部分与健侧膈肌有"矛盾呼吸"现象，可与膈疝相鉴别。

2. 创伤性气胸

闭合性气胸：多由肋骨骨折断端刺破脏层胸膜、肺组织致空气进入胸膜腔。开放性气胸：由火器伤或锐器伤造成胸壁缺损创口，胸膜腔与外界大气直接相交通，空气可随呼吸自由进入胸膜腔。

症状：胸外伤后突发的胸痛、胸闷、呼吸困难以及刺激性干咳等；体格检查：患侧胸廓饱满、肋间隙增宽、呼吸运动减弱；触诊患侧呼吸运动减弱，触觉语颤减弱或消失；叩诊呈鼓音，心脏浊音区叩不清，肺肝界叩不出；听诊患侧呼吸音减弱或消失。胸部X线检查见外凸弧形的气胸线可确诊。

七、治疗

膈肌损伤无论大小均不能自愈，所以膈肌破裂一旦诊断明确，在治疗危及生命的创伤及休克的前提下，只要能耐受手术均应及时手术治疗。

（一）内科治疗

①本病常合并其他脏器的严重损伤，故早期治疗应以抢救生命为重要原则。应全面严密监测各项生命体征。禁食、禁水，保持呼吸道通畅，给氧，必要时给予止痛、镇痛；②快速补充有效循环血容量，积极抗休克治疗；③维持水与电解质及酸碱平衡；④纠正贫血、低蛋白血症，给予足够热量，依据病情给予肠外、肠内高营养；⑤抗生素应用，早期合理应用抗生素预防感染，选择对革兰染色阴性菌及厌氧菌有高效作用的抗生素；⑥确诊后应尽早施行手术治疗，待休克纠正、生命体征稳定后，进行急症手术治疗。

（二）外科治疗

手术按照先重后轻的原则，首先处理致命伤，术式要简单有效。膈疝一经确诊，都应手术治疗，还纳腹腔内脏器，行膈肌修补、胸腔闭式引流术。

　　手术路径一般的选择原则为：①腹部外伤所致急性膈疝，考虑合并腹部脏器损伤为主，宜选腹部切口。②胸部外伤所致膈疝，疑有血管、肺、气管、食管损伤或心包填塞者，宜经胸手术。此时也可同期处理腹部脏器的损伤。③右侧膈疝多经胸手术。④对于病程长、体内粘连较严重的陈旧性膈疝，应经胸入路。⑤胸腹腔合并多发伤宜分别切口，尽量避免胸腹联合切口，从而减少膈肌神经分支和滋养血管损伤的概率，利于膈肌修补后正常生理功能的恢复。

　　手术探查时应轻柔缓慢，按顺序将疝入胸腔的脏器还纳入腹腔，切忌粗暴拉扯造成腹腔脏器破裂出血，同时修补或切除受损的胸腹腔脏器。修补破裂的膈肌边缘，在无张力的情况下，用粗丝线间断全层缝合，缝合距裂口边缘1cm，如果膈肌缺损过大，则可采用自体游离植片或人造材料修补。对于肋角附着处撕脱者，可直接将膈肌缝合后固定在肋骨上。无论何种手术路径，均应行胸腔闭式引流，以防胸腔积液及感染，亦利于肺复张。经腹手术亦常规放置腹腔引流。术前如病情允许，应置胃管排气减压，防止术中大量气体进入胃肠道，加重呼吸、循环功能障碍，亦利于术后胃肠减压。

（三）胸腔镜手术

　　电视胸腔镜手术（video assisted thoracoscopic surgery，VATS），在腔镜下行膈疝修补加网片修补术。腔镜具有术后切口并发症少、病人恢复快、出院早、粘连性肠梗阻的发生率低等优势，深受临床医师青睐。

（姜福胜　李保重）

参 考 文 献

［1］ PEARSON F G. 普通胸部外科学 [M]. 张凤瑞主译. 沈阳：辽宁教育出版社，2000.

［2］ MORGAN B S, WATCYN-JONES T, GARNER J P. Traumatic diaphragmatic injury [J]. J R Army Med Corps, 2010, 156: 139-144.

［3］ DISLER D G, DELUCA S A. Traumatic rupture of the diaphragm and herniation of the liver [J]. Am Fam Physician, 1992, 46: 453-456.

［4］ BARBIERA F, NICASTRO N, FINAZZO M, et al.The role of MRI in traumatic rupture of the diaphragm. our experience in three cases and review of the literature [J]. Radiol Med, 2003, 105: 188-194.

［5］ ZARZAVADJIAN L E BIAN A, COSTI R, SMADJA C. Delayed right-sided diaphragmatic rupture and laparoscopic repair with mesh fixation [J]. Ann Thorac Cardiovasc Surg, 2014, 20: 550-553.

［6］ SLIKER C W. Imaging of diaphragm injuries [J]. Radiol Clin North Am, 2006, 44: 199-211.

［7］ HACIIBRAHIMOGLU G, SOLAK O, OLCMEN A, et al. Management of traumatic diaphragmatic rupture [J]. Surg Today, 2004, 34: 111-114.

第五节　膈肌其他罕见少见疾病

一、正中弓状韧带综合征

（一）概述

正中弓韧带综合征（median arcuate ligament syndrome，MALS），也称腹腔动脉压迫综合征（celiac artery compression syndrome，CACS）或Dunbar综合征，是指正中弓韧带（median arcuate ligament，MAL）或膈肌脚以及神经组织等压迫腹腔动脉及其相邻的神经结构，引起腹腔动脉局限性狭窄，从而出现餐后上腹痛、呼气相时增强的上腹部杂音等表现的一组症候群，是慢性肠系膜缺血的病因之一。

1917年，Lipshutz首次描述了腹腔动脉（celiac artery，CA）被正中弓韧带压迫的解剖异常。1963年，Harjola报道了1例女性患者，通过分离纤维化的腹腔神经节成功解除了其腹腔动脉压迫症状。随后，1965年，Dunbar等报道了15例MALS患者，通过切开正中弓韧带缓解了腹痛症状，并且观察到正中弓韧带松解后，动脉弹性恢复、搏动有力，经狭窄部测得的压力梯度消除。

通常正中弓韧带位于腹腔干上方，约10%～24%正中弓韧带从前面跨过腹腔动脉，可以造成一定程度的腹腔动脉压迫，其中仅极少数出现明显的症状。MALS好发年龄在20～40岁，女性更为常见，尤其好发于体瘦女性。

（二）病因及发病机制

1. 病因

（1）先天解剖学因素

正中弓韧带是连接主动脉裂孔两侧膈肌脚间的纤维韧带，构成主动脉裂孔前缘，位于T12～L1水平横过主动脉前方。腹腔动脉是起源于腹主动脉的主要分支，在T11椎体上1/3～T12椎体上1/3之间从主动脉发出，多位于正中弓韧带下方。女性腹腔干动脉开口偏向头侧，更易受正中弓韧带压迫。某些先天因素变异，致正中弓韧带位置较低或腹腔干起始处位置较高，则腹腔干起始处就会受到压迫而形成狭窄。

（2）后天外压因素

腹腔动脉压迫的后天因素少见，例如类肉瘤病产生的肉芽组织炎性包块引起的腹腔动脉受压。

（3）呼吸影响因素

吸气或直立位时，腹腔动脉及其分支向远端移位，正中弓韧带则向腹侧伸展，压迫解除而症状减轻；呼气时，腹腔动脉向近端移位，正中弓韧带向背侧紧缩，导致其压迫腹腔动脉。

（4）其他

另外，腹腔神经丛常与纤维组织缠结在一起，过多的神经纤维组织压迫腹腔动脉，也能引起腹腔动脉近端压迫。

2. 发病机制

MALS的发病机制仍不清楚。①外压学说：认为正中弓韧带外在压迫腹腔干使其狭窄，引发相应的内脏供血不足，当腹腔动脉受压而侧支循环不足的情况下，导致肠系膜缺血引起上腹痛。同时，长期外压可损伤腹腔动脉管壁，出现内膜增生、弹力纤维异常增生，中层、外膜层结构紊乱等结构改变，也可加重缺血。但由于腹腔动脉与肠系膜上、下动脉之间存在广泛侧支循环，从解剖学观点看，至少需要三支动脉中两支闭塞或严重狭窄才会出现临床症状，而MALS仅仅是腹腔动脉受累却出现腹痛等症状；此外，手术解除压迫后，部分患者症状并不能完全缓解，这些现象使得有些学者对于外压导致肠道缺血的理论持怀疑态度；②另一种假说认为MALS的疼痛是由于腹腔神经丛或神经节的慢性受压和过度刺激引起。这种神经性压迫可以导致对交感疼痛纤维的直接激惹和/或内脏血管收缩缺血；③窃血学说：当腹腔干闭塞或受压时，为了相应脏器供血、供氧的需要，从而丰富的侧支循环窃取肠系膜上动脉的血，也可引发腹痛症状；④遗传因素：有作者报告一个家庭中父亲及其4个孩子，经多层螺旋CT均诊断为MALS，提示某些先天性腹腔干和/或正中弓韧带位置变异与遗传基因有关。

（三）临床表现

1. 症状、体征

本病起病缓慢，症状出现至确诊的时间从3个月至10年余不等。部分患者无症状，仅在造影检查或尸检中发现有腹腔动脉压迫现象。症状表现多样，以餐后上腹痛为主，多为钝痛，持续性痛或间歇性发作，偶有锐痛、绞痛，剧烈运动、深呼气、仰卧位可诱发或加重，在前倾膝胸位、吸气时常可使疼痛缓解，可伴腹泻、恶心、呕吐。因餐后腹痛导致患者畏食，进而出现明显体重下降，甚至可减轻10kg以上。上述症状时轻时重，反复缓解、发作。

体格检查，患者常为瘦长体型，或有贫血外貌。大多数患者存在深呼气时明显的响亮的上腹部杂音。

2. 并发症

常见并发症有胃轻瘫、胰十二指肠动脉瘤、自发性肠系膜血肿。严重腹腔动脉狭窄的患者可出现腹腔干血管狭窄后扩张、胰十二指肠动脉代偿性扩张，腹腔干与肠系膜上动脉之间扭曲扩张的侧支循环血管、血流动力学改变可能诱导胰十二指肠动脉瘤的形成，并可引起自发性肠系膜血肿。部分患者在正中弓韧带压迫的基础上合并动脉硬化，硬化斑块往往存在于腹腔干起始处而引起腹腔动脉狭窄。

（四）影像学检查

1. B型超声检查

B型超声用于MALS的诊断具有无创、价廉、无射线暴露及无造影剂毒性等优势。彩色血管多普勒检查可显示腹腔干上段轻度狭窄，也可通过测定吸气与呼气相腹腔动脉起始部血流速度进行诊断。呼气相腹腔动脉血流峰速>200cm/s，或该峰速与膈下腹主动脉收缩期峰速比值>3∶1，是MALS的诊断标准。但由于患者仰卧位时呼吸两相的血流峰速都可能增加，因此，增加直立位血流峰速恢复到正常作为诊断MALS的参考。

2. CT检查

随着CT技术的进步，薄层CT扫描不但利于清楚显示血管解剖及发现病变细节，而且可以提供极好的多平面重构及容积再现图像。腹部CTA可以较为精确地显示出正中弓韧带压迫腹腔干的状况以及MALS的影像特征。

矢状位CT血管造影（computed tomography angiography，CTA）是评估腹腔动脉起始部狭窄的最佳选择。诊断标准为：①腹腔干近端管壁上缘锐利的"V"型凹陷或程度较重时表现为"钩状"结构。手术见MAL下缘纤维组织增生堆积压迫，加上狭窄远段管腔扩张，是"钩状"结构形成的基础；②在适当窗宽窗位较薄层最大密度投影重建（MIP）图像上，可显示腹腔干前上软组织带状结构（MAL）膈肌脚纤维压迫腹腔干的直接征象；③呼吸变化对狭窄程度的影响。吸气末狭窄程度轻而呼气末狭窄程度重，这是由于呼气时膈肌抬高，肝脏、脾脏、胃以及肝总动脉、脾动脉、胃左动脉亦随之上抬，而腹腔干的根部受正中弓韧带压迫无法移动，而其远端则可抬高，故血管近端与远端之间形成V字形折叠，腹腔干狭窄程度加重；吸气时则相反，膈肌、上腹部脏器及相应血管亦下降，腹腔干远端也恢复原位，腹腔干折叠消失回归正常形态，狭窄减轻，供血可部分改善；④腹腔干与肠系膜上动脉侧支循环建立。

3. MRI检查

磁共振血管成像（magnetic resonance angiography，MRA）能很好显示腹腔动脉起始段与正中弓韧带的关系，但识别腹腔内脏血管病变不如CTA。由于造影剂中不含碘，同时避免了血管造影时的射线暴露，更适用于儿童、孕妇、肾功能不全及对碘造影剂过敏的患者。

4. 选择性腹腔动脉造影

选择性腹腔动脉数字减影血管造影（digital subtraction angiography，DSA）是诊断MALS的金标准。动脉造影图像上可见腹腔动脉起始部狭窄或呈典型的鱼钩样改变，动态观察吸气、呼气时腹腔动脉管径变化对该病诊断具有重要意义。典型所见是腹腔动脉起始部1~2cm范围前方偏心性狭窄，狭窄程度>75%，邻近可见膈肌脚增厚并压迫腹腔干近段血管。腹主动脉管壁未见钙化，管径未见狭窄；双侧肾动脉未见狭窄；肠系膜上、下动脉通畅。

5. 胃运动张力测定法

可用于MALS腹腔干受压所导致的胃缺血的辅助诊断和随访。通过测定运动前、运动过程中及运动后10min胃内动脉的PCO_2水平及乳酸水平，判断胃缺血情况。诊断标准包括运动后胃动脉血PCO_2水平升高>0.8kPa，动脉血乳酸水平低于72mg/dl，胃内PCO_2升高等。

（五）诊断及鉴别诊断

1. 诊断

①慢性腹痛，特别是餐后腹痛更有意义，但需排除其他因素；体重慢性减轻；②上腹部血管杂音，呼气末杂音增强；③CTA、MRA、选择性腹腔动脉造影等典型影像学证据，腹腔动脉起始部狭窄或呈典型的鱼钩样改变，吸气末狭窄程度轻而呼气末狭窄程度重。凡具备上述条件者，可确诊。

MALS是排除性诊断。对长期不能明确原因的慢性腹痛，经系统检查（血液生化，胰腺、胃功能检查，上消化道内镜、胆系影像学、CT/ERCP、小肠钡剂造影、肾盂造影、结肠镜等检查）排除胃肠道、胰腺、胆系、泌尿系等常见疾病后，应怀疑本病。当超声波、腹部CTA提示MALS时，应考虑做血管造影。

2. 鉴别诊断

（1）腹主动脉瘤

腹主动脉瘤指动脉管壁永久性局限性扩张，超过正常血管直径的50%。疼痛是腹主动脉瘤最常见的临床表现，疼痛部位一般位于中腹部或腰背部，性质常为钝痛，可持续数小时甚至数日。这种疼痛的特点是不随体位或运动而改变，当疼痛突然加剧时，常预示着腹主动脉瘤即将发生破裂。体格检查发现腹部有增宽的搏动性区域，应警惕腹主动脉瘤。通过彩色多普勒超声、腹部X线平片、CTA或MRA可以明确诊断。特别是CTA检查创伤小、费用低，可以准确测量腹主动脉瘤的各项数据，已基本替代选择性血管造影，成为术前检查和术后随访的金标准。

（2）腹腔动脉粥样硬化

腹腔动脉粥样硬化是腹腔干狭窄的另一常见原因。临床表现与MALS相似，但患者年龄常较大，多有其他血管动脉硬化的表现。血管造影显示动脉硬化造成腹腔动脉狭窄，其特点是腹腔干根部偏心性或向心性狭窄，常伴有钙化，壁内常可见斑块样结构。

（六）治疗

1. 治疗目标

MALS治疗的主要目的是解除腹腔干的外压，恢复腹腔干的正常血流，消除腹腔神经节及神经纤维带来的神经刺激，改善、消除临床症状。

2. 内科支持治疗

症状较轻的患者可以给予血管扩张剂治疗。症状严重者可以给予内科支持治疗，包括禁食、静脉高营养支持，纠正贫血、低蛋白血症，维持水、电解质、酸碱平衡，改善患者一般情况，增强免疫力，为择期进行外科治疗做准备。

3. 外科手术治疗

传统治疗 MALS 的方法为外科手术，主要是断离正中弓韧带纤维及其他环绕腹腔干起始端的神经纤维组织，为腹腔动脉减压，亦可结合切除腹腔神经节。

少数患者行正中弓韧带松解术＋腹腔神经节切除术＋术中血管腔内介入扩张术以后，仍有肉眼所见血管狭窄外观，或者手触及震颤，或触之动脉壁增厚明显，此时采用血管重建、血管成形术等治疗。如果术中采用测压力梯度或多普勒超声检查血流变化等方法判断，则更有利于制定下一步治疗方案。

总之，手术方式有①正中弓韧带松解术；②正中弓韧带松解术＋腹腔神经节切除术；③正中弓韧带松解术＋术中血管腔内介入扩张术；④正中弓韧带松解术＋血管重建术；⑤正中弓韧带松解术＋术中血管腔内介入扩张术＋血管重建术；6其他：正中弓韧带离断术、补片成形术、动脉旁路术、主动脉-腹腔干旁路术、动脉移位术。下面介绍几种手术方案。

（1）正中弓韧带离断术

经腹切口离断肝左三角韧带，将肝左叶向右牵拉，切开肝胃韧带，显露腹腔干起始段腹主动脉，将覆盖于腹主动脉及腹腔干起始处的正中弓韧带离断，并分离周围的纤维及神经组织，以解除压迫。解除压迫后，可插入球囊进行扩张，以使狭窄段恢复正常。但由于腹腔干长期受压，部分患者动脉壁失去弹性，因此部分患者仍不能解除狭窄。

部分病例可酌情行正中弓韧带离断术＋腹腔神经节切除术。

（2）补片成形术

若正中弓韧带压迫解除后，腹腔干仍狭窄，可在腹腔干开口处部分阻断腹主动脉前壁并阻断腹腔干狭窄的远端及分支，纵形切开狭窄的动脉壁及相连的部分腹主动脉前壁，用自体静脉或人工血管补片。此方法较为简便。

（3）动脉旁路术

此方法适合于腹腔干完全闭塞者。

脾动脉-腹主动脉吻合术：切除脾脏，游离脾动脉并与肾下主动脉行端侧吻合。也可保留脾脏，在脾门处脾动脉分叉前1cm切断脾动脉，远端结扎，脾留置于腹内，胃短动脉足以满足脾的血液供应，脾动脉近端与腹主动脉吻合。

脾动脉-左髂总动脉旁路术：在胰腺背侧游离出脾动脉，用自体大隐静脉或6mm直径的人工血管在脾动脉和左髂总动脉间吻合，血液自左髂总动脉反流入肝总及胃左动脉。

以上两种方法均不必游离腹腔干。

（4）主动脉-腹腔干旁路术

显露腹主动脉及腹腔干，切开正中弓韧带，在腹腔干上方部分阻断腹主动脉并做一椭圆形切口，将自体静脉或人造血管与主动脉行端侧吻合，与腹腔干狭窄远端行端侧或端端吻合。

（5）动脉移位术

即动脉切断后再植于主动脉上。此术是纠正腹腔干狭窄或闭塞的有效术式。首先显露腹腔干，游离此处之腹主动脉长约5.0cm，部分阻断腹主动脉及腹腔干，切断腹腔干近端结扎后缝扎。其远断端若有狭窄行内膜切除，否则直接与腹主动脉行端侧吻合。

4. 介入治疗

随着介入技术的发展和器材的改进，近年发展的血管内介入技术为腹腔干狭窄治疗开辟了新途径。但由于MALS的病因是腹腔动脉受外压所致，故一般不推荐单独应用腔内介入治疗。虽然近年来有作者报告采用金属支架治疗本病取得满意的疗效，但由于病例数有限，尚需临床进一步扩展研究，积累更多病例，观察再狭窄率及远期疗效。

当出现以下情况者可考虑腔内介入治疗：①确诊为MALS，但外科治疗风险大（如合并冠心病）或有外科手术禁忌证者；②外科治疗后CA再狭窄；③MALS合并肠系膜上动脉阻塞。关于无症状的CA狭窄是否需要治疗问题，目前存在争议。

介入治疗CA狭窄的并发症与其他腹部血管成型术相似，可有穿刺部位血肿、内膜剥离、血栓/斑块栓塞远侧分支、支架移位/变形、内膜增生再狭窄等，累计发生率约3%～8%，多无严重后果。

5. 腹腔镜治疗

自2000年微创手术出现以来，腹腔镜治疗MALS已成为目前普遍应用的手术方法。与传统开腹手术比较，腹腔镜手术其优点包括创伤小、术后并发症少（包括肠梗阻、疼痛、失血、肠粘连等）、术后恢复时间较短，缺点包括难以控制的出血、减压不完全的潜在可能，在解剖结构复杂的情况下增加腹主动脉损伤风险。腹腔镜术中辅以多普勒超声检查有助于证明切开的充分性，并可实时了解血流的改善情况。

MALS合并腹腔动脉狭窄时，腹腔镜治疗无法同时进行血管重建手术，需要改行开腹减压手术联合血管重建术。而在腹腔镜术中或术后进行经皮穿刺血管成形术或支架植入术，可能成为重要的补充手段，使患者更多获益。

近年来兴起的利用达芬奇系统在机器人辅助下完成腹腔镜下正中弓韧带分离和腹腔神经松解术，与传统腹腔镜手术相比，操作灵敏度及视野得到了一定改善，能够减少术中并发症的发生，具有很好的研究和应用前景。

（齐　颖　张昌明）

参 考 文 献

［1］ LOUKAS M, PINYARD J, VAID S, et al. Clinical anatomy of celiac artery compression syndrome: a review [J]. Clin Anat, 2007, 20 (6): 612-617.

［2］ 刘文徽. 腹腔动脉压迫综合征 [J]. 中华保健医学, 2012, 14 (6): 489-490.

［3］ DUNCAN A A.Median arcuate ligament syndrome [J]. Curt Treat Options Cardiovasc Med, 2008, 10:

112-116.

[4] HORTON K M, TALAMINI M A, FISHMAN E K. Median arcuate ligament syndrome: evaluation with CT angiography [J]. Radiographics, 2005, 25 (5): 1177-1182.

[5] MENSINK P B, VAN PETERSEN A S, KOLKMAN J J, et al. Gastric exercise tonometry: the key investigation in patients with suspected celiac artery compression syndrome [J]. J Vasc Surg, 2006, 44 (2): 277-281.

[6] WOLFMAN D, BLUTH E I, SOSSAMAN J. Median arcuate ligament syndrome [J]. J Ultrasound Med, 2003, 22 (12): 1377-1380.

[7] OKTEN R S, KUCUKAY F, TOLA M, et al. Is celiac artery compression syndrome genetically inherited?: a case series from a family and review of the literature [J]. Eur J Radiol, 2012, 81 (6): 1089-1093.

[8] 李海飞. 膈肌中脚压迫综合征并自发性肠系膜血肿1例 [J]. 中国医学影像学杂志, 2015, (10): 758.

[9] GRUBER H, LOIZIDES A, PEER S, et al. Ultrasound of the median arcuate ligament syndrome: a new approach to diagnosis [J]. Med Ultrason, 2012, 14 (1): 5-9.

[10] KOHN G P, BITAR R S, FARBER M A, et al. Treatment options and outcomes for celiac artery compression syndrome [J]. Surg Innov, 2011, 18 (4): 338-343.

[11] EVANS W E. Long-term evaluation of the celiac band syndrome [J]. Surgery, 1974, 76 (6): 867-871.

[12] GROTEMEYER D, DURAN M, ISKANDAR F, et al. Median arcuate ligament syndrome: vascular surgical therapy and follow-up of 18 patients [J]. Langenbecks Arch Surg, 2009, 394 (6): 1085-1092.

[13] DUFFY A J, PANAIT L, EISENBERG D, et al. Management of median arcuate ligament syndrome: a new paradigm [J]. Ann Vasc Surg, 2009, 23 (6): 778-784.

[14] COLUMBO J A, TRUS T, NOLAN B, et al. Contemporary management of median arcuate ligament syndrome provides early symptom relief [J]. J Vasc Surg, 2015, 62 (1): 151-156.

[15] JAIK N P, STAWICKI S P, WEGER N S, et al. Celiac artery compression syndrome: successful utilization of robotic-assisted laparoscopic approach [J]. J Gastrointestin Liver Dis, 2007, 16 (1): 93-96.

[16] RELLES D, MOUDGILL N, RAO A, et al. Robotic-assisted median arcuate ligament release [J]. J Vasc Surg, 2012, 56 (2): 500-503.

[17] 王茂强. 膈肌中脚压迫综合征: 相关基础、影像学表现及介入治疗进展 [J]. 中国医学影像学杂志, 2004, 12 (5): 361-364.

[18] 张跃, 华积德. 腹腔动脉压迫综合征 [J]. 中国综合临床, 2000, 16 (2): 83-84.

[19] 王大帅, 张学民, 张小明, 等. 腹腔动脉压迫综合征三例 [J]. 中华普通外科杂志, 2015, 30 (12): 1011-1012.

[20] 王茂强, 王志军, 刘凤永, 等. 腹腔动脉狭窄的介入治疗 [J]. 介入放射学杂志, 2005, 14 (1): 27-30.

[21] 房星宇, 于淼, 宋海洋, 等. 腹腔动脉重度狭窄的影像学表现及经肝动脉介入治疗中的应对策略 [J]. 中国介入影像与治疗学, 2013, 10 (3): 133-137.

[22] 邓瑜萍, 杨志刚. 膈肌病变的CT、MRI表现特征及其解剖、病理基础 [J]. 华西医学, 2010 (11): 2103-2106.

［23］陈茹萱, 孙昊, 薛华丹, 等. 中弓韧带压迫综合征的诊断及治疗 [J]. 协和医学杂志, 2014, 5 (3): 339-242.

［24］陆清声, 景在平. 腹腔干狭窄 [J]. 中国现代普通外科进展, 2004, 7 (2): 65-66.

［25］陈新, 王鹏, 黄卫平, 等. 正中弓状韧带压迫腹腔干CTA表现 [J]. 中国临床医学影像杂志, 2011, 22 (12): 895-897.

二、间位结肠综合征

间位结肠综合征（interposition of the colon syndrome）是指部分结肠由肝前间隙或肝后间隙进入肝和横膈之间的异常征象，而引发腹痛、腹胀及呕吐等一系列症候群。

1910年希腊放射学家Chilaiditi等首次报道3例具有这种特殊胸腹部结构定位异常的病例，故间位结肠综合征也称Chilaiditi综合征（Chilaiditi syndrome）。

该病临床罕见，发病率仅为0.025%～0.28%，在老年人群中发病率可达1%。男性居多，男女比例约为4：1。在临床上本病儿童症状明显。多数成人患者无症状，仅在胸部或腹部的影像学检查时偶然发现；部分患者可伴消化、呼吸系统的不适症状，如腹痛或胸痛等。

（一）病因及发病机制

1. 解剖学基础

肝脏被腹膜皱折形成的肝周韧带固定在上腹部，包括镰状韧带、肝圆韧带、冠状韧带和左右三角韧带等。肝镰状韧带（falciform ligament of liver）呈镰刀状，由两层腹膜皱襞形成，一端起于脐以上的腹前壁正中线稍偏右侧和膈下面的壁腹膜，另一端连于肝的膈面，借之将肝从外形上分为左、右两叶，并对肝起固定作用。右肝上前间隙，解剖上由膈肌、肝脏、镰状韧带、冠状韧带和三角韧带分隔而成。

膈肌运动：膈是主要的呼吸肌，收缩时膈的穹窿下降，右肝上前间隙变小，胸腔容积增大以助吸气；舒张时膈的穹窿上升恢复原位，右肝上前间隙增大，胸腔容积减小以助呼气。膈与腹肌同时收缩，可增加腹压。膈肌上下规律运动能有效地减少结肠嵌入右肝上前间隙的概率。

在正常情况下，结肠的悬韧带和固有韧带能阻止结肠进入肝和横膈之间。任何导致右侧膈下空间扩大或肠道运动增加的情况都可以诱发结肠病理性的插入，导致间位结肠综合征。嵌入的肠管多为结肠肝曲、升结肠、横结肠，小肠单独或与结肠共同嵌入也有报道。

2. 病因及发病机制

（1）肝镰状韧带异常

先天性的肝镰状韧带缺失、薄弱或过长，或继发于手术、创伤所致损伤、松弛，使肝脏位置下移，肝膈间隙增宽，以致于结肠嵌入其间。

（2）肝脏位置或形态异常

肝脏位置或形态异常。如肝硬化时肝右叶萎缩明显，或极度消瘦等，均可使肝膈间隙增大，结肠易于进入其间。

（3）膈肌运动异常

膈肌弛缓症、麻痹、运动障碍等，可使结肠进入肝膈间隙无阻力。

（4）结肠解剖异常

先天性的结肠异位和结肠冗长，横结肠悬韧带消失、松动或延长等，均可促使结肠活动度增加，容易移位。

（5）腹腔压力异常增加

如慢性便秘、肠胀气、多胎妊娠和腹水等，均可形成结肠移位，进入肝膈间隙发生率高。

（6）医源性因素

少见。可发生于腹部手术后粘连，脏器腹腔位置异常，减重手术后，或者突然消瘦，致肝膈间隙增宽。偶见内镜下空肠营养管置入术后和肠镜检查后，肠腔充满气体，结肠可发生移位。以上因素均可引起部分结肠一时性抑或持续性嵌入到肝与横膈之间。

（7）其他

腹腔恶性肿瘤转移、扩散、粘连，致腹腔脏器移位；腹部闭合性损伤，剧烈打击、震动，亦可导致腹腔内脏器移动。

（二）临床表现

1. 一般表现

患者主要表现为右季肋部隐痛、上腹痛、腹胀，进餐后加重，平卧位后症状减轻或消失；可伴肩痛、背痛，恶心、呕吐、排便习惯改变、吞气等消化道症状。此外，偶有患者出现胸骨后类似心绞痛样疼痛症状，亦可见心律失常、呼吸困难和呼吸窘迫等。少数患者上述症状可同时出现。

体检：上腹及右上腹轻压痛，叩诊呈鼓音，肺肝浊音界消失或下移，肠鸣音活跃。

2. 并发症表现

（1）肠梗阻

当嵌入的结肠发生肠梗阻时，常感到突然发生的上腹膨胀、疼痛难忍、排便排气异常，并有憋气感及后背放射痛。常在活动后症状突然消失。

（2）肠扭转

由于结肠冗长和结肠活动度增加，可发生盲肠、脾曲和横结肠的肠扭转（volvulus）。临床表现与扭转程度相关，急性扭转可表现为阵发性肠绞痛，逐渐发展为持续性肠绞痛，并随着血运障碍的加重继而出现肠系膜动脉供血不足，引起肠壁缺血坏死及继发性肠穿孔、腹膜炎和感染、中毒性休克等严重并发症。慢性扭转可表现为右侧腹痛、不适、局部压痛及不同程度的腹胀，有时可触到胀气肠管形成的肿块。

（3）膈疝（diaphragmatic hernia）

嵌入到肝与横膈之间的结肠可通过横膈裂孔异位移动到胸腔内造成膈疝。患者可以无症状或症状轻微，症状轻重与疝囊大小有关，当疝囊较大压迫心、肺、纵隔，可产生胸痛、气促、心悸、咳嗽、发绀等症状，压迫食管时可有胸骨后哽噎感或吞咽困难。

（4）其他

少数情况下可发生膈下的阑尾穿孔。

（三）影像学检查

1. X线检查

立位腹平片可见在右侧肝膈之间或在左侧横膈下位于膈与胃之间，显示有宽窄不等的横带状透光区，同时可见有结肠袋充气的半环状影即所谓结肠袋征象，可考虑此征。如在多轴位透视下见半环状影，同升结肠影或横、降结肠袋影相连续，则诊断更为确切。必要时，可行钡餐透视，则更能明确诊断。

2. B型超声检查

B型超声表现为肝与横膈间测及片状等回声区或增强回声区，主要位于肝左内叶至右前叶前上方，并对肝表面产生弧形压迹，其中部分病例能清晰显示肠管结构及气体回声，有辅助诊断意义。但由于超声波受结肠气体干扰而严重衰减，全面检查有一定局限性，因此，当超声检查提示膈下可见气体影时，需行腹部X片或腹部CT检查，以明确诊断。

3. CT检查

腹部CT扫描示肝与横膈之间扩张充气的肠管影，可见下移的肝脏及增宽肝裂，甚至可见部分肠管嵌入肝裂。同时，腹部CT还可以帮助辨别膈下游离气体与肠腔内气体，有助于诊断、鉴别诊断。

4. 纤维结肠镜检查

间位结肠综合征患者由于肝曲或横结肠嵌入肝脏与膈之间，肠曲弯度大，造成肠镜检查极为困难。在肠镜检查中，如不能顺利到达回盲部，应想到此病的可能，必要时可行X线腹部平片和CT检查明确诊断，不要盲目进镜，以免引起肠穿孔。

（四）诊断及鉴别诊断

1. 诊断

①患者有发生间位结肠综合征的诱因；②有腹痛、腹胀、恶心、呕吐、便秘等症状，平卧位减轻；体检肝浊音界消失；③影像学检查在右侧膈下发现气体，并且符合以下3项影像学标准：右侧横膈被肝脏以上的肠管明显挤压提升；间位的肠管段有充气征，以诊断假性气腹；肝的上缘必须被充气肠管压迫到左侧横膈平面以下。凡具备上述条件者，可确诊。

2. 鉴别诊断

（1）胃肠道穿孔

胃肠道穿孔（gastrointestinal perforation）是外科急腹症中常见的一种，最常见于胃或十二指肠球部溃疡、胃肠肿瘤等，表现为突发剧烈腹痛，伴恶心、呕吐，多有急性弥漫性腹膜炎体征，其腹部X线平片典型征象可见膈下游离气体，可出现在一侧或双侧膈下，表现为线状、新月状或镰刀状透亮影，边缘清楚。

发现正常的结肠袋或结肠黏膜环状皱襞，可以帮助区分结肠嵌入与胃肠道穿孔所致气腹。患者体位的改变不会影响病变部位在影像学的定位。腹部CT扫描对诊断有重要意义。

（2）膈下脓肿

膈下脓肿（subphrenic abscess）：凡位于膈肌以下、横结肠及其系膜以上区域中的局限性积脓，统称为膈下脓肿。膈下脓肿可以因体内任何部位的感染而继发，但大部分为继发于腹腔各脏器化脓性感染。出现膈下脓肿患者多有中度发热或持续性高热，往往伴疲乏无力、纳差等全身症状。腹部疼痛常位于近中线的肋缘下或剑突下，多为持续钝痛，深呼吸和转动体位时加重。脓肿刺激膈肌可引起呃逆。体检时膈下处或右季肋有压痛、叩击痛，肝浊音界上移。血常规检查，白细胞总数及中性粒细胞计数增高，核左移。腹部B型超声可以证实诊断。

（3）结肠肝曲综合征

结肠肝曲综合征（syndrome of hepatic flexure of colon）是指结肠肝曲由于聚集过多气体而引起腹痛、腹胀等症状的综合征，但无肠梗阻、肠扭转及膈疝等并发症。体检时可在右上腹叩出鼓音。X线表现：腹部透视结肠肝曲部充气明显，肠腔扩大；患侧膈肌上升深吸气时向胸腔膨升，透视下膈顶运动减弱或消失。钡灌肠下消化道造影结肠肝曲部成角、迂曲或呈折叠状，近段结肠扩张，胀大积粪。膈肌边缘运动正常，无矛盾运动。

（五）治疗

1. 内科保守治疗

①无临床症状的间位结肠综合征患者，不必进行干预；②症状轻的患者，应平卧休息，尽量不摄入产气食物，避免吞气现象以减少肠管胀气，必要时予以灌肠通便；③适当活动，以减轻临床症状；④肠腔积气多者，可应用促肠道动力药，促进结肠运动；服用肠道益生菌制剂，调理肠道菌群，减少肠道产气；或口服消胀片（二甲基硅油片），以使被泡沫贮留的气体得以排除，从而缓解胀气。⑤采取中医中药或针灸治疗，亦有助于缓解临床症状。

2. 外科手术治疗

手术适应证：少数症状较重，内科保守治疗失败，临床表现呈进行性、持续性加重者，可考虑手术治疗；合并严重的并发症，如机械性肠梗阻、肠扭转、肠系膜缺血，则需要紧急手术干预。

手术方案取决于嵌入结肠的部位。对仅有盲肠扭转的患者，可选取盲肠固定术，以减少扭转的复发；若已经观察到坏疽或者穿孔，则应手术切除病变段肠管；横结肠扭转的患者发生坏疽的风险高，手术切除是最好的选择；对于进行性症状加重者，尤其是影响生长发育的儿童患者，可考虑行根治性手术，固定肝脏和结肠，预后良好。

（齐　颖）

参 考 文 献

［1］ CHILAIDITI D. On the question of hepatoptosis ptosis and generally in the exclusion of three cases of temporary partial liver displacement [J]. Progr Field Roentgenst, 1910, 16: 173-208.

［2］ 赵琪, 姚冬雪, 秦成勇, 等. 间位结肠综合征的临床特点与诊疗进展 [J]. 中华消化杂志, 2015, 35 (5): 356-357.

［3］ YAGNIK V D. Chilaiditi syndrome with carcinoma rectum: rare entity [J]. Saudi J Gastroenterol, 2011, 17 (1): 85-86.

［4］ SABER A A, BOROS M J. Chilaiditi's syndrome: what should every surgeon know? [J]. Am Surg, 2005, 71 (3): 261-263.

［5］ YIN A X, PARK G H, GARNETT G M, et a1. Chilaiditi syndrome precipitated by colonoscopy: a case report and review of the literature [J]. Hawaii J Med Public Health, 2012, 71 (6): 158-162.

［6］ ACAR T, KAMER E, ACAR N, et a1. Chilaiditi's syndrome complicated by colon perforation: a case report [J]. Ulus Travma Acil Cerrahi Derg, 2015, 21: 534-536.

［7］ MOAVEN O, HODIN R A. Chilaiditi syndrome: rare entity with important differential diagnoses [J]. Gastroenterol Hepatol (N Y), 2012, 8 (4): 276-278.

［8］ 倪晓兵. 间位结肠综合征的超声诊断及临床意义 [J]. 生物医学工程与临床, 2002, 6 (2): 79-80.

［9］ 蒋昌和. 间位结肠对超声检查的影响 [J]. 实用医技杂志, 2014, (11): 1196.

［10］ 杨春普. 横膈下结肠嵌入综合征三例分析 [J]. 中华全科医师杂志, 2008, 7 (8): 570-571.

［11］ NAJI-AMRANI H, OUARSSANI A.Chilaiditi syndrome. [J]. Pan Afr Med J, 2017, 26: 129.

［12］ CHEN S Y, CHEN N F, LU C S. Chilaiditi syndrome [J]. QJM, 2016, 109 (9): 625-626.

［13］ 邹百仓, 戴社教, 赵红丽, 等. Chilaiditi综合征诊治68例 [J]. 陕西医学杂志, 2011, 40 (11): 1489-1490.

［14］ 吴杰, 王瑞玲, 李雪, 等. 空回肠转位并间位结肠病例报告及相关文献复习 [J]. 临床误诊误治, 2018, 31 (6): 13-15.

［15］ 蔡远进, 杨刚.彩色多普勒超声对间位结肠的诊断价值 [J]. 影像研究与医学应用, 2017, 1 (1): 11.

［16］ 王洪波, 王志刚, 陈应果, 等. 右膈下间位结肠误诊消化道穿孔1例报道 [J]. 检验医学与临床, 2019, 16 (1): 137-138.

［17］ 商秋璐, 袁兵, 程思宏, 等. 基于六腑以通为用理论探讨间位结肠综合征的治疗 [J]. 中国医药科学, 2022, 12 (18): 194-197.

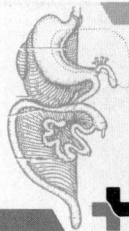

第五十一章
小肠淋巴管扩张症

第一节 概 述

小肠淋巴管扩张症（intestinal lymphangiectasia，IL）是一种罕见的蛋白丢失性肠病，系各种原因致小肠淋巴回流受阻，小肠淋巴管内压力升高，从而导致肠壁毛细淋巴管破裂，淋巴液漏出至肠腔或浆膜腔，最终导致蛋白丢失和吸收不良。1892年Mylroy首先报道本病，1961年Waldmann首先采用 ^{51} Cr 标记白蛋白的方法研究蛋白质渗出部位，进而提出本病。根据病因，IL分为原发性小肠淋巴管扩张症（primary intestinal lymphangiectasia，PIL）和继发性小肠淋巴管扩张症（secondary intestinal lymphangiectasia，SIL）。

IL发病率不详，目前国内外对此病报道较少，且大多为个案报道。PIL是小肠淋巴系统先天性回流障碍，由胎儿期淋巴管发育不全引起，可家族散发，亦称作Waldmann's病。患者伴有其他部位的淋巴回流障碍时称作Hennekam综合征。PIL多见于儿童及年轻成人，绝大多数在30岁以前起病，平均起病年龄为11岁，也可出现在婴儿期。发病率男女性别无差异。本病罕见，至今全球报道不足200例。PIL被认为是一种先天性疾病和常染色体隐性遗传病。SIL则病因复杂，是诸多因素直接或间接导致淋巴液回流受阻，淋巴管内压升高，肠道淋巴管扩张，从而导致肠黏膜淋巴液溢出。

PIL多散发，起病隐匿，表现多种多样，呈间歇性发作或慢性持续性进展。部分患者无明显临床症状。中、晚期多以低蛋白血症、下肢水肿或多发性浆液腔积液为主要表现。因本病少见又缺乏特异临床症状，早期诊断困难。本病目前尚无特殊治疗，多以内科治疗为主，部分有手术适应证者，可行外科治疗。SIL以去除病因为主，预后随原发病而异。

第二节 病因及发病机制

一、病因

（一）PIL*病因*

其病因至今尚不明确。多数学者认为可能与先天的淋巴管狭窄或先天性淋巴管发育不良有关，其理由有三个：其一，多见于儿童及年轻成人发病，也有报道在胎儿期发现肢体水肿和（或）胸腹积水，出生后就发现 IL 者；其二，小肠淋巴管扩张症有家族遗传倾向。PIL 有家族遗传倾向，可能为常染色体隐性遗传病，因近亲结婚所生育的子女中，除有小肠淋巴管扩张外，还存在凸额、鼻梁低平、眼距宽等特殊面容；其三，除了 IL 引起的蛋白丢失性肠病以外，常常还伴有肢体或全身性水肿，影像学检查可见其他部位存在淋巴管结构异常和发育不良。

PIL 与机体免疫亦有一定的关系。PIL 的特征是肠壁和肠系膜淋巴管扩张，继而破裂，导致富含蛋白的淋巴液和淋巴细胞从胃肠道丢失，引起低 γ-球蛋白血症、淋巴细胞减少症。PIL 患者的免疫球蛋白与其他蛋白含量均减少，所有蛋白质均以相同速率从肠道丢失，但半寿期长的蛋白如白蛋白、IgG 比 IgA、IgM 降低更显著。PIL 患者 $CD4^+T$ 细胞减少显著，B 细胞数减少则不明显。进一步细胞分型示：PIL 患者循环系统中残余的 $CD4^+$ T 细胞高度分化且提前致敏，而在功能测试中，这些细胞表现为增殖不良。与 IgG 类似，$CD4^+$ T 细胞半寿期长，易出现选择性 $CD4^+$ T 细胞缺失。$CD4^+$ T 细胞控制 B 淋巴细胞的调节，其缺失可导致 B 淋巴细胞无限制增殖。

亦有研究者认为 PIL 为一种多态性表型的基因链的显性遗传病。VEGFR-3、PROXl、FOXC-2、SOX-l8 等是已知的在淋巴系统发生中起重要作用的基因。Hokari 等发现，VEGFR-3 和淋巴管内皮透明质酸受体-1 在与扩张的淋巴管相对应的黏膜固有层表达明显增加，而在黏膜深部则明显减少。尽管 PIL 的病理生理尚不明确，但淋巴管发育不良很可能是 PIL 常见和重要的原因。

（二）SIL 病因

1. 肿瘤所致淋巴管阻塞

恶性肿瘤如肝癌、胃癌、胰腺癌、脾脏恶性肿瘤、腹膜间皮瘤、小肠淋巴瘤等，瘤体压迫邻近淋巴管或者浸润、转移至淋巴系统，使淋巴回流受阻，压力升高。

2. 腹胸部手术或腹部外伤

胸腔 Fontan 手术（又名全腔静脉肺动脉连接术）术后容易并发蛋白丢失性肠病，其并发机制学说不一，但确切原因尚不清楚。此外，腹部手术、外伤可造成淋巴管及周围组织炎症、狭窄，使淋巴循环受压，或回流障碍。同时，腹部后纤维组织与腹膜、大网膜或肠系膜相互粘连，也可造成直接或间接淋巴管狭窄或阻塞，淋巴管扩张、内压增加，肠腔淋巴液溢出。

3. 腹部感染性疾病

如肠系膜淋巴结结核、结核性腹膜炎、丝虫病、慢性胰腺炎，可造成淋巴管本身及其周围组织的炎症，致淋巴管狭窄或阻塞，淋巴引流不畅。尤其是结核病治愈后广泛的纤维粘连残留，数年后可出现乳糜池周围非特异性炎症而导致本病。

4. 中心静脉压或门静脉压升高疾病

如缩窄性心包炎、房间隔缺损、充血性心力衰竭，由于静脉回流障碍，致淋巴液生成增多；胸导管回流受阻，间接导致肠道淋巴淋巴管压力升高，肠道小淋巴破裂或淋巴液外溢。

门静脉高压症（portal hypertension，PHT），是由于门静脉系统血流受阻或血流量增加，导致门静脉以及属支静脉压力升高。①肝静脉回流受阻，引起肝淋巴液形成增多，当超过胸导管的引流能力，肝淋巴液从肝包膜、肝门淋巴管渗至腹腔；②门静脉高压时肝包膜下淋巴管扩张，压力增高淋巴渗出形成乳糜腹水；③门静脉高压症患者常伴肠系膜静脉淤血、压力升高，可间接使肠淋巴管扩张，淋巴流量及压力增高。刘芳勋等报告7例小肠淋巴管扩张症合并门静脉高压病例，经直接淋巴管显像和核素淋巴管显像证实，5例淋巴管结构异常，2例单纯继发于门静脉高压，表明门静脉高压症可能引发淋巴管结构改变。

5. 自身免疫性疾病

张国华等报告5例结缔组织病（connective tissue diseases，CTD）合并胸腹腔乳糜积液病例，其中系统性红斑狼疮（systemic lupus erythematosus，SLE）3例，系统性硬化症（systematic sclerosis，SSc）1例，未分化结缔组织病（undifferentiated connective tissue diseases，UCTD）1例。4例患者行淋巴管造影，有2例显示胸导管引流不畅，胸导管出口梗阻及胸导管纤细各1例。此外，与血管炎使血管通透性增加，低蛋白血症引起肠黏膜水肿，肠壁淋巴管通透性增加亦有关。

郑文洁等报告15例SLE并发蛋白丢失性肠病，并提出其机制可能是由于SLE引起肠系膜或肠道非坏死性血管炎，致血管通透性增加；也可能与血管补体活化、转化和肠细胞分泌因子增加，导致微血管通透性增加，肠壁水肿，淋巴管扩张有关。

6. 其他病因

①Whipple病，是一种不常见的慢性细菌感染，多系统受累。通常累及小肠，胃肠道症状突出。肠黏膜内含PAS阳性糖蛋白的巨噬细胞浸润、上皮细胞内有脂肪沉着空泡、淀粉样变性的淀粉样物质沉积、淋巴管扩张症的固有膜淋巴管扩张等。除消化系统受累外，还可累及中枢神经系统、心脏、滑膜、肺、眼等，此外，亦可侵犯后腹膜、全身淋巴结，是一种全身性疾病。由于肿大淋巴结压迫导致淋巴管引流受阻，还可发生蛋白丢失性肠病。②Crohn's病，患者约10%～20%有腹部包块。腹部包块的形成是由于增厚的肠袢，或因淋巴结肿大和炎症粘连，或因瘘管、脓肿发生网膜包裹所致。肿块位于淋巴管附件，亦可引起淋巴管狭窄或阻塞，淋巴液回流受阻，淋巴管内压力加大，肠黏膜淋巴管扩张。③肠系膜脂膜炎（mesenteric panniculitis），肠系膜增厚、肿块、纤维化，可导致行走其中的静脉回流障碍、静脉血瘀滞，引起肠壁缺血、肠黏膜损伤，蛋白直接漏入肠道；同时，静脉瘀血，可间接使肠道淋巴管内的压力增高，促使淋巴液漏出。④腹膜后纤维化（retroperitoneal fibrosis），是腹膜后纤维组织增生并导致腹膜后广泛纤维化为特征。有时累及腹膜后大静脉，内膜纤维性增厚，甚至使静脉不完全梗阻，静脉回流不通畅，亦可间接影响肠道淋巴管压力增高。偶可见纤维组织压迫主动脉附近的淋巴管发生阻塞。

何元清等收集了20例小肠淋巴管扩张症，其中PIL 9例；SIL 11例，其中由肿瘤引发

6例、结核3例、肝硬化门脉高压1例、手术引起1例。

二、发病机制

肠淋巴管分布于黏膜层、黏膜下层和浆膜层，主要吸收脂肪和胆固醇。肠道的淋巴液来源于肠道吸收食物营养后产生的大分子脂肪和蛋白，其外观呈牛奶样，因此医学上称之为乳糜液。乳糜液由肠淋巴管吸收后经集合淋巴管汇合成肠干，经乳糜池、胸导管，汇入左侧的颈静脉角，进入静脉回流，这一过程称为乳糜回流。正常成人在安静状态下大约每小时有120ml淋巴液流入血液循环，其中约100ml经由胸导管、20ml经由右淋巴导管进入血液。以此推算，每天生成的淋巴液总量约为2～4L。淋巴液中富含蛋白质、脂肪和大量淋巴细胞。每天约有75～200g蛋白质由淋巴带回血液。而肠道吸收的脂肪80%～90%是由小肠绒毛的毛细淋巴管吸收。

PIL特征是小肠黏膜淋巴管结构缺陷，导致绒毛内乳糜管和其他小肠淋巴管如浆膜层和肠系膜的淋巴管扩张。阻塞而致肠淋巴管内压力增高，损害了乳糜微粒和脂溶性维生素的吸收，也阻碍了小肠淋巴细胞进入外周血液的再循环，大量小肠淋巴液漏入肠腔，可以形成真正的淋巴管-小肠瘘，小肠淋巴液、乳糜微粒、蛋白质和淋巴细胞直接引流入肠腔而丢失，乳糜微粒隔绝于固有膜和扩张的淋巴管内，浆膜和肠系膜的淋巴管扩张、渗漏可致乳糜腹水，胸导管的阻塞则致乳糜胸腔积液。

SIL病因繁多复杂。诸多因素直接或间接导致淋巴液回流受阻，淋巴管内压升高，肠道淋巴管扩张，从而肠黏膜淋巴液溢出。因肠淋巴管阻塞而致蛋白质从肠道丢失者，可同时有淋巴细胞从肠道丢失而致血淋巴细胞减少。此外，其他血浆成分如铜、钙、铁、脂质等也可从胃肠道丢失。另外，白蛋白和IgG的半衰期较长，即使机体进行代偿性合成，其能力有限，肝脏合成白蛋白的速率最多能提高1倍，而IgG等免疫球蛋白的合成还不受血浆浓度降低的刺激，所以白蛋白和IgG的血浆浓度下降程度最明显。

第三节　病　　理

小肠淋巴管扩张症的大体病理表现为小肠黏膜层绒毛间不规则间断镶嵌透明或半透明囊泡影，内含白色乳糜，并可见黏膜增厚、肿胀，呈局灶性或节段性分布。

显微镜下特征表现为肠壁淋巴管扩张，以黏膜层及小肠绒毛内的淋巴管扩张为主，亦可累及黏膜下层甚至浆膜下（图51-3-1）。有时伴有少量血管扩张、充血及炎性细胞浸润等炎性改变。黏膜下层明显增厚，组织疏散、呈水肿状态，可见明显扩张的淋巴管。绒毛膨大呈杵状，有的顶端破裂。黏膜固有层、黏膜下层、浆膜层均可见明显淋巴管扩张，可见充满脂肪的巨噬细胞。浆膜层脂褐素沉积，黄色结节内大量泡膜细胞，弥漫性或局限性淋巴管扩张。

肠系膜结节表现为淡黄色结节，形态欠规则，周围可见扩张的淋巴管。结节质地较硬，显微镜下表现为大量的纤维组织和脂肪组织，内见弥散分布扩张的小淋巴管，部分相互交通，并可见少量的增生小血管及多灶性淋巴细胞聚集（图51-3-2）。

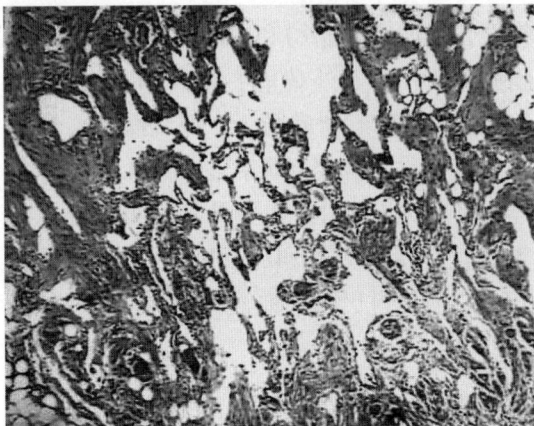

图51-3-1　小肠淋巴细胞扩张症病理表现
显微镜下显示肠壁黏膜下层多发扭曲畸形的淋巴管和少量增生的血管，部分淋巴管相互交通，管周可见淋巴细胞多灶性聚集（HE×100）

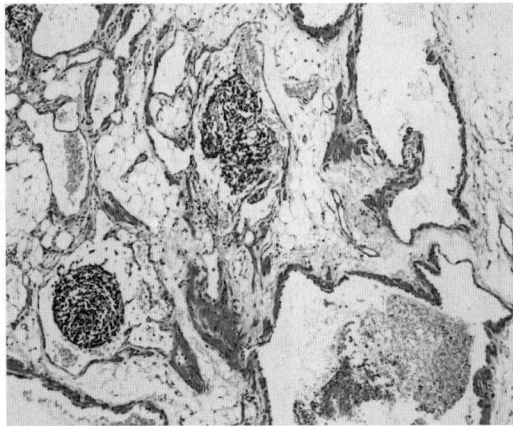

图51-3-2　腹部手术切除肠系膜结节
显微镜下显示脂肪和纤维组织中可见少量小血管及不同程度扩张的淋巴管，部分淋巴管互相交通及淋巴细胞聚集（HE×100）

第四节　PIL及SIL临床表现

一、PIL临床表现

（一）一般表现

1. 水肿

IL也属于蛋白丢失肠病（protein-losing enteropathies）。由于大量蛋白从肠道丢失，导致低蛋白血症，血浆胶体渗透压下降，出现低蛋白血症性浮肿；由于淋巴管阻塞、破坏或发育不良，引起淋巴液过度积聚和皮下组织肿胀，称为淋巴性水肿。淋巴水肿主要见于足部、小腿以至整个下肢肿胀，罕见于大腿。初期水肿可为间断性出现，患肢肿胀，抬高后可减轻，且常为单侧不对称性，发展为持续性、对称性，重者可出现面部和外阴水肿，亦可见于上肢前臂、手部，以及乳房和外阴部。检查见水肿广泛，手或足背有典型的肿胀，晚期患肢肿大明显，表面角化粗糙，呈橡皮样肿。一般无皮肤变化或静脉功能不全的表现，只有部分水肿凹陷，但不如低蛋白者明显。但由于PIL患者既有先天性淋巴回流障碍，又伴有重度低蛋白血症，是两种水肿混合表现，临床不易区分。

2. 多发性浆液腔积液

乳糜腹水（chylous ascites），PIL时乳糜微粒吸收受损，扩张的小肠浆膜淋巴管及弥漫性、局限性扩张的肠系膜淋巴管引流障碍，压力升高，含大量乳糜微乳的淋巴液渗到腹腔。

乳糜胸水（chylothorax），由于各种原因，流经胸导管回流的淋巴乳糜液外漏并积存于胸膜腔内所致。

3. 腹泻

中度腹泻或间断腹泻，重者每天达10余次，为水样泻，或表现出脂肪吸收不良的含有大量油脂的脂肪泻。此外，脂肪吸收不良导致脂溶性维生素A、D、E、K缺乏。脂肪泻使维生素D丢失，严重脂肪泻可引起低钙性手足抽搐，维生素D缺乏所致的骨软化等。维生素A缺乏可引起角膜干燥、夜盲症。黄斑水肿可引起失明，但罕见。重度维生素E缺乏可有贫血。维生素K缺乏的主要症状是凝血时间延长。

4. 其他症状

有腹胀、腹痛、乏力、消瘦等。另外值得注意的是，儿童患者不仅可出现生长发育迟缓，而且免疫功能低下合并感染的概率亦较高。

（二）与PIL相关的综合征

与PIL相关的综合征有黄甲综合征及von Recklinghausen、Turner、Noonan、Klippel-Trenaunay和Hennekam综合征。

1. 黄甲综合征

该病非常罕见，全世界报道约100例。本病是显性遗传性疾病，与FOXC2基因变异有关，基因图谱位点16q24.3，亦可见无家族遗传史患者。女性多见，是男性患病人数的2倍。临床主要表现黄指甲、淋巴水肿、肺部病变三联征。本综合征是由淋巴管发育障碍或阻塞引起体液循环障碍，造成指甲处淋巴淤积而变黄，也使淋巴淤积在皮下结缔组织，形成淋巴水肿和胸腔积液。肺部病变还有支气管扩张。

2. Turner综合征

该病是女性X染色体部分或完全缺失所致，为性染色体单体核型。45, X是其典型核型，其余为性染色体结构异常和45, X的多种嵌合体核型。本综合征在存活的女婴中发生率为1/（2000~2500）。其主要临床表现为身材矮小、原发性闭经、短颈、颈蹼、后发际低、盾状胸、乳距宽、肘外翻、性腺发育不全、表皮痣增加、主动脉狭窄等，部分患者有语言交流、视觉和听觉功能、动作技巧及认知困难。临床表现可以差异较大。约70%的患者出现淋巴水肿，常见的部位是手和足。

3. Noonan综合征

该病由Noonan于1968年首次报道，为常染色体显性遗传病，家族性病例仅占所报道病例的30%左右，而大多数的病例属散发类型。活产新生儿中发病率为1/（1000~2500），男女均可发病，可散发，也可有家族史。临床表现复杂，可累及多个系统，大多数患者有先天性心脏病（如肺动脉瓣狭窄、肺动脉瓣肥厚或发育不良、左心室心肌病等），其他特征有特殊面容（眼距增宽、发际低、蹼颈、指甲短粗等）、身材矮小、发育迟缓、肾脏畸形、凝血功能障碍等。婴儿时发生手或足背部的一过性淋巴水肿，在成年期发展成恒定的水肿，极少数发展成严重的淋巴管发育异常。然而，淋巴管病变不是其主要表现，发生率约占本病患者总数的20%。

4. Klippel-Trenaunay综合征

该病简称K-T综合征（KTS），又称Klippel-Trenaunay-Weber综合征、先天性静脉畸形骨肥大综合征。它是一种复杂的先天性脉管畸形，临床特征包括血管瘤、浅静脉曲张和骨、软组织增生。病变可侵犯身体各个部位，但以下肢多见。KTS的发病机制可能是多种因素共同作用的结果。但有学者认为KTS的发病与位于人类5号染色体短臂上的血管基因VG5Q的突变有明确的关系。在KTS典型的三联征中，血管瘤和静脉畸形同为机体先天性发育异常的结果，而浅静脉曲张和组织增生则是多种因素共同作用引起的继发性改变。刘宁飞等采用动态三维MR淋巴造影，对32例KTS患者进行淋巴系统功能和形态学检查，结果显示32例中31例存在淋巴系统畸形并伴有患肢皮下水肿，静脉畸形有31例，表明淋巴系统病变和淋巴水肿与静脉畸形一样是KTS最常见的临床症状之一。

5. Hennekam综合征

1989年由Hennekam等首次报道的一种罕见的常染色体隐性遗传性疾病。目前认为Hennekam综合征病因是淋巴系统先天性发育不良。CCBE1（编码胶原蛋白和钙结合表皮生长因子结构域1）基因突变与Hennekam综合征发生有关。临床表现为淋巴管扩张、先天性淋巴水肿、特征性颜面部异常（面部扁平、鼻梁宽阔平坦、眼距过宽、内眦赘皮、小口、牙齿畸形、小耳畸形）、生长发育迟缓及智力低下。Hennekam综合征的淋巴管扩张可发生于多个部位，最常见部位为小肠，其他部位包括肾脏、胸膜、心包、甲状腺和皮肤。小肠淋巴管扩张可导致蛋白丢失性肠病。先天性淋巴水肿以肢体淋巴水肿最多见，其次为面部和外生殖器，通常为不对称性，在出生时或婴儿期出现，进行性加重。淋巴水肿程度不一，轻者可为轻度肢体水肿，重者表现为非免疫性胎儿水肿、先天性乳糜胸，肺淋巴管扩张导致新生儿呼吸衰竭。

二、SIL临床表现

SIL的临床表现随原发病的不同而各异，主要为水肿及腹泻，约半数患者可有胸腔或腹腔乳糜性积液。脂肪泻导致患者脂溶性维生素吸收不良。由于淋巴细胞的溢漏造成外周血淋巴细胞减少是IL的特征性表现。

排除SIL的原发疾病本身及所导致的其他并发症外，有研究者对PIL和SIL的发病年龄、就诊年龄和病程及相关临床表现进行对比分析，发现淋巴管发育不良可作为原发性和继发性小肠淋巴管扩张症的鉴别依据。PIL多伴有淋巴管发育不良，而SIL很少伴有淋巴管发育不良。PIL和SIL在就诊年龄和发病年龄方面差异具有统计学意义（$P < 0.001$），

前者偏小，后者偏大。其余各种临床表现（病程、低蛋白血症等实验室指标、肠道内和肠道外及淋巴管扩张、增生及淋巴异常反流等）差异均无统计学意义。但SIL由于合并原发疾病，所以会出现相对较多的并发症，从而SIL较PIL症状会相对严重。

第五节　辅助检查

一、实验室检查

（一）常规检查

①淋巴细胞绝对计数小于正常的1/3，轻度小细胞低色素性贫血；②血细胞沉降率增快；③白蛋白及免疫球蛋白降低（以IgG最明显，IgA、IgM、运铁蛋白及纤维蛋白原可轻度降低），抗体反应减弱，CD4＋细胞和CD8＋细胞明显降低、CD4＋/CD8＋比值倒置；④大便脂肪含量可增加；⑤肠道丢失蛋白质增加。

（二）腹水检查

腹水检查为真性乳糜腹水：外观呈乳白色，相对密度1.012～1.018，pH 7.4，白细胞以淋巴细胞为主；镜下可见许多脂肪球，苏丹Ⅲ染色或乙醚提取试验阳性；蛋白含量高于血浆的一半（且＞30g/L）和/或存在脂肪微粒；脂肪含量＞20g/L，甘油三酯＞2g/L（且应大于血浆含量）；脂蛋白电泳可见乳糜微粒带；乳糜是由卵磷脂和自由脂肪酸组成，具有杀菌作用，故细菌培养均为阴性。

（三）特殊检查

1. α1-抗胰蛋白酶粪便浓度测定

α1-抗胰蛋白酶很少被肠道酶消化，因此，主要以原形从粪便中排出。它的排出，不像其他蛋白质或粪氮，可以作为丢失在胃肠道的白蛋白的间接测定。此方法简单、可靠。

2. α1-抗胰蛋白酶肠道廓清试验

需要分别测定血清和粪便α1-抗胰蛋白酶含量，计算清除率。本试验是一种较理想的诊断蛋白丢失性胃肠病的方法，但操作复杂，并且受胃酸对α1-抗胰蛋白酶破坏的影响。

（四）^{99m}Tc标记的人血清白蛋白核素显像

此方法敏感性、特异性均高，既能反映肠道蛋白丢失情况，又能初步判断蛋白丢失部位。Kuroiwa等对患者静脉注射^{99m}Tc标记的人血清白蛋白（^{99m}Tc -HSA）6h后，回盲部出现放射性物质积聚，提示肠道蛋白大量丢失。但So等对12例IL患者进行^{99m}Tc -硫化锑显像，发现只有5例患者肠道显影，并据此认为IL的淋巴显像表现至少有2种类型，即肠道显影或不显影型。

二、影像学检查

（一）X线检查

消化道造影表现为小肠黏膜皱襞增粗（典型者表现为"叠币"形态）、增厚，边缘不整呈毛刺状，多个结节状充盈缺损，肠间距增宽以及回肠出现"回肠空肠化"，或呈分节、雪片状改变，肠蠕动可增快。

（二）B型超声检查

B超可见肠袢扩张，肠壁增厚，皱襞肥大，肠系膜水肿和腹水。有研究者应用高频超声检测颈段胸导管病变，将颈段胸导管显像分为5型：Ⅰ型：正常型；Ⅱ型：弥漫缩窄型；Ⅲ型：末端梗阻型；Ⅳ型：血栓型；Ⅴ型：反流型，胸导管异常检出比例高达78.3%。发现颈段胸导管病变类型与IL具有相关性，IL的发病原因可能是继发于颈段胸导管回流的全身性淋巴回流障碍。

（三）CT检查

IL典型的CT表现为小肠节段性或弥漫性不同程度的管壁增厚及水肿，肠管扩张，伴弥漫的淋巴结肿大，常伴有肠系膜水肿和胸腹腔积液。CT增强扫描，部分小肠壁呈"晕轮征"改变。孙小丽等通过回顾性分析55例原发性小肠淋巴管扩张症患者的临床及影像学资料，将CT图像和胃镜、小肠镜、胶囊内镜及手术病理结果进行对照，结果显示，病变肠管不同程度扩张49例，肠壁增厚46例，乳糜胸水9例，乳糜腹水21例，心包积液9例，肠系膜水肿41例，肠系膜结节20例，腹腔淋巴管瘤9例；肠淋巴干反流24例，腰淋巴干反流49例，胸膜及肺内淋巴反流8例，心包纵隔淋巴反流9例，纵隔肺淋巴反流10例；胸椎8以下水平胸导管梗阻5例，胸导管出口梗阻50例。肠腔内积液，肠腔内液体密度较低，平均CT值6.5HU。作者认为，肠腔内液体密度较低的原因可能与含有较多乳糜的肠腔积液有关。55例患者中，有13例接受增强MSCT检查，增厚的肠壁呈"晕轮征"改变（图51-5-1），即内环黏膜层明显强化，外环轻度强化，而"晕轮征"的中间层密度较低。通过与手术及病理对照分析，内层增厚并明显强化可能与黏膜增粗及炎症性改变有关，从部分切除小肠的病理检查中发现，小肠黏膜存在不同程度的慢性炎症性改变，黏膜和黏膜固有层均可见增生的小血管和淋巴细胞聚集，小血管充血可能是CT增强扫描强化的基础。中间层的低密度改变与病理显示的黏膜下层相对应，可能与黏膜下层的水肿和明显的淋巴管扩张及淋巴管内所含乳糜液体有关。但"晕轮征"并非本病的特异性表现，凡可引起肠壁增厚水肿改变的疾病均可能出现。55例患者中，20例肠黏膜可见系膜结节，MSCT表现为稍低的软组织密度结节，沿着肠系膜分布，大小为0.5~3cm，形态不规则（图51-5-2）。

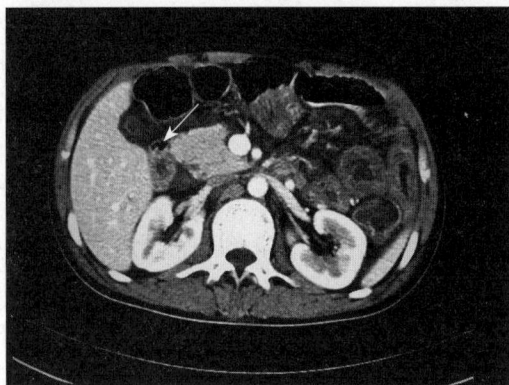

图51-5-1 MSCT增强扫描动脉期显示空肠节段性肠壁增厚，呈"晕轮征"改变（白箭头）

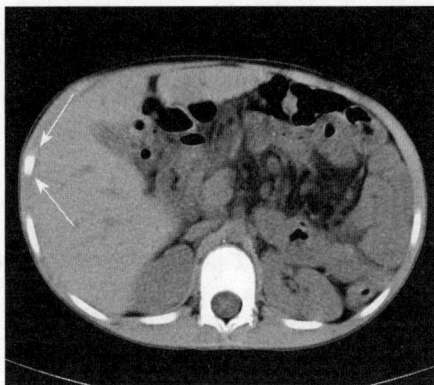

图51-5-2 MSCT平扫显示肠系膜内见多发稍低密度的软组织结节（白箭头）

魏海亮等通过回顾性分析了27例原发性小肠淋巴管扩张和17例继发性小肠淋巴管扩张患者的临床及直接淋巴管造影后CT表现。统计结果表明，二者的发病年龄和就诊年龄差异有统计学意义；二者的病程、低蛋白血症等12项临床表现差别均无统计学意义（$P>0.05$）；直接淋巴管造影后CT扫描显示只有淋巴管发育不良差异有统计学意义（$P<0.05$），其余包括肠道内和肠道外及淋巴管扩张、增生及淋巴异常反流等13项表现差异均无统计学意义（$P>0.05$）。因此，他们认为，直接淋巴管造影后CT扫描显示淋巴管发育不良可以作为原发性和继发性小肠淋巴管扩张症的鉴别依据。PIL多伴有淋巴管发育不良，而SIL很少伴有淋巴管发育不良，并且发病年龄和就诊年龄亦有差异，原发性年龄偏小，继发性年龄偏大。

对IL的CT诊断还需结合肠道以外影像学表现综合分析。CT检查不仅可显示肠道病变的部位、范围和程度，还可以显示肠道以外的情况，包括腹腔和胸腔内的情况，以便对本病有一个较全面的了解。因此，结合肠道以外的CT表现对本病所累及的范围的判断具有重要意义。

MSCT有很高的空间分辨力和良好的图像后处理技术，能准确和细致地显示因本病累及的淋巴管以外的组织结构，对IL累及范围和程度的评价具有重要参考价值。但常规MSCT平扫和增强扫描尚不能直接显示淋巴管的改变，直接淋巴管造影（direct lymphangiography，DLG）能显示淋巴管的改变，如淋巴管扩张、增生、发育不良及梗阻等改变，但不能显示淋巴管以外的病变情况。DLG术后MSCT检查可把MSCT平扫和DLG二者彼此的优势结合起来，弥补了彼此的不足（图51-5-3）。

张建梅等通过收集21例临床诊断为小肠淋巴管扩张症患者的临床和影像资料，分析直接淋巴管造影和造影后CT检查在小肠淋巴管扩张症中的影像表现。结果表明，直接淋巴管造影显示腹膜后、髂部淋巴管走行迂曲、结构紊乱，并有不同程度的扩张，动态观察向肠系膜反流4例，对比剂直接进入肠腔内3例。直接淋巴管造影后行CT平扫，所有患者均可见向对侧腰干反流，9例向肠干反流。所有患者中有15例显示节段性肠壁增厚。

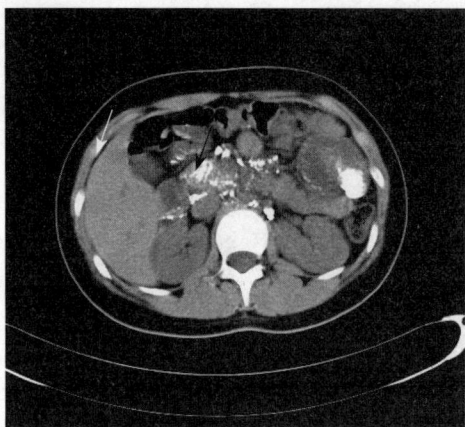

图51-5-3   小肠淋巴管扩张症直接淋巴管造影
后MSCT平扫影像

该检查不仅能够显示淋巴管本身的改变，如造影剂漏入
肠腔（黑箭头），肠淋巴干造影剂反流至肠系膜及肠壁
（白箭头），而且能够清晰显示小肠管壁增厚及水肿、肠
管扩张、肠腔内积液等淋巴管以外的病变情况

21例中有8例行增强扫描，其中5例显示小肠壁分层强化呈"晕轮征"改变，2例增厚肠壁呈均匀性强化，1例肠壁未见增厚。因此作者认为，直接淋巴管造影与造影后CT联合检查是诊断小肠淋巴管扩张症的重要方法。

Keberle等报道1例21岁男性IL，DLG术后CT显示对比剂异常分布于肠壁、肠系膜、胆囊壁及右侧胸膜，表明这些部位的淋巴管出现了结构异常和淋巴管瓣膜的异常，而引起了淋巴反流的异常表现。乳糜漏的存在，取决于淋巴管扩张的程度、淋巴管内压力的大小、瓣膜功能和淋巴管或毛细淋巴管是否存在破口等因素。DLG和DLG术后MSCT扫描检查能够显示淋巴管结构改变的部位、范围和程度。

（四）MRI检查

MRI检查可显示肠系膜血管和门静脉周围大量液体积聚。CT无法发现这些改变，因淋巴液和肠系膜脂肪在CT成像上密度相似。增强MRI还可证实CT发现的"晕轮征"为不增强的浆膜下或黏膜下环状液体。MRI检查还可排除克罗恩病和溃疡性结肠炎，因这两种疾病虽有肠壁显著增厚及肠系膜淋巴结肿大，但无液体环状积聚于肠壁。MRI可检测PIL黏膜下和浆膜下淋巴管扩张，优于其他成像法。

（五）直接淋巴管造影（DLG）检查

患者取仰卧位，于一侧足第1、2趾间皮内及皮下注射亚甲蓝与利多卡因混合液，皮肤小切口后寻得蓝染浅淋巴管，用穿刺针穿刺入淋巴管管腔并注入碘油。在注射过程中，在DSA下间断动态观察造影剂经下肢、髂、腰干及胸导管的显影情况及胸导管出口的入血情况。

经研究表明，IL常伴有其他淋巴管的异常。DLG可清楚地了解淋巴系统的发育情况及淋巴管的其他异常改变（肠道和腹腔淋巴漏，不同部位的淋巴管扩张、增生和发育不良及淋巴管反流等），尤其是淋巴管的反流性改变，是其他任何检查方法不可替代的。但DLG检查不能显示淋巴管以外的病变情况，并且，因油性造影剂导致淋巴管炎性闭塞，可能会加重病情。另外，该检查操作难度大，技术要求高。

DLG表现，在正常情况下，各部位淋巴管具有一定的数目，走行较自然，粗细较均匀。淋巴管数目明显增多且结构紊乱，说明淋巴管增生；如果在淋巴管增多的基础上并不均匀性增粗、迂曲，表明淋巴管扩张；淋巴管数目减少、纤细和走行中断，均表明淋巴管发育不良。淋巴管瓣膜功能健全的情况下，不应出现淋巴反流。

（六）放射性核素淋巴显像检查

将大分子物质或胶体颗粒放射性核素标记后形成示踪剂注入皮内或皮下，甚至深层组织，示踪剂由初始淋巴管吸收进入集合淋巴管、淋巴管干和淋巴结等各淋巴系统组成部分，然后通过SPECT或γ-照相机接受放射信号来显影淋巴管和淋巴结。常用放射性核素有^{99m}Tc、^{198}Au、^{131}I等。这种检查方法操作简单，安全性高，不增加额外创伤，可重复性强。用来标记的核素半衰期短，放射性很小，因此其适用范围较广，无绝对禁忌证，可以评价淋巴管功能，因此此检查方法已成为淋巴学检查的常规项目。

Zelmanovitz 等对1例 PIL 患者行全身^{99m}Tc-MDP，显示双下肢骨软化，可能与长期脂肪泻引起的低钙血症有关。文哲等研究淋巴显像诊断IL腹部影像分型及其价值，将^{99m}Tc-DX腹部影像分为5型：Ⅰ型，肠道动态显影型；Ⅱ型，肠道延迟显影型；Ⅲ型，腹腔积液显影型；Ⅳ型，混合型；Ⅴ型，腹部显影阴性型。以肠道显影作为淋巴显像诊断IL的标准，统计128例患者^{99m}Tc-DX淋巴显像诊断IL的灵敏度为70.0%（42/60），特异性为94.1%（64/68），阳性预测值为91.3%（42/46），阴性预测值为78.0%（64/82），准确性为82.8%（106/128）。IL的^{99m}Tc-DX腹外显像60例IL中，8例可见乳糜性心包积液，4例可见双下肢淋巴水肿，2例可见单下肢淋巴水肿，4例可见乳糜性胸腔积液，2例可见阴囊淋巴肿大，2例出现左锁骨下显影。据此认为，对于临床疑诊IL的病例，^{99m}Tc-DX淋巴显像诊断IL特异性和阳性预测值均较高，淋巴显像将有助于IL的明确诊断。但淋巴显像诊断IL的灵敏度稍低，不宜作为筛查IL的首选方法。

（七）内窥镜检查

怀疑本病者均应做胃肠镜及结肠镜检查；在十二指肠水平段及以下空回肠的淋巴管扩张，则应行小肠镜检查。内镜检查的优点是除可进行肉眼观察外，还可选择病变处取活检行病理检查。IL内镜表现有一定的特征性，表现为病变肠段可见斑片状白斑，黏膜水肿肥厚，绒毛苍白，或呈多发白色假性息肉（图51-5-4）。如果内镜检查发现弥漫性白色点状结节、绒毛状隆起和乳糜样物覆盖于小肠黏膜，内镜下取黏膜组织活检，组织病理提示小肠黏膜或黏膜下层淋巴管扩张，则可诊断IL。

（八）胶囊内镜检查

胶囊内镜可见病变肠黏膜水肿肥厚，绒毛苍白，大小不等的黄白色结节或呈多发白色假性息肉，甚至肠腔狭窄。正常人群中，胶囊内镜有时可发现小肠局

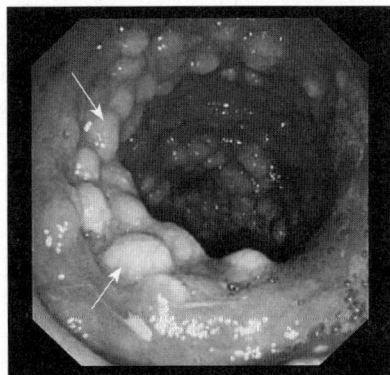

图51-5-4 IL内镜表现
纤维肠镜示病变区多发不规则镶嵌乳白色囊泡影（白箭头），内含白色乳糜

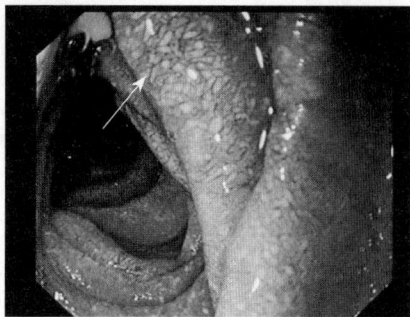

图51-5-5　IL胶囊内镜图
显示小肠壁可见多发乳白色囊泡影（白箭头），
呈广泛白斑样改变

灶性的淋巴管扩张现象，但这些病灶多为散发，且没有相关临床表现。而在IL患者，可发现全小肠或部分小肠绒毛中央的乳糜管明显扩张而导致黏膜呈广泛白斑样改变（图51-5-5）。

（九）腹腔镜检查及手术探查

病变肠管管壁增厚，可触及质硬及质软肿块，相应肠系膜可见弥漫分布囊状病变，内为清亮液体。病变肠管黏膜增厚，部分可有黏膜糜烂，黏膜表面可呈绒毛状突起或息肉样增生，其下为乳糜积聚。腹膜、肠系膜上可见多发大小不等的黄白色结节，结节周围可见扩张的淋巴管。常伴有乳糜性腹水。

第六节　诊断及鉴别诊断

一、诊断

患者有不明原因的低蛋白血症，排除营养不良或消耗性疾病、肝病合成障碍及肾病尿蛋白丢失，应考虑IL所致的蛋白丢失性肠病。

诊断依据：①典型的临床表现，如水肿、乳糜胸和/或乳糜腹；②外周血淋巴细胞绝对计数减少；③血浆白蛋白和IgG同时降低；④内镜活检或手术病理证实有小肠淋巴管扩张；⑤实验室及影像学证明有肠道蛋白质丢失增多。

具备前3条为疑诊，具备后2条可确诊。PIL诊断应排除继发性因素，除外继发性小肠淋巴管扩张后，即可诊断为PIL。

尽管IL具有特征性组织学改变，但因病变并非连续，取材可能假阴性，应多点取材以防漏诊。同时小肠淋巴管扩张的病理表现偶可见于正常情况，诊断应以临床表现为基础，结合实验室检查、多种影像学检查、内镜及病理检查综合诊断。

二、鉴别诊断

（一）PIL与SIL的鉴别

PIL发病年龄较小，无诱发因素，直接淋巴管造影显示腹膜后或其他部位淋巴管发育不良；而SIL发病年龄较大，常有诱发因素，或在出现IL临床表现前曾有外伤、盆腔以上部位的手术、腹腔结核或缩窄性心包炎等原发疾病，而原发疾病常常发生在前，IL临床表现出现在后，并且SIL无淋巴管发育不良。

（二）非热带性脂肪泻

非热带性脂肪泻（nontropic sprue），又称乳糜泻（coeliac disease），或称为麦胶性肠病（gluten-induced enteropathy）、非热带口炎性腹泻，是导致慢性腹泻的一种重要病因。临床表现包括腹痛、腹泻、体重减轻，以及由于营养物质吸收不良所引起的各种临床表现。有研究者认为本病是一种由免疫机制介导的多系统疾病。乳糜泻和多种疾病的发有关，包括疱疹样皮炎、糖尿病、慢性肝炎、原发性胆汁性肝硬化和硬化性胆管炎、炎性肠病、空肠溃疡等。许多患者首先以肠道外症状或以胃肠外症状为主要临床表现，也证明了此推断。本病在北美、欧洲、澳大利亚的发病率较高，我国目前尚无明确的流行病学资料。在乳糜泻早期，患者血清中即有高滴度的抗麦胶蛋白抗体（antigliadin antibody，AGA）、抗肌内膜抗体（endomysial antibody，EMA）和组织型转谷氨酰胺酶抗体（tissue transglutaminase antibody，tTG-Ab），联用可提高阳性预测值。但本病的确诊仍需依赖于小肠活组织检查。

（三）甲状腺机能减退症

甲状腺机能减退症（hypothyroidism），简称甲减，是由甲状腺本身疾病引起甲状腺激素合成与分泌不足，或甲状腺激素生理效应不足，而致机体代谢降低的一种全身性疾病。按其病因分为原发性甲减、继发性甲减及周围性甲减，以原发性多见。该病常发生于40岁以上中老年患者，女性多见。临床表现由于甲状腺激素缺乏引起机体代谢减低、心动过缓、心排出量减少等，重症者可发生组织黏液性水肿（非指凹性水肿）、水肿性心肌病、心肌酶学改变，可累及全身各个脏器。黏液性水肿产生的原因可能是体内甲状腺激素水平减低致肾血流减少，肾小球滤过率下降，毛细血管通透性增加，淋巴回流减少，钠水潴留于体内。甲减患者体内含有黏多糖、硫酸软骨素和透明质酸的结合蛋白体，能吸纳水分于皮下，产生非凹陷性水肿。甲减患者甲状腺功能检查，血清 TT4、TT3、FT4、FT3 低于正常值，血清 TSH 显著升高，常 >20μ/ml；甲状腺吸碘率明显低于正常，常为低平曲线，而尿中 [131] 碘排泄量增大。根据病因、临床表现及实验室检查可以与 IL 鉴别。

（四）原发性小肠淋巴瘤

原发性小肠淋巴瘤（primary small intestinal lymphoma，PSIL）为起源于小肠壁黏膜下层淋巴组织的恶性肿瘤，并且病变只局限于小肠黏膜下淋巴组织，没有全身其他淋巴结或淋巴组织浸润的淋巴瘤。病因尚不明确，但研究发现其与环境因素、病毒感染、遗传因素、免疫缺陷、某些肠道疾病、药物等因素有关。组织病理学上几乎90%的 PSIL 是 B 细胞来源的非霍奇金淋巴瘤，仅少数为 T 细胞淋巴瘤和霍奇金淋巴瘤，其中弥漫型大 B 细胞淋巴瘤是最常见的类型。PSIL 可发生于小肠的任何部位，但以淋巴丰富的回肠远端发生率最高。临床上可有腹痛、消化道出血、腹部包块、发热、肠道梗阻或穿孔等非特异性表现，腹部疼痛或不适是最常见的症状。腹痛一般呈局部痉挛性疼痛，疼痛部位可因肿瘤所在肠段而异，多为脐周和下腹部；消化道出血多呈间歇性黑便及慢性贫血，消化道大出血者少见；弥漫性小肠淋巴瘤可有明显的肠吸收不良、低蛋白血症、体重下降及水、电解质紊乱。目前PSIL的诊断手段主要依靠双气囊内镜和腹部CT检查。PSIL在内镜下表现为：肿瘤沿着黏膜固有层或黏膜下生长使黏膜皱襞消失，肠壁呈结节性或向心性增厚，可形成肿块状或息肉型。肿块大而形状不规则，边界清楚，大的肿块上可出现溃疡，形成"牛眼征"，溃疡形态不规则，大小不一，溃疡周边呈结节状，活检时组织质硬。小肠淋巴瘤CT的典型表现为：肠壁明显浸润性增厚伴肠系膜淋巴结肿大，呈单发或多发节段分布，还可表现为肠腔内分叶状息肉样软组织肿块。肠道周围及肠系膜、后腹膜淋巴结肿大，呈"夹心面包征"。病变的肠壁能保持一定的扩张度及柔软度，很少引起肠腔狭窄和梗阻，特征性表现为受累肠腔呈"动脉瘤样"扩张，累及肠壁明显增厚，病灶边界较光滑，肠腔周围存在脂肪层。因此，小肠淋巴瘤的典型内镜和CT表现均与IL不同，确诊主要依赖于术后的病理检查。

第七节　治　　疗

一、内科治疗

（一）原发病治疗

继发性小肠淋巴管扩张症患者首先应积极采取有效措施治疗原发病，如腹腔恶性肿瘤、腹腔感染、门静脉高压症、自身免疫性疾病等。

（二）一般治疗

根据病情酌情输液，维持水与电解质以及酸碱平衡。补充微量元素。必要时输血纠正贫血。重症者可适量输注白蛋白以纠正低蛋白血症。水肿者给予利尿对症处理。重度腹水应酌情穿刺放液。

（三）饮食治疗

补充足够能量，高蛋白、低脂肪、低纤维、低盐、富含中链三酰甘油（medium chain triglycerides，MCT）饮食的营养支持是目前最主要的疗法。MCT是通过门静脉吸收，不需要经过淋巴管，避免了长链脂肪酸吸收后淋巴管内压力的升高，减少蛋白及淋巴细胞等的漏出。MCT治疗数周后，临床和生化指标（白蛋白、免疫球蛋白和淋巴细胞）可有效改善，但通常需终身维持，停用后症状复发，生化异常重现。MCT的推荐用量为成年人20g/d，儿童10g/d，少用富含长链脂肪酸的油类如猪油、豆油等。

（四）肠外营养支持

MCT饮食无效者及重症患者，可行静脉高营养（intravenous hyperalimentation）支持治疗，可以改善患者营养状况，促进体内蛋白质合成，提高血浆胶体渗透压。

（五）生长抑素抑制剂应用

有报道生长抑素衍生物奥曲肽（octreotide）能够使部分患者病情得到控制，可能与生长抑素抑制胃肠道分泌以及激素分泌，减少肠道血流，降低肠道淋巴液流量以及脂肪酸吸收有关。奥曲肽主要用于治疗难治性IL。奥曲肽的推荐剂量是15～20μg/kg，每天两次皮下注射。

二、手术治疗

对于内科治疗效果不理想，发生严重并发症及不能除外恶性变者，可考虑手术治疗。目前手术方法包括病变肠管切除和淋巴管-静脉分流术（胸导管-颈外静脉分流、肠系膜淋巴管-静脉分流、腹膜后淋巴管-静脉分流）、腹壁静脉短路术等。对于局限性病变若能彻底切除，可以根治PIL。手术成功的关键在于既不能造成短肠综合征，又要把病变肠管完全切除。淋巴管-静脉分流术主要是开通淋巴管入血的通路，减轻肠淋巴循环的压力，减少肠淋巴液的渗漏，但并不能解决根本问题，所以手术后仍应坚持低脂饮食。

第八节　预　后

PIL是一种慢性消耗性疾病，需长期基于低脂、MCT的饮食控制。下肢水肿和淋巴水肿通常是临床需处理也是严重影响患者生活质量的两大问题。淋巴水肿易并发感染（如蜂窝织炎），通常需要长期、特殊的下肢处理（使用低张绷带、淋巴引流、皮肤护理和弹力袜）。PIL合并淋巴瘤或出现严重的浆膜腔积液（心包、胸腔），可严重到危及生命。

SIL以去除病因为主，其预后随原发病而异。原发病可以治愈者一般预后良好。原发病为恶性肿瘤预后不良。部分病史较长的患者在发现IL数年到数十年后转化为淋巴瘤，且大多为B细胞增殖性淋巴瘤。

（孙小丽）

参 考 文 献

［1］ WALDMANN T A, STEINFELD J L, DUTCHER T F, et al. The role of the gastrointestinal system in "idiopathic hypoproteinemia" [J]. Gastroenterology, 1961, 41: 197-207.

[2] 孙小丽, 陈孝柏, 王仁贵, 等. MSCT淋巴管成像诊断原发性小肠淋巴管扩张症 [J]. 临床放射学杂志, 2015, 34 (5): 730-733.

[3] 桂巧巧, 甘华, 陶小红. 原发性小肠淋巴管扩张症 [J]. 中华消化杂志, 2011, 31 (6): 420-421.

[4] WEN J, TANG Q, WU J, et al. Primary intestinal lymphangiectasia: four case reports and a review of the literature [J]. Dig Dis Sci, 2010, 55 (12): 3466-3472.

[5] MAZZIE J P, MASLIN P I, MOY L, et al. Congenital intestinal lymphangiectasia: CT demonstration in a young child [J]. Clin Imaging, 2003, 27 (5): 330-332.

[6] SAHLI H, BEN MBAREK R, ELLEUCH M, et al.Osteomalacia in a patient with primary intestinal lymphangiectasis (Waldmann's disease) [J]. Joint Bone Spine, 2008, 75 (1): 73-75.

[7] LE BOUGEANT P, DELBREL X, GRENOUILLET M, et al. Familial Waldmann's disease [J]. Ann Med Interne (Paris), 2000, 151: 511-512.

[8] HUPPKE P, CHRISTEN H J, SATTLER B, et al. Two brothers with Hennekam syndrome and cerebral abnormalities [J]. Clin Dysmorphol, 2000, 9: 21-24.

[9] VIGNES S, BELLANGER J. Primary intestinal lymphangiectasia (Waldmann's disease) [J]. Orphanet J Rare Dis, 2008, 22: 3-5.

[10] TAKAHASHI H, IMAI K. What are the objectives of treatment for intestinal lymphangiectasia? [J]. J Gastroenterol, 2001, 36 (2): 137-138.

[11] GRANT E, JUNKER A. Nine-year-old girl with lymphangiectasia and chest pain [J]. Pediatr Infect Dis J, 2005, 24 (7): 659, 663-664.

[12] KALMAN S, BAKKALOGLU S, DALGIC B, et al. Recurrent hemolytic uremic syndrome associated with intestinal lymphangiectasia [J]. J Nephrol, 2007, 20 (2): 246-249.

[13] GRANT E, JUNKER A.Nine year old girl with lymphangiectasia and chest pain [J]. Pediatr Infect Dis J, 2005, 24 (7): 659-664.

[14] GUMÀ J, RUBIÓ J, MASIP C, et al. Aggressive bowel lymphoma in a patient with intestinal lymphangiectasia and widespread viral warts [J]. Ann Oncol, 1998, 9 (12): 1355-1356.

[15] VIGNES S, CARCELAIN G. Increased surface receptor Fas (CD95) levels on CD4$^+$ lymphocytes in patients with primary intestinal lymphangiectasia [J]. Scand J Gastroenterol, 2009, 44: 252-256.

[16] HOKARI R, KITAGAWA N, WATANABE C, et al.Changes in regulatory molecules for lymphangiogenesis in intestinal lymphangiectasia with enteric protein loss [J]. J Gastroenterol Hepatol, 2008, 23 (7 Pt2): e88-e95.

[17] 刘芳勋, 孙宇光, 夏松, 等. 小肠淋巴管扩张症合并门静脉高压症七例分析 [J]. 中华消化杂志, 2013, 33 (4): 244-247.

[18] 张国华, 王玉华, 夏蓉晖, 等. 结缔组织病合并胸腹腔乳糜积液5例分析并文献复习 [J]. 中华临床免疫和变态反应杂志, 2013, 7 (4): 335-339.

[19] 郑文洁, 李玲, 田新平, 等.系统性红斑狼疮合并蛋白丢失性肠病15例分析 [J]. 中华医学杂志, 2006, 86 (37): 2653-2654.

［20］何元清，任永会，张晗，等.小肠淋巴管扩张症20例 [J].世界最新医学信息文摘，2013，13 (3): 17-18.

［21］FREEMAN H J, NIMMO M. Intestinal lymphangiectasia in adults [J]. World J Gastrointest Oncol, 2011, 3 (2): 19-23.

［22］RAO R, SHASHIDHAR H. Intestinal lymphangiectasia presenting as abdominal mass [J]. Gastrointest Endosc, 2007, 65 (3): 522-523.

［23］沈慧青，丁召路，徐樨巍，等.儿童原发小肠淋巴管扩张症13例临床诊治分析 [J].中华儿科杂志，2013，28 (4): 268-273.

［24］SAMMAN P, WHITE W F. The "yellow nail" syndrome [J]. Br J Dermatol, 1964, 76: 153-157.

［25］洪伟，李宇杰，贾宗良.24例神经纤维瘤病临床分析 [J].现代肿瘤医学，2012，20 (7): 1447-1450.

［26］WOLFF D J, VAN DYKE D L, POWELL C M, et al.Laboratory guideline for Turner syndrome [J]. Genet Med.2010, 12 (1): 52-55.

［27］王红，金煜炜，瞿宇晋，等.Turner综合征232例染色体核型、诊断年龄和身高分析 [J].中华实用儿科临床杂志，2013，28 (8): 596-599.

［28］KNICKMEYER R C.Turner syndrome: advances in understanding altered cognition, brain structure and function [J]. Curr Opin Neurol, 2012, 25 (2): 144-149.

［29］NOONAN J A. Hypertelorism with Turner phenotype. a new syndrome with associated congenital heart disease [J]. Am J Dis Child, 1968, 116: 373-380.

［30］刘霞，苏喆.Noonan综合征的诊断治疗进展 [J].中华实用儿科临床杂志，2014，29 (20): 1531-1533.

［31］TIAN X L, KADABA R, YOU S A, et al.Identification of an angiogenic factor that when mutated causes susceptibility to Klippel-Trenaunay syndrome [J]. Nature, 2004, 427 (6975): 640-645.

［32］LIU N, LU Q, Yan Z.Lymphatic malformation is a common component of Klippel-Trenaunay syndrome [J]. J Vasc Surg, 2010, 52: 1557-1563.

［33］LE GUEN L, KARPANEN T, SCHULTE D, et al. CCBEL regulates VEGFC-mediated induction of VEGFR3 signaling during embryonic lympangiogenesis [J]. Development, 2014, 141: 1239-1249.

［34］魏海亮，张建梅，宋建美，等.原发性和继发性小肠淋巴管扩张症直接淋巴管造影后 CT 对比分析 [J].临床放射学杂志，2014，33 (10): 1545-1550.

［35］SO Y, CHUNG J K, SEO J K, et al. Different patterns of lymphoscintigraphic findings in patients with intestinal lymphangiectasia [J]. Nucl Med Commun, 2001, 22 (11): 1249-1254.

［36］张建梅，陈孝柏，赵桐，等.小肠淋巴管扩张症在直接淋巴管造影及造影后CT平扫中的影像表现 [J].临床放射学杂志，2012，31 (1): 65-69.

［37］KEBERLE M, MORK H, JENETT M, et al. Computed tomography after lymphangiography in the diagnosis of intestinal lymphangiectasia with protein-losing enteropathy in Noonan's syndrome [J]. Eur Radiol, 2000, 10: 1591-1593.

［38］刘勇，文哲，赵晓宁，等.超声检测颈段胸导管病变与小肠淋巴管扩张症的相关性 [J].中国超声医学杂志，2015，31 (1): 8-11.

［39］ZELMANOVITZ F, RICARDO MASIERO P, LEAO SPIRO B, et al. Unusual excretion of Tc-99m

MDP in regional intestinal lymphangiectasia [J]. Clin Nucl Med, 2003, 28 (6): 509-510.

[40] 文哲, 童冠圣, 刘勇, 等. 淋巴显像诊断小肠淋巴管扩张症的腹部影像分型及价值 [J]. 中华核医学与分子影像杂志, 2014.34 (2): 116-120.

[41] SALVIA G, CASCIOLI C F, CICCIMARRA F, et al. A case of protein-losing enteropathy caused by intestinal lymphangiectasia in a preterm infant [J]. Pediatrics, 2001, 107 (2): 416-417.

[42] 康文全, 付剑云, 吴炎. 小肠淋巴管扩张症的研究进展 [J]. 医学综述, 2010, 16 (20): 3114-3117.

[43] FREEMAN H J, NIMMO M.Intestinal lymphangiectasia in adults [J]. World J Gastrointest Oncol, 2011, 3 (2): 19-23.

[44] AMERICAN GASTROENTEROLOGICAL ASSOCIATION. Medical position statement: celiac sprue [J]. Gastroenterology, 2001, 120 (6): 1522-1525.

[45] 吕宝瑛, 柳戮戎. 27例原发性甲状腺机能减退症的临床分析 [J]. 泸州医学院学报, 1996, 19 (1): 57-58.

[46] DAWSON I M, CORNES J S, MORSON B C. Primary malignant lymphoid tumours of the intestinal tract. report of 37 cases with a study of factors influencing prognosis [J]. Br J Surg, 1961 (49): 80-89.

[47] PAN S Y, MORRISON H.Epidemiology of cancer of the small intestine [J]. World J Gastrointest Oncol, 2011, 3: 33-42.

[48] 郑梅英, 王承党. 克罗恩病与原发性小肠恶性淋巴瘤的鉴别诊断 [J]. 医学综述, 2010, 16 (13): 1974-1977.

[49] 谢继承, 李欠云, 周亚敏, 等. MSCT低张肠道水造影成像在淋巴瘤诊断中的价值 [J]. 医学影像学杂志, 2009, 19 (5): 580-583.

[50] FANG Y H, ZHANG B L, WU J G, et al. A primary intestinal lymphangiectasia patient diagnosed by capsule endoscopy and confirmed at surgery: a case report [J]. World J Gastroenterol, 2007, 13 (15): 2263-2265.

[51] 孙艳红, 胡建民, 张彩云. 中链三酰甘油治疗小肠淋巴管扩张症1例 [J]. 肠外及肠内营养, 2003, 10 (1): 58.

[52] SARI S, BAILS Z, DALSIC B. Primary intestinal lymphangiectasia in children: is octreotide an effective and safe option in the treatment [J]. J Pediatr Gastroenterol Nutr, 2010, 51 (4): 454-457.

[53] 耿万德, 沈文斌, 孙宇光, 等. 小肠淋巴管扩张症15例诊断与治疗 [J]. 中华普通外科杂志, 2008, 23 (5): 332-335.

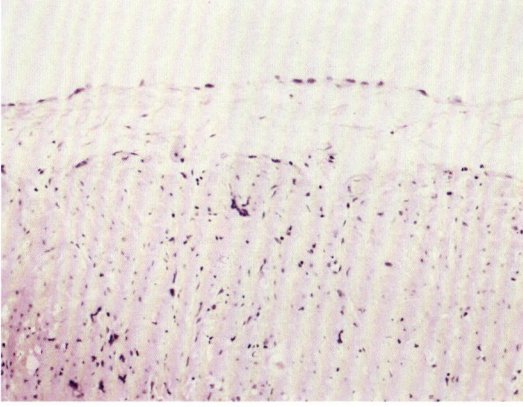

图 2-3-1 肠系膜，示间皮。20×
（西京医院郭双平教授供图）

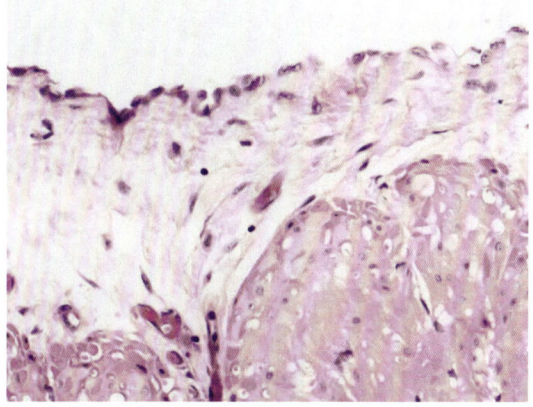

图 2-3-2 肠系膜，示间皮。40×
（西京医院郭双平教授供图）

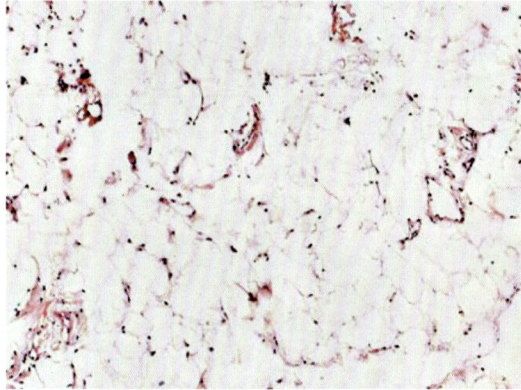

图 2-3-3 大网膜脂肪细胞。10×
（西京医院郭双平教授供图）

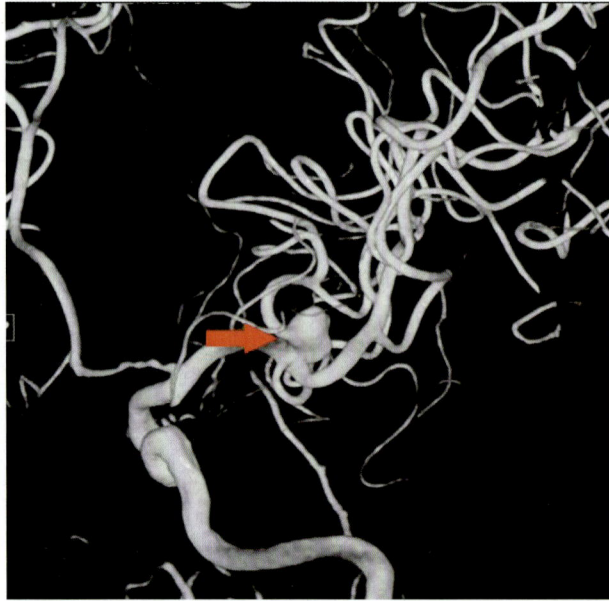

图 8-1-3　3D-DSA 显示颅内动脉瘤。大脑中动脉 M1 段动脉瘤（红箭头），三维血管造影重建技术可充分显示动脉瘤位置、形态、与载瘤动脉位置关系等。

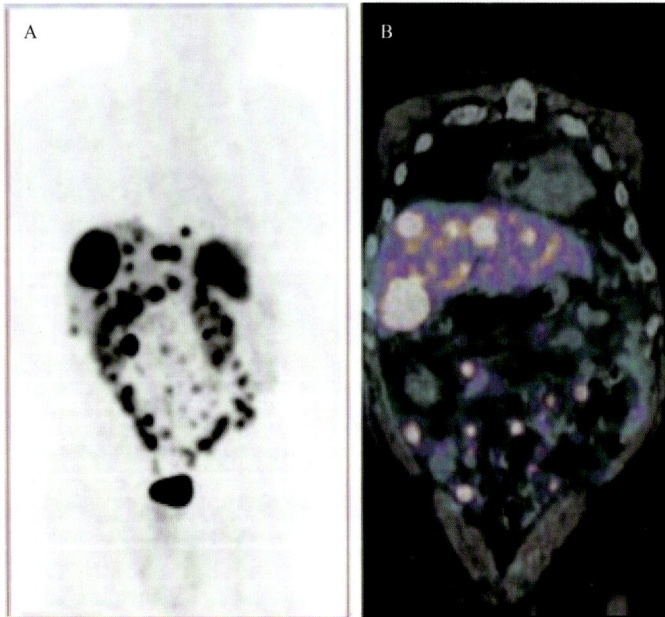

图 9-4-1　胃肠道恶性肿瘤腹膜转移

A．PET 冠状位 MIP 影像显示肝脏和腹部多发放射性浓聚影，提示为转移；B．PET/CT 冠状融合图像显示肝内多发转移灶，腹腔内多发高代谢结节灶，符合腹膜多发转移。

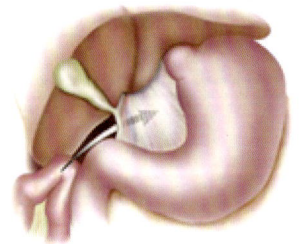

图 22-2-1　Winslow 孔疝

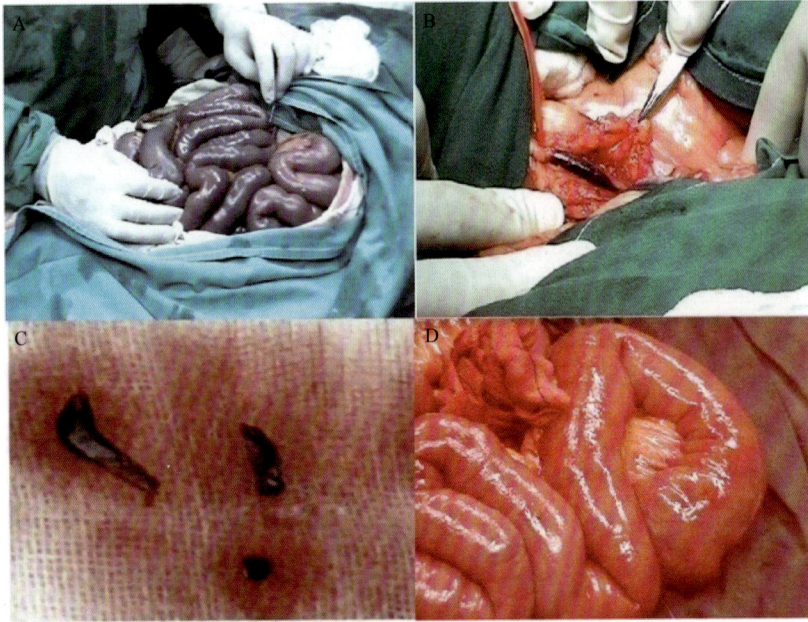

图 28-2-3　肠系膜上动脉切开取栓

A. 肠系膜上动脉栓塞开腹所见；B. 肠系膜上动脉切开取栓；C. 取出的栓子；D. 取栓后肠管恢复供血。

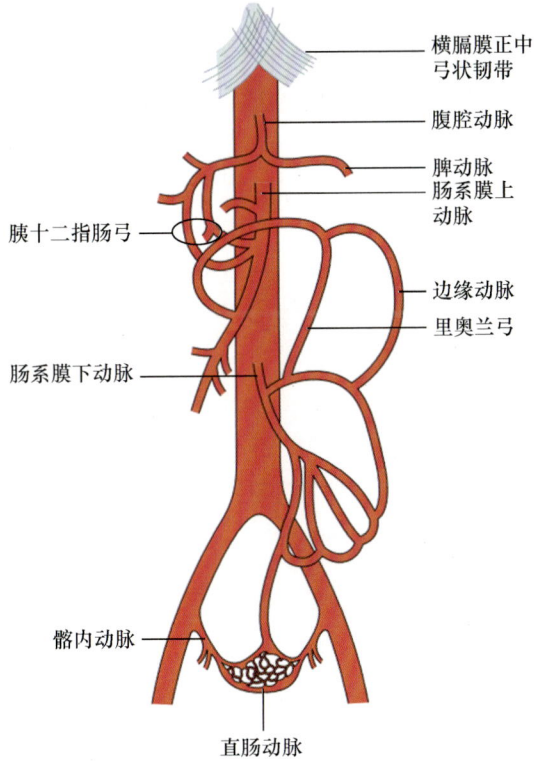

图 29-1-1　肠系膜动脉循环的解剖

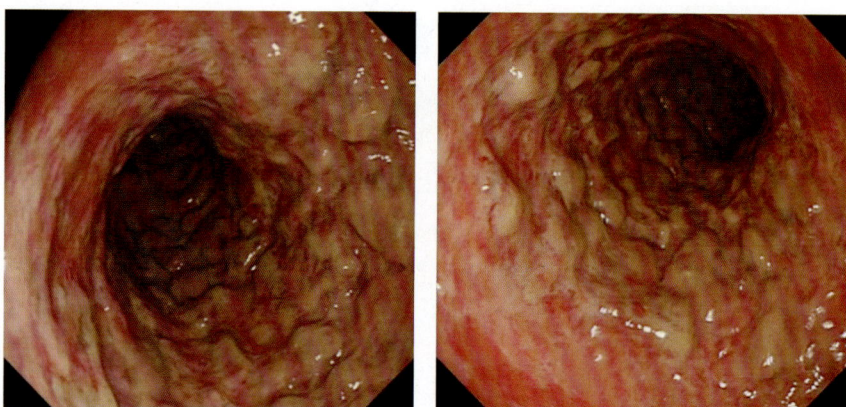

治疗前

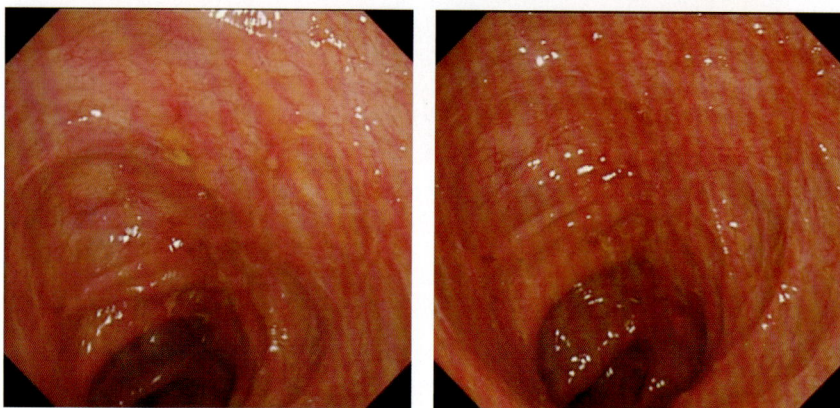

治疗一月后复查结果

图30-附-2 病例1治疗前后内镜检查结果对比

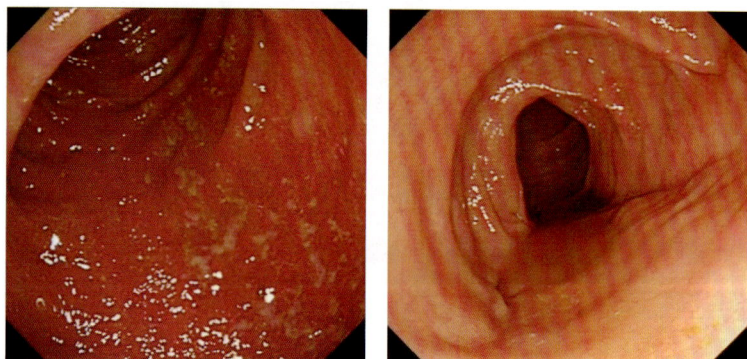

治疗前   治疗后

图30-附-4 病例2治疗前后内镜检查结果对比

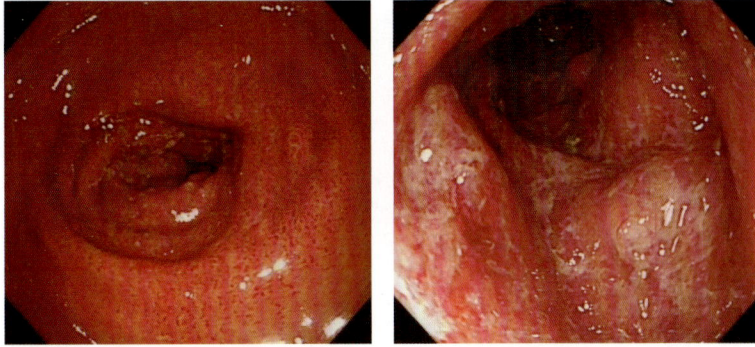

急性期

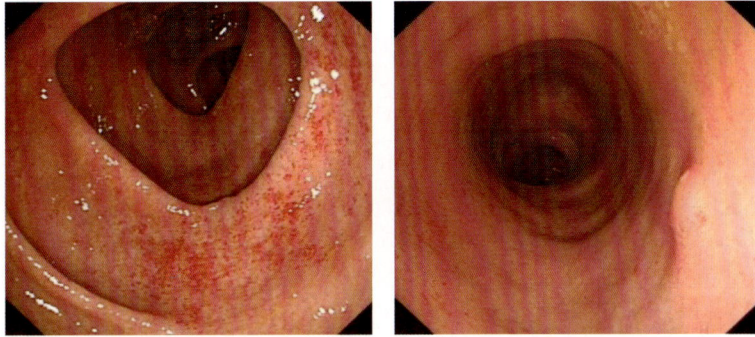

恢复期

图30-附-5　病例3治疗前后内镜检查结果对比

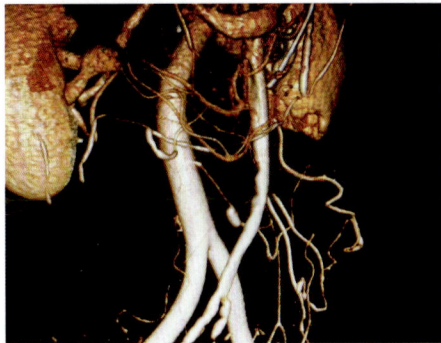

图34-2-1　肠系膜下动脉瘤影像学检查

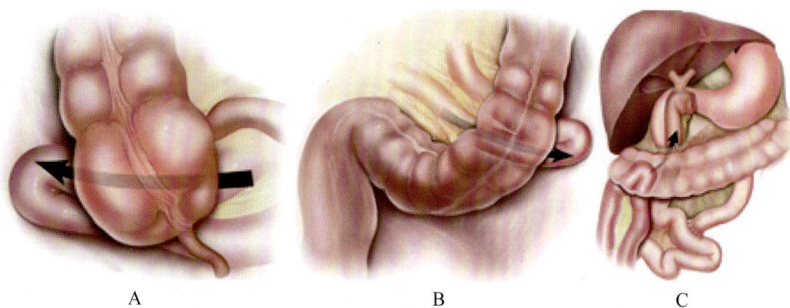

图 35-1-1　肠系膜疝

A. 回盲部肠系膜孔疝，回肠穿过盲肠肠系膜缺损，疝到盲肠后外的结肠旁沟内；B. 乙状结肠肠系膜孔疝，肠管穿过乙状结肠系膜缺损疝至其自身的后外侧；C. 结肠后 Roux-en-Y 术式，横结肠系膜孔疝，小肠穿过横结肠系膜医源性缺损形成疝。

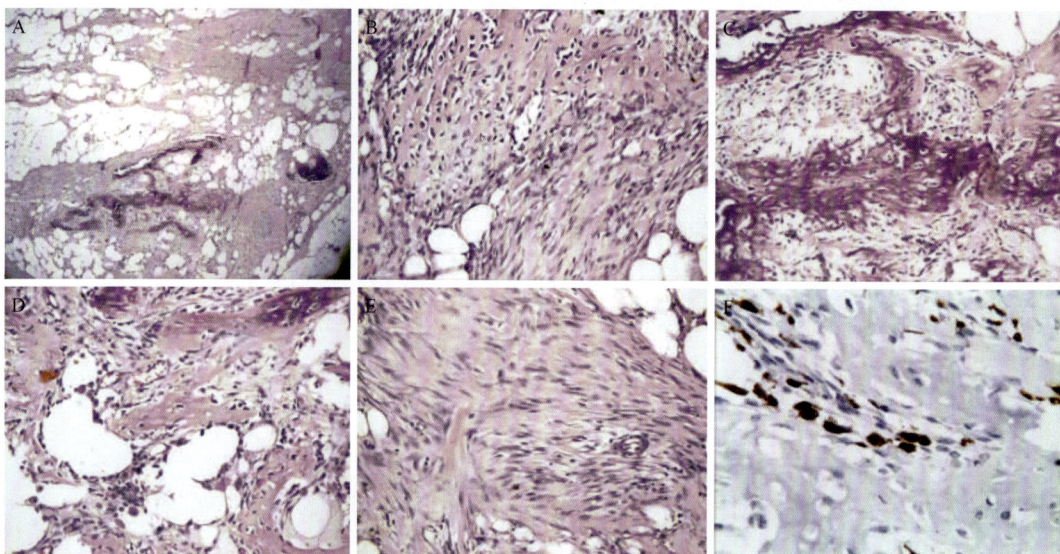

图 39-2-1　异位肠系膜骨化病理表现

A. 病变均位于肠系膜内，由数量不等的梭形纤维母细胞/肌纤维母细胞、脂肪组织、骨和骨样基质组成；B. 骨样基质中含有多边形的成骨细胞，呈"花边样"；C. 骨样组织中钙盐沉积；D. 坏死脂肪间灶性分布组织细胞；E. 纤维母细胞/肌纤维母细胞增生，细胞轻度异型，其间可见少量炎细胞浸润；F. 病变内可见散在的 CD68 阳性的组织细胞。

（图片来源于陆亚平等）

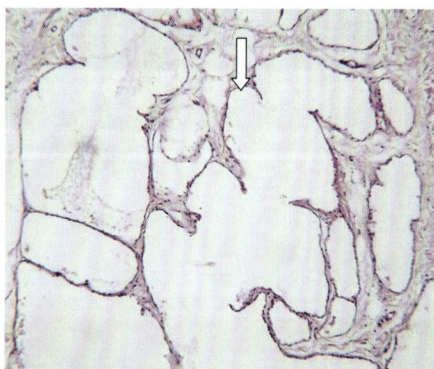

图 39-5-1　PML 镜下观

显微镜下可见脂肪及纤维结缔组织中迂曲、扩张的淋巴管（箭头），囊壁菲薄，囊内充满淋巴液（HE×400）。

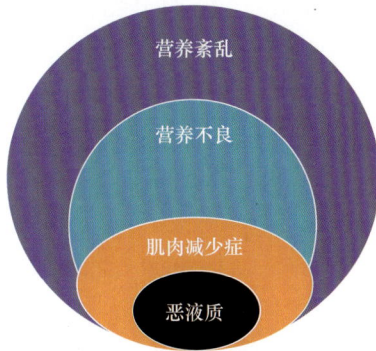

图41-1-2 营养紊乱、营养不良、恶液
质及肌肉减少症四者的关系

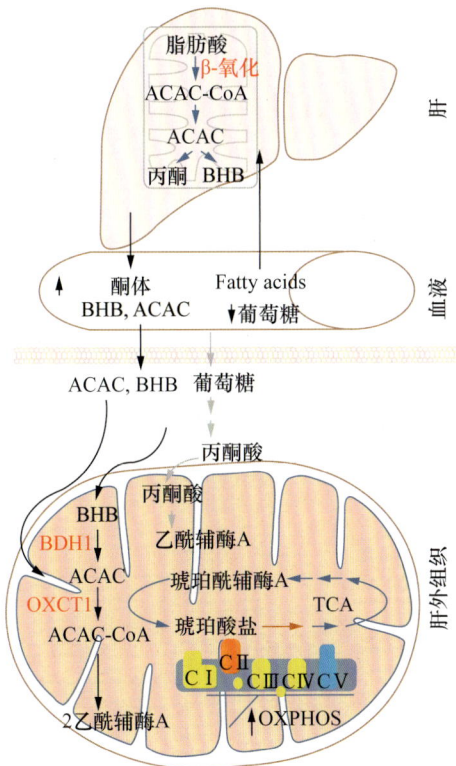

图41-5-1 酮体代谢的基本过程

ACAC：乙酰辅酶A羧化酶；ACAC-CoA：乙酰乙酸辅酶A；BHB：β-羟基丁酸；BDH1：3-羟基丁酸
脱氢酶1；OXCT1：3-酮酰辅酶A硫酸基转移酶1；OXPHOS：氧化磷酸化

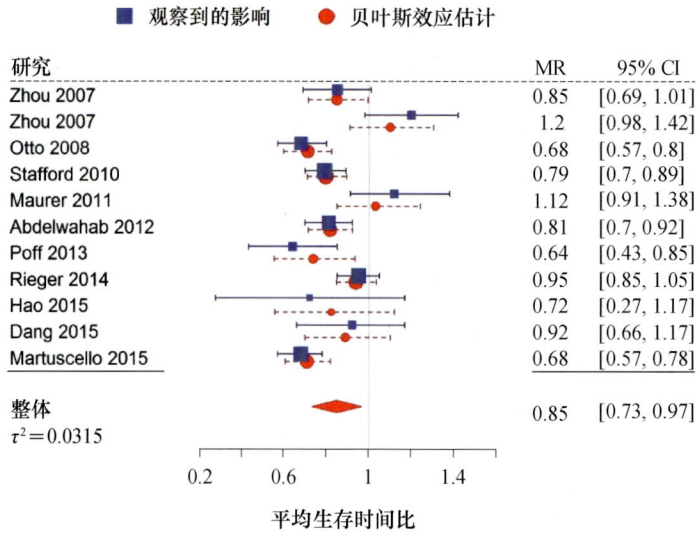

图41-5-2　生酮饮食显著延长了荷瘤动物的生存时间

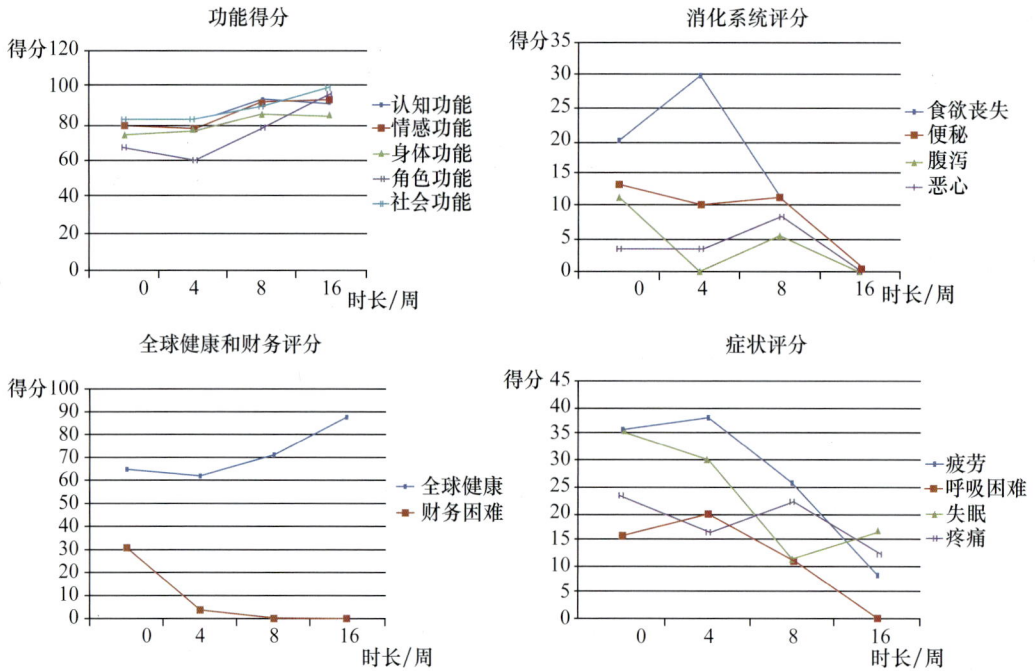

图41-5-3　生酮治疗提高了进展期肿瘤患者生活质量

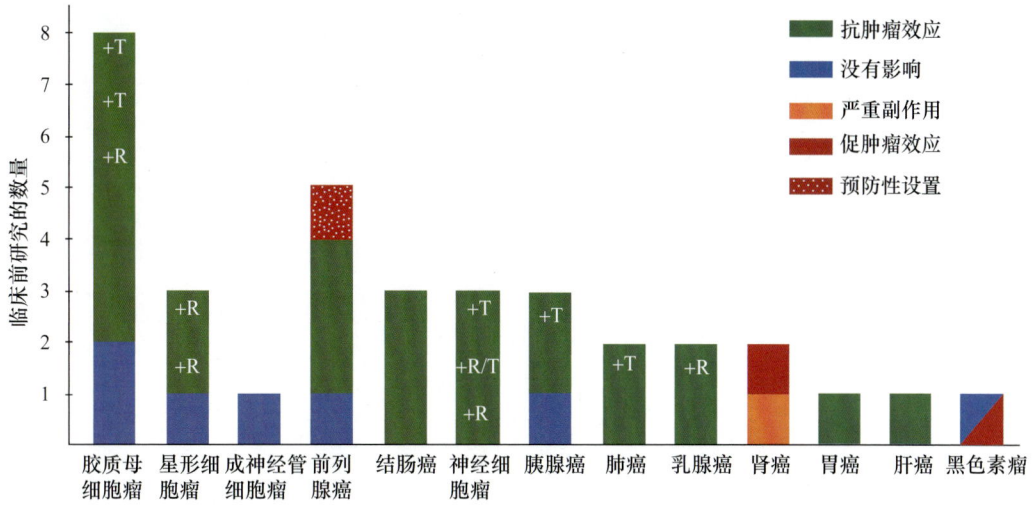

图 41-5-4　生酮饮食对不同肿瘤及相同肿瘤不同细胞株的作用

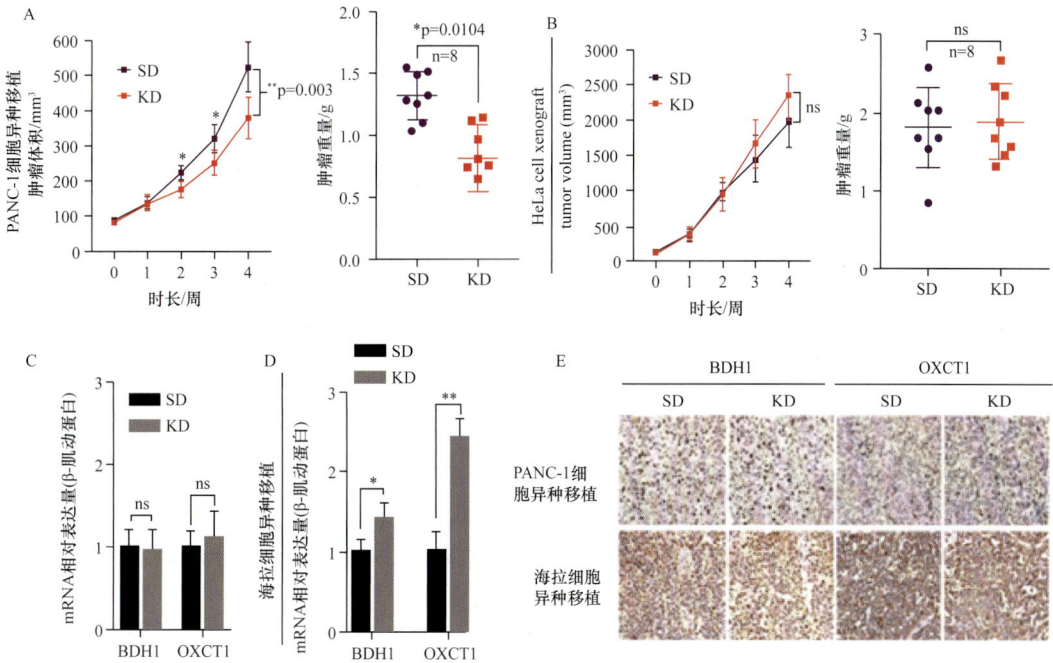

图 41-5-5　生酮饮食可抑制 PANC-1 移植瘤生长，但对海拉细胞移植瘤无明显抑制作用
KD：生酮饮食；SD：均衡饮食；BDH1：3-羟基丁酸脱氢酶 1；
OXCT1：3-酮酰辅酶 A 硫酸基转移酶 1；ns：非统计显著性

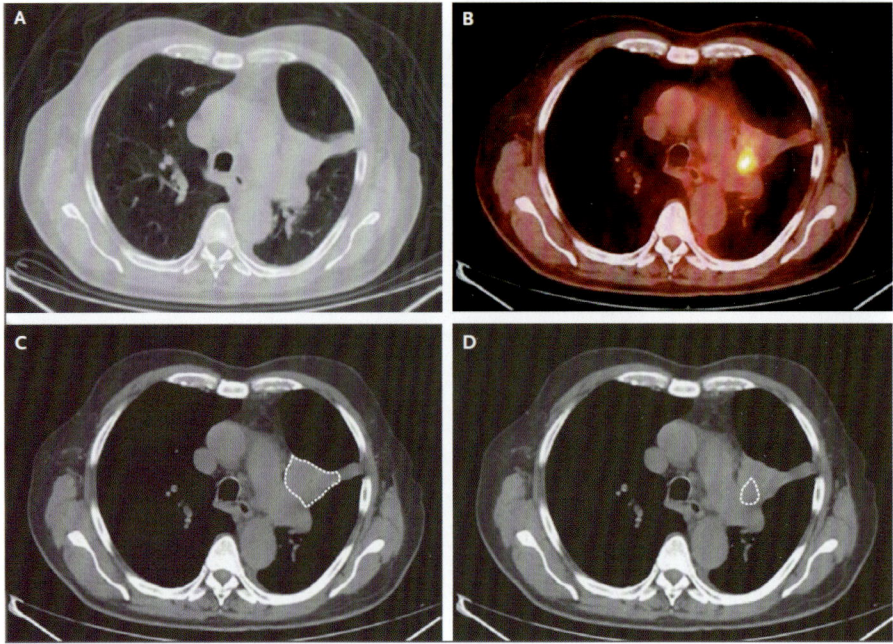

图 44-3-1　FDG-PET 对 1 例肺癌患者靶区勾画

FDG-PET 检查结果显示，在肺门区域（图 A 和 B）新生物，经活检证实非小细胞肺癌。肿物远端可见明显的阻塞后肺不张。由于肺不张的区域难以与肿瘤区分开来，因此，仅根据 CT 图像确定的靶区勾画（图 C，白色虚线）与根据 FDG-PET 确定的靶区勾画（图 D，白色虚线）比，靶区体积发生了明显的变化。

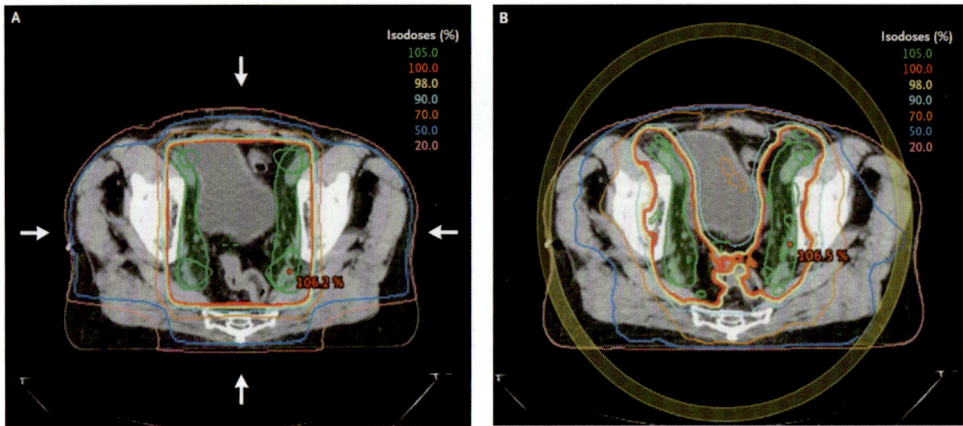

图 44-3-2　靶区三维适形治疗和 VMAT 治疗比较

盆腔淋巴结（绿色）是同一患者的放疗靶区，利用这一靶区对三维适形治疗计划（图 A）和 VMAT（图 B）进行比较。辐射剂量由包含该剂量的线表示，称为等剂量线。接受规定剂量的区域用红线（100% 剂量线）勾画。在 VMAT 计划中，规定的剂量完全适形于目标靶区，并且直肠、膀胱和盆腔中非靶区的组织的辐射剂量降至最低。图 A 中的箭形表示放疗射线束的方向；图 B 中的圆圈表示随着机器围绕患者完成弧形转动，放疗持续进行

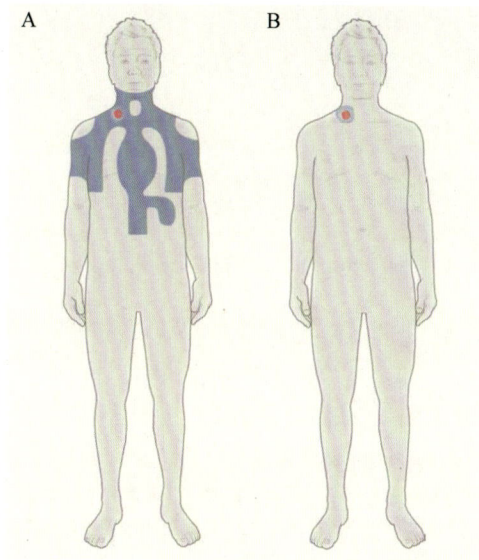

图44-4-1 次全淋巴瘤结及受累部位照射
A.次全淋巴瘤结照射；B.受累部位照射。图中，确诊受
累的淋巴结显示为红色，辐射治疗的区域显示为灰色。

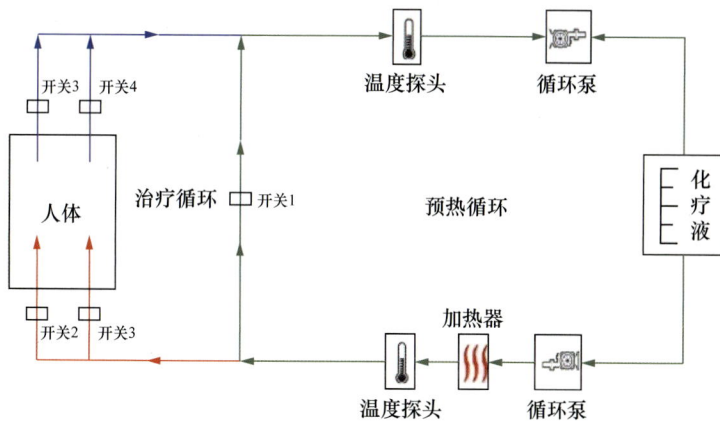

图45-2-3 HIPEC系统构成

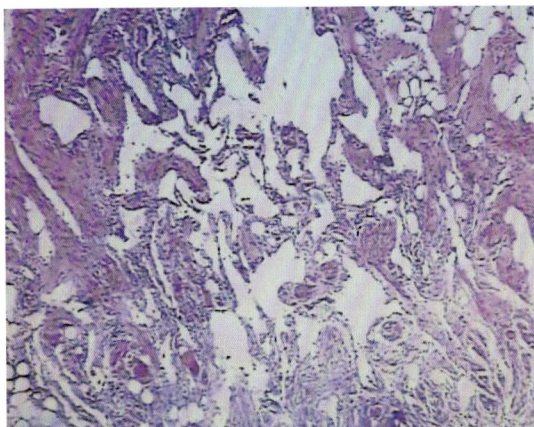

图51-3-1　小肠淋巴细胞扩张症病理表现

显微镜下显示肠壁黏膜下层多发扭曲畸形的淋巴管和少量增生的血管，部分淋巴管相互交通，管周可见淋巴细胞多灶性聚集（HE×100）

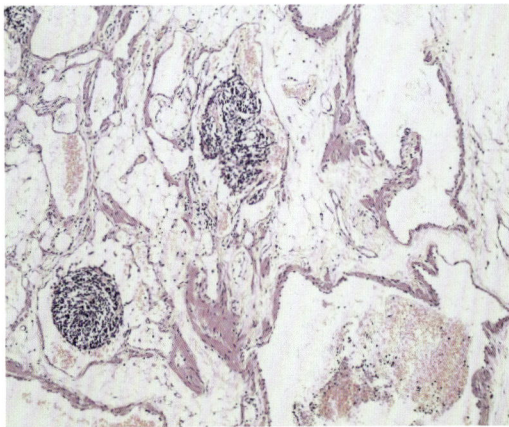

图51-3-2　腹部手术切除肠系膜结节

显微镜下显示脂肪和纤维组织中可见少量小血管及不同程度扩张的淋巴管，部分淋巴管互相交通及淋巴细胞聚集（HE×100）

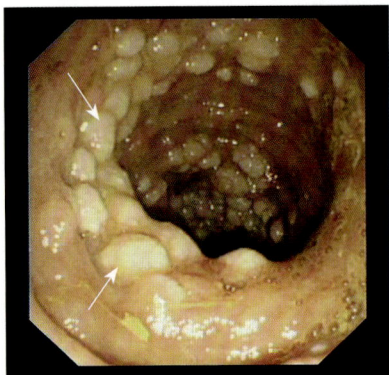

图51-5-4　IL内镜表现

纤维肠镜示病变区多发不规则镶嵌乳白色囊泡影（白箭头），内含白色乳糜。

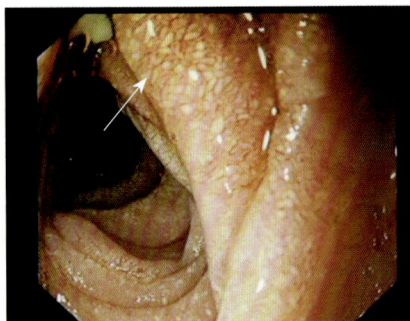

图51-5-5　IL胶囊内镜图

显示小肠壁可见多发乳白色囊泡影（白箭头），呈广泛白斑样改变。